# 中国种子中药材

## 鉴定研究图典

马双成　张南平　康　帅 ◎ 主编

SPM
南方传媒

广东科技出版社
全国优秀出版社

· 广 州 ·

**图书在版编目(CIP)数据**

中国种子中药材鉴定研究图典 . / 马双成，张南平，康帅主编 . —广州：广东科技出版社，2024.1

ISBN 978-7-5359-8029-8

Ⅰ.①中… Ⅱ.①马… ②张… ③康… Ⅲ.①中药鉴定学—图集 Ⅳ.① R282.5-64

中国版本图书馆 CIP 数据核字 (2022) 第 238489 号

中国种子中药材鉴定研究图典

Zhongguo Zhongzi Zhongyaocai Jianding Yanjiu Tudian

出 版 人：严奉强

责任编辑：杜怡枫

责任校对：李云柯　廖婷婷　曾乐慧

责任印制：彭海波

出版发行：广东科技出版社

　　　　　（广州市环市东路水荫路 11 号　邮政编码：510075）

销售热线：020-37607413

https://www.gdstp.com.cn

E-mail: gdkjbw@nfcb.com.cn

经　　销：广东新华发行集团股份有限公司

印　　刷：广州市彩源印刷有限公司

　　　　　（广州市黄埔区百合三路 8 号，邮政编码：510700）

规　　格：787 mm×1 092 mm　1/16　印张 35.5　　字数 810 千

版　　次：2024 年 1 月第 1 版

　　　　　2024 年 1 月第 1 次印刷

定　　价：368.00 元

如发现因印装质量问题影响阅读，请与广东科技出版社印制室联系调换（电话：020-37607272）。

本 书 承

广东省优秀科技专著出版基金会

**广东省优秀科技专著出版基金会推荐并资助出版**

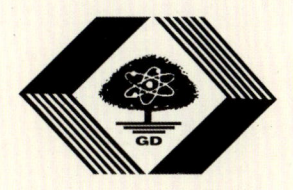

广东省优秀科技专著出版基金会

# 广东省优秀科技专著出版基金会

# 编辑委员会

**主　编**　马双成　张南平　康帅

**副主编**　刘永利　李　华　王淑红　张　炜　罗晋萍
　　　　　王　栋　周　娟　肖　凌　林永强　罗　轶

**编　委**（按姓氏笔画排序）

| | | | | | |
|---|---|---|---|---|---|
| 于　睿 | 于凤蕊 | 于健东 | 于新兰 | 马　敏 | 马　潇 |
| 马双成 | 马青青 | 王　冰 | 王　栋 | 王亚琼 | 王军栋 |
| 王晓燕 | 王钰宁 | 王铁杰 | 王萌萌 | 王常顺 | 王淑红 |
| 毛　威 | 孔亚萍 | 石　佳 | 石亚囡 | 代　琪 | 包　敏 |
| 冯春蕾 | 宁红婷 | 尼玛潘多 | 达洛嘉 | 曲范娜 | 吕林锋 |
| 朱　琳 | 朱跃芳 | 任　洁 | 任婧昱 | 刘　图 | 刘　颖 |
| 刘月帅 | 刘永利 | 刘军玲 | 刘潇潇 | 齐景梁 | 次仁曲吉 |
| 闫海霞 | 江玲玲 | 红　霞 | 严　丽 | 苏　畅 | 杜小伟 |
| 李　华 | 李　洋 | 李冬华 | 李丽莉 | 李振国 | 杨小艳 |
| 杨凤梅 | 杨志业 | 连超杰 | 肖　凌 | 余　俊 | 余坤子 |
| 谷会青 | 汪　冰 | 宋平顺 | 宋晓光 | 张　飞 | 张　平 |
| 张　炜 | 张　萍 | 张　超 | 张亚中 | 张红伟 | 张志同 |
| 张国英 | 张明童 | 张金星 | 张隶涛 | 张南平 | 张雯洁 |
| 张赟华 | 陈　卫 | 陈　晶 | 林　芳 | 林　林 | 林永强 |
| 林春燕 | 林锦锋 | 易　颖 | 罗　轶 | 罗　婧 | 罗　霄 |
| 罗晋萍 | 罗雅丽 | 季　雪 | 周　洋 | 周　娟 | 周　谧 |
| 周雪梅 | 胡　敏 | 胡冠羽 | 茹庆国 | 段吉平 | 姜慧祯 |
| 姚令文 | 泰　刚 | 袁　杨 | 袁　浩 | 聂　晶 | 笔雪艳 |
| 徐　玲 | 徐丹洋 | 徐兴燕 | 凌子懿 | 高　寒 | 高　磊 |
| 高必兴 | 郭晓霞 | 唐　萍 | 陶　冶 | 黄国凯 | 黄清泉 |
| 曹　欢 | 龚旭东 | 崔小菲 | 康　帅 | 葛　蓉 | 董　媛 |
| 程　璐 | 傅欣彤 | 谢　莉 | 雷　蕾 | 谭颖仪 | 黎　梅 |
| 黎跃成 | 滕爱君 | 潘银蕉 | 薛　满 | 穆向荣 | 魏　锋 |

# 前　言

　　中药是祖国医学的宝贵财富，应用历史悠久，包括中药材、中药饮片及中成药。中药材是中药饮片和中成药的原料，因此，中药材的鉴定研究工作，对提高中药质量、保证用药安全有效、促进社会发展和进步具有重大而深远的意义。

　　科技的进步使得药物分析的新技术和新方法不断地引入中药研究领域，由此极大地促进了中药学科的发展。鉴于中药材来源的复杂性及变异性，性状和显微鉴定方法仍然是传统的、基础的、不可替代的经典方法。中药材性状和显微鉴定作为一种独特的中药分析方法，是中药真伪鉴定的主要技术手段之一，在保障中药临床应用和中成药原料准确可靠等方面发挥着重要的作用。随着显微技术和数字化技术的发展，中药材性状和显微鉴定的研究也在不断深入。

　　近年来，中国食品药品检定研究院联合部分省级和市级药检机构，共同开展了中药民族药数字标本平台的建设工作，尤其是在传统中药材鉴定方法与数字化结合方面，做了一些探索和尝试。种子是植物的繁殖器官，也是中药材的重要来源之一，具有相对稳定的鉴别特征和独特的组织结构。因此，首先开展了种子类药材的鉴定与数字化研究工作，并取得了一系列研究成果。

　　《中华人民共和国药典　一部》（以下简称《中国药典》）2020年版收载种子类药材49种；《中华人民共和国卫生部药品标准　中药材》《儿茶等43种进口药材质量标准》《中华人民共和国卫生部药品标准　藏药分册》《中华人民共和国卫生部药品标准　蒙药分册》《中华人民共和国卫生部药品标准　维吾尔药分册》，以及《广东省中药材标准》《贵州省中药材、民族药材质量标准》《云南省中药材标准》等省级中药材标准收载药典以外种子类药材98种。随着中药材质量控制水平的提升，中药材的鉴定研究逐渐趋向科学、规范、合理。然而，包括种子在内的中药材的性状和显微鉴定研究方面，仍存在形态与解剖学研究不够系统、全面和规范，主要鉴别特征的文字描述缺乏科学的指导，往往参照不同的文献描述，使用不规范的术语比较普遍，甚至出现俗语的情况，从而导致种子鉴定研究成果无法更好地服务于中药材质量标准的制定。

本书以法定标准收录的常用种子类中药材为对象，集合了中药检验专家学者多年工作经验和最新研究成果，借鉴了植物形态学、解剖学、分类学等学科研究术语和研究方法，建立了一套从宏观形态到微观结构的种子类中药材鉴定研究规范，并应用微距数码相机、体式显微镜、光学显微镜以及扫描电镜等仪器设备进行了数字化表征和研究。此外，为了便于对不同种子类药材进行比较，全书对种子类中药材性状与显微鉴定研究术语进行了统一，采用了国际上通用的性状特征描述方法，并创新、规范地描述了种子横切面的显微特征，同时参考了《中国药典》及其他中药鉴定书籍，按照恩格勒植物分类系统对各论部分进行编排，并编制了鉴定检索表，达到了传承与创新的有机融合。

全书收载的品种基源鉴定可靠、科学严谨、特色鲜明、体例统一、图片多且精美、展现形式多维立体，是一部规范的、实用性强的中药材鉴定研究成果专著，涉及130种药材140种基源，共计2 100余幅图片，是从事中药监管、检验、教学和科研人员较为实用的专业工具书。

目前传统鉴别方法与中药鉴定数字化的融合研究还处于探索阶段，尤其是在中药智能化鉴定方面的研究才刚刚起步，要形成成熟的理论和得到广泛的应用还需要通过不断创新的技术手段和技术方法进行系统、深入的研究才能实现。中药材品种复杂，涉及多学科的交叉研究，由于编者水平有限，书中难免存在不足与错误之处，恳请广大读者批评指正。

# 凡 例

一、本书主要针对《中国药典》2020 年版、《中华人民共和国卫生部药品标准　中药材》《儿茶等 43 种进口药材质量标准》及地方中药材标准中药用部位为种子或种子组成部分的种子类中药材开展鉴定研究，共计 130 个品种，附图片 2 100 余幅。

二、种子概述和种子的鉴定研究章节内容，详细地阐述了种子的形态学构造，对胚的类型和种皮组织构造等进行了系统性研究，形成了种子的鉴定研究规范，编制了种子类药材鉴定检索表。

三、本书以种子类中药材的来源植物种为基础，按照恩格勒植物分类系统进行编排，分为裸子植物类、双子叶植物类（包括离瓣花植物和合瓣花植物）和单子叶植物类种子中药材。在每章节首页介绍该类中药材的生长发育情况及其共性特征。

四、种子类中药材的性状、剖面特征、横切面特征和粉末特征是在参考《中国药典》2020 年版等中药材标准的基础上，依照鉴定研究规范，根据实物标本的观察结果进行描述的。记载的主要内容如下：

（1）中药材的中文名和汉语拼音：以《中国药典》2020 年版等相关标准为主要参考依据。多基源药材通过括号加注来源植物中文名以示区分。

（2）品种收载：介绍收录该药材的相关标准情况。

（3）来源：该药材的来源植物及其药用部位等情况，以《中国药典》2020 年版等相关标准为主要参考依据。

（4）性状：该药材的形状，正面观、侧面观和腹（脐）面观，长度、宽度和厚度，表面观，以及表面构造等鉴别特征，并配有大样图（左下角多配有表面纹理图）、基本面特征图，部分品种还附有表面特征图（示种脐、种阜、毛状物等特征）。

（5）剖面特征：该药材的纵剖面和横剖面，配有纵剖图和横剖图。

（6）横切面特征：该药材的种子种皮的各层组织构造、胚乳及胚的组织构造，配有横切面特征图（部分附有简图）。

（7）粉末特征：该药材粉末特征的形状、大小与颜色等内容，配有粉末特征图。

# CONTENTS 目录

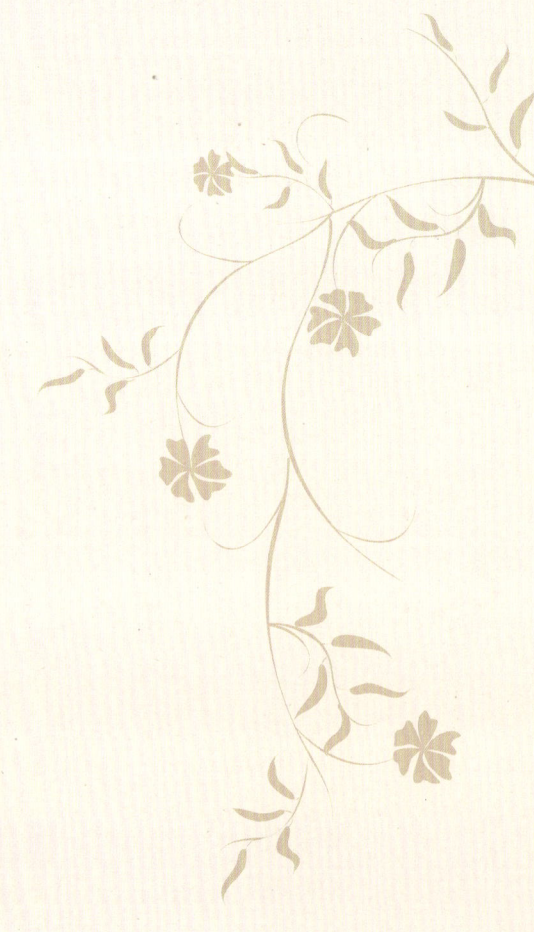

# 第 1 章
# 种子概述

植物学意义上的种子（seed）是由受精后的胚珠发育而成的，是种子植物最重要的繁殖器官。农林业生产中的种子含义较广，包括含有种子的不开裂果实，如紫苏子、小麦等，这些种子在成熟过程中果皮与种皮融合在一起。我国种子鉴定研究领域主要集中在杂草、林木以及栽培药用植物等种子，种子类药材的鉴定研究文献较少。《中国药典》2020 年版收载种子类药材 49 种；另据不完全统计，卫生部和国家药品监督管理局颁布的中药材、进口药材及藏族、蒙古族、维吾尔族等民族习用药材标准及 18 个省（直辖市）颁布的中药材标准收载的种子类药材 98 种（《中国药典》收载品种除外）。随着中药材标准研究与制定水平的提高，中药材的性状描述逐渐趋于科学、合理，但种子类药材标准中仍存在一些不规范使用术语的现象，少数种子类药材标准中出现俗语等情况。这反映了药学界对种子类药材的鉴定研究缺乏足够的重视，国内外种子鉴定研究成果尚未得到相关国家标准的广泛采纳。因此，有必要系统地鉴定研究种子类药材，为进一步开展种子类药材鉴定研究及相关药材标准修订提供参考。

# 第 1 节　种子的一般构造

不同植物的种子虽然在形状、大小和颜色等方面有差异，但是其基本结构是一致的，一般由种皮、胚和胚乳三部分组成。种子的最外面包裹着种皮，种皮里面有胚和胚乳。有的种子没有胚乳，只有种皮和胚两部分。种子从种柄或胎座断开后留下的痕迹称为种脐，在种皮上略隆起或凹陷。在种子的表面可以看到发芽孔或种孔，是由珠孔发育而成的，种子发芽时胚根由发芽孔伸出。胚珠的形态与种子的形态或特征存在一定的相关性，由倒生胚珠发育而成的种子，种孔与种脐相近，合点在种脐的另一端；直生胚珠发育而成的种子，种脐与种孔相对，合点与种脐重合；弯生胚珠发育而成的种子，种孔、合点与种脐都比较接近，合点位于种孔与种脐之间。

## 一、种子形状

中药研究视域下的种子形状，一般是指种子在自然放置状态下呈现的表面或者立体轮廓（立体形状）。国际植物系统学协会定义了对称平面形状的名称和对称平面图形，以及立体名称和图形，种子两端和横切面形状可以用于补充描述种子的整体状态。种子形状多样，有圆形、椭圆形、肾形、圆盘形、圆柱形和不规则形等。

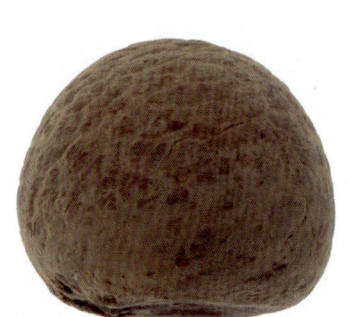
圆锥形（槟榔）

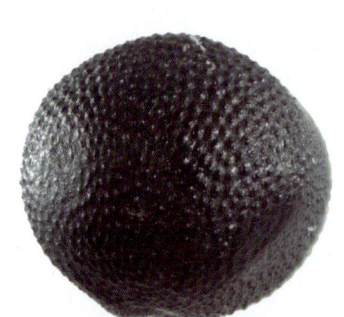
圆球形（王不留行）

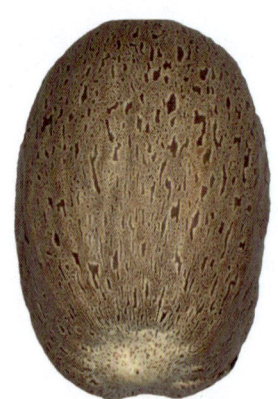
椭圆形（肉豆蔻）

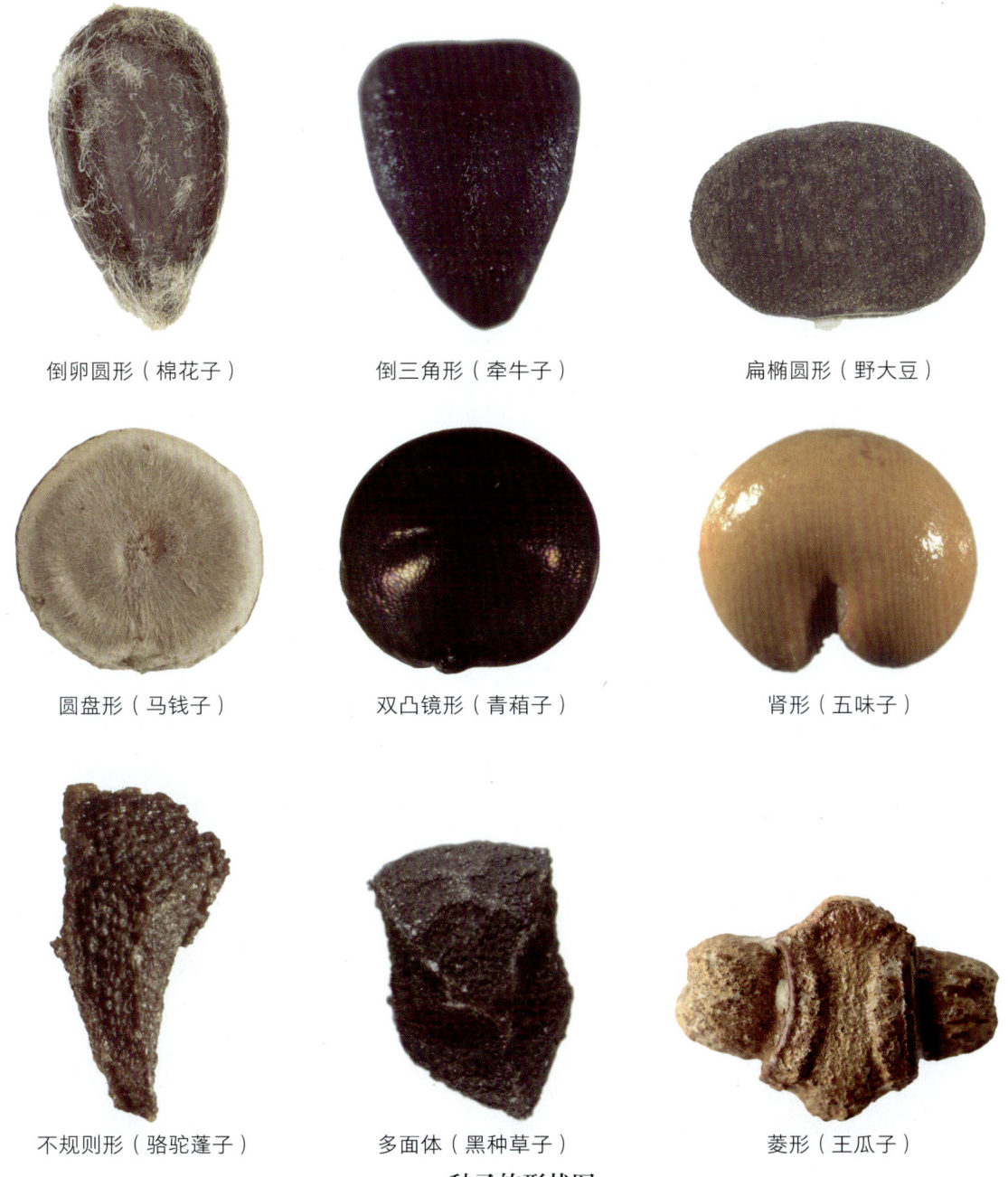

倒卵圆形（棉花子）　　　倒三角形（牵牛子）　　　扁椭圆形（野大豆）

圆盘形（马钱子）　　　双凸镜形（青葙子）　　　肾形（五味子）

不规则形（骆驼蓬子）　　　多面体（黑种草子）　　　菱形（王瓜子）

■ 种子的形状图

## 二、种子表面特征

种子的表面特征因其种皮特征不同而异。种皮包裹着种子，具有保护种子的作用。成熟的种子表面具有一些特化的结构，这些结构的位置、形状、大小及颜色因种子的类别不同而存在差异，可以作为植物的鉴定特征。

## （一）种皮的特化结构

**1. 种脐**　是种子成熟后从种柄或胎座上脱落而留下的疤痕，通俗地讲，就是种子从果实上脱落后留下的痕迹，通常呈圆形或椭圆形。大豆、赤小豆等豆科植物种子的种脐大而明显。

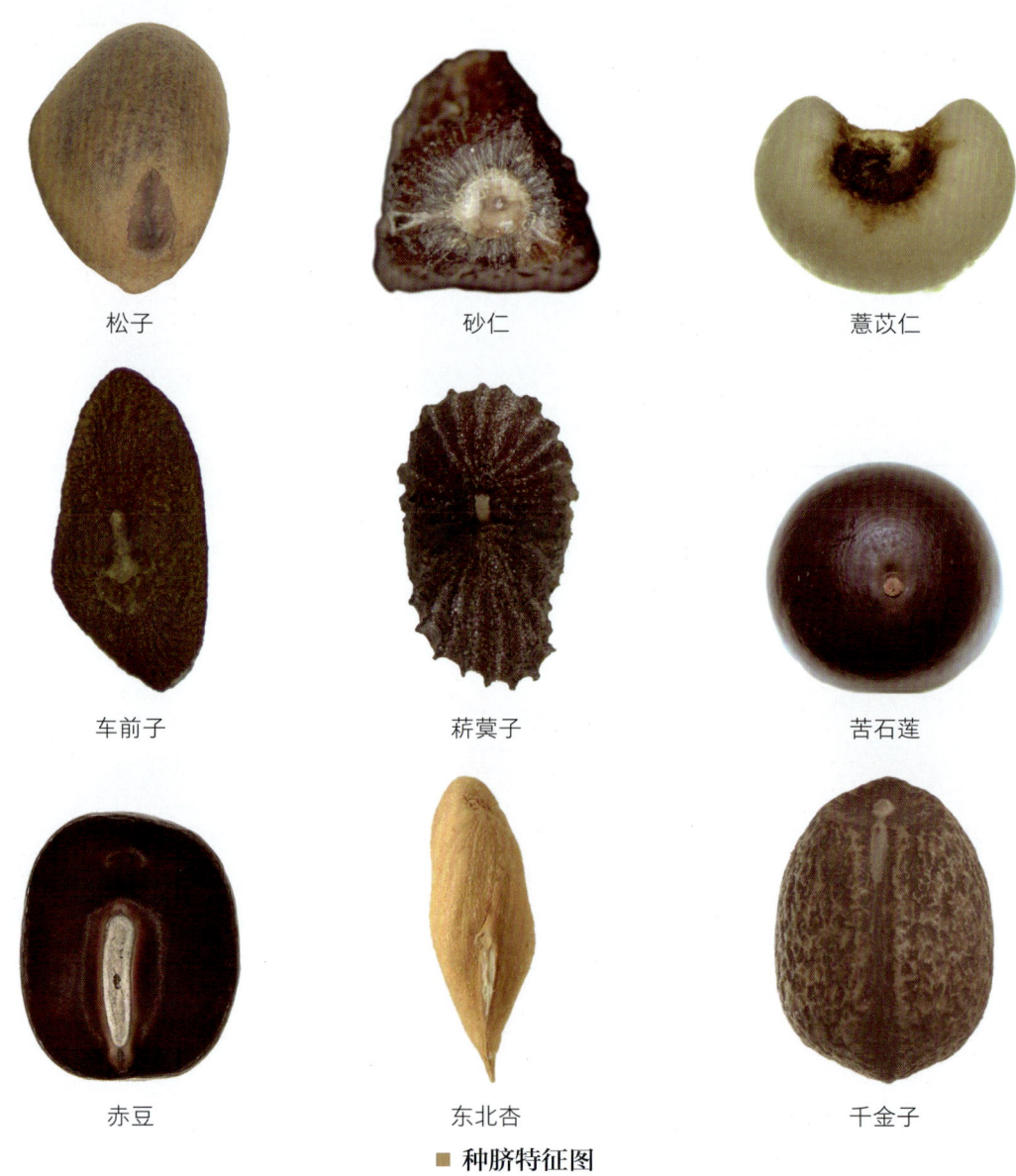

■ **种脐特征图**

**2. 种孔（珠孔）**　是胚珠的珠孔在胚珠发育成种子后保留在种皮上的小孔，位于种子胚根的尖端对应的位置，在种皮表面一般不明显，也不容易观察。种子发芽时，胚根常从此处伸出来，故又称为发芽孔。倒生胚珠发育成的种子的种孔与种脐的位置重合，如冬瓜子、急性子。弯生胚珠发育成的种子的种孔比较明显，如豆科植物的种子。

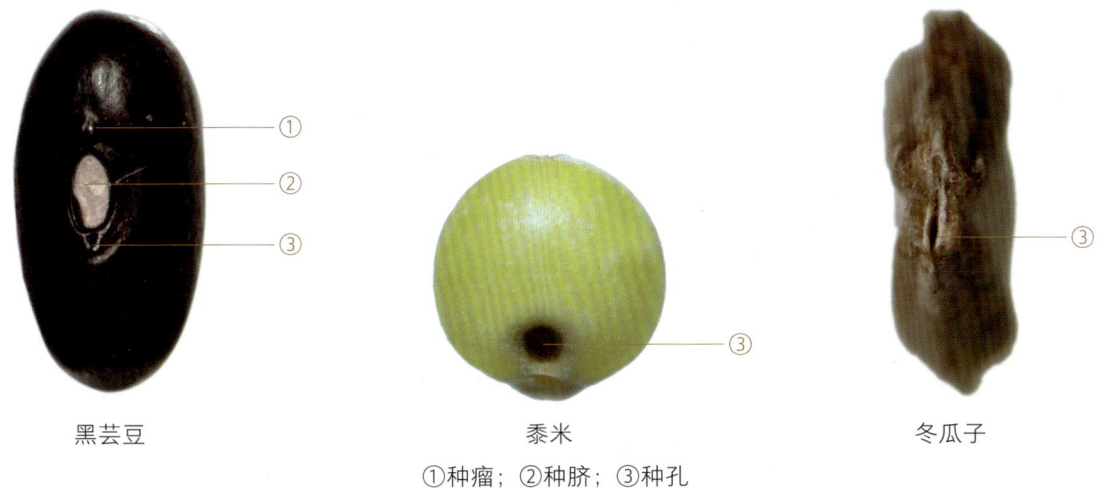

黑芸豆　　　　　　　　　　黍米　　　　　　　　　　冬瓜子

①种瘤；②种脐；③种孔

■ **种孔特征图**

3．**内脐（合点）**　是胚珠的合点在胚珠发育成种子后保留的痕迹，通常呈小突起状，位于种脊的终点位置，种皮的维管束往往汇集于此。直生胚珠的内脐与种脐重合，如白果、松子等裸子植物的种子。倒生胚珠发育成的种子的种孔与种脐在同一端，内脐在种脐的另一端，种脐到内脐之间有维管束连接，如郁李仁、杏仁、黄皮的种子。弯生胚珠发育成的种子的脐点与种孔位于种脐的两侧，如十字花科、豆科、石竹科植物的种子。

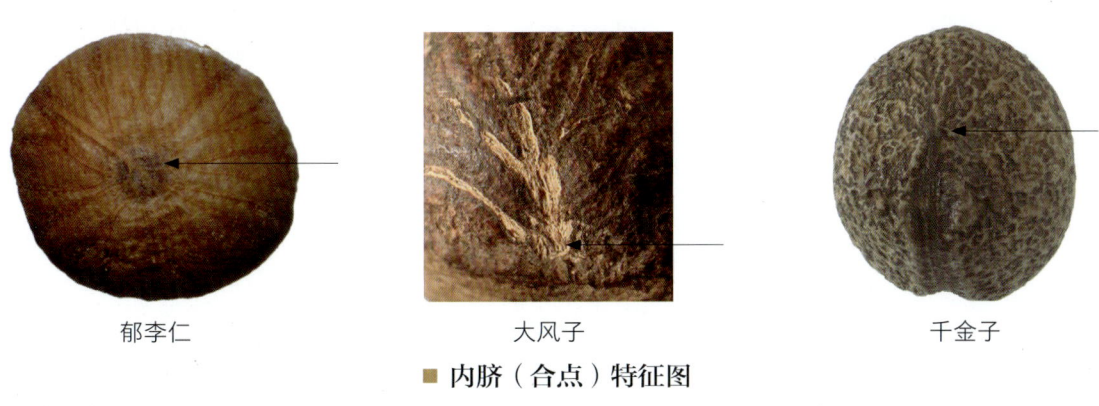

郁李仁　　　　　　　　　　大风子　　　　　　　　　　千金子

■ **内脐（合点）特征图**

4．**种脊**　又称为脐条，是由倒生胚珠或弯生胚珠的珠柄与珠被愈合的部分发育而成，在种皮的一边形成隆起的长条形脊，内有维管束。倒生胚珠发育成的种子的珠柄延长后与珠被愈合形成一条较长的种脊，如蓖麻、黄皮；弯生或横生胚珠发育成的种子，种脊短或无种脊。有些植物由珠柄发育而来的种脊上形成增厚组织，呈小瘤状突起，称为种瘤，多见于豆科植物的种子。

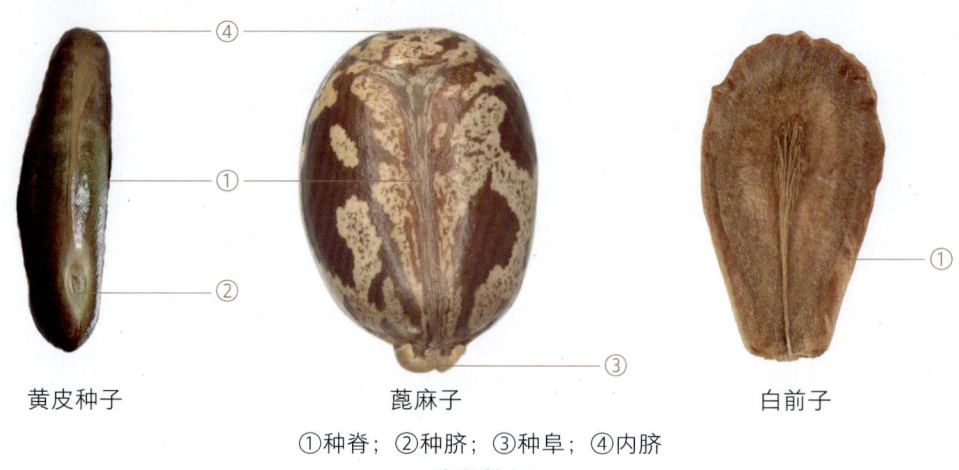

黄皮种子　　　　　　　　　蓖麻子　　　　　　　　　白前子

①种脊；②种脐；③种阜；④内脐

■ **种脊特征图**

5．**种阜**　有些植物种子的外种皮，在种孔处由珠被扩展成海绵状的突起物而将种孔掩盖，称为种阜。如大戟科的蓖麻、续随子等植物种子有明显的种阜。

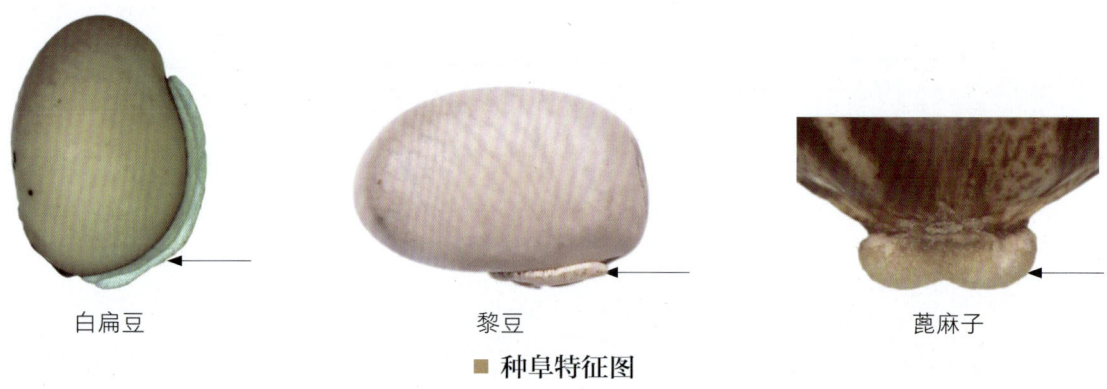

白扁豆　　　　　　　　　　黎豆　　　　　　　　　　蓖麻子

■ **种阜特征图**

此外，有些植物的种子外面还包有一层假种皮，假种皮大多为肉质，如肉豆蔻衣、龙眼肉、荔枝肉、苦瓜和卫矛科植物的种子外的红色假种皮等；也有呈干膜质的，如砂仁、豆蔻等的假种皮。

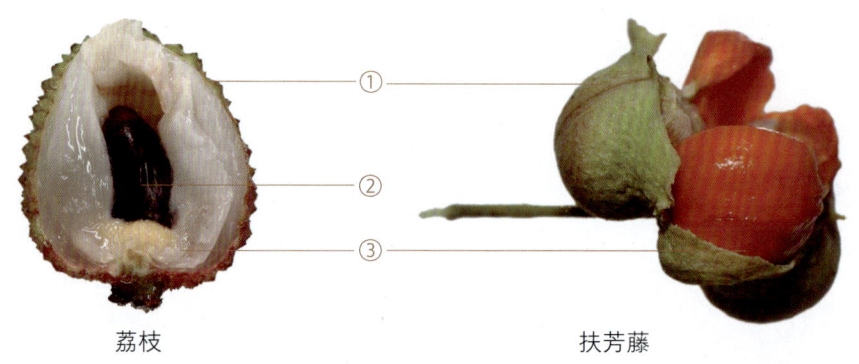

荔枝　　　　　　　　　　　扶芳藤

①果皮；②种子；③假种皮

■ **假种皮特征图**

## （二）种子表面纹理

种子表面的纹理、突起等特征对种子的基源鉴定具有较大的价值。从 20 世纪 50 年代开始，种子表面的微形态特征被应用于种子的物种来源鉴定，2006 年微性状的提出，使得种子鉴定从宏观层面进入亚微观层面，现已被广泛地应用于种子的物种来源鉴定。如韭菜子的表面具细密的网状皱纹、冬瓜子的两面外缘各有 1 环纹。

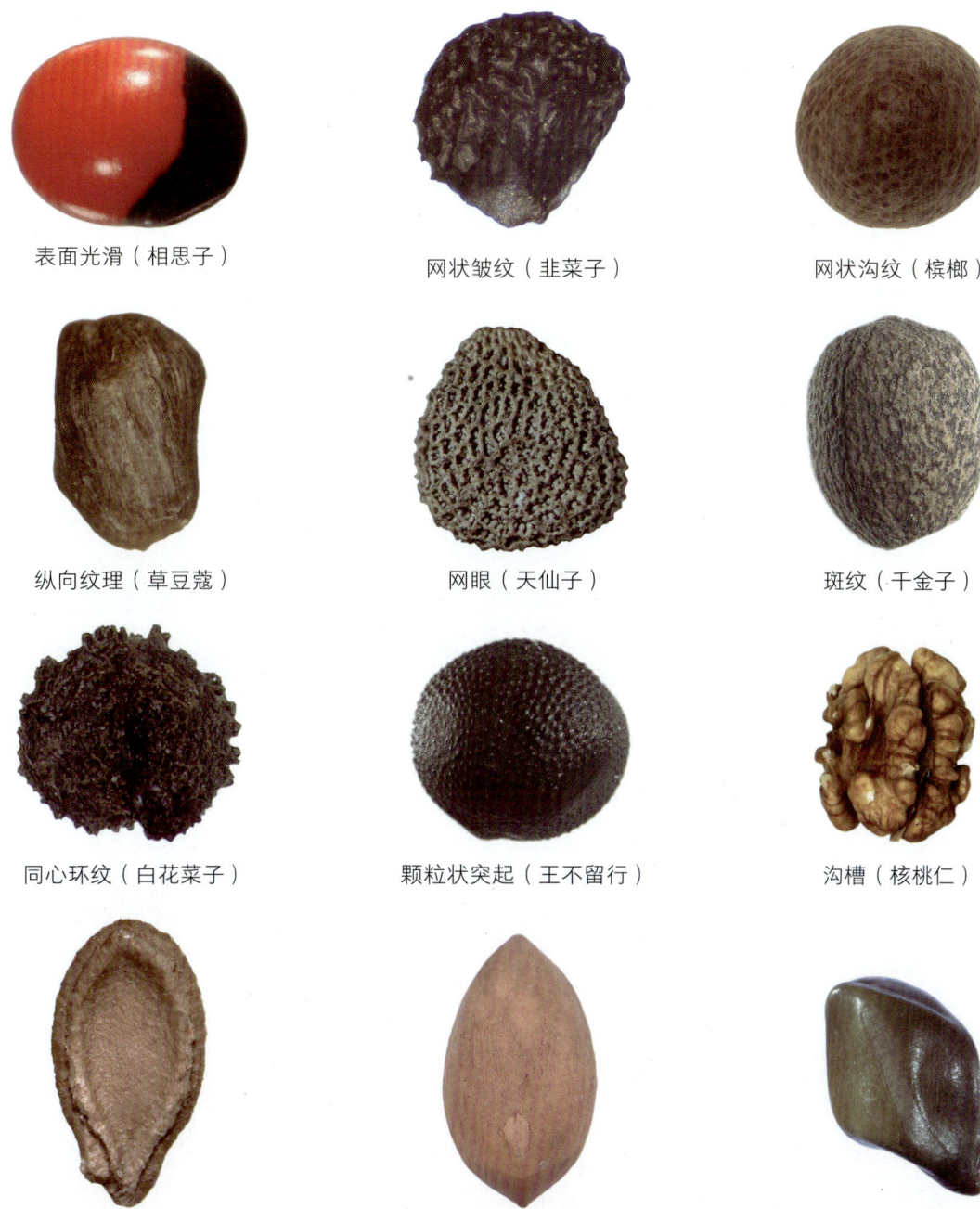

| | | |
|---|---|---|
| 表面光滑（相思子） | 网状皱纹（韭菜子） | 网状沟纹（槟榔） |
| 纵向纹理（草豆蔻） | 网眼（天仙子） | 斑纹（千金子） |
| 同心环纹（白花菜子） | 颗粒状突起（王不留行） | 沟槽（核桃仁） |
| 环纹（冬瓜子） | 榧眼（榧子） | 条形凹纹（决明子） |

■ 表面纹理特征图

### （三）种皮上的毛被

马钱子表面密被灰棕色或灰绿色绢状茸毛，自中间向四周呈辐射状排列，有丝样光泽。苘麻子表面有白色稀疏绒毛。

此外，急性子表面有稀疏的白色或浅黄棕色小点（黏液细胞中含有草酸钙针晶束），看上去像表皮毛；细叶白前子基部有种毛。

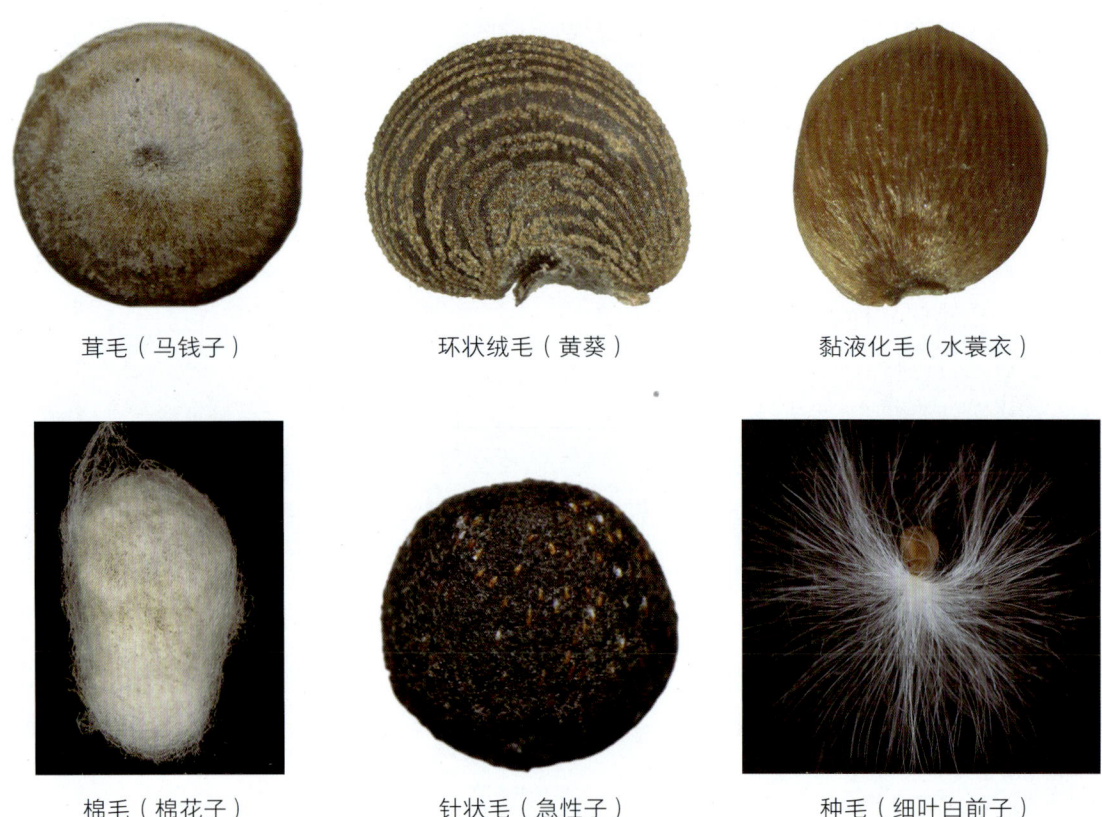

茸毛（马钱子）　　　　　环状绒毛（黄葵）　　　　　黏液化毛（水蓑衣）

棉毛（棉花子）　　　　　针状毛（急性子）　　　　　种毛（细叶白前子）

■ 毛被特征图

# 第 2 节　种皮的构造

种皮构造的多样性是由珠被的层数、各层的厚度、机械细胞的分布、色素的沉积、细胞在胚珠发育过程中是否退化消失等因素决定的。值得注意的是，种皮横切面的组织构造一般不包括种皮上的特化部位，如种脐、内脐（合点）、种阜、种孔等，这些部位的横切面特征比较特殊，需要单独进行描述。

## 一、外种皮

种子的外种皮大多由 1 列表皮细胞组成，一般没有气孔，只有个别种子的种皮存在气孔，如核桃仁。种皮表皮细胞由于果实的开裂与否而存在许多变化形式，有些种皮表皮细胞可分化出种皮附属物，如翅（马兜铃）、毛（牵牛子）、分泌组织（急性子、胖大海），以及厚壁细胞等。种皮的表皮细胞特征甚为稳定，具物种鉴定与分类学价值，特别对细小种子的鉴定意义较大。

1. **表皮毛**　种皮表皮细胞分化成非腺毛或腺毛，如马钱子种皮表皮细胞外壁向外延长，形成单细胞非腺毛；苘麻子种皮表皮细胞分化成单细胞非腺毛；黑种草子种皮表皮细胞的外壁向外突起呈乳突状或延伸成非腺毛状。

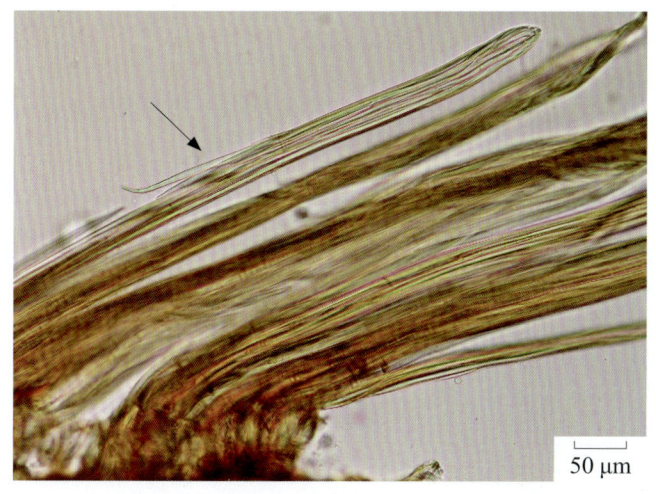
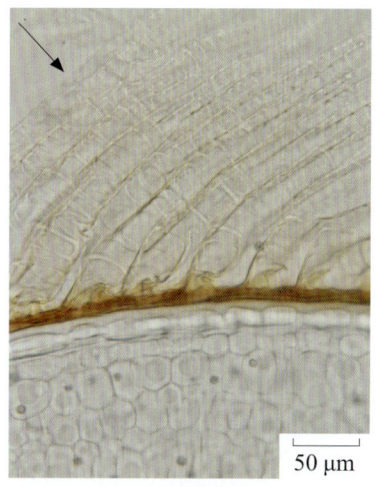

|  |  |
|---|---|
| 50 μm | 50 μm |
| 马钱子 | 水蓑衣 |

■ **种皮表皮毛特征图**

2. **表皮栅状细胞**　种皮表皮细胞径向延长成栅状，外缘处大多有一条折光性较强的亮带，是一种特化的表皮细胞，细胞壁常有不同程度的增厚，有的内壁和侧壁增厚，外壁菲薄。如豆科植物的种皮表皮细胞特化为一层径向延长而无细胞间隙的栅状细胞，也叫马氏细胞或大石细胞，如赤小豆、决明子等。鼠李科酸枣仁的种皮表皮细胞为长条形的栅状细胞，细胞腔位于中部。

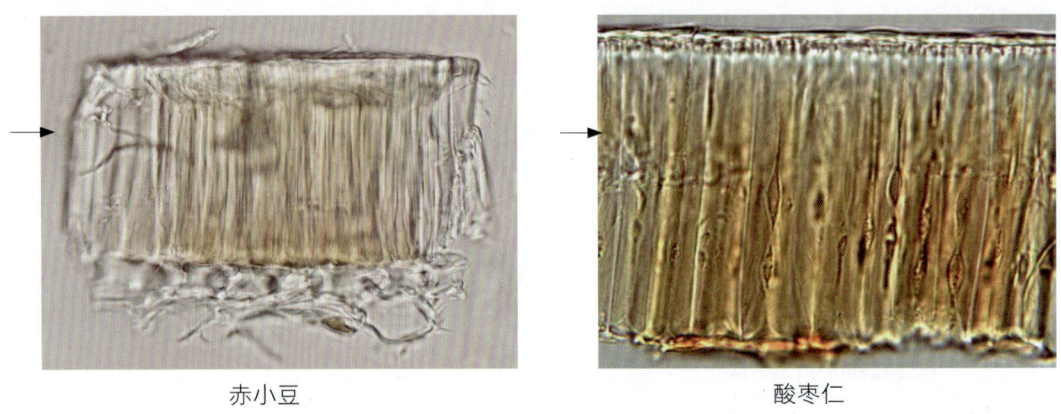

赤小豆        酸枣仁

■ 种皮表皮栅状细胞特征图

3. **表皮石细胞** 种皮表皮细胞分化为石细胞，如蔷薇科的苦杏仁、桃仁等种子表皮的部分细胞分化为石细胞。锦葵科的棉花子的种皮表皮细胞为1列略径向延长的石细胞，细胞含红色色素。对于种子来说，种皮表皮细胞具有保护作用。表皮细胞是厚壁细胞的可能性较大，除了表面观呈多角形的典型石细胞以外，一些种子的表皮厚壁细胞为了增强种子的强度，细胞之间呈镶嵌状排列，如八角茴香的种子、王不留行等。

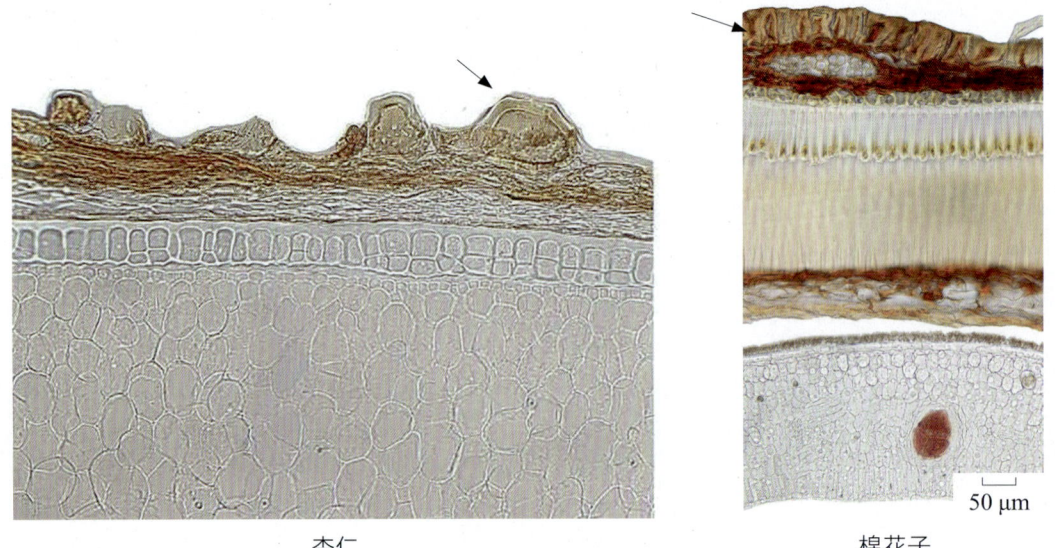

杏仁        棉花子

■ 表皮石细胞横切面观特征图

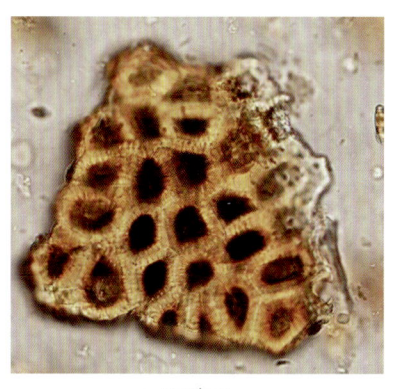

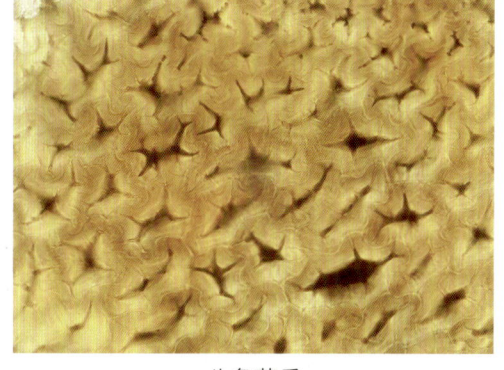

五味子　　　　　　　　　　　　　　　八角茴香

■ **表皮石细胞表面观特征图**

**4. 表皮黏液细胞** 亚麻子种皮的表皮细胞较大，类长方形，外面有角质层，壁含黏液质，遇水膨胀而显层纹。十字花科植物种子的种皮表皮细胞为黏液细胞，有黏液质纹理，如葶苈子、芥子、莱菔子等。此外，还有车前科车前属植物的种子、芸香科柑橘属植物的种子等。

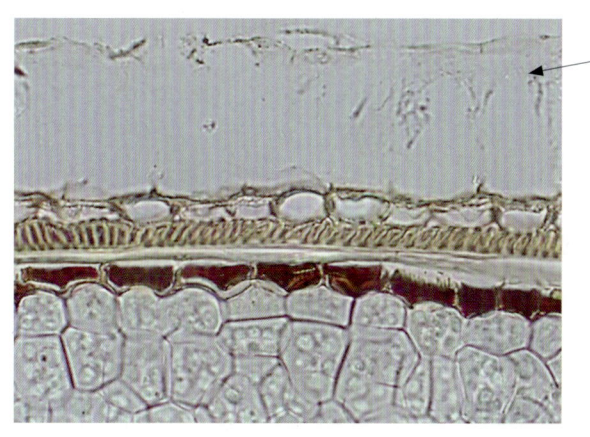

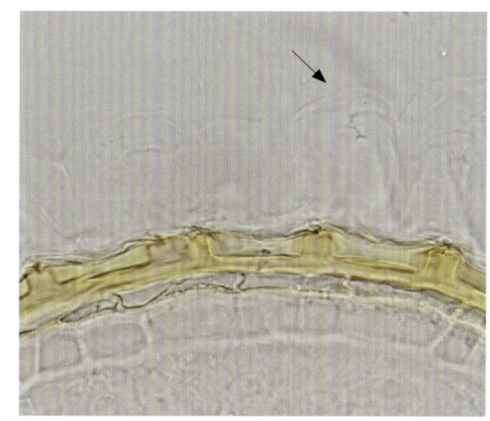

亚麻子　　　　　　　　　　　　　　　北葶苈子

■ **表皮黏液细胞特征图**

## 二、中种皮

中种皮是指外种皮下面的一层或数层组织，当外种皮只有一层细胞时，中种皮包括下皮细胞。中种皮的细胞变化较大，可分化为栅状细胞、薄壁细胞、色素细胞、石细胞和油细胞等。

**1. 栅状细胞** 锦葵科的苘麻子的中种皮具 1 列栅状细胞，壁极厚，上部可见线形胞腔，具光辉带；旋花科菟丝子属的种子中种皮的栅状细胞为内外 2 列。旋花科的牵牛子、梧桐科的梧桐子的中种皮同样具有栅状细胞。

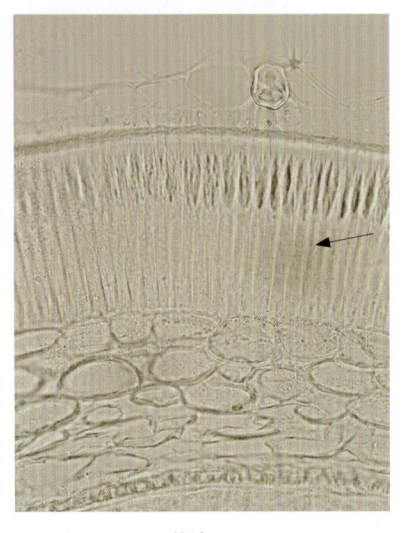

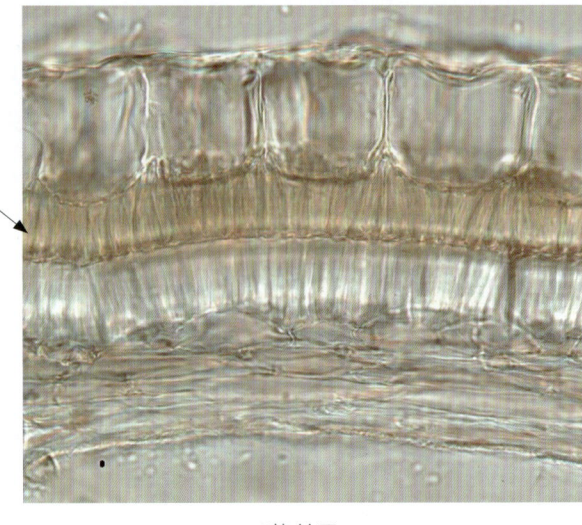

苘麻子 　　　　　　　　　　　　　　　　菟丝子

■ **中种皮栅状细胞特征图**

2. **色素细胞**　种子的外种皮往往含有色素物质。部分种子的中种皮也含有色素物质，如姜科植物的草豆蔻、砂仁等；大多数十字花科植物的种子具有色素层，如芸苔子等。除此之外，还有锦葵科的棉花子、车前科的车前子等。

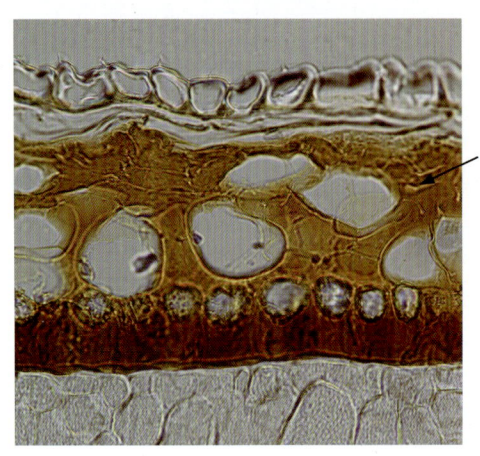

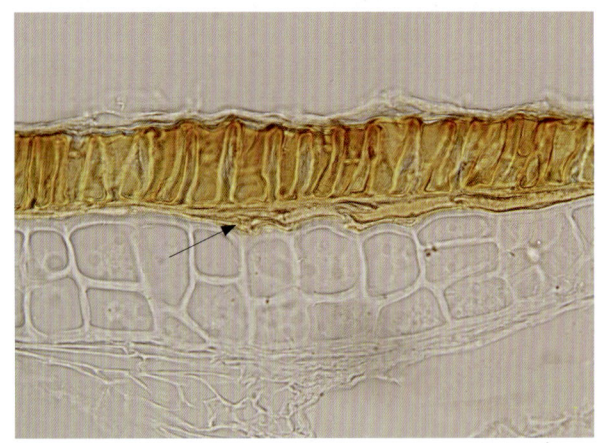

草豆蔻 　　　　　　　　　　　　　　　　芸苔子

■ **色素层特征图**

3. **石细胞**　中种皮的石细胞形成种子的坚硬部位，具有保护作用。有些种子的中种皮的石细胞有较多层数，如葫芦科植物的种子、山柑科的马槟榔、大风子科的大风子等；此外，裸子植物的种子中种皮组织层数一般较多，且大多由石细胞组成。

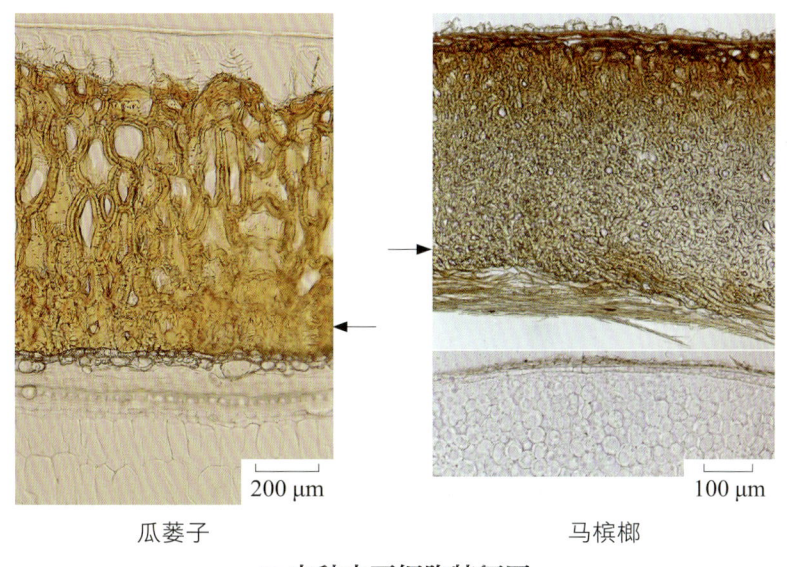

瓜蒌子　　　　　　　　　　马槟榔

■ 中种皮石细胞特征图

4. 油细胞　种子的营养一般储存在种子的胚或胚乳中，只有极少数植物的种子种皮具有油细胞，如大多数姜科植物的种子的中种皮有油细胞层。少数植物的中种皮的油细胞层与色素层混合在一起，色素层中散在有油细胞，如草豆蔻等。

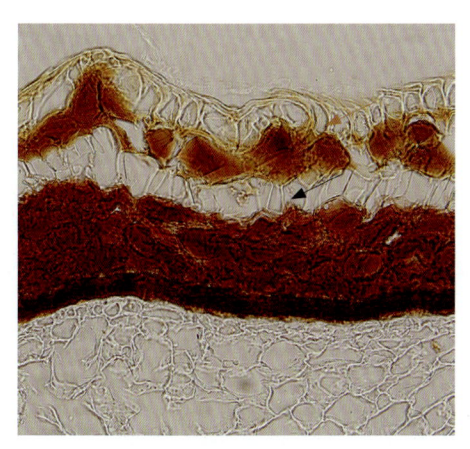
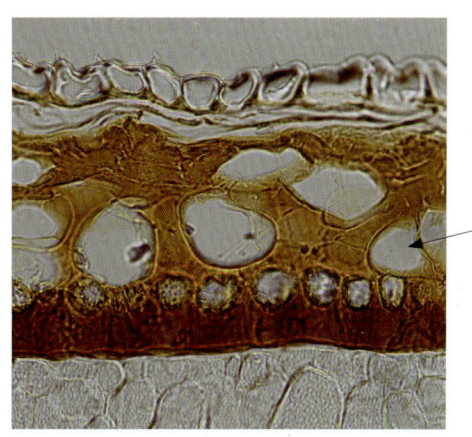

绿壳砂仁　　　　　　　　　　草豆蔻

■ 油细胞特征图

## 三、内种皮

种子的内种皮是紧贴于胚乳或胚的一层组织，大多数由薄壁细胞组成，一般很薄。许多植物的内种皮甚至呈颓废状，原因是薄壁细胞中的营养被胚或胚乳吸收了，并被成熟的胚或胚乳挤压，大多数葫芦科植物的种子属于此类情况，如瓜蒌子，还有豆科植物的沙苑子等。

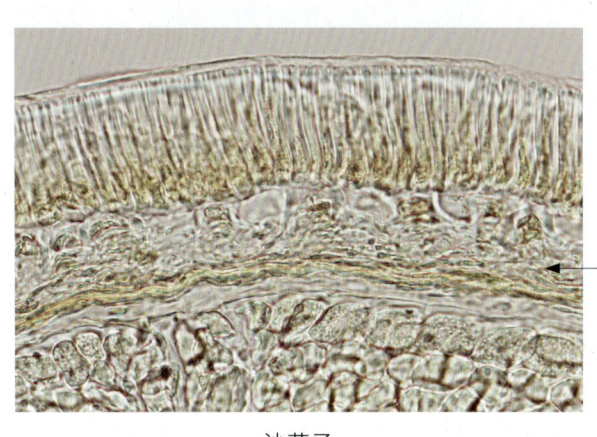

沙苑子       瓜蒌子

■ 颓废状内种皮特征图

1．**栅状细胞** 千金子的内种皮为 1 列棕色栅状细胞，细长柱形，壁厚。姜科植物的内种皮大多为 1 列栅状厚壁细胞，棕红色，内含硅质块，如砂仁、草豆蔻等。梧桐科的胖大海和梧桐子的内种皮都有栅状细胞。

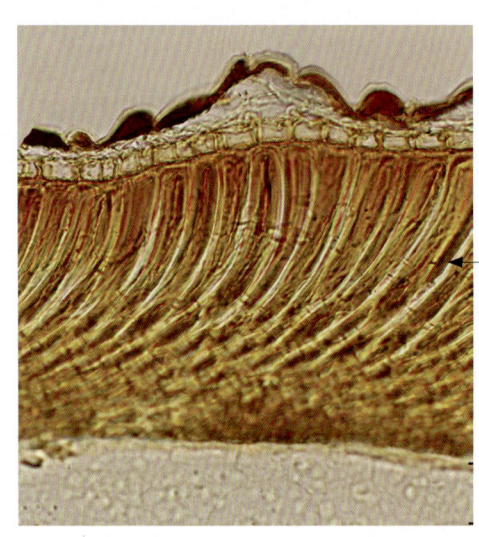
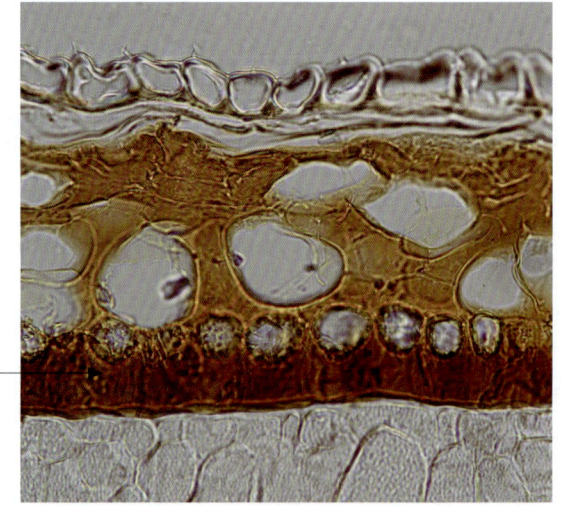

千金子       草豆蔻

■ 内种皮栅状细胞特征图

2．**厚壁细胞** 酸枣仁的内种皮细胞垂周壁增厚，稍木化，表面观内种皮的细胞壁连珠状增厚。苘麻子的内种皮为 1 列类方形细胞，细胞壁略增厚。

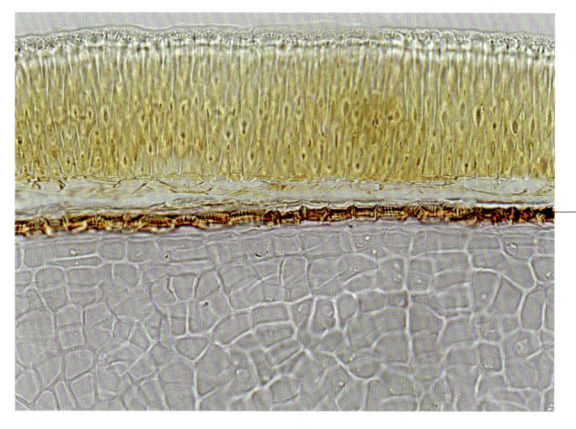

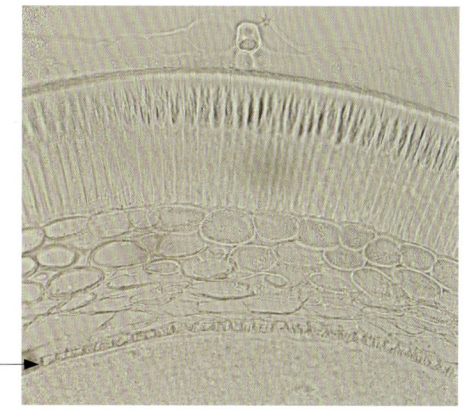

酸枣仁　　　　　　　　　　　　苘麻子

■ 内种皮厚壁细胞特征图

**3. 色素层**　亚麻子的内种皮为一层色素层细胞，细胞扁平壁薄，内含棕红色物质。

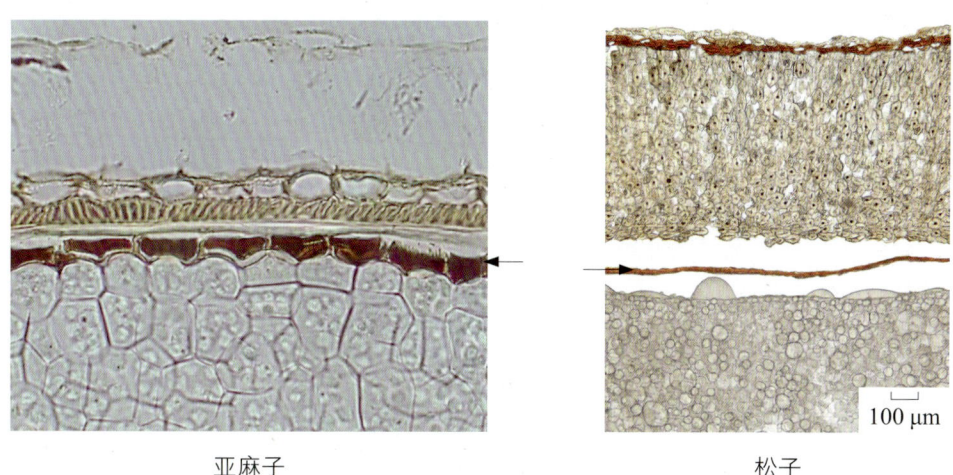

亚麻子　　　　　　　　　　　　松子

■ 内种皮色素层特征图

## 四、表面观显微特征

　　种子的种皮细胞因其物种来源不同而存在较大的差异。因此，可以根据这些差异进行鉴定。全面了解种子的组织构造，还需要观察种子的粉末特征。粉末特征可弥补种子横切面特征的不足。下面主要介绍在种子中呈层状或片状分布的一些组织或细胞的表面构造与内含物。

　　**1. 表皮细胞**　韭菜子的种皮表皮细胞棕黑色，长条形、多角形或形状不规则，具网状纹理。马蔺子的种皮表皮细胞表面观呈长方形、类圆形或多角形，壁厚，细胞壁连珠状增厚，内含棕色物。

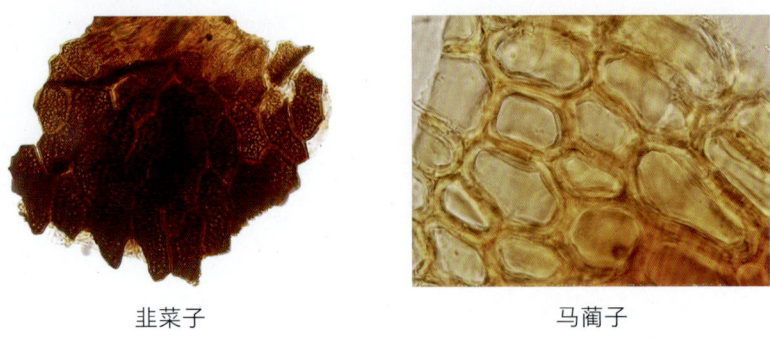

| 韭菜子 | 马蔺子 |

■ 种皮表皮细胞表面观特征图

2．**栅状细胞**　莱菔子的种皮栅状细胞成片，淡黄色、黄棕色或红棕色，表面观呈多角形或长多角形，直径约 15 μm。白扁豆的种皮栅状细胞表面观呈多角形或长多角形。

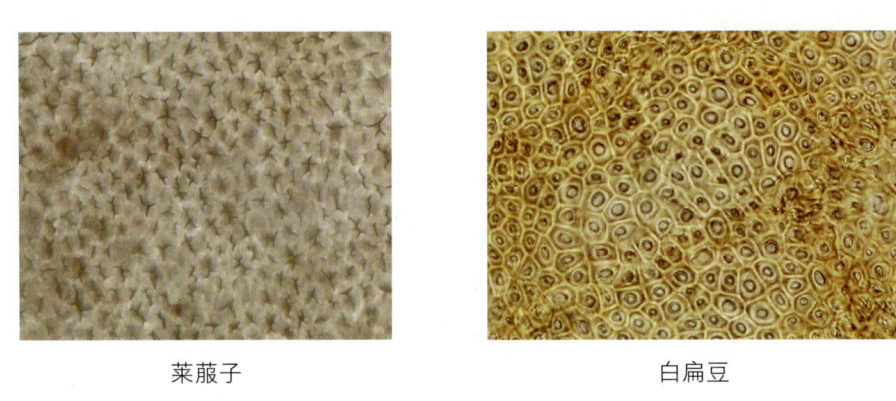

| 莱菔子 | 白扁豆 |

■ 种皮栅状细胞表面观特征图

3．**石细胞**　五味子的外种皮表皮石细胞表面观呈多角形或长多角形，壁厚，孔沟极细密，胞腔内含深棕色物。

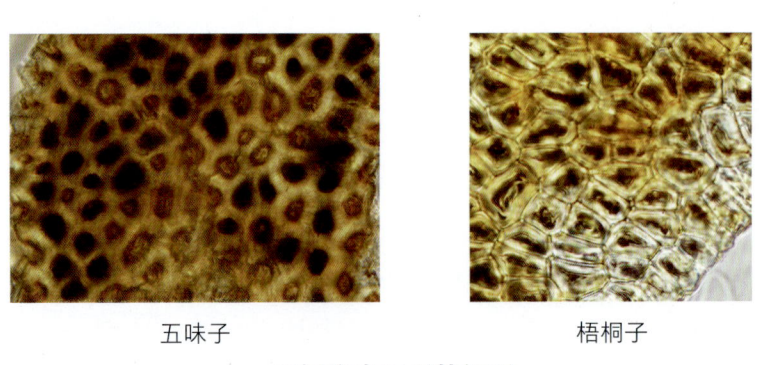

| 五味子 | 梧桐子 |

■ 石细胞表面观特征图

4．**内种皮细胞**　柏子仁的内种皮细胞长条形，常含棕色色素。马蔺子的内种皮细胞不规则形或类多角形，细胞壁稍厚，大多含黄棕色物。草豆蔻的内种皮厚壁细胞黄棕色或红棕色，表面观多角形，壁厚，含硅质块。酸枣仁的内种皮细胞表面观多角形、长方形或类方形，垂周壁连珠状增厚，木化。

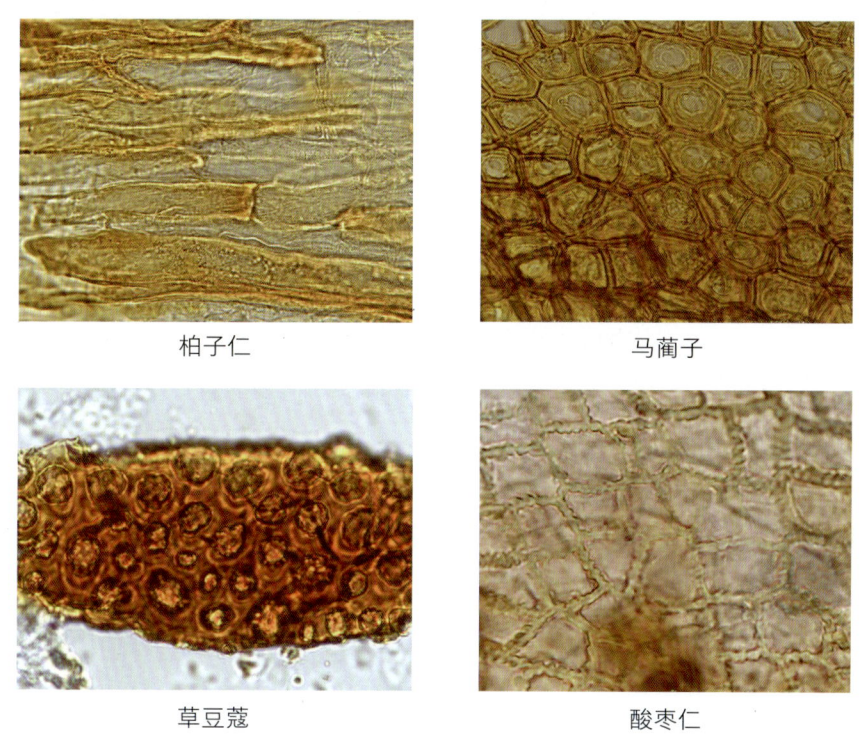

| | |
|---|---|
| 柏子仁 | 马蔺子 |
| 草豆蔻 | 酸枣仁 |

**■ 内种皮细胞表面观特征图**

5. **胚乳细胞** 松子的胚乳细胞类方形或多角形，内含颗粒状物与脂肪油滴。槟榔内胚乳细胞无色，完整者呈不规则多角形或类方形，纹孔甚大，类圆形或矩圆形。

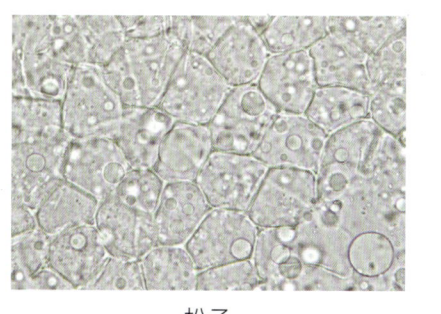 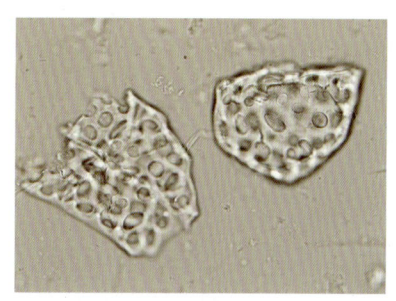

| | |
|---|---|
| 松子 | 槟榔 |

**■ 胚乳细胞表面观特征图**

# 第3节 胚与胚乳

种子由胚珠受精后发育而成，因此对胚珠在子房内的着生方式的描述有助于了解种子的内部构造。胚珠由珠心、合点、珠被、珠柄组成。植物授粉后胚珠发育成种子，珠被也发育分化成结构复杂的种皮。珠被基部与珠柄相连，珠柄将胚珠附着于子房内的胎座上，维管束由子房经珠柄而止于胚珠的合点。

## 一、胚珠的着生类型

依照子房中胚珠的形状、着生位置，珠孔与合点的相对位置，以及珠柄的长度，可以将胚珠的着生类型分为以下 4 种。

1. **直生胚珠** 胚珠的珠孔朝上，合点在基部，珠柄、合点、珠心与珠孔呈一直线。裸子植物大多为这种类型的胚珠，如柏子仁、白果等。在被子植物中较少见，可见于胡桃科、胡椒科、大风子科等植物中。

2. **横生胚珠** 珠心呈直线状，与珠柄近垂直。如毛茛科、车前科、马钱科等。

3. **弯生胚珠** 珠孔偏向一侧或有些向下，合点位于基部，珠柄很短。胚珠略弯曲。如十字花科、豆科、大麻科、石竹科等。

4. **倒生胚珠** 这是被子植物中最普遍的胚珠类型，尤其在合瓣花类植物中。特征是珠孔朝下，接近珠柄与胎座的接合处（即种子的种脐处），合点向上，珠柄延长，与珠被接合处呈棱状，称为珠脊。如凤仙花科、梧桐科、大戟科、葫芦科等。

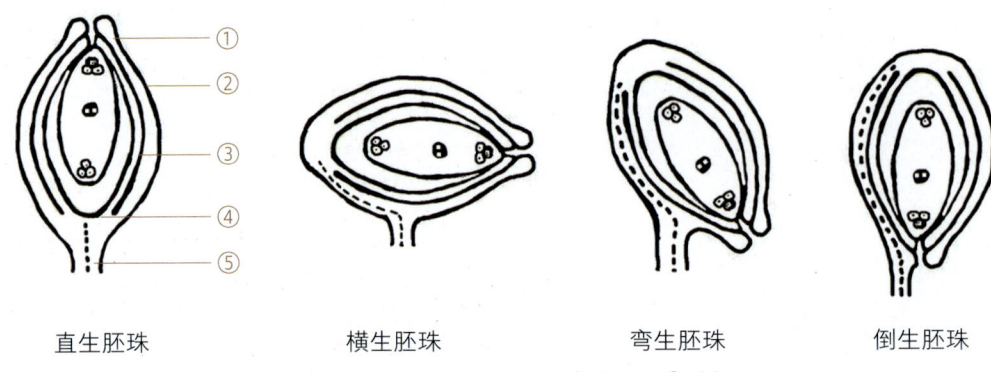

| 直生胚珠 | 横生胚珠 | 弯生胚珠 | 倒生胚珠 |

①珠孔；②珠被；③珠心；④合点；⑤珠柄

■ **胚珠着生类型图**

除了上面典型的胚珠着生类型以外，还存在各种中间过渡类型，如直立弯生胚珠、横立弯生胚珠、直立拱生胚珠、横立拱生胚珠等。

## 二、胚的构造

胚遗传了母本和父本各一半的遗传基因，被包藏于种子的种皮之内，是种子的最重要组成部分。胚包括胚轴及子叶。大多数成熟的种子已分化出胚根（radicle）、下胚轴（hypocotyl）、胚芽（plumule）和子叶等 4 个部分。胚根位于下胚轴的下端，种子萌发时发育成初生根。下胚轴为子叶着生处至胚根之间的一段组织，一般称为胚轴，与胚根的分界点通常不明显。有些植物的子叶至真叶之间的部分也比较明显，此部位称上胚轴（epicotyl），如黑芸豆。胚芽为子叶着生处以上的部分，将发育成地上的主茎和叶。

裸子植物的子叶一般为 2 片，如侧柏、杉木、银杏等，但松科植物的子叶可为 6 ～ 12 片。被子植物可以分成双子叶植物和单子叶植物。此外，裸子植物的种子大多具有胚乳。在双子叶植物中，也有 1 片子叶的植物，如白屈菜 *Chelidonium majus* L.；有的植物甚至没有子叶，如菟丝子属 *Cuscuta* Linn. 植物。双子叶植物的种室内除了胚以外，许多还具有胚乳。单子叶植物一般只有一片子叶，很少有增多或消失的现象。

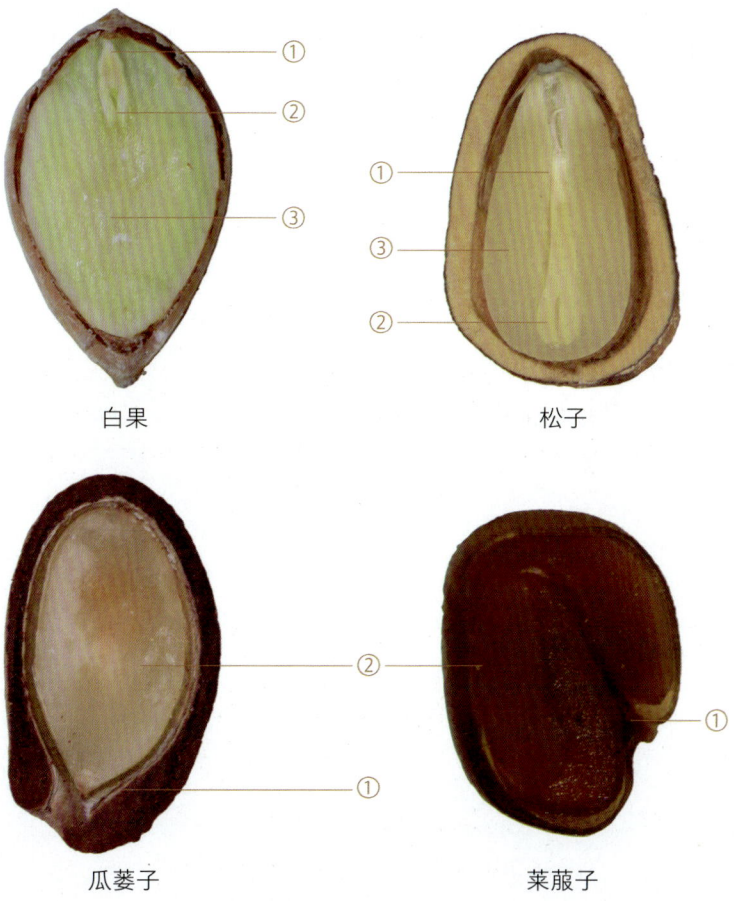

白果　　　　　　　　　　　　　松子

瓜蒌子　　　　　　　　　　　　莱菔子

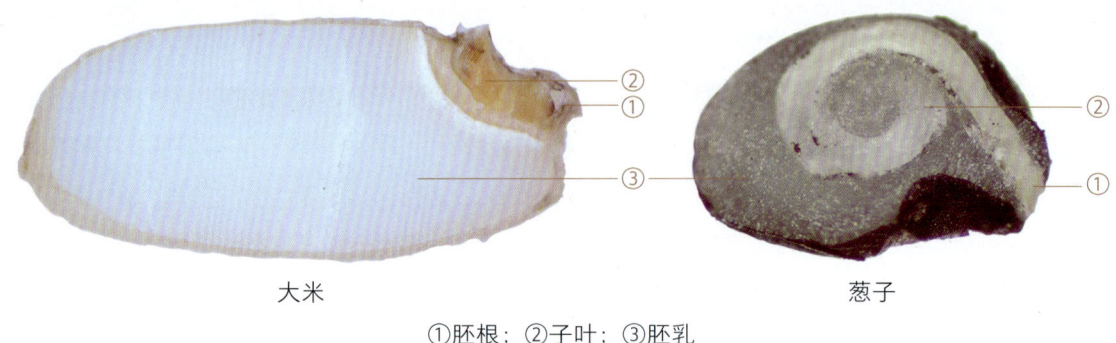

大米　　　　　　　　葱子

①胚根；②子叶；③胚乳
■ **胚的构成图**

少数植物的种子含有多个胚，可长出 2 株或以上的幼苗，这是因为种子内除了有一个受精而来的胚之外，还有其他母体细胞分化而成的胚，其中最常见的是由珠心细胞发育而成。以柑橘（芸香科）最为人熟知，柑橘的大多数种子含有多个胚。

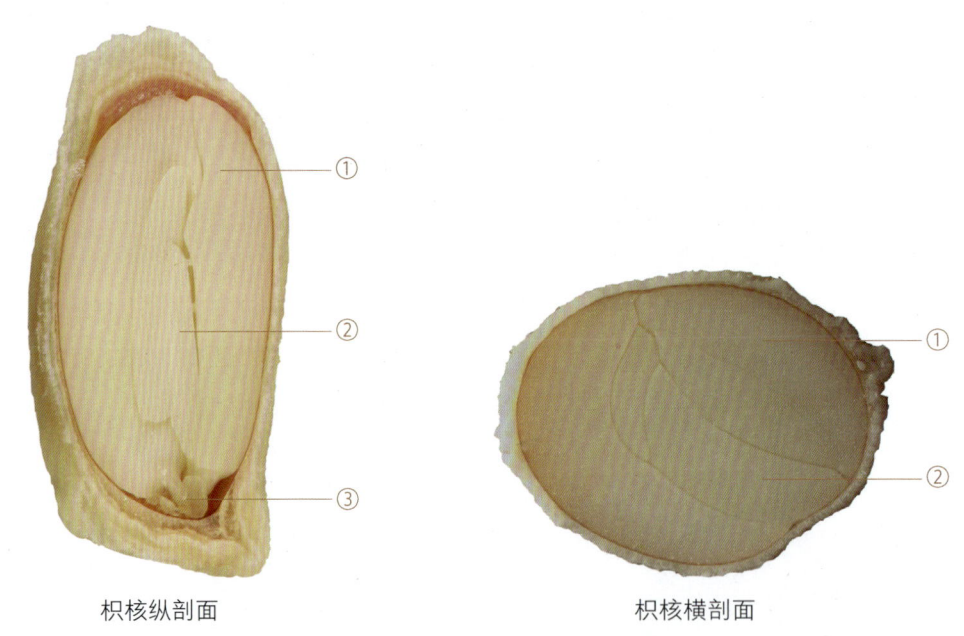

枳核纵剖面　　　　　　　　枳核横剖面

①子叶；②多胚的子叶；③胚根
■ **多胚特征图**

## 三、胚的类型

种子的胚的形态特征可作为种子鉴定和分类的重要依据。通常先根据胚的着生方式进行归类，然后根据胚的大小、着生位置、旋转程度，以及子叶的折叠情况进行细分。按照 Martin[1] 对胚的分类方式，以及刘长江等[2] 的研究，结合实际观察到的现象，种子的胚的常见类型有 9 种。

## （一）胚位于基部的类型

胚通常较小，并且分布区域往往局限于种子的底边，分为3种：

1. **发育不全型** 这种类型的胚很小，球形到椭圆形，子叶很小，常发育不全或不具有顶端分生组织，形状模糊不清，有时稍大而近似线条形。在种子成熟时，胚仍未发育完成，这种类型的种子在单子叶植物和双子叶植物中均存在，并且多见于毛茛科、罂粟科、五加科、木兰科、仙茅科、百合科菝葜属等植物中，如五味子。

2. **宽型** 胚占据种子的基部，胚的宽度等于或大于高度，较发育不全型宽广，位于种子周边或靠近周边。单子叶植物的谷精草科、灯心草科、莎草科苔草属，双子叶植物的睡莲科、三白草科的种子的胚均属于此类型。睡莲科、三白草科的胚的宽度小于谷精草科的胚，如芡实。

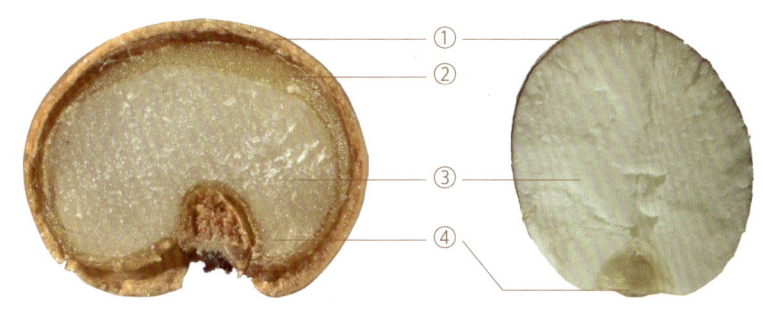

五味子　　　　　　　　　　　　　　芡实

①外种皮；②中种皮；③胚乳；④胚

■ **发育不全型胚和宽型胚特征图**

3. **侧生型** 胚位于种子基部而偏向侧面，常沿种子周边延伸，这种类型只限于禾本科的种子。胚一般较小，如大米。狼尾草属种子的胚的大小可至种子体积的一半。薏苡仁的胚的长度可接近种子的长度。

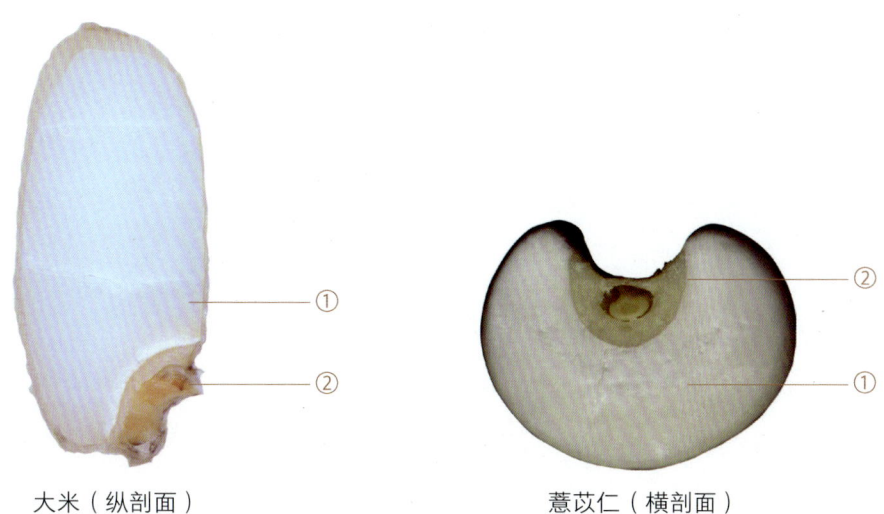

大米（纵剖面）　　　　　　　　　薏苡仁（横剖面）

①胚乳；②胚

■ **侧生型胚特征图**

## （二）胚位于周边的类型

4. **周边型** 胚长而大，胚面积占种子纵剖面的 1/4～3/4；一般长而弯曲，其中一边紧接种皮。胚乳富含淀粉（大多是外胚乳），部分胚乳被弯曲的胚包围着，位于中心或偶位于侧面。周边型胚仅见于双子叶植物，如番杏科、苋科、石竹科、藜科、商陆科、紫茉莉科等。蓼科和仙人掌科植物的胚也被列为本型，但例外的情况较多。

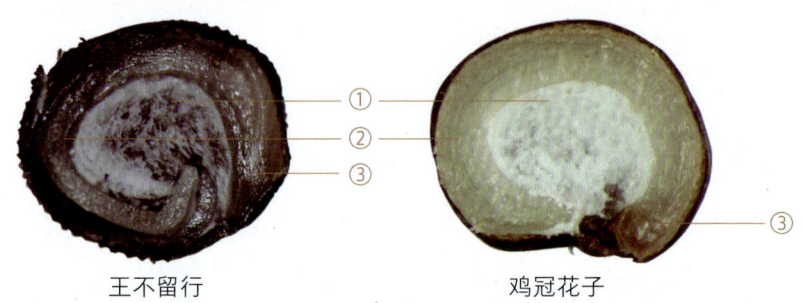

王不留行　　　　　　　　　　鸡冠花子

①胚乳；②子叶；③胚根

■ **周边型胚特征图**

## （三）胚位于轴心的类型

胚位于种子中央，在种子类药材中主要有 2 种类型，胚线条状和胚叶状。其中子叶为叶状的种子通常中到大型，胚乳非淀粉性，胚位于种子的中心部位，占种子纵剖面的 1/4 以上，甚至全部，子叶宽展，胚还可细分为 4 种类型：抹刀型、弯曲型、折叠型、包围型。

5. **线型** 胚呈细长的线条状，胚直立、弯曲或螺旋状，长度为宽度的数倍，子叶不宽展。种子通常比较大。在裸子植物和被子植物中均有线型胚，如红豆杉科、银杏科、松科等裸子植物，鸢尾科、百合科等单子叶植物，茄科、部分旋花科等双子叶植物。

裸子植物都是直生胚珠，胚根在种脐的另一端，种脐在下，胚根在顶端。

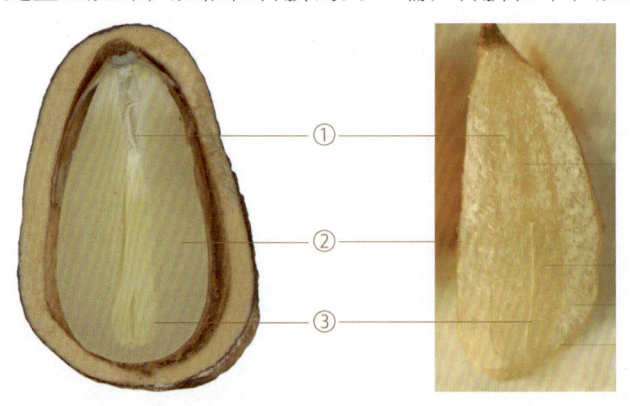

线状直立（松子）　　　　　　线状直立（柏子仁）

①胚根；②胚乳；③子叶

■ **线型胚特征图（裸子植物）**

马蔺、韭菜等单子叶植物的胚呈线条状。

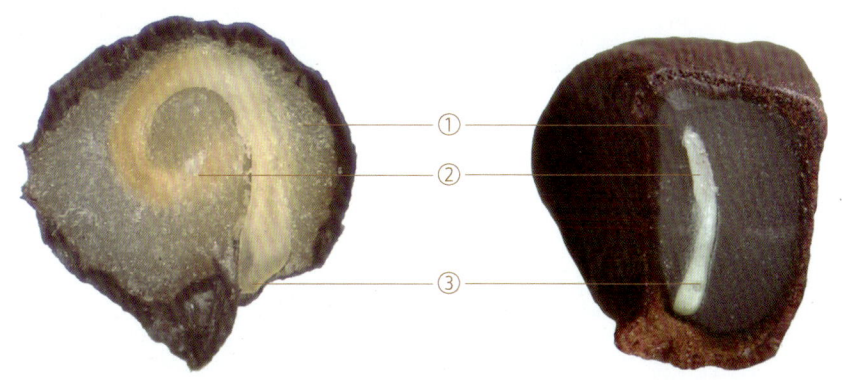

线状弯曲（韭菜子）　　　　　　　线状弯曲（马蔺子）

①胚乳；②子叶；③胚根

■ **线型胚特征图（单子叶植物）**

　　茄科的曼陀罗、旋花科的菟丝子属植物等双子叶植物的种子的胚呈螺旋状。菟丝子属植物属于寄生性植物，它们不需要子叶进行光合作用，因此菟丝子属植物的子叶均退化了。

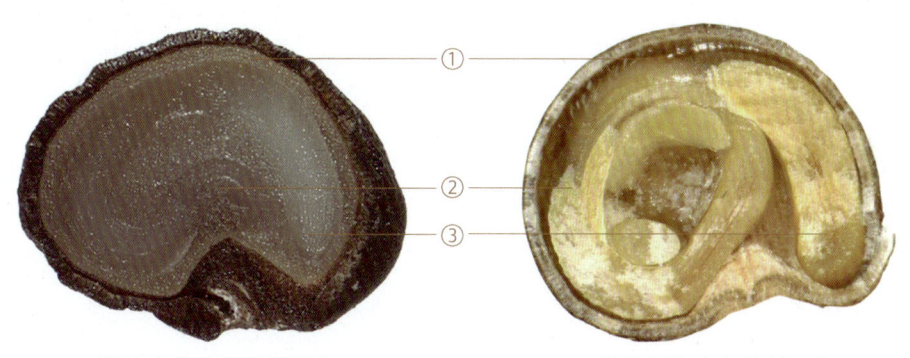

线状弯曲（曼陀罗子）　　　　　　线状螺旋（大菟丝子）

①胚乳；②子叶；③胚根

■ **线型胚特征图（双子叶植物）**

　　6. **抹刀型**　胚直立，子叶从薄到厚具多种变化，子叶扩张呈抹刀状，双子叶植物中多见，主要存在于大戟科、蔷薇科、萝藦科、葫芦科、凤仙花科、亚麻科、马钱科等植物种子中，如马钱子、冬瓜子、蓖麻子、苦杏仁等。

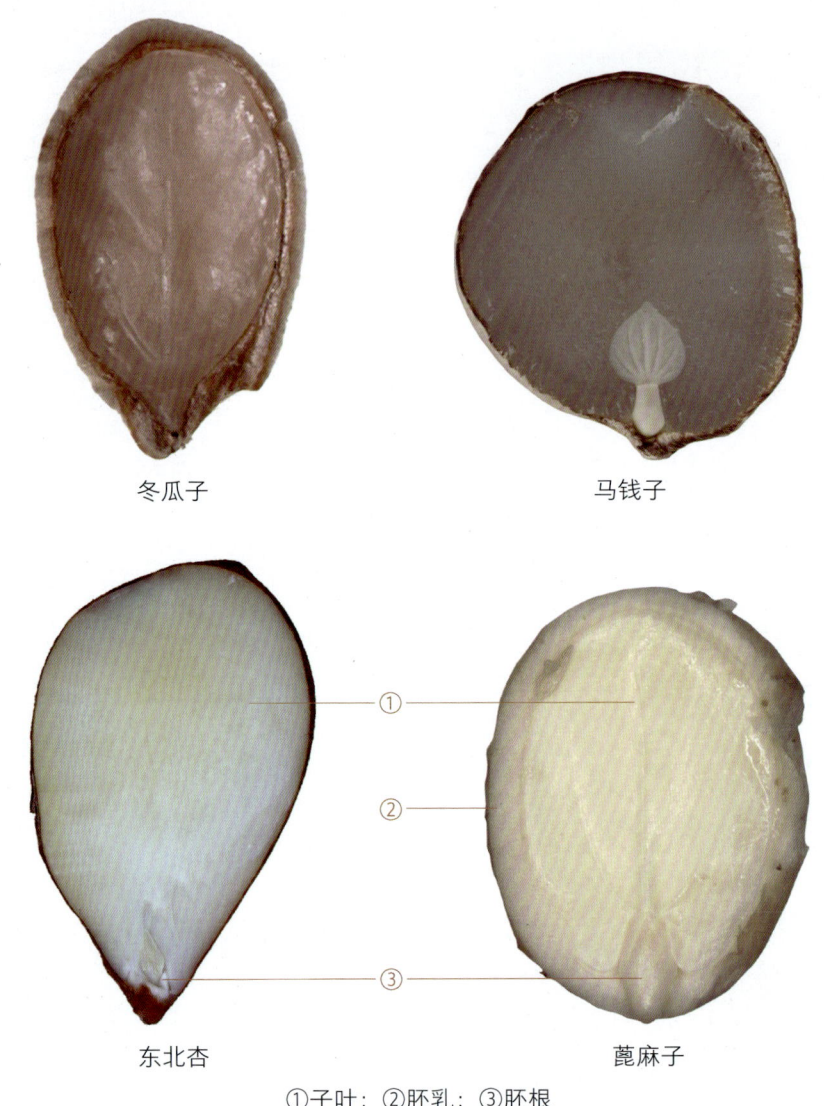

冬瓜子　　　　　　　　　　　马钱子

东北杏　　　　　　　　　　　蓖麻子

①子叶；②胚乳；③胚根

■ **抹刀型胚特征图**

7．**弯曲型**　胚似抹刀状，但在胚茎部位折弯，整条胚轴非常接近于子叶。最常见于十字花科、豆科等植物。在弯曲型胚中，子叶和胚根的排列方式还可以细分为以下 3 种情况：

①缘倚　子叶边缘紧靠胚根，如十字花科的桂竹香属种子；大多数豆科的种子（葫芦巴）。

②背倚　子叶背部紧靠胚根，如荠属种子、独行菜属的葶苈子等。

③对折　子叶纵向内折，如芸薹属的芸苔子、白芥子等。

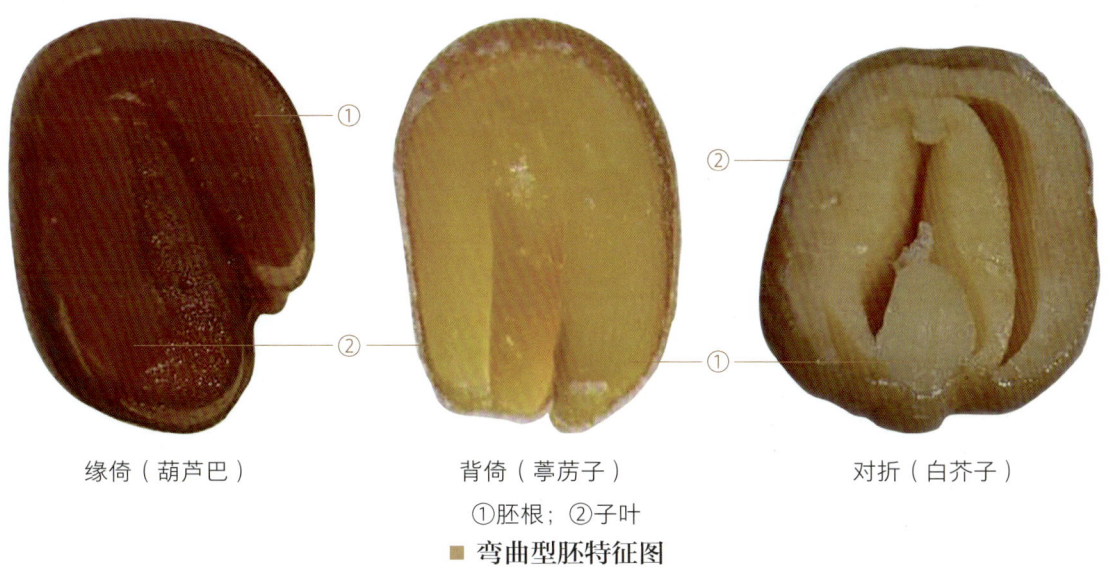

緣倚（葫芦巴）　　　　背倚（葶苈子）　　　　对折（白芥子）

①胚根；②子叶

■ **弯曲型胚特征图**

8．**折叠型**　胚的子叶薄而宽展，并折叠于种皮内。子叶的折叠有不同的方式，如锦葵科、旋花科的牵牛属种子。

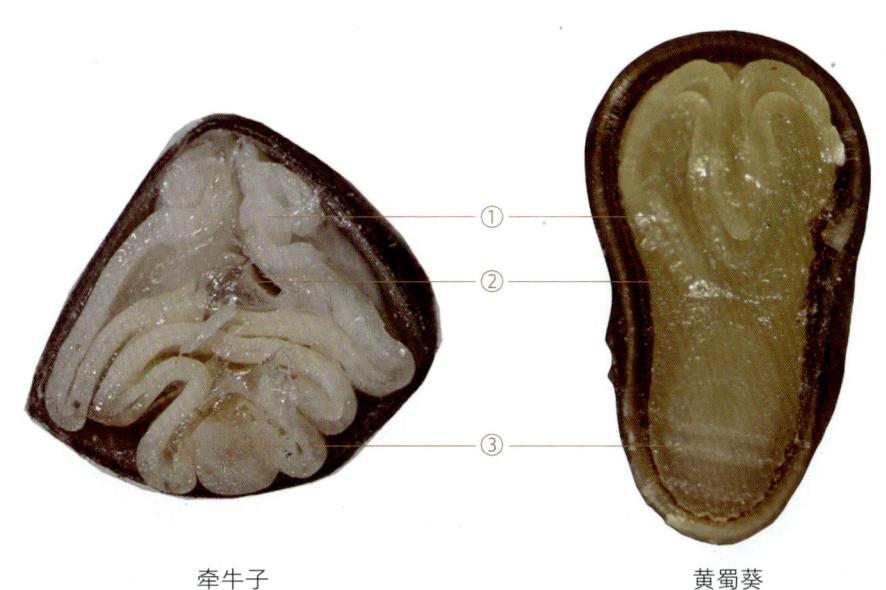

牵牛子　　　　　　　　　　　黄蜀葵

①子叶；②胚乳；③胚根

■ **折叠型胚特征图**

9．**包围型**　胚充斥于整个种子，胚乳没有或甚少，子叶厚而特别宽，将短小的胚轴包围一半以上，常见于云实亚科、含羞草亚科、鼠李科等植物中。胡桃科，芸香科的柑橘属、枳属等植物的胚也属于此类，如核桃仁。

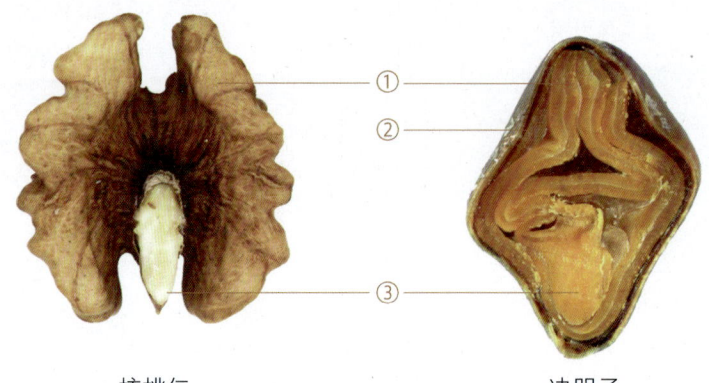

核桃仁                                                决明子

①子叶；②胚乳；③胚根

■ 包围型胚特征图

此外，根据 Martin（马丁）的研究，还有 3 种类型的胚：仅见于单子叶植物中的胚上部膨大成头状的头型（头状形胚）；仅见于双子叶植物中的子叶发育不良的短小型，如龙胆科的一些植物的胚；种子直径小于 0.2 mm 的微型大多是寄生性植物的种子的胚。

## 四、胚乳

胚乳是种子植物特有的组织，胚乳的最外层有时也称为糊粉层。有些双子叶植物种子的胚在发育过程中从胚乳吸收养分，种子成熟时胚乳完全消失，子叶取代胚乳，称为无胚乳种子，如油菜籽、大豆等。种子中胚乳所占比例较大的称为有胚乳种子，如大多数单子叶植物的种子，以及部分双子叶植物的种子，如蓖麻子、王不留行、马钱子等；有些豆科植物明显地保留了未被完全吸收的胚乳，如决明子、胡芦巴等。有些植物还有显著的外胚乳，如姜科的草豆蔻、红豆杉科的榧子等。

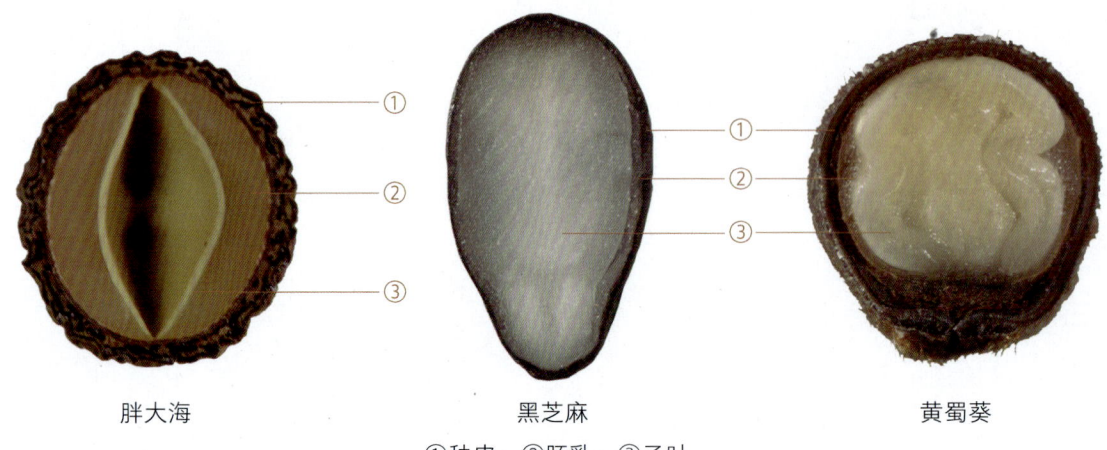

胖大海                          黑芝麻                          黄蜀葵

①种皮；②胚乳；③子叶

■ 胚乳特征图①

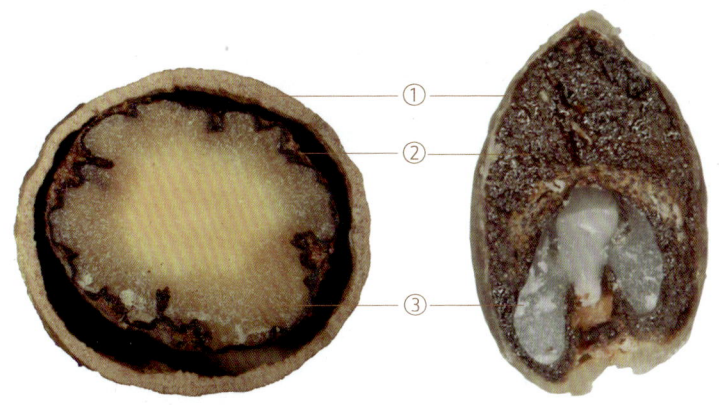

榧子          草豆蔻

①种皮；②外胚乳；③内胚乳

■ 胚乳特征图②

（中国食品药品检定研究院：张南平　康　帅）

参考文献

[1] MARTIN A C. The comparative internal morphology of seed [J].The American midland naturalist,1946,36（3）:519−521.

[2] 刘长江,林祁,贺建秀.中国植物种子形态学研究方法和术语[J].西北植物学报,2004,24（1）:178−188.

# 第 2 章

# 种子的鉴定研究

　　我国的种子鉴定研究机构主要集中在农业系统和植物检疫系统，主要研究、鉴定杂草的种子。研究栽培药用植物种子的部门主要分布在药用植物研究机构。随着中药材标准研究水平的提高，中药材的性状描述趋向科学、合理，但种子类中药材标准仍然存在一些不规范使用术语甚至使用俗语的情况。原因是药学界对种子类中药材的鉴定、研究的重视程度还不够，以及国内外种子研究、鉴定成果未得到国家标准的广泛采用。因此，有必要对种子鉴定与分类进行研究，为种子鉴定研究规范的制定，以及种子类中药材的标准制定或修订提供参考。

# 第1节 种子鉴定研究现状

## 一、种子鉴定术语的规范化研究

植物分类学已经建立了较为规范的植物形态学描述术语体系，几乎可以对任何植物类群进行较准确的形态描述，并以此对植物进行鉴定与分类[1]。但是，目前种子形态学仍然处于外观描述层面，并且大多数是关于杂草种子的鉴定，种子鉴定研究因缺乏鉴定与分类系统而困难重重。建立种子分类系统的前提是种子鉴定术语的规范化，需要对各科属种子的特征进行归纳，从而科学开展种子鉴定与分类工作。基于这些情况，中国科学院植物研究所研究种子鉴定与分类的科学家们参考了国内外种子研究文献，提出了种子形态分类研究术语[2]、种子的形态鉴定[3]等鉴定术语，后来对这些分散的术语进行了综合，提出了"中国植物种子形态学研究方法和术语"[4]。种子形态鉴定与分类术语的规范化研究，包括种子外部形态、剖面构造及微形态特征等方面，为我国植物种子鉴定与分类提供了基础性研究。

种子鉴定术语可分为四部分，其中的形态学、微形态学、粉末鉴定等三部分已有成熟的、规范化的描述术语，但是种子横切面特征的术语在各种文献中缺乏统一的规范。因此，必须在综合研究种子横切面显微特征的基础上，对横切面鉴别特征术语进行规范，以完善种子的显微鉴定特征。

## 二、种子鉴定与分类研究

一般根据种子子叶的数量、有无胚乳、胚的类型等特征进行种子的鉴定与分类，这些特征对植物大类群（科属或以上分类等级）的鉴定具有明显的意义。裸子植物、大多数的单子叶植物及部分双子叶植物具有发达胚乳的种子；无胚乳的种子具有发达的2片子叶，如豆科、十字花科、葫芦科植物。胚的类型作为种子鉴定与分类的重要特征，中药鉴定专家沈联德把胚分为直生和弯生两大类，直生胚又分为子叶平展、直立一侧卷旋、直立两侧折叠、直立皱缩折叠等4种类型；弯生胚可分为子叶对折、胚根缘倚、子叶背倚等3种类型。沈联德编制了种子类药材检索表，可以直接检索到种，由于这份检索表并未按照植物分类系统编排，导致其缺乏进一步扩展的余地[5]。《杂草种子图鉴》把胚分为直生型、弯曲型、环型、马蹄型、螺旋型等5类，并根据子叶的折叠情况进行次一等级的分类[6]。另一种种子检索系统把有无胚乳作为第一分类特征，这样导致了一些同科的种子没有编排在一起；在次一等级的分类中使用了胚的类型，此检索系统具有进一步扩展的余地，对种子鉴定与分类工作具有十分重要的参考价值。

　　有关种子的鉴定已有一些探讨性质的研究成果，但至今仍缺乏完善的、综合各种种子特征的鉴定体系[7]。《中国植物志》对物种的营养器官和花的性状描述较多，种子描述相对较少且简单，部分物种缺乏种子的形态特征描述，导致《中国植物志》对种子的鉴定意义较小[8]。此外，我国种子研究大多针对杂草、林木、药用植物等的种子，研究成果分散，互相之间缺乏内在的联系。在实际的种子鉴定工作中，由于缺乏种子鉴定系统，导致对未知的种子样品鉴定困难重重。因此，系统、规范地开展种子鉴定研究是种子类中药材鉴定的关键，也是当前迫切需要解决的研究课题。

**参考文献**

[1]　方伟,刘恩德.经典植物分类学的发展与 iFlora[J].植物分类与资源学报,2012,34(6):532-538.

[2]　刘长江.植物种子形态分类研究术语[J].种子,1989,44(6):53-54.

[3]　刘长江.种子的形态鉴定[J].种子,1989,44(3):51-54.

[4]　刘长江,林祁,贺建秀.中国植物种子形态学研究方法和术语[J].西北植物学报,2004,24(1):178-188.

[5]　沈联德.中药鉴定学[M].北京:北京医科大学中国协和医科大学联合出版社,1997:97.

[6]　印丽萍,颜玉树.杂草种子图鉴[M].北京:中国农业科技出版社,1996:1.

[7]　张鹏.种子休眠相关概念及分类研究进展[J].种子,2012,31(7):54-57.

[8]　杜燕,张挺,蔡杰.iFlora 中的种子形态学信息[J].植物分类与资源学报,2013,35(6):774-778.

# 第 2 节　种子的种皮组织研究

种子的种皮显微特征具有比较重要的物种鉴定意义[1-2]。但是，一些研究者使用的种皮描述术语并不规范，从而影响了种皮构造特征在种子鉴定中的广泛使用。为了对种子进行系统的鉴定，必须规范种皮组织的描述术语，这就需要对各科属种子的种皮横切面特征描述术语进行归纳与统一。种皮横切面显微特征不包括种皮上的特化结构，如种脐、内脐（合点）、种阜、种孔等，这些特化结构的横切面显微特征比较特殊，需要在具体品种的鉴定研究中进行探讨。

## 一、种皮来源

种皮（Seed Coat、Testa）是指包裹植物种子的皮，由胚珠（Ovule）的珠被（Integument）发育而来，是裸子植物、被子植物等种子植物的重要鉴定特征。种子植物的珠被层数因物种而异，通常具 1 层珠被或 2 层珠被（分为内层和外层），外层珠被称为外珠被（Outer Integument），内层珠被称为内珠被（Inner Integument）。植物授粉后胚珠发育膨大为成熟的种子，珠被也发育分化为结构复杂的种皮[3-4]。

### （一）裸子植物的种皮

裸子植物胚珠的珠被只有 1 层，称为单层珠被。单层珠被可以分化成 3 层种皮组织，进而发育成种皮。3 层种皮组织中，外层为肉质层，中间层为石质层（由一类相似的厚壁细胞组成），内层为肉质层。在不同类群的裸子植物的珠被中，这 3 层种皮组织的发育分化不完全相同，有些裸子植物类群的珠被的外层组织不发育，另一些裸子植物类群的珠被的外层组织发育为肥厚的外种皮[5-7]。例如，一些松柏类植物的珠被的外层组织在种子成熟时颓废，种子的外层是由坚硬的石细胞组成的外壳，通常所称的松子的外种皮，在植物学上其实是松子的中种皮[8]。但是银杏（Ginkgo biloba L.）与苏铁属（Cycas spp）等裸子植物的珠被在植物授粉后由外向内分化成 3 个区，各自形成肉质的外种皮（Episperm、Exotesta、Outer Seed Coat）、石质的中种皮（Mesosperm、Medium Seed Coat）和膜质的内种皮（Endotesta、Inner Seed Coat）[9-10]。因此，根据裸子植物的种皮构造，其种子可以分为两类，一类为具有外种皮、中种皮和内种皮等 3 层种皮的种子，如银杏、苏铁等；另一类种子的外种皮细胞在发育分化的过程中颓废，只有硬化的中种皮和薄壁的内种皮，如松子、榧子等。

## （二）被子植物的种皮

被子植物的珠被在种皮形成过程中的发育分化差异较大，具有2层珠被的胚珠发育为种子时，并不是2层珠被都参与种皮的构建。植物解剖学描述术语中的种子的内外种皮仅代表这层组织在种皮上所处的位置，而不是指向它的来源。想要掌握种皮各层组织的来源与名称，只能通过研究种皮组织发育的过程来判断。

1. **单子叶植物的种皮**  单子叶植物的胚珠具有内外2层珠被，有的单子叶植物的2层珠被都参与种皮的构成，有的单子叶植物的内珠被在胚珠的发育过程中退化，仅外珠被发育分化为种皮。例如，姜科植物的胚珠具有内外2层珠被，内珠被在胚珠发育的早期就已经退化，不随种子一起发育成长，成熟种子的种皮由外珠被发育分化而来，分为外种皮、中种皮和内种皮，而中种皮又分化为下皮层、半透明（油）细胞层和色素层等3层组织[11-13]。闭鞘姜科、美人蕉科、竹芋科、兰花蕉科等植物的珠被的发育分化情况与姜科植物的情况类似，是由胚珠的外珠被发育分化为外种皮、中种皮和内种皮[12, 14]。

有一些单子叶植物的种皮比较简单，大多数只有外种皮和内种皮，甚至有些植物的种皮仅有一层细胞[15]。例如，百合科植物重楼的内珠被，在种子成熟前，除珠孔部分保留着早期的结构外，其他部分退化为一层干膜质的内种皮，外珠被则发育成为外种皮[16]。兰科植物的珠被发育分化存在较大差异，大多数兰科植物胚珠的内珠被退化，由外珠被发育为仅有一层细胞的外种皮[17-19]；兰科杓兰属、虾脊兰属植物胚珠的内珠被在发育分化的过程中不退化而发育分化为内种皮，外珠被发育为外种皮[20-22]。

2. **双子叶植物的种皮**  双子叶植物传统上分为两大类：离瓣花类和合瓣花类。大多数离瓣花植物的胚珠具有2层珠被；大多数合瓣花植物的胚珠仅具有1层珠被。

离瓣花类植物大多具有2层珠被。例如，木兰科植物鹅掌楸有2层珠被，外珠被的外表皮形成膜质外种皮，外珠被的中间层形成气室，外珠被的内表皮与内珠被形成硬化层[23]；大戟科植物的外珠被发育成外种皮，内珠被发育成内种皮[24]。番木瓜科、虎耳草科、樟科等植物的珠被存在类似情况[25-27]。另外，有一些离瓣花类植物的内珠被在发育分化为种皮的过程中退化了，种皮仅由外珠被发育而成，如豆科、桑科等植物[28-29]。少数离瓣花类植物只有1层珠被，种皮由这层外珠被发育分化而来，如猕猴桃科、桦木科、漆树科等的部分植物[30-32]。

大多数合瓣花类植物的胚珠只有1层珠被，在种皮发育过程中，由这层珠被发育为种皮[33-35]。由于合瓣花类植物大多为下位子房，形成的果实多为闭果，种子能很好地得到果皮的保护，因此大多数合瓣花类植物的种皮比较简单[36-37]。只有少数合瓣花类植物的种皮比较复杂，如葫芦科植物南瓜的种皮可分为表皮层、下皮层、厚壁组织、薄壁组织和绿色组织层等5层组织[38]。

## 二、种皮各层组织的命名

种子鉴定的文献中经常出现"下皮层（Hypodermis）"这个术语，是指种皮表皮细胞下的那一层组织。当外种皮为数层细胞时，下皮层是指种皮表皮细胞下的一层或数层外种皮细胞，如银杏 Ginkgo biloba L.、苏铁属 Cycas spp 等裸子植物的肉质外种皮；双子叶植物木兰科五味子种子的"种皮最外层为 1 列径向延长的石细胞……；其下为数列……石细胞"[39]，此处的"其下为数列……石细胞"即为下皮层细胞。当外种皮为一层细胞时，下皮层指中种皮细胞，如姜科植物砂仁种子"种皮表皮细胞 1 列……；下皮细胞 1 列"[40]，此处砂仁种子的下皮细胞指的是中种皮外层细胞，而不属于外种皮。其他姜科植物种子的外种皮也都为 1 层细胞，中种皮分化为各 1 层细胞的下皮层、半透明细胞层和色素层，内种皮为 1 层石细胞。因此，只有在植物类群确定的情况下，下皮层或下皮细胞的指向才有明确的、清晰的含义。由于种皮各层组织的来源无法通过成熟种子种皮的显微特征来确认，以及各种植物种皮的各层组织的描述术语不统一，导致不同物种的种皮各层组织的特征描述缺乏可比性，大大降低了种皮横切面特征的物种鉴定意义。因此，必须对种皮的各层组织的名称和描述术语进行统一和规范。

必须注意的是，种皮组织名称的规范必须同时保证单一起源的植物科或亚科的种皮各层组织名称的统一。如豆科植物的种皮从外到内分为 3 层，表皮层为 1 层厚壁栅栏细胞，也称大石细胞；次表皮层（下皮层）为 1 层滴漏细胞或柱状细胞；内薄壁细胞（营养）层，经常全部或部分地被挤压在一起。对于一些种皮名称不统一的植物科属，例如，十字花科植物种皮的各层组织名称的文献报道不一致，关于十字花科芸薹属（Brassica）植物的种皮构造，一些学者认为芸薹属植物的种皮由表皮层和栅栏层组成，没有色素层[41-42]；也有学者观察到甘蓝型油菜的种子在成熟期存在扁平状的亚表皮层。对于十字花科植物的种皮各层组织的名称与描述，由于栅状组织的来源是稳定的，所以必须保证这层栅状组织在种皮里的名称与位置的稳定。只有种皮各层组织的名词与概念的统一，才能保证同科各物种的种皮构造的比较具有鉴别意义。根据十字花科植物种皮的研究文献资料，可以采用曾长立[43]与 Corner[44]的观点，把十字花科的种皮分为 4 层，并把各层种皮的名称统一规范为：①外种皮；②中种皮外层（亚表皮层或下皮层）；③中种皮内层；④内种皮。针对一些十字花科植物种子的中种皮外层与无色素的内种皮无法观察或分辨，则建议统一描述为细胞颓废而不可辨别。

在查阅大量中外文献的基础上，并参考姜科植物的种皮组织分类情况[12、40]，可以把种子的种皮组织最多分为 5 层，除了内种皮（Endotesta、Inner Seed Coat）和外种皮（Exotesta、Episperm）以外，第一层中种皮组织称为中种皮外层（Outer Layer of Mesosperm）；内种皮上层的中种皮组织称为中种皮内层（Inner Layer of Mesosperm），此时中种皮的中间层组织称为中种皮中层（Intermediate Layer of Mesosperm）。只有当中种皮由1层组织构成时才称为中种皮（Mesosperm、Mesocoat）。种子·种皮具体描述术语见下表。

种子种皮描述术语

| 种子种皮的组织层数量 | 种子种皮组织名称 |
|:---:|:---|
| 2 | 外种皮；内种皮 |
| 3 | 外种皮；中种皮；内种皮 |
| 4 | 外种皮；中种皮外层；中种皮内层；内种皮 |
| 5 | 外种皮；中种皮外层；中种皮中层；中种皮内层；内种皮 |

## 三、种皮组织类型

**1. 1层组织的种皮**  种子·种皮仅由1层组织构成，种皮结构比较简单，起不到保护种子的作用。一些植物的种子·种皮为1层薄壁细胞，如伞形科植物宽叶羌活 *Notopterygium franchetii* H. Boissieu 的种皮[45]；蒺藜科植物蒺藜 *Tribulus terrestris* L. 的种皮；芫蔚子的种皮细胞为1层色素层组织，红棕色，细胞颓废状，较难分辨细胞的轮廓[46]。这类植物的果实大多数是闭果，果皮承担保护种子的作用。

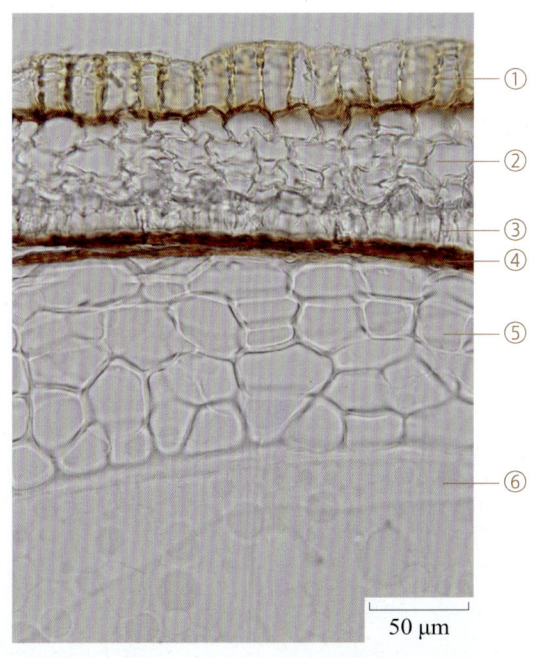

①外果皮；②中果皮；③内果皮；④种皮；⑤胚乳；⑥子叶
■ **种皮为1层组织的种子特征图（芫蔚子）**

**2. 2层组织的种皮**  百合科植物韭菜 *Allium tuberosum* Rottl.ex Spreng. 的种皮表皮细胞棕黑色，壁厚，内含深棕色物，外被角质层；内种皮为数列纵横排列的棕黄色种皮薄壁细胞，细胞壁弯曲。车前科植物车前 *Plantago asiatica* L. 的种皮表皮细胞为黏液层，外壁薄，容易被破坏；内种皮含棕黄色色素，类方形或类长方形，壁略弯曲。马钱科植物马钱的种子的种皮也具 2 层组织。一些闭果的种子具 2 层组织的种皮，如唇形科植物紫苏的种子。

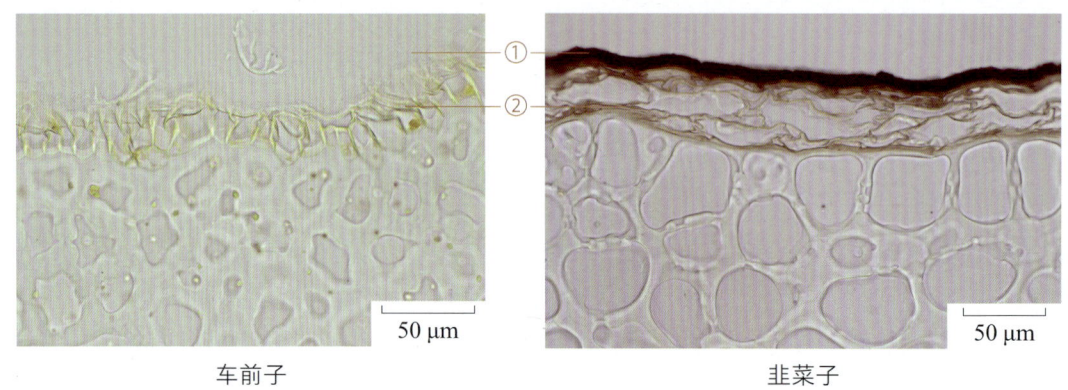

车前子 韭菜子

①外种皮；②内种皮

■ 具 2 层组织的种皮横切面特征图

3. 3 层组织的种皮　裸子植物种子的种皮由单层珠被发育而来，种子可分为内外 3 层，外面为肉质层，中间为硬化的石质层，最内的内种皮为肉质层或薄膜状。这 3 层种皮组织的发育分化不完全相同，例如松树种子外层的肉质层不发育，而银杏、苏铁等植物的种子有肥厚的外种皮。

豆科植物的种子的种皮都有 3 层组织，如白扁豆 *Dolichos lablab* L. 的种子的外种皮为 1 列栅状细胞，中种皮为 1 列厚壁的支持细胞，略呈哑铃状，内种皮为 6 ～ 8 列薄壁细胞组成的营养层。石竹科麦蓝菜 *Vaccaria segetalis*（Neck.）Garcke 的种子的外种皮细胞 1 列，外侧壁具强烈增厚纹；中种皮细胞颓废状，较难分辨；内种皮细胞垂周壁呈念珠状增厚。

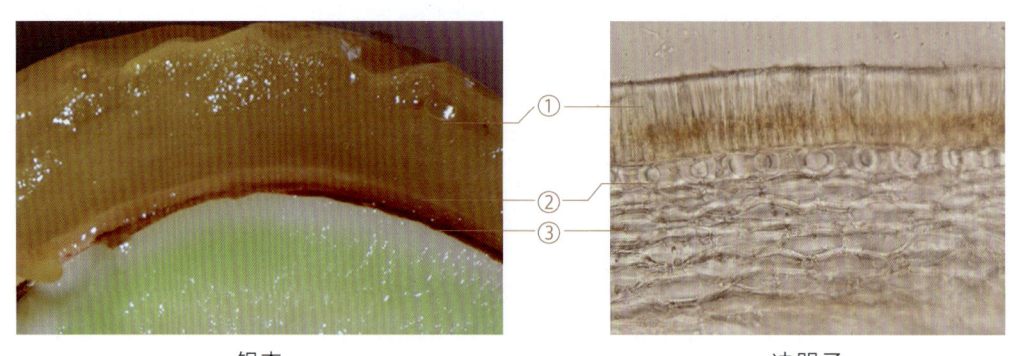

银杏 决明子

①外种皮；②中种皮；③内种皮

■ 具 3 层组织的种皮横切面特征图

4．4层组织的种皮　大戟科植物续随子 *Euphorbia lathyris* L. 的种皮有4层组织，种皮表皮细胞外壁较厚，细胞内含棕色物质；中种皮外层（下皮层）为1～3列薄壁细胞；中种皮内层为1列类方形栅状细胞，其侧壁及内壁明显增厚；内种皮为1列细长柱状的厚壁栅状细胞，棕色。莱菔子为十字花科植物萝卜 *Raphanus sativus* L. 的种子，种子的外种皮表皮细胞1列，含黏液，黏液质纹理不明显；中种皮外层（下皮层）为1列半月形巨细胞，壁薄，细胞颓废状；中种皮内层（栅状细胞）1列，棕红色或棕黄色，其侧壁和内壁增厚，木化；内种皮细胞（色素层）颓废状不可辨别，内含红棕色物。

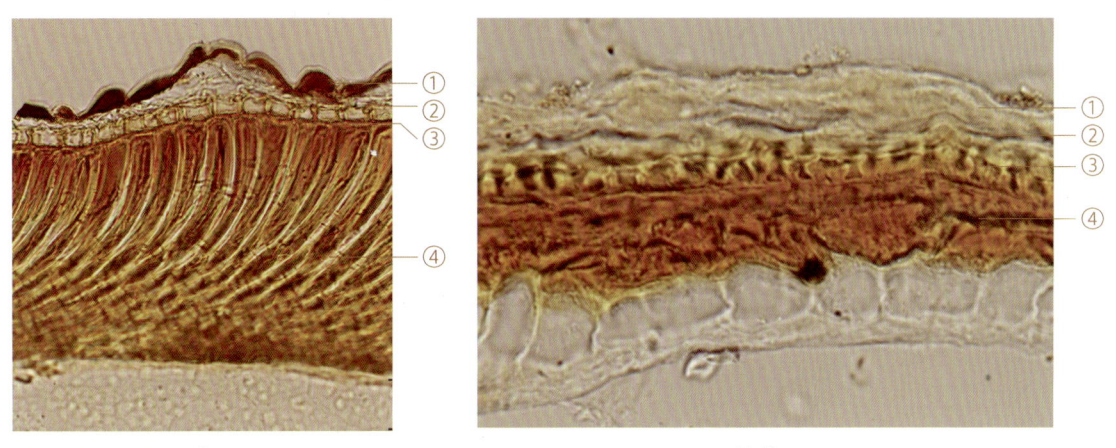

千金子　　　　　　　　　　　　　　　莱菔子

①外种皮；②中种皮外层；③中种皮内层；④内种皮

■ 具4层组织的种皮横切面特征图

5．5层组织的种皮　姜科植物的种子种皮都具有5层组织，如阳春砂 *Amomum villosum* Lour. 的种子的外种皮表皮细胞1列，径向延长；中种皮外层（下皮层）细胞1列，含棕色或红棕色物；中种皮中层（油细胞层）为1列油细胞，含黄色油滴；中种皮内层（色素层）为数列排列不规则的棕色细胞；内种皮为1列栅状厚壁细胞，红棕色，细胞内含硅质块。锦葵科植物苘麻 *Abutilon theophrasti* Medic. 的种子的外种皮表皮细胞1列，有的分化成单细胞非腺毛；中种皮外层（下皮层）细胞1列，略径向延长，容易脱落；中种皮中层为1列栅状细胞，长柱形，壁极厚，具光辉带，末端膨大；中种皮内层为3～5列色素细胞，内含黄棕色或红棕色物；内种皮细胞1列，大多颓废状。木兰科植物五味子 *Schisandra chinensis*（Turcz.）Baill. 的种子的种皮也为5层组织。

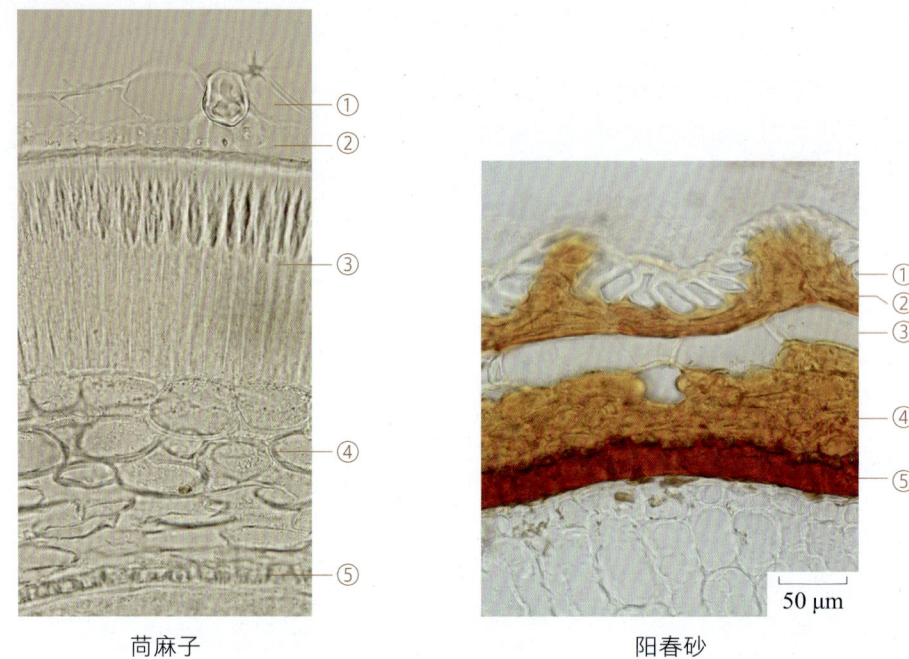

苟麻子　　　　　　　　阳春砂

①外种皮；②中种皮外层；③中种皮中层；④中种皮内层；⑤内种皮

■ 具 5 层组织的种皮横切面特征图

种皮构造的多样性是由珠被的层数、珠被各层细胞的厚度、厚壁细胞层（机械层）的分布、色素的沉积，以及珠被细胞在胚珠发育过程中是否退化和是否消失等情况决定的。种皮各层组织的名称的定义只是为了方便种子的基源鉴定，随着研究的广泛开展，可能会发现 5 层种皮以上的种子类型，但这并不会影响种皮各层组织的命名的使用价值。

## 四、种皮构造的类型

由珠被发育而成的种皮有若干细胞层，其中 1 层或 2 层会分化成厚壁细胞，起到对种子的保护作用。依照厚壁细胞所在位置，Corner 将双子叶植物种子的种皮分为表外种皮型、中外种皮型、里外种皮型、表内种皮型、中内种皮型、里内种皮型、种皮不分化型等七个类型[44]。这种种皮构造的分型方法对于植物的亲缘关系研究具有较大的意义，而对于成熟的种子，由于无法确认种皮各层组织的来源，因此，Corner 的种皮分型方法对于种子的鉴定意义不大。根据成熟种子的种皮构造情况，对 Corner 的双子叶植物种皮构造的分型重新进行了归纳，以适应全部种子植物的种皮结构。依照厚壁细胞层的所在位置，把种子的种皮构造分为 4 种类型：

1. **外种皮型**　厚壁组织（机械层，下图中箭头所指部分）位于种皮的外层，即种子的外层具硬的厚壁细胞。如豆科植物的种子由于具有不透水的外种皮，也被称为硬实种子。此外，石竹科、五味子科、鼠李科植物的种子也是外种皮型。

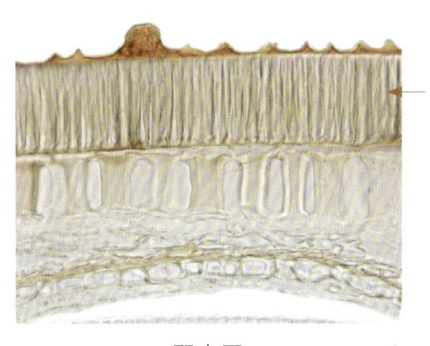

| 野大豆 | 理枣仁 |

■ 外种皮型特征图

**2. 中种皮型** 厚壁组织（机械层，下图中箭头所指部分）位于中种皮层，如葫芦科、十字花科、锦葵科、大戟科、亚麻科，以及大多数的裸子植物的种子等。

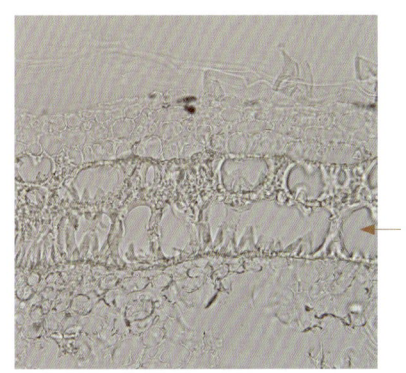 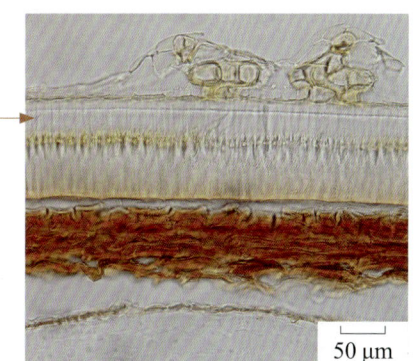

| 甜瓜子 | 麝香黄葵子 |

■ 中种皮型特征图

**3. 内种皮型** 厚壁组织（机械层，下图中箭头所指部分）位于内种皮层，如姜科的砂仁、大戟科的续随子等。

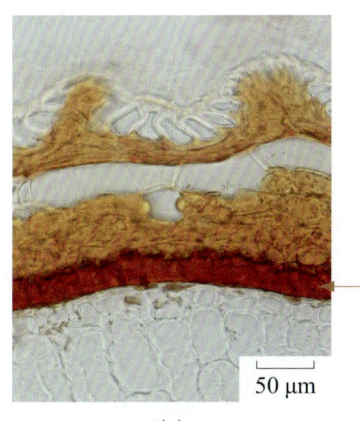 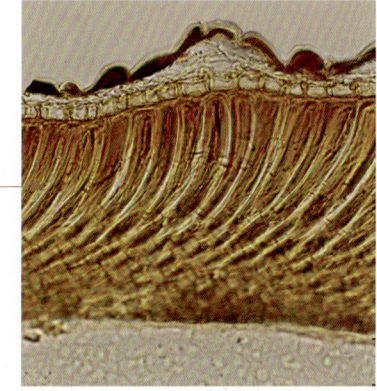

| 砂仁 | 续随子 |

■ 内种皮型特征图

4.**种皮不分化型** 种皮不具有厚壁组织（机械层），常见于较为进化而果实不开裂的植物，如槭树科、漆树科、山茱萸科、防己科、伞形科、菊科、禾本科等。

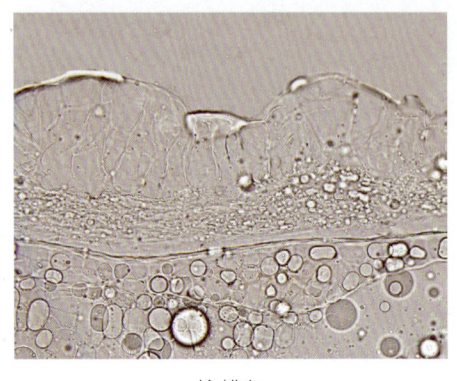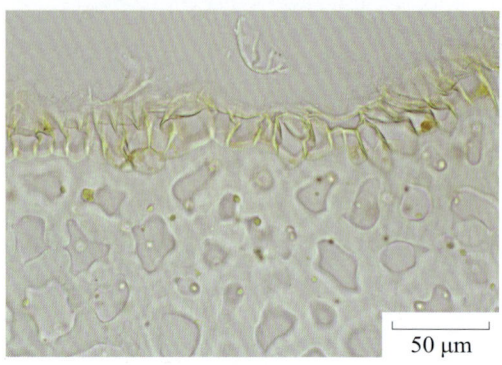

核桃仁　　　　　　　　　　　　　　车前子

■ **种皮不分化型特征图**

种皮构造的分型是为了规范种子鉴定而提出的设想，一定会存在一些不恰当之处，希望学者提出修改意见，以进一步提升种子类药材的鉴定水平。

## 参考文献

［1］ 罗晓霞．草果与拟草果的性状与显微鉴别［J］.中药材,2014,37（2）:227-229.

［2］ 曹董玲．中国十字花科果实及种子形态学研究［D］.哈尔滨:哈尔滨师范大学,2015:35.

［3］ 李正理,张新英．植物解剖学［M］.北京:高等教育出版社,1983:317.

［4］ 高荣岐,张春庆．种子生物学［M］.北京:中国农业出版社,2009:11.

［5］ 福斯特,小吉福德．维管植物比较解剖学［M］.北京:科学出版社,1983:318.

［6］ 王自芬,任毅．被子植物胚珠研究进展［J］.植物学通报,2007,24（1）:49-59.

［7］ 李晶,郑彩霞．高等植物珠被绒毡层的研究［J］.植物生理学报,2012,48（12）:1135-1140.

［8］ 毛子军,袁晓颖,祖元刚,等．西伯利亚红松与红松种子形态、种皮显微构造的比较研究［J］.林业科学,2003,39（4）:155-158.

［9］ 王莉,祁益明,陆彦,等．银杏中种皮形态建成及结构特征［J］.电子显微学报,2009,28（6）:574-578.

［10］ 潘爱芳．苏铁种子的种皮结构特征研究［J］.植物科学学报,2012,30（5）:437-442.

［11］ LIAO J P, WU Q G. A preliminary study of the seed anatomy of Zingiberaceae［J］. Botanical journal of the lnnean society,2000,134:287-293.

［12］ 唐源江,谢中誉,廖景平,等．姜目姜群植物的种子解剖学和组织化学及其系统学意义［J］.西北植物学报,2005,25（2）:342-354.

［13］ 吴七根,廖景平．姜属植物种子的解剖学和组织化学研究［J］.西北植物学报,1995,15（1）:32-39.

［14］ 温颖群,廖景平,吴七根.兰花蕉种子的解剖学和组织化学研究［J］.广西植物,1997,
17（3）:235-241.

［15］ 王剑龙,常晖,周仔莉,等.黄精种子萌发过程发育解剖学研究［J］.西北植物学报,
2013,33（8）:1584-1588.

［16］ 梁汉兴,张香兰.重楼属两种植物种子及其附属结构的发育［J］.云南植物研究,1987,
9（3）:329-324.

［17］ 伍成厚,李冬妹,梁承邺,等.五唇兰珠被细胞的超微结构观察［J］.亚热带植物科学,
2004,33（3）:4-6.

［18］ 张娟娟,严宁,胡虹.三种兜兰属植物种子发育过程及其与无菌萌发的关系［J］.植物分
类与资源学报,2013,35（1）:33-40.

［19］ 唐源江,叶秀麟,陈泽镰.五唇兰雌配子体发育和胚胎发生的研究［J］.热带亚热带植物
学报,1998,6（4）:289-292.

［20］ 张毓,张启翔,赵世伟,等.濒危植物大花杓兰胚与珠被发育的研究［J］.园艺学报,
2010,37（1）:72-76.

［21］ 连静静,钱鑫,王彩霞,等.无距虾脊兰胚珠发育及种子形成研究［J］.西北植物学报,
2013,33（3）:494-500.

［22］ 刘芬,田敏,王彩霞.扇脉杓兰果实生长动态及胚胎发育过程观察［J］.植物资源与环境
学报,2012,21（1）:28-35.

［23］ 尹增芳,樊汝汶.中国鹅掌楸与北美鹅掌楸种间杂交的胚胎学研究［J］.林业科学研究,
1995,8（6）:605-610.

［24］ 罗丽娟,邱德勃,谢石文.巴西橡胶树果皮及种皮的发育［J］.热带作物学报,1998,
19（4）:7-14.

［25］ 万涛,肖德兴,叶水英.番木瓜种子形成与结构的显微研究［J］.中国南方果树,2011,
40（2）:11-13.

［26］ 桂明珠,王慧生,胡宝忠,等.黑穗醋栗（Ribes nigrum L.）种子发育、结构及鲜种子播种的
研究［J］.东北农学院学报,1992,23（1）:91-98.

［27］ 白志川,刘圆.香桂植物雌性生殖器官的发育初步研究［J］.西南农业大学学报,2000,
22（4）:290-297.

［28］ 张立峰,佘跃辉.两型豆种子发育的解剖学研究［J］.种子,2011,30（3）:53-56.

［29］ 孙敏.菖草的胚后发育［J］.渝州大学学报,1990,15（3）:12-19.

［30］ 霍平,张儒懋.中华猕猴桃果实和种子的构造及发育［J］.天津农业科学,1981,（1）:
33-35.

［31］ 刘雪梅,杨传平,耿峰.白桦胚珠发育及胚、胚乳发育关系的研究［J］.植物研究,2005,
25（3）:321-326.

［32］ 董军,蓝崇钰,栾天罡.芒果胚败育果实发育研究［J］.电子科技大学学报,2003,32（6）:
752-755.

［33］ 李卫芳,张明农,陈刚,等.烟草种子种皮及表面花纹的形成过程研究［J］.烟草科技,
1999,（1）:32-34.

［34］ 王定康,孙桂芳,翟书华,等.青阳参的大孢子发生与雌配子体发育［J］.植物研究,

2011,31（3）:265-270.

[35] 严志坚,李振宇.宽叶吊石苣苔的胚胎学研究及其系统学意义[J].杭州师范学院学报（自然科学版）,2003,2（2）:23-26.

[36] 刘丽仙,刘万辉,陈晓蕾.水栀子的形态学和组织学研究[J].武汉植物学研究,1992,10（3）:219-225.

[37] 乔永刚,王扬,陈亮,等.黄芩果实形态及其解剖结构特征的研究[J].中国种业,2016,（7）:46-47.

[38] 屈淑平,秦俊芬,靳楠楠,等.美洲南瓜种皮发育的比较解剖学观察[J].园艺学报,2011,38（8）:1547-1552.

[39] 国家药典委员会.中华人民共和国药典:2020年版 一部[S].北京:中国医药科技出版社,2020:68,264.

[40] 吴七根,廖景平.砂仁种子的解剖学和组织化学研究[J].热带亚热带植物学报,1995,3（2）:52-59.

[41] 陈玉萍,刘后利.甘蓝型油菜种子发育过程中种皮颜色变化[J].中国油料,1995,17（2）:1-3.

[42] 文婷婷,利站,林程,等.油菜种子种皮的结构和细胞壁成分研究[J].浙江农业科学,2016,57（1）:22-25.

[43] 曾长立.芸薹属多倍体植物果实及种子发育与进化研究[D].武汉:武汉大学,2005:56.

[44] CORNER E J H. The seeds of dicotyledons:volume 1［M］. London: Cambridge University Press,2009:111.

[45] 周修腾,陈可纯,杨光,等.宽叶羌活与澜沧羌活果实特征及显微鉴别研究[J].中国中药杂志,2018,43（17）:3466-3470.

[46] 肖培根.新编中药志 第二卷[M].北京:化学工业出版社,2002:418,615.

# 第3节 种子鉴定研究规范

建立种子鉴定系统的前提是种子鉴定术语的规范化和研究方法的规范化，为此我国科学家提出了中国植物种子形态学研究方法和术语。本书对种皮横切面组织的名称和描述术语进行了规范化研究。种子形态鉴定与分类术语的规范化研究，种子外部形态和剖面构造，以及微形态、种皮横切面特征等方面的标准化，为我国种子鉴定和分类研究提供了基础。虽然已经制定了种子研究规范，但是到目前为止，仍然缺乏一本用规范化的研究方法和描述术语对种子进行鉴定研究的专著。因此，根据已有的研究方法和描述术语，把种子鉴定研究方法和内容分成以下4个部分：性状、剖面、横切面、粉末特征。

## 一、种子性状

种子性状包括种子的大样，种子正面、侧面及腹（脐）面等3个基本面及其他表面等特征部分。在研究种子时，应先剔除不成熟的、畸形的样品，并对种子进行表面清洁处理，除去种子表面的杂质。种子性状特征的原始图像必须大于300万像素，可以采用JPG格式或TIF格式。

### （一）大样摆放要求

方法：把适量的能够代表种子长、宽范围的完整种子样品放在背景颜色合适的台面或背景物上，种子呈自然稳定的状态。种子摆放的构图应尽量美观，必要时可使用图像处理软件进行切割处理。

数量：细小种子（直径小于5 mm）的数量不少于20粒，中等大小种子（直径5～15 mm）的数量不少于15粒，较大种子（直径15 mm以上）的数量不少于10粒。

标尺：拍摄种子的大样图片时需要在右侧放一长度大于或等于图片高度的标尺，标尺的最小长度单位为1 mm，或根据实际情况确定标尺的最小长度单位。

种子大样摆放时的性状，如果是《中国药典》收载的品种，就参考《中国药典》性状项下进行描述，其他药品标准收载的品种，参考相应内容进行描述，没有被药品标准收载的品种按实际观察情况或参考文献进行描述。

### （二）种子的形态特征

1. **种子形状** 种子的形状包括种子的正面观、侧面观和腹（脐）面观等3个基本面的形状。拍摄3个基本面的图片时不放置标尺。

选择典型的、能够代表种子的形态特征的中等大小的种子进行观察并拍照。

（1）正面观：种脐朝向下端，种子最大表面轮廓的一面朝上，朝上的那一面称为种子的正面观。如果正反两面种子的表面特征不同，建议拍摄两面的图片，并分别标注。

直生胚的种子把种脐朝向下端；弯生胚或横生胚的种子除了种脐朝向下端以外，还必须把发芽孔（胚根先端指向的位置）放置在右侧或右下角。

（2）侧面观：把正面观摆放的种子的侧面立起来朝上，此时朝上的那一面称为种子的侧面观。如果种子的两侧表面特征不同，建议拍摄两个侧面的图片，并分别标注。

（3）腹（脐）面观：种脐朝上，拍摄种脐的位置、大小、形状、纹理及其他特征。如果种子的腹（脐）面观与顶面观的表面特征不同，建议拍摄 2 个部位的图片，并分别标注。

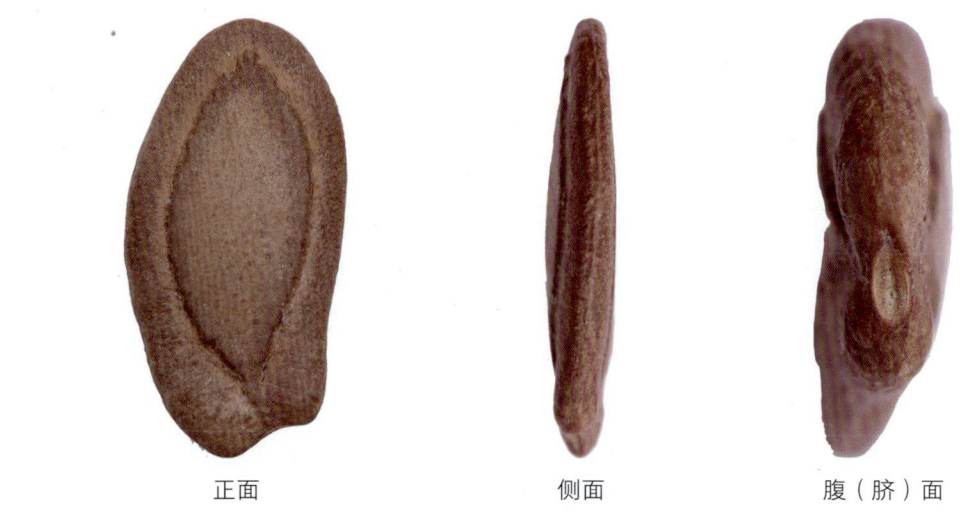

正面　　　　　　　　侧面　　　　　　　腹（脐）面

■ 双边栝楼子的 3 个基本面摆放图（直生胚）

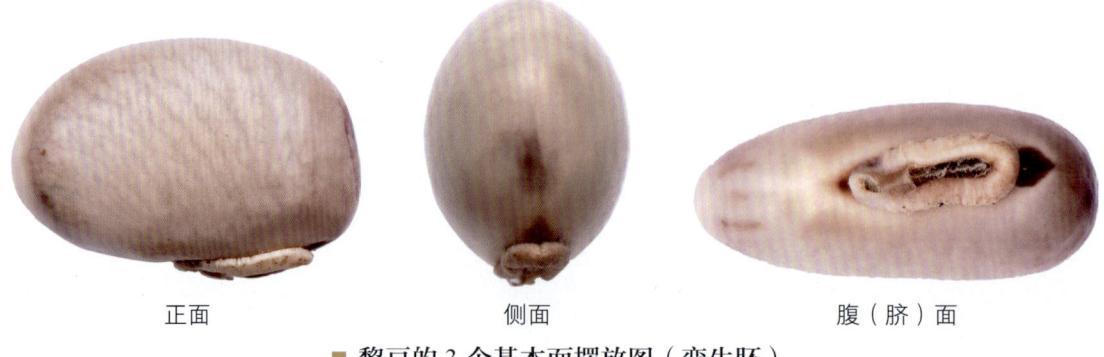

正面　　　　　　　　侧面　　　　　　　腹（脐）面

■ 黎豆的 3 个基本面摆放图（弯生胚）

按照植物形态学对形状的描述规定：种子宽度小于长度的称为"狭"，宽度大于长度的称为"扁"或"横窄"。如黎豆的形状为正面观扁圆形或横椭圆形，侧面观狭椭圆形；腹（脐）面观扁椭圆形。

2．**种子大小** 种子的大小是指种子在规范摆放、规范测量方式下测量的数值，可以包括长度、宽度和厚度等方面，以最小值至最大值范围来表示，单位 mm。测量种子大小可使用卡尺、坐标格纸（适用于较大种子）、体式显微镜（适用于细小种子），最小精度 0.1 mm。极细或很大的种子可以不测量，或标明偶见大于多少个长度单位。

（1）长度：系指种子以正面观的状态摆放时，着生种脐端至其相对应的顶端之间的距离或着生种脐的腹面至其相对应的顶面间的轴长。

（2）宽度：系指种子以正面观的状态摆放时，与种子长度轴平行的左右两个最外侧截面之间的距离。

（3）厚度：系指种子以侧面观的状态摆放时，左右两个最外侧截面之间的距离。

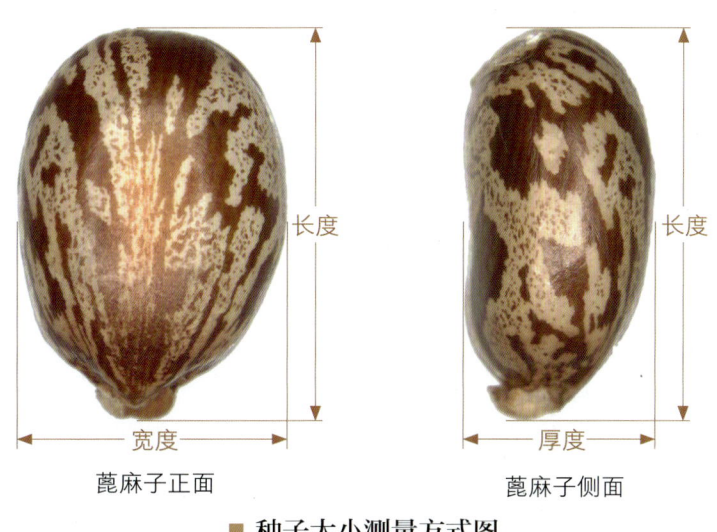

蓖麻子正面　　　　　　　　蓖麻子侧面

■ **种子大小测量方式图**

3．**表面特征** 种子的表面特征是指种子表面的颜色、纹理、沟槽、毛状物、腺体等。

（1）颜色除了红色、橙色、黄色、绿色、白色、黑色、灰色、褐色等主要色调之外，还应根据不同颜色加以修饰，如红褐色、灰褐色、黄褐色、浅褐色等。

（2）纹理是指表面的细小条纹、网纹、颗粒、凹穴、沟、棱、脉、褶皱等表面具有的特征。

（3）毛状物包括种子上的冠毛、被毛、腺毛等特征。

表面的颜色、纹理、毛状物等特征的描述按照植物学种子形态描述规范进行。表面特征如果较小，需要用体式显微镜进行拍摄，并在图片的右下方放置合适的标尺，一般以毫米或微米为最小长度单位。

4．**表面构造** 种子表面构造包括种脐、种脊、合点、种阜、种孔（发芽孔）等种子固有的特征。如果种子表面还有其他明显的鉴别特征，也应拍摄相应性状照片，并进行描述。

（1）**种脐** 如果需要对种脐的性状特征进行描述，应拍摄种脐的特写。

（2）种脊（脐条） 如果需要对种脊的性状特征进行描述，应拍摄种脊的特写。

（3）种孔 如果需要对种孔的性状特征进行描述，应拍摄种孔的特写。

（4）内脐（合点） 如果需要对内脐的性状特征进行描述，应拍摄内脐的特写。

（5）种阜 如果需要对种阜的性状特征进行描述，应拍摄种阜的特写。

主要描述种脐、种孔等构造的位置、形状、颜色、纹理等特征，这些性状特征须有相应的图片对应。

## 二、种子剖面特征

种子剖面的摆放方式应与种子正面观的摆放方式一致，即种脐朝向下端，弯生胚或横生胚的种子还必须把发芽孔放在右侧或右下角。种子剖面特征的原始图像分辨率必须大于 300 万像素，可以采用 JPG 格式或 TIF 格式。种子剖面图加注标尺。

1．**纵剖面** 沿种子的长轴方向纵向切开，尽量把胚纵切成左右对称的 2 瓣。双子叶植物的种子，应沿子叶中间切开，并拍摄图片。观察与描述剖面形状，有无胚乳，胚的类型、形状、大小、颜色，子叶的形状、大小、颜色等。

如果胚的形状不规则或有胚乳的种子的胚较短（横剖面没有胚），就先取出胚，再单独拍摄图片。

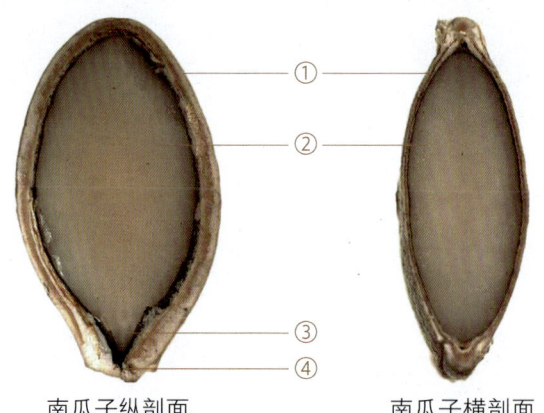

南瓜子纵剖面　　　　　南瓜子横剖面

①种皮；②子叶；③胚根；④种脐

■ **直生胚种子剖面摆放图**

2．**横剖面** 沿种子的横轴方向的中部，用刀片把种子横向切断，并拍摄图片。图片应能够清楚地展示胚的形状、大小、颜色，子叶形状及有无胚乳等。

难以分辨胚和胚乳的分界线时，对一些胚乳中以淀粉为主的种子，可将稀碘液滴在切面上，使含淀粉的胚乳呈现蓝色；对胚乳中淀数较少的种子，可在切面上滴几滴水，几分钟后，胚和胚乳的分界线会比较清晰。

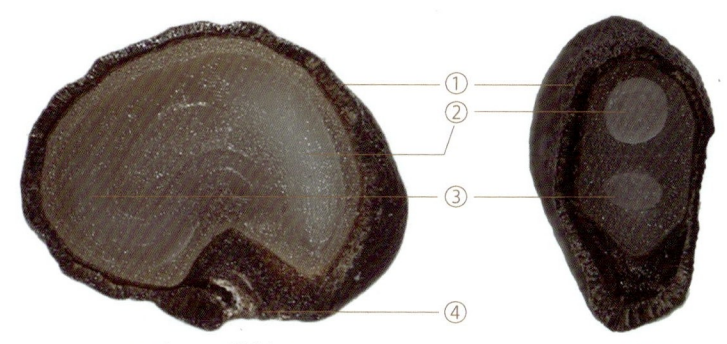

曼陀罗子纵剖面　　　　　　　曼陀罗子横剖面

①种皮；②胚根；③子叶；④种脐

■ **弯生胚种子剖面摆放图**

## 三、种子横切面特征

在种子长轴方向的中部位置横向切片，装片。较大的种子取一半切片即可；细小种子或不易切片的种子，建议采用冰冻切片或石蜡切片方法进行切片。

先描述外种皮细胞，如果外种皮只有 1 层细胞，从种皮表皮细胞开始描述细胞的类型、形状、颜色、大小和细胞壁厚度等。中种皮外层细胞重点描述细胞的类型、层数、形状、颜色和细胞壁厚度等。中种皮中层细胞与中种皮内层细胞的描述方式与中种皮外层细胞一致。内种皮组织描述细胞类型、层数、形状、颜色、细胞壁厚度。由外向内对横切面进行描述，直至胚乳、子叶细胞，包括细胞界限不清楚的颓废组织。

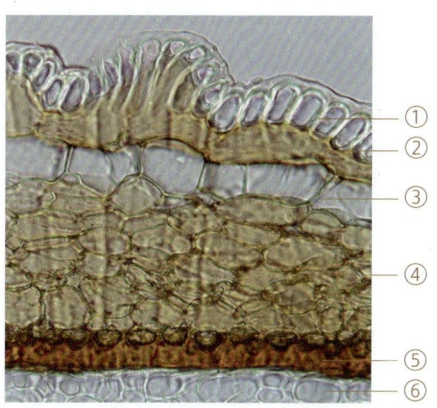

①表皮细胞；②中种皮外层；③中种皮中层；④中种皮内层；⑤内种皮；⑥胚乳

■ **砂仁种子横切面图**

种子横切面特征的原始图像分辨率必须大于 300 万像素，可以采用 JPG 格式或 TIF 格式，物镜使用 20 倍或 40 倍，视种子大小而定。种子横切面特征图需在图的右下角标注 50 μm 或 100 μm 的标尺。

## 四、种子粉末特征

种子的粉末特征按照中药材标准或参考文献选择合适的、常见的显微特征进行拍摄。每张显微特征图像分辨率应在 300 万像素以上，物镜使用 40 倍。如果显微特征较大，可用 20 倍物镜拍照，并在粉末特征拼图上予以注明。各显微特征应拼成一张四方形图片，特征之间用白色线条进行分割，并在图的右下角标注 50 µm 的标尺。不要在粉末特征拼图的特征图上直接标注文字，应在 Word 文档中标注，以便于图片的修改。

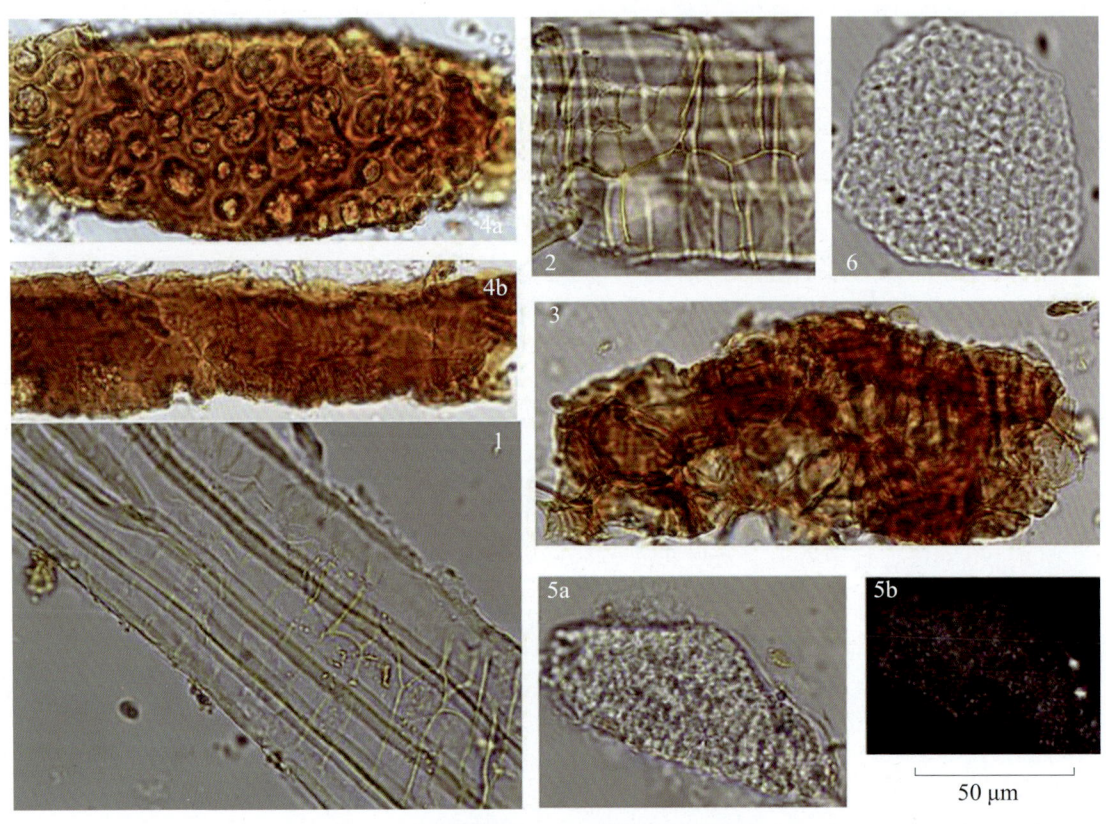

1. 表皮细胞；2. 下皮细胞；3. 色素层细胞；4. 内种皮厚壁细胞（4a. 表面观，4b. 断面观）；
5. 外胚乳细胞（5a. 可见光下，5b. 偏光镜下）；6. 内胚乳细胞

■ **草豆蔻粉末特征图**

种子粉末的每种显微特征，包括形状、大小和颜色等都有一定的变化范围，应多观察特征的大小、形状的变化情况，文字描述也应与之对应。《中国药典》中的一些中药材的粉末特征描述得比较简单，当观察到《中国药典》中未描述的重要显微特征时，应根据实际观察到的情况，并结合文献资料，在粉末特征中清晰地描述。

# 第4节　种子类中药材检索表

建立种子鉴定系统的前提是规范种子鉴定术语，这就需要对各科属植物种子的特征进行归纳性研究。中国科学院植物研究所提出了一整套种子形态分类研究术语[1]和种子形态鉴定方法[2-3]。这些研究为我国植物种子鉴定与分类提供了研究基础[4-6]。但是，迄今还没有建立一套可以扩展的种子鉴定系统[7]。此外，《中国植物志》对种子的描述较为简单，导致《中国植物志》对种子的鉴定意义较小[8-9]。在种子类药材鉴定的实际工作中，由于缺乏鉴定和分类系统，导致还未研究确切的种子的鉴定工作开展起来困难重重。因此，建立种子类药材的鉴定和分类系统仍然是种子类药材鉴定的关键。

通过对《中国药典》2020年版[10]及各省（市）中药材标准收载的种子药材的研究，根据胚的位置、大小、形状，子叶合并或展开等情况，以及胚乳的有无、种子的形状和表面特征，再结合Martin对胚的分类方法[11]，尝试建立种子类药材的科、属、种检索表，有待有志于种子类药材鉴定研究的学者们，以此为基础进行种子类药材的检索研究，建立更加完善的种子鉴定检索系统。

1. 胚具1枚子叶，或子叶细小而难以分辨子叶数；胚乳明显存在 …… 2
1. 胚具2枚子叶，或2枚以上的子叶；胚乳有或无 …… 11
2. 胚着生于基部（种脐端），细小，或侧生于基部一侧 …… 3
2. 胚轴生，较大，线条形，直立、弯曲或卷曲，被胚乳包围在中间。（线型胚）…… 8
3. 胚基部侧面着生，偏向一侧，常沿周边延伸，果实为颖果。（侧生型胚）　禾本科
3. 胚基部着生，细小，大多发育不全；胚乳发达 …… 4
4. 胚很小，球形至椭圆形，子叶常发育不全，难以辨认。（发育不全型胚）…… 5
4. 胚的宽度等于或大于高度，短而宽，或靠近周边。（宽型胚）…… 6
5. 种子呈肾形，种脐位于凹陷处。　五味子科（五味子）
5. 种子呈不规则的多面体，种脐位于腹面平坦处。　海桐花科（山枝仁）
6. 种子小于1 cm，表面一端黄白色，约占全体的1/3；胚乳白色。　睡莲科（芡实）
6. 种子大于1 cm，内外胚乳镶嵌排列，呈大理石花纹 …… 7
7. 种皮已剥去，种脐部位具光滑的种脐痕，无种柄残留。　肉豆蔻科（肉豆蔻）
7. 种皮有部分残留，种脐部位明显具脱落的木质果柄痕。　棕榈科（槟榔）
8. 胚直生，长条形，有时稍弯曲，种子大多呈多面体。（线型直生胚）…… 9
8. 胚弯曲呈环形或螺旋状，种子不呈多面体。（线型弯生胚）…… 10
9. 种子无芳香气味，无假种皮，胚乳1层。　鸢尾科（马蔺子）
9. 种子具芳香气味，有假种皮，以及内外2层胚乳。　姜科（草豆蔻）

10. 胚环形，种子扁三角形，一面隆起，黑色；气特殊，有辛辣味。     百合科（葱属）

10. 胚螺旋状盘绕；种子近球形，或略长，浅棕色。     旋花科（菟丝子属）

11. 胚为周边型（紧贴种皮），长而弯曲；胚乳被弯曲的胚包围着，淀粉性。（周边型胚）…12

11. 胚为轴心型，位于种子的中央，条状或扁平的叶状 ················· 13

12. 种子粗糙，有瘤状突起，常排列为整齐的同心圆。     石竹科（王不留行）

12. 种子光滑，黑亮，无疣状突起。     苋科（青葙属）

13. 子叶不扩展，胚呈线条形，长度为宽度的数倍 ················· 14

13. 子叶明显扩展呈叶状 ································· 20

14. 胚直生，胚根位于种脐的另一端，胚乳明显。（线型直生胚） ········· 15

14. 胚纵向弯曲，或呈螺旋状。（线型弯生胚） ················· 18

15. 种子仅存膜质内种皮，种子直径小于 4 mm。     柏科（柏子仁）

15. 种皮硬，骨质 ································· 16

16. 种子卵状三角形，直径小于 1 cm，子叶多于 2 枚。     松属（松子）

16. 种子椭圆形或倒卵形，直径大于 1 cm，子叶 2 枚 ············· 17

17. 表面土棕色至深棕色，有纵向沟槽，基部具椭圆形种脐；灰褐色外胚乳嵌入内胚乳，胚小。     红豆杉科（榧子）

17. 表面乳白色至淡棕黄色，无纵向沟槽，有 2 或 3 棱。     银杏科（白果）

18. 胚呈螺旋状，胚轴延长缠绕子叶；胚乳呈一薄层，包围着胚。     白花菜科（马槟榔）

18. 胚弯曲，不呈螺旋状 ······························· 19

19. 种子扁圆形或不规则圆形，种脐处凹陷不明显；胚埋于胚乳中；种皮 3 层。     茄科

19. 种子肾形，种脐位于深的凹陷处；胚乳呈一薄层包围着胚，不太明显可见；种皮 5 层。     白花菜科（白花菜子）

20. 胚折叠或弯曲，子叶平展或折叠 ····················· 21

20. 胚直生，子叶呈饭匙状平展或折叠 ···················· 25

21. 胚呈折刀状，子叶平展不折叠，无胚乳。（弯曲型胚） ··········· 22

21. 胚弯曲，子叶折叠于种皮内，薄而宽。（折叠型胚） ··········· 24

22. 胚及子叶痕迹明显或不明显；种脐有明显边缘；胚缘倚型，子叶边缘紧靠胚根。种皮外表皮为栅状组织。     蝶形花亚科

22. 胚根及子叶在种子表面痕迹明显，呈沟纹状 ··············· 23

23. 种子大于 1 cm，种脐明显，近圆形，占种子面积的 1/4 ～ 1/2。     七叶树科（娑罗子）

23. 种子小于 5 mm，种脐不明显，且无明显边缘；种子表面常有小点或网状；种皮外表皮细胞具黏液质，遇水膨大。     十字花科

24. 下胚轴弯曲，几乎延长至种子全长；种脐被珠柄残留物覆盖，从脐缝中心向外辐射出数条细线，呈网格状。     锦葵科

24. 下胚轴直立，很短；种脐圆形，四周有毛。     旋花科（牵牛子、丁香茄）

25. 子叶折叠，胚轴被子叶包围大半。（包围型） ·············· 26

25. 子叶不折叠，胚横生或直生。（饭匙型） ················ 27

26. 有胚乳，子叶弯曲成"S"形；种皮外表皮为栅状组织。     云实亚科（决明子）

26. 无胚乳，子叶呈脑花状；种皮无厚壁细胞。     胡桃科（核桃仁）

27. 胚横生，种脐位于种子的腹部，种孔位于一侧；胚乳明显···········································28
27. 胚直生，由倒生胚珠形成，种孔位于种脐附近···················································29
28. 呈纽扣状，直径大于 1 cm；表面密被绢状茸毛。　　　　　　　马钱科（马钱子）
28. 呈椭圆形，长小于 1 cm；表面无毛，遇温水膨胀成黏鞘状。　　车前科（车前子）
29. 有胚乳·················································································································30
29. 无胚乳或胚乳不明显···························································································43
30. 基部有种阜或种阜的脱落痕，腹面中央有一细纵纹（种脊），表面具花纹。　　大戟科
30. 基部无种阜·······································································································31
31. 胚长小于种子长度的一半····················································································32
31. 胚大多与种室近等长··························································································33
32. 种子呈扁椭圆形或短梭形，表面常有果肉残留。　　　　　　虎耳草科（黑加仑子）
32. 种子呈三棱状卵形，一端较狭而尖，棱线明显。胚轴与子叶近等长。
　　　　　　　　　　　　　　　　　　　　　　　　　　　　　毛茛科（黑种草子）
33. 种子形状规则，扁卵圆形或扁椭圆形·····································································34
33. 种子形状不规则，呈多面体·················································································41
34. 表面有果胶或黏液样物，遇温水即膨胀成海绵状或黏鞘状，捻之有黏滑感···············35
34. 表面无果胶或黏液样物，遇水不膨胀成海绵状或黏鞘状···········································36
35. 遇温水膨胀成海绵状，种子长倒卵形，长 1 cm 以上，表面具皱纹。　梧桐科（胖大海）
35. 遇温水膨胀成黏鞘状，种子扁倒卵形，长 0.5 cm 以下，表面褐色，有光泽。
　　　　　　　　　　　　　　　　　　　　　　　　　　　　　亚麻科（亚麻子）
36. 表面放大后可见细小疣状突起，种脐黑色或红棕色，圆点状突起；种子易压碎，有油香
　　气。　　　　　　　　　　　　　　　　　　　　　　　　　　胡麻科（芝麻）
36. 表面光滑或具网状皱纹························································································37
37. 种子扁卵形··········································································································38
37. 种子近球形或卵球形···························································································39
38. 大多一面鼓起呈弧形，表面光亮，边缘无翅。　　　　　　　　　　　　鼠李科
38. 两面对称，表面不光亮，边缘具翅，正面中间具 1 条纵纹。　萝摩科（细叶白前子）
39. 种脐位于种子近尖端的一侧；胚乳扁而少，位于子叶的两侧。　蔷薇科（郁李仁类）
39. 种脐位于尖端；胚乳不位于子叶的两侧，不带黏液性··············································40
40. 种子球形，表面有网状皱纹。　　　　　　　　　　　　　　　梧桐科（梧桐子）
40. 种子略呈卵球形或扁卵球形，表面光滑；胚乳略呈角质状，带黏液性。
　　　　　　　　　　　　　　　　　　　　　　　　云实亚科（皂荚子、望江南）
41. 种子较大，长于 2 cm，种仁的较小一端有一深色环纹。　　　大风子科（大风子）
41. 种子小型，小于 5 mm··························································································42
42. 种子长 1.1～2 mm，边缘较平整；胚与胚乳难分离。　　　　柳叶菜科（月见草子）
42. 种子长 2～3 mm，边缘不平整，有时可见小孔洞；胚可与胚乳分离。
　　　　　　　　　　　　　　　　　　　　　　　　　　　蒺藜科（骆驼蓬子）
43. 种子两侧不扁，呈近圆形、椭圆形或长卵形···························································44
43. 种子扁或近两侧扁······························································································49

44. 种子长小于 5 mm ···················································· 45
44. 种子长大于 6 mm ···················································· 46
45. 种子大于 3 mm，表面黑色，光滑。 芸香科（椒目）
45. 种子小于 3 mm，表面棕褐色，粗糙，具稀疏纵向排列的白色线状突起。

　　　　　　　　　　　　　　　　　　　　　　　　　　　　凤仙花科（急性子）

46. 种子红棕色至紫黑色，类球形或椭圆形，表面无棱线 ···················· 47
46. 种子黄白色或淡灰白色，长卵形或卵形，表面有棱线 ···················· 48
47. 种脐端近截形，或略截形而具一圈茸毛；胚芽极小或无。 无患子科
47. 合点端具乳头状突起，子叶间具卷成箭形的一长一短的大胚芽。 睡莲科（莲子）
48. 子叶平展，不卷曲，常有多胚现象。 芸香科（橘核）
48. 子叶卷曲，无多胚现象。 石榴科（石榴子）
49. 种子具菲薄的翅或黏液化表皮毛 ···································· 50
49. 种子不具翅或黏液化表皮毛 ········································ 51
50. 种子大于 2 cm，呈蝶形薄片，3 面延长成宽大菲薄的翅。 紫葳科（木蝴蝶）
50. 种子小于 2 mm，表面具黏液化表皮毛，遇水后膨胀并释放黏液。 爵床科（广天仙子）
51. 种脐位于尖端，相对的一端呈圆形，接近基部的边上有槽。 葫芦科
51. 种脐位于种子近尖端的一侧，种脊从合点放射状延伸 ···················· 52
52. 种子上、下两端颜色不同，明显分成两种颜色。 芸香科（黄皮核）
52. 种子上、下两端颜色相同。 蔷薇科（桃、杏仁）


（中国食品药品检定研究院：张南平　康　帅）


## 参考文献

[1] 刘长江. 植物种子形态分类研究术语[J]. 种子，1989，44（6）：53-54.

[2] 刘长江. 种子的形态鉴定[J]. 种子，1989，44（3）：51-53.

[3] 刘长江，林祁，贺建秀. 中国植物种子形态学研究方法和术语[J]. 西北植物学报，2004，24（1）：178-188.

[4] 沈联德. 中药鉴定学[M]. 北京：北京医科大学中国协和医科大学联合出版社，1997：97.

[5] 高荣岐，张春庆. 种子生物学[M]. 北京：中国农业出版社，2009：27.

[6] 印丽萍，颜玉树. 杂草种子图鉴[M]. 北京：中国农业科技出版社，1996：4.

[7] 张鹏. 种子休眠相关概念及分类研究进展[J]. 种子，2012，31（7）：54-57.

[8] 杜燕，张挺，蔡杰. iFlora 中的种子形态学信息[J]. 植物分类与资源学报，2013，35（6）：774-778.

[9] 徐晗，孙雯雯，吴品珊. DNA 条形码、形态学与地理分布相结合的植物果实（种子）鉴定方法[J]. 杂草科学，2015，33（2）：26-31.

[10] 国家药典委员会. 中华人民共和国药典：2020 年版　一部[S]. 北京：中国医药科技出版社，2020：318.

[11] MARTIN A C. The comparative internal morphology of seeds[J]. The American midland naturalist，1946，36（3）：519-521.

# 第 3 章
## 裸子植物类种子中药材

　　裸子植物是地球上最早出现的种子植物。裸子植物的子房没有封闭，胚珠裸露。因此，大多数种子没有果皮的保护而裸露着，或被假种皮所包裹。由胚珠发育成的种子通常具有较硬的木质化种皮。绝大多数种子由直生胚珠形成，极少数种子由倒生胚珠形成（如罗汉松）。

　　裸子植物的种皮由单层珠被发育而来，种皮的结构比较简单，可分为外层、中层和内层，外层和内层为肉质层，中层为石质层。有一些裸子植物种子的外种皮退化成膜质而紧贴硬化的中种皮。胚直立，大多线型，子叶2枚或以上，沿着种子的纵轴直立在胚乳中。胚乳由多细胞的雌配子体发育而成，为未受精的单倍体，比较发达。细胞中常储藏了淀粉或脂肪，有的细胞含有糊粉粒。

# 银杏科

## 白果 Baiguo ①

**|品种收载|** 《中国药典》2020 年版[1]。

**|来源|** 银杏科植物银杏 *Ginkgo biloba* L. 的干燥成熟种子。

**|性状|** 略呈扁椭圆形，一端稍尖，另一端钝。正面略呈椭圆形，基部稍尖，顶端钝；侧面呈短梭形，中央具 1 棱状凸起；腹（脐）面略呈扁圆形，两侧可见棱状突起。长 1.5 ～ 2.5 cm，宽 1 ～ 2 cm，厚约 1 cm。表面黄白色或淡黄棕色，平滑，具 2 ～ 3 条棱线。种脐位于狭窄端，有一圆点状突起。中种皮（壳）骨质，坚硬。气微，味甜、微苦。

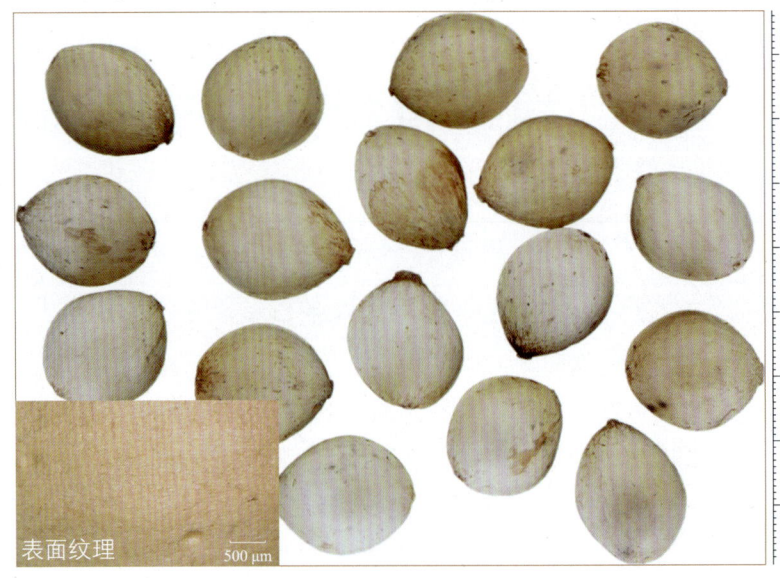

表面纹理　　500 μm

■ 白果大样图

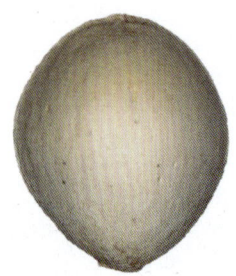

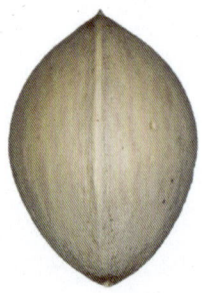

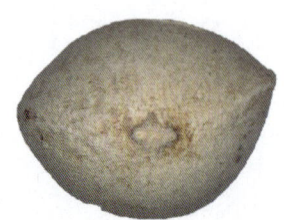

A. 正面　　　　　　　B. 侧面　　　　　　　C. 腹（脐）面

■ 白果基本面特征图

**剖面特征** 纵剖面呈椭圆形，基部稍尖，顶端钝，中种皮（壳）较厚，骨质，坚硬，内种皮膜质，红棕色或棕色；胚直生，线型棒状，被胚乳包埋于顶端，胚根尖朝上，胚为后熟胚，刚采下的种子胚较小；胚乳呈卵形或椭圆形。横剖面呈宽卵形；胚乳外层黄色，胶质样，内层淡黄色或淡绿色，粉性，中间有空隙；胚黄白色，位于胚乳的中间。

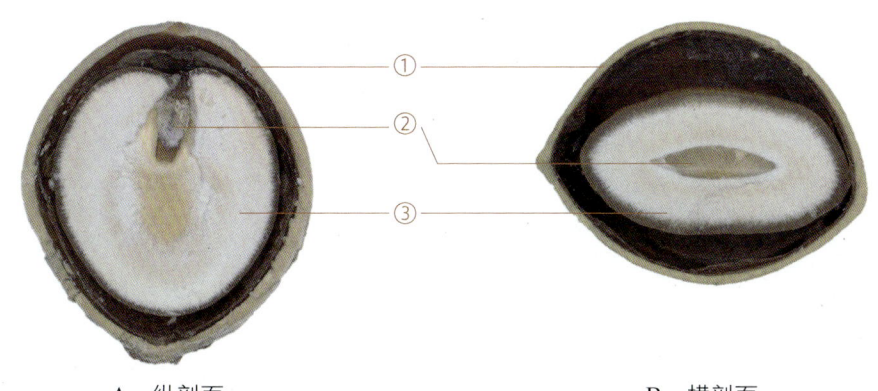

A. 纵剖面　　　　　　　　　　　　B. 横剖面

①种皮；②胚；③胚乳

■ 白果剖面特征图

**横切面特征** 中种皮为 5～6 列石细胞，棱角处较多切向延长的长圆形，壁厚，纹孔与孔沟明显。内种皮为 1～2 列薄壁细胞的色素层，含棕红色物质。胚乳细胞多角形，富含淀粉粒。

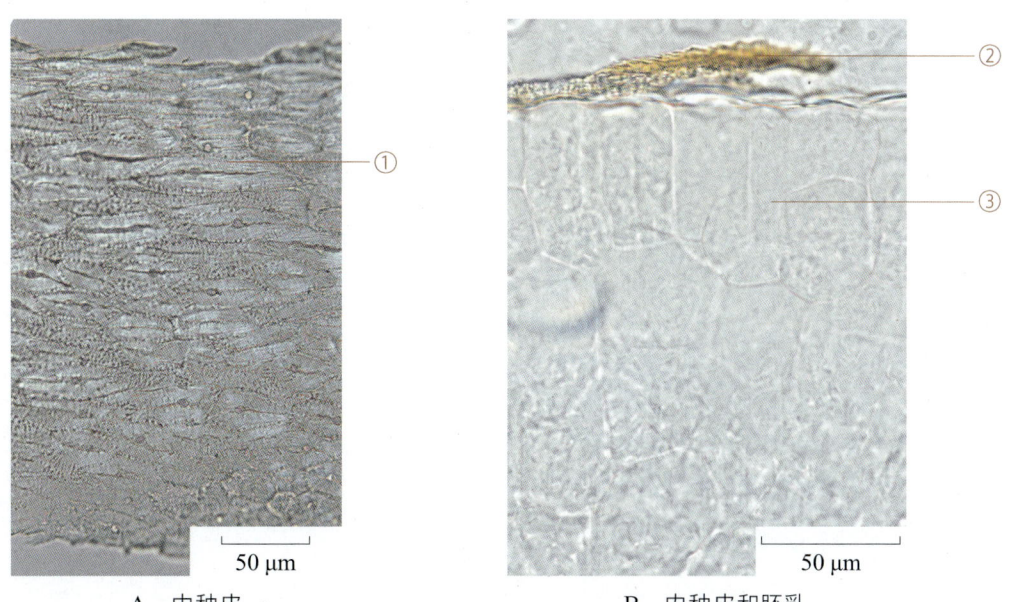

A. 中种皮　　　　　　　　　　　　B. 内种皮和胚乳

①中种皮；②内种皮；③胚乳

■ 白果横切面特征图

**粉末特征** 粉末浅黄棕色。

中种皮石细胞单个散在或数个成群，类圆形、长圆形、类方形或不规则形，有的具突起，长60～322 μm，直径27～125 μm，壁厚，孔沟较细密。内种皮薄壁细胞类方形、长方形或类多角形，胞腔含浅黄棕色至红棕色物。胚乳细胞多类长方形，内充满糊化淀粉粒。具缘纹孔管胞多破碎，直径33～72 μm。

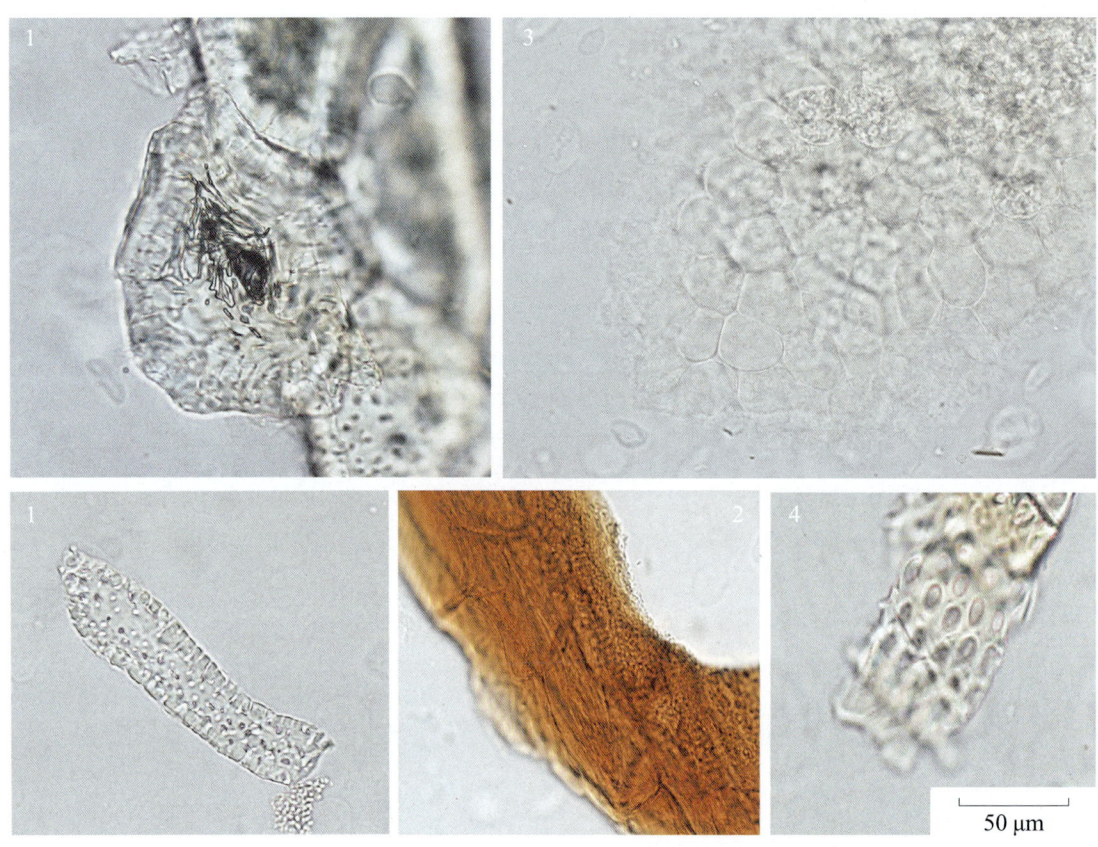

50 μm

1. 石细胞；2. 内种皮薄壁细胞；3. 胚乳细胞；4. 管胞

■ **白果粉末特征图**

**附注** 白果的种皮横切面的特征根据实际观察进行描述，并参考《新编中药志》[2]，白果项下相关内容。

（深圳市药品检验研究院：江玲玲　苏　畅）

**参考文献**

[1] 国家药典委员会.中华人民共和国药典：2020年版　一部[S].北京：中国医药科技出版社,2020：112.

[2] 肖培根.新编中药志　第二卷[M].北京：化学工业出版社,2002：187.

# 松 科

## 松子（海松子）Songzi（Haisongzi） ②

**品种收载** 《广东省中药材标准 第一册》。

**来源** 松科植物红松 *Pinus koraiensis* Sieb. et Zucc. 的干燥成熟种子。

**性状** 呈卵状三角形，微扁。正面呈卵状三角形，中间隆起；侧面呈类矩圆形，中部微具棱脊；腹（脐）面呈圆三角形，一侧稍凸起，另一侧略呈圆弧状。长 1.2 ~ 1.7 cm，宽 0.5 ~ 1.2 cm，厚 0.5 ~ 1 cm。表面红褐色，粗糙，解剖镜下可见波状微隆起的纹理。种脐紫色，大多呈三角状圆形。种皮硬，较厚，不易破碎。有松脂样香气，味淡、微甜，有油腻感。

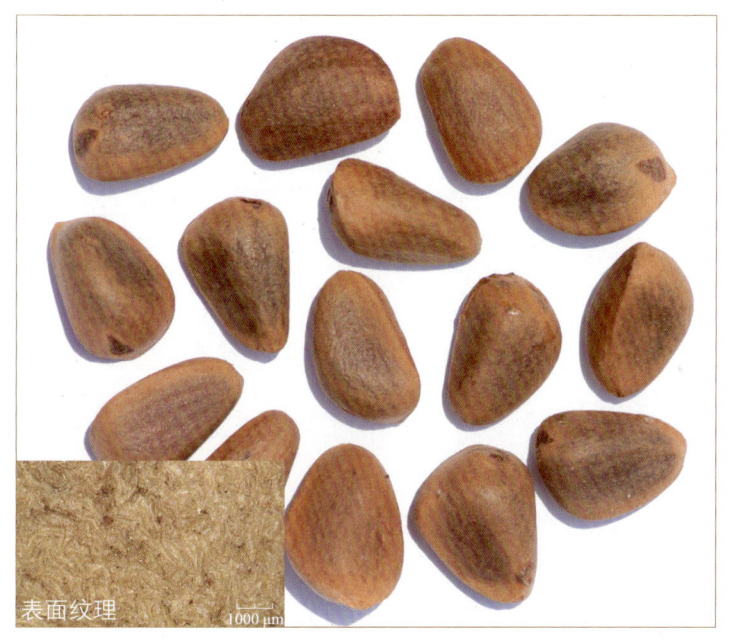

■ 松子大样图

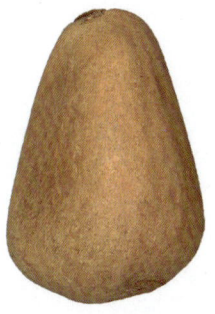

A. 正面

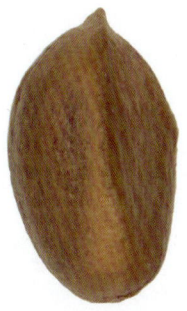

B. 侧面

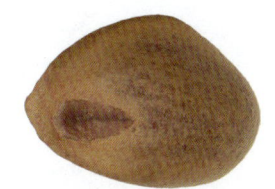

C. 腹（脐）面

■ 松子基本面特征图

**剖面特征** 纵剖面呈卵状三角形，种皮坚硬，厚约 1 mm；种仁卵状长圆形，先端尖；胚乳淡黄白色或白色，占大部分；胚线型直生，位于胚乳中央，细长条形。横剖面呈椭圆形，种仁与种皮间略有空隙；胚乳占大部分；胚小，位于胚乳中心。

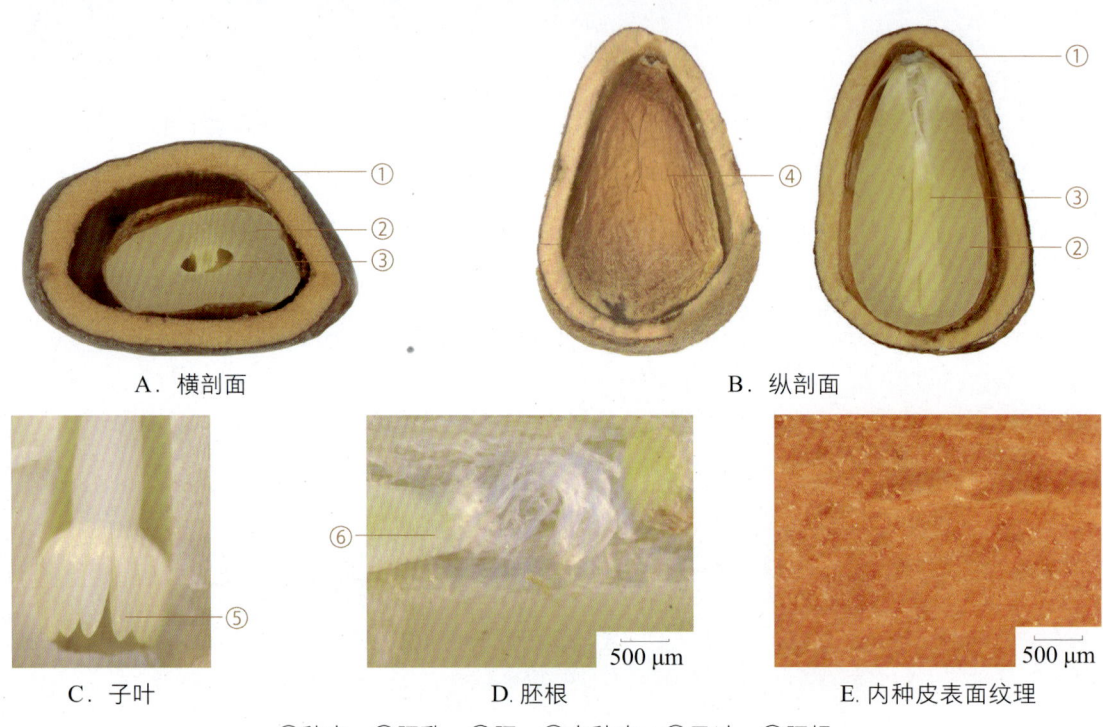

A．横剖面                 B．纵剖面

C．子叶          D.胚根          E.内种皮表面纹理

①种皮；②胚乳；③胚；④内种皮；⑤子叶；⑥胚根

■ **松子剖面特征图**

**横切面特征** 外种皮细胞由少数几列石细胞组成，细胞切向延长，长条形或不规则长条形，直径 20 ～ 50 μm。中种皮外层为色素层，由数列黄褐色细胞组成，细胞切向延长或呈颓废状。中种皮内层为数十列石细胞，细胞圆形、椭圆形，直径 10 ～ 55 μm。内种皮细胞 1 ～ 2 层，黄褐色，大多呈萎缩颓废状。胚乳细胞大小不一，靠近边缘的较小，向内逐渐扩大，直径 15 ～ 50 μm，含较多的脂肪油滴。

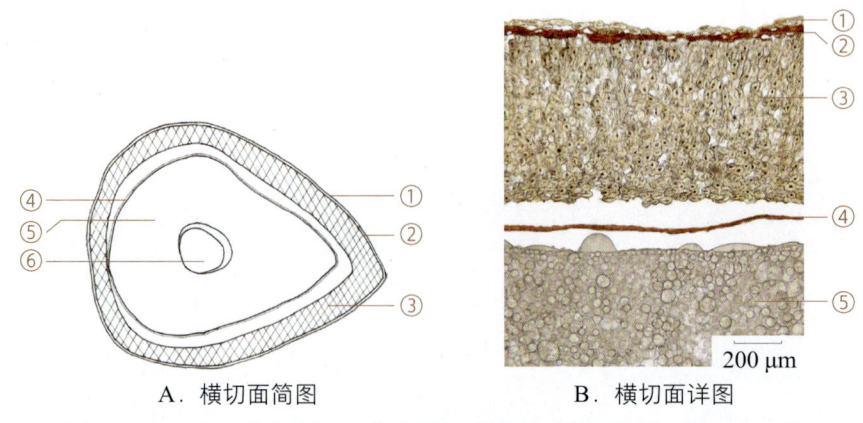

A．横切面简图          B．横切面详图

①外种皮石细胞；②色素层；③中种皮石细胞；④内种皮；⑤胚乳；⑥胚

■ **松子·横切面特征图**

**粉末特征** 粉末黄褐色。

外种皮石细胞黄色，长条形、长椭圆形或呈不规则分枝状，孔沟明显，有时可见层纹，长 45 ～ 150（420）μm，直径 14 ～ 50 μm。色素细胞红褐色，椭圆形或类圆形。中种皮石细胞淡黄色，散在或成群，卵圆形、类圆形或椭圆形，胞腔类圆形，纹孔细密，直径 20 ～ 45 μm。内种皮细胞淡黄色，成片，细胞界限不明显。胚乳细胞类方形、长方形或多角形，内含颗粒状物与脂肪油滴，直径 20 ～ 40 μm。胚细胞长方形，直径 5 ～ 12 μm。

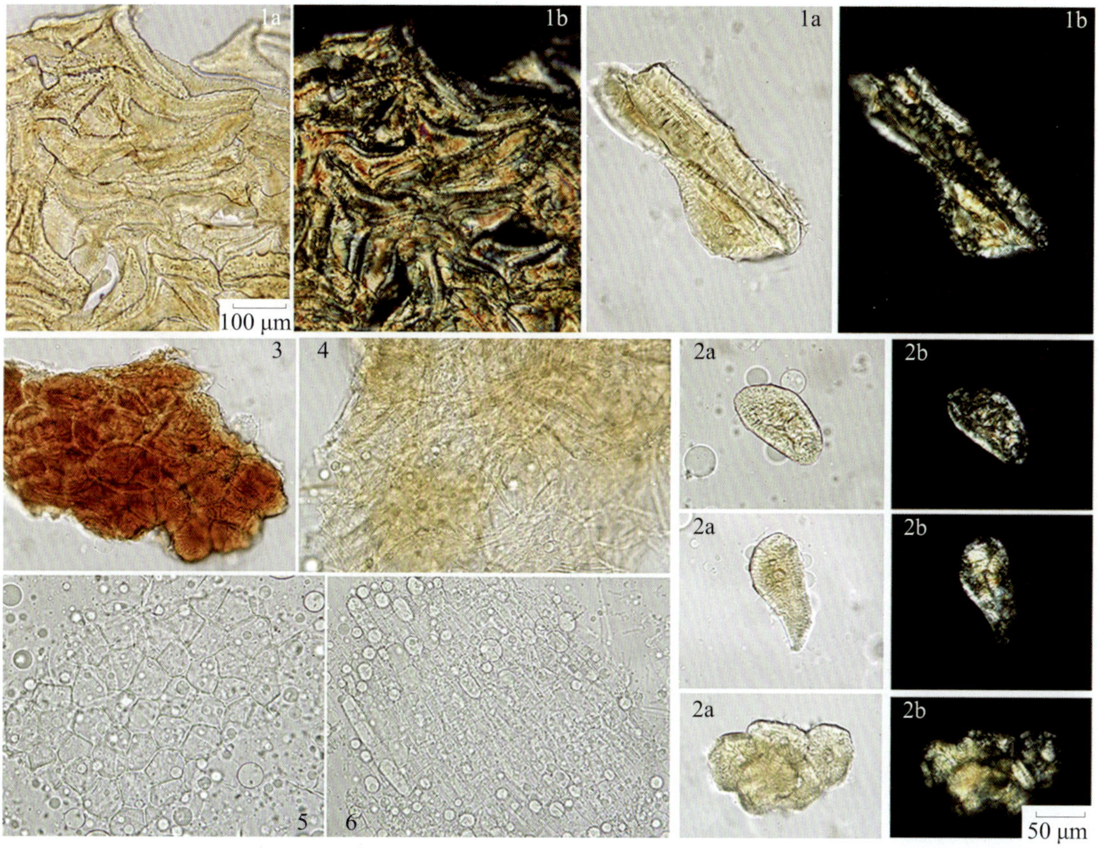

1. 外种皮石细胞（1a. 可见光下，1b. 偏光镜下）；2. 中种皮石细胞（2a. 可见光下，2b. 偏光镜下）；
3. 色素细胞；4. 内种皮细胞；5. 胚乳细胞；6. 胚细胞

■ **松子粉末特征图**

附：松塔。

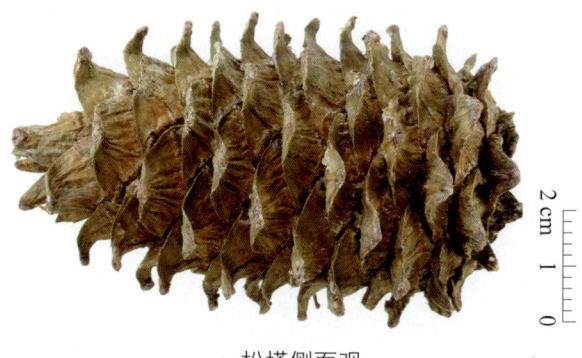

松塔侧面观

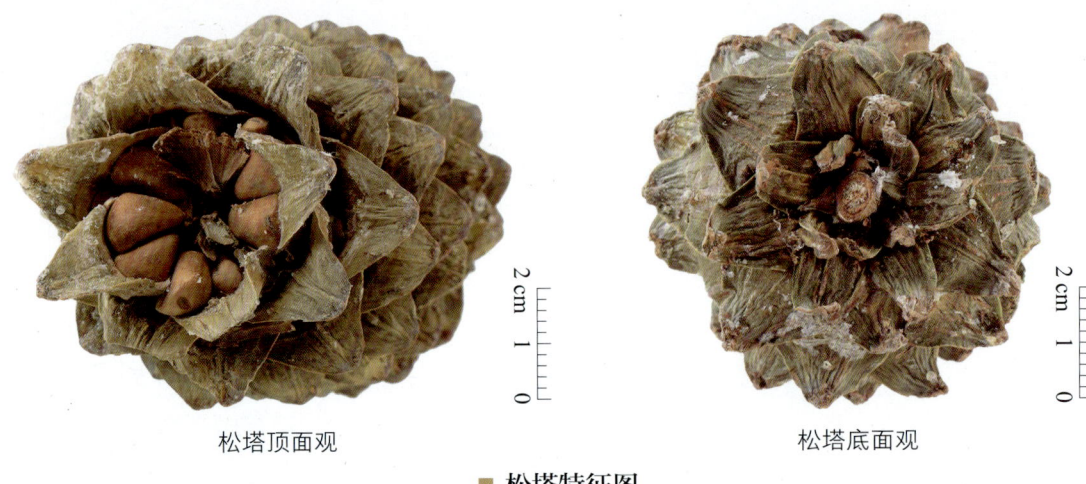

松塔顶面观　　　　　　　　　　　　　　松塔底面观

■ **松塔特征图**

**附注** 《中华人民共和国卫生部药品标准　中药材》[2]收载的海松子的基源为松科植物红松 *Pinus koraiensis* Sieb. et Zucc. 的干燥成熟种仁，去掉了松子硬的外壳与红棕色的内种皮，为松子的胚乳和胚。而《广东省中药材标准　第一册》收载的海松子的基源与《中华人民共和国卫生部药品标准　中药材》相同，但保留了松子硬的外壳，为完整的松子。

裸子植物的种子由直生胚珠形成，种脐与胚根端位于种子的两端。正面图与纵剖面图中胚根端位于较窄的上端，较宽的下端为种脐。这与由倒生胚珠形成的大多数被子植物的种子明显不同，倒生胚珠形成的种子的种脐与胚根端或种孔的位置接近或相同。

此外，裸子植物的种子的 3 层种皮有明显区别，但是松柏类种子的硬壳是外种皮和中种皮的复合体。从松柏类种子的种皮发育来看，外种皮只是包裹在中种皮外面的几层细胞，种子成熟时只剩下细胞残迹，而由石细胞构成的坚硬的中种皮是松柏种子外壳的主体。

（广西壮族自治区食品药品检验所：黄清泉<br>江苏省苏州市食品药品检验所：王亚琼）

**参考文献**

[1] 广东省食品药品监督管理局.广东省中药材标准　第一册[S].广州：广东科技出版社，2004：168.

[2] 中华人民共和国卫生部药典委员会.中华人民共和国卫生部药品标准　中药材　第一册[S].北京：中华人民共和国卫生部药典委员会，1992：76.

# 柏　科

## 柏子仁 Baiziren ③

**品种收载** 《中国药典》2020 年版[1]。

**来源** 为柏科植物侧柏 *Platycladus orientalis*（L.）Franco 的干燥成熟种仁。

**性状** 呈长卵形或长椭圆形，一端略尖，另一端钝圆。正面呈长卵形或长椭圆形；侧面呈长卵形或长椭圆形；腹面呈类圆形。长 4 ～ 7 mm，宽 1.5 ～ 3 mm，厚 1.5 ～ 3 mm。表面（膜质内种皮）黄白色或淡黄棕色，可见纵向棕色纹理，尖端具类圆形、椭圆形或多角形的棕色小点，从上至下的 1/2 ～ 2/3 部位色深，钝圆形基部黄白色。质软，富油性。气微香，味淡。

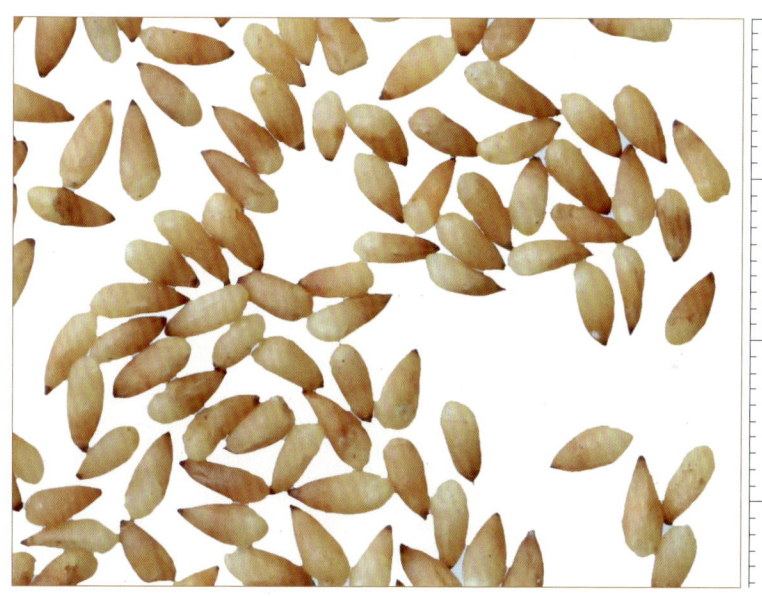

■ 柏子仁大样图

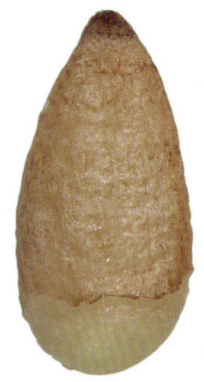
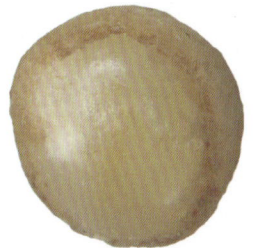
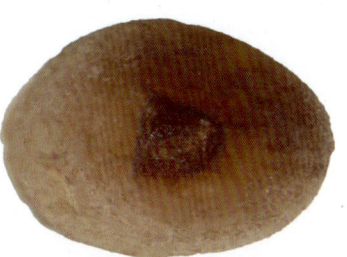

A. 正面或侧面　　　　　B. 腹面　　　　　C. 顶面（胚根端）

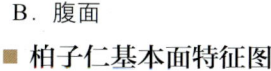

■ 柏子仁基本面特征图

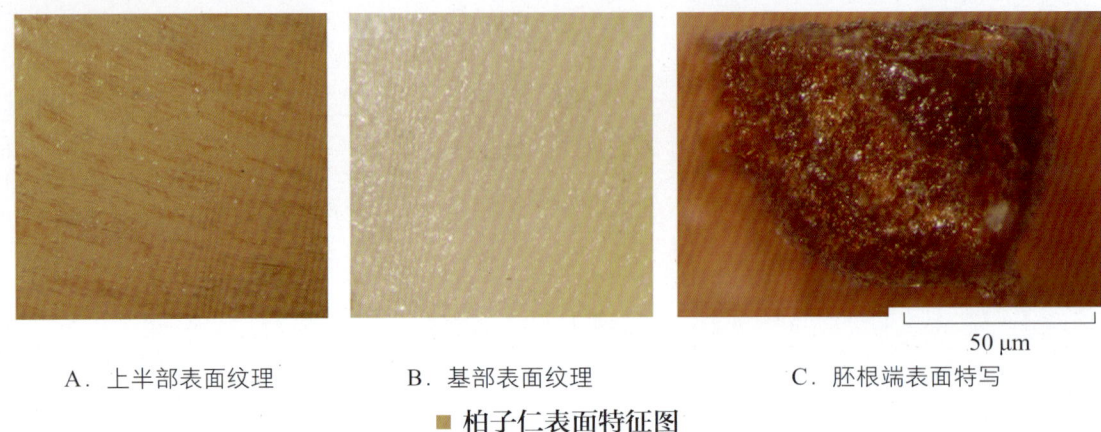

A．上半部表面纹理　　　　B．基部表面纹理　　　　C．胚根端表面特写

■ 柏子仁表面特征图

**剖面特征** 纵剖面呈长卵形或长椭圆形，内种皮薄，胚乳约占剖面的一半；直生胚，位于胚乳中间，胚根位于较小的尖端。横剖面呈类圆形或椭圆形，近尖端的胚根部位横剖面可见类圆形的胚根，近基部横剖面可见子叶，子叶间可见线形缝隙。

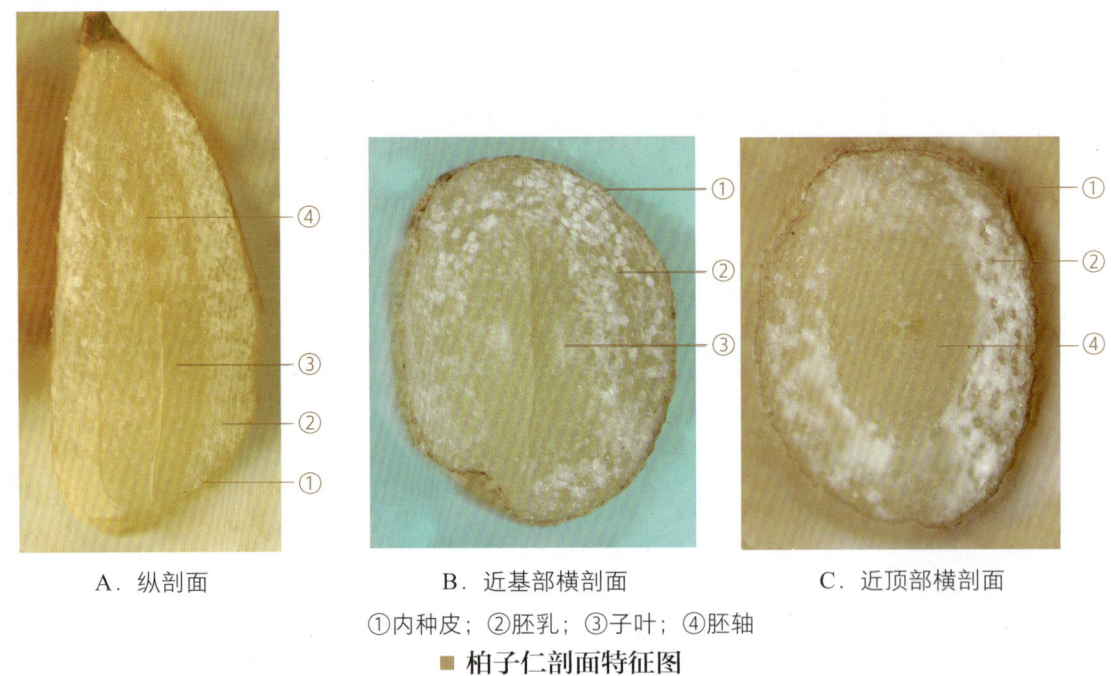

A．纵剖面　　　　　　B．近基部横剖面　　　　　　C．近顶部横剖面

①内种皮；②胚乳；③子叶；④胚轴

■ 柏子仁剖面特征图

**横切面特征** 内种皮细胞数列，红棕色，近子叶端的内种皮细胞颜色比胚根端的稍浅，细胞皱缩，细胞界限大多不明显。胚乳较发达，表皮细胞切向延长。胚轴表皮细胞呈类方形或类多角形。维管束位于胚轴的中部，细胞较小。

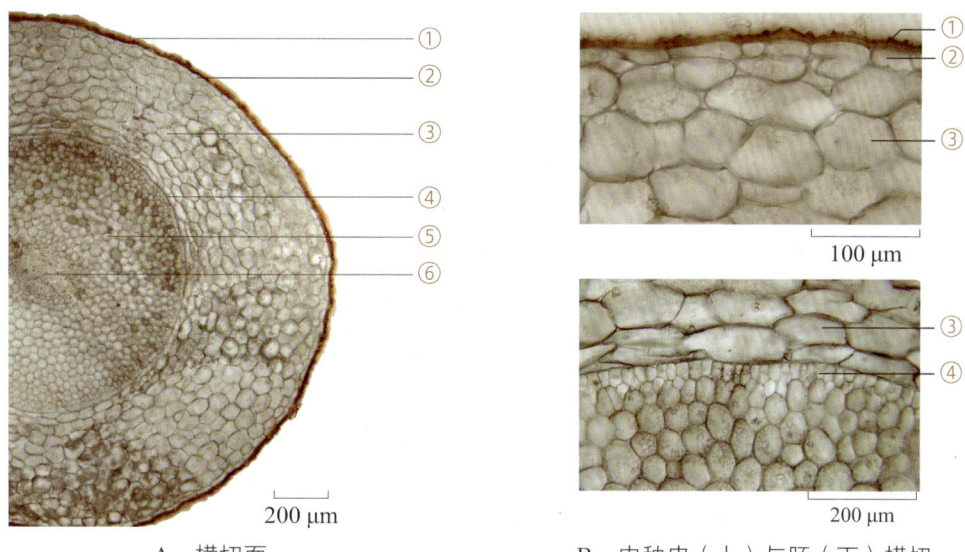

A．横切面 　　　　　　　　　　　B．内种皮（上）与胚（下）横切

①内种皮细胞；②胚乳表皮细胞；③胚乳；④胚轴表皮；⑤胚；⑥维管束

■ **柏子仁近胚根端横切面特征图**

**粉末特征** 粉末深黄色至棕色。

　　内种皮细胞长条形，常含棕色色素。胚乳外侧细胞近黄色至黄绿色，类多角形或类圆形，胞腔内充满糊粉粒和脂肪油滴，糊粉粒溶化后留有网格样痕迹。胚表皮细胞呈长方形或条形，内侧细胞类方形或多角形，胞腔内充满较小的糊粉粒和脂肪油滴。

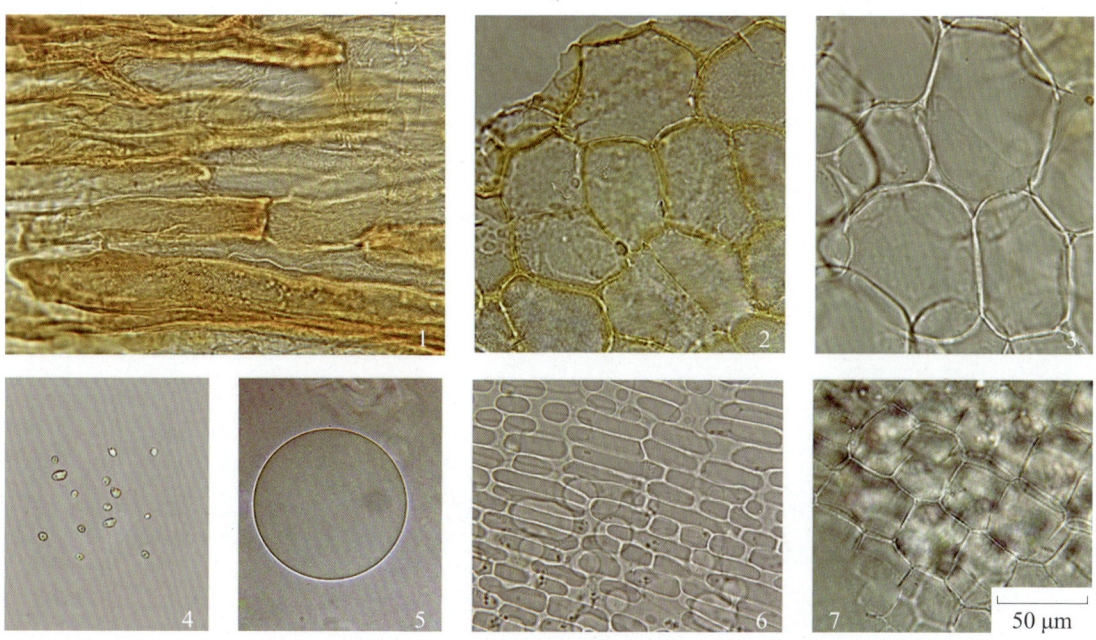

1. 内种皮细胞；2. 胚乳表皮细胞；3. 胚乳内侧细胞；

4. 糊粉粒；5. 脂肪油滴；6. 胚表皮细胞；7. 胚内侧细胞

■ **柏子仁粉末特征图**

**附注** 裸子植物的种子由直生胚珠形成，种脐与胚根端位于种子的两端。正面图与纵剖面图中胚根端位于较窄的上端，钝圆形的下端为种脐端，种仁的正面观应把宽而圆的种脐端放在下方。由于柏子仁已经去掉了硬的种皮，保留在种仁上的是内种皮，因此，腹（脐）面观改为腹面观，并增加了胚根端的外表面突起的特征。

（河北省药品医疗器械检验研究院：段吉平 袁 浩）

**参考文献**

[1] 国家药典委员会.中华人民共和国药典：2020年版 一部[S].北京：中国医药科技出版社，2020：259.

## 红豆杉科

# 榧子 Feizi ④

**品种收载** 《中国药典》2020 年版[1]。

**来源** 红豆杉科植物榧 *Torreya grandis* Fort. 的干燥成熟种子。

**性状** 呈卵圆形或长卵圆形。正面呈卵圆形或长卵圆形；侧面呈卵圆形或长卵圆形；腹（脐）面呈类圆形。长 2 ～ 3.5 cm，宽 1.3 ～ 2 cm，厚 1.3 ～ 2 cm。表面灰黄色或淡黄棕色，有纵向条纹；下端钝圆，其两侧各有一个小突起（榧眼），另一端稍尖。种脐椭圆形，中间突起呈一小尖头。种皮质硬，厚约 1 mm。种仁表面皱缩，外胚乳灰褐色，膜质，呈波纹环状，皱缩，不规则浅嵌入内胚乳；内胚乳黄白色，肥大，富油性。气微，味微甜而涩。

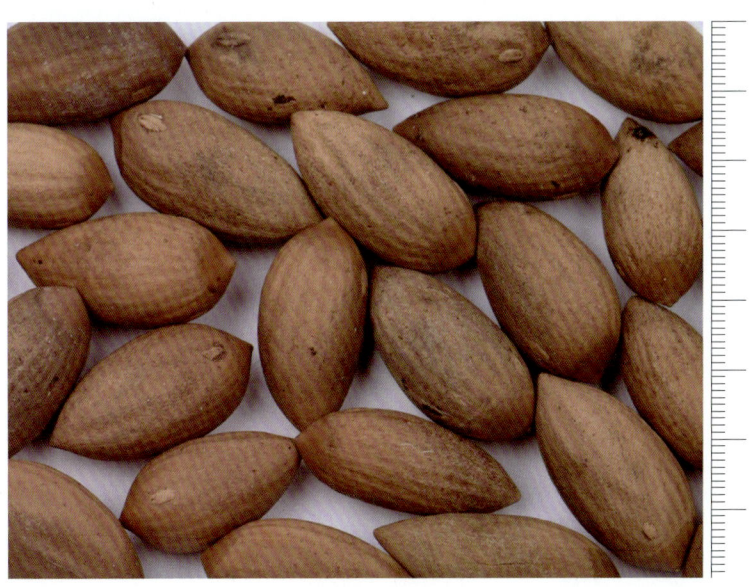

■ 榧子·大样图

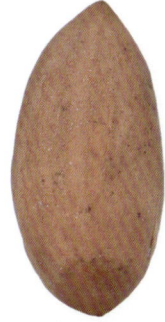 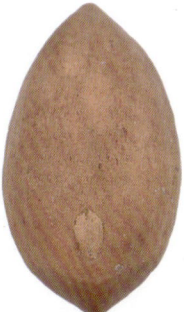 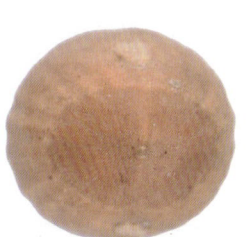

A. 正面　　　　　　　　　B. 侧面　　　　　　　　　C. 腹（脐）面

■ 榧子·基本面特征图

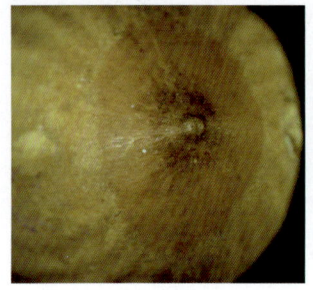 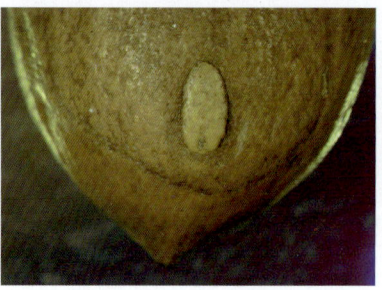 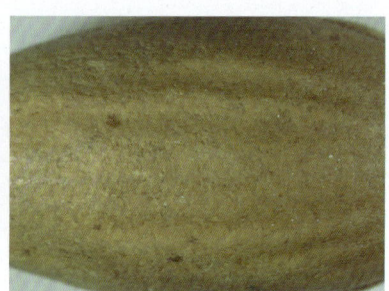

A．种脐                  B．突起（榧眼）              C．表面沟纹

■ 榧子种皮表面特征图

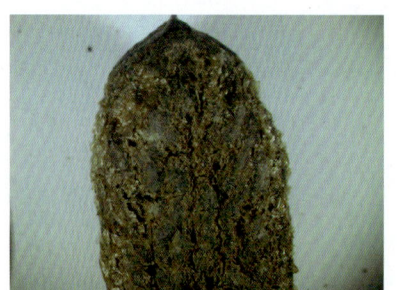 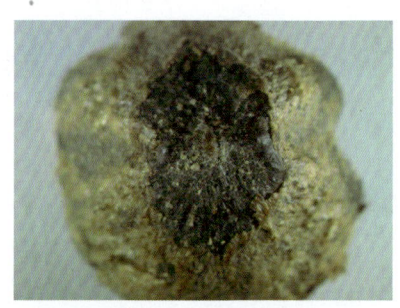

A．外胚乳（皱缩）              B．种脐疤痕

■ 榧子种仁表面特征图

**剖面特征** 纵剖面呈椭圆形或长卵圆形，种皮硬，较厚；种皮与种仁分离，种仁呈椭圆形，直生胚，胚小，胚根位于种脐端，胚乳占绝大部分，分外胚乳和内胚乳，外胚乳呈灰褐色，膜质，覆盖于内胚乳表面；内胚乳黄白色，肥大。横剖面呈圆形，外胚乳呈波纹环状，皱缩，不规则浅嵌入内胚乳，具油性。

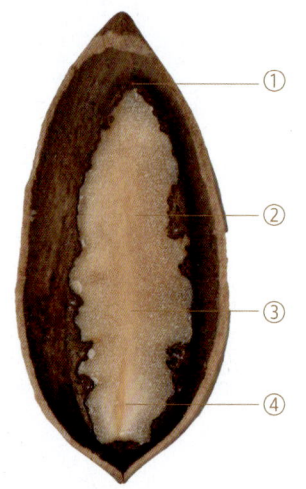 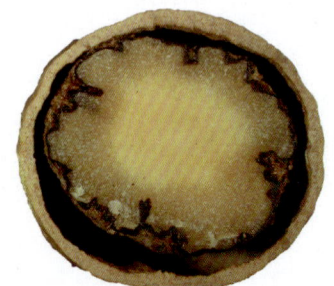

A．纵剖面                          B．横剖面

①种皮；②外胚乳；③内胚乳；④胚

■ 榧子剖面特征图

**横切面特征** 外种皮细胞较小，由 1 层厚壁细胞组成，常因摩擦脱落。中种皮为多列石细胞，外侧 1 ～ 2 列呈栅状排列，细胞类长方形、长椭圆形，直径 20 ～ 70 μm；内侧细胞渐呈多角形，直径 40 ～ 90 μm，胞腔较大，壁孔明显；内外侧石细胞均可见清晰的孔沟和层纹。内种皮细胞数列，大多颓废状。外胚乳为数列薄壁细胞，排列不整齐，含红棕色内含物，常破裂而凹陷；内胚乳细胞类多角形，壁较厚，富油滴，并含少量淀粉粒。

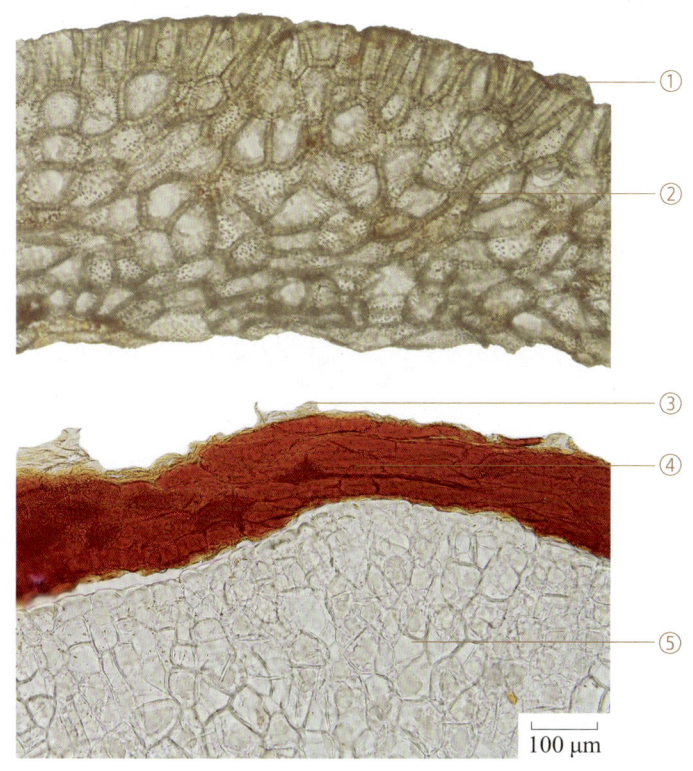

①外种皮；②中种皮石细胞；③内种皮；④外胚乳细胞；⑤内胚乳

■ **榧子-横切面特征图**

**粉末特征** 粉末黄白色。

淀粉粒单粒类圆形，直径 1 ～ 10 μm，脐点裂缝状或"人"字状。种皮石细胞单个散在或多个相连，多角形、棱形、类圆形或长梭形，直径 20 ～ 90 μm。色素块呈不规则多角形，大小不一，黄白色或红棕色。内胚乳细胞类多角形，胞腔内偶见油滴。

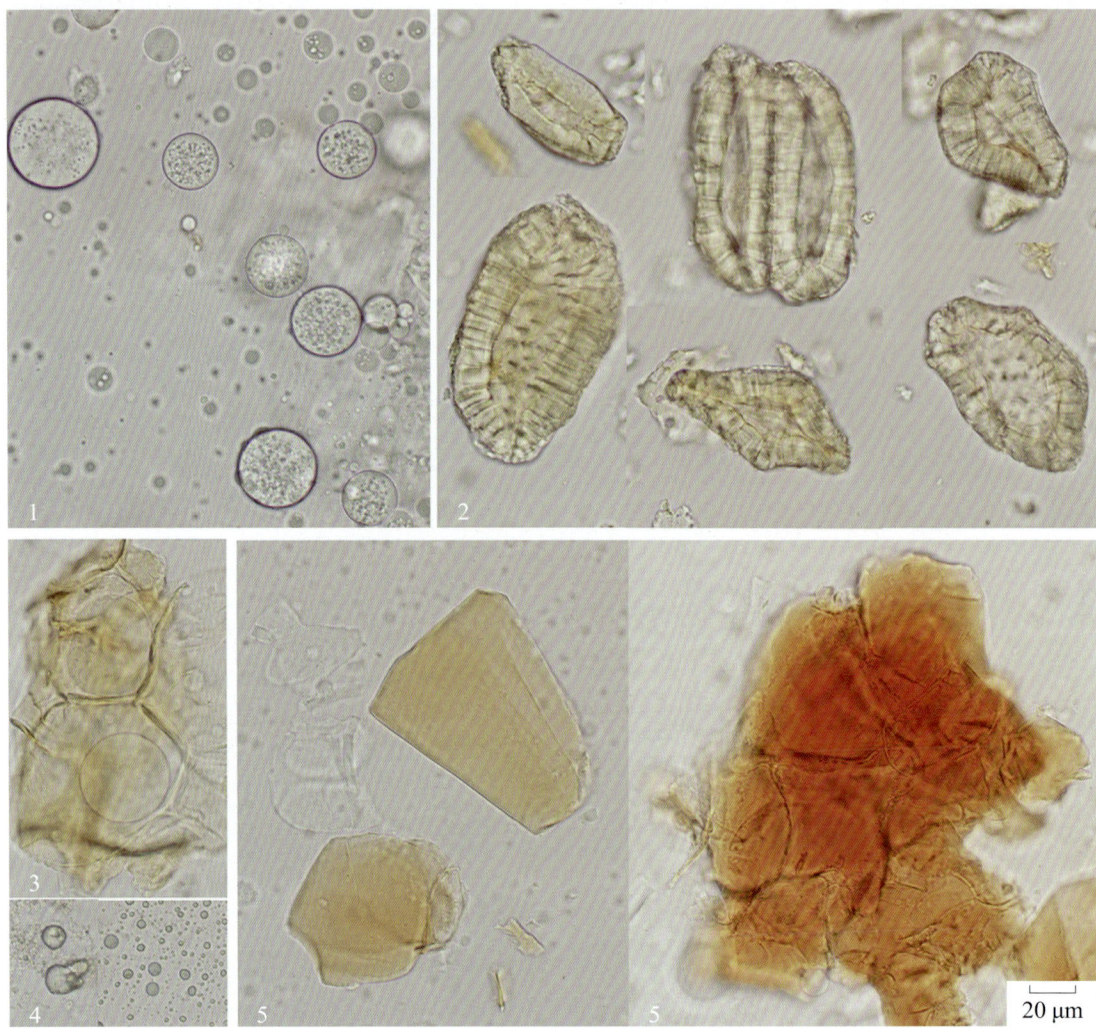

1. 油滴；2. 种皮石细胞；3. 内胚乳细胞；4. 淀粉粒；5. 棕色块

■ **榧子粉末特征图**

**附注** 榧子目前主要的混伪品为巴山榧子，其来源为红豆杉科植物巴山榧 *Torreya fargesii* Franch. 的干燥成熟种子。巴山榧子的主要鉴别点为其种仁断面可见外胚乳不规则深嵌入内胚乳，与榧子区别明显[2]。

由于裸子植物种子的种皮都可分为3层，榧子与紫杉都属于红豆杉科植物，种皮的构造应该基本相同，紫杉的种子外种皮为1层厚壁细胞，凹凸不平[3]。

（四川省药品检验研究院：高必兴　齐景梁　周　娟　黎跃成）

**参考文献**

[1] 国家药典委员会.中华人民共和国药典：2020年版　一部[S].北京：中国医药科技出版社,2020：380.

[2] 陈振德,侯连兵,谢立,等.榧子药材性状与商品鉴定[J].中药材,2000,23(1)：19-21.

[3] 吴榜华.紫杉种子形态解剖的初步研究[J].北京林业大学学报,1995,17(2)：52-55.

# 第 4 章
# 双子叶植物类种子中药材

　　双子叶植物属于被子植物。双子叶植物的种子外面有起保护作用的果皮；子房是封闭的；胚具有 2 枚子叶；种子有胚乳，或胚乳被发育过程中的胚吸收而颓废或消失。恩格勒系统依据有无花被，结合或分离等特征，把双子叶植物分成两大类：离瓣花植物和合瓣花植物。

# 第1节　离瓣花植物类种子中药材

离瓣花植物在地球上出现的时间早于合瓣花植物。离瓣花植物的花被不完全，或有花萼和花冠的区别，而花瓣常离生，比合瓣花植物原始。离瓣花植物的子房内胚珠一般较多，形成的种子数量也较多。因此，离瓣花植物类种子中药材品种较多。大多数离瓣花植物的胚珠具有2层珠被，这2层珠被发育成种皮，或有时内珠被退化而不参与种皮的形成。离瓣花植物种子中的胚由于胚珠着生方式的不同而形成不同的类型。较原始的离瓣花植物的胚甚至发育不完全。可根据胚的类型来鉴定植物的科、属等较高等级的植物类群。

## 胡桃科

## 核桃仁　Hetaoren　⑤

**品种收载**　《中国药典》2020年版[1]。

**来源**　胡桃科植物胡桃 *Juglans regia* L. 的干燥成熟种子。

**性状**　通常两瓣开裂或多破碎为不规则的块状，完整者类球形，由两片呈脑状的子叶组成。正面椭圆形；侧面椭圆形；腹（脐）面近圆形，可见三角状突起的胚根。长2～5 cm，宽1～4 cm，厚2～5 cm。表面凹凸不平，呈皱曲的沟槽状，淡黄色或黄褐色，可见深棕色的维管束脉纹。质脆，富油性。气微香，味甘；种皮味涩、微苦。

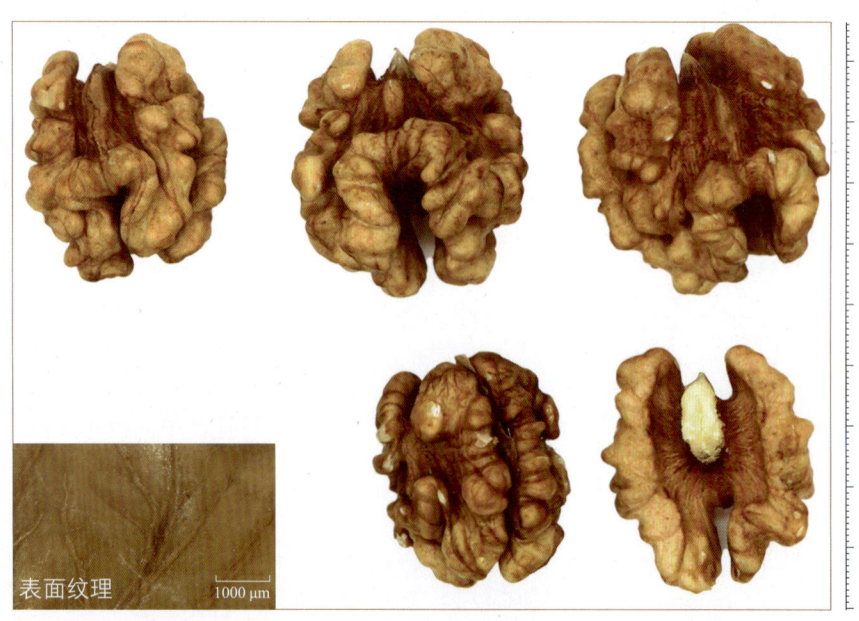

表面纹理　　1000 μm

■ 核桃仁大样图

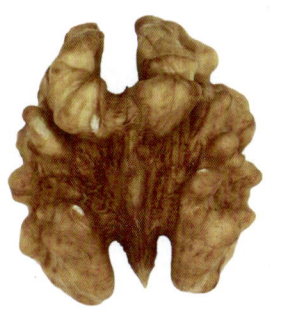
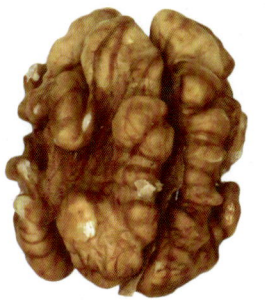
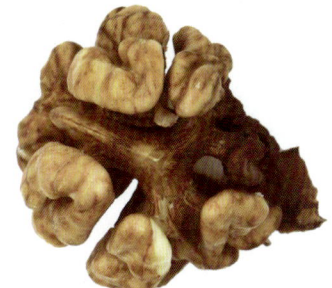

A．正面　　　　　　　　B．侧面　　　　　　　C．腹（脐）面

■ **核桃仁基本面特征图**

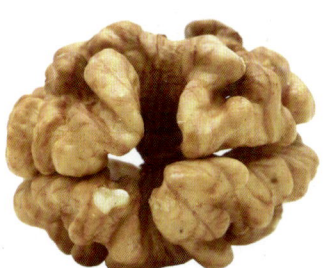

■ **核桃仁顶面观特征图**

**剖面特征** 纵剖面呈椭圆形，上部略尖，下部钝圆，种皮薄，包围着子叶，可见深棕色的维管束脉纹；胚为包围型，子叶 2 枚分开，黄白色叶状，占种仁的大部分，胚根三角状突起。横剖面呈近圆形，两枚子叶分离，呈脑状。

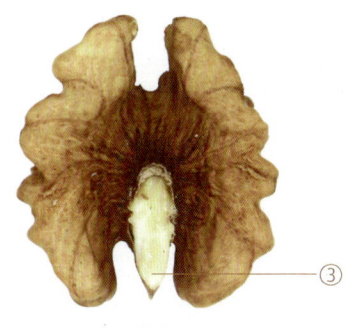
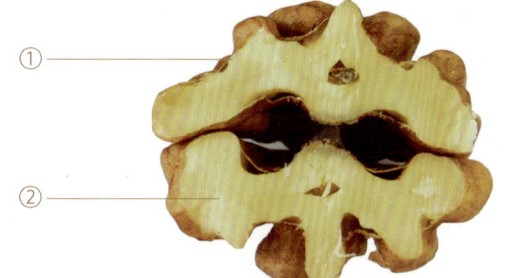

A．纵剖面　　　　　　　　　　　　　B．横剖面

①种皮；②子叶；③胚根

■ **核桃仁剖面特征图**

**横切面特征** 外种皮为 2～3 列淡黄棕色类方形或多角形细胞，有时切向延长，表皮细胞与下皮细胞形态相似，维管束处外种皮细胞延长更明显，凸起；气孔常突出表面。内种皮为数层颓废组织，散有维管束处细胞大多完整，细胞层数更多一些。子叶表皮细胞长方形或长条形，壁薄或略厚；子叶下皮细胞呈椭圆形或类椭圆形，内含脂肪油滴及糊粉粒。

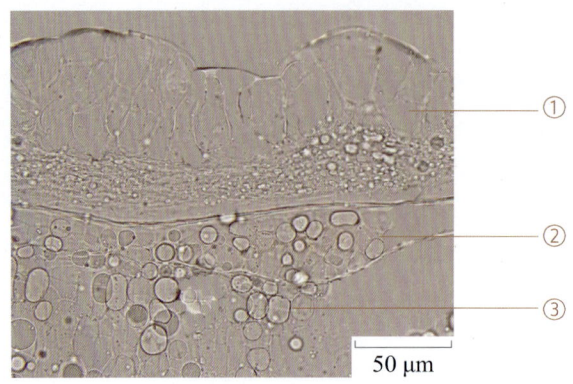

①种皮细胞；②子叶表皮细胞；③子叶下皮细胞

■ 核桃仁横切面特征图

**粉末特征** 粉末黄白色至棕色，富油性。

种皮表皮细胞无色至淡棕色，表面观呈类多角形，直径 14 ～ 35 μm，细胞壁平直，有的略呈连珠状增厚，细胞内含黄棕色物。气孔多见，扁圆形，直径 42 ～ 68 μm，保卫细胞不等大，副卫细胞 3 ～ 8 个。子叶表皮细胞表面观类长方形或长条形，纵向交错排列，壁有的稍厚；子叶细胞呈椭圆形或类椭圆形，内含脂肪油滴及糊粉粒。螺纹导管细长。

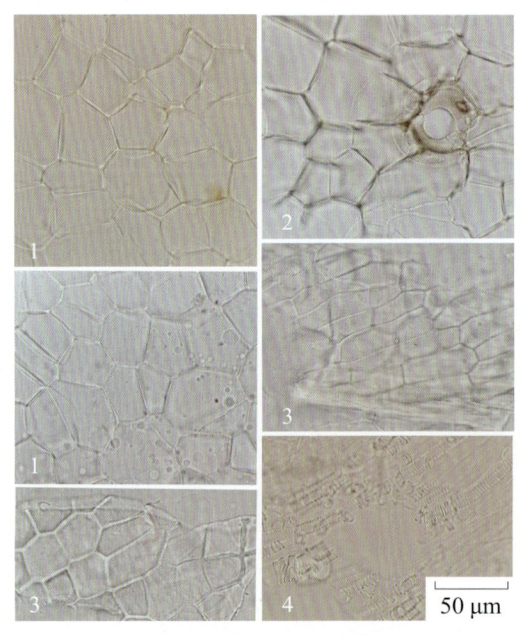

1. 种皮表皮细胞；2. 气孔；3. 子叶细胞；4. 导管

■ 核桃仁粉末特征图

（河南省食品药品检验所：茹庆国　张红伟　王晓燕

中国食品药品检定研究院：石　佳）

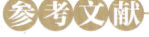

[1] 国家药典委员会．中华人民共和国药典：2020 年版　一部［S］．北京：中国医药科技出版社，2020：291.

# 苋 科

## 青葙子 Qingxiangzi ⑥

**品种收载** 《中国药典》2020 年版[1]。

**来源** 苋科植物青葙 *Celosia argentea* L. 的干燥成熟种子。

**性状** 呈扁圆形或双凸透镜状，少数呈圆肾形。正面呈圆形，少数呈圆肾形；侧面呈短梭形；腹（脐）面呈短梭形。长 1 ～ 1.5 mm，宽 1 ～ 1.5 mm，厚 0.5 ～ 0.8 mm。表面黑色或红黑色，光亮，具网格样纹理，网脊略凹陷。种脐位于侧面边缘微凹处，灰白色，略呈扁圆形，四周可见略呈放射状的纹理。种皮薄而脆。气微，味淡。

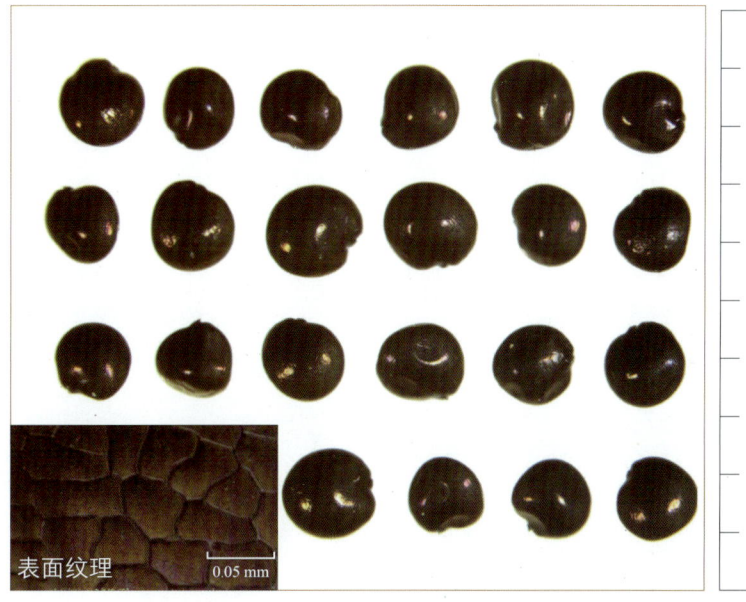

表面纹理　0.05 mm

■ 青葙子大样图

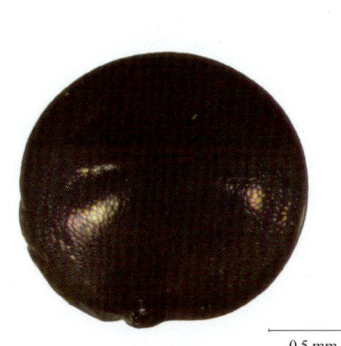

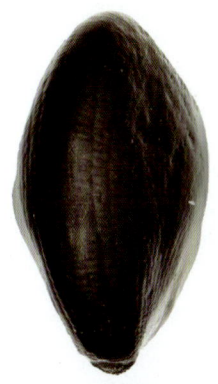

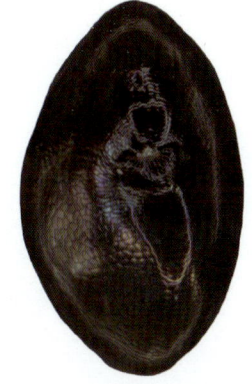

0.5 mm

A. 正面　　　　　　　B. 侧面　　　　　　　C. 腹（脐）面

■ 青葙子基本面特征图

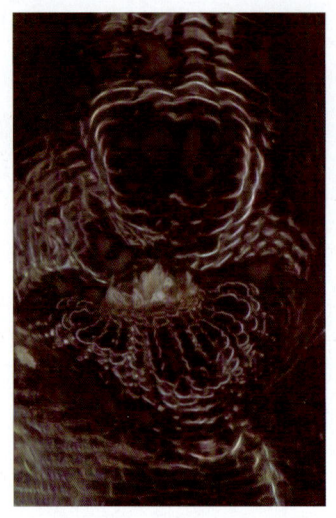

■ 青葙子种脐特征图

**剖面特征** 纵剖面呈类圆形，种皮外表皮较薄，黑色或红黑色；种皮内表皮菲薄，与胚紧密贴合，黄棕色；胚周边型，弯曲成环状，子叶及胚根明显，位于胚乳外围；胚乳被胚包围，透明或不透明，不透明者为类白色。横剖面呈梭形，子叶及胚根位于种子的两端，胚乳占种子横剖面的大部分，位于子叶与胚根之间。

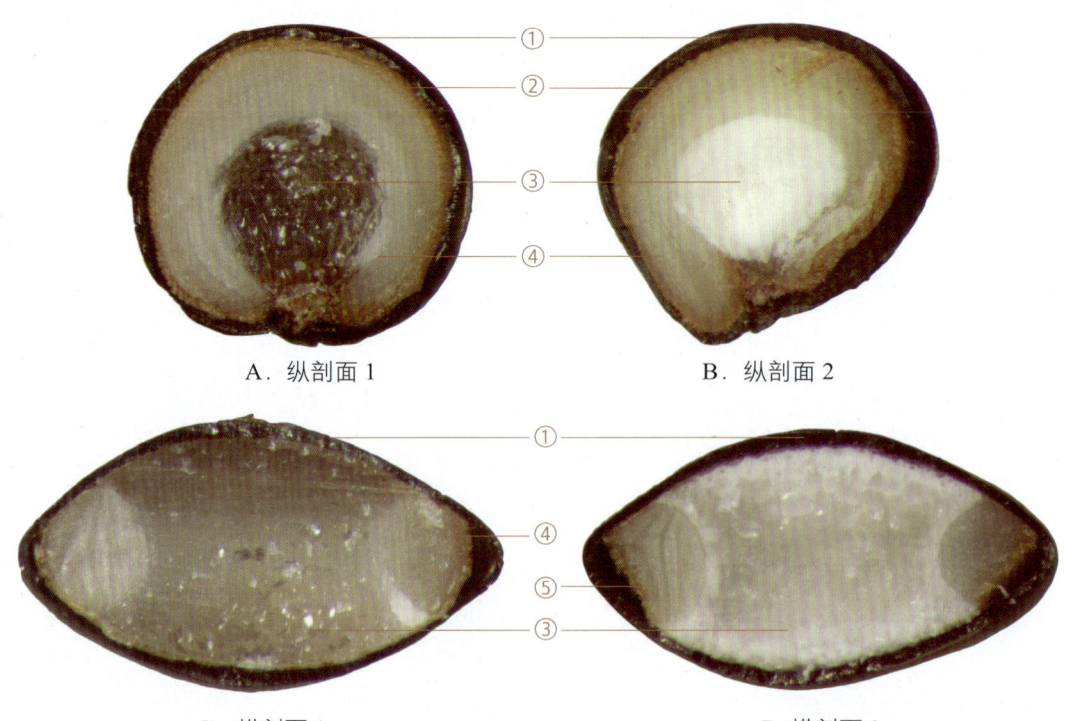

A. 纵剖面 1　　　　　　　　　　B. 纵剖面 2

C. 横剖面 1　　　　　　　　　　D. 横剖面 2

①外种皮；②内种皮；③胚乳；④胚根；⑤子叶

■ 青葙子剖面特征图

**横切面特征** 种皮外表皮细胞 1 列，暗红棕色，类长方形，有竖状增厚纹理。中种皮细胞数列，颓废状，不易分辨。内种皮细胞 1 列，淡黄色或无色，多皱缩。子叶细胞无色，类圆形或类椭圆形，外侧细胞排列整齐。胚根细胞无色，类圆形或类椭圆形，外侧细胞排列整齐。胚乳细胞无色，类多角形，内含淀粉粒、糊粉粒和脂肪油滴，有的含长方形蛋白质块或草酸钙方晶。

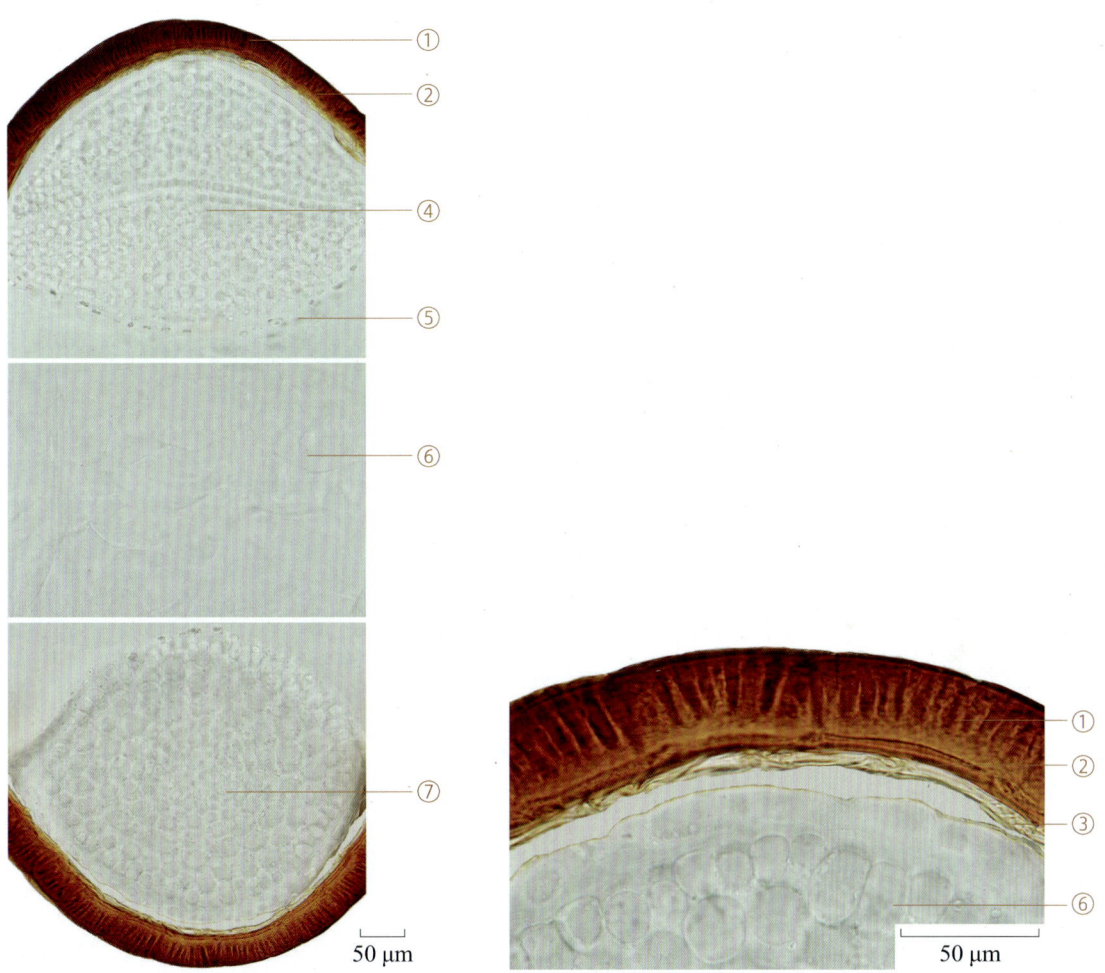

①外种皮细胞；②中种皮细胞；③内种皮细胞；④子叶细胞；
⑤草酸钙方晶；⑥胚乳细胞；⑦胚根细胞

■ **青葙子横切面特征图**

**粉末特征** 粉末灰黑色。

种皮外表皮细胞暗红棕色，表面观多角形至长多角形，长径 28 ～ 91 μm，短径 14 ～ 35 μm，有多角形网格状增厚纹理。种皮内表皮细胞淡黄色或无色，表面观多角形，直径 18 ～ 74 μm，密布细直纹理。胚乳细胞含淀粉粒、糊粉粒和脂肪油滴，有的含长方形蛋白质块。草酸钙方晶偶见，存在于薄壁细胞中。

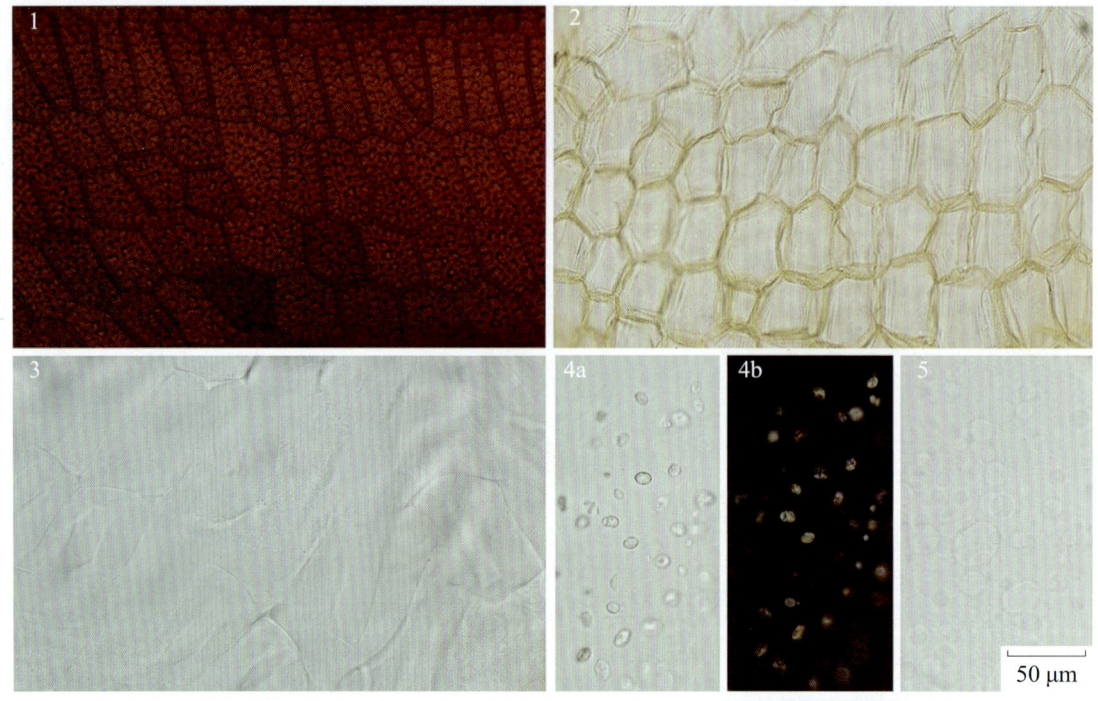

1. 种皮外表皮细胞；2. 种皮内表皮细胞；3. 胚乳细胞（含糊粉粒、蛋白质块）；
4. 草酸钙方晶（4a. 可见光下；4b. 偏光镜下）；5. 脂肪油滴

■ 青葙子粉末特征图

**附注**　《中国药典》2020 年版青葙子显微鉴别项仅收载了粉末特征描述，未对横切面特征进行描述。本文根据实际观察结果，参考《香港中药材标准》[2]，补充了青葙子的横切面特征，明确了草酸钙方晶的位置，增加了胚乳细胞含蛋白质块内含物。

（广东省药品检验所：谭颖仪　杨志业）

**参考文献**

[1]　国家药典委员会 . 中华人民共和国药典：2020 年版　一部［S］. 北京：中国医药科技出版社，2020：207.

[2]　香港特别行政区卫生署 . 香港中药材标准　第八册［S］. 香港：香港特别行政区卫生署，2017：74.

# 鸡冠花子 Jiguanhuazi ⑦

**来源** 苋科植物鸡冠花 *Celosia cristata* L. 的干燥成熟种子。

**性状** 呈圆肾形或双凸透镜状，少数呈肾形。正面呈圆肾形；侧面呈狭椭圆形；腹（脐）面呈狭椭圆形。长 1 ～ 2 mm，宽 0.5 ～ 1 mm，厚约 0.5 mm。表面黑色或红黑色，光亮，背面弓状隆起，表面具网格样纹理。种脐位于侧面微凹处。种皮薄而脆。气微，味淡。

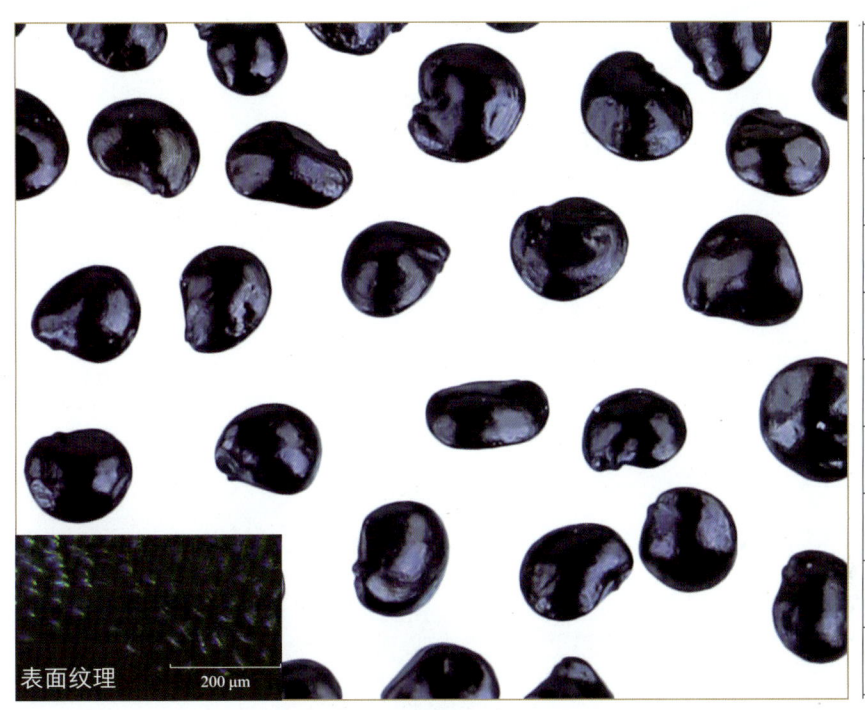

表面纹理　　　　200 μm

■ 鸡冠花子大样图

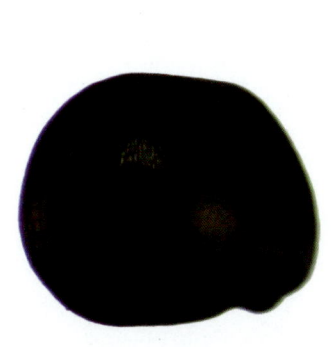　　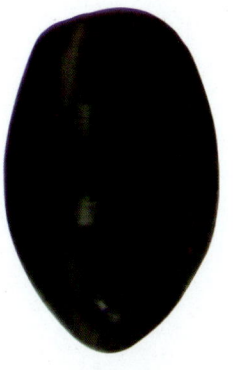　　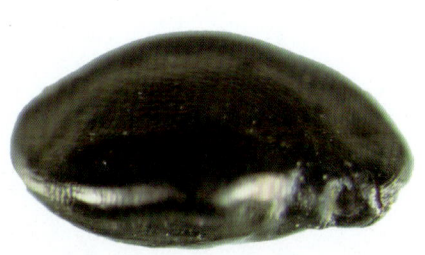

A. 正面　　　　　　B. 侧面　　　　　　C. 腹（脐）面

■ 鸡冠花子基本面特征图

**剖面特征** 纵剖面呈类圆形，种皮薄而脆，黑色或红黑色，胚弯生，呈环状，子叶及胚根明显，位于胚乳外围。横剖面呈短梭形，子叶2，子叶及胚根位于胚乳的两端，胚乳占种子横剖面的大部分。

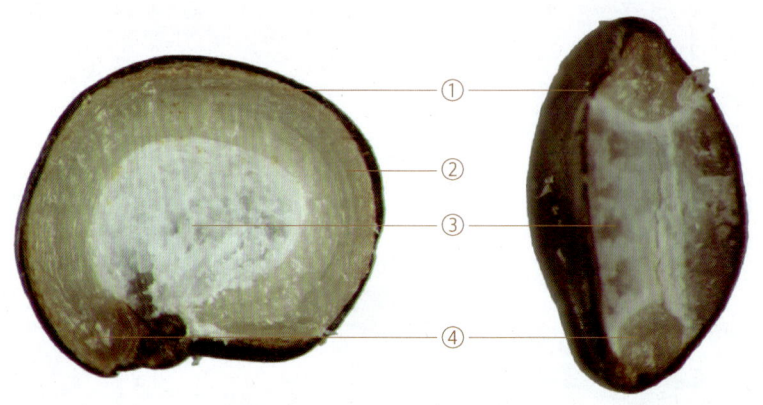

A．纵剖面　　　　　　　　　　B．横剖面

①种皮；②子叶；③胚乳；④胚根

■ 鸡冠花子剖面特征图

**横切面特征** 种皮外表皮细胞1列，暗红棕色，类方形，有竖状增厚纹理。中种皮细胞数列，颓废状，不易分辨。内种皮细胞1列，淡黄色或无色，多皱缩。子叶细胞无色，类圆形或椭圆形，外侧细胞排列整齐。胚根细胞无色，类圆形或类椭圆形，外侧细胞排列整齐。胚乳细胞无色，类多角形。

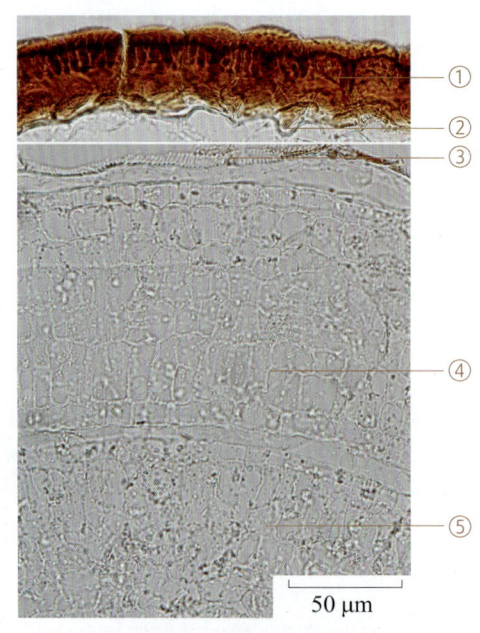

50 μm

①种皮外表皮细胞；②中种皮细胞；③内种皮细胞；④胚根细胞；⑤胚乳细胞

■ 鸡冠花子横切面特征图

**粉末特征**　粉末灰黑色。

　　种皮外表皮细胞暗红棕色，表面呈多角形至长多角形，有多角形网格状增厚纹理；断面呈类长方形或稍径向延长，垂周壁条状增厚。内种皮细胞无色或淡黄色，表面呈多角形，密布细直纹理，垂周壁连珠状增厚。胚乳细胞充满淀粉粒、糊粉粒和脂肪油滴，有的含长方形蛋白质块。草酸钙簇晶或方晶存在于薄壁细胞中。

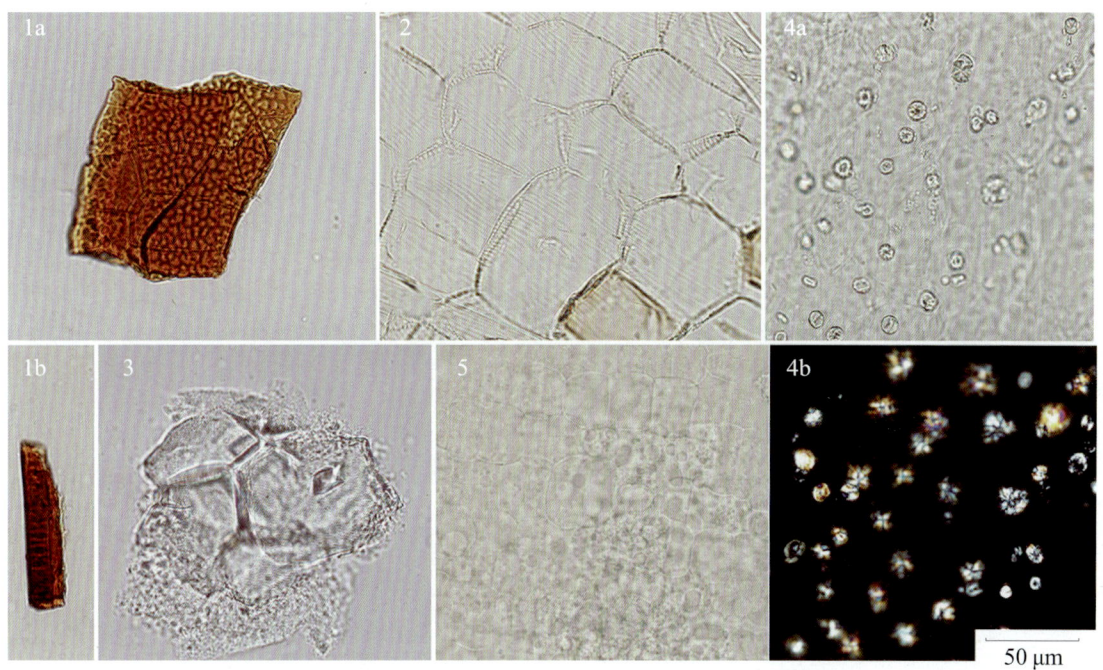

　　1. 外种皮细胞（1a. 表面观，1b. 断面观）；2. 内种皮细胞；3. 胚乳细胞（示蛋白质块）；
　　4. 草酸钙簇晶（4a. 可见光下，4b. 偏光镜下）；5. 脂肪油滴

■ **鸡冠花子粉末特征图**

**附注**　根据实际观察结果，参考《香港中药材标准》中青葙子横切面的特征描述[1]，对鸡冠花的横切面特征进行了描述。

　　鸡冠花子是青葙子的常见伪品。鸡冠花和青葙同属于青葙属植物。鸡冠花子性状与青葙子极为相似，仅种脐部位存在差异，可据此鉴别。

（内蒙古自治区药品检验研究院：红　霞　王　栋　高　寒　周雪梅　高　磊）

**参考文献**

[1]　香港特别行政区卫生署.香港中药材标准　第八册[S].香港：香港特别行政区卫生署，2017：74.

# 石竹科

## 王不留行 Wangbuliuxing ⑧

**品种收载** 《中国药典》2020 年版[1]。

**来源** 石竹科植物麦蓝菜 *Vaccaria segetalis*（Neck.）Garcke 的干燥成熟种子。

**性状** 呈球形，一侧有 1 凹陷的纵沟。正面呈圆形；侧面呈圆形，可见 1 凹陷的纵沟；腹（脐）面呈圆形。长 2 mm，宽约 2 mm，厚约 2 mm。表面黑色，少数红棕色，略有光泽，有细密颗粒状突起，凹沟内的颗粒状突起纵行排列。种脐呈浅色、下陷的圆点状。质硬。胚乳白色，胚弯曲成环，子叶 2。气微，味微涩、苦。

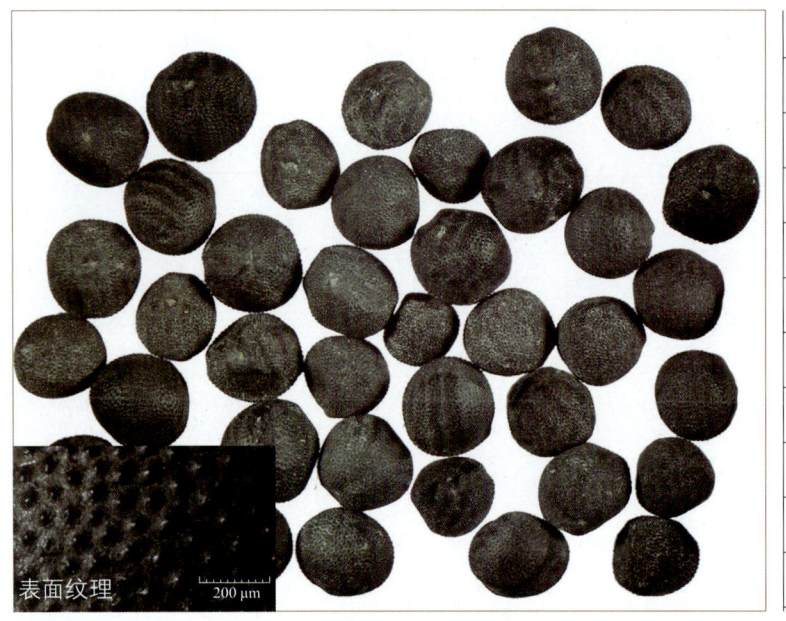

表面纹理　　200 μm

■ 王不留行大样图

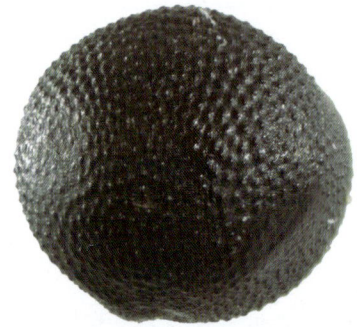
A. 正面

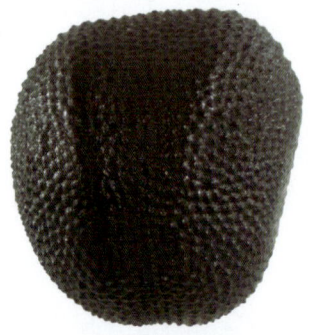
B. 侧面

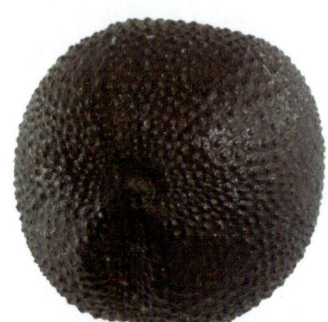
C. 腹（脐）面

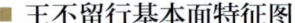
■ 王不留行基本面特征图

**剖面特征** 纵剖面呈类圆形，种皮薄；弯生胚，胚的一端为子叶，另一端为胚根；胚乳位于胚的中心。横剖面呈类圆形，可见子叶和胚根位于种子的两侧，胚乳白色，占种室的大部分，中间有一纵裂隙。

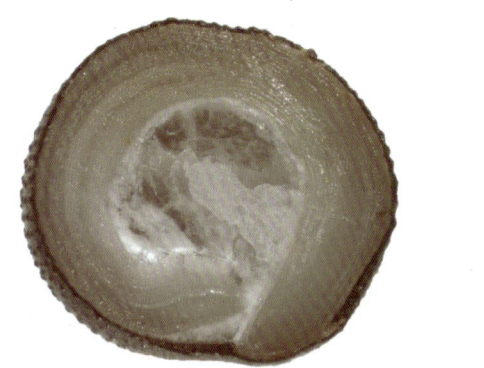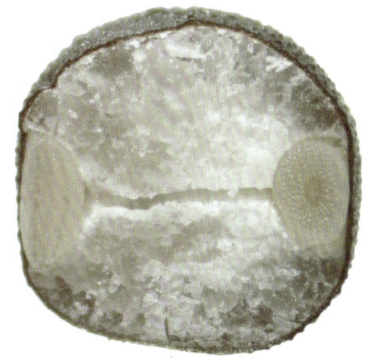

A. 纵剖面        B. 横剖面

■ 王不留行剖面特征图

**横切面特征** 种皮由数列含棕色物的细胞组成。外种皮细胞1列，呈类方形或类长方形，外侧壁强烈增厚，隐约可见层纹。中种皮细胞被挤压皱缩，较难分辨形状。内种皮细胞长方形、方形或类圆形，垂周壁呈念珠状增厚。

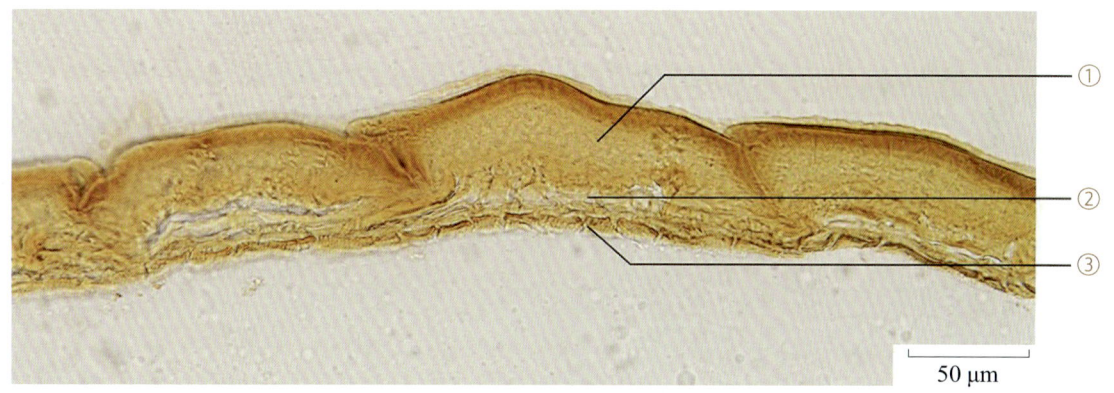

50 μm

①外种皮细胞；②中种皮细胞；③内种皮细胞

■ 王不留行横切面特征图

**粉末特征** 粉末淡灰褐色。

外种皮细胞红棕色或黄棕色，表面观呈星状或深波状弯曲的多角形，直径50～140 μm，亦有更大的，垂周壁明显增厚，在角尖上增厚更甚，层纹可见；断面观细胞1列，类方形或类长方形，外侧壁强烈增厚，隐约可见层纹。内种皮细胞淡黄棕色，大小不等，表面观细胞呈类方形、类长方形或多角形，垂周壁呈紧密的连珠状增厚。胚乳细胞较大，呈多角形、类方形或类长方形，大小不一，直径60～100 μm，细胞中含有淀粉粒及细小糊粉粒；淀粉粒呈类圆形、卵圆形、椭圆形或短棒锤状，直径 9～30 μm，少数层纹隐约可见，脐点不明显，点状，偶见复粒，由 2 分粒组成。子叶细胞细小，类方形或类六边状多角形，细胞中含有脂肪油滴。

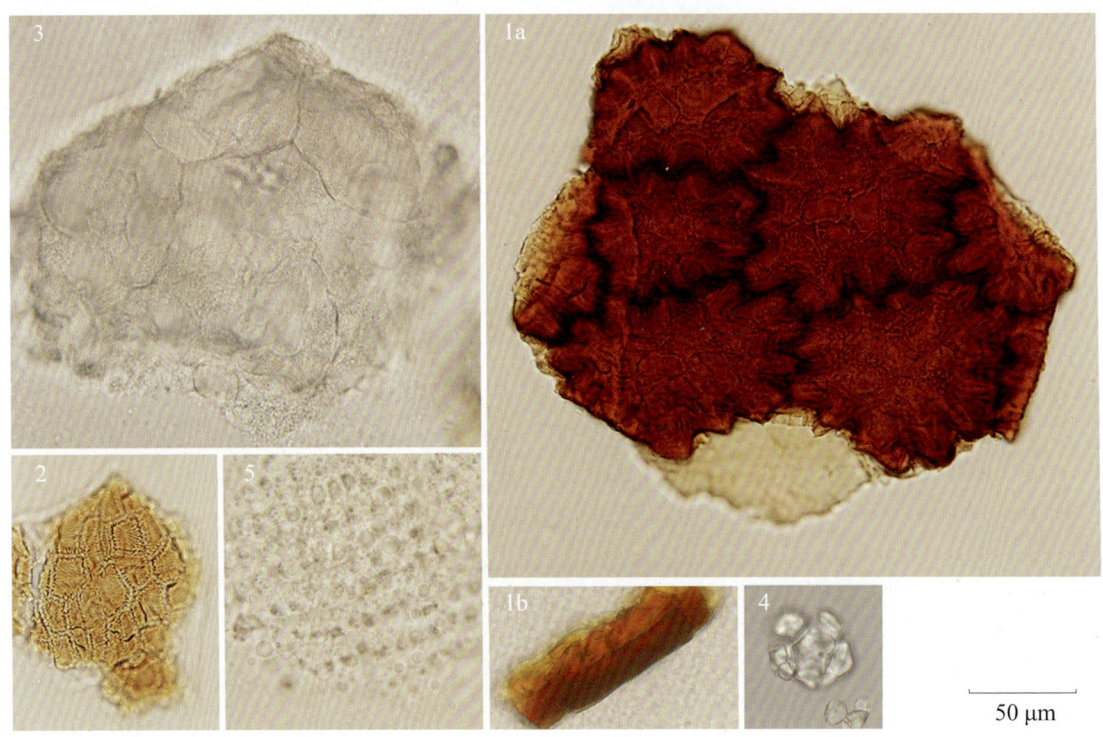

1. 外种皮细胞（1a. 侧面观，1b. 表面观）；2. 内种皮细胞；
3. 胚乳细胞；4. 淀粉粒；5. 子叶细胞
■ **王不留行粉末特征图**

**附注** 王不留行的种子横切面特征参考了谢晓燕[2]、张南平等[3]的研究文献，同时粉末特征还参考了徐国钧[4]的资料，并结合实际观察情况而描述。

（山东省食品药品检验研究院：穆向荣）

**参考文献**

[1] 国家药典委员会.中华人民共和国药典：2020 年版 一部[S].北京：中国医药科技出版社,2020：54.

[2] 谢晓燕.浅述王不留行的鉴别[J].中国中医药现代远程教育,2012,10(24)：101-102.

[3] 张南平,王峰,杨兆起.王不留行和地区习用药的组织鉴别[J].药物分析杂志,1998,18(4)：234-238.

[4] 徐国钧.中药材粉末显微鉴定[M].北京：人民卫生出版社,1986：502.

## 睡莲科

# 莲子 Lianzi　⑨

**品种收载** 《中国药典》2020 年版[1]。

**来源** 睡莲科植物莲 *Nelumbo nucifera* Gaertn. 的干燥成熟种子。

**性状** 呈椭圆形或类球形，一端具乳头状突起。正面呈椭圆形或类圆形，顶端具乳头状突起；侧面呈椭圆形或类圆形，顶端具乳头状突起；腹（脐）面呈类圆形；顶面中心棕褐色，乳头状突起的周边略下陷，最外侧有棕褐色凸起的环，多有裂口。长 11～15 mm，宽 9～12 mm，厚 8.5～10 mm。表面红棕色，有细纵纹和较宽的脉纹。种脐位于较平滑的一端，红棕色圆点状，种脐四周具颜色稍浅的类圆形种晕。质硬，种皮薄，不易剥离。气微，味甘、微涩；莲子心味苦。

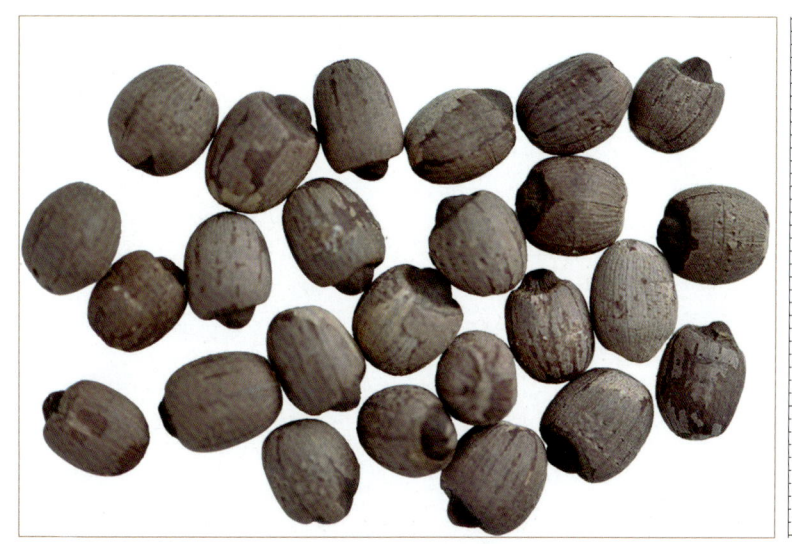

■ 莲子·大样图

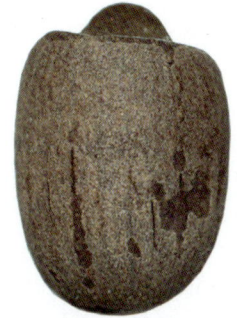 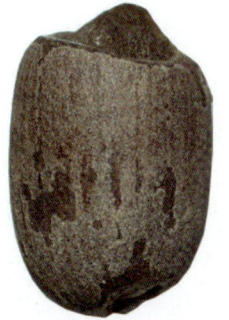 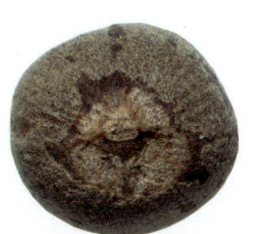

A. 正面　　　　B. 侧面　　　　C. 腹（脐）面

■ 莲子·基本面特征图

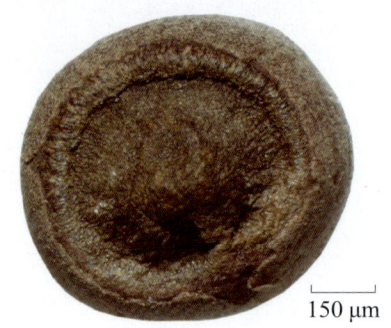

■ 莲子·顶面

**剖面特征** 纵剖面呈椭圆形，种皮薄，紧贴子叶；胚直生，抹刀型，子叶 2，黄白色，基部愈合；两子叶间具绿色胚芽（莲子心），一长一短，卷成箭形，先端向下反折，两幼叶间可见细小叶芽；胚根位于种脐一端，胚轴圆柱形，呈黄绿色。横剖面呈类圆形，子叶 2，黄白色，肥厚，中有空隙，胚轴断面有多数类圆形的孔洞。

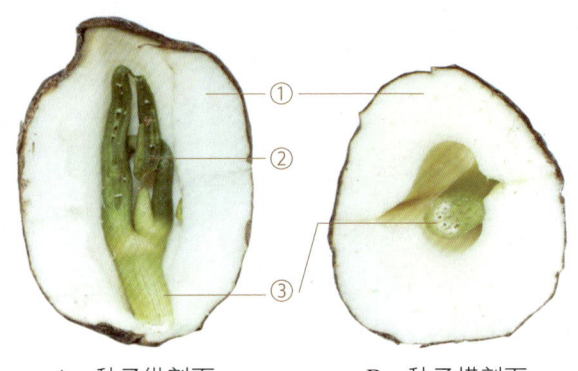

A. 种子纵剖面　　　　　B. 种子横剖面

①子叶；②胚芽；③胚轴

■ 莲子剖面特征图

**横切面特征** 外种皮细胞数列，表皮细胞与下皮细胞没有明显的差别，略切向延长，类长方形或多角形，内含黄棕色物或红棕色物，细胞内偶见草酸钙簇晶。内种皮细胞黄棕色，颓废。子叶细胞呈长圆形，壁稍厚，有的呈连珠状，内含淀粉粒。

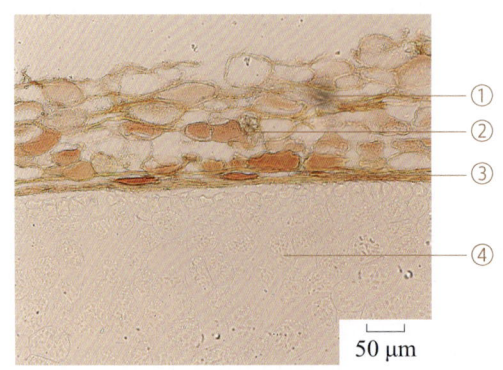

①外种皮细胞；②草酸钙簇晶；③颓废的内种皮；④子叶细胞

■ 莲子横切面特征图

**粉末特征** 粉末类白色。

淀粉粒为主，单粒长圆形、类圆形、卵圆形或类三角形，有的具小尖突，直径 4～25 μm，脐点少数可见，裂缝状或点状；复粒稀少，由2～3分粒组成。种皮（色素层）细胞黄棕色或红棕色，表面观呈类长方形、类长多角形或类圆形，有的可见草酸钙簇晶。子叶细胞呈长圆形，壁稍厚，有的呈连珠状，隐约可见纹孔域。可见螺纹导管和环纹导管。

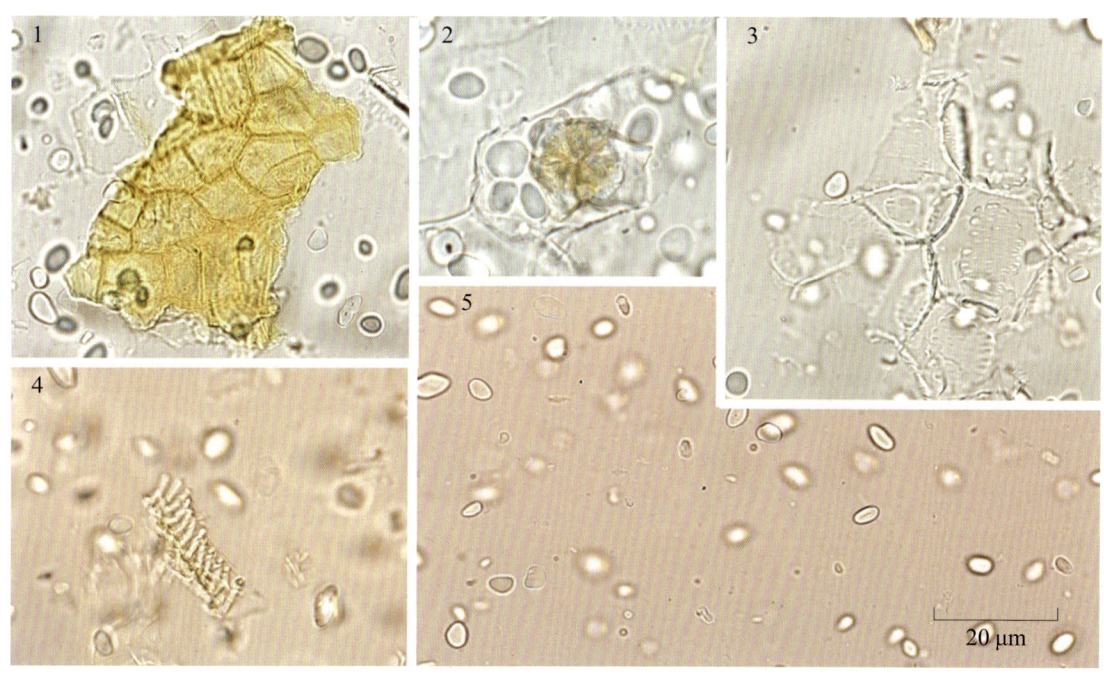

1. 色素细胞； 2. 草酸钙簇晶； 3. 子叶细胞； 4. 导管； 5. 淀粉粒

■ **莲子粉末特征图**

**附注** 莲子是除去莲的果实（闭果）的果皮后的种子。在自然界，由于莲子受到坚硬、不透水的果皮的良好保护，并不依赖种皮的保护，因此莲的种皮退化。

莲子的横切面的特征根据实际观察进行描述，并参考了 Corner[2] 关于双子叶植物种子的专著中的相关内容。

（甘肃省药品检验研究院：张明童　王娟弟　李冬华　马　潇　宋平顺）

**参考文献**

[1] 国家药典委员会.中华人民共和国药典：2020年版 一部[S].北京：中国医药科技出版社，2020：285.

[2] CORNER E J H.The seeds of dicotyledons：volume 1[M]. London：Cambridge University Press，2009：207.

# 芡实 Qianshi

## 10

**|品种收载|** 《中国药典》2020 年版[1]。

**|来源|** 为睡莲科植物芡 *Euryale ferox* Salisb. 干燥成熟的去掉坚硬外种皮的种仁。

**|性状|** 呈球形或椭圆形。正面呈类圆形或椭圆形；侧面呈类圆形或椭圆形；腹（脐）面呈圆形。长 5 ～ 9 mm，宽 5 ～ 8 mm，厚 5 ～ 8 mm。表面为棕红色或红褐色的内种皮，可见灰色网状花纹；种脐端黄白色，约占全体 1/3。种脐痕凹点状，淡黄色，四周隆起，有时胚脱落后显白色胚乳。质较硬，断面白色，粉性。气微，味淡。

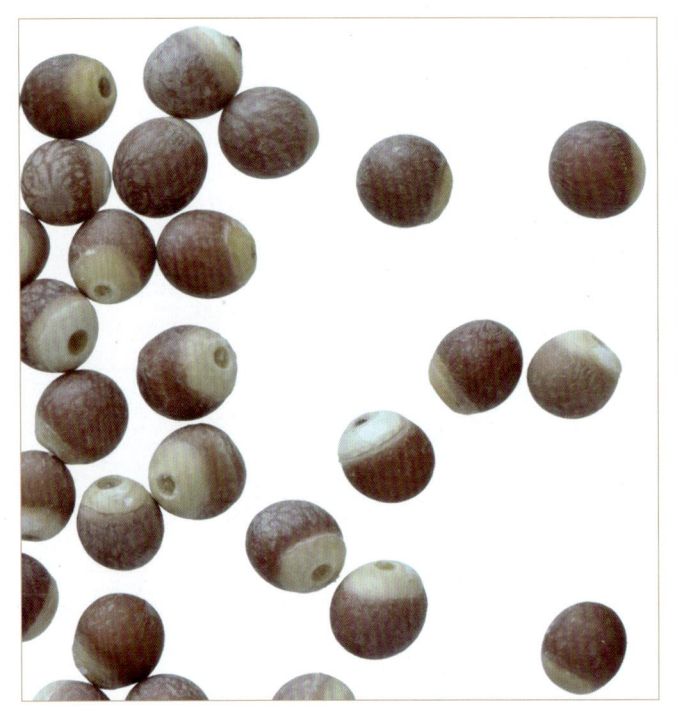

■ 芡实大样图

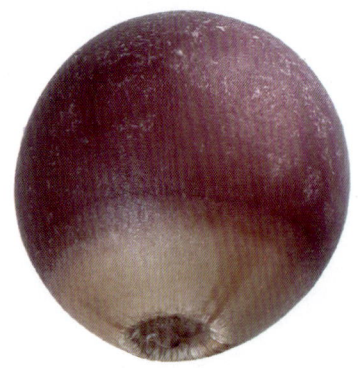

A．正面与侧面

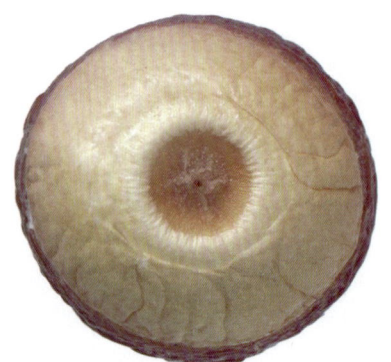

B．腹（脐）面

■ 芡实基本面特征图

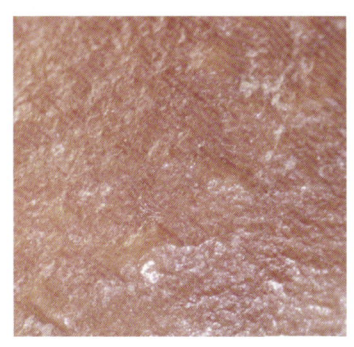

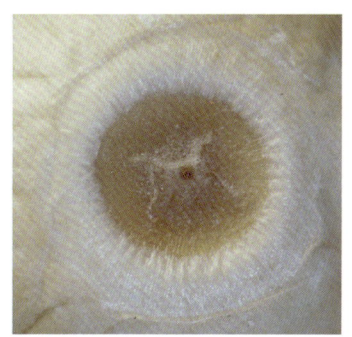

| A. 红色表面纹理 | B. 黄白色表面纹理 | C. 种脐 |

■ 芡实表面纹理与种脐特征图

|剖面特征| 纵剖面呈椭圆形或类圆形，内种皮棕红色，种脐端棕黄色；胚宽型（底部胚），宽度等于或大于高度，胚乳白色。横剖面呈类圆形，胚乳白色，边缘内种皮棕红色。

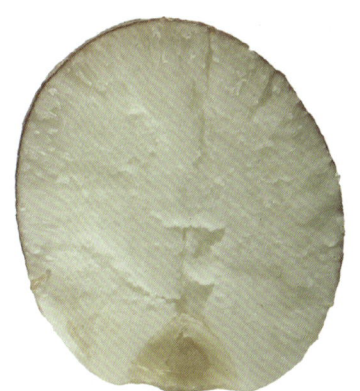

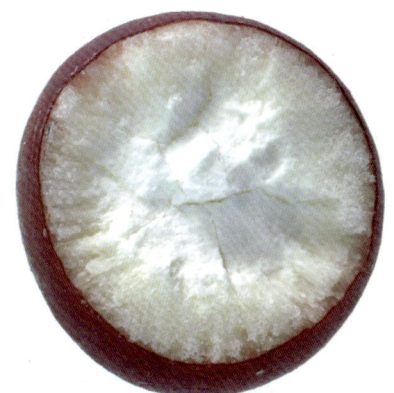

| A. 纵剖面 | B. 横剖面 |

■ 芡实剖面特征图

|横切面特征| 上部红色部分内种皮的外侧为 4～7 列红棕色的网状厚壁细胞，非木化，并散在细小的螺纹及环状管胞；内侧为 3～4 列薄壁细胞，含糊粉粒。下部白色部分内种皮外侧细胞的胞腔小，中部为一层色素细胞，内侧为 3～4 列胞腔较大的薄壁细胞。胚乳为多数椭圆形薄壁细胞，内含多数淀粉粒。淀粉粒多为复粒，多由百余分粒组成，类圆形，直径 12～20 μm；单粒类圆形或圆形，直径 1～1.8 μm，无层纹，脐点不明显。

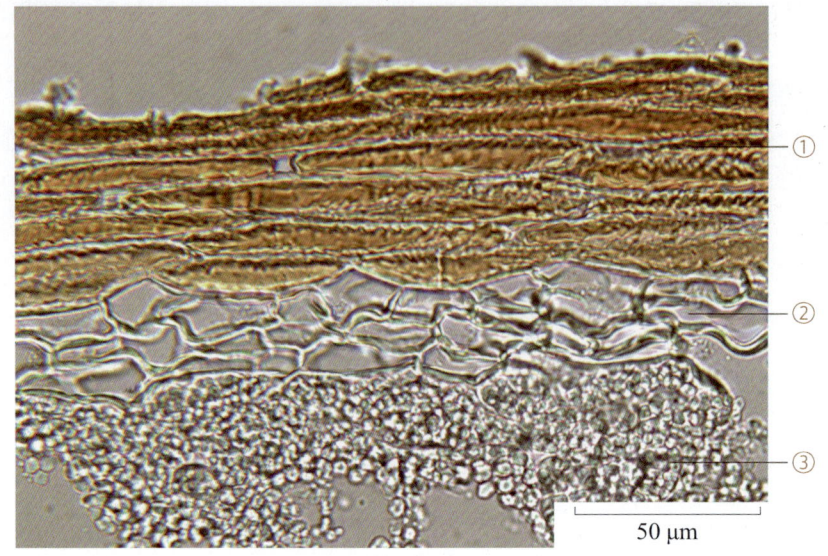

A．上部红色部分横切面

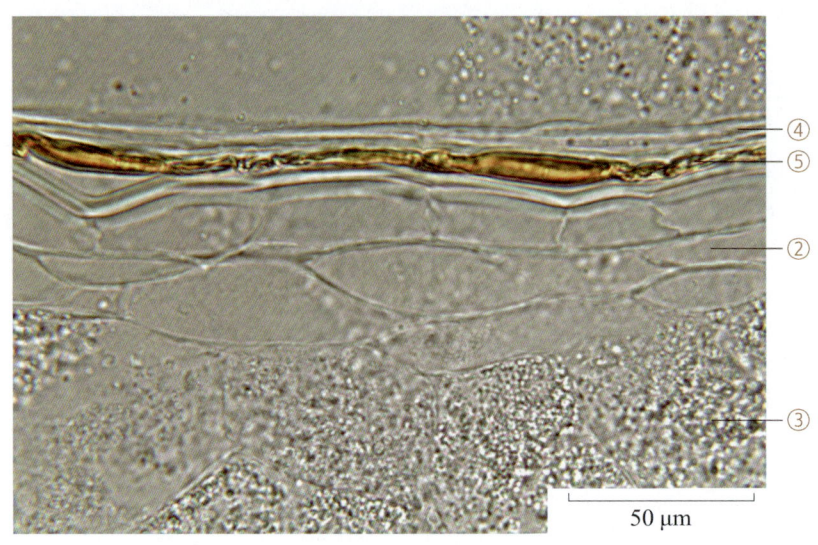

B．下部淡黄色部分横切面

①网状厚壁细胞；②薄壁细胞；③胚乳；④内种皮外侧细胞；⑤色素细胞

■ **芡实横切面特征图**

**粉末特征** 粉末类白色。

淀粉粒极多，主要为复粒，类球形，少数卵圆形、长圆形或圆多角形，由数十至百余分粒组成，直径 13 ～ 35 μm，边缘光滑，一般不常散离；复粒破碎后散出分粒或分粒群，分粒极细小，类多角形或圆多角形，直径 1 ～ 4 μm，少数隐约可见点状脐点。色素层细胞棕色，非木化，散在分布螺纹及环状管胞。

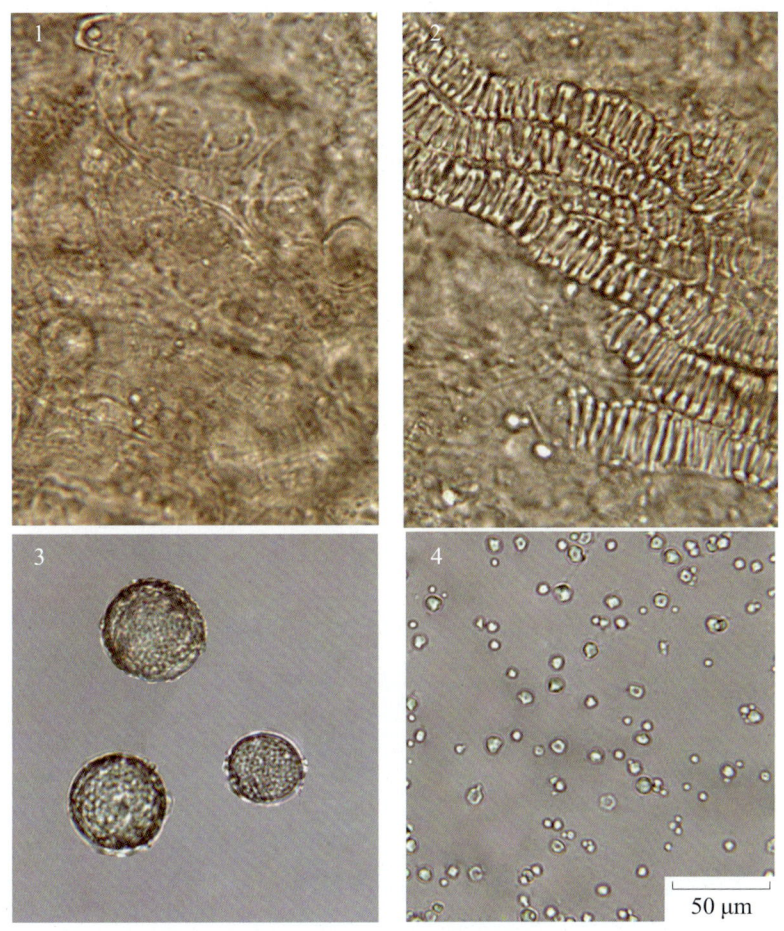

1. 色素层；2. 管胞；3. 淀粉粒（复粒）；4. 淀粉粒（分粒）

■ 芡实粉末特征图

**附注**

1. 经观察种仁上半部分的红色内种皮与白色内种皮结构不同，故分别进行了描述。

2. 经观察，红色内种皮外侧网状厚壁细胞列数可达 7 列，多于《新编中药志 第二卷》记载的列数[2]。

3. 由于本品粉末淀粉粒极多，其他特征不易观察，且分粒较少的复粒不易观察，故参照《中国药典》2020 年版和徐国钧主编的《中药材粉末显微鉴定》[3]，只对复粒淀粉粒进行描述。

（河北省药品医疗器械检验研究院：王常顺 孔亚萍）

**参考文献**

[1] 国家药典委员会.中华人民共和国药典：2020 年版 一部［S］.北京：中国医药科技出版社，2020：170.

[2] 肖培根.新编中药志 第二卷［M］.北京：化学工业出版社，2002：272.

[3] 徐国钧.中药材粉末显微鉴定［M］.北京：人民卫生出版社，1986：530.

## 毛茛科

# 黑种草子 *Heizhongcaozi*

## 11

**|品种收载|** 《中国药典》2020 年版[1]，系维吾尔族习用药材。

**|来源|** 毛茛科植物腺毛黑种草 *Nigella glandulifera* Freyn et Sint. 的干燥成熟种子。

**|性状|** 呈三棱状卵形，一端较狭而尖，棱线明显。正面大多呈倒卵形，基部较狭而尖；侧面略呈倒卵形，中间具一条棱线，另一侧具 2 条棱线，有横皱纹；腹（脐）面呈三棱形，两侧略鼓起，脐点位于三条棱的交汇处。长 2.5 ~ 3 mm，宽约 1.5 mm，厚约 1.0 mm。表面黑色，粗糙，可见横向不规则突起的棱状纹理、细小疣状突起与散在分布的细小凹窝。种脐位于较窄端。质坚硬，断面灰白色，有油性。气微香，味辛。

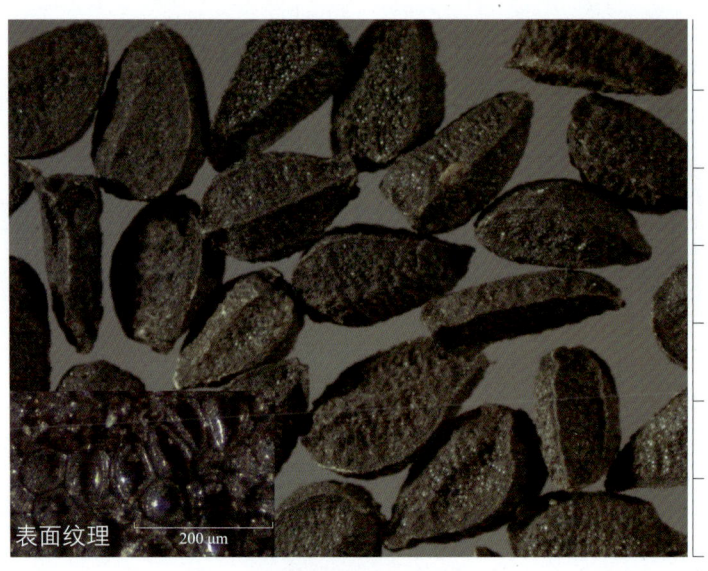

表面纹理    200 μm

■ 黑种草子大样图

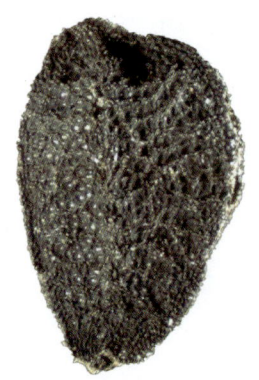

A. 正面

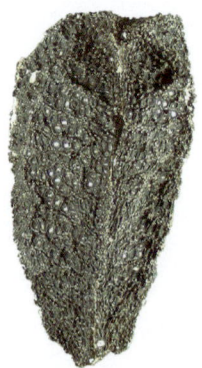

B. 侧面

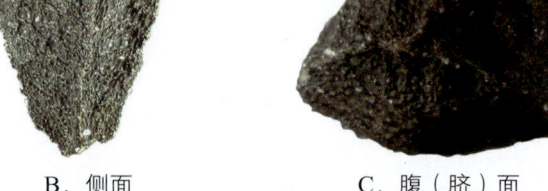

C. 腹（脐）面

■ 黑种草子基本面特征图

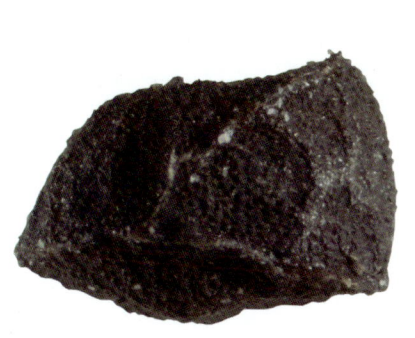
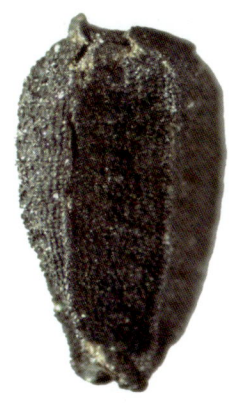

A．顶面　　　　　　　　　　　　B．背面

■ 黑种草子顶面和背面特征图

**剖面特征** 纵剖面呈倒卵形，种皮薄，胚直生于基部，长约为种子的 1/3；胚根细小，位于种脐端，色稍深，子叶与胚根等长；胚乳占种子剖面的大部分。种子下端横剖面略呈三棱状，剖面中央可见胚；种子上端横剖面略呈方形，种皮以内全部为胚乳。

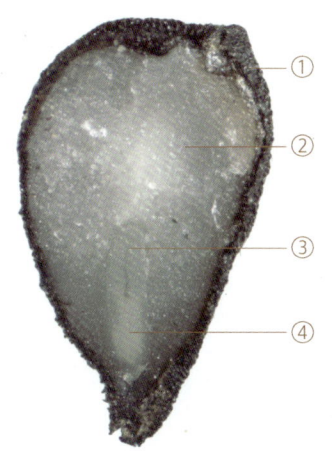
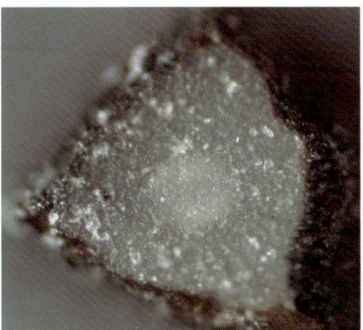
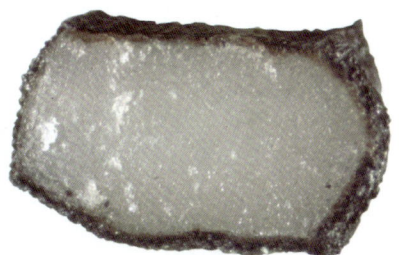

A．纵剖面　　　　　　　　B．下端横剖面　　　　　　　　C．上端横剖面

①种皮；②胚乳；③子叶；④胚根

■ 黑种草子剖面特征图

**横切面特征** 种皮表皮细胞 1 列，大小不一，类长方形或不规则长圆形，多切向延长，外壁大多向外突起呈乳突状或延伸似非腺毛状，部分细胞外壁平直，壁稍厚，暗棕色，角质层较薄，隐约可见细密的颗粒状纹理。中种皮层细胞 3 ～ 4 列，长方形或不规则形，略切向延长，壁薄。内种皮细胞 1 列，扁平形，棕色。胚乳细胞多角形，充满油滴和淀粉粒。

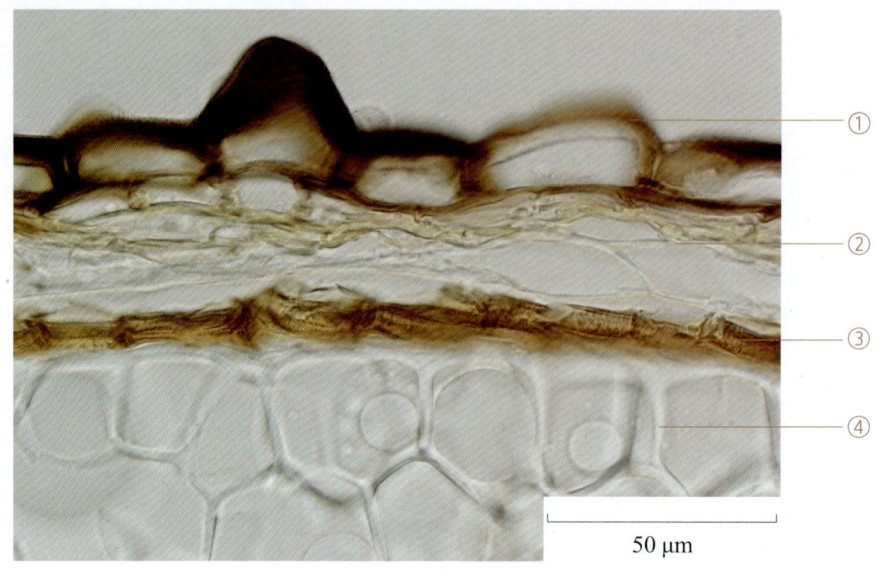

①表皮细胞；②种皮薄壁细胞；③内表皮细胞；④胚乳细胞

■ 黑种草子种皮横切面特征图

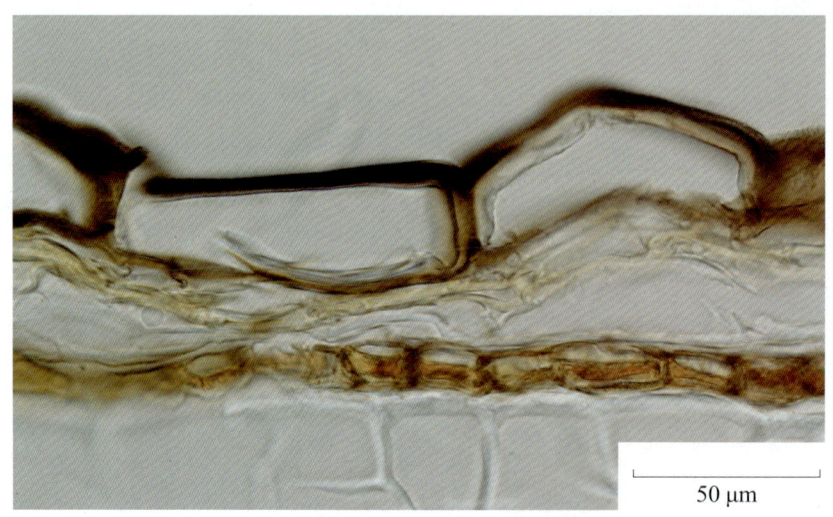

■ 黑种草子外种皮横切面特征图（不呈乳突状突起的表皮细胞）

**粉末特征** 粉末灰黑色。

种皮表皮细胞暗棕色，表面观类多角形，大小不一，外壁拱起或呈乳突状。种皮内表皮细胞棕色，表面观长方形、类方形或者类多角形，垂周壁连珠状增厚，平周壁有细密网状纹理。胚乳细胞多角形，内含油滴和糊粉粒。

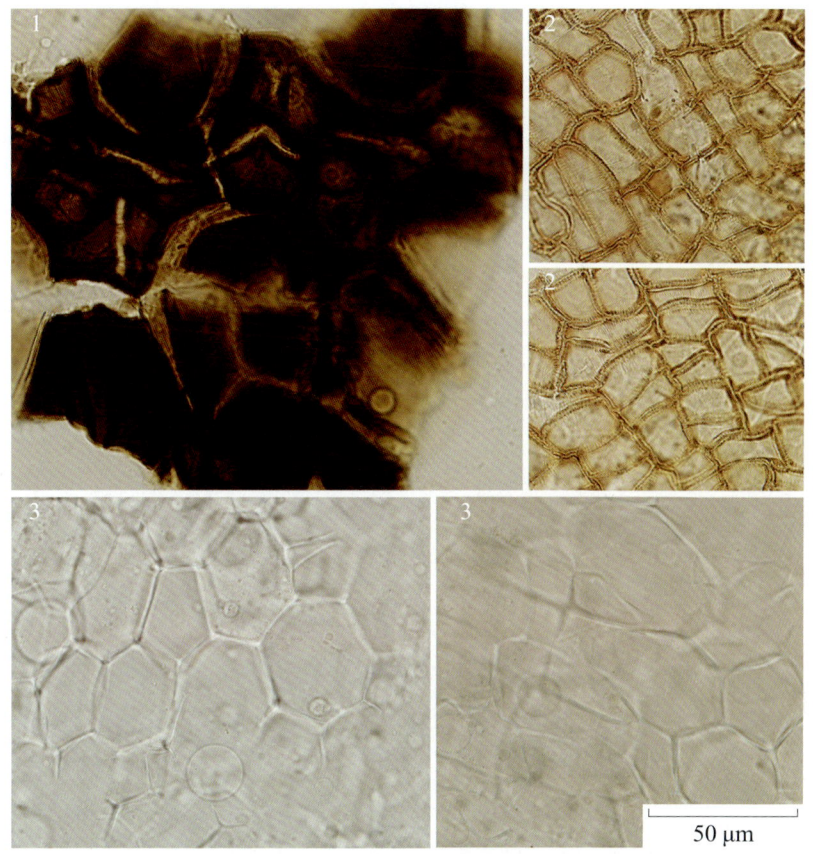

1. 种皮表皮细胞；2. 种皮内表皮细胞；3. 胚乳细胞

■ **黑种草子粉末特征图**

**附注** 黑种草子表面可以看到不均匀分布的细小凹窝，经多次对种子切片观察，发现细小凹窝的地方为不呈乳突状突起的外壁平直细胞，且细胞较大。

腺毛黑种草，在黑种草属的植物中比较特殊，它的种子表面粗糙，有不规则突起的棱状纹理，以及明显的细横纹或不规则的细纹，胚乳细胞内含油滴和淀粉粒，与黑种草属其他植物的种子较易区别。而毛茛属植物的种子不具备此特征。因此，黑种草子药材的伪品极少见。

（西藏食品药品检验院：潘 多 次仁曲吉）

**参考文献**

[1] 国家药典委员会.中华人民共和国药典：2020 年版 一部［S］.北京：中国医药科技出版社,2020：360.

## 木兰科

# 五味子仁 Wuweiziren

⑫

**品种收载** 《辽宁省中药材标准　第一册》2009 年版[1]。

**来源** 木兰科植物五味子 *Schisandra chinensis*（Turcz.）Baill. 的干燥成熟种子。

**性状** 呈肾形。正面呈肾形；侧面呈椭圆形；腹（脐）面呈椭圆形。长 3 ～ 4 mm，宽 4 ～ 5.5 mm，厚 2 ～ 3 mm。表面棕黄色，光滑，有光泽。种脐位于腹面凹陷处，呈 "U" 形。质较硬而脆。气香，味辛、微苦。

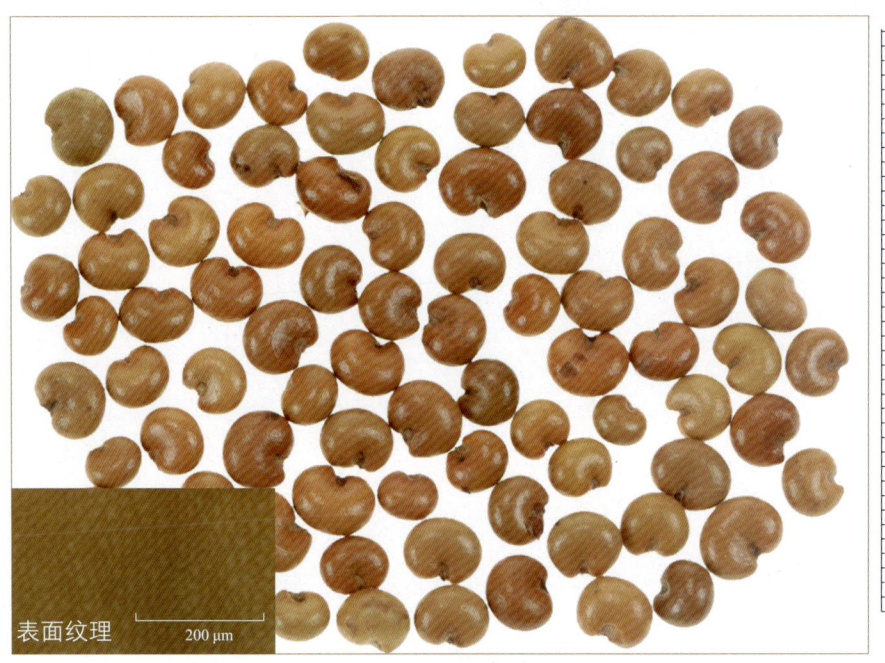

表面纹理　　200 μm

■ 五味子种子大样图

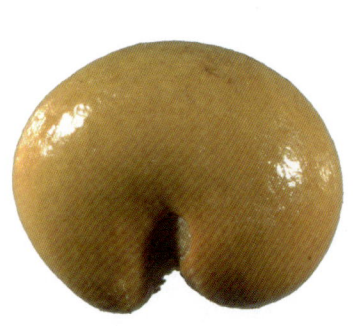

A. 正面

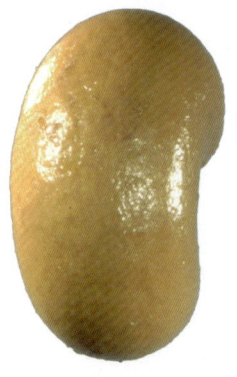

B. 侧面

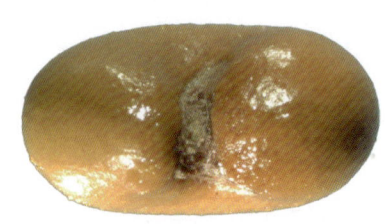

C. 腹（脐）面

■ 五味子种子基本面特征图

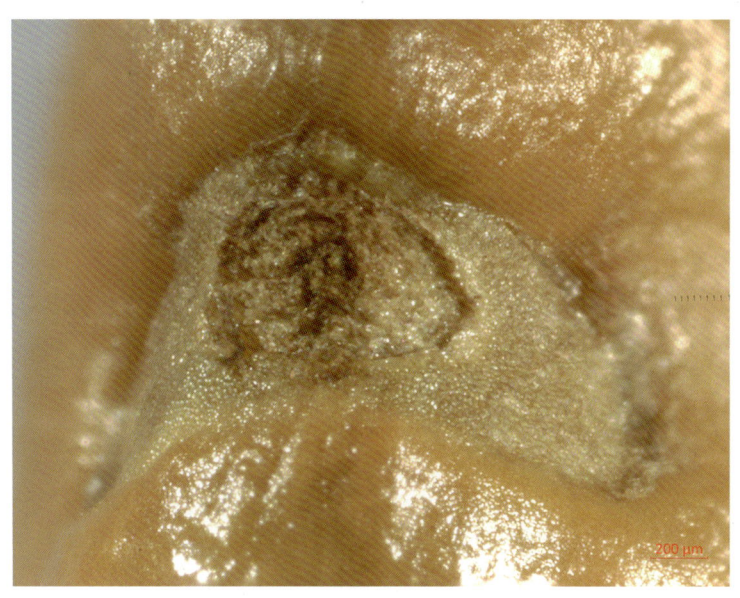

种脐特征
■ **五味子种子种脐特征图**

**剖面特征** 纵剖面呈肾形，外种皮棕色，较厚，有时与淡黄色的中种皮分离，背部的中种皮明显厚于两侧；胚乳类白色，略呈肾形，占种子的大部分，胚底部型，发育不全，位于较小的一端而不明显；胚乳体侧面中间具一棕褐色条（种脊），长度约为种子的一半。横剖面略呈卵圆形，胚乳类白色，中央不见胚。

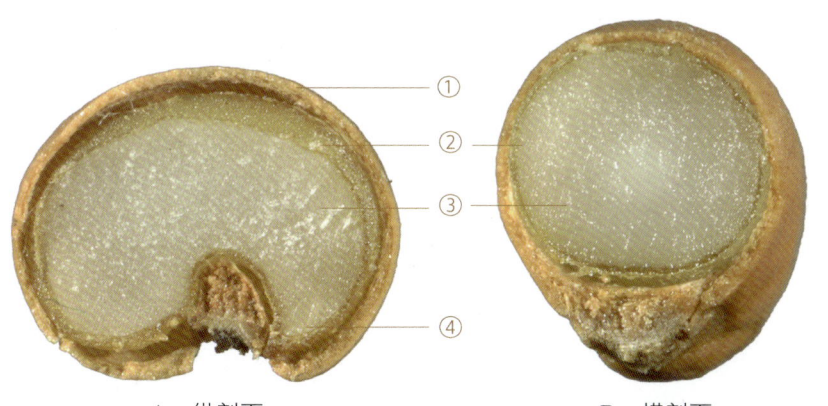
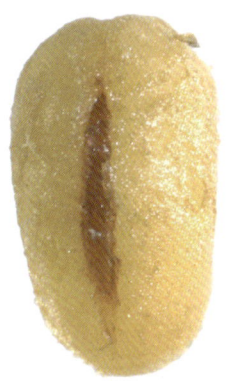

| A．纵剖面 | B．横剖面 | C．种仁 |

①外种皮；②中种皮；③胚乳；④胚
■ **五味子种子剖面特征和种仁特征图**

**横切面特征** 种皮表皮细胞为石细胞，径向延长，壁厚，纹孔和孔沟细密，胞腔常含棕色物。中种皮外层（下皮层）由 3～5 列石细胞组成，石细胞类圆形、三角形或多角形，排列不整齐，纹孔较大，胞腔常含棕色物。中种皮层为数列薄壁细胞，大多颓废状，种脊部位有维管束。中种皮内层为 1 列油细胞层，细胞长方形，含棕黄色油滴。内种皮层为 3～5 列小型细胞，大多颓废状。胚乳细胞含脂肪油滴及糊粉粒。

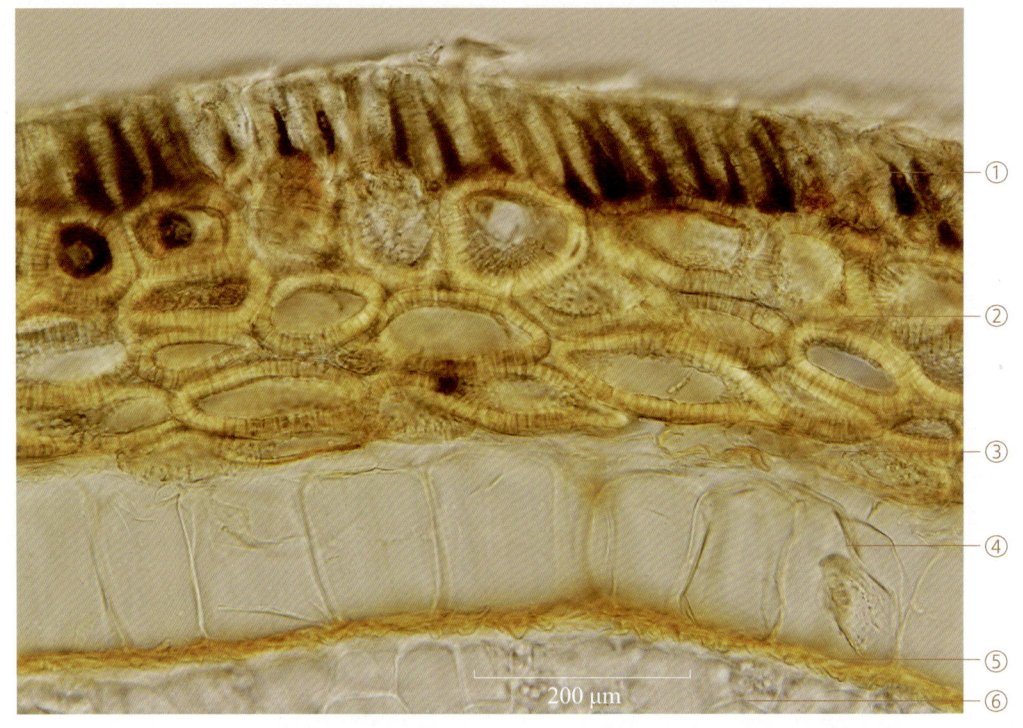

①种皮表皮石细胞；②中种皮外层石细胞；③中种皮层；
④中种皮层内层（油细胞）；⑤内种皮；⑥胚乳细胞

■ **五味子种子横切面特征图**

**粉末特征** 粉末棕黄色。

种皮外表皮石细胞表面观呈多角形或长方形，壁厚，孔沟极细密，胞腔内含深棕色物。外种皮内层石细胞呈多角形、类圆形或不规则形，壁稍厚，纹孔较大。胚乳细胞类圆形、类方形或多角形，含脂肪油滴和糊粉粒。

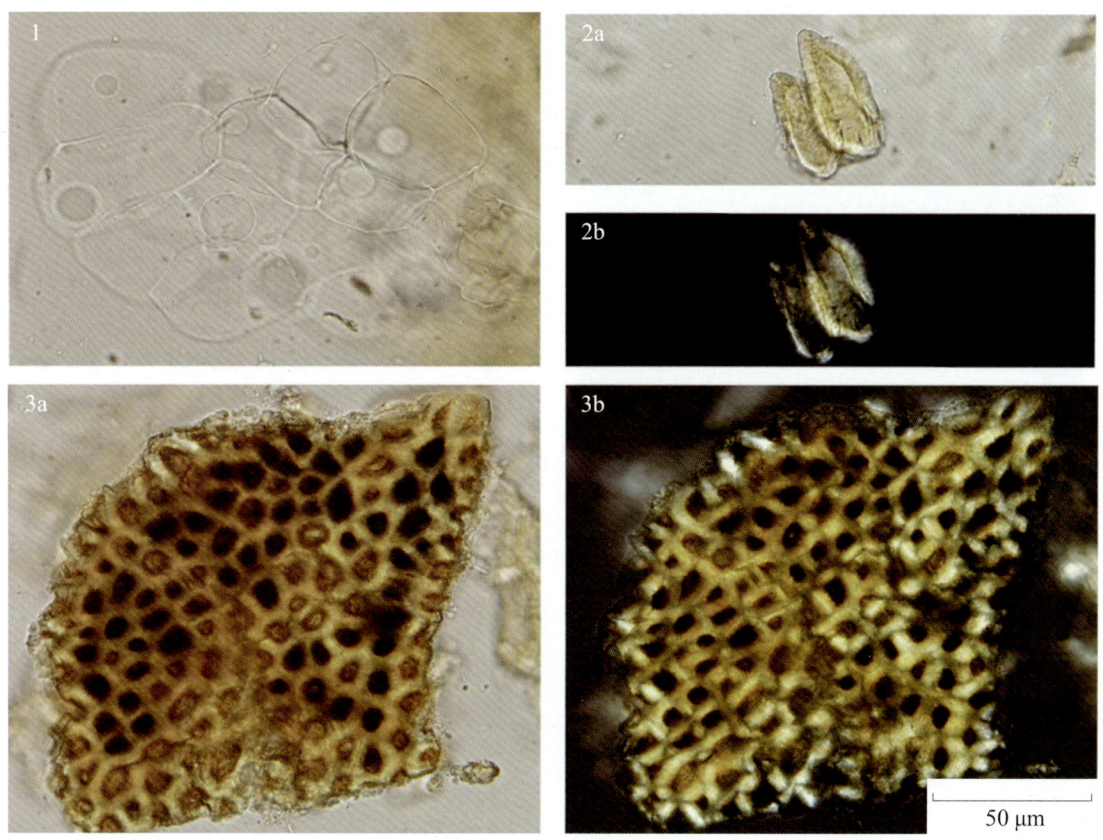

1. 胚乳细胞；2. 种皮表皮石细胞（2a. 可见光下，2b. 偏光镜下）；
3. 种皮下皮石细胞（3a. 可见光下，3b. 偏光镜下）

■ **五味子种子粉末特征图**

**附注** 《新编中药志》中，五味子仁的种皮硬度描述为坚硬而脆[2]。取成熟种子试验，种皮较硬而脆，相对于种子的大小而言，种皮也不太薄，所以横剖面的种皮描述为较厚。五味子的内种皮细胞为1列小细胞，壁稍厚，在显微镜下因极难制片而不易拍摄清楚。

五味子的胚为发育不全胚，这是一种比较原始的特征[3]。


（安徽省食品药品检验研究院：陶 冶 张亚中 程 璐 余 俊）


**参考文献**

[1] 辽宁省食品药品监督管理局.辽宁省中药材标准:2009年版 第一册[S].沈阳:辽宁科学技术出版社,2009,26.

[2] 肖培根.新编中药志 第二卷[M].北京:化学工业出版社,2002:119.

[3] 王立军,谷安根,盛国志,等.北五味子的果实解剖研究[J].植物研究,1992,12（4）:384-388.

## 南五味子仁 *Nanwuweiziren*

【来源】 木兰科植物华中五味子 *Schisandra sphenanthera* Rehd.et Wils. 的干燥成熟种子。

【性状】 呈肾形，凹陷处略呈叉状突起。正面呈肾形，基部凹陷处略呈叉状突起；侧面呈椭圆形；腹（脐）面呈椭圆形。长 3～3.5 mm，宽 3.5～4 mm，厚 2～2.5 mm。表面棕黄色，具小颗粒状凸起。种脐圆形，略呈叉状突起。种皮薄、较硬而脆。气微，味微酸。

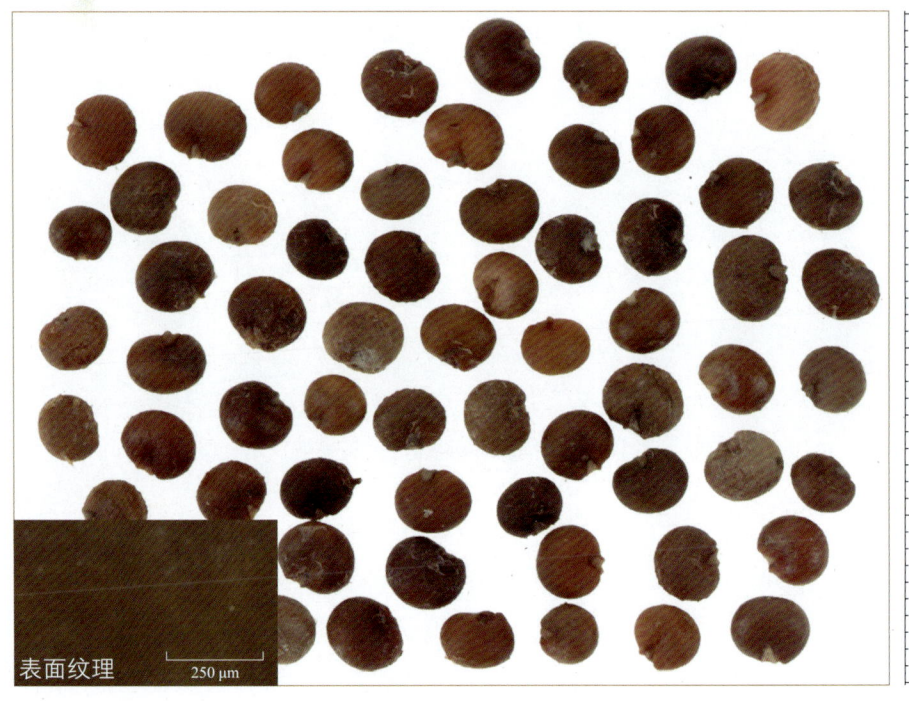

表面纹理　250 μm

■ 南五味子·种子大样图

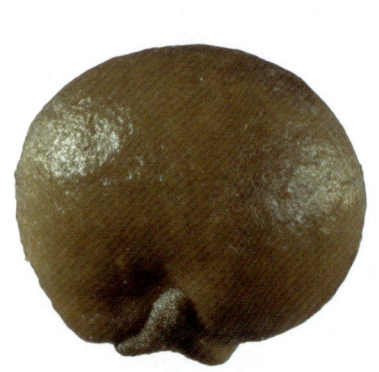 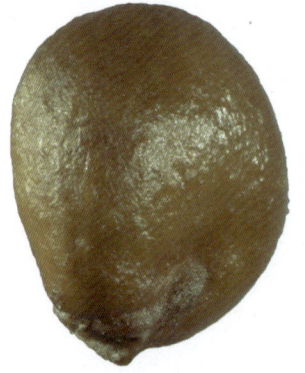 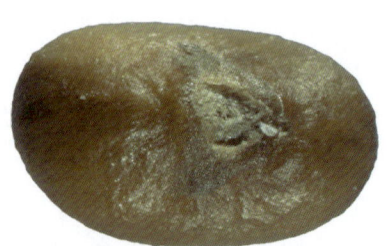

A. 正面　　　　　　　　　B. 侧面　　　　　　　　　C. 腹（脐）面

■ 南五味子·种子基本面特征图

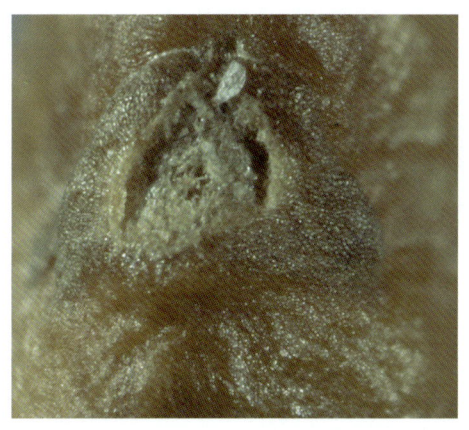

■ 南五味子种子种脐特征图

**剖面特征** 纵剖面呈肾形，外种皮棕黄色，较厚，有时与淡黄色的中种皮分离，背部的中种皮不明显较两侧厚；胚乳类白色，略呈肾形，占种子的大部分，胚底部型，发育不全，位于较小的一端，小而不明显；种仁侧面具一棕褐色条（种脊）。横剖面呈卵圆形，胚乳呈类圆形，中央不见胚。

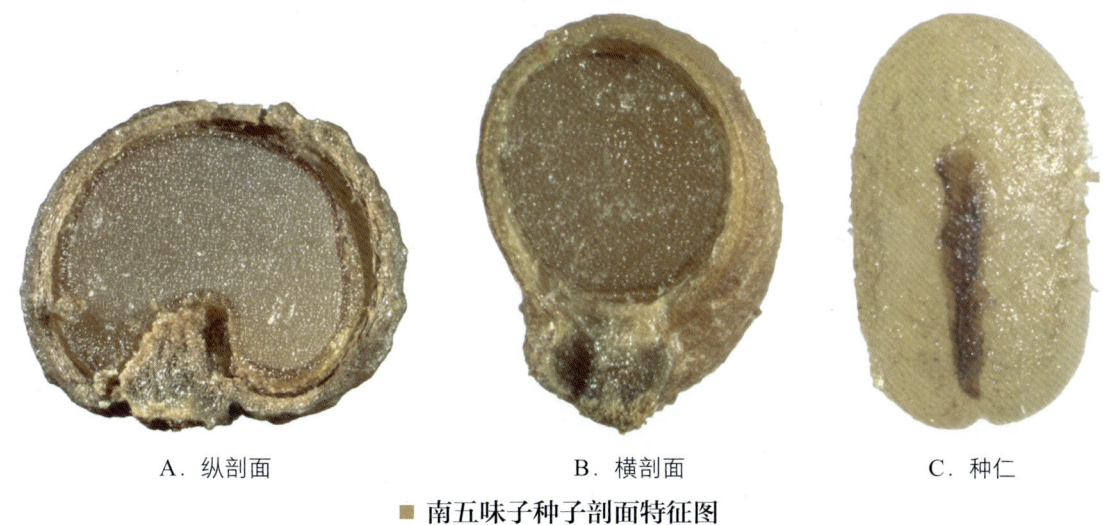

A. 纵剖面　　　　　　　　B. 横剖面　　　　　　　　C. 种仁

■ 南五味子种子剖面特征图

**横切面特征** 种皮表皮细胞为1列石细胞，径向延长，壁厚，纹孔和孔沟细密。中种皮外层（下皮层）石细胞3～6列，石细胞类圆形、三角形或多角形，纹孔较大。中种皮层为数列薄壁细胞，大多颓废状，种脊部位有维管束。中种皮内层为1列油细胞层，细胞长方形，含棕黄色油滴。内种皮为3～5列小型细胞，大多颓废状。胚乳细胞含脂肪油滴及糊粉粒。

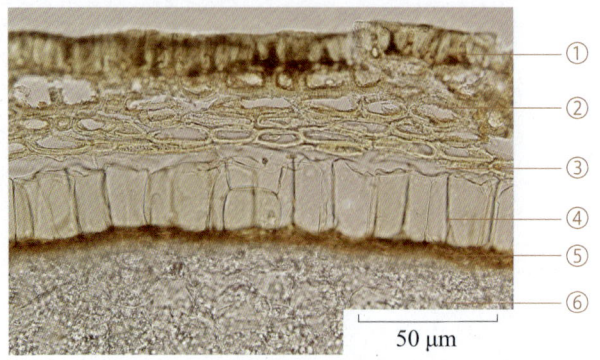

①种皮表皮石细胞；②中种皮外层石细胞；③中种皮层（颓废层）；
④中种皮内层（油细胞）；⑤内种皮细胞；⑥胚乳

■ **南五味子·种子横切面特征图**

**粉末特征** 粉末黄棕色。

种皮表皮石细胞表面观呈多角形或长方形，壁厚，孔沟极细密，胞腔内含深棕色物。中种皮外层石细胞呈多角形、类圆形或不规则形，壁稍厚，纹孔明显。胚乳薄壁细胞多角形或类圆形，含脂肪油滴及糊粉粒。

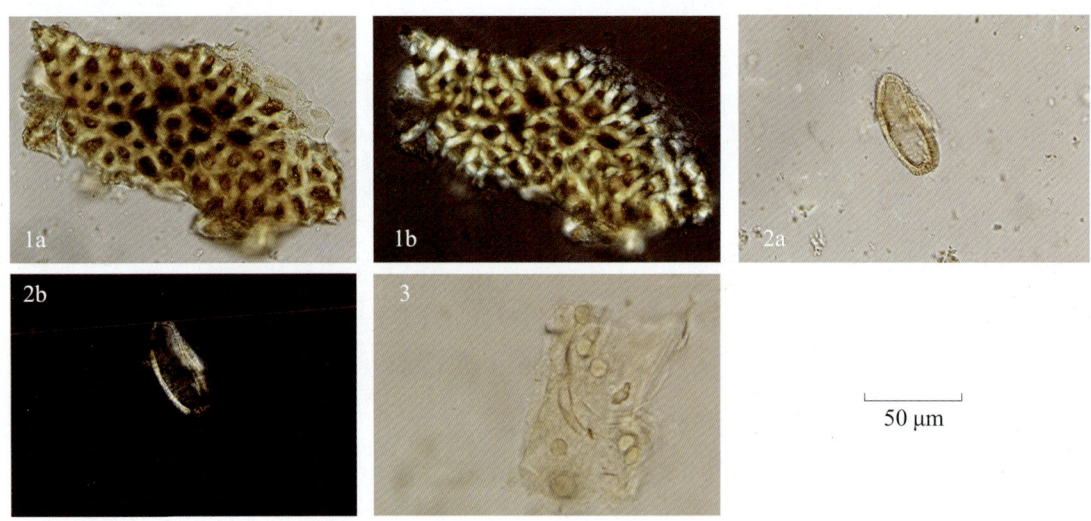

1. 种皮表皮石细胞（1a. 可见光下，1b. 偏光镜下）；
2. 下皮石细胞（2a. 可见光下，2b. 偏光镜下）；3. 胚乳细胞

■ **南五味子·种子粉末特征图**

**附注** 南五味子性状与五味子很相似，两者的区别在于南五味子的种子表面具小颗粒状凸起。南五味子的胚发育不全，这是一种比较原始的特征[1]。南五味子内种皮的最内层细胞为1列较小的细胞，细胞内营养被胚吸收后呈颓废状，因此在显微镜下极难观察到。

（安徽省食品药品检验研究院：陶　冶　张亚中　刘军玲　程　璐）

**参考文献**

[1] 王立军,谷安根,盛国志,等.北五味子的果实解剖研究[J].植物研究,1992,12（4）:384-
388.

# 肉豆蔻科

## 肉豆蔻 Roudoukou ⑭

**品种收载** 《中国药典》2020年版[1]。

**来源** 肉豆蔻科植物肉豆蔻 *Myristica fragrans* Houtt. 的干燥种仁。

**性状** 呈卵圆形或椭圆形，具浅纵沟纹。正面呈卵圆形或椭圆形；侧面呈卵圆形或椭圆形；腹（脐）面呈圆形。长 2 ~ 3 cm，直径 1.5 ~ 2.5 cm。表面灰棕色或灰黄色，有时外被白粉（石灰粉末），有浅色纵行沟纹和不规则网状沟纹。种脐部位位于宽端，呈浅色圆形突起；合点部位呈深色的凹陷；种脊部位呈纵沟状，连接两端。质坚，断面显棕黄色相杂的大理石花纹。富油性。气香浓烈，味辛。

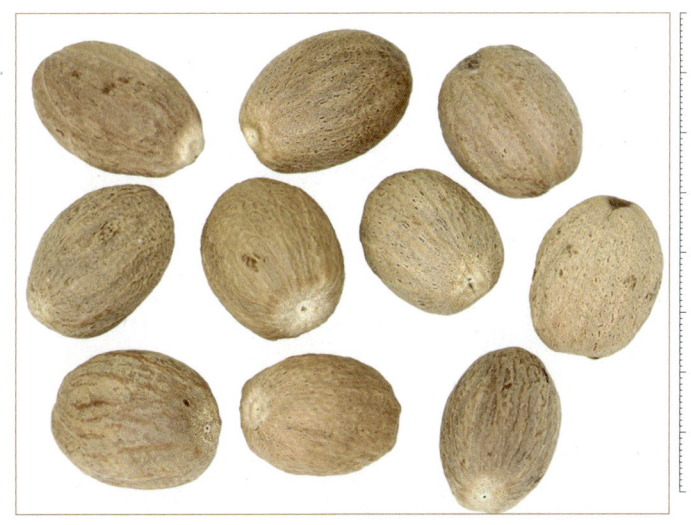

■ 肉豆蔻大样图

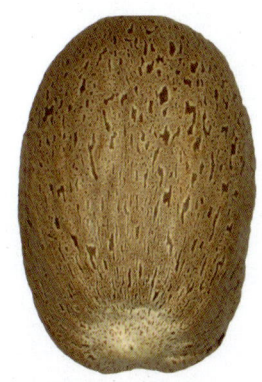 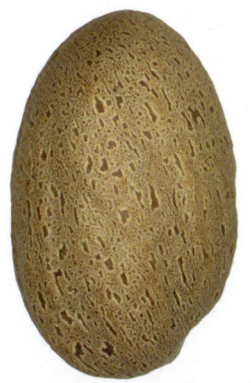 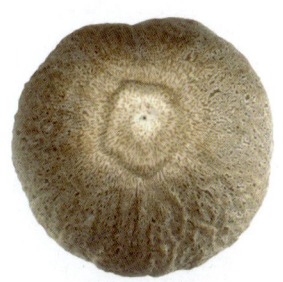

| A. 正面 | B. 侧面 | C. 腹（脐）面 |

■ 肉豆蔻基本面特征图

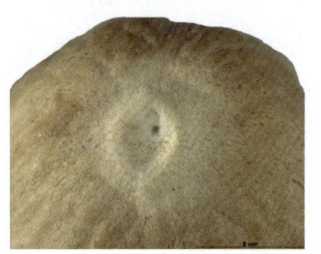
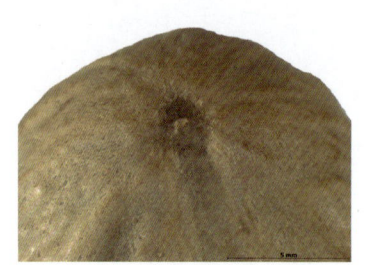
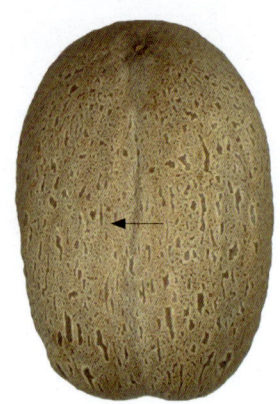

A．种脐部位　　　　　　　　　　B．合点部位　　　　　　　　　C．种脊部位

■ 肉豆蔻表面特征图

**剖面特征** 　纵剖面呈椭圆形或卵圆形，外胚乳表皮薄，色深，伸入浅色的内胚乳中而形成错入组织，呈大理石花纹，中心有时可见裂隙，在种脐端可见胚，胚占种仁的很小部分。横剖面呈类卵圆形，边缘呈钝圆锯齿状，外胚乳伸入内胚乳中而形成错入组织，呈大理石样花纹，中心有时可见裂隙。

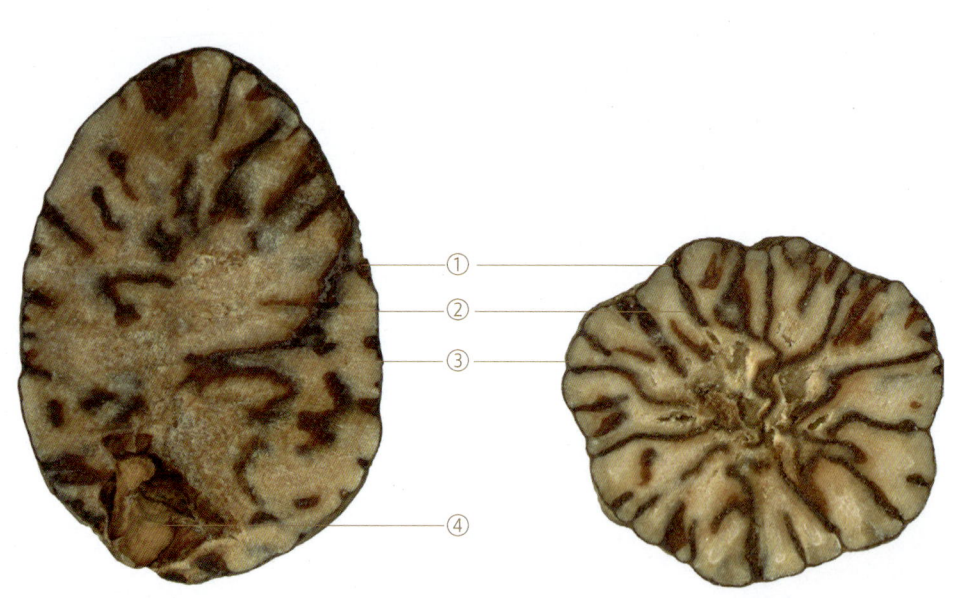

A．纵剖面　　　　　　　　　　　　B．横剖面

①表皮；②外胚乳；③内胚乳；④胚

■ 肉豆蔻剖面特征图

**横切面特征** 种皮已经去掉。外层外胚乳组织，由10余列扁平皱缩细胞组成，内含棕色物，偶见小方晶，错入组织具小维管束，暗棕色外胚乳深入浅黄色的内胚乳中，形成大理石样花纹，内含多数油细胞。内胚乳细胞壁薄，类圆形，充满淀粉粒、脂肪油及糊粉粒，内有疏散的浅黄色细胞。淀粉粒多为单粒，少数为2～6分粒组成的复粒。以碘液染色，甘油装置立即观察，可见在众多蓝黑色淀粉粒中混有较大的糊粉粒。以水合氯醛试液装置观察，可见脂肪油常呈块片状、鳞片状，加热即成油滴状。

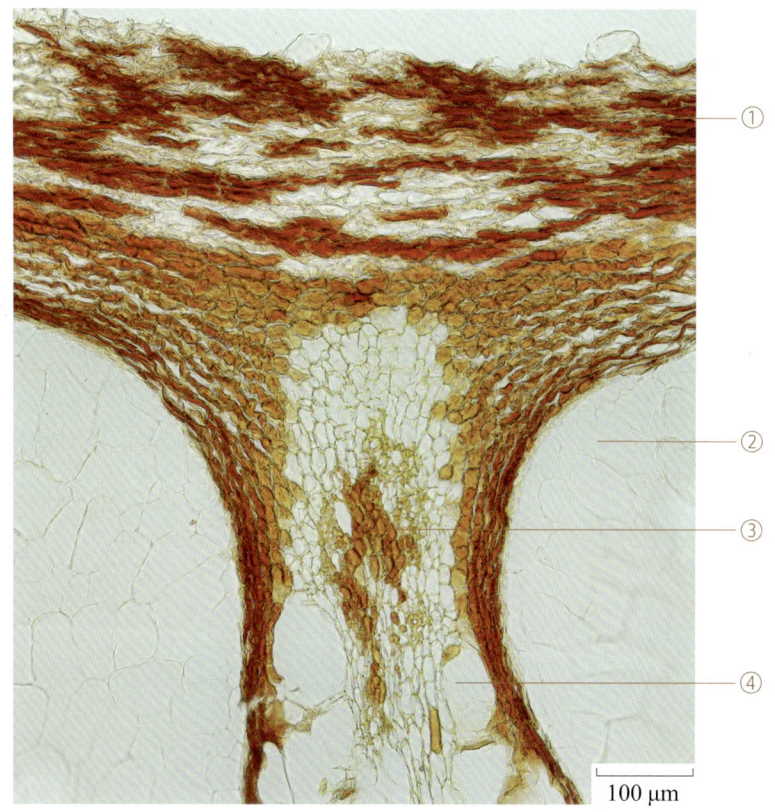

①外胚乳；②内胚乳；③维管束；④油细胞
■ **肉豆蔻横切面特征图**

**粉末特征** 粉末红棕色至棕色。

脂肪油极多，加热后形成油滴，冷却后脂肪油析出针簇状或羽毛状结晶。外胚乳细胞成片，呈多角形，内含棕红色、鲜红色或黄棕色色素。内胚乳细胞黄色，呈类多角形，内含淀粉粒、油滴及糊粉粒。淀粉粒多为单粒，类圆形，直径10～25 μm，脐点点状、裂缝状或星状；少数为复粒，由 2 ～ 6 分粒组成，直径 15 ～ 35 μm，脐点明显。导管黄色，直径 10 ～ 25 μm，多为螺纹导管、网纹导管。

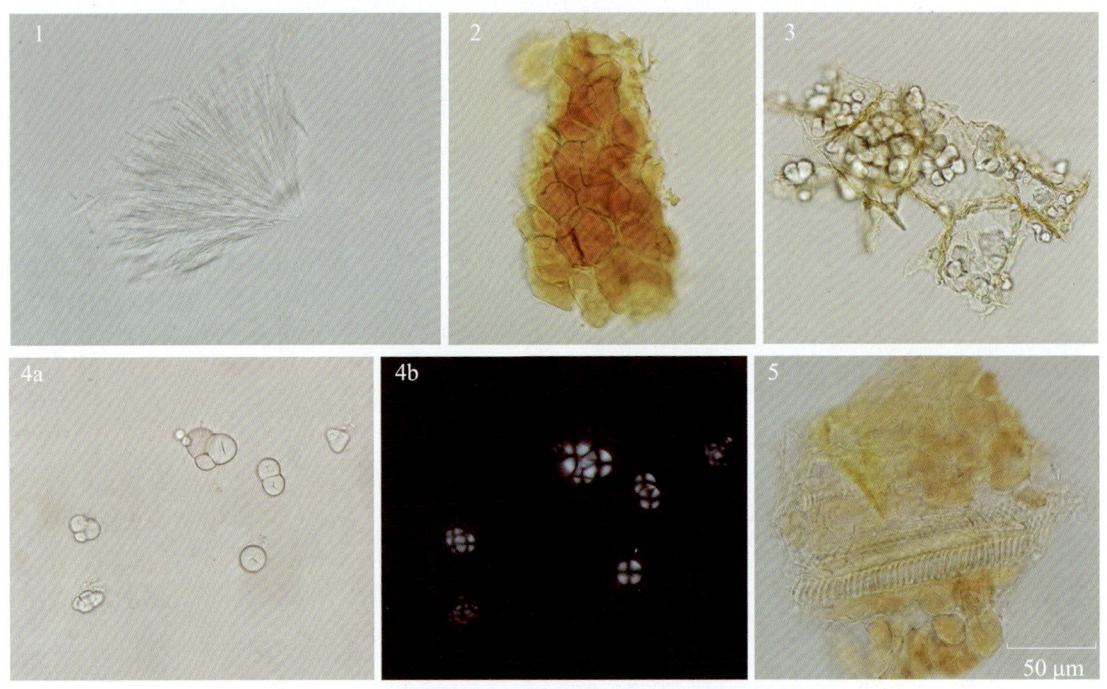

1. 脂肪油结晶；2. 外胚乳细胞；3. 内胚乳细胞；

4. 淀粉粒（4a. 可见光下，4b. 偏光镜下）；5. 导管

■ **肉豆蔻粉末特征图**

**附注** 肉豆蔻药用部位为种仁，其种皮在加工过程中已被除去。因此，横切面与粉末特征没有种皮细胞的特征。

（广东省药品检验所：杨志业　谭颖仪）

**参考文献**

［1］ 国家药典委员会. 中华人民共和国药典：2020 年版　一部［S］. 北京：中国医药科技出版社，2020：141.

## 山柑科

# 马槟榔 Mabinglang ⑮

**品种收载** 《贵州省中药材、民族药材质量标准》2003 年版[1]。

**来源** 山柑科植物马槟榔 *Capparis masaikai* Levl. 的干燥成熟种子。

**性状** 呈不规则扁圆形、肾形，或不规则的团块状。正面呈扁圆形、肾形，少数呈不规则形；侧面呈双凸镜形或单凸镜形；腹（脐）面呈双凸镜形或单凸镜形。长 1.0～2.2 cm，宽 0.9～2.0 cm，厚 0.5～1.1 cm。表面青灰色、棕褐色至灰黑色，中央可见一黄棕色半环状痕迹，一端与种脐相遇，常有黑褐色果肉残留。种脐位于边缘，凸出处呈嘴状，扁圆形。外种皮质硬而脆，种仁黄白色，外被内种皮与残留的胚乳。气微，味微苦涩而后甜。

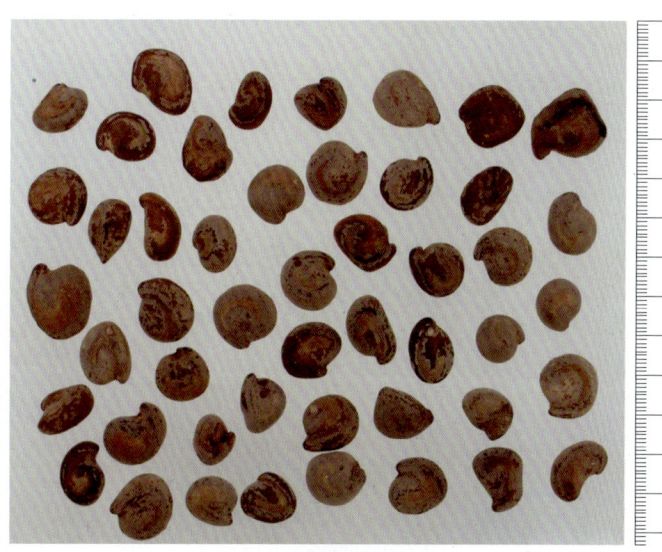

■ 马槟榔大样图

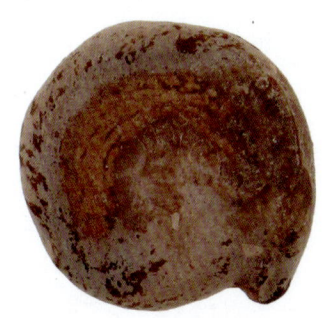
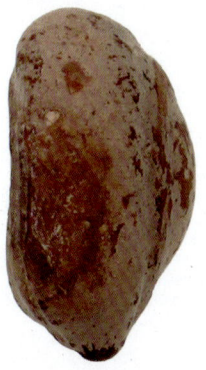
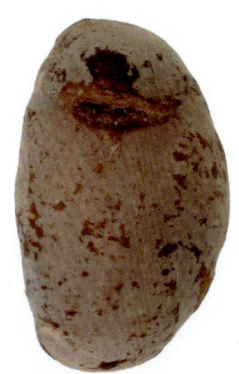

A. 正面　　　　　　A. 侧面　　　　　　C. 腹（脐）面

■ 马槟榔基本面特征图

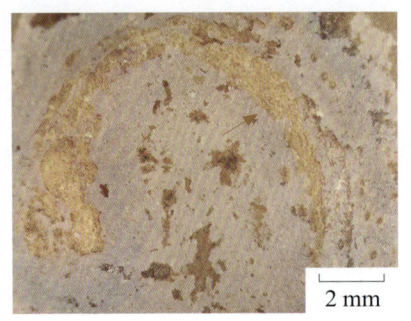

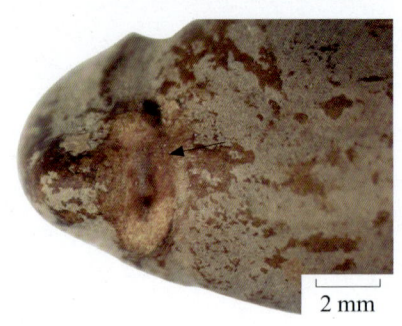

A. 半环状痕迹 　　　　　　　　　　　　 B. 种脐

■ 马槟榔表面特征和种脐图

**剖面特征** 纵剖面呈不规则扁圆形、肾形，少数不规则形，胚根端向外凸起；外种皮厚约 1 mm，厚薄不均匀，质脆；内种皮较薄，皱缩，与外种皮分离，与胚紧密贴合；胚线条状，粗壮，自外向内盘旋，将子叶围于正中，形如蜗牛，习称"太极子"。横剖面呈椭圆形，胚轴横断面类圆形，在胚根端较粗，最外层胚轴为一条，向内为 2 条，子叶位于中间。胚轴长 4～9 cm，直径 1.5～3 mm，近圆形；子叶 2，较薄，被围于胚轴的中间。

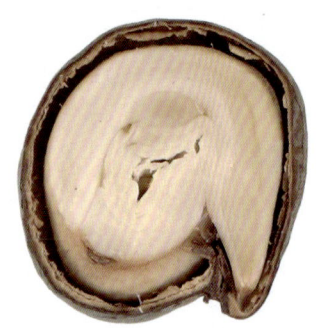

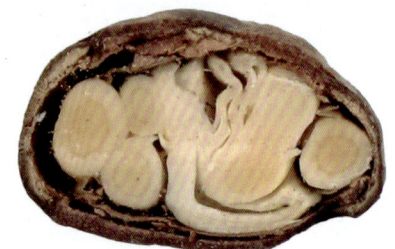

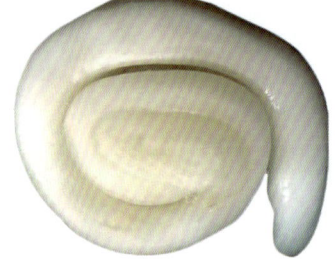

A. 纵剖面 　　　　　　　　 B. 横剖面 　　　　　　　　 C. 胚

■ 马槟榔剖面特征图

**横切面特征** 内果皮有时残存，细胞壁条状或网状增厚。外种皮表皮细胞切向延长，扁平，细胞壁稍厚，胞腔含棕色或红棕色物。中种皮外层（下皮层）细胞一层，大多被压扁或颓废状。中种皮层石细胞数十列，类圆形、卵圆形、多角形、长条形或不规则分枝状，孔沟明显。中种皮内层细胞 5～7 层，切向延长，细胞壁具斜向交错的纹理。内种皮薄壁细胞 1 层，细胞方形，径向壁加厚。胚乳细胞为 1 列类方形薄壁细胞，充满糊粉粒及脂肪油滴。胚细胞类圆形或类多角形。

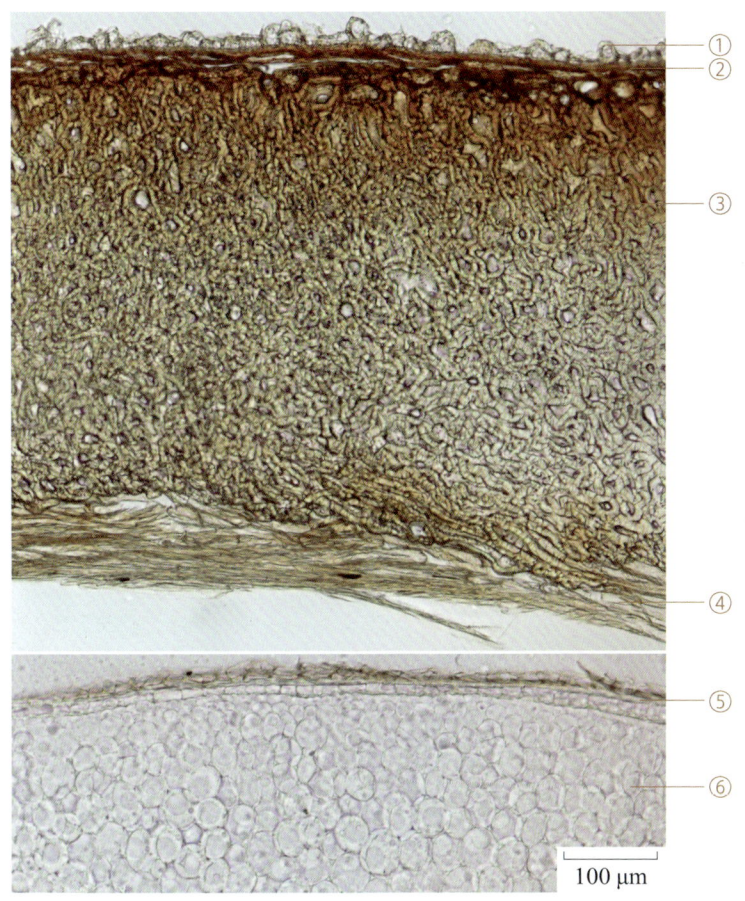

①内果皮细胞；②外种皮表皮细胞；③石细胞；
④薄壁细胞；⑤内种皮细胞；⑥胚细胞

■ **马槟榔横切面特征图**

**粉末特征** 粉末浅棕褐色。

石细胞成群或单个散在，类圆形、卵圆形、多角形、长条形或不规则分枝状，壁厚，孔沟明显，有的胞腔内含黄棕色至红棕色物。外种皮表皮细胞橙黄色，表面观多角形，垂周壁连珠状增厚，胞腔含黄棕色或红棕色物。纺锤形薄壁细胞有斜向交错的细纹理。胚薄壁细胞充满糊粉粒及脂肪油滴。内果皮细胞壁条状或网状增厚[2-3]。

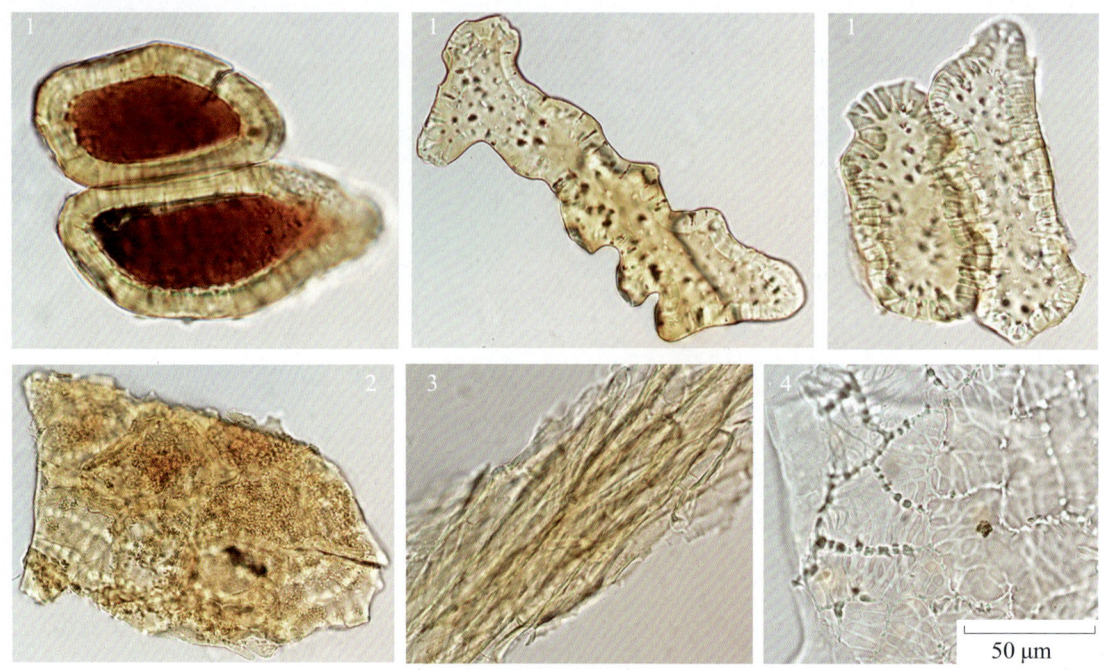

1. 石细胞；2. 外种皮表皮细胞；3. 纺锤形细胞；4. 内果皮细胞
■ **马槟榔粉末特征图**

**附注** 马槟榔的种子外层覆盖一层较硬的肉质或乳脂状的内果皮，呈青灰色。种皮由内外2层珠被发育而来，种皮表皮细胞通常为扁平的不特化细胞，下皮层细胞也不特化，且大多颓废状。厚壁细胞主要来源于内珠被的外层，有时细胞分枝状。内珠被的中间层发育为5～7层切向延长的纤维状细胞。内珠被的内层发育为内种皮，为方形的细胞，排列紧密。

　　马槟榔和白花菜子分别为白花菜科植物的种子。白花菜科也称为山柑科。马槟榔和白花菜种子的种皮构造差异较大。一般来说，单一起源的植物类群的种皮构造相差不会很大。但有人认为，广义的山柑科应分成山柑科和白花菜科，马槟榔属于山柑科山矾属植物，而白花菜为白花菜科白花菜属植物。由于两者的亲缘关系较远，两者的胚和种皮的构造差异较大。

（广西壮族自治区食品药品检验所：黄清泉）

**参考文献**

［1］　贵州省药品监督管理局.贵州省中药材、民族药材质量标准：2003年版［S］.贵阳：贵州科技出版社,2003：66-67.

［2］　于旭东,吴繁华,张超,等.中国特有产甜蛋白植物——马槟榔花果及种子形态学［J］.热带作物学报,2009,30（4）：461-466.

［3］　CORNER E J H.The seeds of dicotyledons：volume 1［M］. London: Cambridge University Press,2009：87.

## 白花菜科

# 白花菜子 *Baihuacaizi* ⑯

**品种收载** 《中国药典》一九七七年版[1]。

**来源** 白花菜科植物白花菜 *Cleome gynandra* L. 的种子。

**性状** 呈扁圆形，一侧凹陷。正面呈圆形；侧面呈卵圆形或椭圆形；腹（脐）面呈椭圆形。长 1.1 ～ 1.4 mm，宽 1.0 ～ 1.5 mm，厚 0.6 ～ 0.9 mm。表面棕色或棕黑色，具突起的细密网纹，网孔方形或多角形，排列较规则或呈同心环状。种脐位于凹陷处，黑色，圆点状。质地坚硬，气微，味苦。

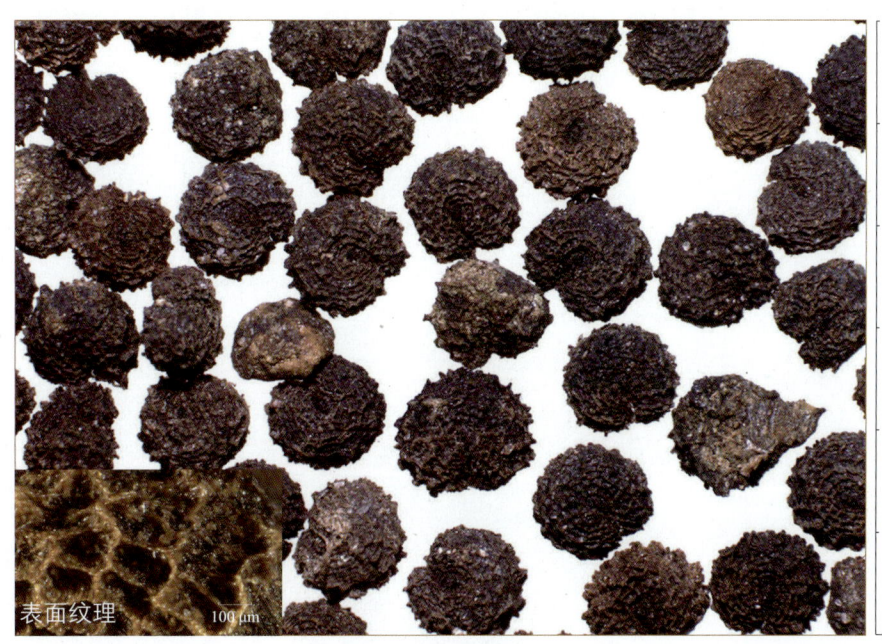

表面纹理　　100 μm

■ 白花菜子大样图

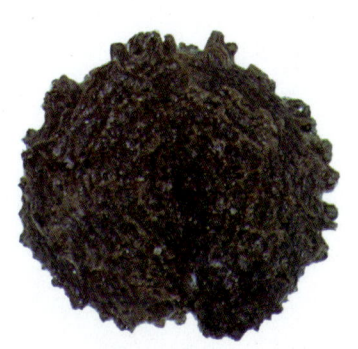

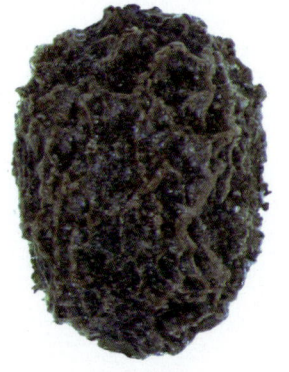

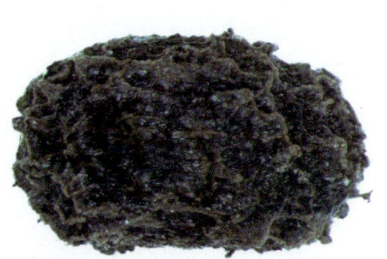

A. 正面　　　　　　　　B. 侧面　　　　　　　　C. 腹（脐）面

■ 白花菜子基本面特征图

**剖面特征** 纵剖面呈圆形，胚线型弯曲，呈"U"形，子叶与胚根等长，胚外包裹着胚乳。横剖面呈卵圆形或椭圆形，子叶2，圆形，位于较宽的一端；胚根圆形，位于另一端，色稍深。

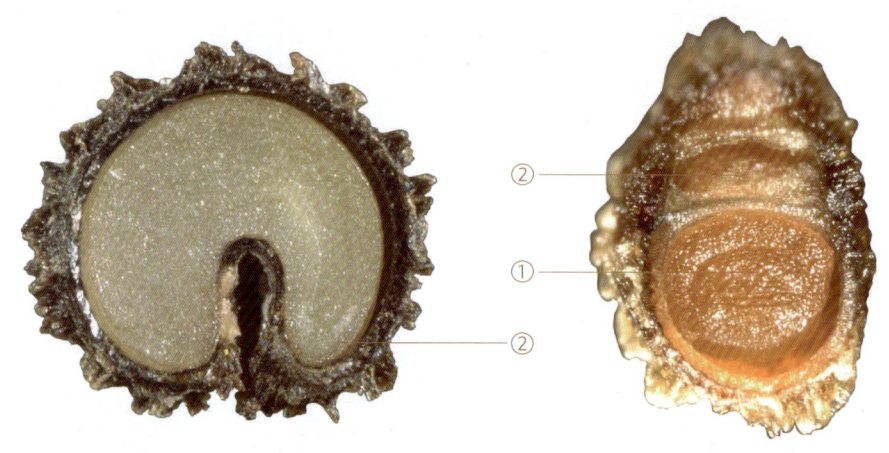

A．纵剖面　　　　　　　　　　　　B．横剖面

①子叶；②胚根
■ 白花菜子剖面特征图

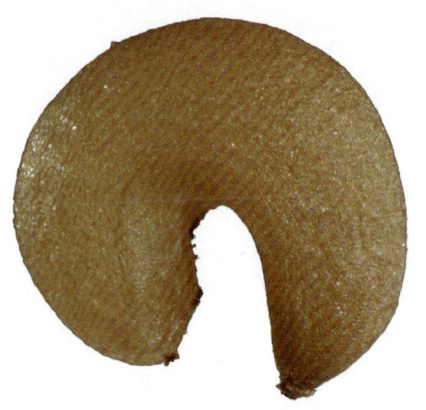

■ 白花菜子胚特征图

**横切面特征** 种皮表皮细胞壁厚，呈乳头状凸起或数个乳突连接成毛状，内含棕色色素，表皮细胞排列呈轮齿状。中种皮外层为大型的色素层细胞，切向延长呈长条形，略呈规则波状。中种皮层为1列栅状石细胞，径向或有时斜向排列，长40～60 μm。中种皮内层为1～2列厚壁细胞，细胞较小，类圆形，沿种子纵向延长呈纤维状。内种皮为棕色薄壁细胞，细胞颓废状，不易分辨。胚乳较薄，细胞内含脂肪油。

　　白花菜子的种皮细胞中含有大量的色素，一个厚度的横切面较难观察清楚种皮各层构造，因此，以2个横切面特征图表示。

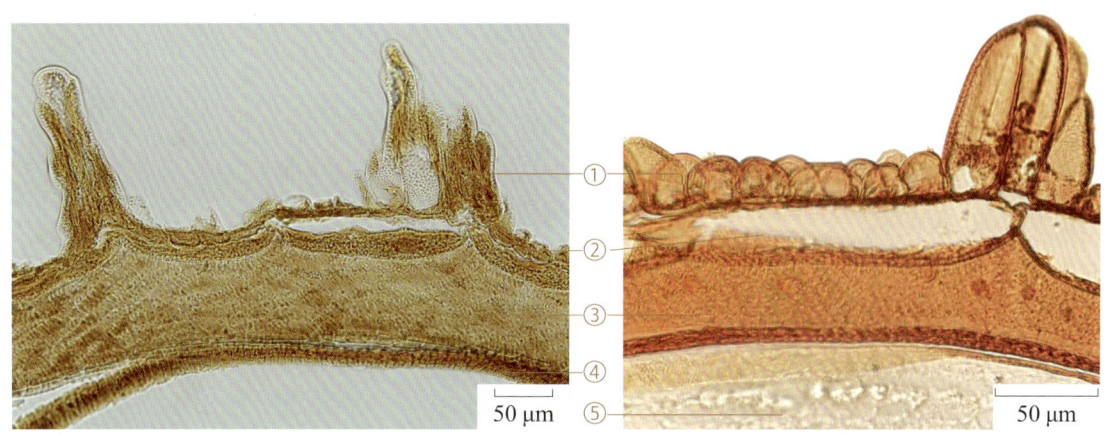

A．较薄切片　　　　　　　　B．较厚切片

①外种皮；②色素层；③石细胞层；④纤维层；⑤胚乳

■ 白花菜子横切面特征图

**粉末特征** 粉末棕褐色或黑褐色。

外种皮细胞壁厚，淡黄色，表面呈乳头状凸起，或数个乳突连接成毛状，内含棕色色素，侧面呈栅状排列，类方形、多角形、长梭形或长条形，长 38 ～ 103 μm，直径 10 ～ 26 μm，非木化，有的孔沟明显。栅状石细胞梭形或长梭形，长 60 ～ 80 μm，壁厚，纹孔及孔沟明显。纤维状细胞镶嵌排列，直径 12 ～ 16 μm。内种皮细胞棕色，较小，细胞不规则多角形，纹孔明显较多。胚乳细胞长方形，内含脂肪油滴。

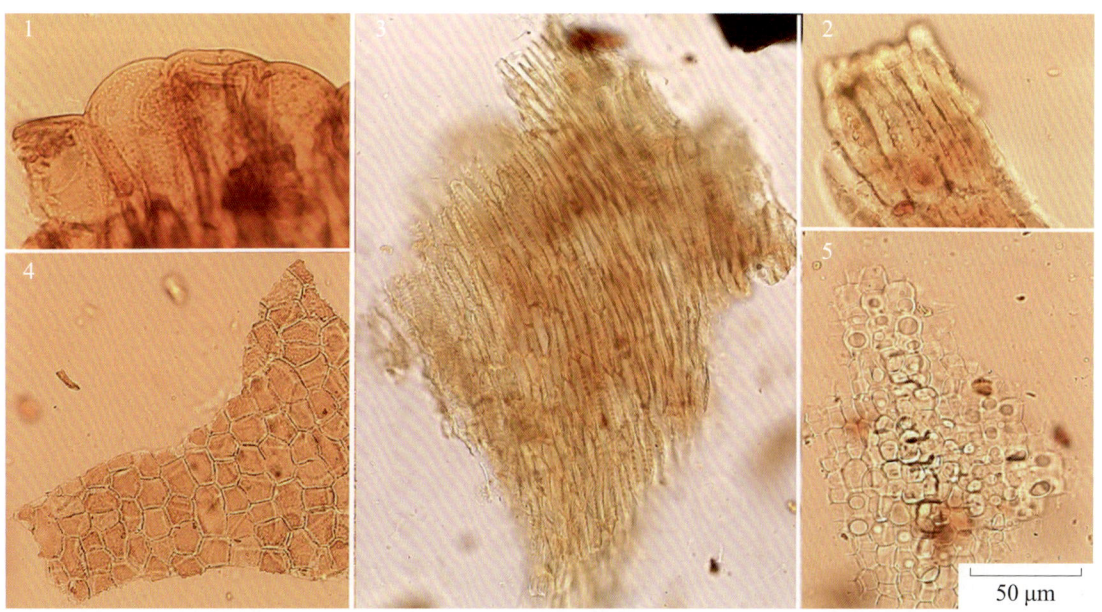

1. 外种皮细胞；2. 栅状石细胞；3. 纤维状细胞；4. 内种皮细胞；5. 胚乳细胞

■ 白花菜子粉末特征图

**附注** 白花菜子还收载于《山东省中药材标准》2002 年版[2]和《北京市中药材标准》1998 年版[3]。

白花菜子的种皮由 2 层外珠被和 2 ～ 5 层内珠被的细胞发育而来[4]。《中药志 第三册》[5]对此进行了较好的描述,切向延长的石细胞层被描述为种皮内表皮,实际观察为长梭形厚壁细胞。文献记载其内种皮细胞木化[4],粉末观察证实内种皮细胞为一层细胞壁上具明显纹孔的棕色细小多角形细胞。

(甘肃省药品检验研究院:郭晓霞　张明童　李冬华　马　潇　宋平顺)

**参考文献**

[1] 中华人民共和国卫生部药典委员会.中华人民共和国药典:一九七七版　一部[S].北京:人民卫生出版社,1978:171.

[2] 山东省药品监督管理局.山东省中药材标准:2002 年版[S].济南:山东友谊出版社,2002:68.

[3] 北京市卫生局.北京市中药材标准[S].1998 年版.北京:首都师范大学出版社,1998:83.

[4] CORNER E J H.The seeds of dicotyledons:volume 1[M]. London: Cambridge University Press,2009:171.

[5] 中国医学科学院药物研究所.中药志　第三册[M].2 版.北京:人民卫生出版社,1984:303.

## 十字花科

# 芸苔子 Yuntaizi

(17)

**品种收载** 《中华人民共和国卫生部药品标准 中药材 第一册》[1]。

**来源** 十字花科植物芸苔 *Brassica campestris* L. 的干燥成熟种子。

**性状** 呈近球形，一侧有 1 条微凹陷的浅沟。正面呈近圆形；侧面呈近圆形；腹（脐）面呈类圆形。长、宽、厚均为 1.5 ～ 2.0 mm。表面红褐色或棕褐色，具 1 条微凹浅沟，沟中央有 1 条稍凸起棱线；网纹凸起不明显，网纹中间可见细小点状痕迹。种脐点状，黑色。质较坚硬，子叶 2，淡黄色。气微，味淡，有油腻感。

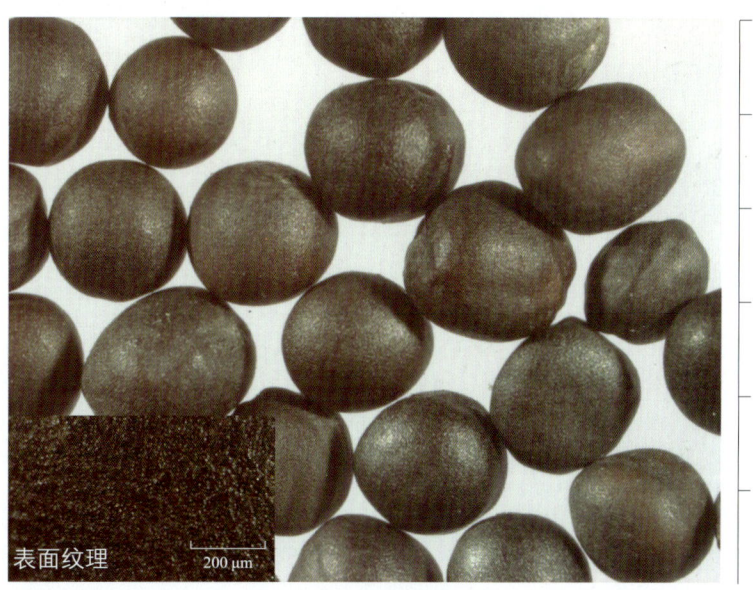

表面纹理　200 μm

■ 芸苔子大样图

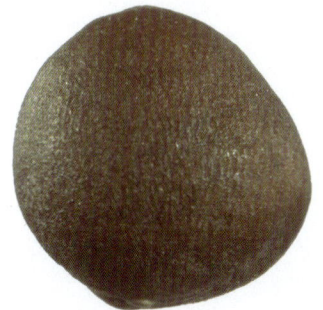 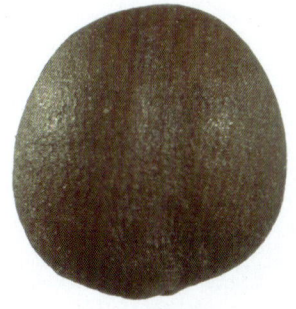 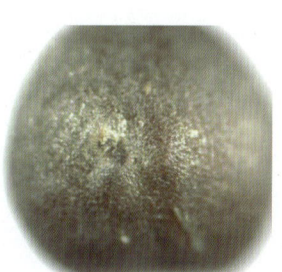

A. 正面　　　　　　　B. 侧面　　　　　　　C. 腹（脐）面

■ 芸苔子基本面特征图

**剖面特征** 纵剖面呈类圆形，种皮薄；胚弯生，对折，占种子剖面的大部分，胚根位于剖面的一侧，子叶位于胚根的下面。横剖面呈类圆形，子叶两片对折，包围着胚根，胚根位于子叶对折面的一侧。

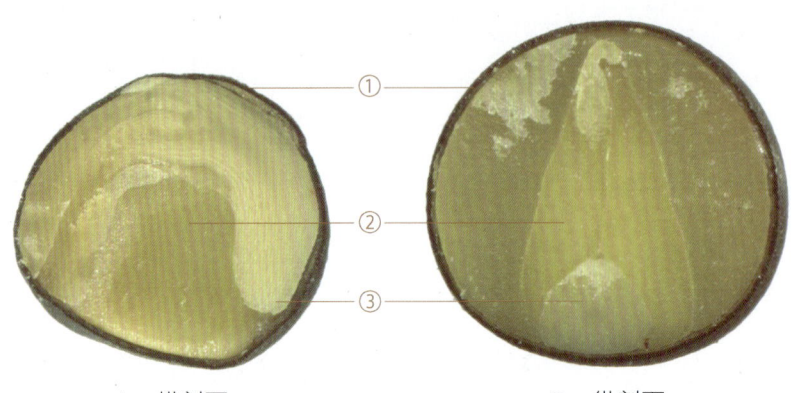

A．横剖面        B．纵剖面

①种皮；②子叶；③胚根

■ 芸苔子剖面特征图

**横切面特征** 种皮表皮细胞为 1 列扁平细胞，壁较厚，成熟后大多被挤压成一薄层，切片制作后因细胞吸水膨大而造成形态不易分辨。中种皮外层为亚表皮层，细胞较大且呈切向延长，壁薄，种子成熟后干缩，颓废状。中种皮内层为 1 列栅状细胞，由红棕色的长方形细胞组成，其内壁和侧壁木化增厚。内种皮层为色素层，含红棕色色素，细胞呈切向延长，颓废状。胚乳细胞 1 列，扁长方形，内含糊粉粒和脂肪油滴。

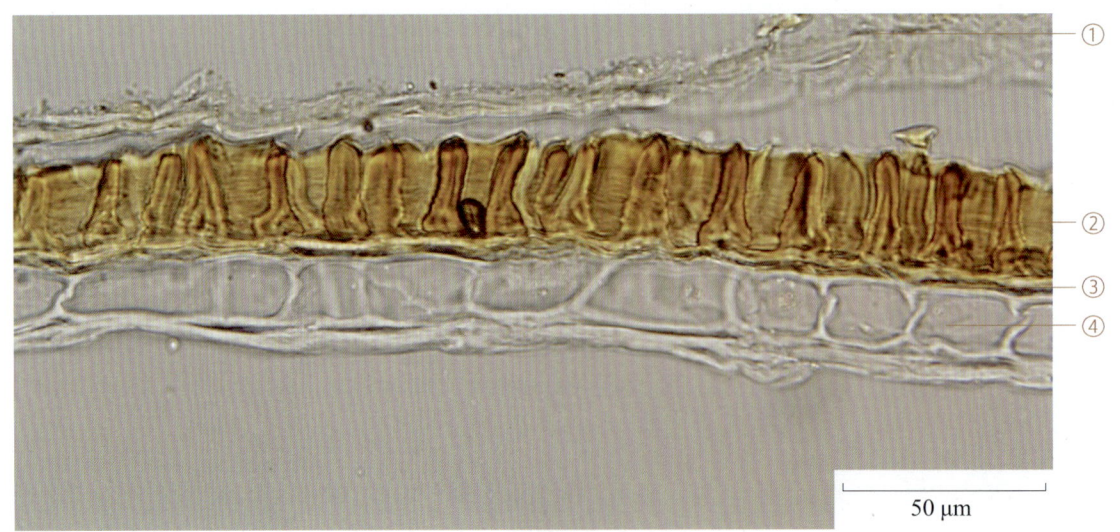

50 μm

①种皮细胞；②栅状细胞层；③色素层；④胚乳细胞

■ 芸苔子横切面特征图

**粉末特征** 粉末黄棕色。

种皮栅状细胞成片，黄色或红棕色，顶面呈类多角形，长多角形，长 10 ～ 30 μm，宽 6 ～ 26 μm，侧面类"U"形增厚，厚达 6 μm。胚乳细胞表面呈多角形，直径 10 ～ 30 μm，含糊粉粒及脂肪油滴，在栅状细胞底面一侧较易观察到较大胚乳细胞；侧面呈四方形或长方形，紧贴栅状细胞。子叶细胞多角形、类圆形或长方形，无色，含糊粉粒及脂肪油滴，直径 15 ～ 150 μm。

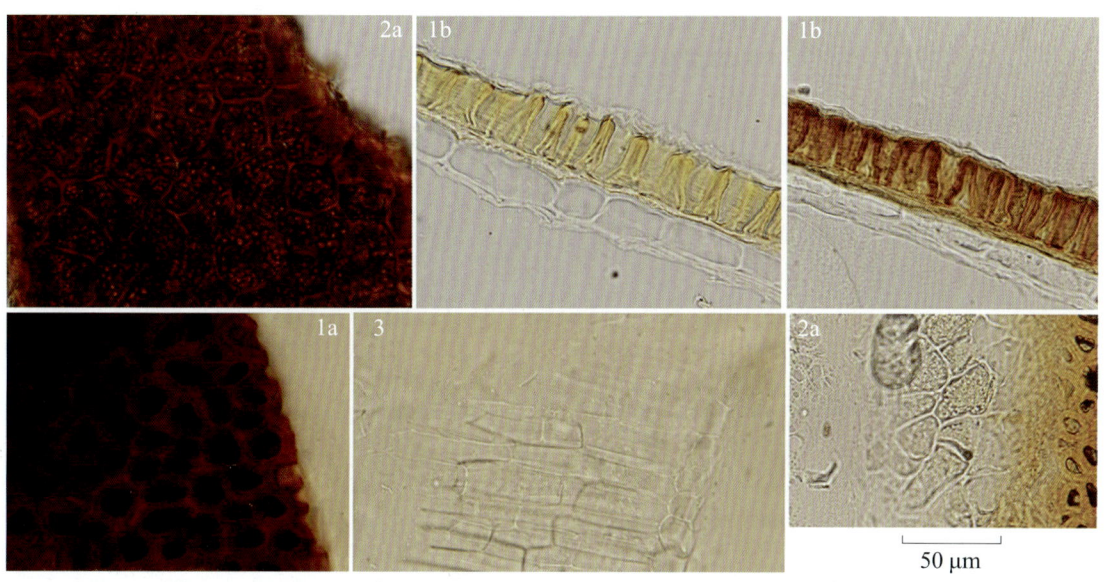

50 μm

1. 种皮栅状细胞（1a. 表面观，1b. 侧面观）；
2. 胚乳细胞（2a. 表面观，1b. 侧面观）；3. 子叶细胞

■ **芸苔子粉末特征图**

**附注** 十字花科植物的种皮构造研究结果存在差异，主要是亚表皮层的研究结果在不同物种间存在差异[2-3]，如芸薹属 *Brassica* 植物的种皮构造。一些学者认为甘蓝型油菜的种皮由表皮层和栅栏层组成，没有色素层[4-5]。也有学者观察到甘蓝型油菜的种子在成熟期存在扁平状亚表皮层，且有种皮横切面照片为证[6-7]。《中国药典》2020 年版收载的芸薹属药材黄芥子，种皮横切面描述为下皮层（亚表皮层）为一层薄壁细胞。对于十字花科植物种子的种皮各层组织的描述，关键是栅状细胞在种皮组织里处于哪一层组织，只有种皮各层组织的名词与概念统一，才能确保各种植物种皮构造的比较价值。

根据十字花科植物种子的种皮研究情况，建议采用 Corner 和曾长立博士的观点，把十字花科种子的种皮分为 4 层，并把各层种皮的名称统一规范化为：1. 外表皮；2. 中种皮外层（亚表皮层或下皮层）；3. 中种皮内层（栅状细胞）；4. 内种皮。如果无法观察或分辨中种皮外层和无色素的内种皮，就统一描述为细胞颓废而无法分辨。

（黑龙江省药品检验研究院：曲范娜　笔雪艳）

## 参考文献

［1］ 中华人民共和国卫生部药典委员会.中华人民共和国卫生部药品标准　中药材　第一册［S］.北京:中华人民共和国卫生部药典委员会,1992:45.

［2］ 肖培根.新编中药志　第二卷［M］.北京:化学工业出版社,2002:567.

［3］ CORNER E J H.The seeds of dicotyledons:volume 1［M］. London: Cambridge University Press, 2009:111.

［4］ 陈玉萍,刘后利.甘蓝型油菜种子发育过程中种皮颜色变化[J].中国油料,1995,17（2）:1-3.

［5］ 文婷婷,利站,林程,等.油菜种子种皮的结构和细胞壁成分研究[J].浙江农业科学,2016,57(1):22-25.

［6］ 曾长立.芸薹属多倍体植物果实及种子发育与进化研究[D].武汉:武汉大学,2005:57.

［7］ 高荣岐,张春庆.种子生物学[M].北京:中国农业出版社,2015:19.

# 苦菜子 Kucaizi ⑱

**品种收载** 《云南省中药材标准　第一册》2005 年版[1]。

**来源** 十字花科植物苦菜（苦芥）*Brassica integrifolia*（West）O. E. Schulz ex Urb. 的干燥成熟种子。

**性状** 呈球形。正面呈圆形或椭圆形；侧面呈圆形或椭圆形；腹（脐）面呈圆形或椭圆形。长 1 ～ 2 mm，宽 1 ～ 2 mm，厚 0.5 ～ 2 mm。表面红棕色、暗棕色或棕黄色，具微突起的网纹，网纹内密布细小疣状小点。种脐白色，略突起，椭圆形或略呈点状，种脐周围有一圆形深色区域。种皮薄而脆，破开后内有黄色或黄绿色折叠的子叶，富油性。气微，味辛、微苦。

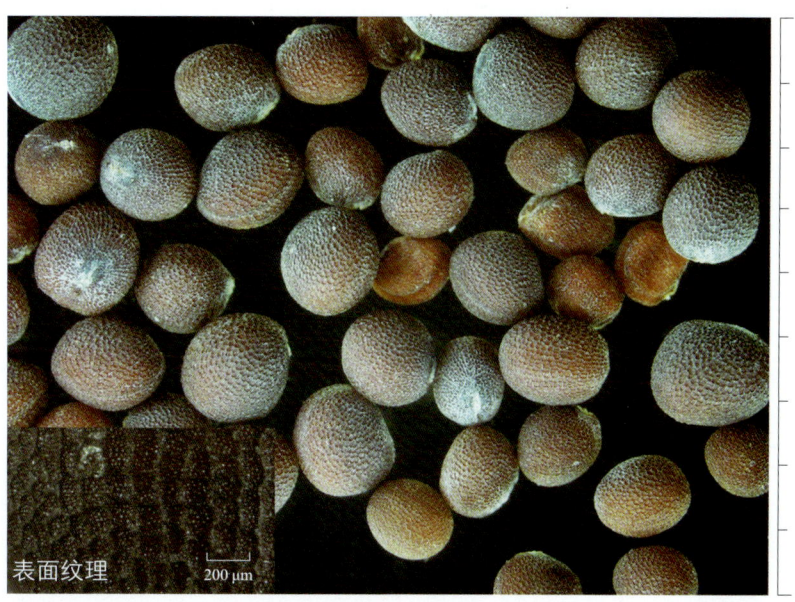

表面纹理　　200 μm

■ 苦菜子大样图

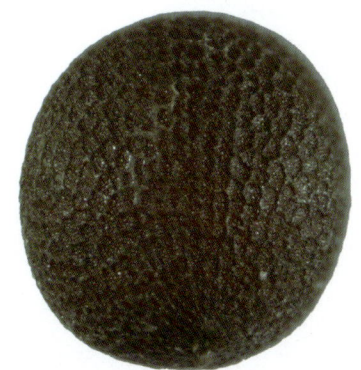

A. 正面

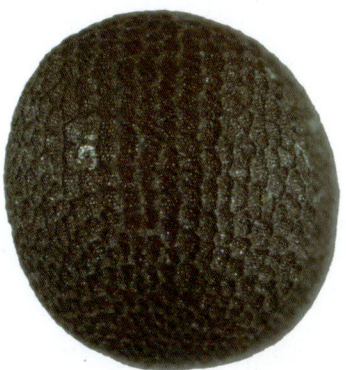

B. 侧面

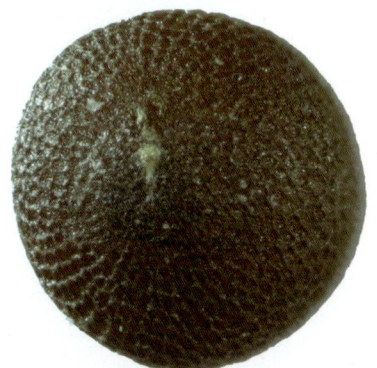

C. 腹（脐）面

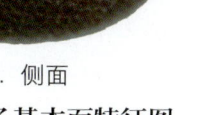

■ 苦菜子基本面特征图

**剖面特征** 纵剖面呈类圆形，种皮薄；胚弯曲，对折，胚根长条形，位于一侧，胚占种子的大部分。横剖面呈类圆形，子叶 2，对折，以边缘半包住胚根，胚根剖面类圆形。

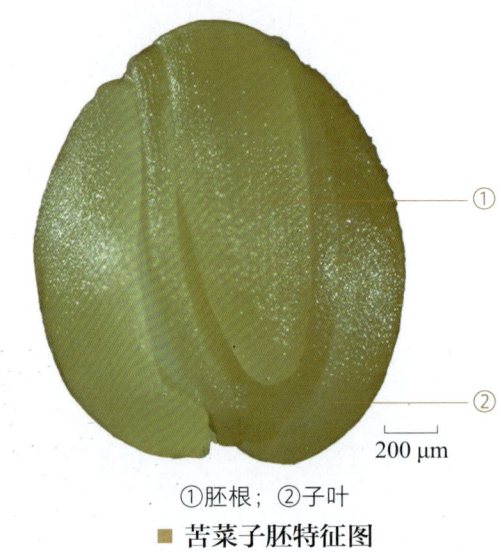

①胚根；②子叶

■ 苦菜子胚特征图

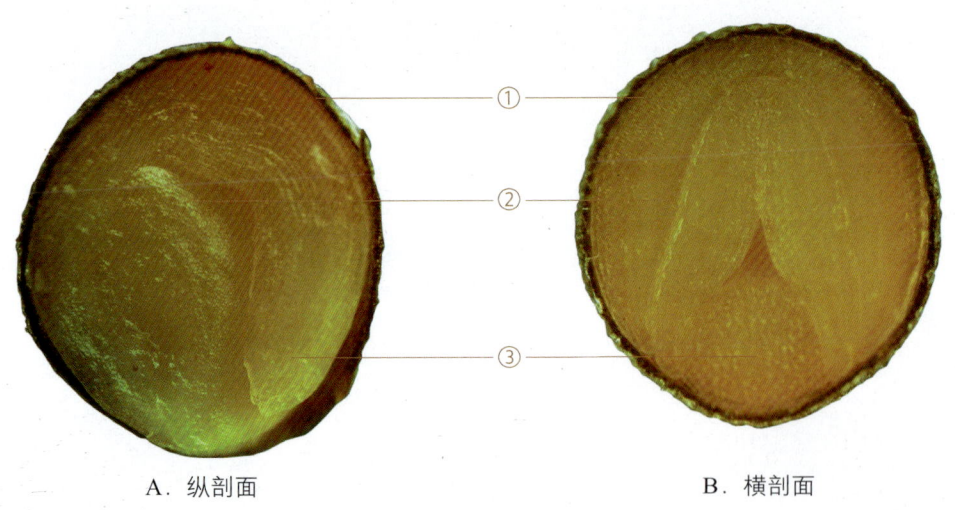

A. 纵剖面                          B. 横剖面

①种皮；②子叶；③胚根

■ 苦菜子剖面特征图

**横切面特征** 种皮表皮细胞 1 列，切向延长，其外壁特化成黏液层，黏液质纹理不明显。中种皮外层（下皮层）为 1 列大型薄壁细胞，颓废状。中种皮内层为 1 列栅状细胞，红棕色或黄棕色，内壁及侧壁增厚，部分细胞的径向壁延长，外壁薄。内种皮细胞为色素层，颓废而无法分辨。胚乳最外层为 1 列类方形的糊粉层细胞，含油滴和糊粉粒，内侧细胞颓废状。

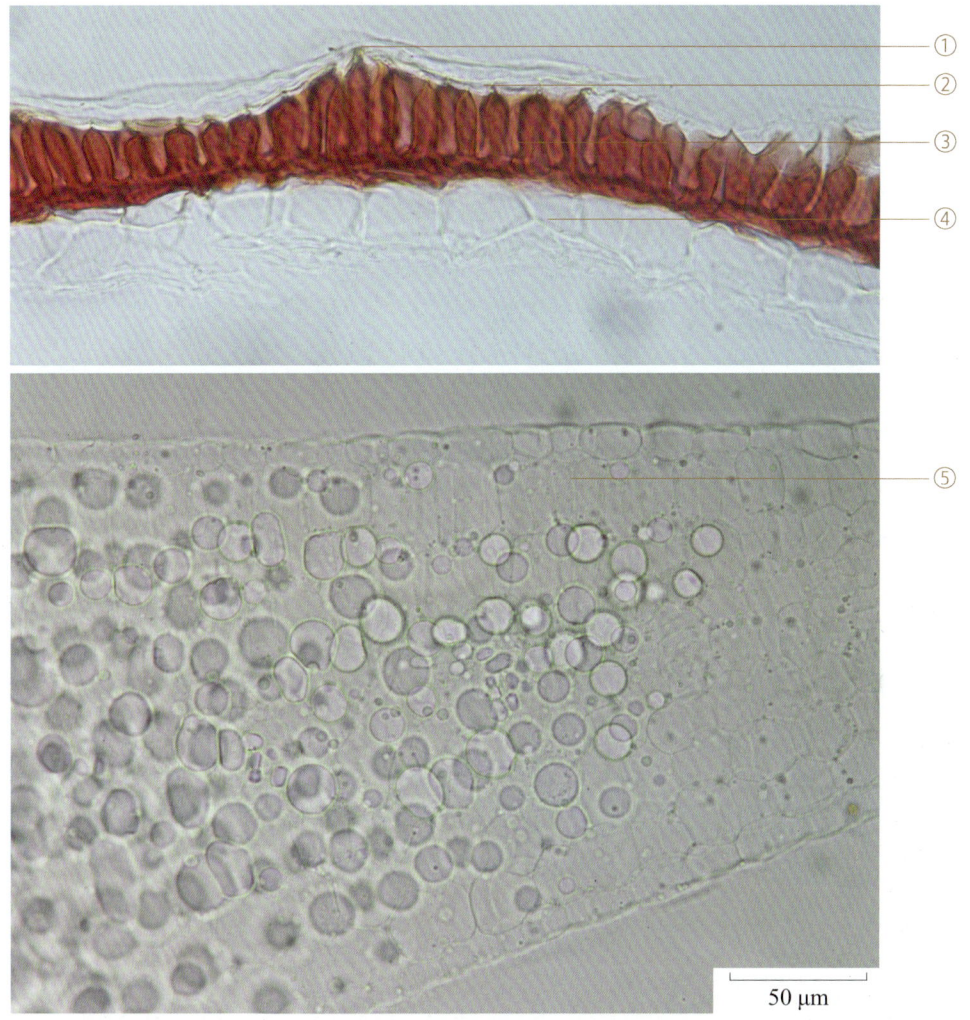

①表皮细胞；②下皮层细胞；③栅状细胞；④胚乳最外层细胞；⑤子叶细胞

■ 苦菜子横切面特征图

**粉末特征** 粉末黄色。

　　种皮表皮细胞无色，表面观多角形或类多角形，黏液质纹理不明显。种皮栅状细胞侧面观内壁及侧壁增厚，外壁薄；表面观细胞呈圆多角形，直径 5～20 μm，壁厚。胚乳细胞表面观呈多角形或长方形，侧面观类方形至长方形，含油滴和糊粉粒。子叶细胞含油滴和糊粉粒。

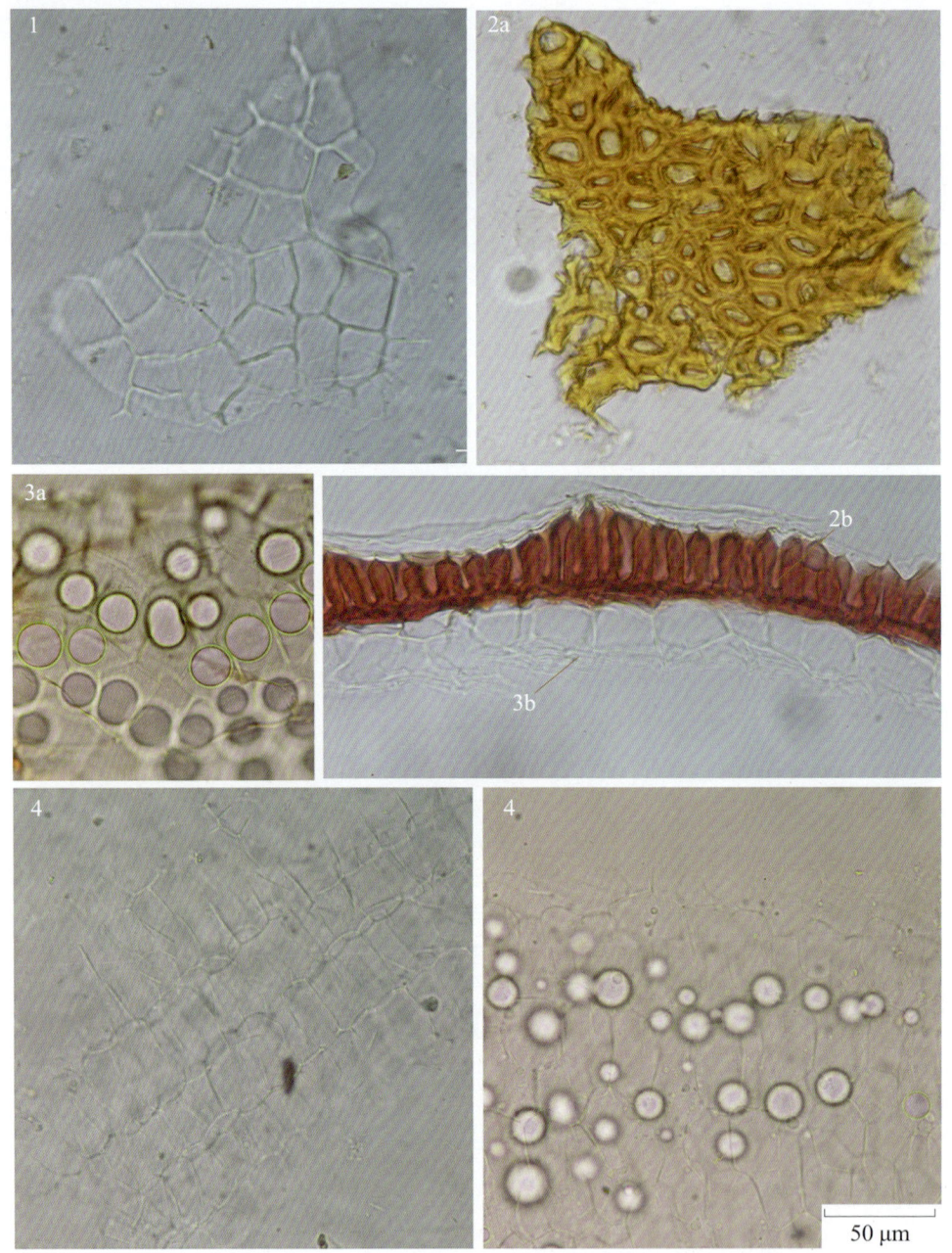

1. 表皮细胞；2. 栅状细胞（2a. 表面观，2b. 侧面观）；
3. 胚乳细胞（3a. 表面观，3b. 侧面观）；4. 子叶薄壁细胞
■ 苦菜子粉末特征图

（云南省食品药品监督检验研究院：林春燕）

参考文献

［1］ 云南省食品药品监督管理局．云南省中药材标准　第一册［S］.2005年版．昆明：云南美
术出版社,2005：31.

# 芥子（黄芥子）Jiezi (Huangjiezi) ⑲

**品种收载** 《中国药典》2020 年版[1]。

**来源** 十字花科植物芥 *Brassica juncea*（L.）Czern. et Coss. 的干燥成熟种子。

**性状** 呈球形。正面呈圆形；侧面呈椭圆形；腹（脐）面呈圆形。长 1 ～ 2 mm，宽 1 ～ 2 mm，厚 1 ～ 2 mm。表面黄色至棕黄色，少数暗红棕色，具细微网纹，胚根部位可见胚根凸起痕迹，两侧具浅沟纹。种脐点状，种皮薄而脆，破开后内有白色折叠的子叶，有油性。气微，味辛辣。

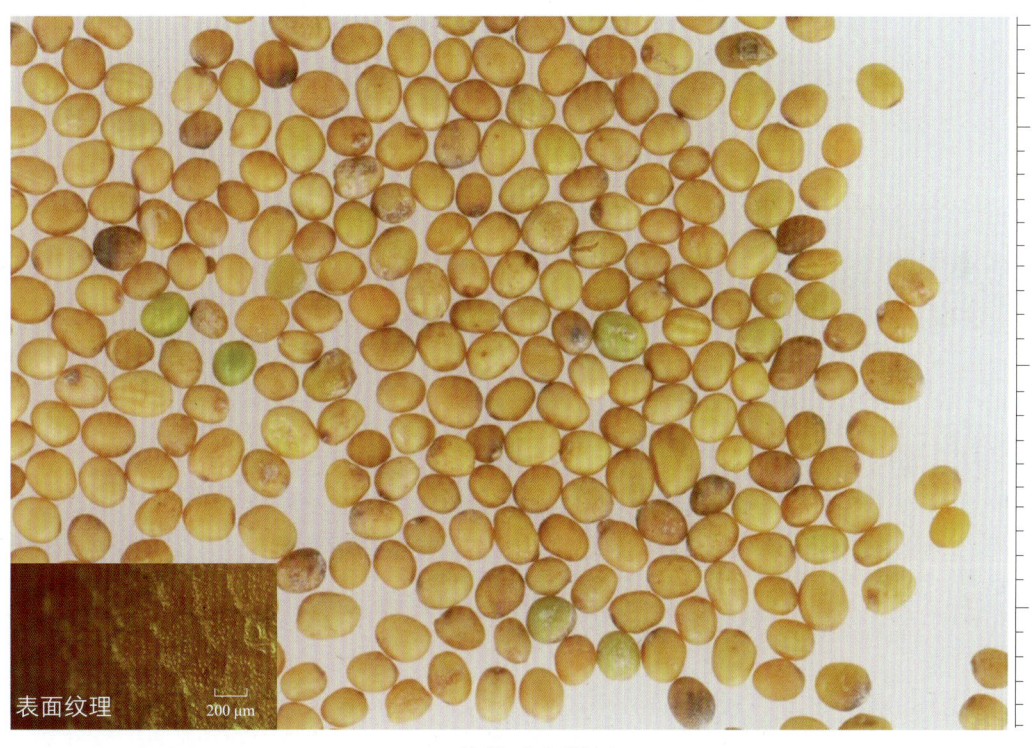

表面纹理　200 μm

■ 黄芥子大样图

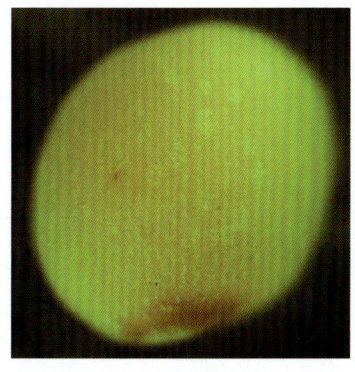
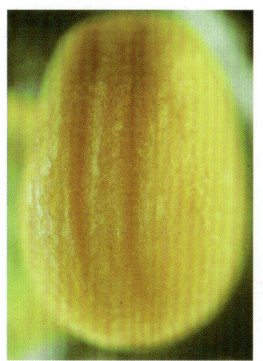
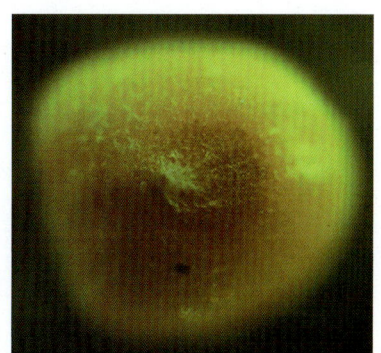

A. 正面　　　　　　　　B. 侧面　　　　　　　　C. 腹（脐）面

■ 黄芥子基本面特征图

**剖面特征** 纵剖面呈类圆形，种皮薄，胚弯曲型，占种子的大部分，胚根弯曲，长条形，位于一侧。横剖面呈类圆形，胚弯曲，对折，2枚子叶以边缘包住胚根，胚根剖面类圆形。

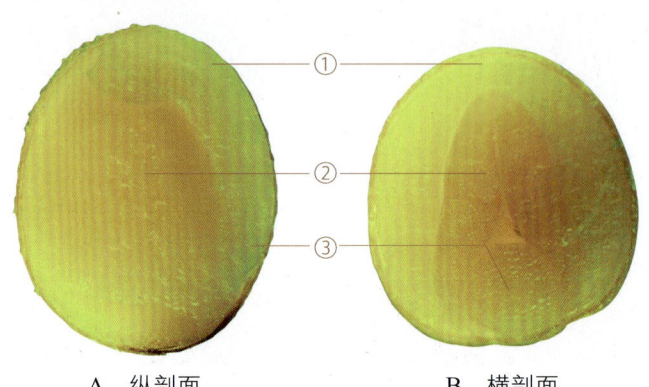

A. 纵剖面　　　　　　　　B. 横剖面

①种皮；②子叶；③胚根

■ **黄芥子剖面特征图**

**横切面特征** 种皮表皮细胞切向延长，含黏液，黏液质纹理不明显。中种皮外层（下皮层）为1列大型薄壁细胞，颓废状。中种皮内层为种皮栅状细胞，1列，内壁及侧壁增厚，外壁薄。内种皮细胞颓废，不可分辨。内胚乳最外层为1列类方形的糊粉层细胞，含油滴和糊粉粒，内侧细胞颓废。胚根和子叶薄壁细胞含油滴和糊粉粒。

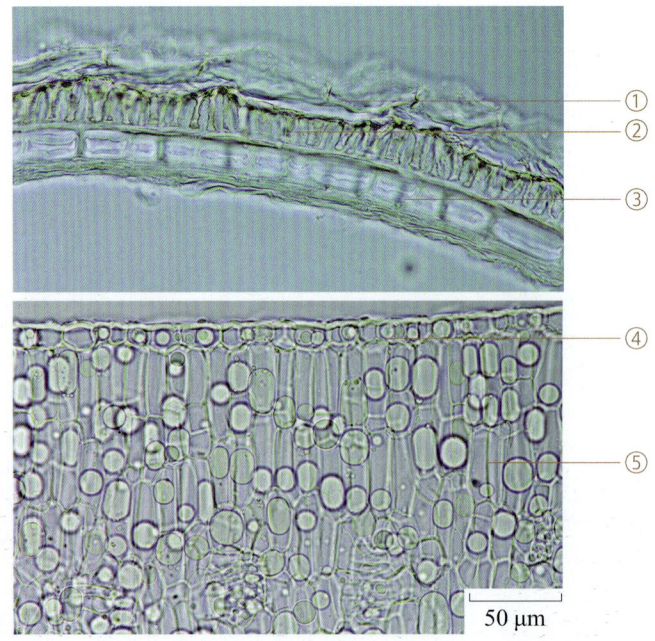

①种皮表皮细胞；②种皮栅状细胞；③胚乳细胞；④子叶表皮细胞；⑤子叶薄壁细胞

■ **黄芥子横切面特征图**

**粉末特征** 粉末黄色。

种皮表皮细胞无色，表面呈多角形或类多角形，黏液质纹理不明显。种皮栅状细胞侧面观内壁及侧壁增厚，外壁薄，表面观细胞呈多角形至略长多角形，直径 7 ～ 17 μm，壁厚。胚乳细胞表面观多角形或长方形，侧面观椭圆形至长方形，含油滴和糊粉粒。子叶细胞含油滴和糊粉粒[2]。

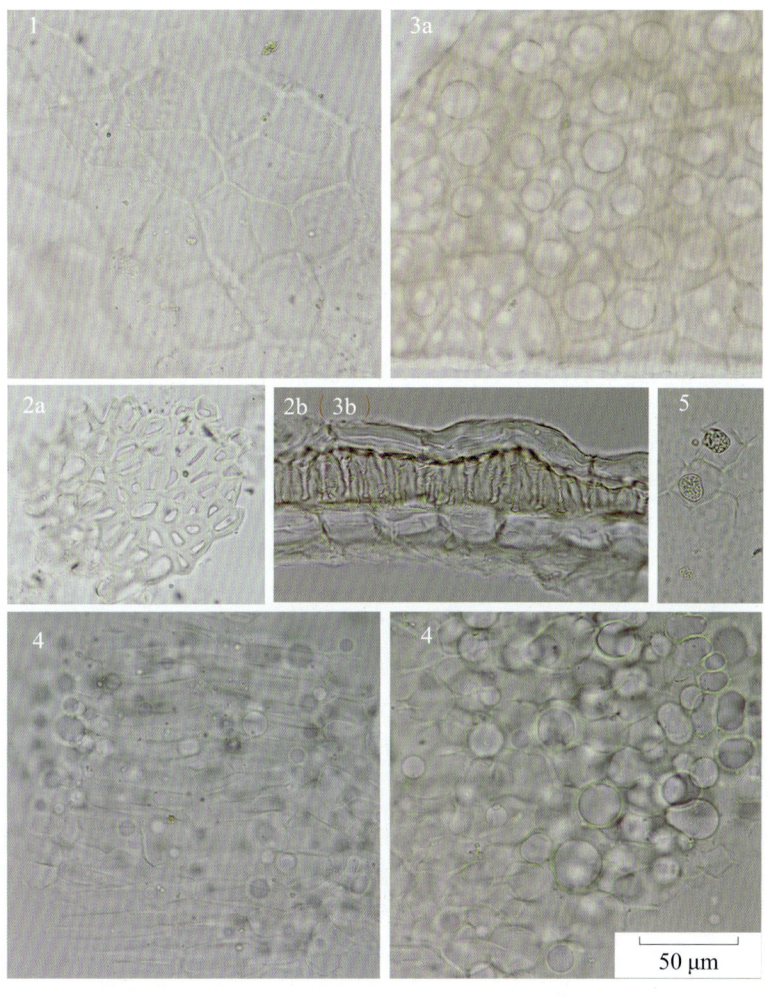

1. 种皮表皮细胞；2. 种皮栅状细胞（2a. 表面观，2b. 侧面观）；
3. 胚乳细胞（3a. 表面观，3b. 侧面观）；4. 子叶细胞；5. 糊粉粒
■ **黄芥子粉末特征图**

（云南省食品药品监督检验研究院：林春燕）

**参考文献** ------------------------------------------------------------

［1］ 国家药典委员会.中华人民共和国药典：2020年版　一部［S］.北京：中国医药科技出版社，2020：167.

［2］ 香港特别行政区卫生署.香港中药材标准　第九册［S］.香港：香港特别行政区卫生署，2018：299.

# 芥子（白芥子）Jiezi（Baijiezi）

## 20

**品种收载** 《中国药典》2020 年版[1]。

**来源** 十字花科植物白芥 *Sinapis alba* L. 的干燥成熟种子。

**性状** 呈类球形，一侧可见一条凹痕。正面呈类球形；侧面呈类球形，一侧可见种皮下胚根痕与子叶呈现出来的凹痕；腹（脐）面呈类球形。长 1.5 ～ 2.5 mm，宽 1.5 ～ 2.5 mm，厚 1.5 ～ 2.5 mm。表面灰白色至淡黄色，光滑，表面具细微的网纹，网纹的网脊不规则，多皱曲，网眼不明显。种脐圆形，淡褐色，点状。种皮薄而脆，破开后内有相对纵向折叠的子叶，白色。气微，味辛辣。

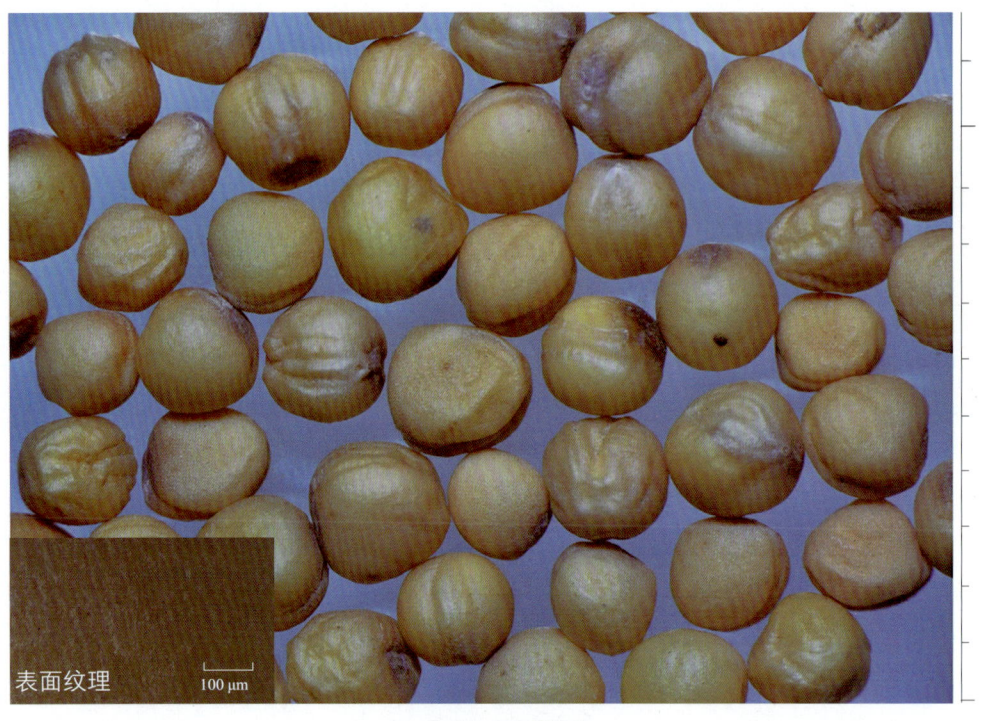

■ 白芥子大样图

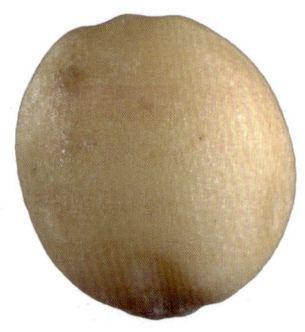
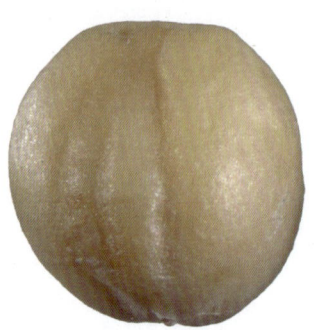
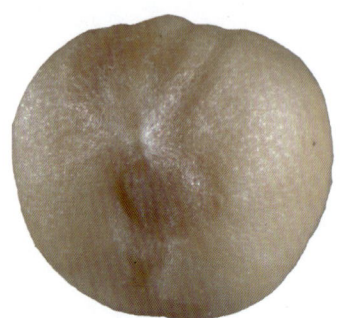

A．正面        B．侧面        C．腹（脐）面

■ 白芥子基本面特征图

**剖面特征** 纵剖面呈类圆形，种皮薄；胚弯生，对折，子叶2，子叶占胚的大部分，紧挨着种皮，子叶间具空隙，胚根较小，胚根尖端位于种脐一端；无胚乳。横剖面呈类圆形，子叶2枚，对折，一侧边缘抱着胚根，子叶间具空隙。

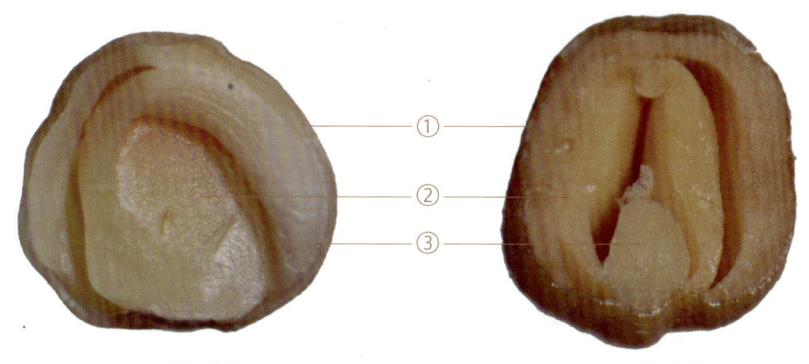

A. 纵剖面　　　　　　　　　　　　B. 横剖面

①种皮；②子叶；③胚根

■ 白芥子剖面特征图

**横切面特征** 种皮表皮细胞为1列切向延长的黏液细胞，有黏质纹理。中种皮外层（下皮层）为2列厚角细胞，细胞颓废状，可见明显的细胞间隙。中种皮内层（栅状细胞）1列，内壁及侧壁的下半部增厚，侧壁的上半部分增厚不明显，外壁菲薄。内种皮（色素层）细胞颓废状。胚乳外表皮为1列较大的类方形细胞，含糊粉粒，内侧细胞颓废状。

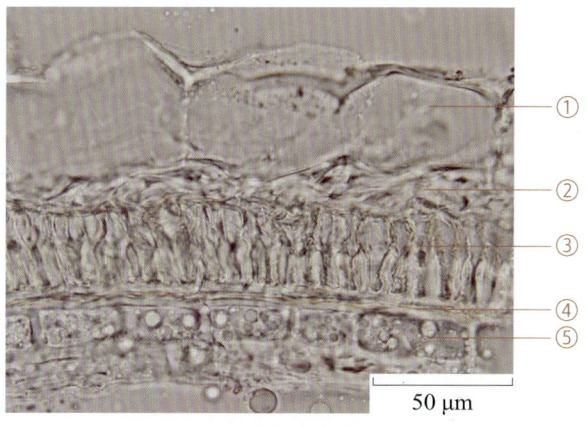

50 μm

①表皮细胞；②下皮细胞；③种皮栅状细胞；④色素层；⑤胚乳细胞

■ 白芥子横切面特征图

**粉末特征** 粉末灰白色或浅黄色。

种皮栅状细胞成片，淡黄色至灰白色，表面呈多角形。种皮表皮细胞无色或微黄色，类方形或多角形，细胞中央纤维素柱呈脐状，周围有黏液质纹理，侧面呈类长方形，外壁常胀裂，内壁由纤维素沉积形成径向棒状的纤维素柱隐约可见。胚乳细胞呈类多角形，内含糊粉粒、油滴及灰色颗粒。子叶细胞无色，排列稍整齐，含油滴。

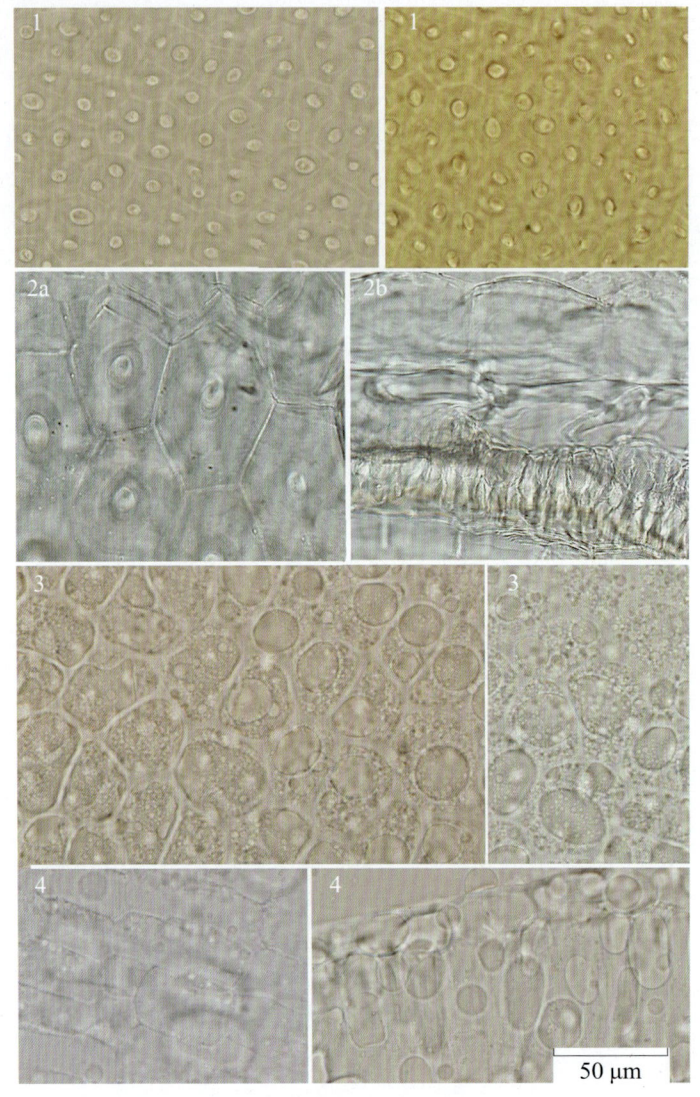

1. 种皮栅状细胞；2. 种皮表皮细胞（2a. 表面观，2b. 侧面观）；3. 内胚乳细胞；4. 子叶细胞

■ **白芥子粉末特征图**

**附注** 白芥子的表面特征根据实际观察与文献进行描述[2]。白芥子的中种皮外层（下皮层）可见明显的 1 ～ 2 层薄壁细胞，由外珠被的中层细胞发育而来，种子干燥后大多坍塌，有的具角隅加厚，《中国药典》2020 年版称为厚角细胞，其他种皮组织特征与十字花科的种子相似。

（西藏食品药品检验院：潘　多　次仁曲吉）

**参考文献**

[1] 国家药典委员会. 中华人民共和国药典：2020 年版　一部［S］.北京：中国医药科技出版社，2020：167.

[2] 刘长江. 十字花科芸薹属和欧白芥属种子的扫描电镜观察［J］.园艺学报，1985，12（4）：249−254.

# 莱菔子 Laifuzi

## 21

**品种收载** 《中国药典》2020 年版[1]。

**来源** 十字花科植物萝卜 *Raphanus sativus* L. 的干燥成熟种子。

**性状** 呈类卵圆形或椭圆形，稍扁。正面呈类圆形、卵圆形或椭圆形；侧面呈椭圆形，一侧有数条从种脐端发出的纵沟；腹（脐）面呈椭圆形。长 2～5 mm，宽 2～3 mm，厚 2～3 mm。表面黄棕色、红棕色或灰棕色，具多角形或长圆形的网纹，网脊色浅，宽度不一。种脐深棕色，圆形，周围具一浅色的环带。种皮薄而脆，子叶 2，黄白色，有油性。气微，味淡、微苦、辛。

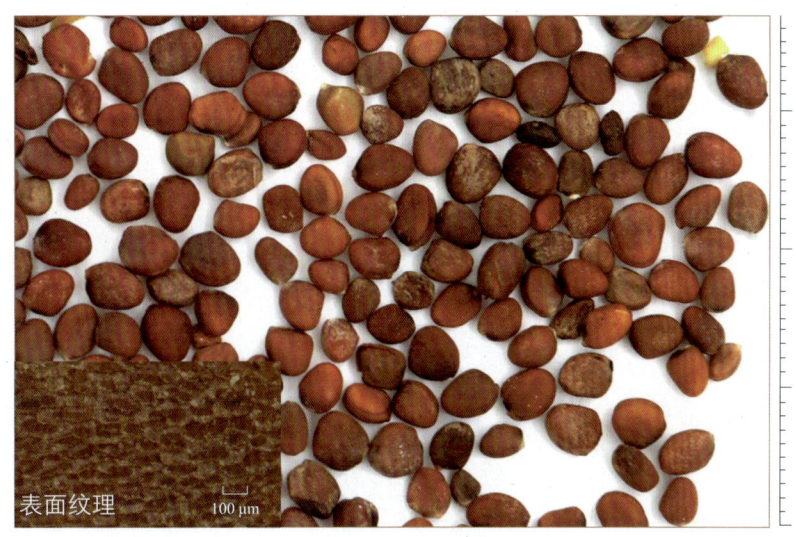

表面纹理　100 μm

■ 莱菔子大样图

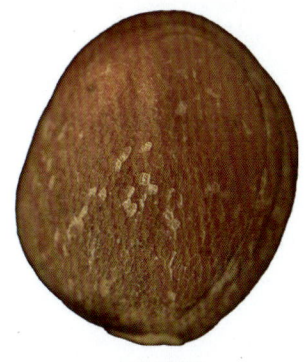

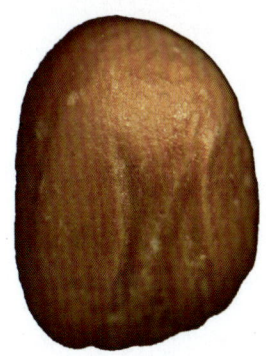

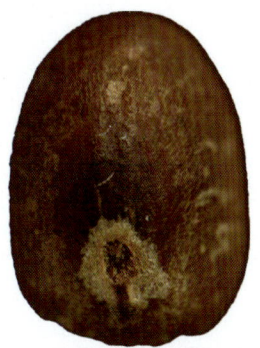

A. 正面　　　　　　　　B. 侧面　　　　　　　C. 腹（脐）面

■ 莱菔子基本面特征图

**剖面特征** 纵剖面呈椭圆形、类圆形或卵圆形，种皮薄；胚弯生，对折，占满种室，子叶大，黄色，几乎占胚的全部；胚轴细长，位于种子一侧。横剖面呈椭圆形或倒卵形，子叶折叠呈马鞍形，折叠子叶的一侧包围胚根的大部分。

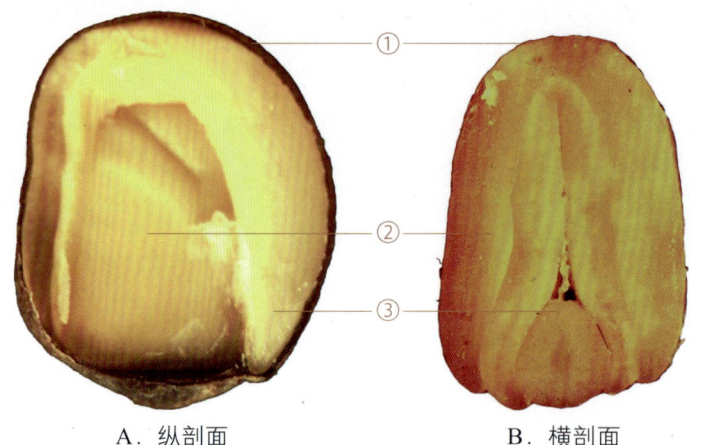

A. 纵剖面            B. 横剖面

①种皮；②子叶；③胚根

■ **莱菔子剖面特征图**

**横切面特征** 种皮表皮为 1 列近方形细胞，含黏液，黏液质纹理不明显。中种皮外层（下皮层）为 1 列半月形巨细胞，壁薄，细胞颓废状。中种皮内层（栅状细胞）1 列，棕红色或棕黄色，其侧壁和内壁增厚，木化，外壁薄。内种皮细胞（色素层）颓废状，内含红棕色物质。胚乳外层细胞 1 列，扁平或类方形，细胞较大，内含糊粉粒，内层细胞颓废状。

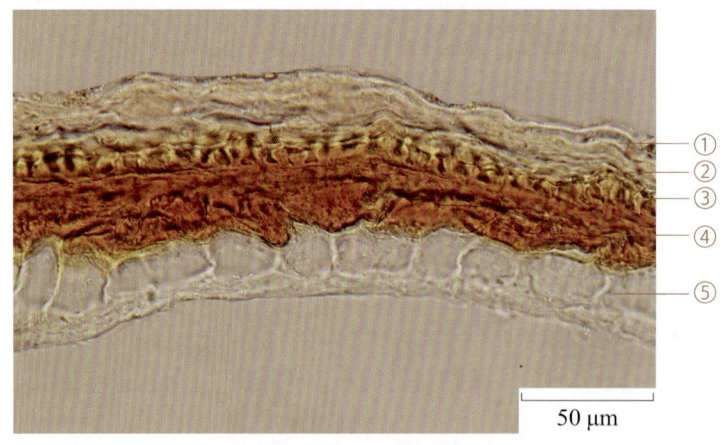

50 μm

①表皮细胞；②下皮细胞；③栅状细胞；④色素层；⑤胚乳细胞

■ **莱菔子横切面特征图**

**粉末特征** 粉末黄棕色或灰褐色。

种皮栅状细胞成片，淡黄色、橙黄色、黄棕色或红棕色，表面呈多角形或长多角形，直径约 15 μm；其下可见大型下皮巨细胞，下皮细胞具类多角形或长多角形暗影。胚乳细胞呈类多角形，含糊粉粒和脂肪油滴，细胞壁厚，不木化。色素层为棕色薄壁细胞。子叶细胞无色或淡灰绿色，壁薄，含糊粉粒和脂肪油滴。

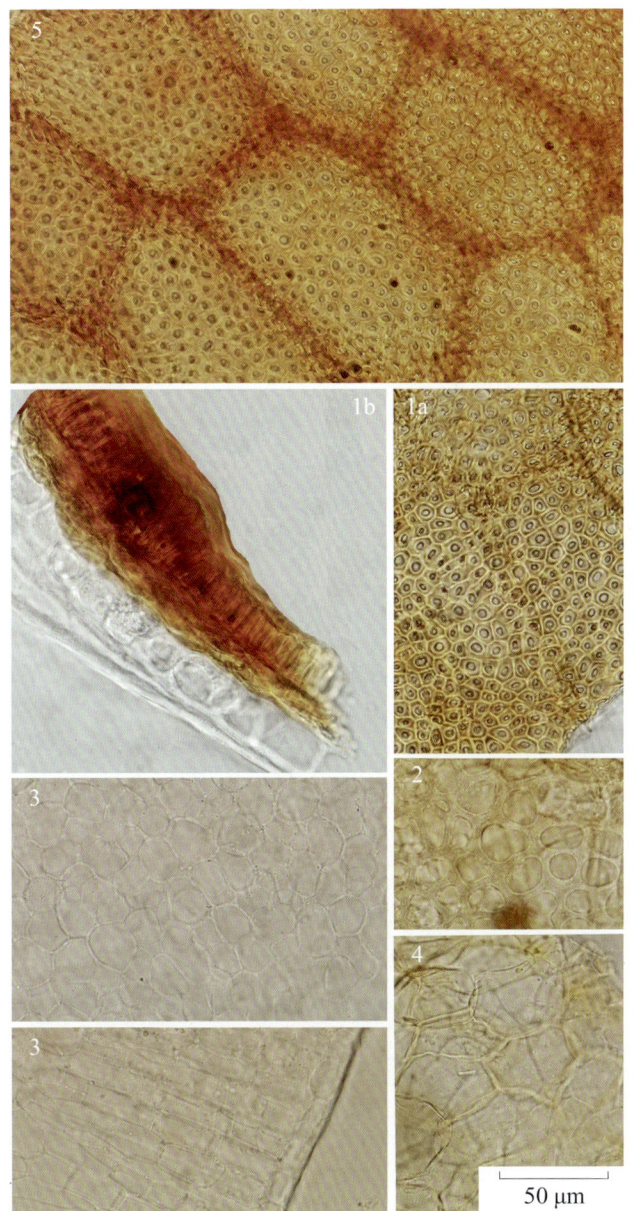

1．种皮栅状细胞（1a．表面观，1b．侧面观）；2．胚乳细胞；3．子叶细胞；4．色素层细胞；
5．下皮巨细胞的轮廓（细胞腔内的是较小的栅状细胞上表面观）

■ **莱菔子粉末特征图**

**附注**　莱菔子的下皮层为1列大型薄壁细胞，种子干燥后坍塌，在种子表面形成较大的网状纹理；在粉末的栅状细胞外表面可观察到较大的细胞壁轮廓。

（新疆维吾尔自治区食品药品检验所：于　睿　严　丽　谢　莉　谷会青）

参考文献

［1］　国家药典委员会．中华人民共和国药典：2020年版　一部［S］．北京：中国医药科技出版社，2020：284．

# 金堂葶苈 Jintangtingli

**22**

**来源** 十字花科植物芝麻菜 *Eruca sativa* Mill. 的干燥成熟种子。

**性状** 呈扁卵圆形，具 2 条纵列的浅沟槽。正面呈卵圆形，上端钝圆，下端微凹缺；侧面呈长椭圆形，下端略尖，具 2 条纵列的浅沟槽；腹（脐）面呈椭圆形。长 1.5 ~ 2 mm，宽 1 ~ 1.3 mm，厚 0.7 ~ 0.9 mm。表面黄棕色至棕褐色，偶带绿色，微具光泽，具不明显的细纹。种脐位于凹缺处，呈白色点状，有的具类白色附着物。种皮较薄，胚黄绿色，具油性。气微，味微辛、苦。水浸后有黏性。

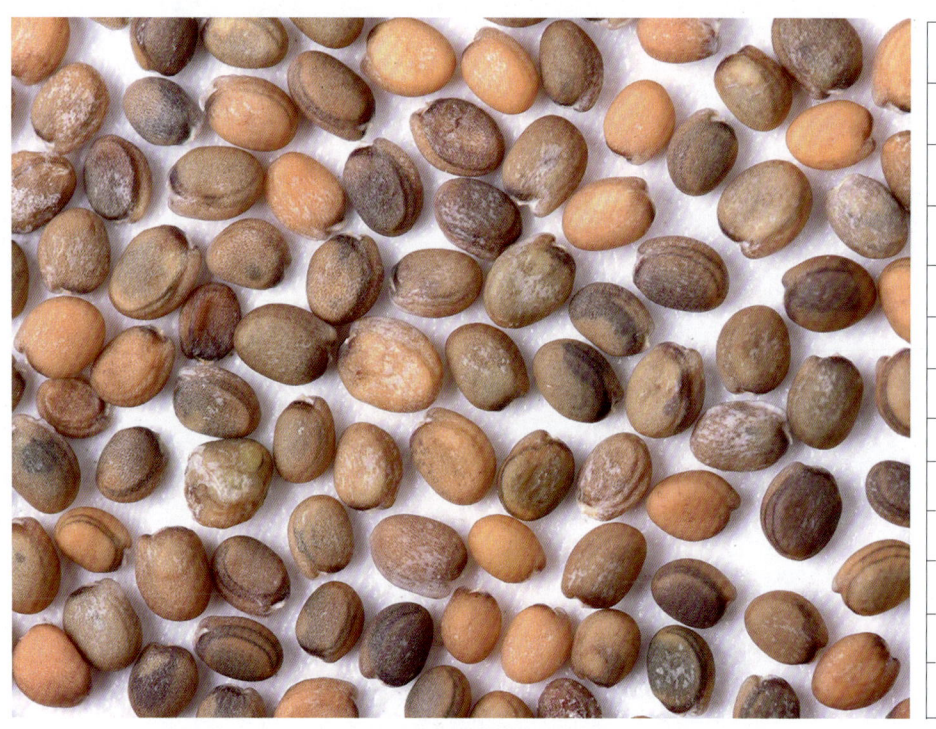

■ 金堂葶苈大样图

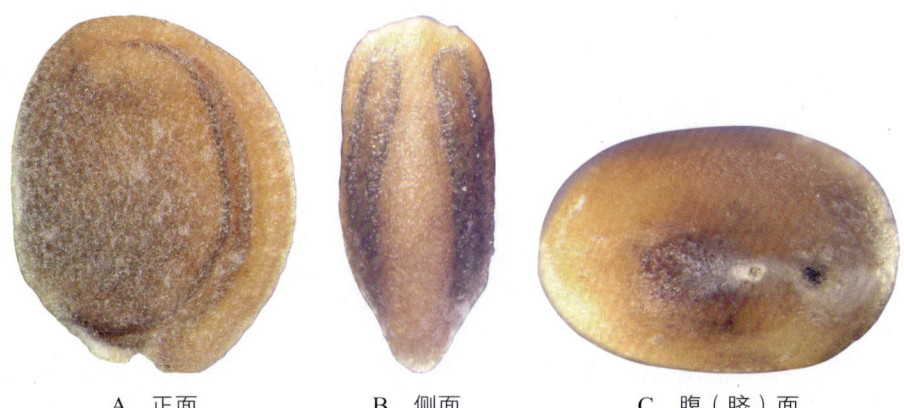

A. 正面      B. 侧面      C. 腹（脐）面

■ 金堂葶苈基本面特征图

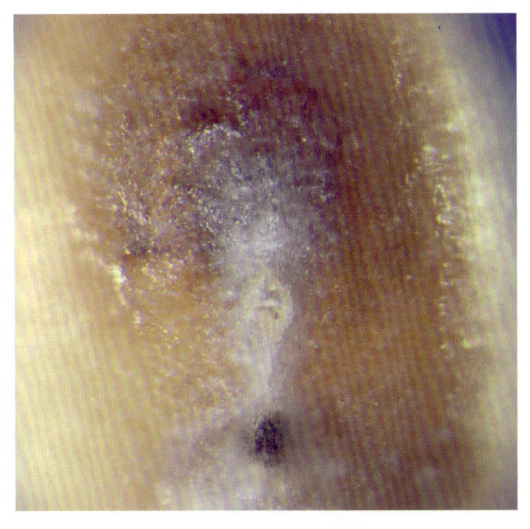

■ 金堂葶苈种脐图

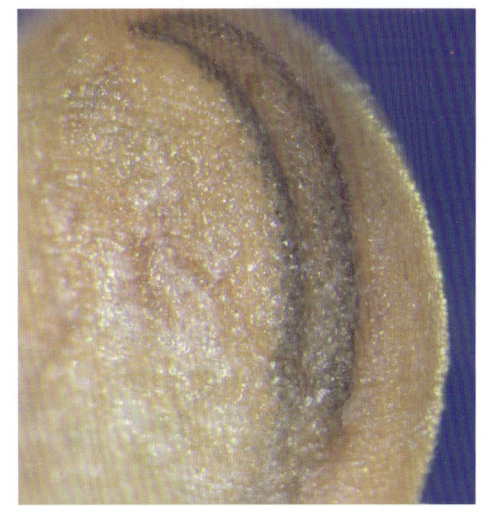

■ 金堂葶苈沟槽图

**剖面特征** 纵剖面呈卵圆形，种皮较薄；胚弯生，对折，胚根圆锥形，朝向种脐；胚乳紧贴种皮，较薄。横剖面呈扁椭圆形，子叶2，"V"形折叠，于折叠开口处包被胚根。

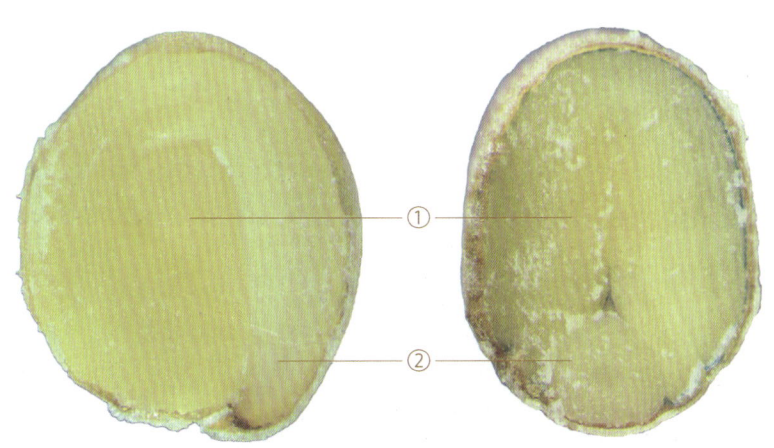

①子叶；②胚根

■ 金堂葶苈剖面特征图

**横切面特征** 种皮表皮细胞为1列黏液细胞，近无色，略呈方形或长方形，含黏液质。中种皮外层细胞颓废状，不可分辨。中种皮内层（栅状组织）为1列栅状细胞，黄色至红棕色，略呈长方形，内壁与侧壁中下部增厚。内种皮（色素层）数列，黄棕色至红棕色，细胞颓废状，界限不清。胚乳细胞方形或长方形，壁稍厚，含糊粉粒及脂肪油滴，内侧有2～3列颓废细胞。子叶与胚轴细胞为薄壁细胞，内含脂肪油滴。

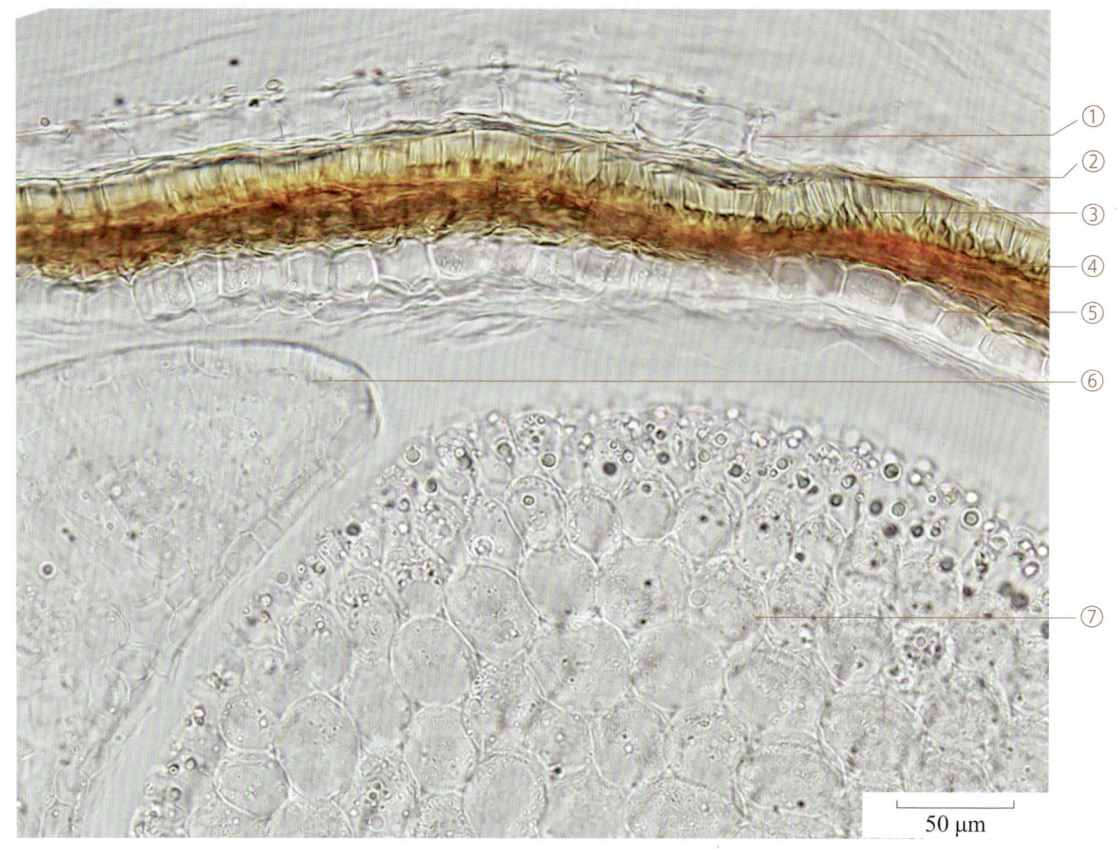

①种皮表皮细胞; ②下皮层细胞; ③栅状细胞; ④色素层;
⑤胚乳细胞; ⑥子叶细胞; ⑦胚轴细胞
■ 金堂葶苈横切面特征图

**粉末特征** 粉末浅棕黄色。

　　种皮表皮细胞表面观类多边形或类圆形,可见环状黏液质纹理;侧面观略呈方形或长方形。栅状细胞成片,黄色至红棕色,表面观类多边形,胞间层呈波状弯曲;侧面观1列,内壁与侧壁中下部增厚。胚乳细胞表面观多边形,壁稍厚,含糊粉粒及脂肪油滴。子叶细胞类长方形或多边形,无色,壁薄,含脂肪油滴。色素细胞黄棕色至红棕色,颓废状。

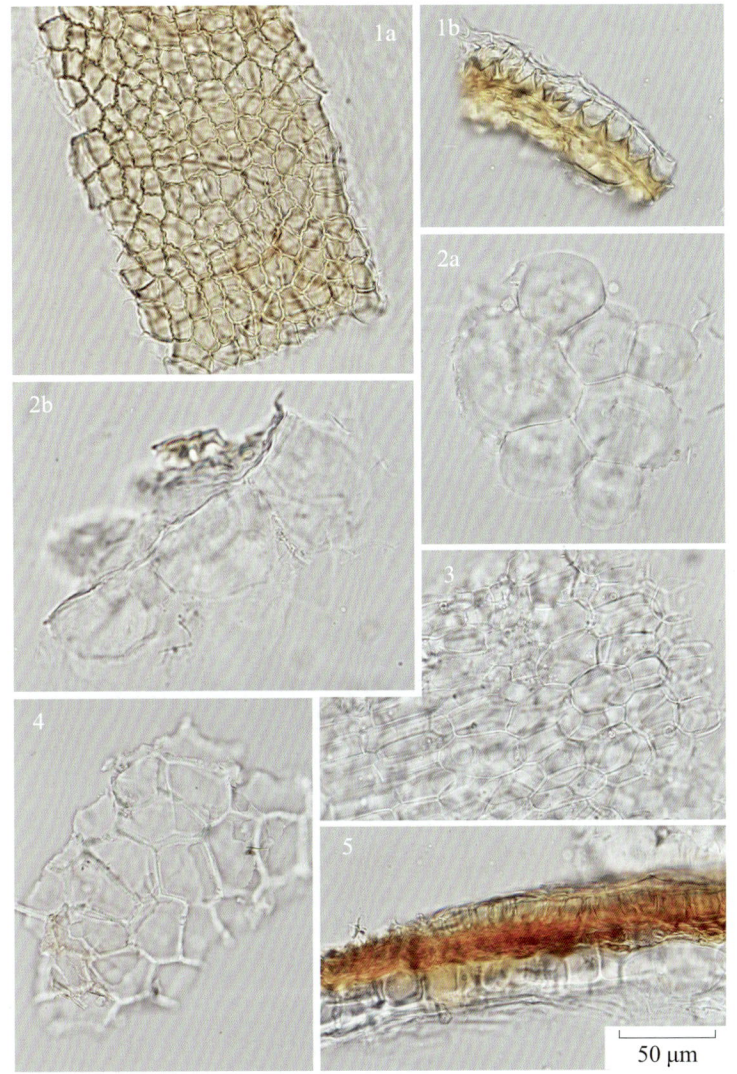

1. 种皮栅状细胞（1a 表面观，1b. 侧面观）；2. 种皮表皮细胞（2a. 表面观，2b. 侧面观）；
3. 子叶细胞；4. 胚乳细胞；5. 色素细胞

■ **金堂葶苈粉末特征图**

**附注** 芝麻菜子在四川金堂习惯被当作葶苈子入药，故商品习称"金堂葶苈"[1]。
同时，其在我国新疆维吾尔自治区为民间习惯用药[2]。

（四川省药品检验研究院：齐景梁　高必兴　周　娟　黎跃成）

**参考文献**

[1] 楼之岑,秦波.常用中药材品种整理与质量研究　北方编　第三册[M].北京:北京医科
大学中国协和医科大学联合出版社,1996:163.

[2] 赵翡翠,王国栋,姜林.维吾尔药芝麻菜子质量标准研究[J].中成药,2011,33（6）:
1000-1004.

# 葶苈子（北葶苈子）Tinglizi（Beitinglizi） 23

**品种收载** 《中国药典》2020 年版[1]。

**来源** 十字花科植物独行菜 *Lepidium apetalum* Willd. 的干燥成熟种子。

**性状** 呈扁卵形，一端尖而微凹，另一端钝圆。正面呈扁卵圆形，基部尖而微凹，顶端钝圆，具纵沟 2 条，其中 1 条较明显；侧面呈长椭圆形；腹（脐）面呈扁椭圆形。长 1 ～ 1.5 mm，宽 0.5 ～ 1 mm，厚 0.3 mm。表面棕色或红棕色，微有光泽，可见细小的网状纹理。种脐类白色，长圆形，位于种子的凹入端。气微，味微辛辣。黏性较强。

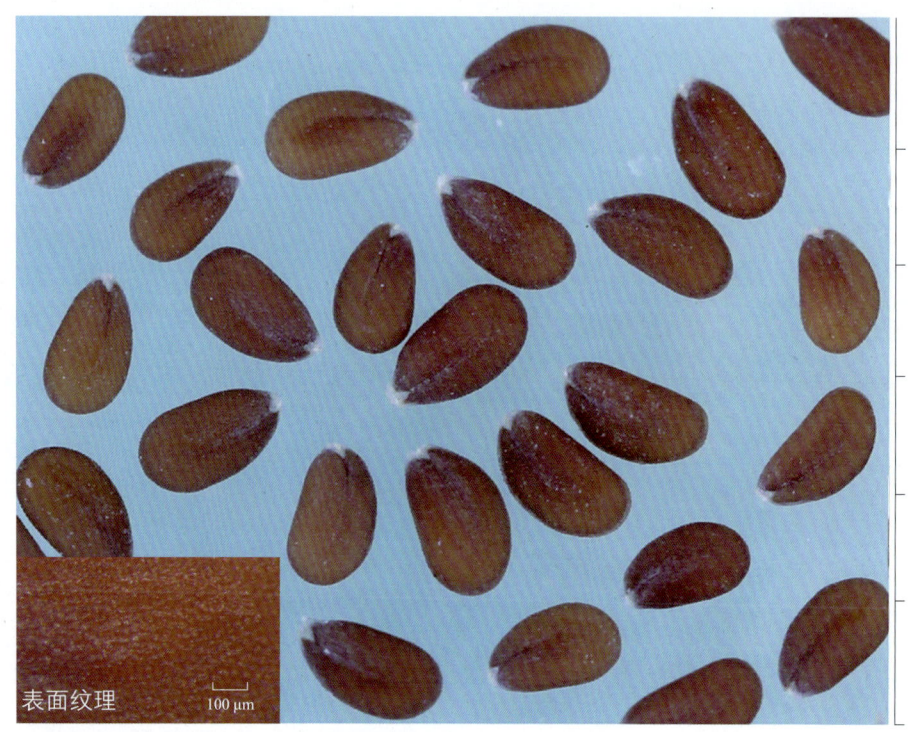

表面纹理　100 μm

■ 葶苈子（北葶苈子）大样图

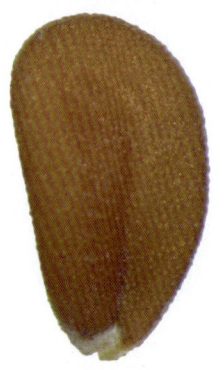
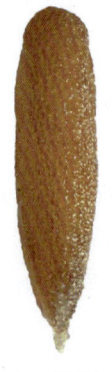
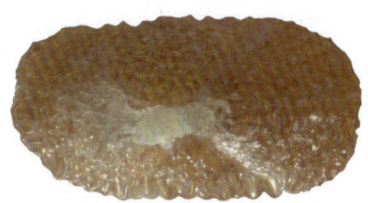

A. 正面　　　　　　B. 侧面　　　　　　C. 腹（脐）面

■ 葶苈子（北葶苈子）基本面特征图

**剖面特征** 纵剖面呈卵圆形，种皮薄；胚弯生，背倚，黄色，子叶及胚根几乎占胚的全部。横剖面呈椭圆形，子叶 2，以背部靠着胚轴，可见类圆形胚轴。

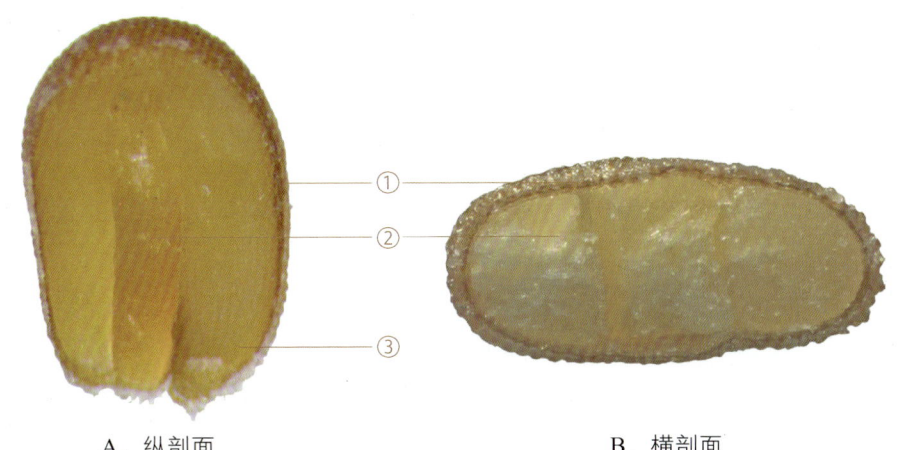

A. 纵剖面　　　　　　　　　　　B. 横剖面

①种皮；②子叶；③胚轴

■ **葶苈子（北葶苈子）剖面特征图**

**横切面特征** 种皮外表皮为 1 列黏液细胞，内壁增厚向外延伸成纤维素柱，纤维素柱倾斜，延长，周围可见黏液质纹理。中种皮外层细胞 1～2 列，颓废不可分辨。中种皮内层细胞 1 列，黄色，扁长方形，壁增厚，强木化。内种皮细胞 1 列，淡黄色，扁长方形，略呈颓废状。胚乳细胞数列，最外层细胞类长方形，内含糊粉粒，内层细胞颓废状。子叶及胚根细胞呈类条形或类多角形，充满糊粉粒。

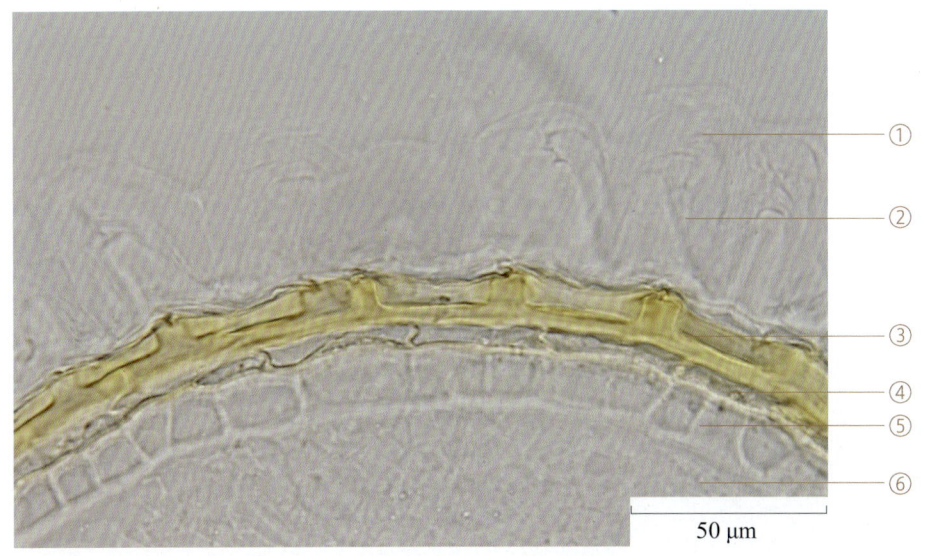

50 μm

①种皮外表皮；②纤维素柱；③中种皮内层；④内种皮；⑤胚乳细胞；⑥子叶细胞

■ **葶苈子（北葶苈子）横切面特征图**

**粉末特征** 粉末黄棕色。

外表皮细胞为黏液细胞，断面略呈类长方形，内壁增厚向外延伸成较长的纤维素柱，长 24 ～ 34 μm，顶端钝圆、偏斜或平截，周围可见黏液质纹理；表面呈圆多角形，可见纤维素柱位于细胞中心。中种皮内层细胞黄色，断面呈扁长方形；表面呈长方多角形或类方形，直径 15 ～ 42 μm，壁厚 5 ～ 8 μm。

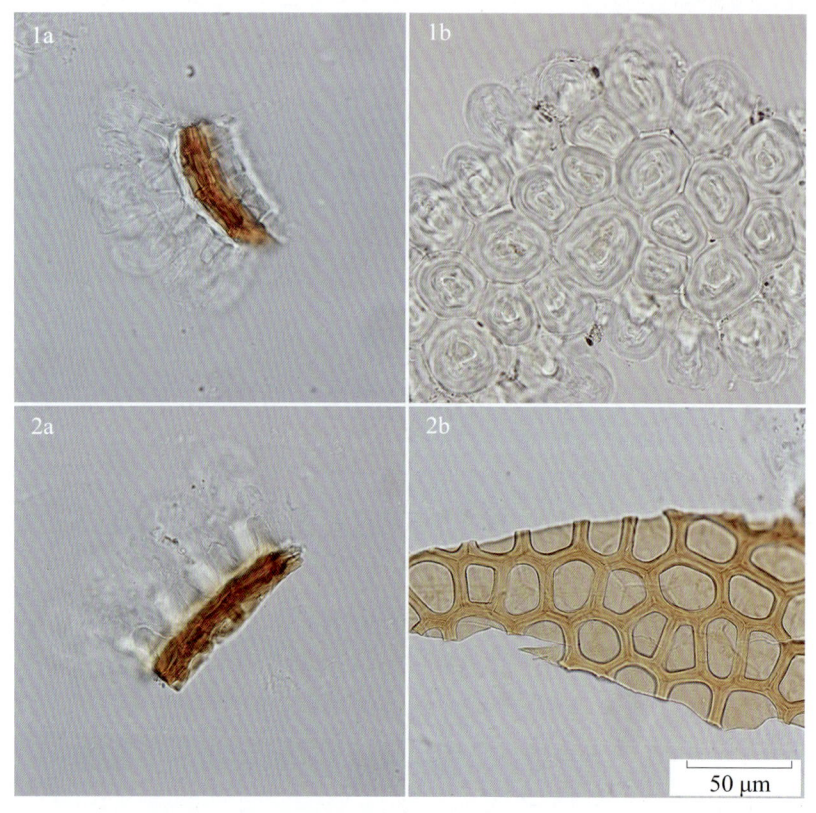

1. 外表皮细胞（1a. 侧面观，1b. 表面观）；2. 中种皮内层细胞（2a. 断面观，2b. 表面观）

■ 葶苈子（北葶苈子）粉末特征图

**附注** 葶苈子常见伪品有芝麻菜 *Eruca sativa* Mill.、蔊菜 *Rorippa indica*（L.）Hiern，以及同属家独行菜 *Lepidium sativum* L.、北美独行菜 *Lepidium virginicum* L. 等植物的种子[2-3]。

（内蒙古自治区药品检验研究院：红 霞 王 栋 高 寒 周雪梅 高 磊）

**参考文献**

[1] 国家药典委员会.中华人民共和国药典：2020 年版 一部［S］.北京：中国医药科技出版社,2020：348.

［2］ 肖培根.新编中药志 第二卷［M］.北京：化学工业出版社,2002：584.

［3］ 楼之岑,秦波.常用中药材品种整理和质量研究 北方编 第三册［M］.北京：北京医科大学中国协和医科大学联合出版社,1996：145.

# 葶苈子（南葶苈子）Tinglizi（Nantinglizi） ㉔

**品种收载** 《中国药典》2020年版[1]。

**来源** 十字花科植物播娘蒿 *Descurainia sophia*（L.）Webb. ex Prantl 的干燥成熟种子。

**性状** 呈长圆形，略扁，一端微凹或较平截。正面呈卵圆形或长圆形，基部微凹或较平截，顶端钝圆；侧面呈椭圆形；腹（脐）面略呈横向卵形。长 0.8～1.2 mm，宽约 0.5 mm，厚约 0.4 mm。表面棕色或红棕色，具微小的网纹，微有光泽，具纵沟 2 条，其中 1 条较明显。种脐类白色，位于微凹端或平截处，周围具红棕色环。气微，味微辛、苦。略带黏性。

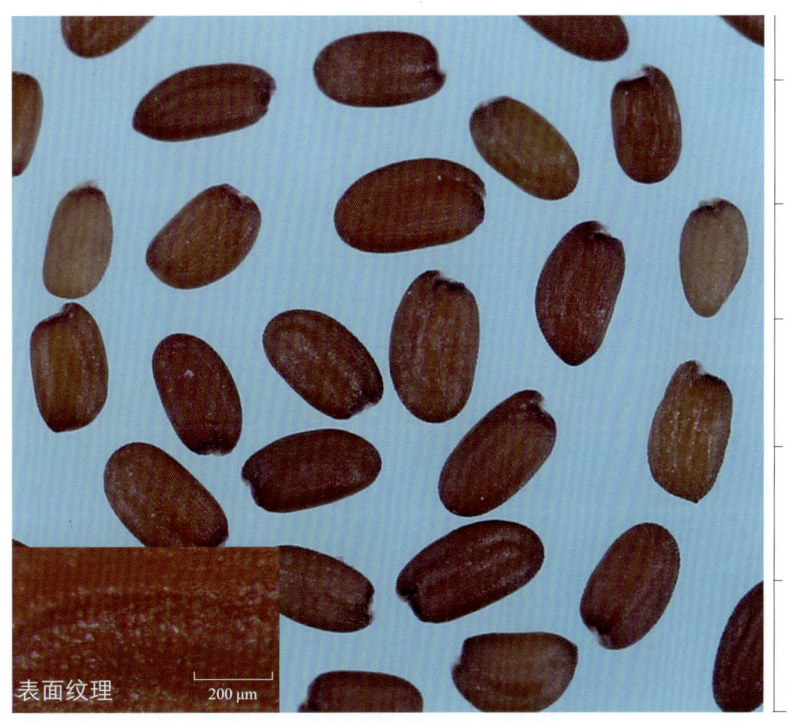

表面纹理　200 μm

■ 葶苈子（南葶苈子）大样图

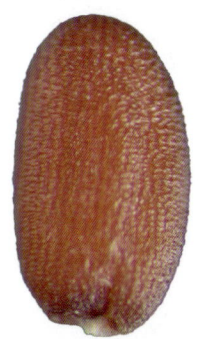

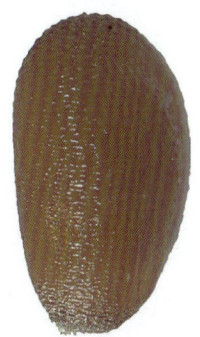

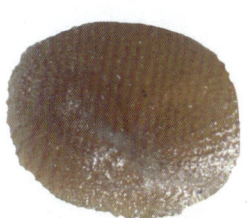

A. 正面　　　　　　B. 侧面　　　　　　C. 腹（脐）面

■ 葶苈子（南葶苈子）基本面特征图

**剖面特征** 纵剖面呈卵圆形或长圆形，种皮薄，胚弯生，背倚，黄色，子叶及胚根几乎占胚的全部。横剖面呈横向卵圆形，子叶2，胚根类圆形，位于较窄的一端。

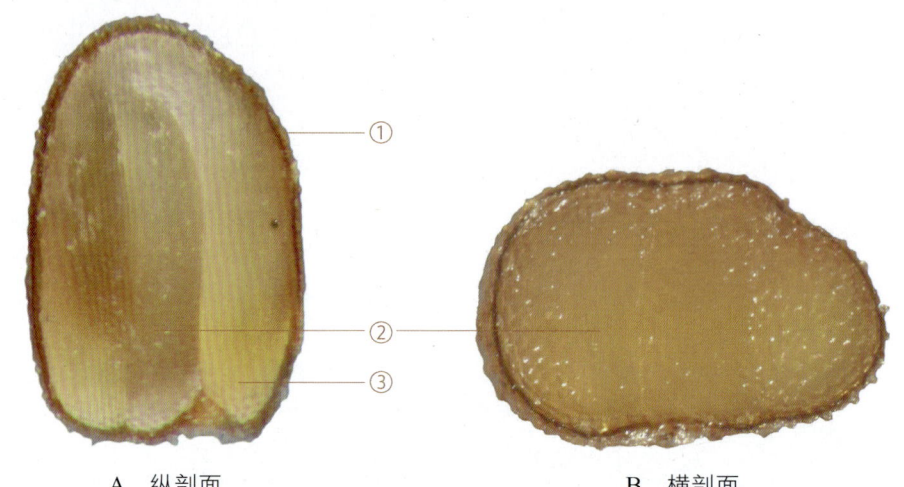

A．纵剖面　　　　　　　　　　B．横剖面

①种皮；②子叶；③胚根

■ 葶苈子（南葶苈子）剖面特征图

**横切面特征** 种皮外表皮为1列黏液细胞，内壁增厚向外延伸成纤维素柱，周围可见黏液质纹理。中种皮外层（下皮层）细胞颓废而不可见。中种皮内层细胞1列，呈类扁长方形，黄色，壁增厚，强木化。内种皮薄壁细胞颓废状，不可分辨。胚乳细胞1列，类长方形或类方形，内含糊粉粒。子叶及胚根细胞呈类多角形或类条形。

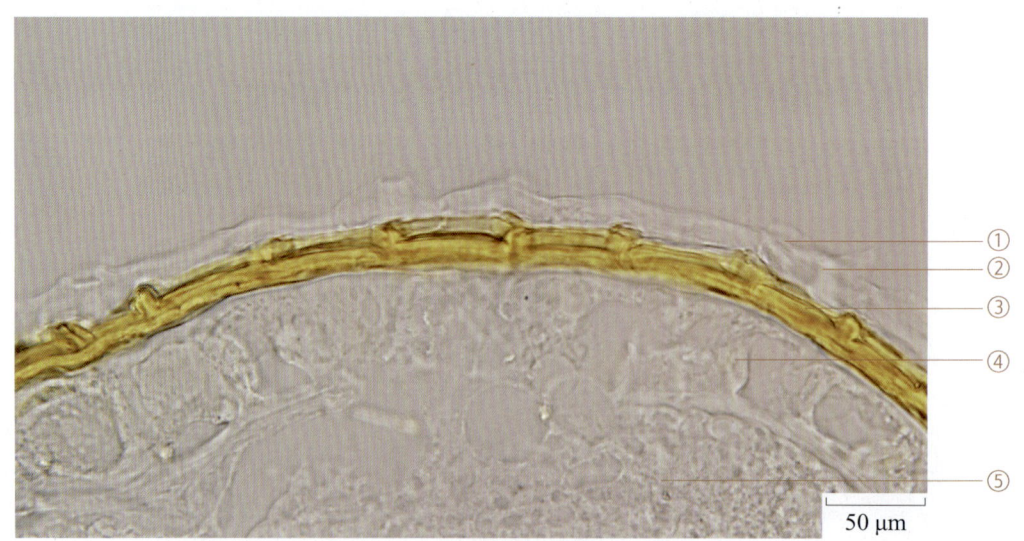

50 μm

①种皮外表皮；②纤维素柱；③中种皮内层细胞；④胚乳细胞；⑤子叶细胞

■ 葶苈子（南葶苈子）横切面特征图

**粉末特征** 粉末黄棕色。

种皮表皮细胞为黏液细胞，表面观类多角形或类方形，可见纤维素柱位于中心；断面观类方形，内壁增厚向外延伸成纤维素柱，纤维素柱稍短，长 8 ～ 18 μm，可见黏液质纹理。中种皮内层细胞为黄色，断面观呈扁长方形或扁方形；表面观呈长方多角形，直径 15 ～ 42 μm，壁厚 5 ～ 8 μm。

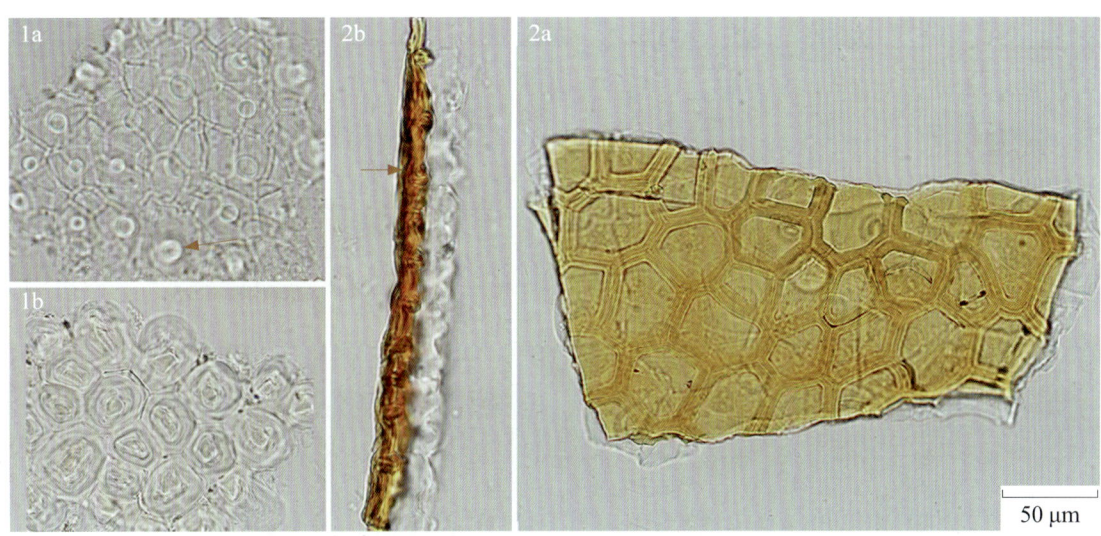

1. 外表皮细胞表面观（示纤维素柱）（1a. 对焦面稍上，1b. 对焦面稍下）；
2. 中种皮内细胞（2a. 断面观，2b. 表面观）
■ **葶苈子（南葶苈子）粉末特征图**

**附注** 南葶苈子常见伪品有同科植物芝麻菜 *Eruca sativa* Mill.、菥蓂 *Thlaspi arvense* L.、蔊菜 *Rorippa indica*（L.）Hiern、花旗杆 *Dontostemon dentatus*（Bunge）Lédeb. 和葶苈 *Draba nemorosa* L. 及同属植物抱茎独行菜 *Lepidium perfoliatum* L.、家独行菜 *Lepidium sativum* L. 等植物的种子[2-3]。

（内蒙古自治区药品检验研究院：红 霞 王 栋 高 寒 周雪梅 高 磊）

**参考文献**

[1] 国家药典委员会.中华人民共和国药典：2020 年版 一部[S].北京：中国医药科技出版社，2020：348.

[2] 肖培根.新编中药志 第二卷[M].北京：化学工业出版社，2002：584.

[3] 楼之芩，秦波.常用中药材品种整理和质量研究 北方编 第三册[M].北京：北京医科大学中国协和医科大学联合出版社，1996：145.

# 菥蓂子 Ximizi

## 25

**品种收载**《中华人民共和国卫生部药品标准 藏药分册》[1]。

**来源** 十字花科植物菥蓂 *Thlaspi arvense* L. 的干燥成熟种子。

**性状** 略呈扁卵圆形，两面各有 5 ～ 7 条凸起的偏心性环纹。正面呈倒卵圆形，有 5 ～ 7 条凸起的偏心性环纹；侧面呈长椭圆形；腹（脐）面呈扁椭圆形。长约 1.5 mm，宽 1 ～ 1.4 mm，厚约 0.5 mm。表面红褐色至暗褐色，少数红棕色，偏心性环纹可见细小的颗粒。种脐位于种子尖突部分，色浅，点状。种皮薄而脆。种仁黄色，有油性。气微，味微苦、辛。

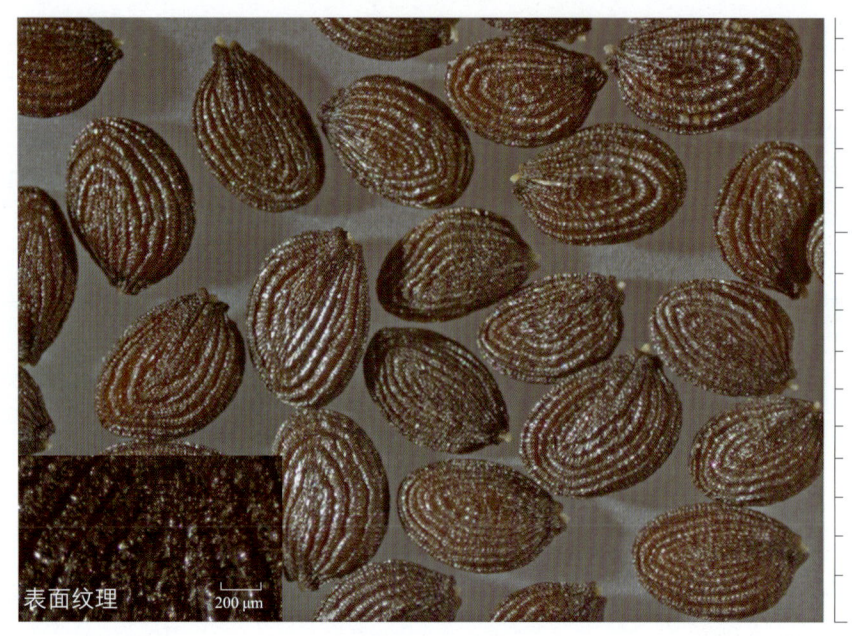

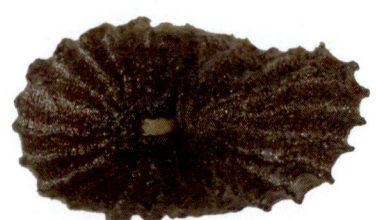

注：每小格 0.5 mm

■ 菥蓂子大样图

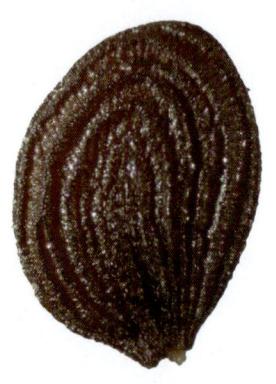
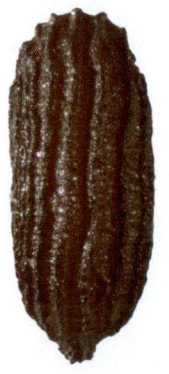
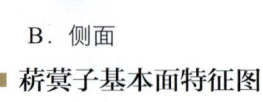

A. 正面      B. 侧面      C. 腹（脐）面

■ 菥蓂子基本面特征图

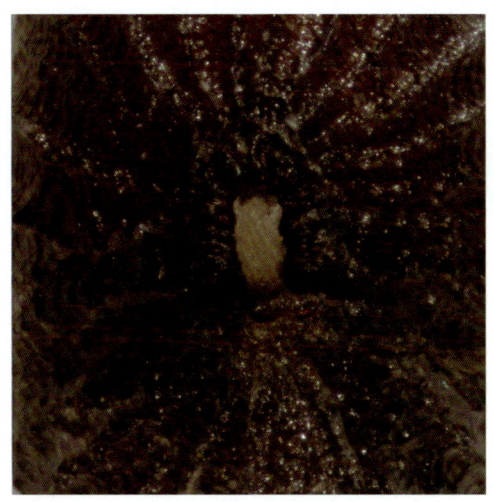

■ 葶苈子种脐图

**剖面特征** 纵剖面呈椭圆形，种皮薄；弯生胚，缘倚。横剖面呈扁圆形，胚根贴生于子叶的一侧，两枚子叶中间可见一条缝隙。

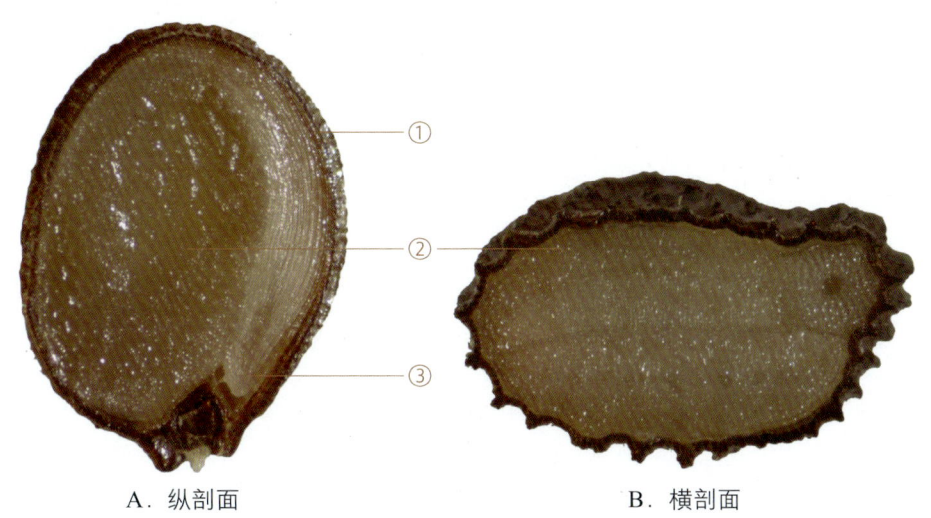

A. 纵剖面　　　　　　　　　　　　　B. 横剖面

①种皮；②子叶；③胚根

■ 葶苈子剖面特征图

**横切面特征** 种皮外表皮为 1 列扁长细胞，细胞不易分辨。中种皮外层（下皮层）细胞 1 列，半月形，壁薄。中种皮内层（栅状细胞）1 列，不规则的长方形，其侧壁和内壁增厚，基部木化、紫红色。内种皮细胞数列，颓废状。胚乳细胞 1 列，呈扁平状，壁稍厚。子叶及胚根细胞为薄壁细胞。

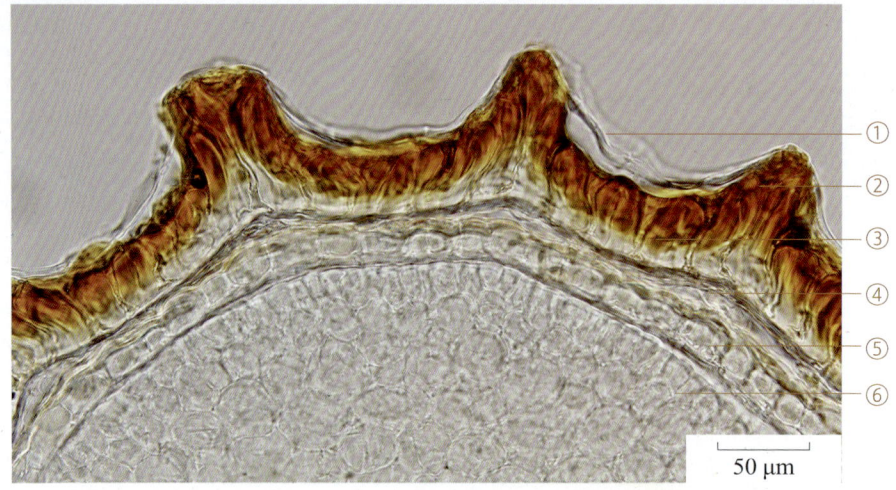

① 
② 
③ 
④ 
⑤ 
⑥ 

50 μm

A．菥蓂子横切面

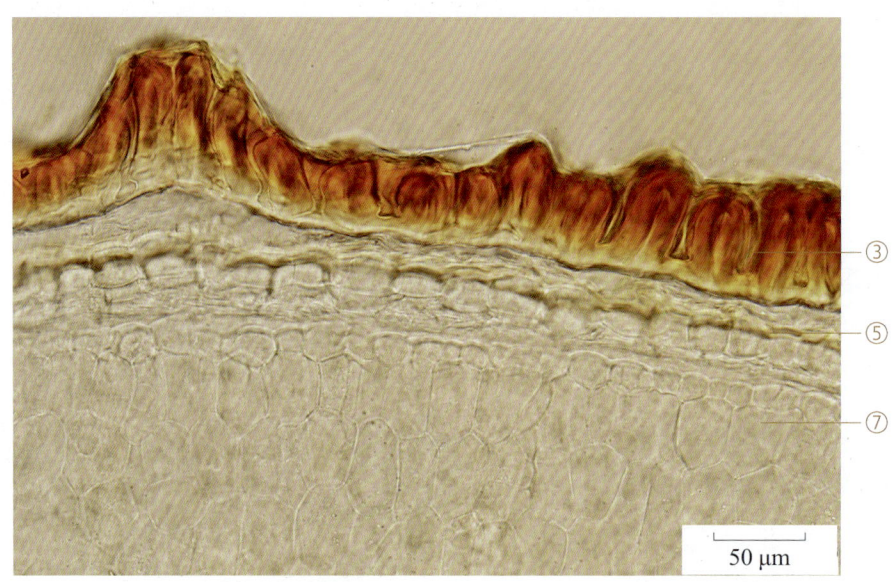

③ 
⑤ 
⑦ 

50 μm

B．菥蓂子横切面种皮特写

①外表皮细胞；②下皮细胞；③栅状细胞；④内种皮细胞；

⑤胚乳细胞；⑥胚细胞；⑦子叶细胞

■ **菥蓂子横切面特征图**

**粉末特征** 粉末红棕色。

种皮栅状细胞成片，黄色，类多角形；侧面呈栅栏状。胚乳细胞多角形，壁稍厚。子叶细胞长方形或多角形，壁薄。

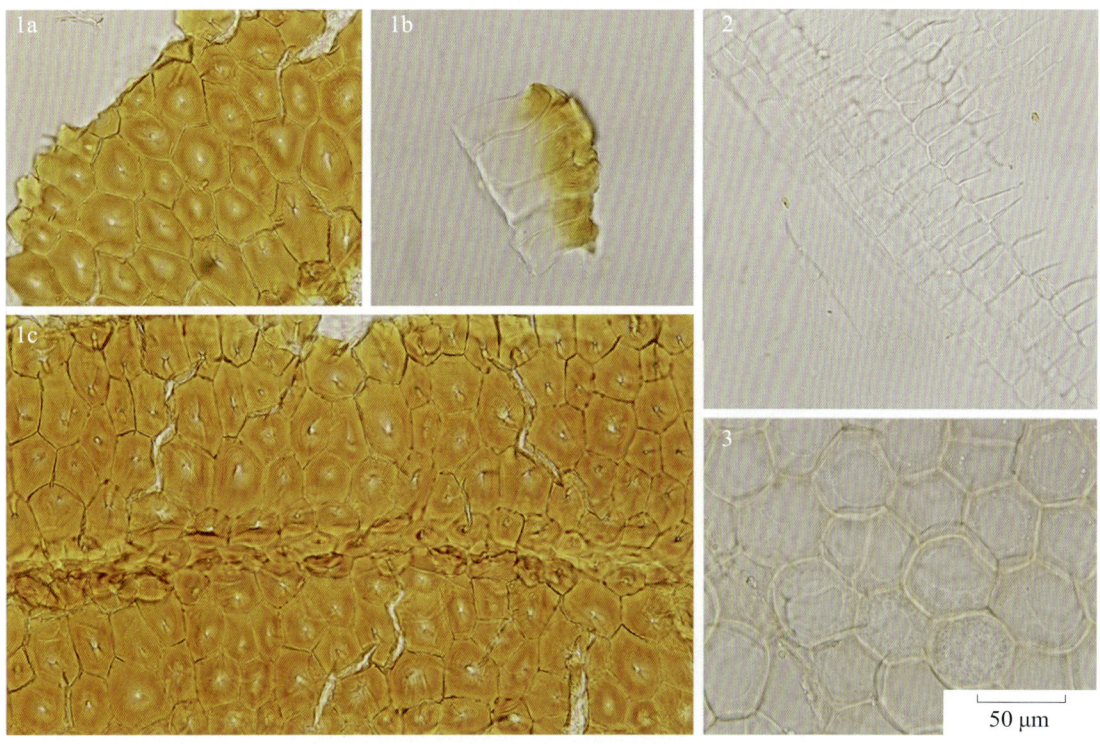

1. 栅状细胞（1a. 表面观，1b. 侧面观，1c. 种皮环纹处）；2. 子叶细胞；3. 胚乳细胞

■ **莳萝子粉末特征图**

**附注** 莳萝子的横切面与粉末特征参考《中华本草 藏药卷》[2]，以及根据实际观察结果进行描述。

（青海省药品检验检测院：张国英）

## 参考文献

[1] 中华人民共和国卫生部药典委员会.中华人民共和国卫生部药品标准 藏药分册[S].北京：人民卫生出版社，1995：90.

[2] 国家中药管理局《中华本草》编委会.中华本草 藏药卷[M].上海.上海科学技术出版社，1999：291.

## 虎耳草科

# 黑加仑子 Heijialunzi

## 26

**品种收载** 《黑龙江省中药材标准》2001 年版[1]。

**来源** 虎耳草科植物黑穗醋栗 *Ribes nigrum* L. 的干燥成熟种子。

**性状** 呈扁椭圆形或短梭形，两端略尖或一端略尖，有的呈三棱形。正面呈椭圆形或短梭形，两端略尖或一端略尖；侧面呈长梭形；腹（脐）面呈横向椭圆形。长 1～2 mm，宽约 1 mm，厚约 1 mm。表面紫黑色，具不规则纵皱及略呈纵向的浅凹陷，常有果肉残留。种脐圆形，四周有放射状沟纹。种皮薄，胚乳白色。味道常因附有果肉而略显酸味。

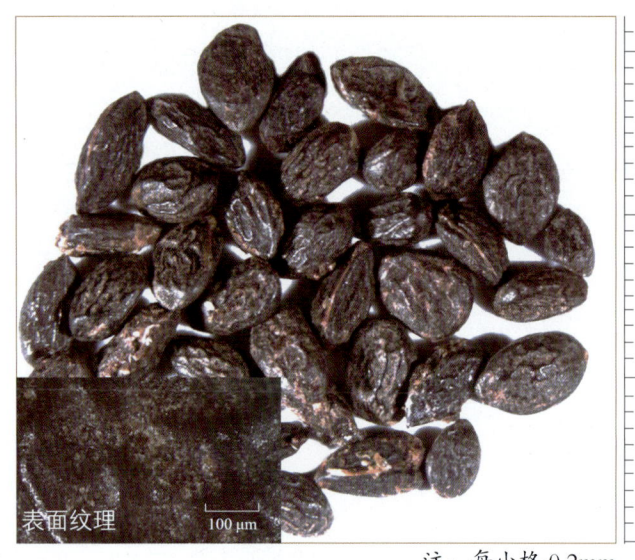

表面纹理　　100 μm

注：每小格 0.2mm

■ 黑加仑子大样图

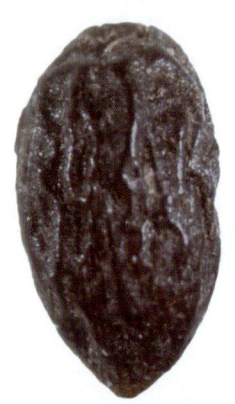
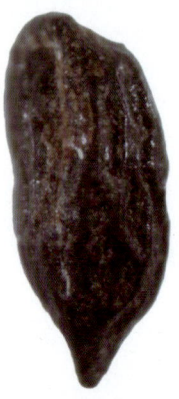
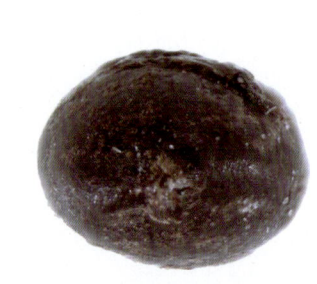

A. 正面　　　　　　B. 侧面　　　　　　C. 腹（脐）面

■ 黑加仑子-基本面特征图

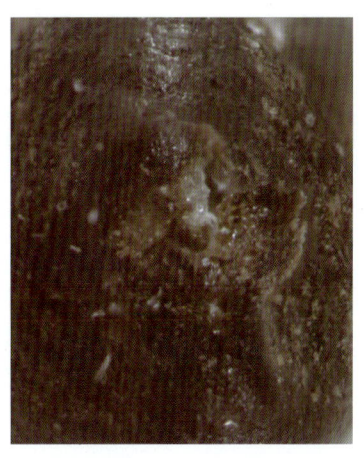

■ 黑加仑子种脐特征图

**剖面特征** 纵剖面呈椭圆形，种皮薄，棕黑色；胚直生，抹刀型，淡黄色，长圆形，长占种子的1/5～1/3；子叶2，约占胚的1/2；胚乳淡棕色或白色，半透明状，占种子腔室的大部分。横剖面呈横向椭圆形，胚乳类圆形，近种脐端的剖面中心可见椭圆形胚，有时可见空隙。

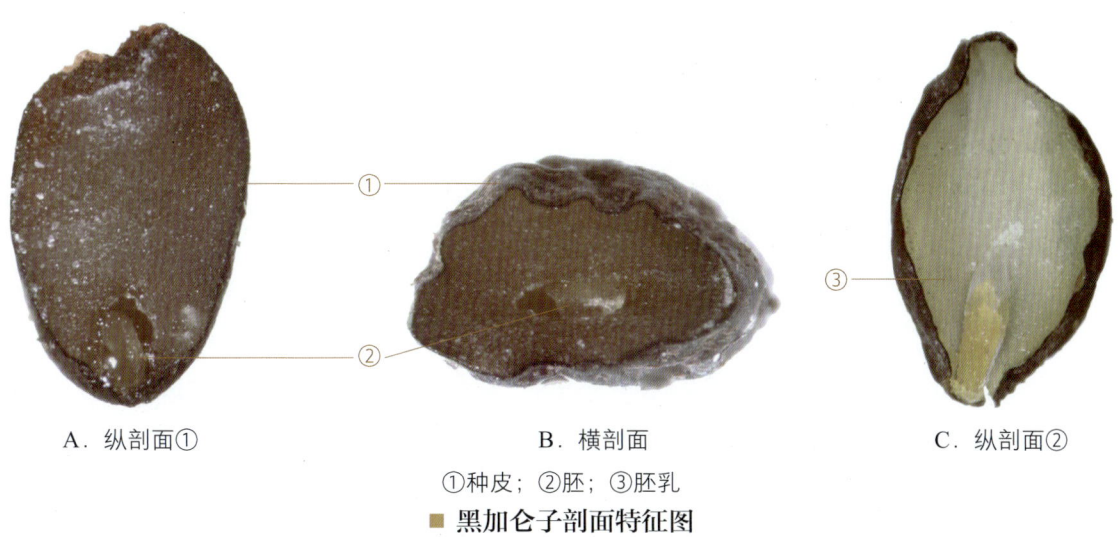

A. 纵剖面①　　　　　　　　　　B. 横剖面　　　　　　　　　　C. 纵剖面②

①种皮；②胚；③胚乳

■ 黑加仑子剖面特征图

**横切面特征** 种皮表皮细胞1层，切向延长，特化为膨大的肉质细胞，种子干后皱缩，与下皮细胞难以分辨。中种皮外层为2层薄壁细胞，颓废状，在维管束处的中种皮外层细胞层数较多。中种皮内层为角质化厚壁细胞，胞腔含草酸钙方晶。内种皮细胞2列，颓废状，但内层细胞的内侧壁明显角质化增厚。胚乳宽广，胚乳细胞较大，多角形，含糊粉粒及油滴。

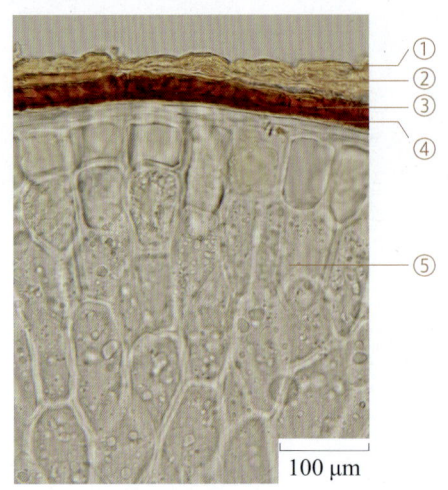
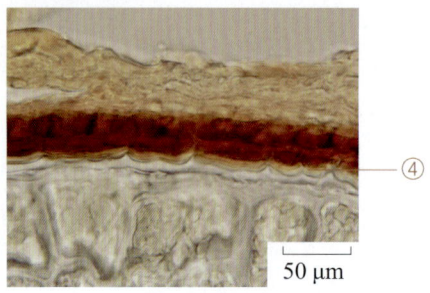

A．横切面　　　　　　　　　　　B．横切面放大

①种皮表皮细胞；②中种皮外层细胞；③中种皮内层；④内种皮细胞；⑤胚乳细胞

■ 黑加仑子横切面特征图

**粉末特征** 粉末浅紫色。

种皮厚壁细胞成片，红棕色，表面观呈多角形、类圆形，内含草酸钙方晶；侧面观呈长扁方形。胚乳细胞无色，内含无色油滴及糊粉粒。果皮石细胞大多成束，长梭形、类方形，纹孔明显。

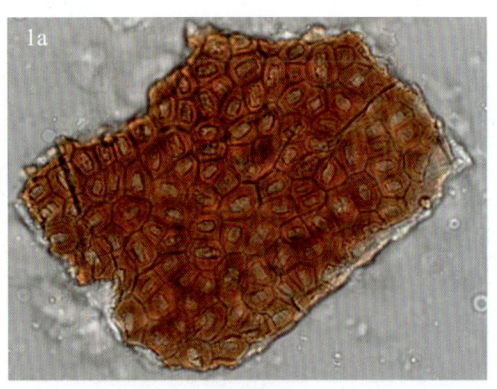
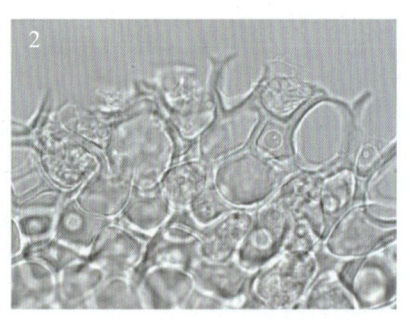
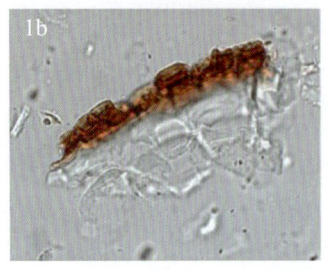
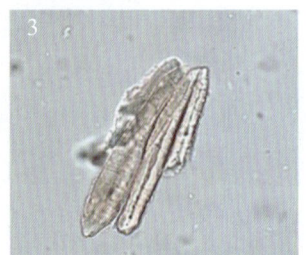
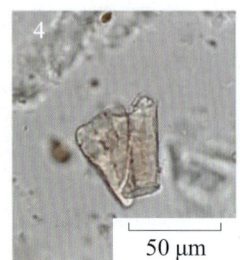

1．种皮厚壁细胞（1a. 表面观，1b. 侧面观）；

2．胚乳细胞（含糊粉粒及无色油滴）；3．果皮纤维状石细胞；4．果皮石细胞

■ 黑加仑子粉末特征图

**附注** 黑加仑子的伪品极少。由于其为黑穗醋栗浆果去除果皮、果肉，经水洗分离，瓢去果皮等杂质后的种子，常附有部分果肉和有果皮残留，因此显微鉴别能检出纤维及果皮石细胞。

《黑龙江省中药材标准》中黑加仑子鉴别项下的"种皮石细胞"应为中种皮内层细胞，经粉末观察，为红棕色的厚壁细胞，没有偏光现象，细胞除外壁以外的3面加厚。有学者认为细胞壁是角质化加厚[2]，与本文的观察结果一致。此外，经种子横切面和粉末观察，本品残留果皮石细胞形状多样，呈纤维状，类圆形或其他形状。因此，本文对果皮石细胞的特征描述进行了修改。

（黑龙江省药品检验研究院：曹 欢 林 林 任婧昱 袁 杨

中国食品药品检定研究院：石 佳）

**参考文献**

[1] 黑龙江省药品监督管理局.黑龙江省中药材标准:2001年版[S].哈尔滨:黑龙江科学技术出版社,2001:243.
[2] 桂明珠,王慧生,胡宝中,等.黑穗醋栗(*Ribes nigrum* L.)种子发育结构及鲜种子播种的研究[J].东北农学院学报,1992,23(1):91-98.

## 海桐花科

# 山枝仁 *Shanzhiren*

㉗

**品种收载**《四川省中药材标准》2010 年版[1]。

**来源** 海桐花科植物皱叶海桐 *Pittosporum crispulum* Gagnep. 的干燥成熟种子。

**性状** 呈不规则多面体，棱面大小各不相同，多数不平坦。正面呈不规则多角形、椭圆形或类方形；侧面呈不规则三角形或多角形；腹（脐）面呈不规则多角形、椭圆形或类方形。长 0.2 ～ 0.4 cm，宽 0.4 ～ 0.7 cm，厚 0.2 ～ 0.4 cm。表面红褐色或橙红色，光滑、带油润光泽，具网格样突起纹理，及细小网格，可见残留的黑褐色或灰褐色小块果皮。种脐点状，色深，微凹入。质硬，不易粉碎。微有油香气，味涩、微苦。

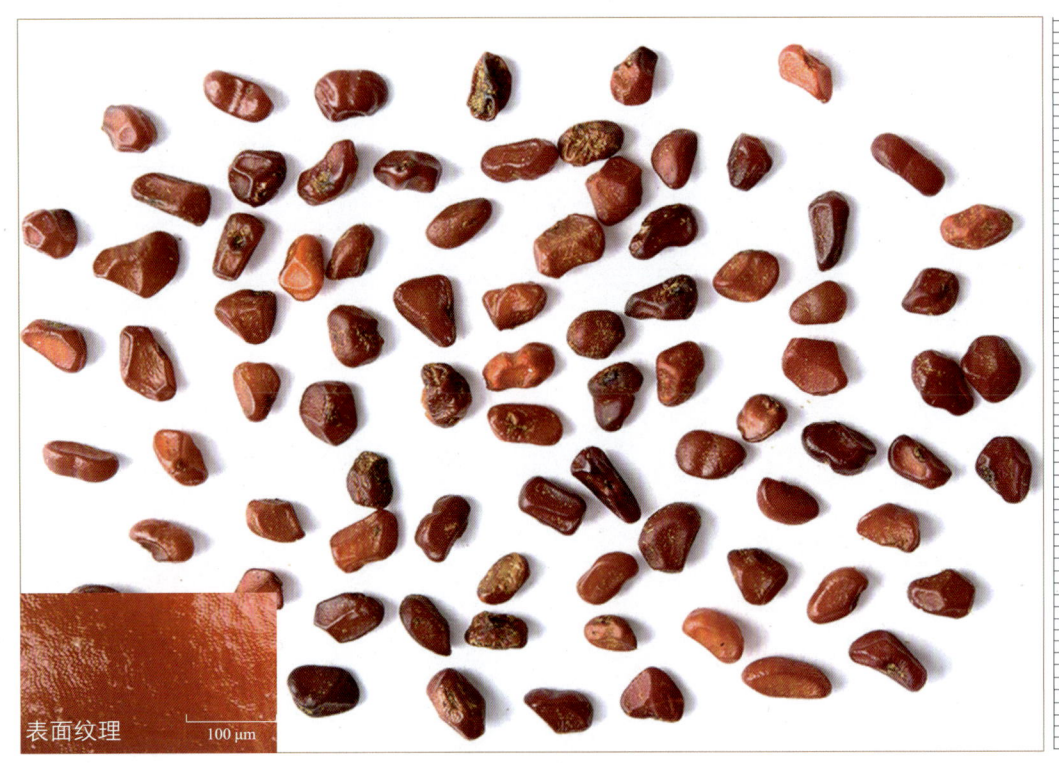

表面纹理    100 μm

■ 山枝仁大样图

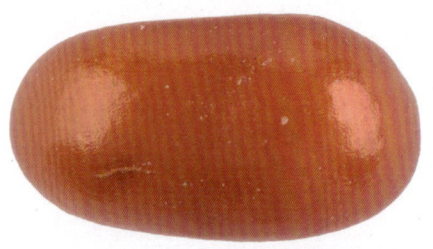

■ 山枝仁背面特征图

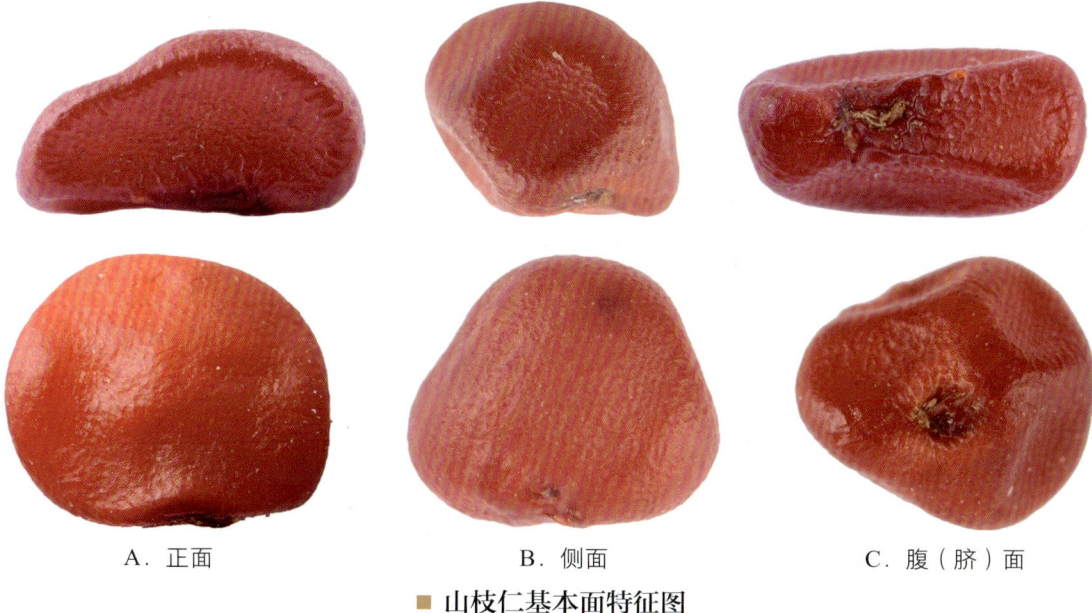

A. 正面　　　　　　　　B. 侧面　　　　　　　　C. 腹（脐）面

■ 山枝仁基本面特征图

**剖面特征** 纵剖面呈不规则椭圆形或卵圆形，种皮薄；胚发育不全型（不全型），细小椭圆形，子叶不可分辨；胚乳发达，乳白色或淡棕色，半透明，富油性。横剖面呈不规则椭圆形或卵状方形，胚乳发达。

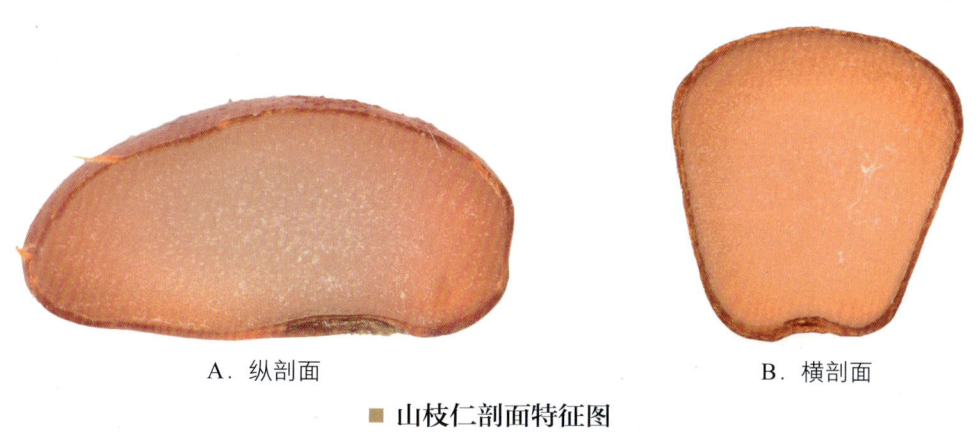

A. 纵剖面　　　　　　　　　　　　B. 横剖面

■ 山枝仁剖面特征图

**横切面特征** 种皮表皮为 1 列薄壁细胞，细胞壁切向增厚，增厚部分可见弧形层纹，包腔内有红色至橙红色色素颗粒。中种皮（色素层）由 3～6 列细胞组成，胞腔内含不规则橙红色色素颗粒。内种皮颓废状，呈棕黄色。胚乳细胞壁增厚，且越向内增厚越明显，胞腔内含脂肪油滴及糊粉粒，透化后胞腔多呈现空洞状。

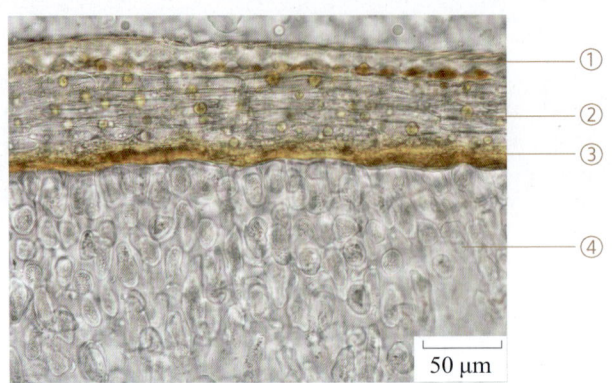

①表皮细胞；②色素层；③颓废层；④胚乳细胞
■ 山枝仁横切面特征图

**粉末特征** 粉末橙黄色。

种皮表皮细胞表面观呈多角形，排列整齐，内含橙红色色素颗粒。色素层细胞类圆形，内含脂肪油滴和橙红色色素颗粒。胚乳细胞多见，壁厚，呈破碎的块状或团块状，胞腔内含脂肪油滴和糊粉粒。

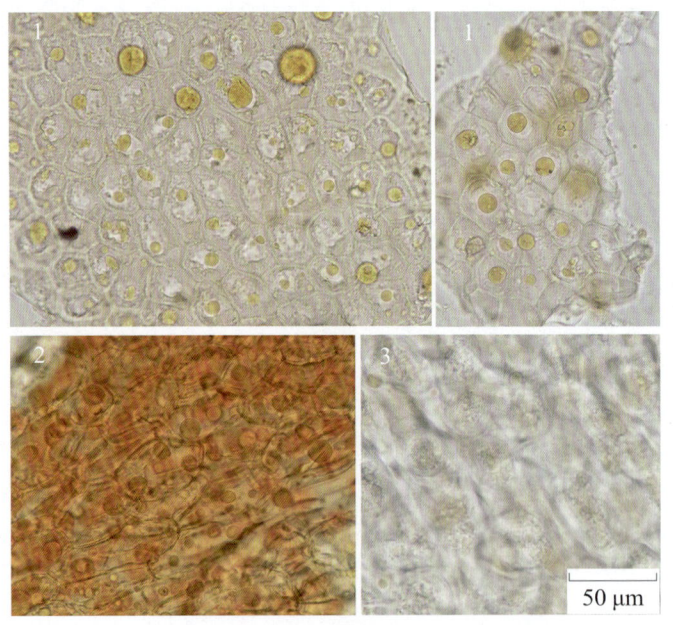

1. 表皮细胞；2. 色素细胞；3. 胚乳细胞
■ 山枝仁粉末特征图

（成都市食品药品检验研究院：雷 蕾 杨小艳 罗 霄 代 琪）

**参考文献**

[1] 四川省食品药品监督管理局.四川省中药材标准：2010年版［S］.成都：四川科学技术出版社,2011:49.

## 蔷薇科

# 苦杏仁（山杏）Kuxingren（Shanxing）28

**品种收载** 《中国药典》2020 年版[1]。

**来源** 蔷薇科植物山杏 *Prunus armeniaca* L. var. *ansu* Maxim. 的干燥成熟种子。

**性状** 呈扁心形，一端尖，另一端钝圆。正面呈倒心形，左右略不对称，基部尖，顶端圆；侧面呈狭倒卵形，下端锐尖；腹（脐）面呈扁椭圆形。长 1.1～1.8 cm，宽 0.8～1.3 cm，厚 0.5～0.7 cm。表面黄棕色至深棕色，具数条纵向条纹，并可见细小颗粒状凸起。种脐位于尖端基部的一侧，短线形，颜色略浅；内脐（合点）位于钝圆的顶端，向外分布多条深棕色脉纹。种皮薄，子叶乳白色，富油性。气微，味苦。

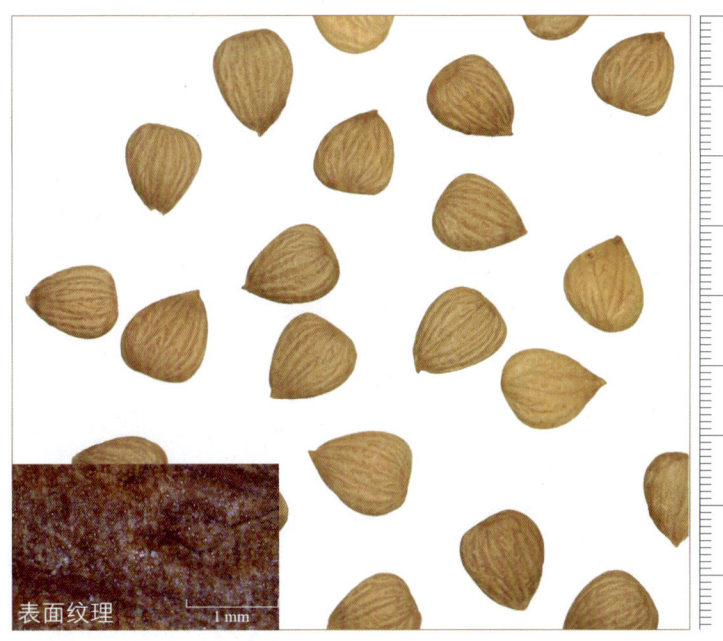

表面纹理　　1 mm

■ 苦杏仁（山杏）大样图

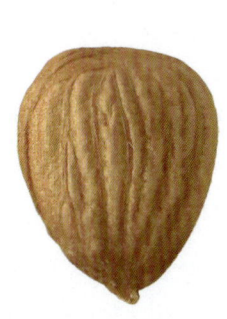

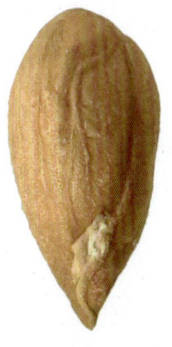

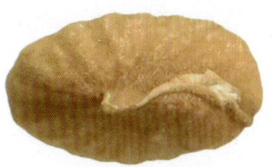

A. 正面　　　　　　　B. 侧面　　　　　　　C. 腹（脐）面

■ 苦杏仁（山杏）基本面特征图

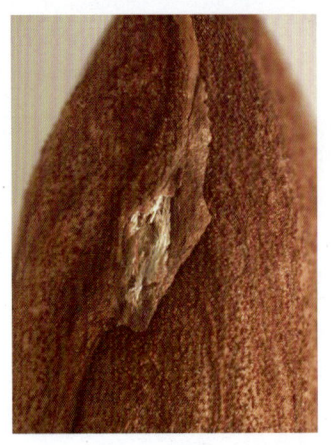 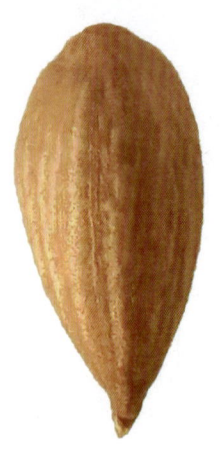

A．种脐 　　　　　　　　　　B．侧面（另一侧）

■ 苦杏仁（山杏）种脐和侧面特征图

**剖面特征** 纵剖面呈倒心形，种皮红棕色，较薄；胚直生，抹刀型，子叶肥厚，乳白色，几乎占有种室的全部，胚根位于尖端基部的一侧。横剖面呈扁椭圆形，边缘有波状弯曲，子叶2，肥厚，乳白色，子叶中间可见线形缝隙；胚乳肉眼难见。

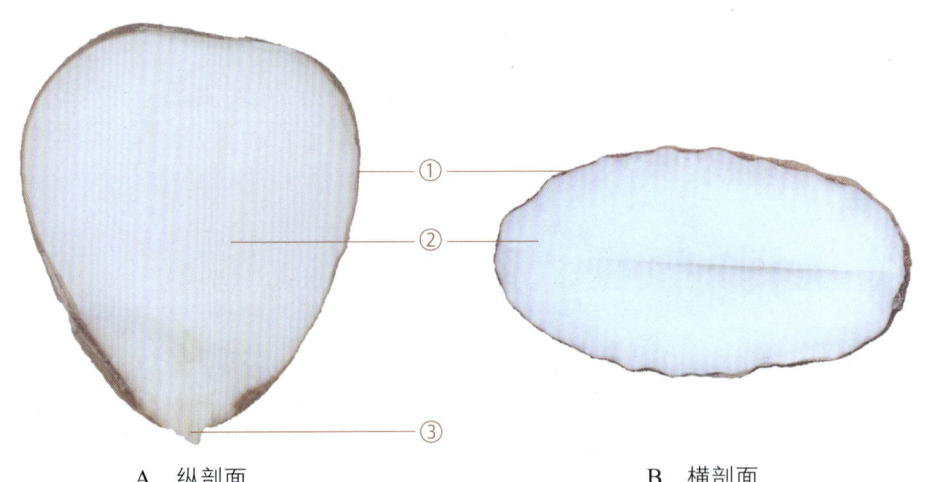

①──

②──

③──

A．纵剖面 　　　　　　　　　　B．横剖面

①种皮；②子叶；③胚根

■ 苦杏仁（山杏）剖面特征图

**横切面特征** 种皮表皮细胞1列，散有圆形或长圆形、卵圆形的黄色石细胞，上半部凸出于表面，外侧壁较厚纹孔少或无；石细胞的下半部埋在薄壁组织中，埋入的部分壁较薄，纹孔较多。中种皮细胞3～5列，棕色，颓废状，有时可见维管束。内种皮细胞数列，大多颓废状，外层细胞不含色素，内表皮细胞壁稍厚，含黄色色素。胚乳细胞1或2列，大多略径向延长呈长方形，含大量糊粉粒。子叶细胞为薄壁细胞，草酸钙簇晶多见。

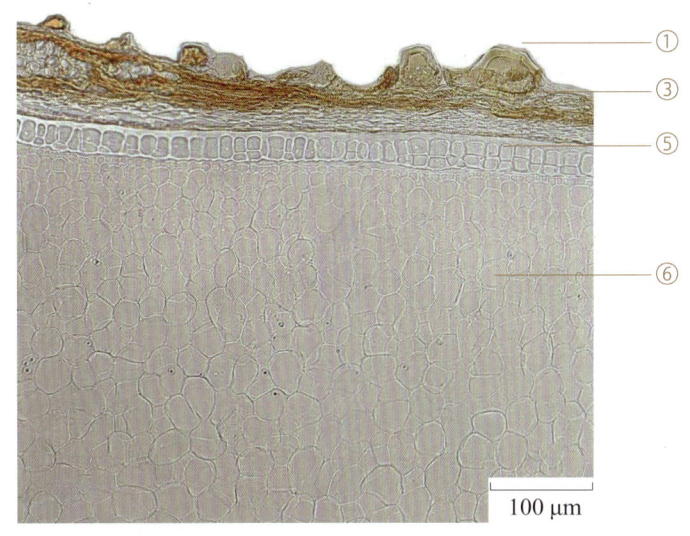

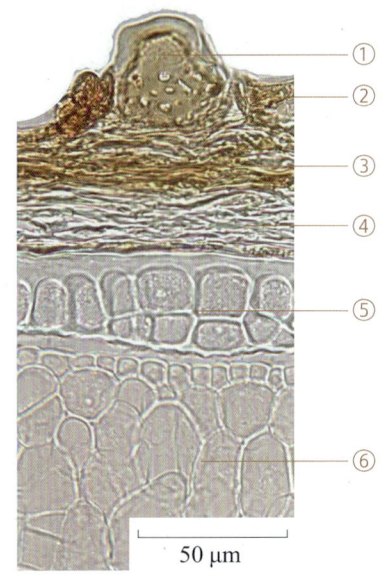

①石细胞；②外种皮；③中种皮；④内种皮；⑤胚乳细胞；⑥子叶细胞

■ **苦杏仁（山杏）横切面特征图**

**粉末特征** 粉末黄白色。

石细胞淡黄色、鲜黄色或黄棕色，侧面观呈贝壳形、类圆形、卵圆形、类多角形或梭形，径向 27 ～ 76 μm，底部宽 18 ～ 70μm，突出于表皮的部分壁厚 5 ～ 19 μm，层纹及纹孔较少，底部壁厚 3 ～ 5μm，纹孔甚密；表面观石细胞呈类圆形、多角形、类多角形或梭形，纹孔大而密。种皮外表皮细胞黄棕色或棕色，呈类圆形或多角形，壁常皱缩，细胞界限不清楚，期间分布有石细胞。胚乳细胞呈多角形、类多角形，直径 14 ～ 29 μm，壁厚至 5 μm。子叶细胞近无色，含糊粉粒、脂肪油滴。草酸钙簇晶细小，直径 2 ～ 6 μm。螺纹导管细小。

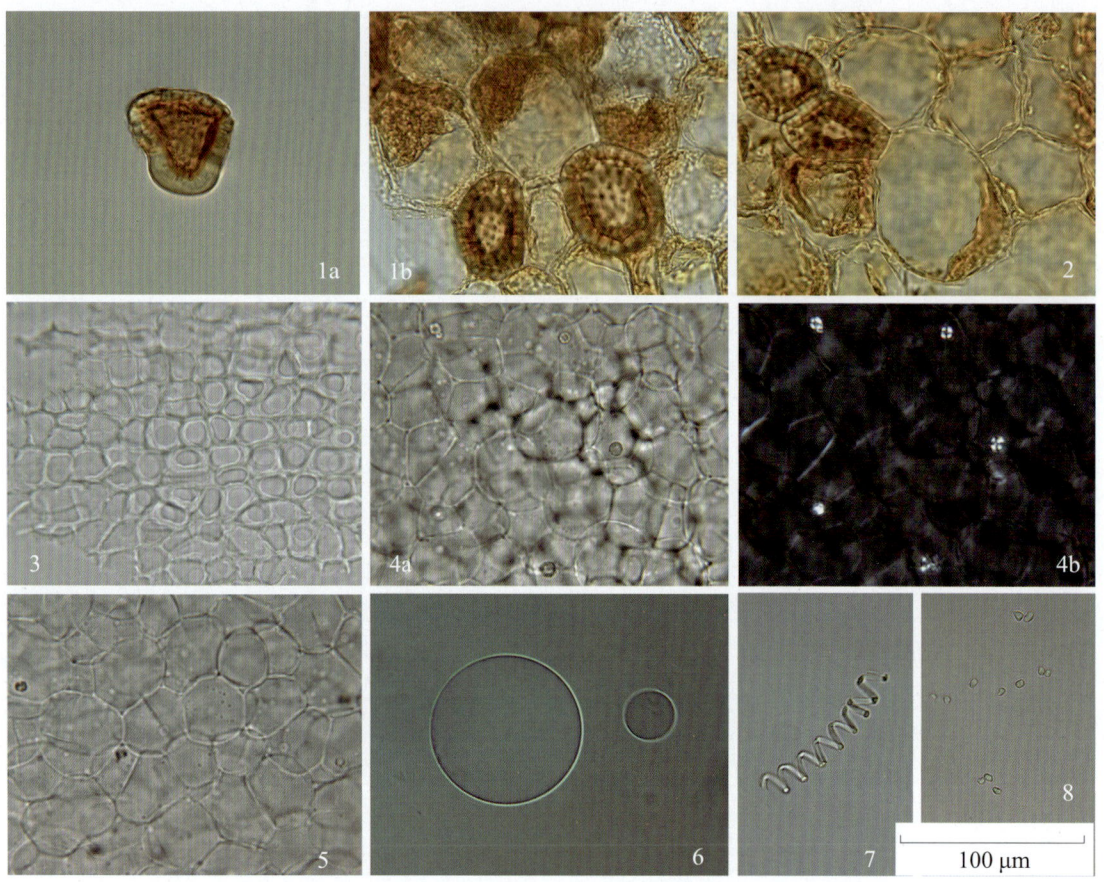

1. 石细胞（1a. 侧面观，1b. 表面观）；2. 种皮表皮细胞；3. 胚乳细胞；
4. 草酸钙簇晶（4a. 可见光下，4b. 偏光镜下）；5. 子叶细胞；6. 油滴；7. 导管；8. 糊粉粒

■ **苦杏仁（山杏）粉末特征图**

**附注** 《新编中药志 第二卷》[2]记载，苦杏仁横切面可见外胚乳，参照《香港中药材标准 第五册》[3]收载的桃仁显微特征，描述为胚乳；为了与横切面特征描述保持一致，粉末显微特征描述也进行了相应修改。

（河北省药品医疗器械检验研究院：段吉平 袁 浩）

**参考文献**

[1] 国家药典委员会.中华人民共和国药典:2020 年版 一部 [S].北京:中国医药科技出版社,2020:210.

[2] 肖培根.新编中药志 第二卷 [M].北京:化学工业出版社,2002:367.

[3] 香港特别行政区卫生署.香港中药材标准 第五册 [S].香港:香港特别行政区卫生署,2012:282.

# 苦杏仁（西伯利亚杏）Kuxingren（Xiboliyaxing） 29

**品种收载** 《中国药典》2020 年版[1]。

**来源** 蔷薇科植物西伯利亚杏 *Prunus sibirica* L. 的干燥成熟种子。

**性状** 呈扁心形，一端尖，另一端钝圆。正面呈心形，左右略不对称，基部尖，顶端圆；侧面呈狭卵形，下端锐尖；腹（脐）面呈扁椭圆形。长 1 ～ 1.5 cm，宽 1.0 ～ 1.3 cm，厚 0.5 ～ 0.7 cm。表面黄棕色至深棕色，具纵向条纹，并可见细小颗粒状凸起。种脐位于基部一侧，短线形，颜色略浅；内脐（合点）位于顶端，向外分布多条深棕色脉纹。种皮薄，子叶 2，乳白色，富油性。气微，味苦。

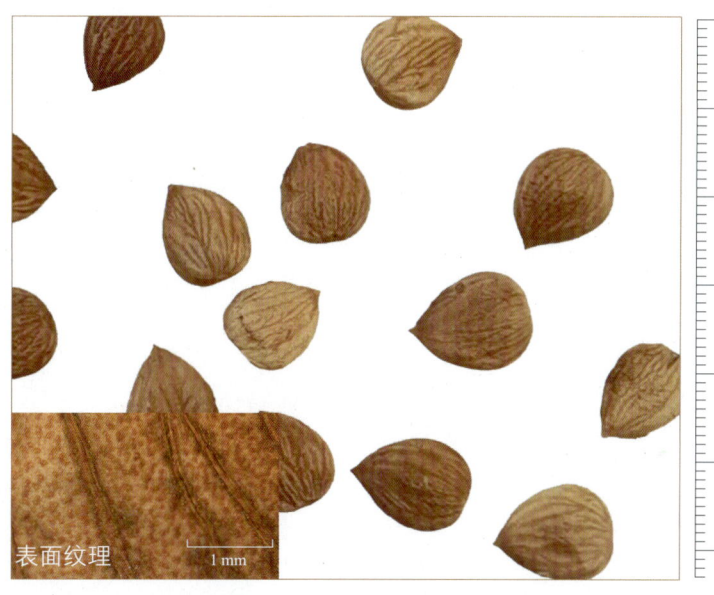

表面纹理 1 mm

■ 苦杏仁（西伯利亚杏）大样图

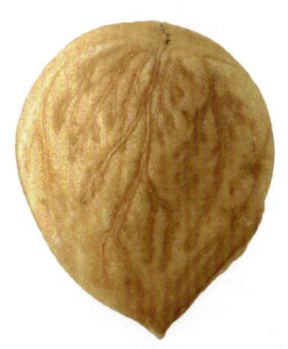
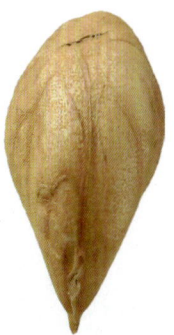
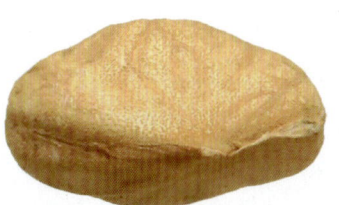

A. 正面　　　　　B. 侧面　　　　　C. 腹（脐）面

■ 苦杏仁（西伯利亚杏）基本面特征图

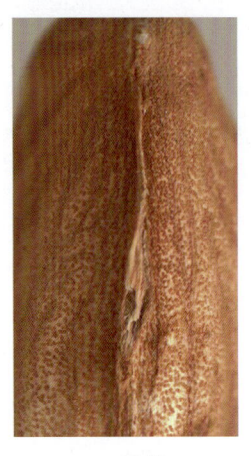
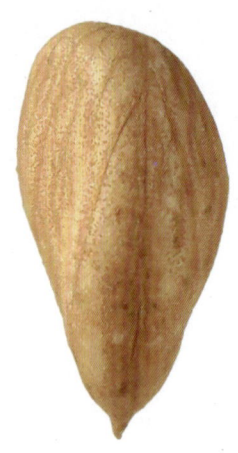

A．种脐　　　　　　　　B．侧面（另一侧）

■ 苦杏仁（西伯利亚杏）种脐和侧面特征图

**剖面特征** 纵剖面呈倒心形，种皮红棕色；胚直生，抹刀型，子叶2，肥厚，乳白色，胚根位于尖端一侧。横剖面呈扁椭圆形，子叶2，肥厚，乳白色，中间可见子叶分界线；胚乳肉眼难见。

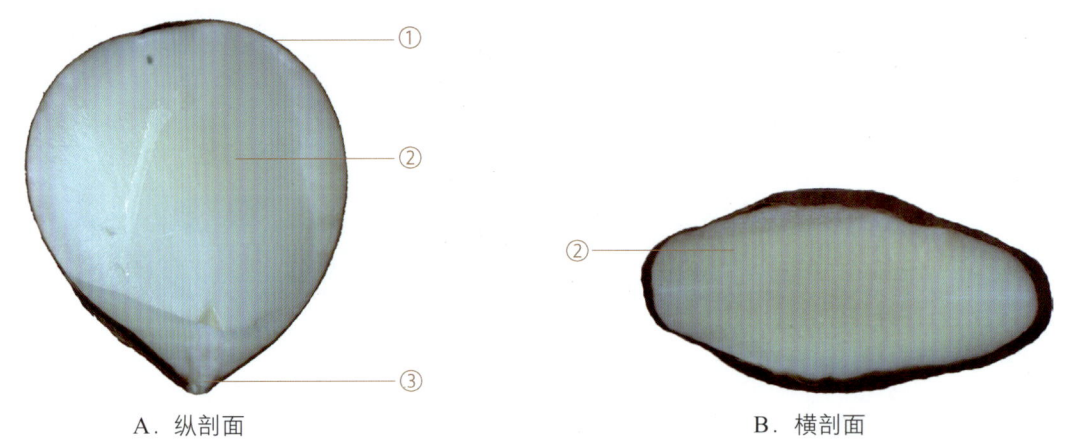

A．纵剖面　　　　　　　　　　　　　B．横剖面

①种皮；②子叶；③胚根

■ 苦杏仁（西伯利亚杏）剖面特征图

**横切面特征** 种皮表皮细胞1列，切向延长，其间散在分布贝壳形、圆形或长圆形的黄色石细胞，石细胞上半部凸出于表面，突出部分的壁厚，纹孔少，埋入组织的部分细胞壁上纹孔较多。中种皮细胞3～5列，棕色，颓废状，可见维管束。内种皮细胞数列，大多颓废状，内表皮层细胞壁稍厚，含黄绿色色素。胚乳细胞1列，方形或略呈长方形，含大量糊粉粒。子叶薄壁细胞中含草酸钙簇晶。

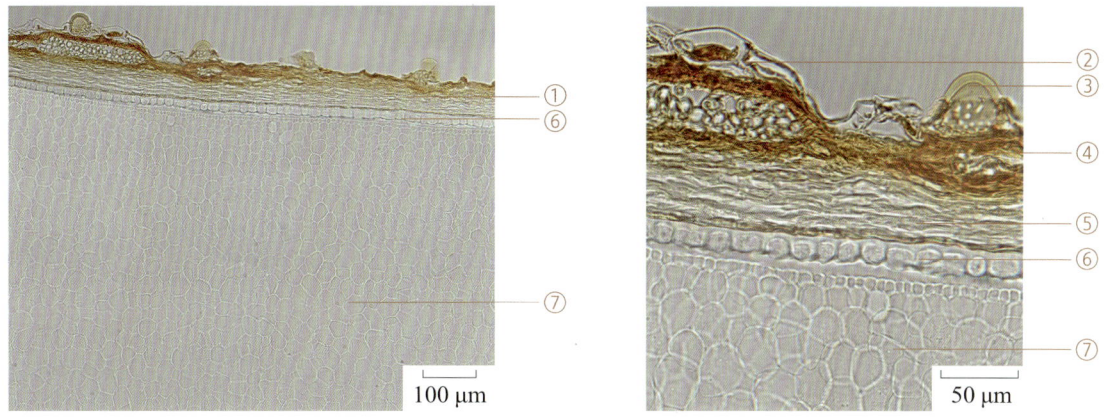

①种皮；②表皮细胞；③石细胞；④中种皮；⑤内种皮；⑥胚乳；⑦子叶

■ 苦杏仁（西伯利亚杏）横切面特征图

**粉末特征** 粉末黄白色。

石细胞淡黄色、鲜黄色或黄棕色，侧面观呈贝壳形、卵圆形、扁梭形或类圆形，径向 16 ~ 60 μm，底部宽 14 ~ 220 μm，突出于表皮的部分呈半月形或微拱形，壁厚 6 ~ 10 μm，层纹明显，底部壁厚 5 ~ 7 μm，纹孔较多；表面观呈类圆形、卵圆形、类长方形、类多角形，纹孔大而密。胚乳细胞呈多角形或类多角形，直径 11 ~ 27 μm，壁较厚，含脂肪油滴。种皮表皮细胞黄棕色或棕色，细胞界限不甚清楚，其间散在分布石细胞。子叶细胞近无色，含糊粉粒及脂肪油滴。草酸钙簇晶细小，存在于子叶细胞中或散在，直径 4 ~ 7 μm。螺纹导管细小。

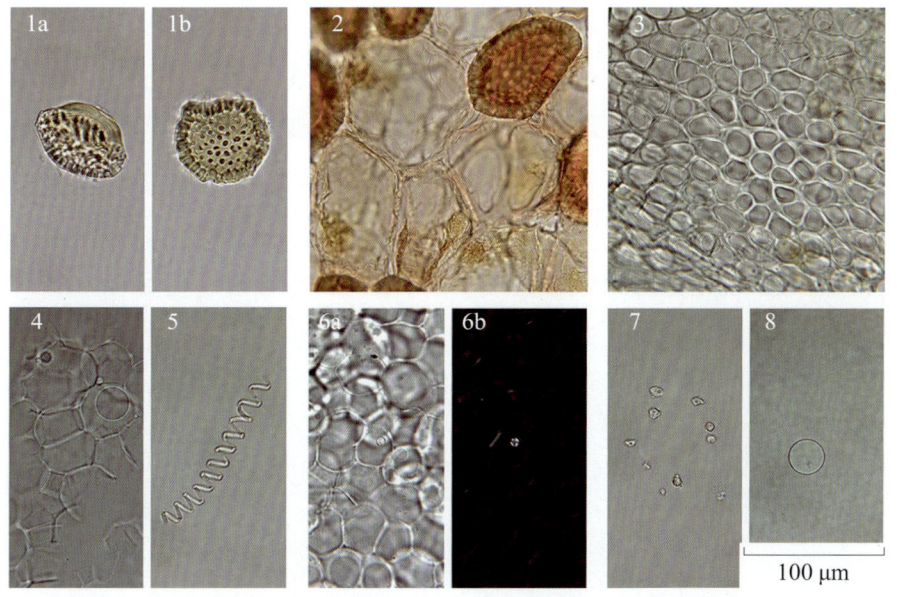

1. 石细胞（1a. 侧面观，1b. 表面观）；2. 表皮细胞；3. 胚乳细胞；4. 子叶细胞；
5. 导管；6. 草酸钙簇晶（6a. 可见光下，6b. 偏光镜下）；7. 糊粉粒；8. 油滴

■ 苦杏仁（西伯利亚杏）粉末特征图

**附注** 《新编中药志　第二卷》[2]记载，苦杏仁横切面可见外胚乳，参照《香港中药材标准　第五册》[3]收载的桃仁显微特征，描述为胚乳；为了与横切面特征描述保持一致，粉末显微特征描述中参考《中药材粉末显微鉴定》[4]也进行了相应修改。

（河北省药品医疗器械检验研究院：段吉平　袁　浩）

**参考文献**

[1] 国家药典委员会.中华人民共和国药典:2020年版　一部[S].北京:中国医药科技出版社,2020:210.

[2] 肖培根.新编中药志　第二卷[M].北京:化学工业出版社,2002:367.

[3] 香港特别行政区卫生署.香港中药材标准　第五册[S].香港:香港特别行政区卫生署,2012:282.

[4] 徐国钧.中药材粉末显微鉴定[M].北京:人民卫生出版社,1986:534.

# 苦杏仁（东北杏）Kuxingren（Dongbeixing） 30

**品种收载** 《中国药典》2020 年版[1]。

**来源** 蔷薇科植物东北杏 *Prunus mandshurica*（Maxim.）Koehne 的干燥成熟种子。

**性状** 呈扁心形，一端尖，另一端钝圆。正面呈倒心形，左右略不对称，偏向种脐一侧，基部尖，顶端圆；侧面呈狭卵形，下端锐尖；腹（脐）面呈扁椭圆形。长 0.8 ～ 1.6 cm，宽 0.8 ～ 1.1 cm，厚 0.6 ～ 0.7 cm。表面黄棕色至深棕色，具数条纵向条纹，并可见细小颗粒状凸起。种脐位于尖端的基部一侧，短线形，颜色稍浅；内脐（合点）位于顶端，向外分布多数深棕色脉纹。基部稍偏斜，尖端一侧有短线形种脐，圆端合点处向上具多数深棕色的脉纹。种皮薄，子叶乳白色，富油性。气微，味苦。

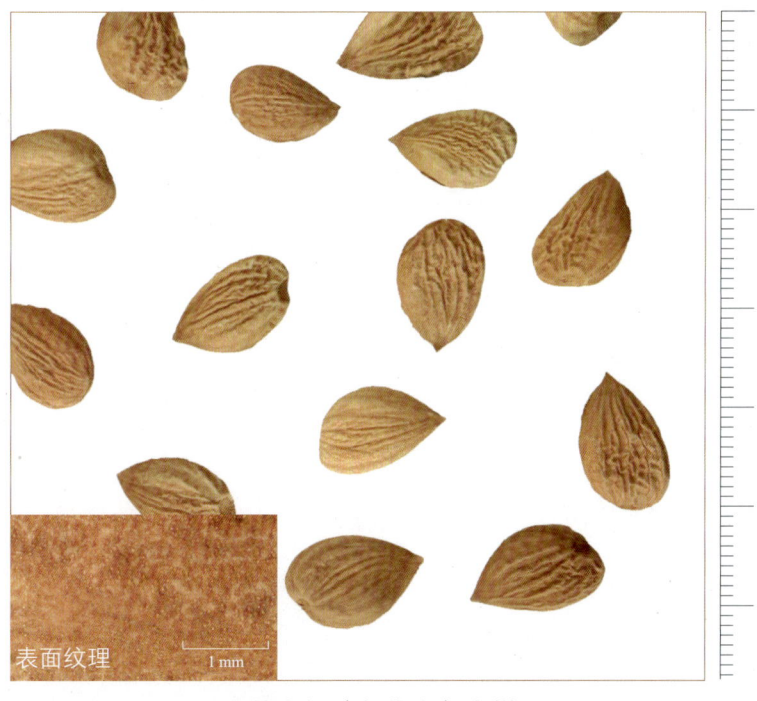

表面纹理　　1 mm

■ 苦杏仁（东北杏）大样图

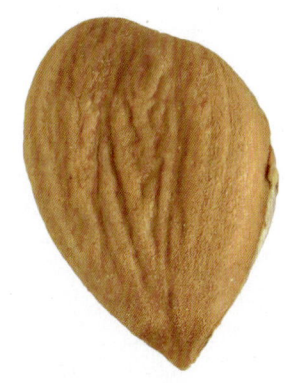

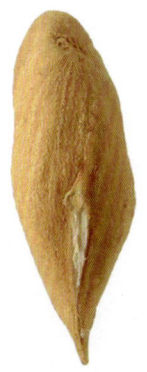

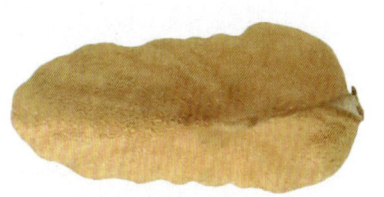

A. 正面　　　　　　　　B. 侧面　　　　　　　C. 腹（脐）面

■ 苦杏仁（东北杏）基本面特征图

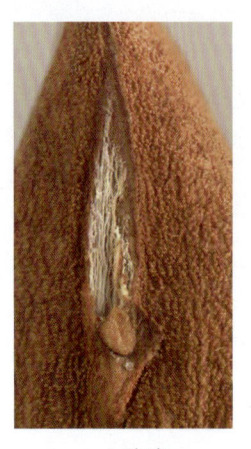
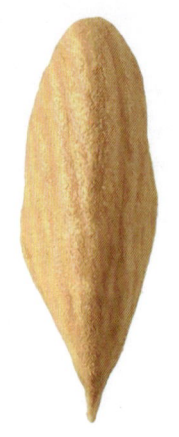

A．种脐          B．侧面（另一侧）

■ 苦杏仁（东北杏）种脐和侧面图

**剖面特征** 纵剖面呈倒心形，种皮红棕色；胚直生，抹刀型，子叶2，肥厚，乳白色，胚根位于尖端，可见细小的胚芽。横剖面呈扁椭圆形；子叶2，肥厚，乳白色，中间可见子叶分界线；胚乳无。

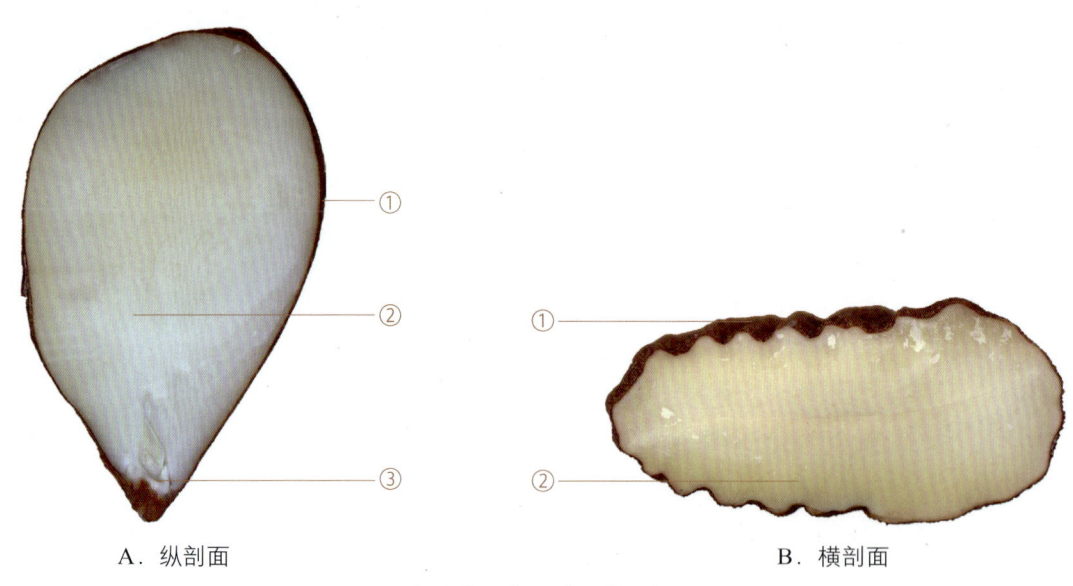

A．纵剖面                        B．横剖面

①种皮；②子叶；③胚根

■ 苦杏仁（东北杏）剖面特征图

**横切面特征** 种皮表皮薄壁细胞1列，切向延长，散在分布有黄色石细胞，石细胞呈长贝壳形、盔帽形、卵圆形或梭形，上半部凸出于表面，凸出部分壁较厚，纹孔较少，不突出部分的壁上纹孔较多。中种皮细胞3～5列，棕色，颓废状，有时可见维管束。内种皮细胞数列，大多颓废状，含黄色色素。胚乳细胞1列多见，少见2列，长方形，切向延长。子叶由薄壁细胞组成，草酸钙簇晶多见。

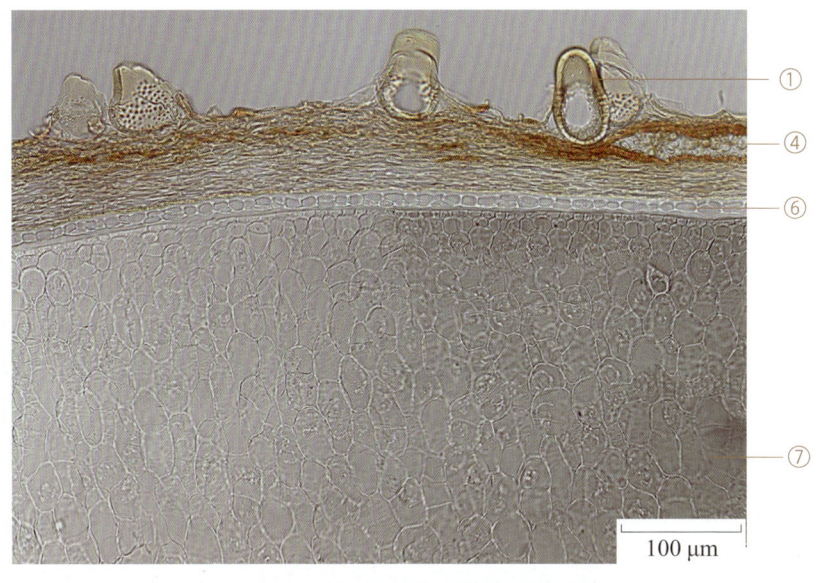

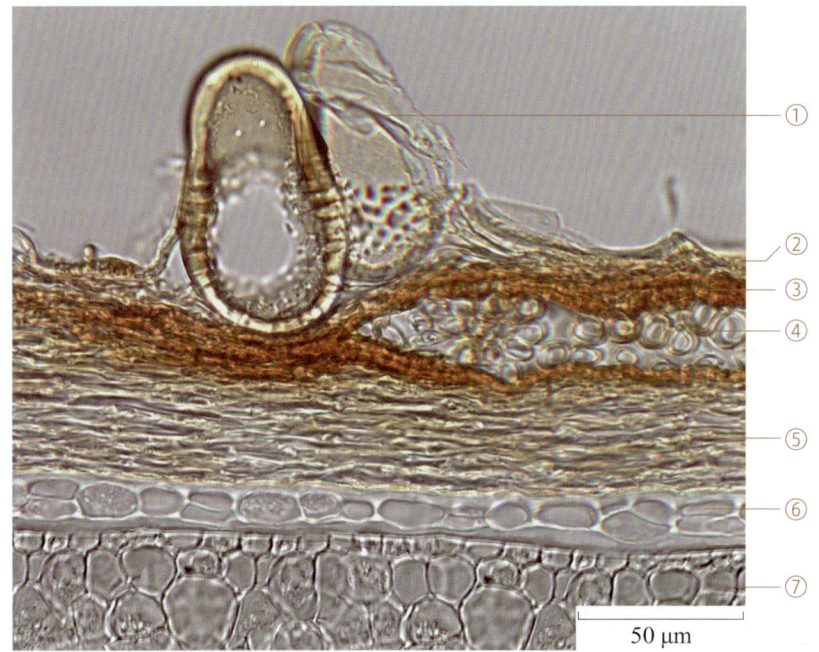

①石细胞；②种皮表皮细胞；③中种皮；④维管束；⑤内种皮；⑥乳细胞；⑦子叶细胞

■ 苦杏仁（东北杏）横切面特征图

**粉末特征** 粉末黄白色。

石细胞淡黄色、鲜黄色或黄棕色，侧面观呈长贝壳形、盔帽形、卵圆形或梭形，径向 21 ～ 221 μm，底部宽 18 ～ 91 μm，突出于表皮的部分壁厚 7 ～ 12 μm，层纹明显；表面观石细胞呈类圆形、多角形、类多角形或梭形，纹孔大而密，类圆形或茧形。种皮表皮细胞黄棕色或棕色，壁常皱缩，细胞界限不清楚，其间散在分布石细胞。胚乳细胞表面观呈类方形、类长方形或类多角形。子叶细胞近无色，含糊粉粒、脂肪油滴。草酸钙簇晶细小，存在于子叶细胞的糊粉粒中或单个散在。螺纹导管细小。

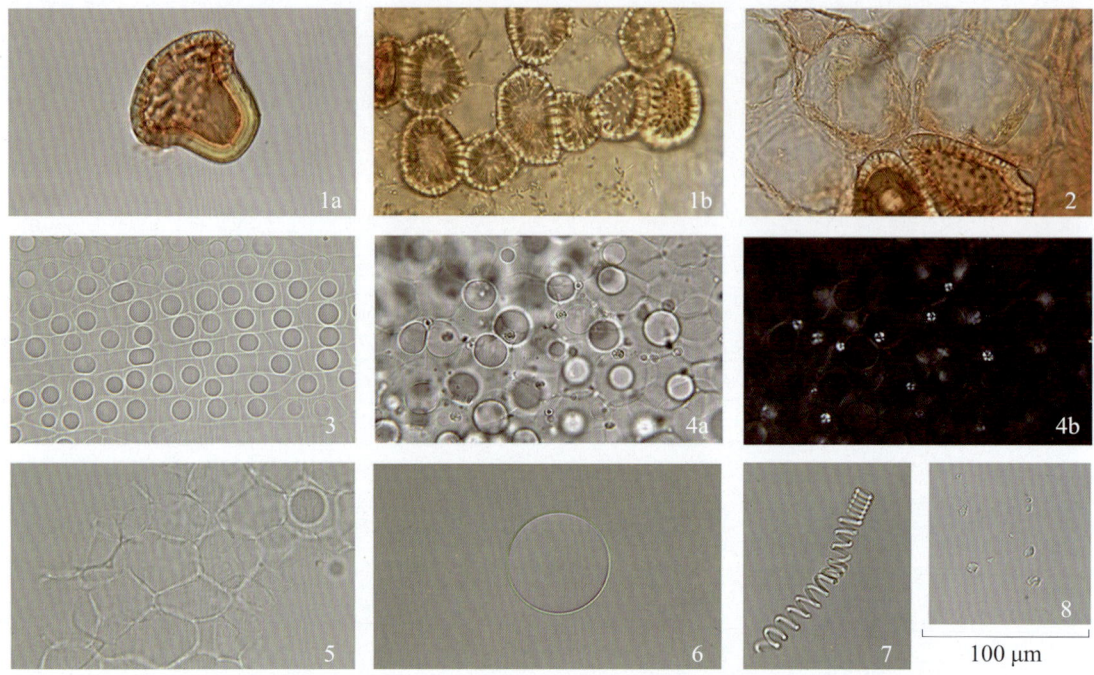

1. 石细胞（1a. 侧面观，1b. 表面观）；2. 种皮表皮细胞；3. 胚乳细胞；
4. 草酸钙簇晶（4a. 可见光下，4b. 偏光镜下）；5. 子叶细胞；6. 脂肪油滴；7. 导管；8. 糊粉粒

**■ 苦杏仁（东北杏）粉末特征图**

**附注** 《新编中药志 第二卷》[2]记载，苦杏仁横切面可见外胚乳，参照《香港中药材标准 第五册》[3]收载的桃仁显微特征，描述为胚乳；为了与横切面特征描述保持一致，粉末显微特征描述也进行了相应修改。

（河北省药品医疗器械检验研究院：王钰宁 段吉平）

**参考文献**

[1] 国家药典委员会. 中华人民共和国药典：2020 年版 一部[S]. 北京：中国医药科技出版社，2020：210.

[2] 肖培根. 新编中药志 第二卷[M]. 北京：化学工业出版社，2002：367.

[3] 香港特别行政区卫生署. 香港中药材标准 第五册[S]. 香港：香港特别行政区卫生署，2012：282.

# 桃仁（桃）Taoren（Tao）

**31**

**品种收载** 《中国药典》2020 年版[1]。

**来源** 蔷薇科植物桃 *Prunus persica*（L.）Batsch 的干燥成熟种子。

**性状** 呈扁平长卵形，偶见椭圆形，一端尖，另一端钝圆稍偏斜。正面呈倒长卵形，基部尖，顶端圆，稍偏斜；侧面呈倒狭卵形，基部渐尖，顶端钝尖；腹（脐）面呈扁纺锤形，中部膨大，边缘稍薄。长 1.2 ～ 1.8 cm，宽 0.8 ～ 1.2 cm，厚 0.2 ～ 0.4 cm。表面黄棕色至红棕色，具纵向条纹，密布颗粒状突起。种脐短线形，位于尖端基部一侧；内脐（合点）位于钝圆的另一端，颜色略深，不甚明显，自合点处散出多数纵向维管束。质较脆，种皮薄，子叶乳白色，富油性。气微，味微苦。

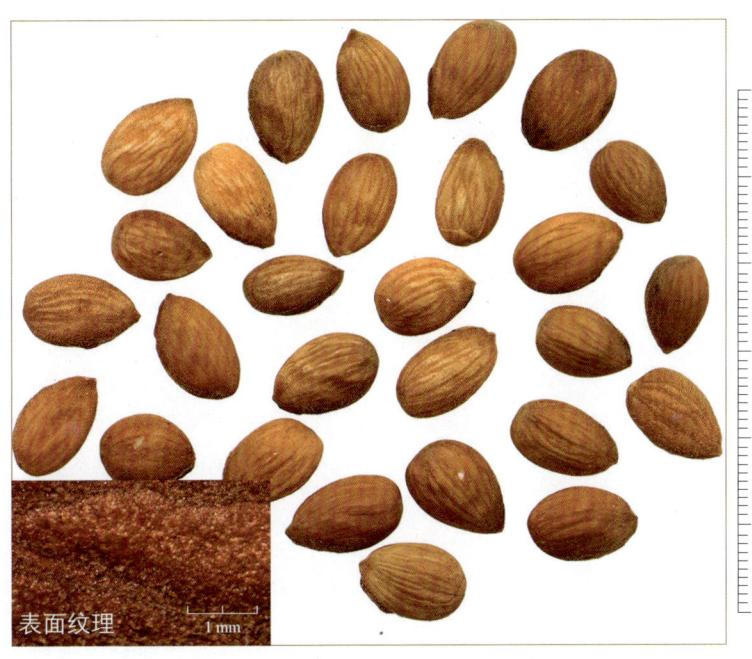

表面纹理　1 mm

■ 桃仁（桃）大样图

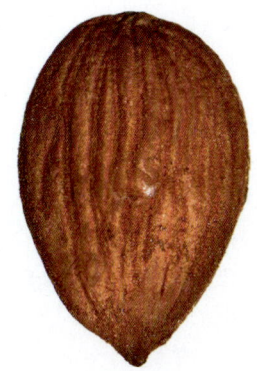 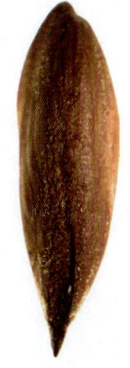 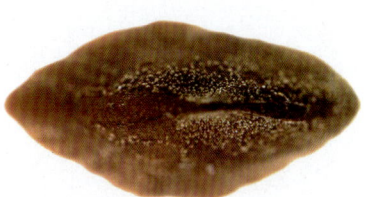

A. 正面　　　　　　B. 侧面　　　　　　C. 腹（脐）面

■ 桃仁（桃）基本面特征图

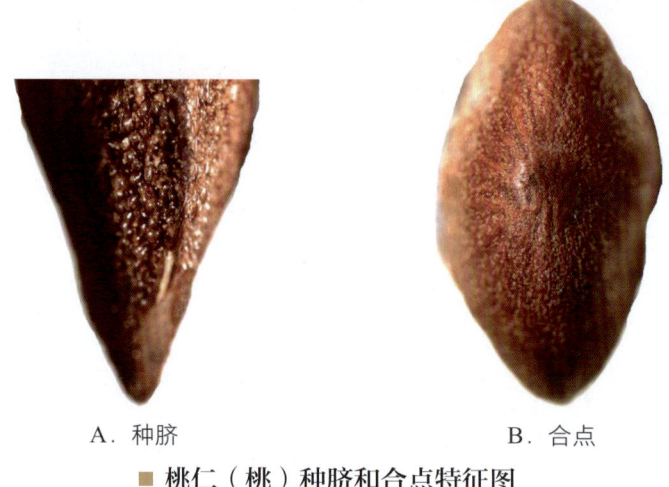

A．种脐                          B．合点
■ 桃仁（桃）种脐和合点特征图

**剖面特征** 纵剖面呈椭圆形或倒卵形，种皮薄，红棕色；胚直生，抹刀型，胚根位于尖端，子叶几乎占胚的全部。横剖面略呈扁纺锤形，外壁略波状弯曲，2 子叶间可见条状浅色区；胚乳无。

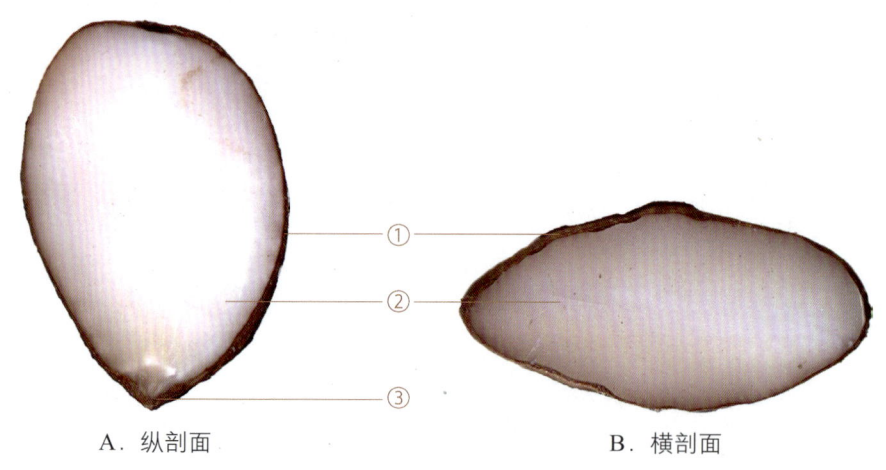

A．纵剖面                          B．横剖面

①种皮；②子叶；③胚根
■ 桃仁（桃）剖面特征图

**横切面特征** 种皮表皮薄壁细胞黄棕色，细胞界限不明显，散有黄棕色石细胞，石细胞呈长贝壳形、盔帽形、卵圆形，上半部凸出于表面，凸出部分壁较厚，层纹明显，纹孔较少；埋在种皮组织里的细胞壁上纹孔较多，层纹不明显。中种皮细胞 3 ～ 5 列，红棕色或黄绿色，颓废状，可见维管束散在。内种皮细胞数列，黄棕色，大多颓废状。胚乳细胞 1 列，偶见 2 列，类圆形、长方形或方形，含油滴。

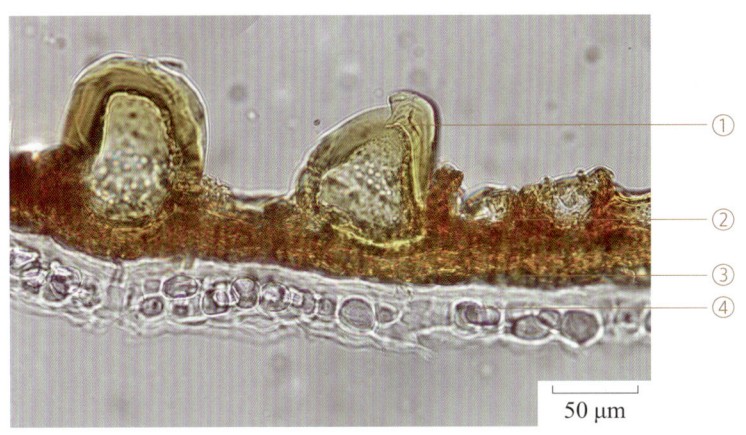

①石细胞；②中种皮；③内种皮；④胚乳细胞
■ 桃仁（桃）横切面特征图

**粉末特征** 粉末黄白色。

石细胞浅黄色至黄棕色，侧面观贝壳形、盔帽形、弓形或椭圆形，高 50 ～ 220 μm，底部宽 30 ～ 210 μm，壁一侧较厚，层纹较细密；表面观类圆形或类多角形。种皮细胞黄棕色或橙红色，类圆形至多角形。胚乳细胞壁稍厚，含油滴。子叶细胞含油滴，可见细小草酸钙结晶。

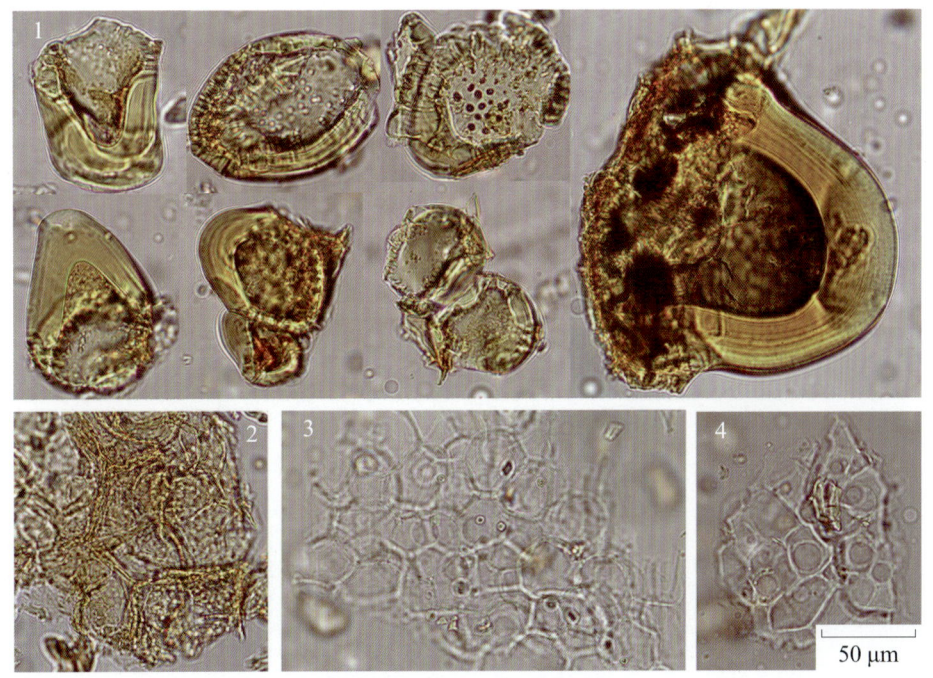

1. 石细胞；2. 种皮细胞；3. 子叶细胞；4. 胚乳细胞
■ 桃仁（桃）粉末特征图

**附注** 在收集的桃仁样品中，发现部分栽培植物桃的种子，呈扁长卵形，长 1.4 ～ 2 cm，宽 1 ～ 1.4 cm，厚 1 ～ 3 mm。

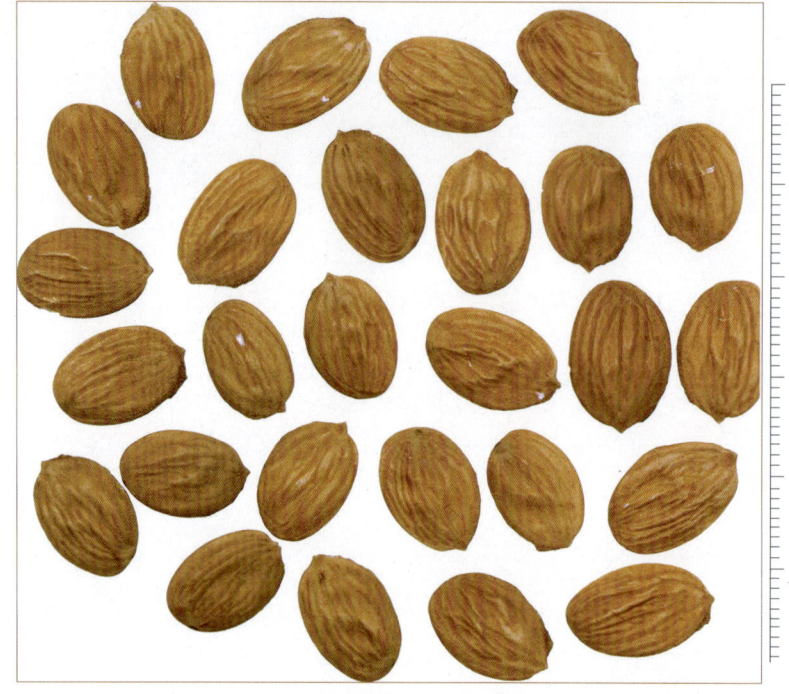

■ 桃种子（栽培品）大样图

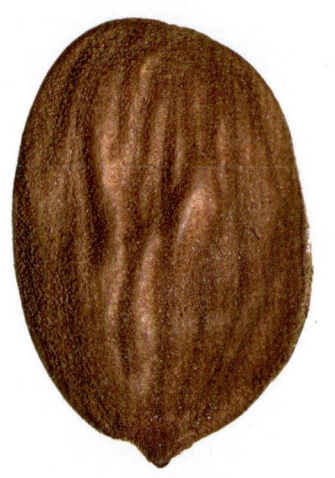

■ 桃种子（栽培品）正面

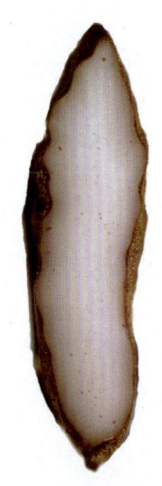

■ 桃种子（栽培品）横剖面

（湖北省药品监督检验研究院：张　飞　肖　凌　聂　晶）

参考文献

［1］　国家药典委员会.中华人民共和国药典：2020 年版　一部［S］.北京：中国医药科技出版社，2020：290.

# 桃仁（山桃）Taoren（Shantao） ㉜

**品种收载** 《中国药典》2020 年版[1]。

**来源** 蔷薇科植物山桃 *Prunus davidiana*（Carr.）Franch. 的干燥成熟种子。

**性状** 呈类卵圆形。正面呈类倒卵圆形，基部尖，顶端钝圆稍偏斜；侧面呈狭倒卵形，基部尖；腹（脐）面呈扁纺锤形，中部膨大。长 0.8 ～ 1.7 cm，宽 0.6 ～ 1.1 cm，厚 0.4 ～ 0.7 cm。表面黄棕色至红棕色，具数条纵向条纹，并密布颗粒状突起。种脐位于尖端基部的一侧，呈短线形，颜色稍浅；内脐（合点）位于顶端，颜色略深，不甚明显，自合点处散出多数纵向维管束。种皮薄，质较脆，子叶乳白色，富油性。气微，味微苦。

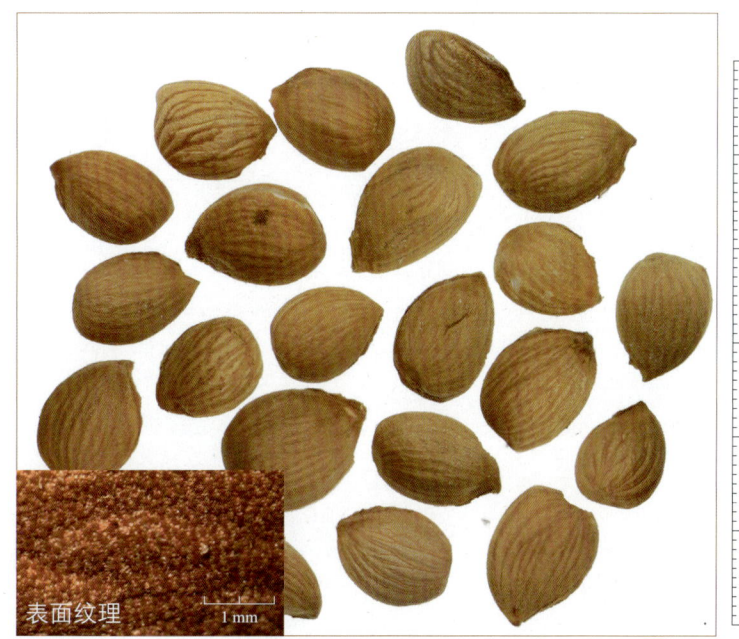

表面纹理 ⊢1 mm⊣

■ 桃仁（山桃）大样图

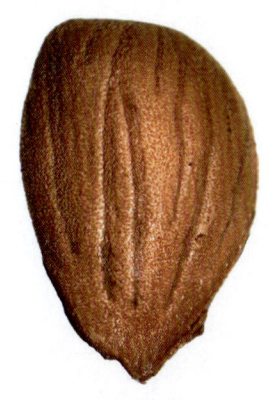

A. 正面

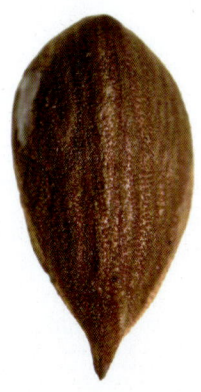

B. 侧面

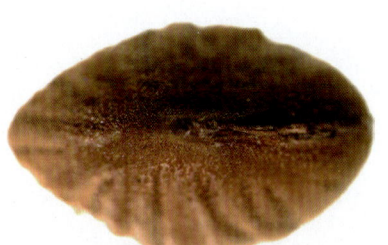

C. 腹（脐）面

■ 桃仁（山桃）基本面特征图

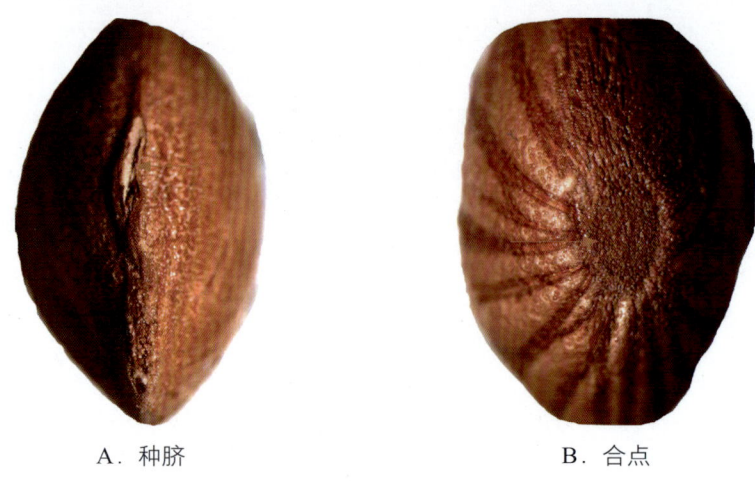

A．种脐　　　　　　　　　　　　　B．合点

■ **桃仁（山桃）种脐和合点特征图**

【**剖面特征**】　纵剖面呈椭圆形或倒卵圆形，种皮薄，红棕色；胚直生，抹刀型，子叶几乎占胚的全部，胚根位于尖端。横剖面略呈扁纺锤形，外壁具浅波状弯曲，2枚子叶间可见条状浅色区；胚乳无。

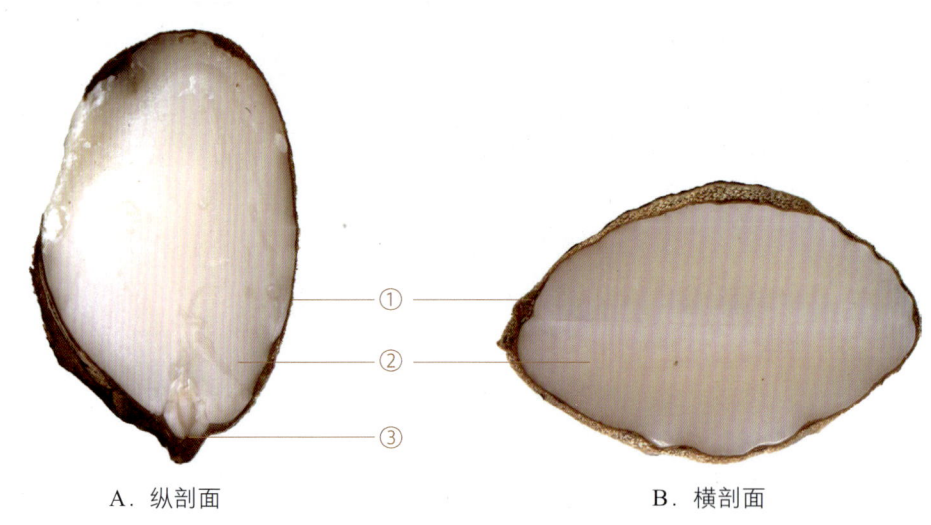

A．纵剖面　　　　　　　　　　　　B．横剖面

①种皮；②子叶；③胚根

■ **桃仁（山桃）剖面特征图**

【**横切面特征**】　种皮表皮细胞黄棕色，壁薄，细胞界限不明显，其间散在分布黄棕色石细胞，石细胞呈长贝壳形、盔帽形、卵圆形，上半部凸出于表面，凸出部分壁较厚，纹孔较少，层纹明显；埋在种皮组织里的细胞壁上纹孔较多，层纹不明显。中种皮细胞3～5列，黄绿色，颓废状，可见维管束。内种皮细胞数列，颓废状，颜色稍浅。胚乳细胞1列，偶见2列，类圆形、长方形或方形，含油滴。

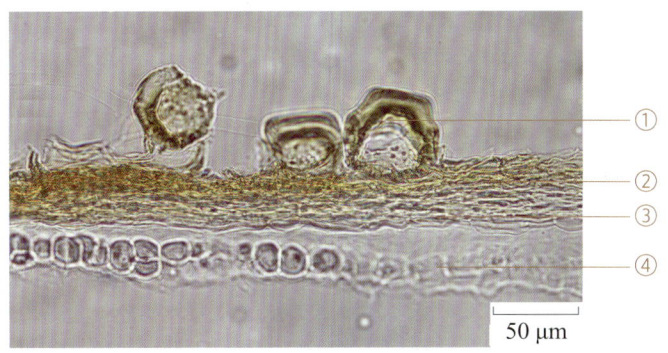

①石细胞；②中种皮细胞；③内种皮细胞；④胚乳细胞

■ **桃仁（山桃）横切面特征图**

**粉末特征** 粉末黄白色。

石细胞浅黄色至黄棕色，侧面观贝壳形、矩圆形或长条形，高 40 ～ 240 μm，底部宽 25 ～ 220 μm，壁一侧较厚，层纹明显，纹孔较少，底部壁稍薄，纹孔较多；表面观类圆形或类多角形，纹孔较多。种皮细胞黄棕色或橙红色，类圆形至多角形，大多颓废状。胚乳细胞壁稍厚，含油滴。子叶细胞含油滴，可见细小草酸钙结晶。

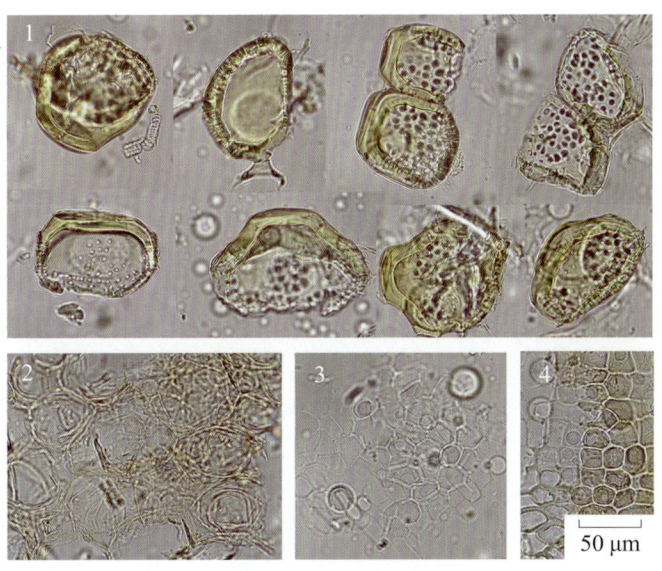

1. 石细胞；2. 种皮细胞；3. 子叶细胞；4. 胚乳细胞

■ **桃仁（山桃）粉末特征图**

（湖北省药品监督检验研究院：张　飞　肖　凌　聂　晶）

**参考文献**

[1] 国家药典委员会.中华人民共和国药典：2020 年版　一部 [S].北京：中国医药科技出版社，2020：290.

# 郁李仁（郁李）Yuliren（Yuli）

## 33

**品种收载** 《中国药典》2020 年版[1]。

**来源** 蔷薇科植物郁李 *Prunus japonica* Thunb. 的干燥成熟种子。

**性状** 呈卵形。正面呈卵形，基部尖，顶端较圆；侧面呈卵形，基部尖，顶端较圆；腹（脐）面呈近圆形。长 5 ～ 6 mm，宽 3 ～ 4 mm，厚 3 ～ 4 mm。表面淡棕色至淡黄色，粗糙，有多数颗粒状亮白色小突起。种脐线形，位于基部一侧；内脐（合点）圆形，位于圆形的顶端，深棕色，直径约 0.6 mm，合点散出多数棕色维管束纹理。种皮薄，子叶乳白色，富油性。气微，味微苦。

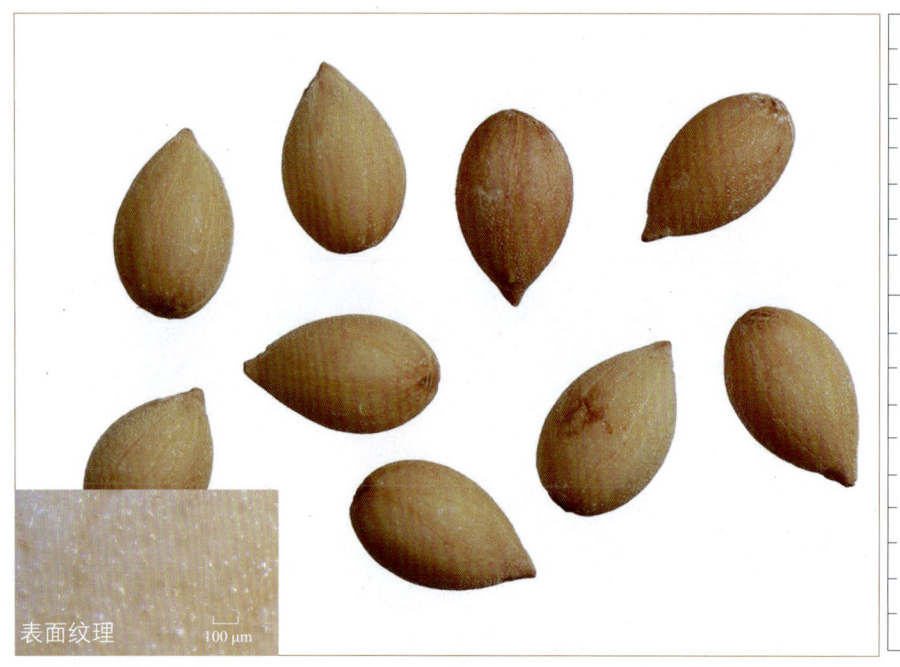

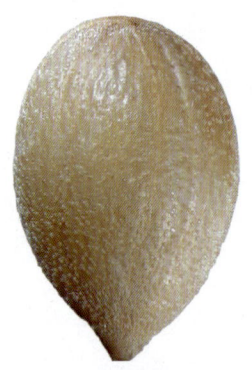

表面纹理　　　100 μm

■ 郁李仁（郁李）大样图

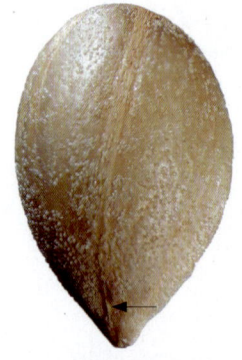

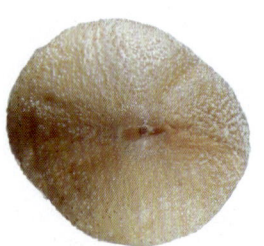

A. 正面　　　　　　B. 侧面（示种脐）　　　　　C. 腹（脐）面

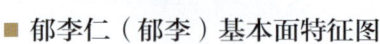

■ 郁李仁（郁李）基本面特征图

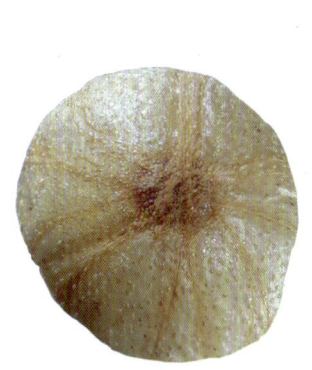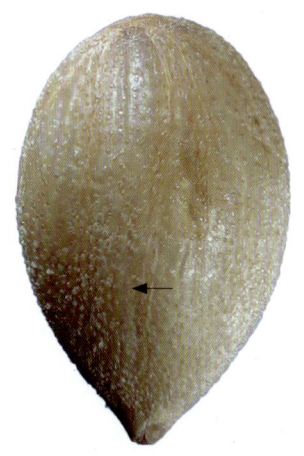

A．合点　　　　　　　　　　　B．侧面（另一侧）

■ 郁李仁（郁李）合点和侧面特征图

**剖面特征** 纵剖面呈卵形，种皮薄；胚直生，抹刀型，胚根位于尖端，子叶2，乳白色，富有油质；胚乳未见。横剖面呈类圆形，子叶的外侧可见白色半透明的残余胚乳，2枚子叶间可见1条缝隙。

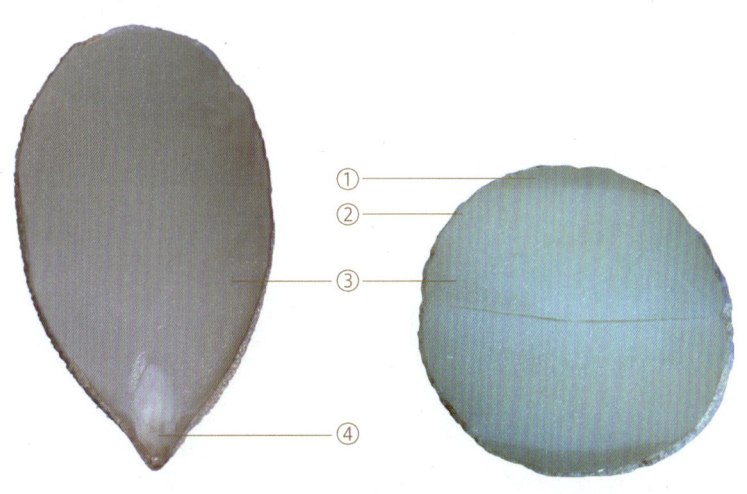

A．纵剖面　　　　　　　　　　B．横剖面

①胚乳；②种皮；③子叶；④胚根

■ 郁李仁（郁李）剖面特征图

**横切面特征** 种皮表皮为1列薄壁细胞，切向延长，散列有长圆形的黄色石细胞，其下半部嵌在薄壁细胞间，有纹孔。中种皮细胞3～5列，淡黄色，颓废状，有时可见维管束。内种皮细胞数列，颓废状，大多含黄色物。胚乳细胞1列，大多切向延长，呈长方形，外侧壁稍厚；子叶外侧的胚乳细胞增加到数列。子叶细胞为薄壁细胞，草酸钙簇晶多见。

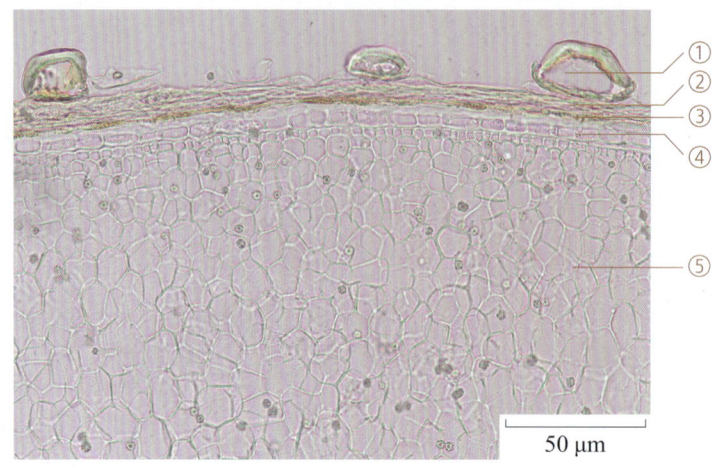

①石细胞；②中种皮；③内种皮；④胚乳；⑤子叶
■ **郁李仁（郁李）横切面特征图**

**粉末特征** 粉末乳白色。

石细胞单个散在或 2～3 个相连，类圆形、贝壳形，有的边缘略呈波浪状弯曲，侧面观可见一端壁厚，无纹孔，另一端壁薄，纹孔大。子叶细胞为薄壁细胞。草酸钙簇晶多见，圆形。胚乳细胞排列紧密，细胞壁略厚，常内含糊粉粒。

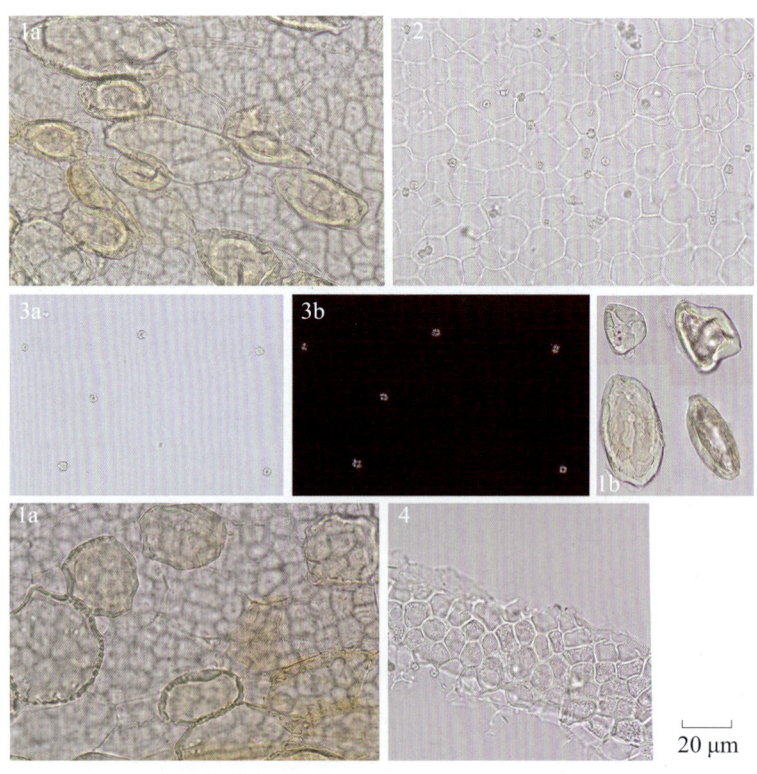

1. 石细胞（1a. 表面观，1b. 侧面观）；2. 子叶细胞；
3. 草酸钙簇晶（3a. 可见光下，3b. 偏光镜下）；4. 胚乳细胞（内含糊粉粒）
■ **郁李仁（郁李）粉末特征图**

**附注** 郁李仁（郁李）的性状参考了《中国药典》2020 年版；横切面特征参考了《新编中药志　第二卷》[2]，并根据实际观察到的情况进行描述。

（青海省药品检验检测院：张国英　张　炜）

**参考文献**

[1] 国家药典委员会. 中华人民共和国药典：2020 年版　一部［S］. 北京：中国医药科技出版社，2020：216.

[2] 肖培根. 新编中药志　第二卷［M］. 北京：化学工业出版社，2002：377.

# 郁李仁（欧李）Yuliren（Ouli）

## 34

**品种收载** 《中国药典》2020 年版[1]。

**来源** 蔷薇科植物欧李 *Prunus humilis* Bge. 的干燥成熟种子。

**性状** 呈长卵圆形或卵圆形，一端渐尖，另一端钝圆。正面呈狭倒卵圆形或倒卵圆形，基部渐尖，顶端钝圆；侧面呈狭倒卵圆形，基部渐尖，顶端钝圆。长 5 ～ 8 mm，宽 5 ～ 8 mm，厚 3 ～ 5 mm。表面浅棕色或黄棕色，具纵皱纹，粗糙，有多数颗粒状亮白色小突起。种脐线形，位于尖端基部一侧，略凸出；内脐（合点）圆形，位于圆形的顶端，直径约 0.7 mm，合点散出多数棕色维管束纹理。气微，味微苦。

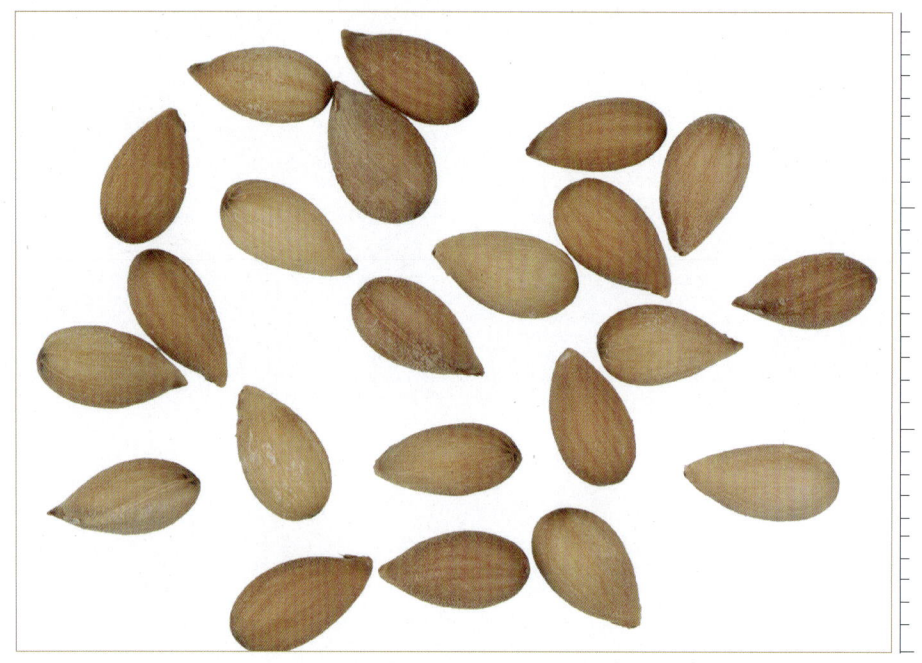

■ 郁李仁（欧李）大样图

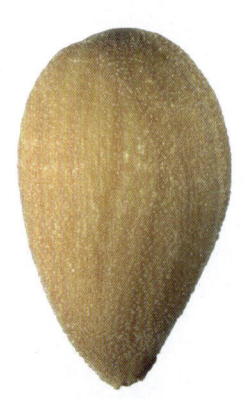 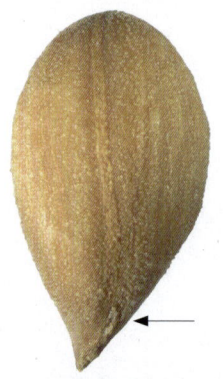 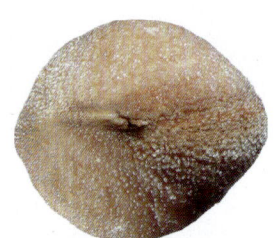

A. 正面　　　　　　B. 侧面（示种脐）　　　　　C. 腹（脐）面

■ 郁李仁（欧李）基本面特征图

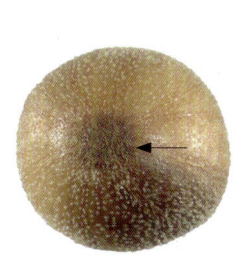
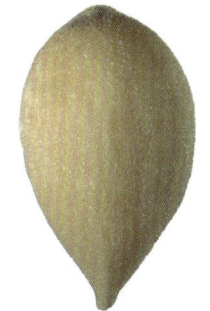

A. 合点　　　　　　B. 侧面（另一侧）

■ 郁李仁（欧李）合点和侧面特征图

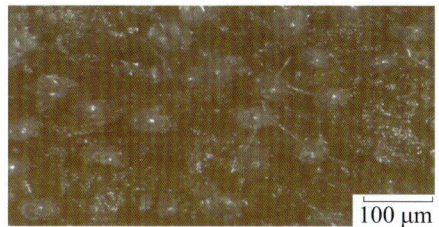
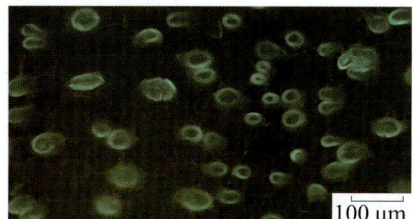

A. 可见光下　　　　　　　　B. 荧光下

■ 郁李仁（欧李）表面纹理特征图

**剖面特征** 纵剖面呈狭倒卵圆形或倒卵圆形，种皮薄。直生胚，抹刀型，胚根位于基部的尖端，子叶 2，乳白色，富有油质。横剖面呈类圆形，子叶背面贴有白色半透明胚乳，子叶中间可见 1 条缝隙。

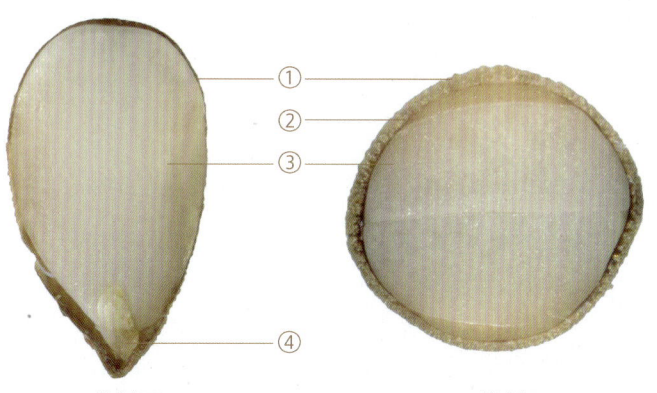

A. 纵剖面　　　　　　　　B. 横剖面

①种皮；②胚乳；③子叶；④胚根

■ 郁李仁（欧李）剖面特征图

**横切面特征** 种皮表皮细胞为 1 列薄壁细胞，散列有长圆形的石细胞，石细胞的下半部嵌在薄壁细胞间。中种皮细胞 3 ～ 5 列，细胞大多颓废状，可见维管束存在。内种皮细胞数列，内表皮细胞含黄色物，切向延长，细胞壁增厚。胚乳细胞 1 列，子叶背部位置增加到数列，类方形或长方形，内含点状糊粉粒。子叶细胞多角形或类圆形，含细小草酸钙簇晶。

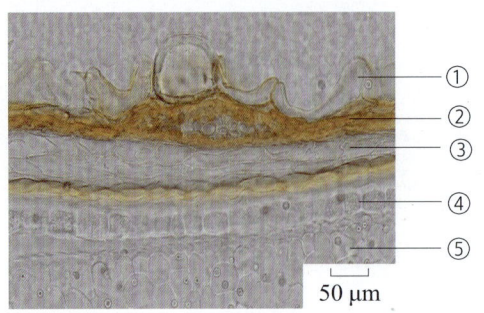

①表皮细胞；②中种皮细胞；③内种皮细胞；④胚乳细胞；⑤子叶细胞
■ 郁李仁（欧李）横切面特征图

**粉末特征** 粉末乳白色。

石细胞黄色，单个散在或 2～4 个相连，长圆形或略带长方形，窄贝壳形，上部壁厚，无纹孔，下部壁较薄，或仅底部壁薄，纹孔少。种皮表皮表面观类长方形、椭圆形，细胞间隙较小，期间散在石细胞。子叶细胞为薄壁细胞，草酸钙簇晶多见。胚乳细胞排列紧密，细胞壁略厚。

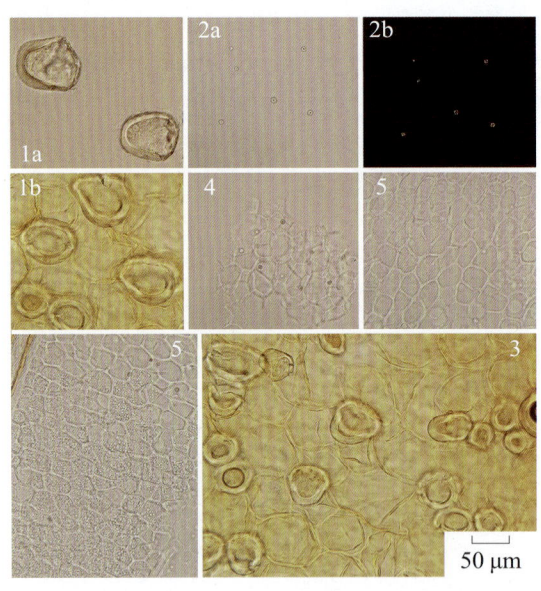

1. 石细胞（1a. 侧面观，1b. 表面观）；2. 簇晶（2a. 可见光下，2b. 偏光镜下）；
3. 表皮细胞（散在分布石细胞）；4. 子叶细胞；5. 胚乳细胞
■ 郁李仁（欧李）粉末特征图

（青海省药品检验检测院：张国英　马青青　达洛嘉）

**参考文献**

[1] 国家药典委员会.中华人民共和国药典：2020 年版　一部［S］.北京：中国医药科技出版社,2020：216.

# 郁李仁（长柄扁桃）Yuliren（Changbingbiantao） 35

**品种收载**《中国药典》2020年版。[1]

**来源** 蔷薇科植物长柄扁桃 *Prunus pedunculata* Maxim. 的干燥成熟种子。

**性状** 呈圆锥形或长卵形，一端渐尖，另一端钝圆。正面呈椭圆形，基部渐尖，顶端钝圆；侧面呈长卵形，基部渐尖，顶端钝圆；腹（脐）面呈类圆形或略呈扁椭圆形。长6～10 mm，宽5～7 mm，厚5～7 mm。表面黄棕色或红棕色，粗糙，有多数颗粒状亮白色小突起。种脐位于基部尖端的一侧，线形；内脐（合点）圆形，位于顶端，深棕色，直径约2 mm，合点散出多数棕色维管束纹理。种皮薄，子叶乳白色，富油性。气微，味微苦。

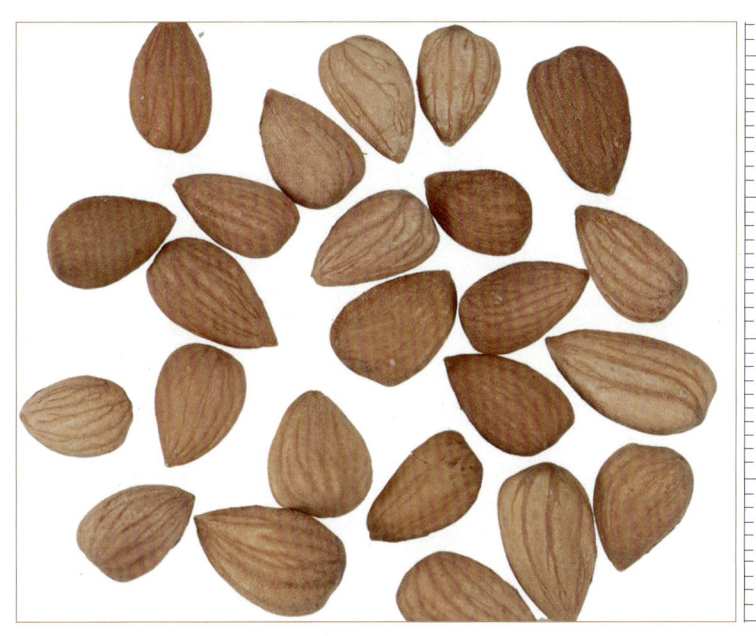

■ 郁李仁（长柄扁桃）大样图

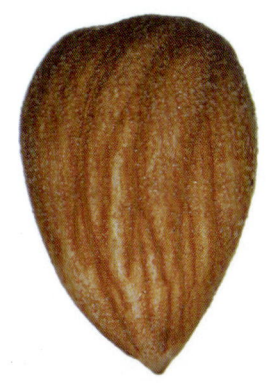

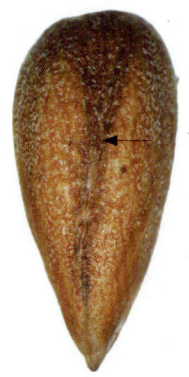

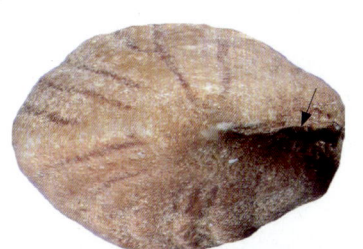

A. 正面　　　　　　B. 侧面（示种脊）　　　　C. 腹（脐）面（示种脐）

■ 郁李仁（长柄扁桃）基本面特征图

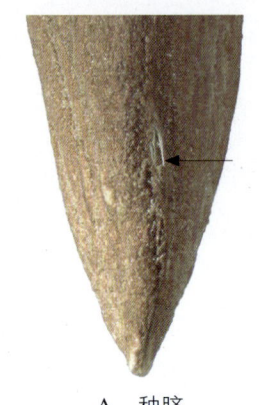
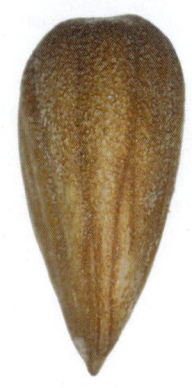

A. 种脐      B. 内脐（合点）      C. 侧面（另一侧）

■ 郁李仁（长柄扁桃）种脐、内脐和侧面特征图

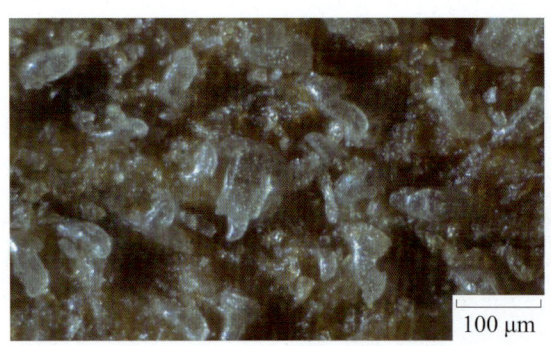
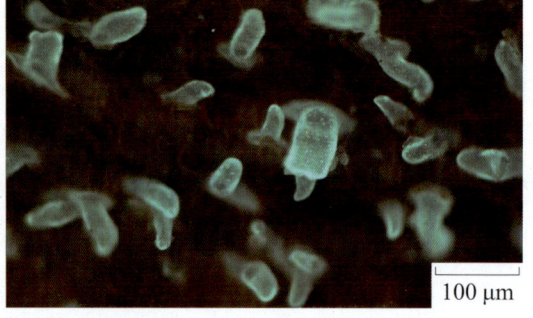

A. 可见光下          B. 荧光下

■ 郁李仁（长柄扁桃）表皮石细胞特征图

**剖面特征** 纵剖面呈倒长卵形，种皮薄；胚直生，抹刀型，胚根位于尖端，子叶2，乳白色，富有油质。横剖面呈扁椭圆形，子叶背面可见少量半透明胚乳残留，子叶中间可见 1 条缝隙。

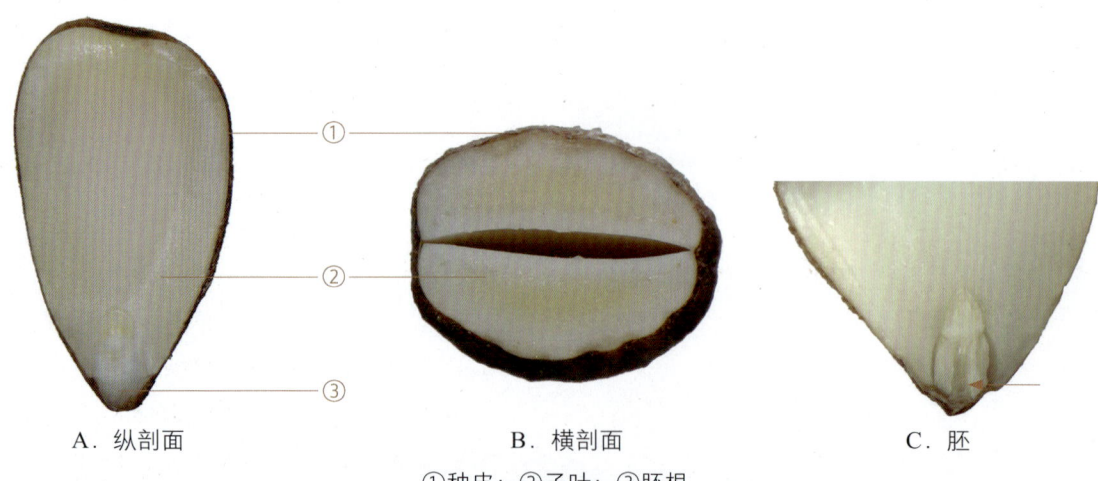

A. 纵剖面        B. 横剖面        C. 胚

①种皮；②子叶；③胚根

■ 郁李仁（长柄扁桃）剖面特征图

**横切面特征** 种皮表皮细胞 1 列，散列有长圆形、类圆形的黄色石细胞，其下半部嵌在薄壁细胞间，有纹孔。中种皮为 3～5 列细胞，颓废状，含有黄色色素。内种皮细胞数列，颓废。胚乳细胞 1 列。子叶细胞为薄壁细胞，草酸钙簇晶多见。

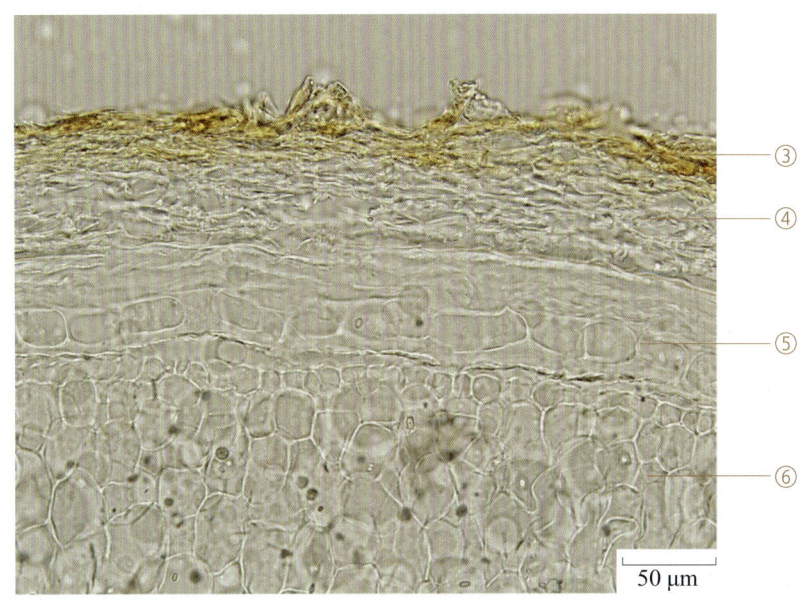

A．种子横切面

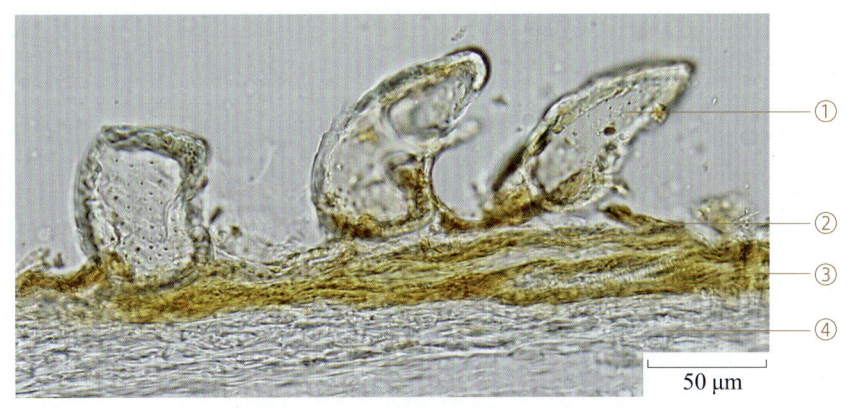

B．种皮横切面放大

①石细胞；②种皮表皮细胞；③中种皮细胞；④内种皮细胞；⑤胚乳；⑥子叶细胞

■ 郁李仁（长柄扁桃）横切面特征图

**粉末特征** 粉末乳白色。

草酸钙簇晶圆形，多见。石细胞黄色，单个或 2～5 个集合，方形、类圆形，顶端圆钝或略平，底部孔沟宽窄不一，纹孔较少。种皮表皮细胞表面观多边形，无细胞间隙，仅靠近石细胞处有细胞间隙。子叶细胞为薄壁细胞，草酸钙簇晶多见。胚乳细胞排列紧密，细胞壁略厚。

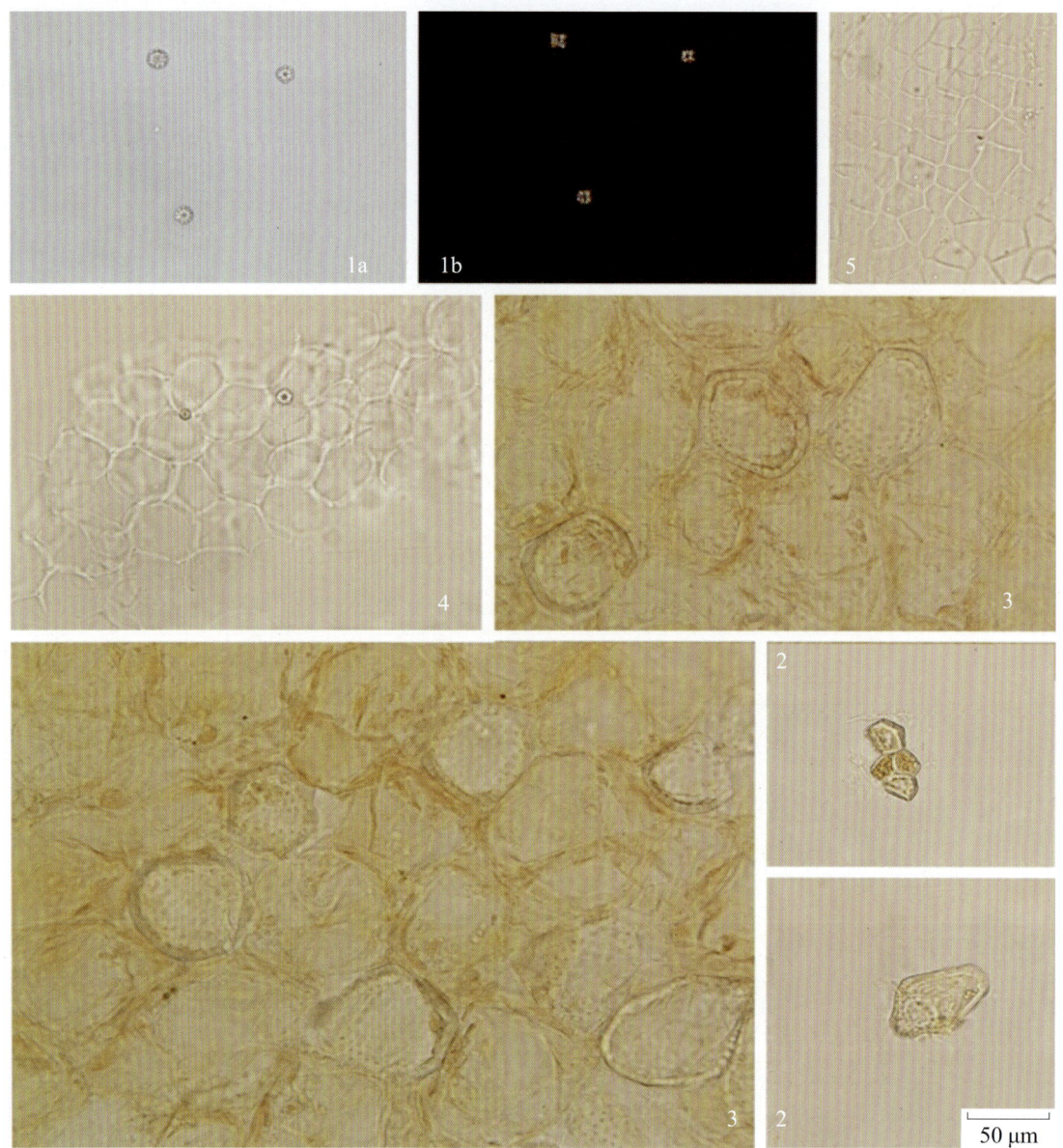

1. 簇晶（1a. 可见光下，1b. 偏光镜下）；2. 石细胞；3. 表皮细胞；4. 胚乳细胞；5. 子叶细胞

■ 郁李仁（长柄扁桃）粉末特征图

（青海省药品检验检测院：张国英　杨凤梅　马青青）

**参考文献**

[1]　国家药典委员会. 中华人民共和国药典：2020 年版　一部 [S]. 北京：中国医药科技出版社，2020：216.

# 大李仁（榆叶梅）Daliren（Yuyemei）

36

**品种收载** 《辽宁省中药材标准 第一册》2009 年版[1]。

**来源** 蔷薇科植物榆叶梅 *Prunus triloba* Lindl. 的干燥成熟种子。

**性状** 呈倒卵圆形或倒阔卵圆形，一端尖，另一端钝圆。正面呈倒卵形或倒阔卵圆形，基部尖锐，顶端圆钝；侧面呈倒卵形或略呈倒长卵形；腹（脐）面呈类圆形。长6～10 mm，宽5～7 mm，厚5～7 mm。表面黄棕色或红棕色，粗糙，具数条纵向条纹，并有多数颗粒状亮白色小突起。种脐位于尖端基部的一侧，短线形；种脊位于一侧，线形；内脐（合点）位于圆形的顶端，呈圆形，中心深棕色，直径约2 mm，在合点散出多数棕色维管束纹理。种皮薄，子叶乳白色，富油性。气微，味微苦。

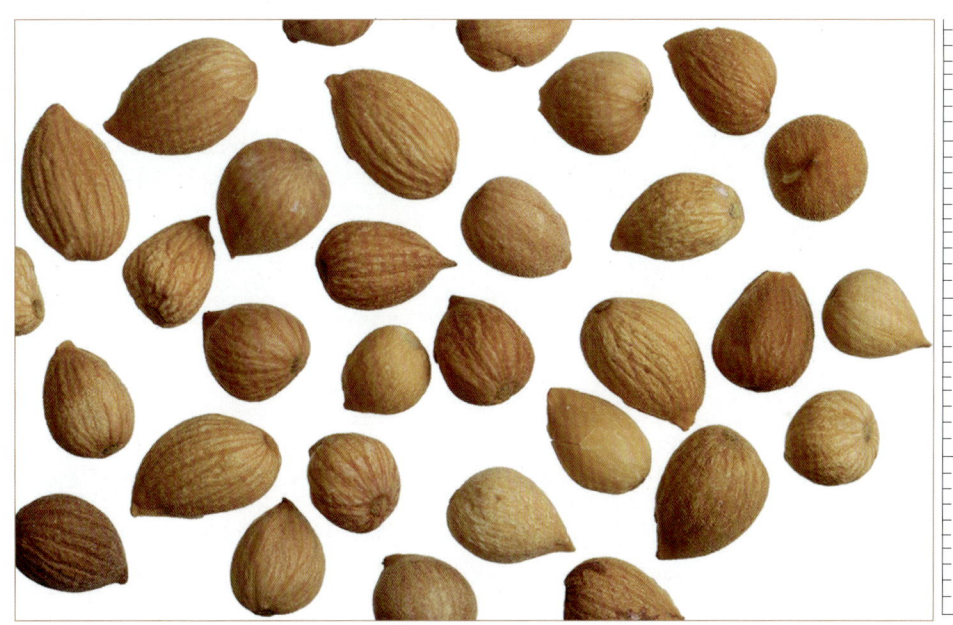

■ 大李仁（榆叶梅）大样图

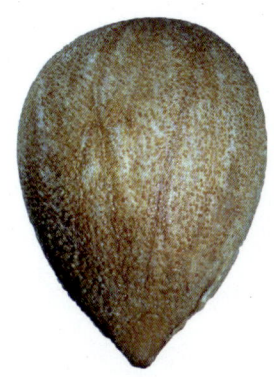

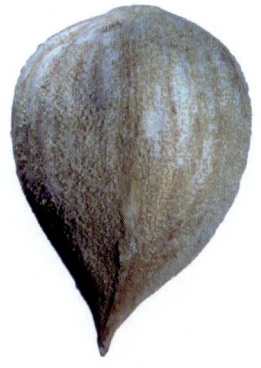

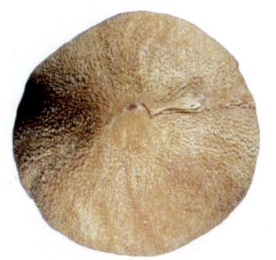

A. 正面　　　　　　　　B. 侧面　　　　　　　　C. 腹（脐）面

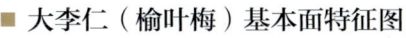

■ 大李仁（榆叶梅）基本面特征图

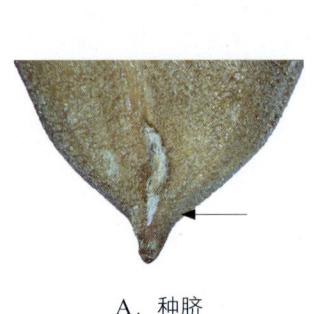
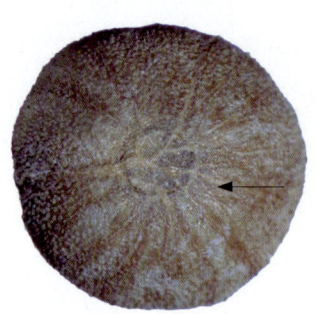
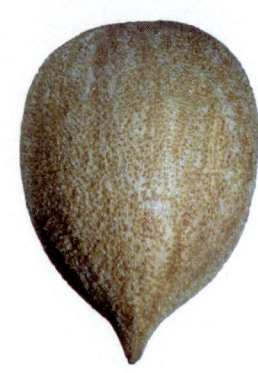

A. 种脐　　　　　　　　　　B. 合点　　　　　　　　C. 侧面（另一侧）

■ 大李仁（榆叶梅）种脐、合点和侧面特征图

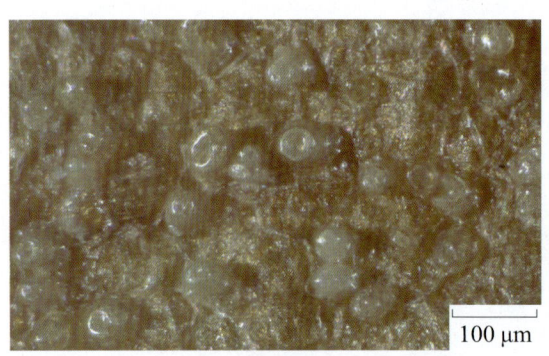
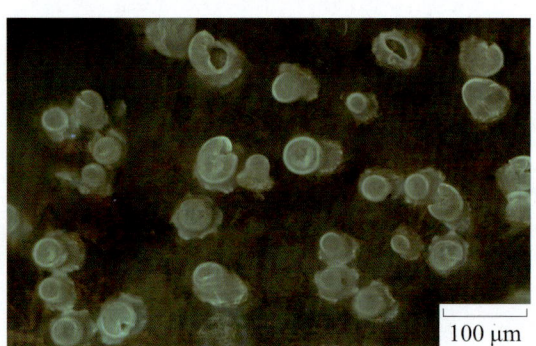

A. 日光下　　　　　　　　　　　　　　B. 荧光下

■ 大李仁（榆叶梅）表面纹理

**剖面特征** 纵剖面呈倒卵形或阔倒卵圆形，种皮薄；胚直生，抹刀型，子叶 2，乳白色，胚根位于尖端；子叶四周胚乳明显可见。横剖面呈椭圆形，胚乳子叶两侧的较厚，呈新月形，乳白色半透明；2 枚子叶间可见 1 条缝隙。

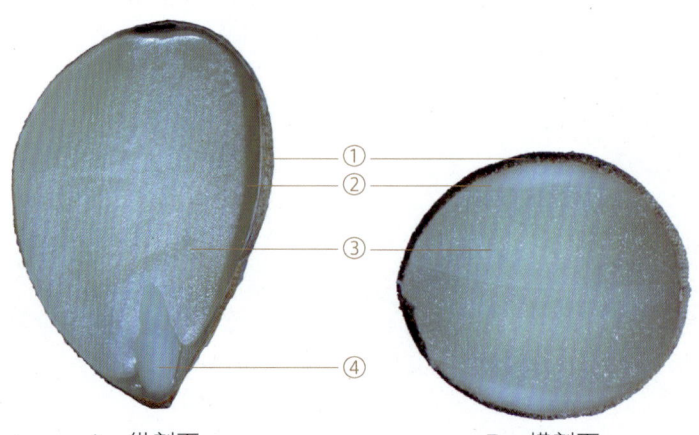

A. 纵剖面　　　　　　　　　　B. 横剖面

①种皮；②胚乳；③子叶；④胚根

■ 大李仁（榆叶梅）剖面特征图

**横切面特征**　种皮表皮为 1 列薄壁细胞，散列有长圆形、类圆形的黄色石细胞，上半部凸出于表面，凸出部分壁较厚，层纹明显，纹孔较少；其下半部嵌在种皮细胞中，纹孔较多。中种皮细胞 3 ～ 5 列，含有黄绿色的色素，细胞颓废状。内种皮细胞数列，大多颓废状。胚乳细胞 1 列，子叶背部位置细胞多列，含大量糊粉粒。子叶薄壁细胞含草酸钙簇晶，多见。

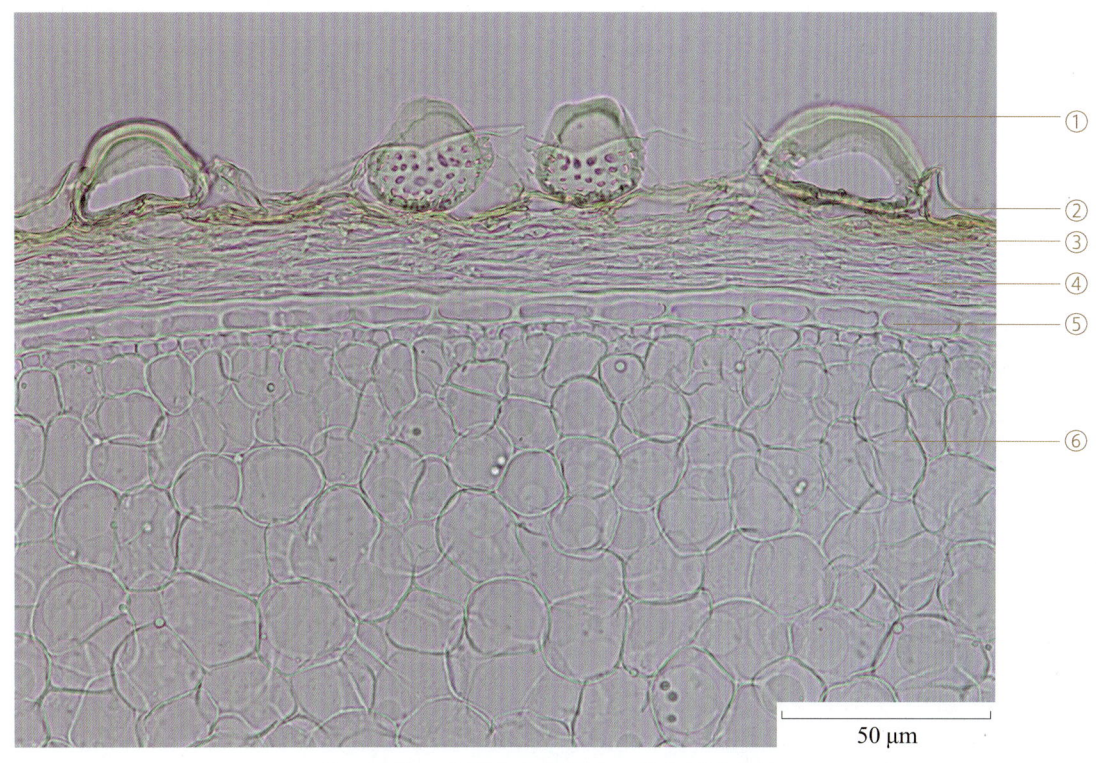

50 μm

①石细胞；②种皮表皮细胞；③中种皮细胞；
④内种皮细胞；⑤胚乳细胞；⑥子叶细胞
■ **大李仁（榆叶梅）横切面特征图**

**粉末特征**　粉末乳白色。

石细胞黄色，圆形、类圆形或贝壳形，侧面观顶端圆钝或略平，底部细胞壁孔沟宽窄不一；表面观纹孔较多。种皮表皮细胞表面观多边形，无细胞间隙，石细胞单个或 2 ～ 5 个散在分布。草酸钙簇晶圆形，多见。子叶细胞为薄壁细胞。胚乳细胞排列紧密，细胞壁略厚，内含大量糊粉粒。

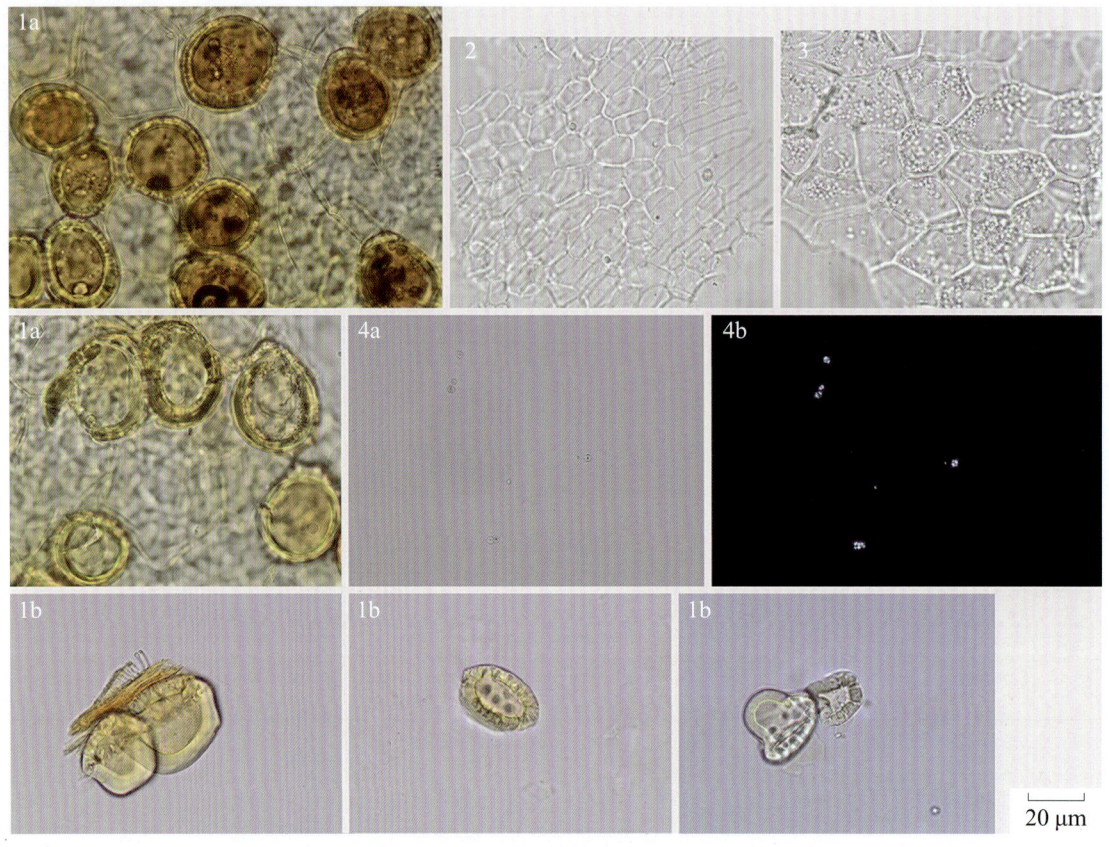

1. 石细胞（1a. 表面观，1b. 侧面观）；2. 子叶细胞；
3. 胚乳细胞（内含糊粉粒）；4. 簇晶（4a. 可见光下，4b. 偏光镜下）
■ 大李仁（榆叶梅）粉末特征图

**附注** 大李仁为中药郁李仁的地区习惯用药。

（青海省药品检验检测院：张国英）

参考文献

[1] 辽宁省食品药品监督管理局.辽宁省中药材标准：2009 年版 第一册[S].沈阳：辽宁科
学技术出版社,2009：3.

# 大李仁（毛樱桃）Daliren（Maoyingtao）

**37**

**品种收载** 《辽宁省中药材标准 第一册》2009 年版[1]。

**来源** 蔷薇科植物毛樱桃 *Prunus tomentosa*（Thunb.）Wall 的干燥成熟种子。

**性状** 呈卵圆形，一端尖，另一端钝圆。正面呈倒卵圆形，基部尖锐，顶端圆钝；侧面呈倒卵圆形；腹（脐）面呈类圆形。长 4 ～ 7 mm，宽 3 ～ 4 mm，厚 3 ～ 4 mm。表面红棕色或黄棕色，粗糙，具数条纵向条纹，并有多数颗粒状亮白色小突起。种脐位于尖端基部一侧，线形；种脊位于一侧，线形；内脐（合点）圆形，位于圆形顶端的中央，直径约 0.7 mm，自合点处放射出多数维管束条纹。气微，味微苦。

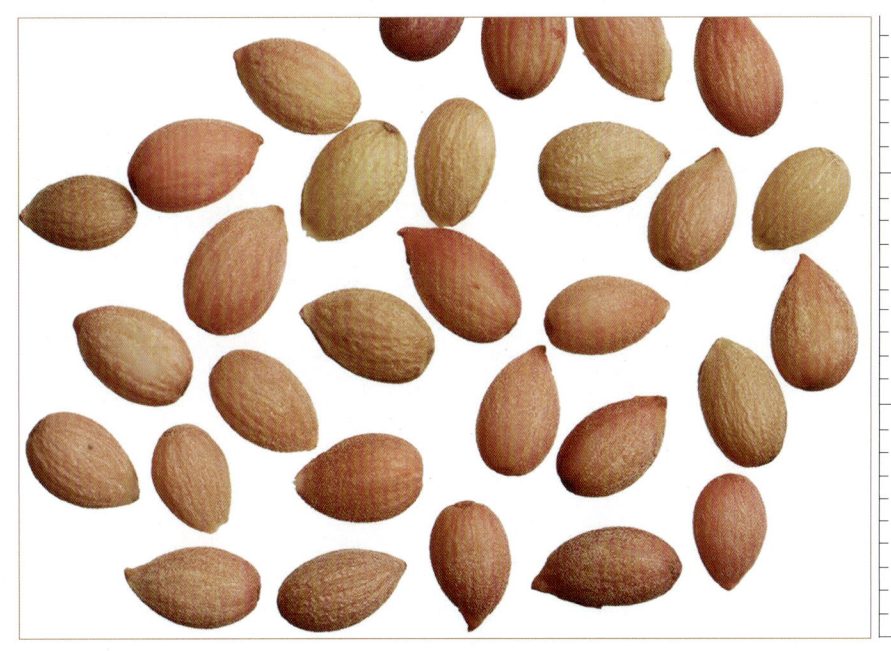

■ 大李仁（毛樱桃）大样图

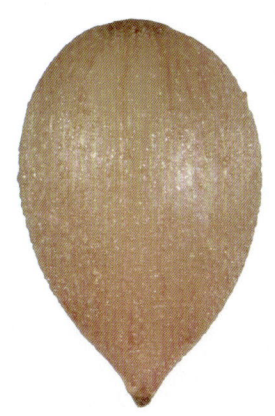

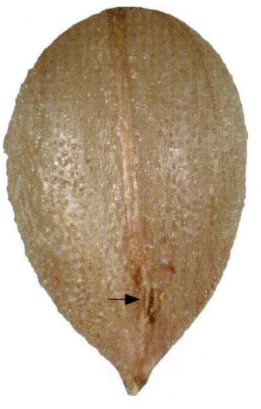

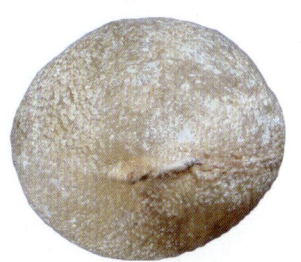

A. 正面　　　　　　　　B. 侧面（示种脐）　　　　　C. 腹（脐）面

■ 大李仁（毛樱桃）基本面特征图

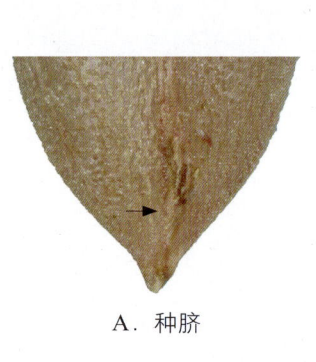

A. 种脐

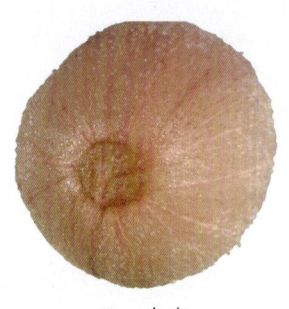

B. 合点

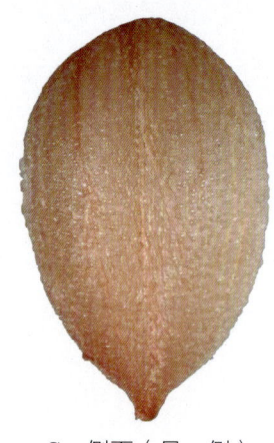

C. 侧面（另一侧）

■ 大李仁（毛樱桃）种脐、合点和侧面特征图

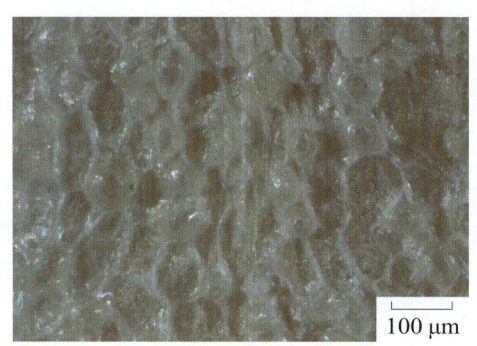

A. 日光下

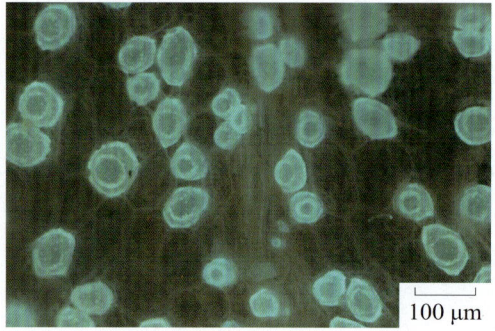

B. 荧光下

■ 大李仁（毛樱桃）表面纹理

**剖面特征** 纵剖面呈椭圆形或倒卵形，种皮薄；胚直生，抹刀状，胚根位于尖端，子叶 2，乳白色或淡黄色，富有油质；子叶四周胚乳不明显。横剖面呈类圆形，胚乳位于子叶两侧，新月形，黄白色半透明；2 枚子叶间可见 1 条缝隙。

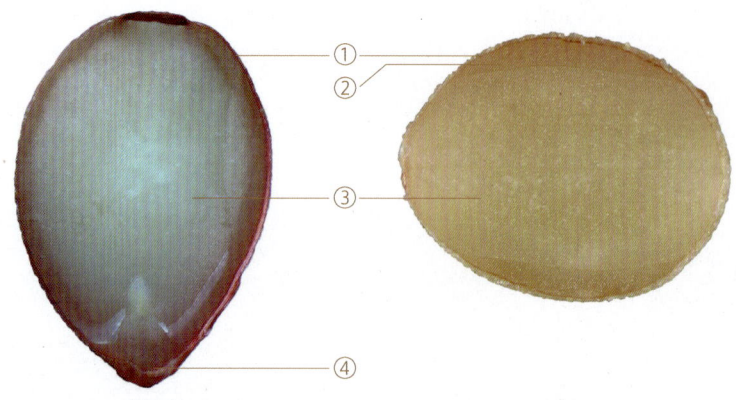

A. 纵剖面          B. 横剖面

①种皮；②胚乳；③子叶；④胚根

■ 大李仁（毛樱桃）剖面特征图

**横切面特征** 种皮表皮为 1 列薄壁细胞，切向延长，其间散在分布圆形或长圆形的黄色石细胞，上半部凸出于表面，凸出部分壁较厚，层纹明显，纹孔较少；石细胞下半部嵌在种皮组织中，细胞壁纹孔较多。中种皮细胞 3～5 列，颓废状。内种皮细胞 1 列，细胞壁稍厚，大多颓废状，含黄色物。胚乳细胞 1 列，子叶背部位置细胞多列，含大量糊粉粒。子叶细胞为薄壁细胞，草酸钙簇晶多见。

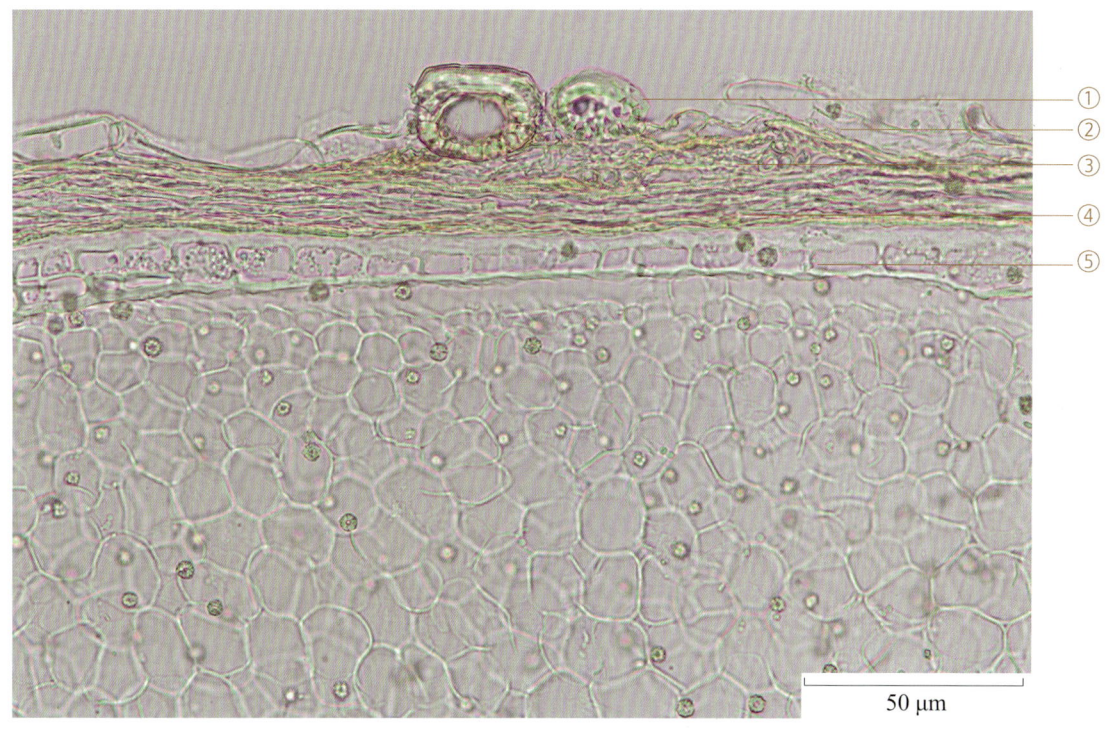

①石细胞；②表皮细胞；③中种皮细胞；④内种皮细胞；⑤胚乳
■ **大李仁（毛樱桃）横切面特征图**

**粉末特征** 粉末微红色。

石细胞单个散在或 2～4 个相连，黄色，长圆形或圆形，上部壁厚，下部壁较薄，纹孔多且明显。种皮表皮细胞表面观类长方形或多边形，细胞排列紧密。草酸钙簇晶圆形，多见。子叶细胞为薄壁细胞。胚乳细胞排列紧密，细胞壁略厚，内含大量糊粉粒。

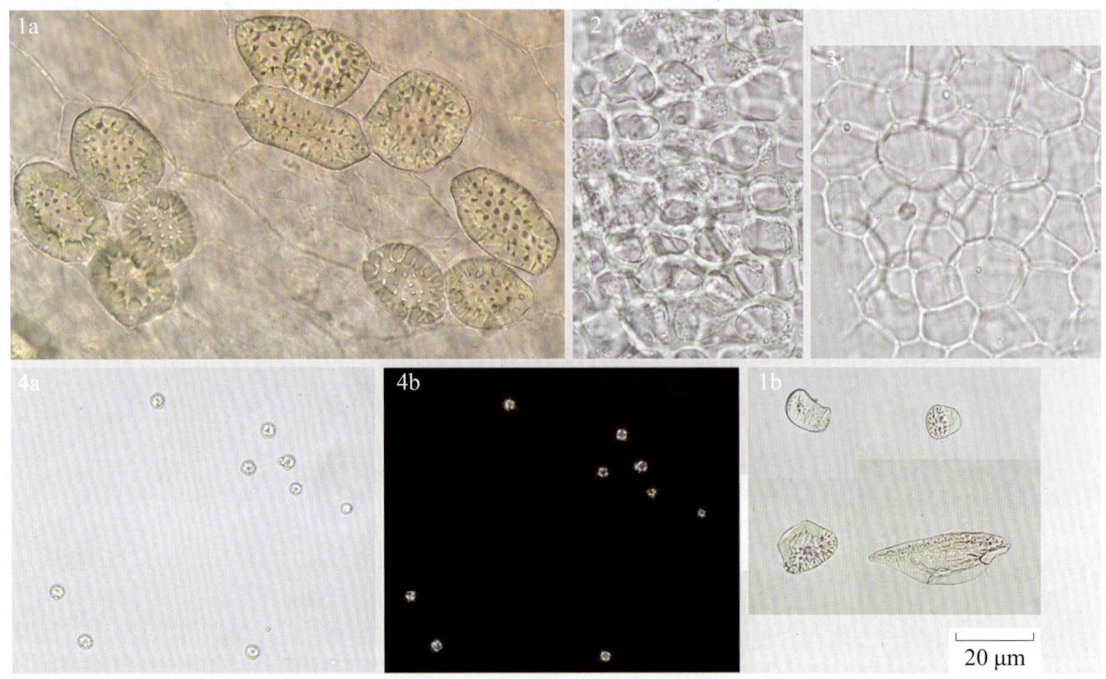

1. 石细胞（1a. 表面观，1b. 侧面观）；2. 胚乳细胞；3. 子叶细胞；
4. 簇晶（4a. 可见光下，4b. 偏光镜下）

■ **大李仁（毛樱桃）粉末特征图**

（青海省药品检验检测院：张国英　张　炜）

参考文献

[1] 辽宁省食品药品监督管理局.辽宁省中药材标准：2009年版　第一册[S].沈阳：辽宁科学技术出版社,2009：3.

# 李仁（李） Liren（Li） 38

**品种收载** 《四川省中药材标准》2010 年版[1]。

**来源** 蔷薇科植物李 *Prunus salicina* Lindl. 的干燥成熟种子。

**性状** 呈卵圆形，一端渐尖，另一端钝圆。正面呈倒卵圆形，基部渐尖，顶端钝圆；侧面呈倒卵圆形，基部渐尖，顶端钝圆；腹（脐）面呈类圆形或扁椭圆形。长 5 ～ 12 mm，宽 4 ～ 8 mm，厚 3 ～ 5 mm。表面黄棕色至深棕色，具纵皱纹，粗糙，有多数颗粒状棕色小突起。种脐线形，位于尖端基部的一侧，略凸出；内脐（合点）圆形，位于圆形顶端的中央，直径约 1 mm，自合点处散出多条突起维管束纹理。种皮薄，子叶乳白色，富油性。气微，味微苦、略甘。

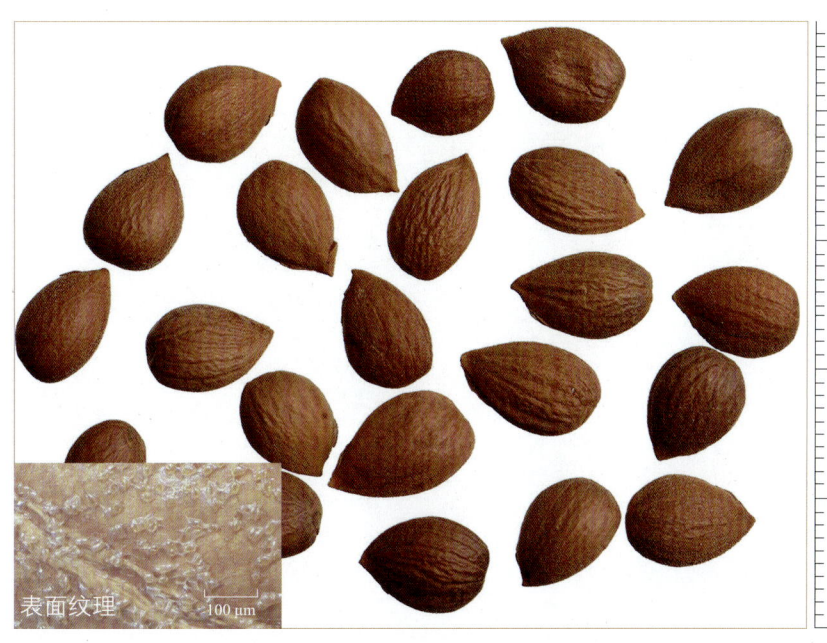

表面纹理　100 μm

■ 李仁（李）大样图

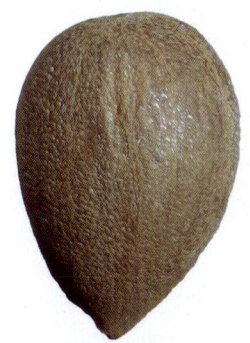
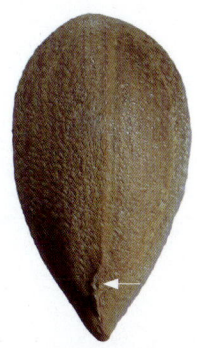
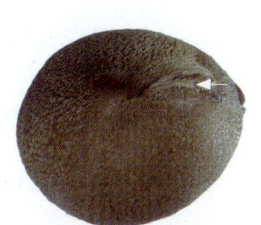

A. 正面　　　　B. 侧面（示种脐）　　　　C. 腹（脐）面（示种脐）

■ 李仁（李）基本面特征图

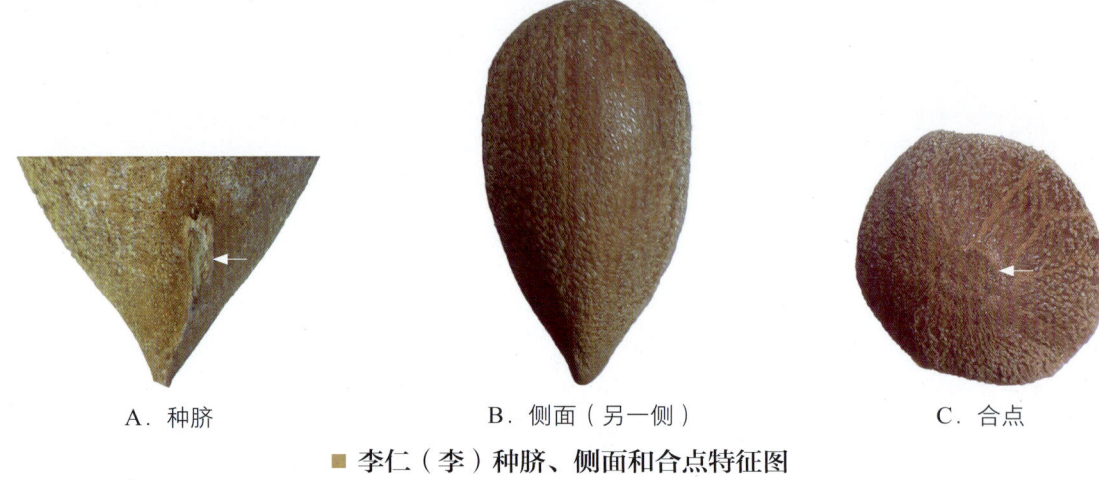

A. 种脐        B. 侧面（另一侧）       C. 合点

■ 李仁（李）种脐、侧面和合点特征图

**剖面特征** 纵剖面呈倒卵圆形；种皮薄；胚直生，抹刀型，胚根位于尖端，子叶 2，乳白色，富有油质；胚乳难观察到。横剖面呈椭圆形或类圆形，子叶的两侧具黄白色半透明胚乳，胚乳新月形；2 枚子叶间可见 1 条缝隙。

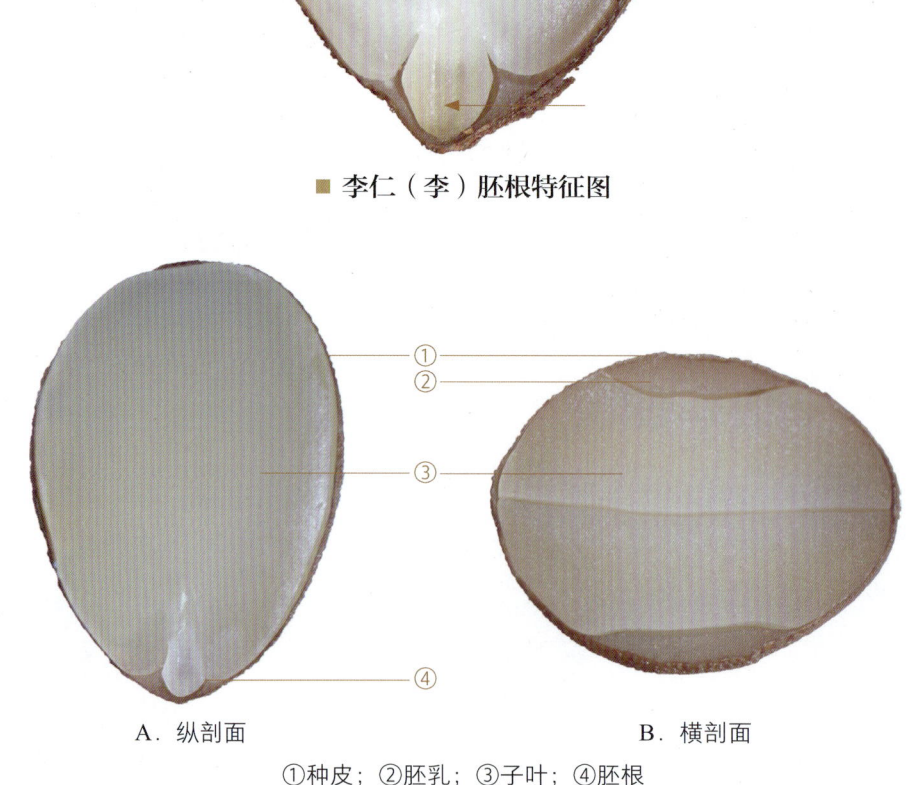

■ 李仁（李）胚根特征图

A. 纵剖面          B. 横剖面

①种皮；②胚乳；③子叶；④胚根

■ 李仁（李）剖面特征图

**横切面特征** 种皮表皮细胞 1 层，切向延长，不规则压扁，细胞间散在嵌有扁椭圆形的黄色石细胞，上半部凸出于表面，凸出部分壁较厚，层纹明显，纹孔较少；下半部埋入种皮组织中，纹孔较多。中种皮细胞数列，颓废状，含黄色色素，期间可见维管束。内种皮细胞数列，颓废状，内表皮最内侧细胞壁含黄色色素。胚乳细胞 1 列，少见 2 列，子叶背部位置细胞多列，类方形，外侧壁稍厚，内含脂肪油滴。子叶细胞为薄壁细胞，草酸钙簇晶多见。

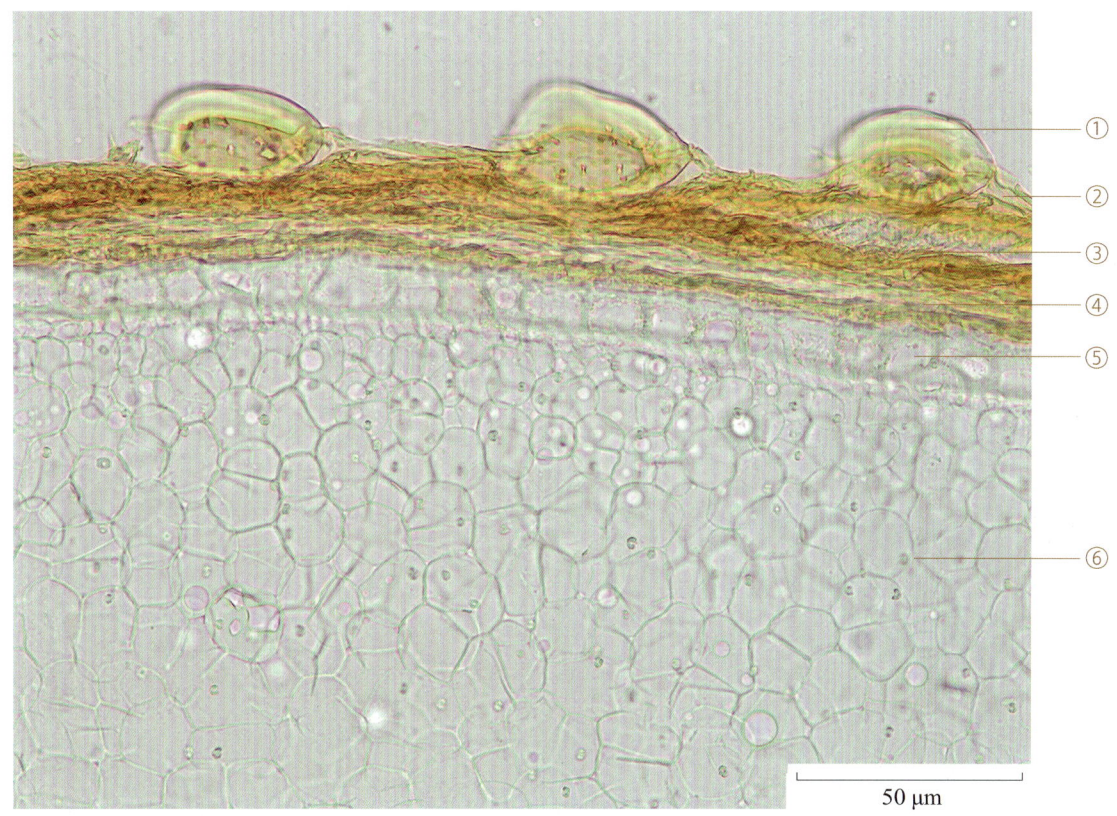

①石细胞；②表皮细胞；③中种皮细胞；④内种皮细胞；⑤胚乳细胞；⑥子叶细胞
■ **李仁（李）横切面特征图**

**粉末特征** 粉末乳白色。

石细胞黄色，侧面观卵圆形、长圆拱形、高盔帽形或窄贝壳形，突出于表层部分壁厚，层纹不明显，孔沟稍稀疏；表面观圆形、椭圆形，有的两端稍尖，壁均匀增厚，孔沟较稀疏，层纹较少。种皮外表皮细胞黄棕色，类多角形。草酸钙簇晶圆形，多见。子叶细胞为薄壁细胞。胚乳细胞排列紧密，细胞壁略厚。

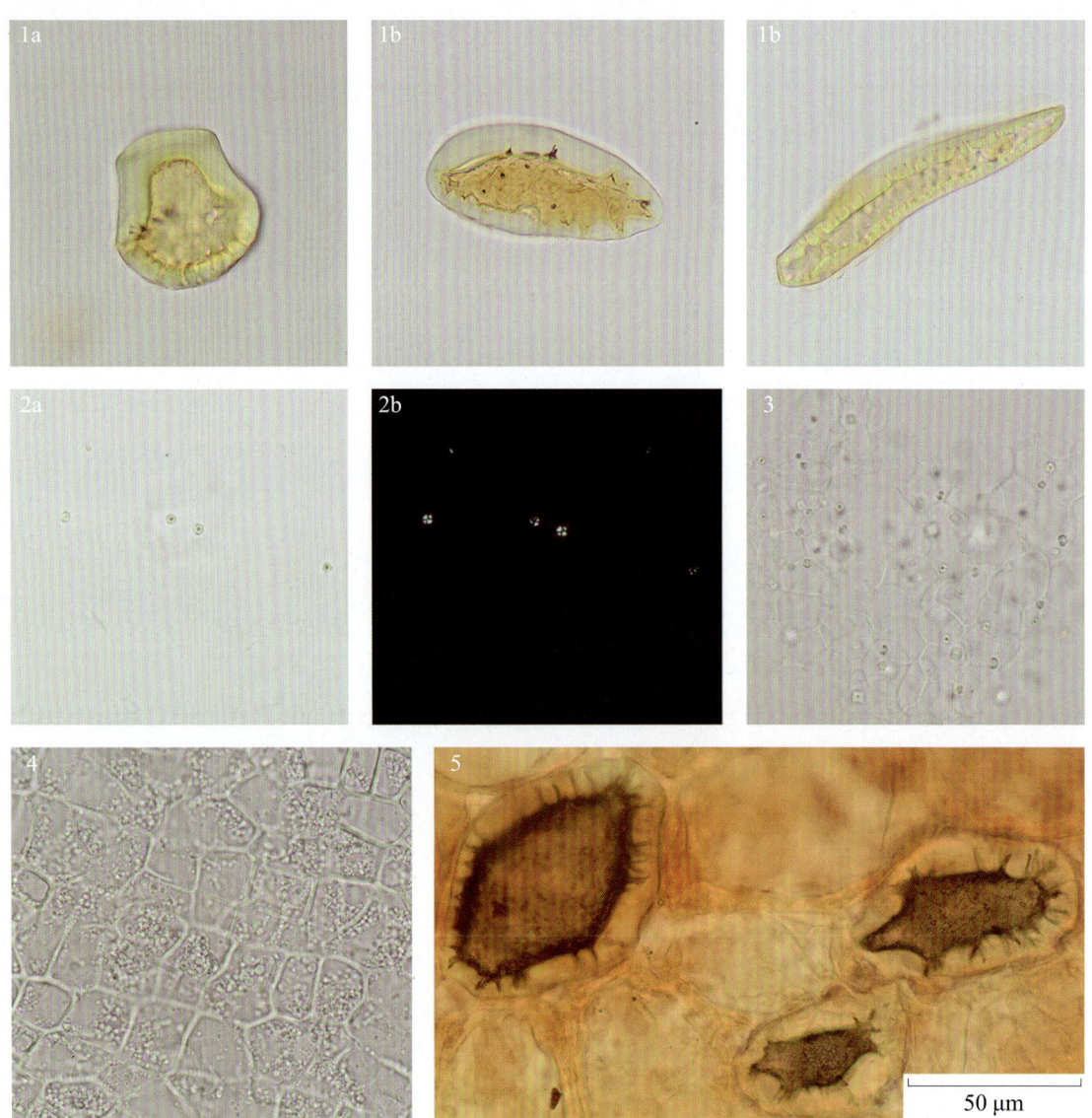

1. 石细胞（1a. 侧面观，1b. 表面观）；2. 簇晶（2a. 可见光下，2b. 偏光镜下）；
3. 子叶细胞；4. 胚乳细胞；5. 表皮细胞（镶嵌石细胞）
■ 李仁（李）粉末特征图

**附注** 李仁习称"小李仁"。

（青海省药品检验检测院：张国英　杨凤梅　达洛嘉）

**参考文献**

[1]　四川省食品药品监督管理局.四川省中药材标准：2010年版[S].成都：四川科学技术出版社，2011：295.

# 李仁（杏李）Liren（Xingli）

**品种收载** 《四川省中药材标准》2010年版[1]。

**来源** 蔷薇科植物杏李 *Prunus simonii* Carr. 的干燥成熟种子。

**性状** 呈扁的卵圆形，一端尖，另一端钝圆。正面呈倒卵形，下端尖，上端钝圆；侧面呈倒梭形，下端尖锐，上端钝圆；腹（脐）面略呈扁椭圆形。长 8～12 mm，宽 4～6 mm，厚约 5 mm。表面浅黄棕色，具数条纵向条纹，并可见细小颗粒状凸起。种脐位于尖端的基部一侧，呈线形；内脐（合点）位于钝圆的一端，呈浅棕色狭椭圆形，自合点处向外具数条纵向凹陷的脉纹（维管束）。种皮薄，子叶 2，乳白色，具油性。气微，味微苦、略甘。

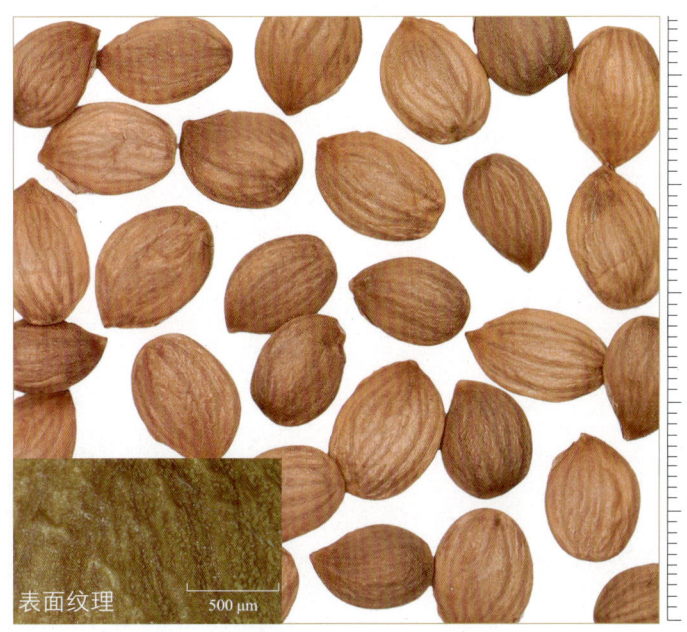

表面纹理　　500 μm

■ 李仁（杏李）大样图

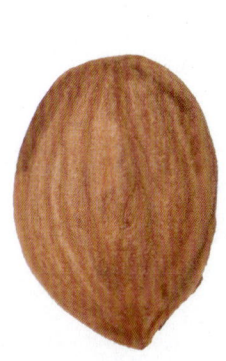
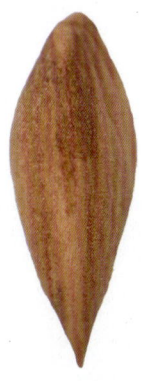
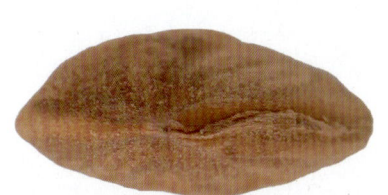

A. 正面　　　　　　　B. 侧面　　　　　　　C. 腹（脐）面

■ 李仁（杏李）基本面特征图

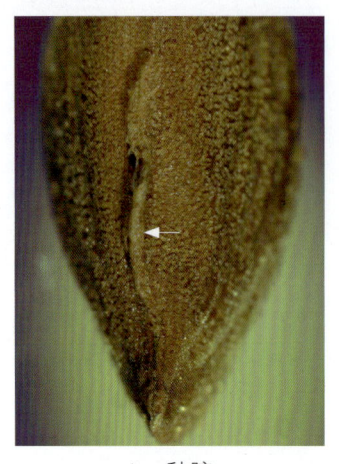
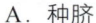
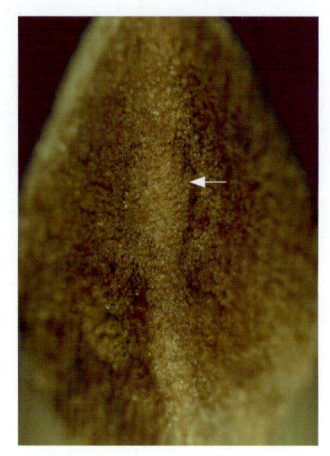

A. 种脐         B. 合点

■ 李仁（杏李）种脐和合点特征图

**剖面特征** 纵剖面呈倒卵形，种皮薄；胚直生，抹刀型，子叶2，扁平，几乎占胚的全部，类白色，具油性，胚根位于种脐端，较小；四周残留的胚乳很窄。横剖面呈扁椭圆形，子叶2，背面可见较厚的胚乳，向两端渐薄；子叶间可见缝状裂隙。

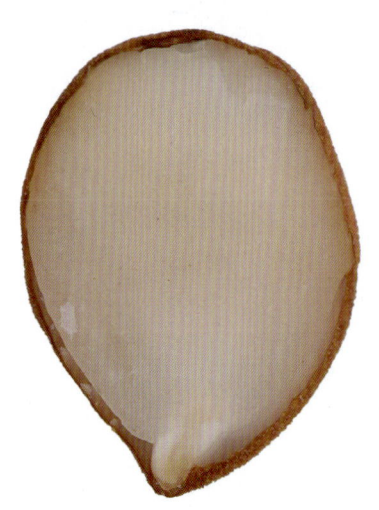
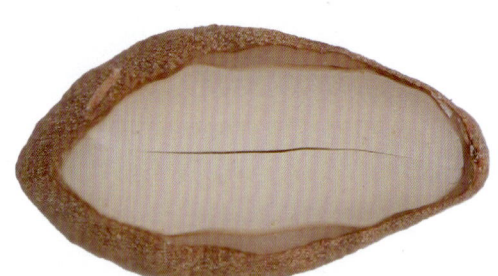

A. 纵剖面         B. 横剖面

■ 李仁（杏李）剖面特征图

**横切面特征** 种皮外表皮细胞1列，多破碎，嵌有黄色石细胞；石细胞上半部分突起，壁较厚，具层纹，纹孔较少见；下半部嵌在种皮组织里，壁较薄，具孔沟和纹孔。中种皮细胞为数列棕色薄壁细胞，颓废状，外层细胞的壁稍厚，分布有维管束。内种皮细胞数列，淡黄棕色，大多颓废状，内种皮最内侧细胞壁稍厚，扁方形，内侧壁具角质增厚。胚乳细胞1列，子叶背部位置细胞多列，无色，壁较厚，常含脂肪油滴。子叶细胞无色，呈类多角形，含糊粉粒和脂肪油滴，部分含草酸钙小簇晶。

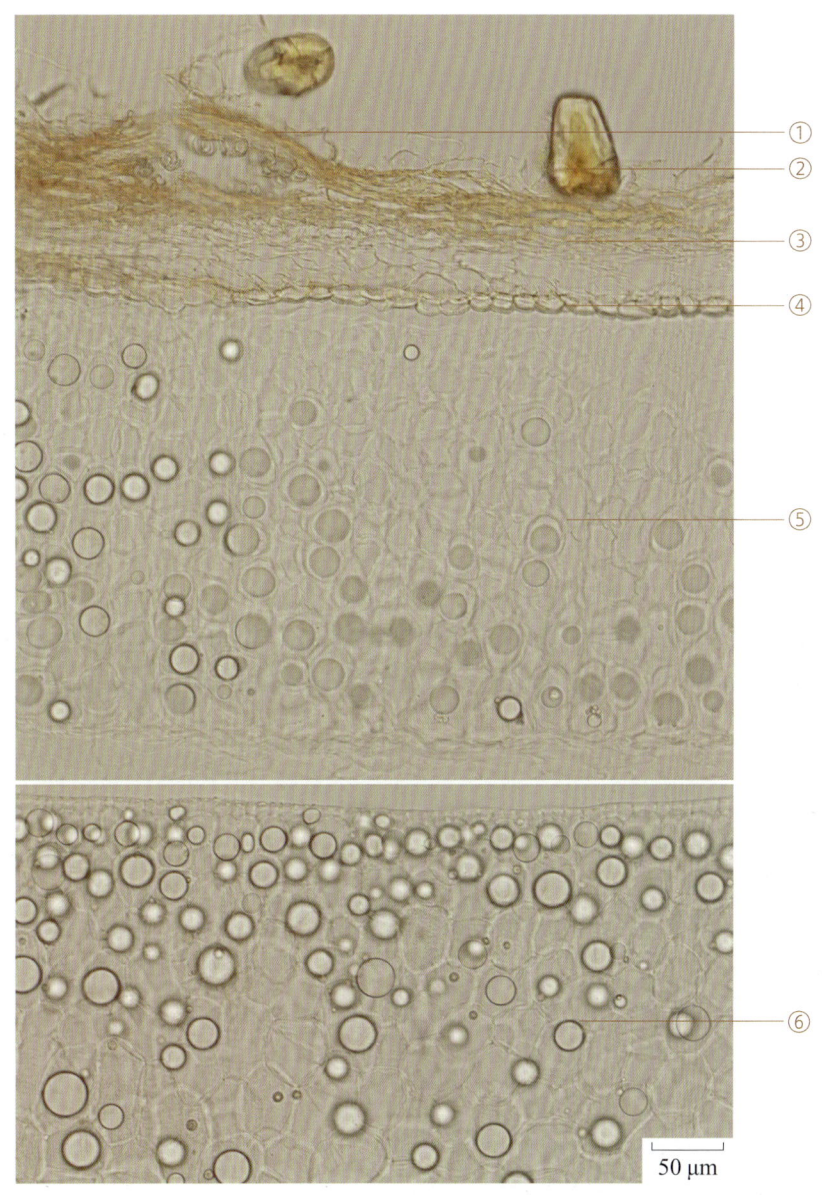

①种皮表皮细胞；②石细胞；③中种皮细胞；
④内种皮细胞；⑤胚乳细胞；⑥子叶细胞
■ 李仁（杏李）横切面特征图

**粉末特征** 粉末淡棕黄色。

种皮表皮细胞多角形或类圆形，黄棕色，细胞界限不清楚，常嵌有石细胞。石细胞单个散在或数个相连，类多角形，类圆形、盔帽形、贝壳形或弓形，直径 30 ～ 100 μm，壁厚，层纹明显，具孔沟和纹孔。内种皮细胞黄棕色，断面观呈扁方形，外切向壁外侧有角质层。胚乳细胞表面观呈类多角形，壁较厚，常含脂肪油滴及糊粉粒。子叶细胞表面观呈多角形，壁薄，含脂肪油滴及糊粉粒，有的含有草酸钙小簇晶。螺纹导管细小。

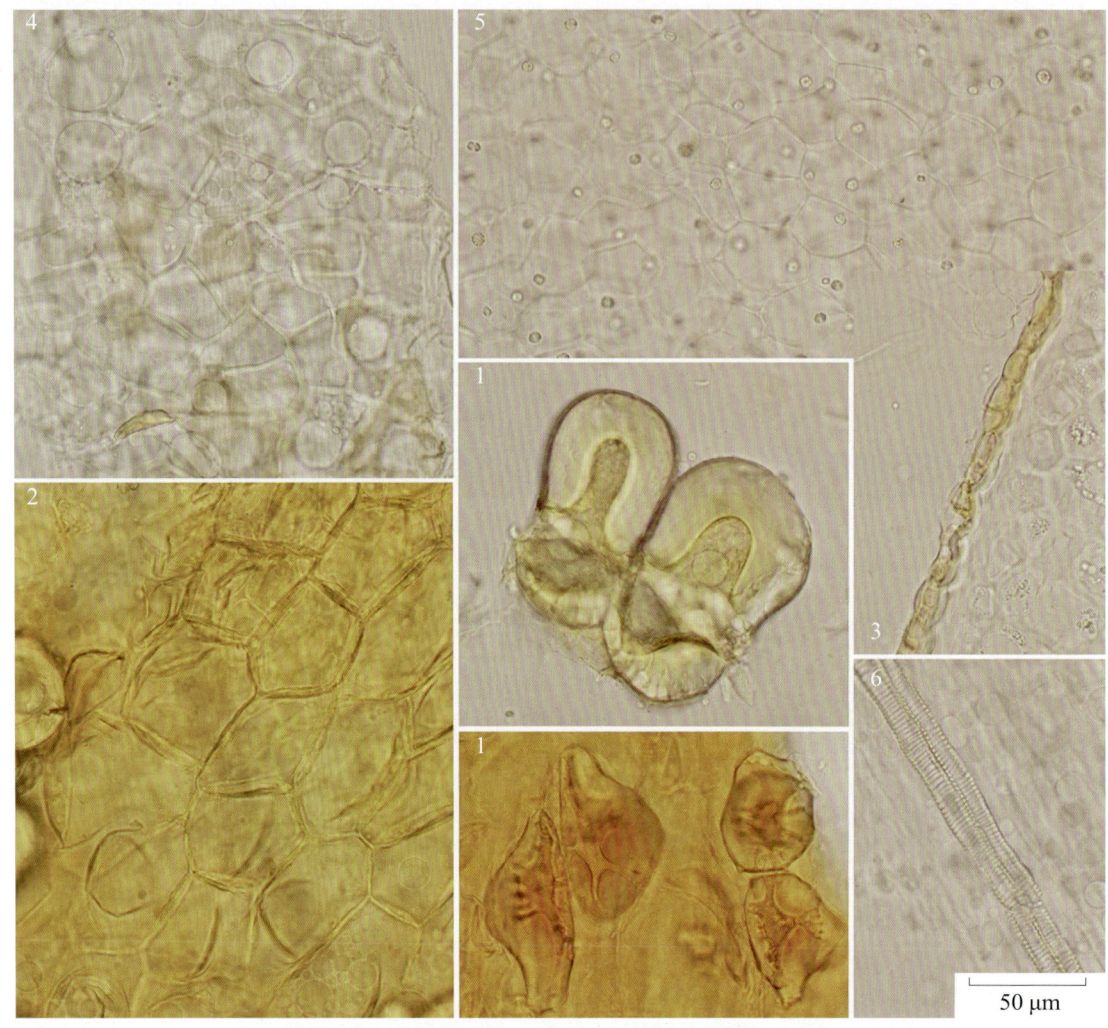

1. 石细胞；2. 外表皮细胞；3. 种皮内表皮细胞；4. 内胚乳细胞；5. 子叶细胞；6. 螺纹导管
■ 李仁（杏李）粉末特征图

**附注** 《四川省中药材标准》2010 年版收载的李仁的来源为蔷薇科梅属植物李 *Prunus salicina* Lindl. 或杏李 *Prunus simonii* Carr. 的干燥成熟种子，后者商品习称"大李仁"。《辽宁省中药材标准 第一册》2009 年版[2] 收载的大李仁的来源为蔷薇科植物榆叶梅 *Prunus triloba* Lindl. 或毛樱桃 *Prunus tomentosa*（Thunb.）Wall 的干燥成熟种子。两者的基源不一，应注意区分。

（四川省药品检验研究院：齐景梁）

**参考文献**

［1］ 四川省食品药品监督管理局 . 四川省中药材标准：2010 年版［S］. 成都：四川科学技术出版社，2011：295.

［2］ 辽宁省食品药品监督管理局 . 辽宁省中药材标准：2009 年版 第一册［S］. 沈阳：辽宁科学技术出版社，2009：3.

# 豆 科

## 榼藤子 Ketengzi ㊵

**品种收载** 《中国药典》2020 年版[1]。

**来源** 豆科植物榼藤子 *Entada phaseoloides*（L.）Merr. 的干燥成熟种子。

**性状** 呈扁圆形或扁椭圆形，一侧边缘略凹陷。正面呈圆形或椭圆形；侧面呈狭长圆形；腹（脐）面呈狭长圆形。长 4～6 cm，宽 4～6 cm，厚约 1 cm。表面棕红色至紫褐色，具光泽，有细密的网纹，有的被棕黄色细粉。一端有略凸出的种脐，呈椭圆形，棕黄色至棕褐色。质坚硬。种皮厚约 1.5 mm，种仁乳白色，子叶 2。气微，味苦，嚼之有豆腥味。

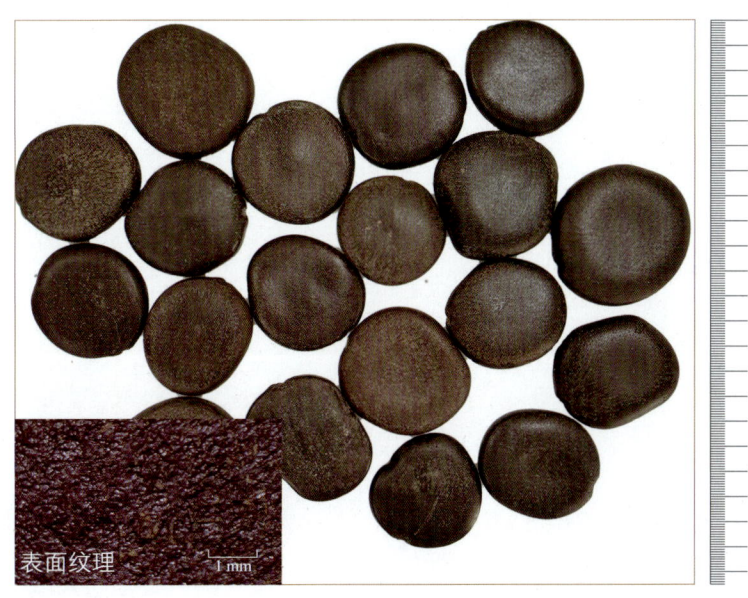

表面纹理　　1 mm

■ 榼藤子·大样图

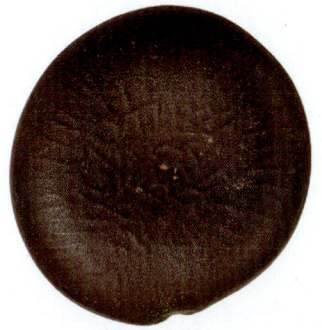

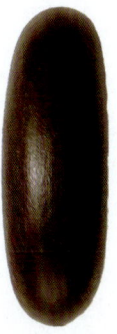

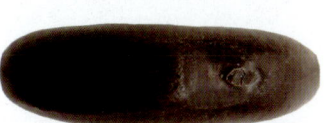

A. 正面　　　　　　　B. 侧面　　　　　　　C. 腹（脐）面

■ 榼藤子·基本面特征图

**剖面特征** 纵剖面圆形或椭圆形，种皮厚约 1.5 mm，内表面灰棕色，较为平滑，具有光泽；胚直生，抹刀型，乳白色，子叶 2，肥厚，略呈圆形；胚轴不明显；无胚乳。横剖面呈椭圆形，子叶中间可见缝隙。

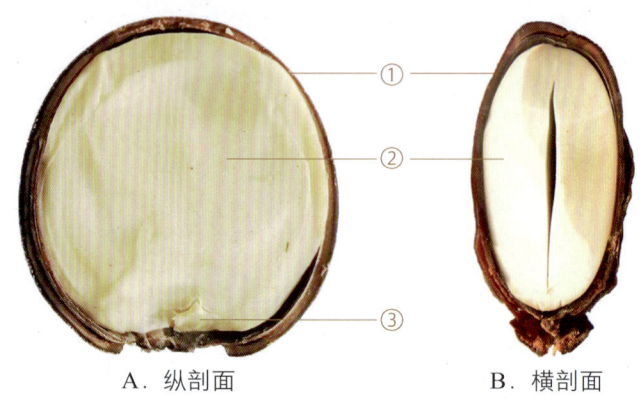

A．纵剖面　　　　　　　　B．横剖面

①种皮；②子叶；③胚根

■ 榼藤子剖面特征图

**横切面特征** 种皮表皮为 1 列栅状细胞，外被较厚的角质层，光辉带明显，光辉带外侧无色，内侧为黄色。中种皮为 1 列支持细胞，种孔处可达 3 列，胞腔明显。内种皮（色素层）为多层大型厚壁细胞，排列疏松，细胞间隙大，其内侧颓废，由多层排列紧密切向长梭形细胞组成。子叶表皮细胞小，长方形，内侧为较大型的类方形薄壁细胞，内含淀粉粒。

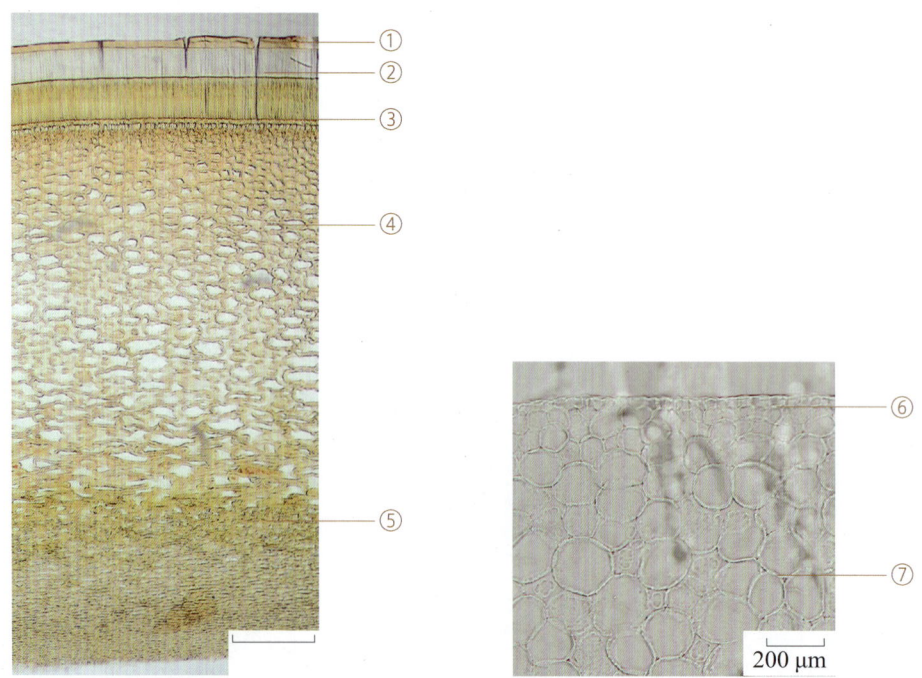

①角质层；②表皮栅状细胞；③中种皮支持细胞；④内种皮细胞；⑤颓废层；⑥子叶表皮细胞；⑦薄壁细胞

■ 榼藤子横切面特征图

**粉末特征** 粉末淡棕色至棕色。

栅状细胞侧面观长条形，长约 100 μm；表面观细胞类多角形，直径约 8 μm。子叶细胞类圆形或不规则形，含众多脂肪油滴。淀粉粒众多，较小，多为单粒，类圆形，脐点点状、裂缝状，直径 2 ～ 10 μm；复粒由 2 ～ 4 分粒组成。

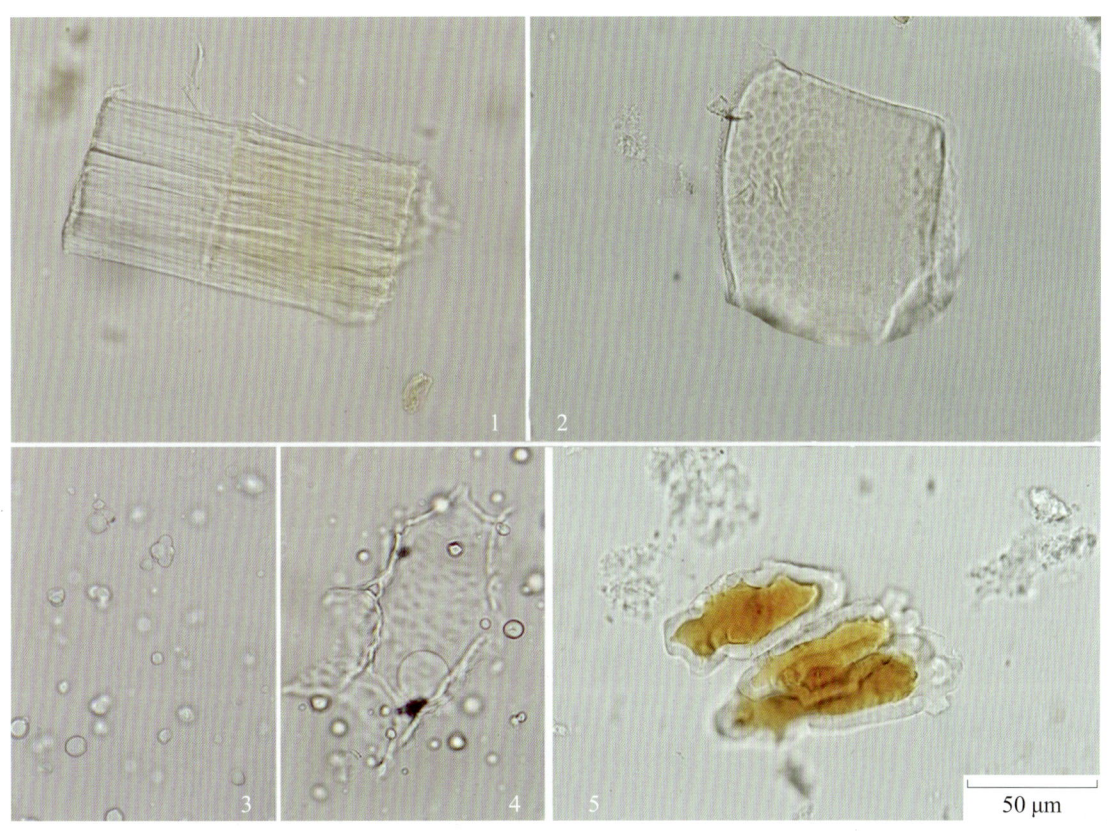

50 μm

1. 栅状细胞断面观；2. 栅状细胞顶面观；3. 淀粉粒；4. 子叶细胞；5. 营养层厚壁细胞

■ **榼藤子粉末特征图**

（北京市药品检验所：杜小伟　刘　颖　傅欣彤）

**参考文献**

[1] 国家药典委员会.中华人民共和国药典：2020 年版　一部［S］.北京：中国医药科技出版社，2020：381.

# 肥皂子 Feizaozi

## 41

**品种收载** 《黑龙江省中药饮片炮制规范及标准》2012 年版[1]。

**来源** 豆科植物肥皂荚 *Gymnocladus chinensis* Baill. 的干燥成熟种子。

**性状** 呈类扁球形。正面呈类方形、类三角形或不规则形；侧面呈类矩圆形或略呈倒卵形；腹（脐）面呈类椭圆形或卵圆形。长 12 ～ 20 mm，宽 14 ～ 17 mm，厚 5 ～ 12 mm。表面黑色，平滑，可见不规则裂纹（破裂线）。种脐不明显，圆形，稍凹陷，皱褶，常残留黄褐色向一侧弯曲的种柄。种皮厚且硬，质地坚实。气微，味辛。

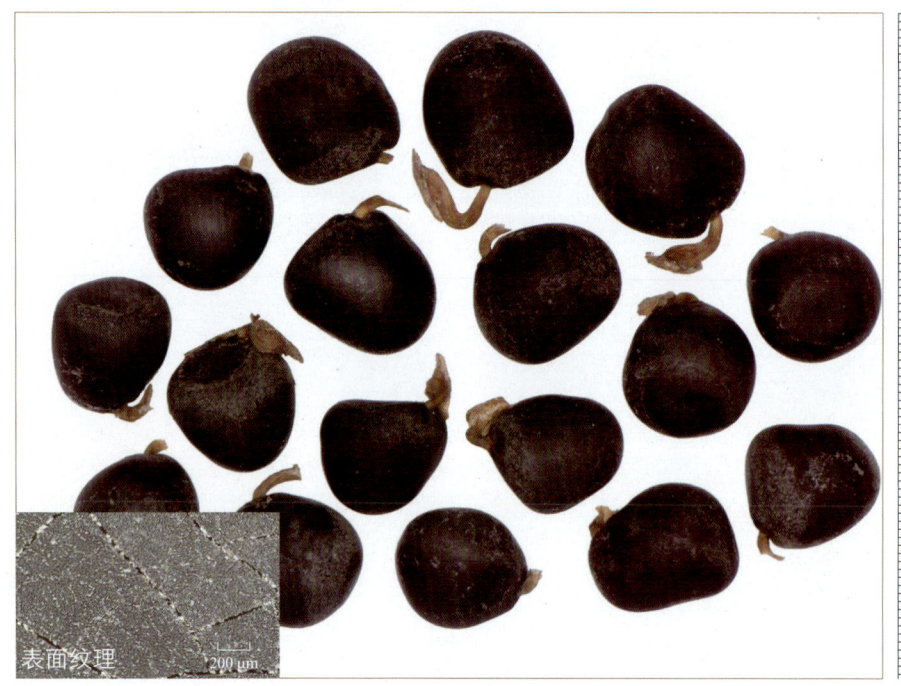
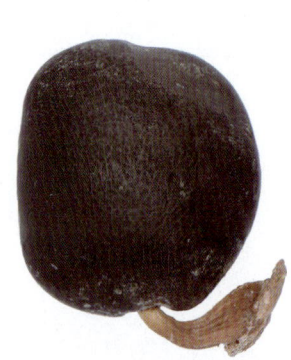

■ 肥皂子大样图

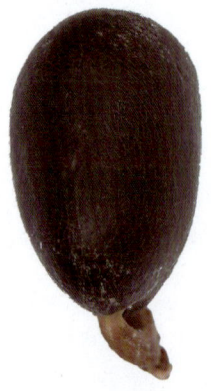
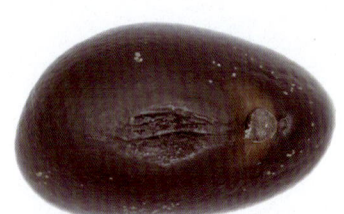

A. 正面  B. 侧面  C. 腹（脐）面

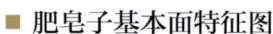

■ 肥皂子基本面特征图

**剖面特征** 纵剖面类方形、类三角形或类长圆形（垂直于子叶剖开）。种皮坚实，厚。胚正面呈扁圆三角形或略呈卵菱形，黄白色或黄色，胚轴直立，子叶略呈卵菱形；腹（脐）面略呈长椭圆形。胚乳位于种仁与种皮间隙处，遇水膨胀黏液质化。横剖面呈圆三角形，子叶2，不等大，与种皮间略有空隙。

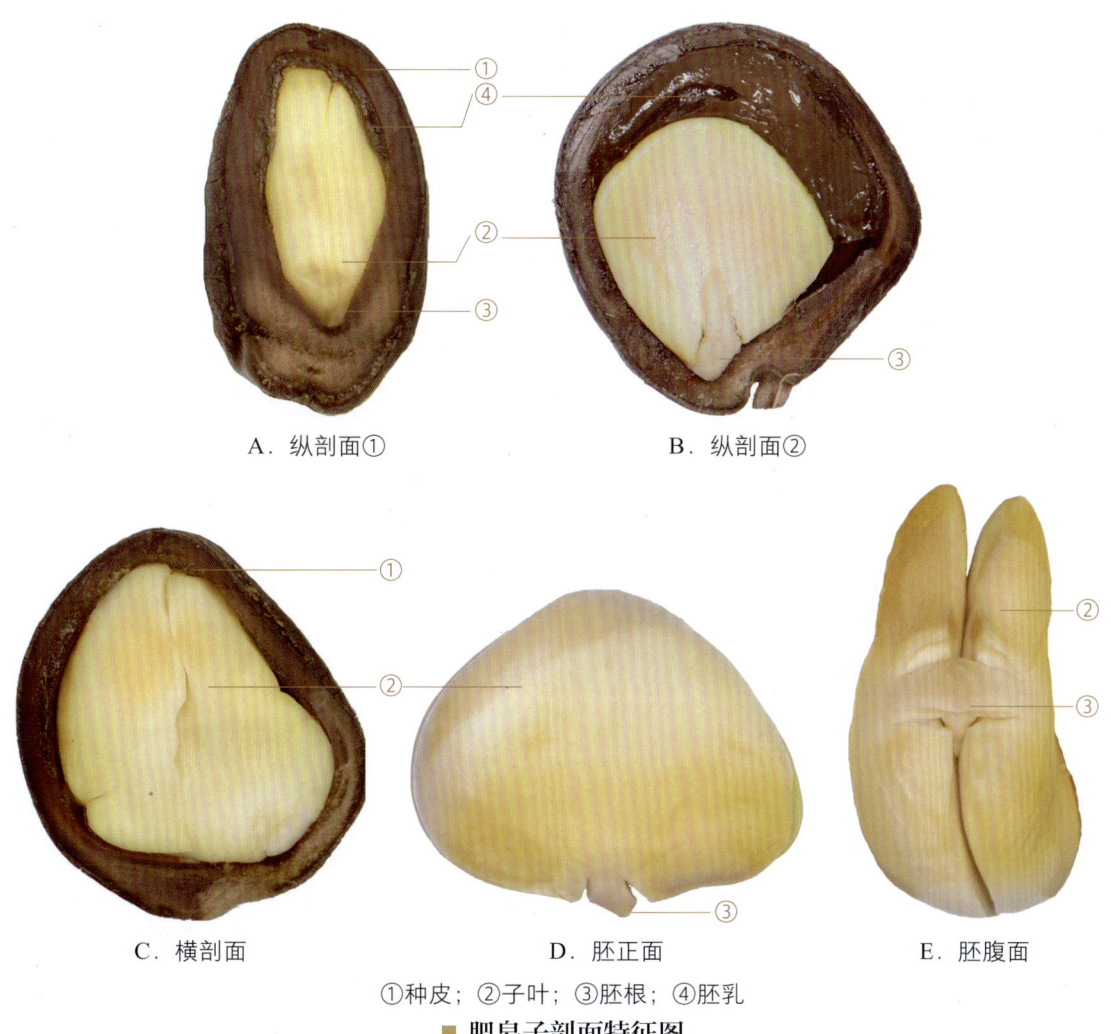

A. 纵剖面①　　　　　　　B. 纵剖面②

C. 横剖面　　　　　　D. 胚正面　　　　　　E. 胚腹面

①种皮；②子叶；③胚根；④胚乳

■ 肥皂子剖面特征图

**横切面特征** 种皮表皮为1列栅状细胞，外被角质层，厚59～80 μm，栅状细胞中间有一条明线，上部长41～60 μm，下部长150～284 μm，偏光下均呈彩色[2]。中种皮细胞（支持细胞）1列，呈哑铃状。内种皮（营养层）薄壁细胞多层，宽广，类圆形或长圆形，壁厚，有的胞腔内含有黄棕色物质；靠近种脐处的内种皮薄壁细胞中可见草酸钙结晶。胚乳黏液层细胞切向延长，泡水后膨胀[3]。子叶细胞类圆形。种子侧面内种皮中可见维管束[4]。

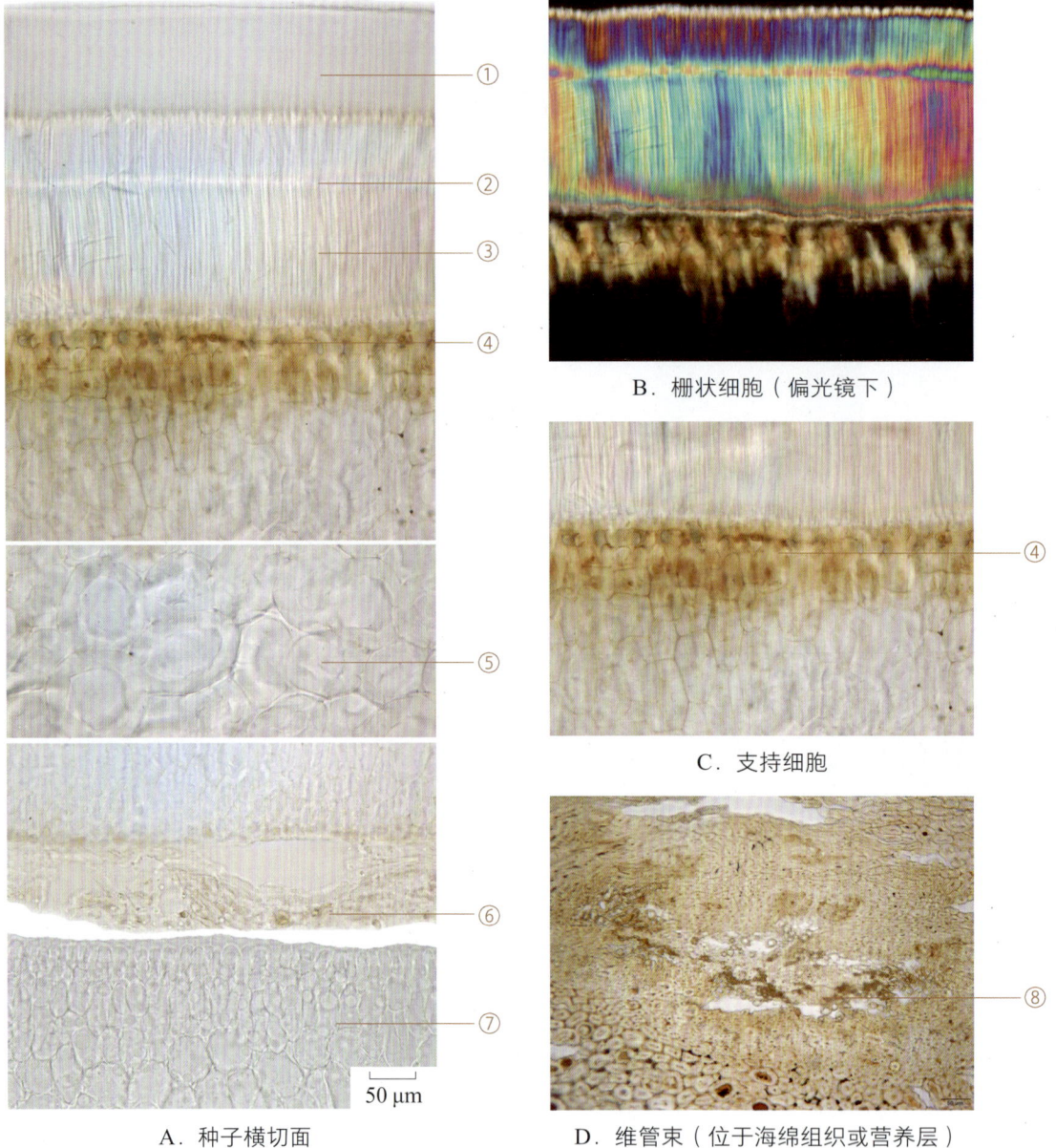

B．栅状细胞（偏光镜下）

C．支持细胞

A．种子横切面

D．维管束（位于海绵组织或营养层）

①角质层；②明线；③栅状细胞；④支持细胞；
⑤内种皮细胞（海绵组织）；⑥胚乳细胞；⑦子叶；⑧维管束

■ 肥皂子·横切面特征图

**粉末特征** 粉末褐色。

角质层碎片无色，透明或半透明。栅状细胞外层常连接角质层，中间有一条明线，偏光下呈彩色。支持细胞黄褐色，哑铃状，常与内种皮薄壁细胞联结。内种皮薄壁细胞类圆形或长圆形，壁厚，有的胞腔内含黄棕色物质。草酸钙结晶偶见，散在或在中种皮薄壁细胞腔内，呈三角形、方形或不规则方晶，单个或数个聚集。子叶细胞类圆形。胚乳黏液细胞细长，多分枝，网状交织（干粉末中萎缩少见，粉末浸水后易于观察）。

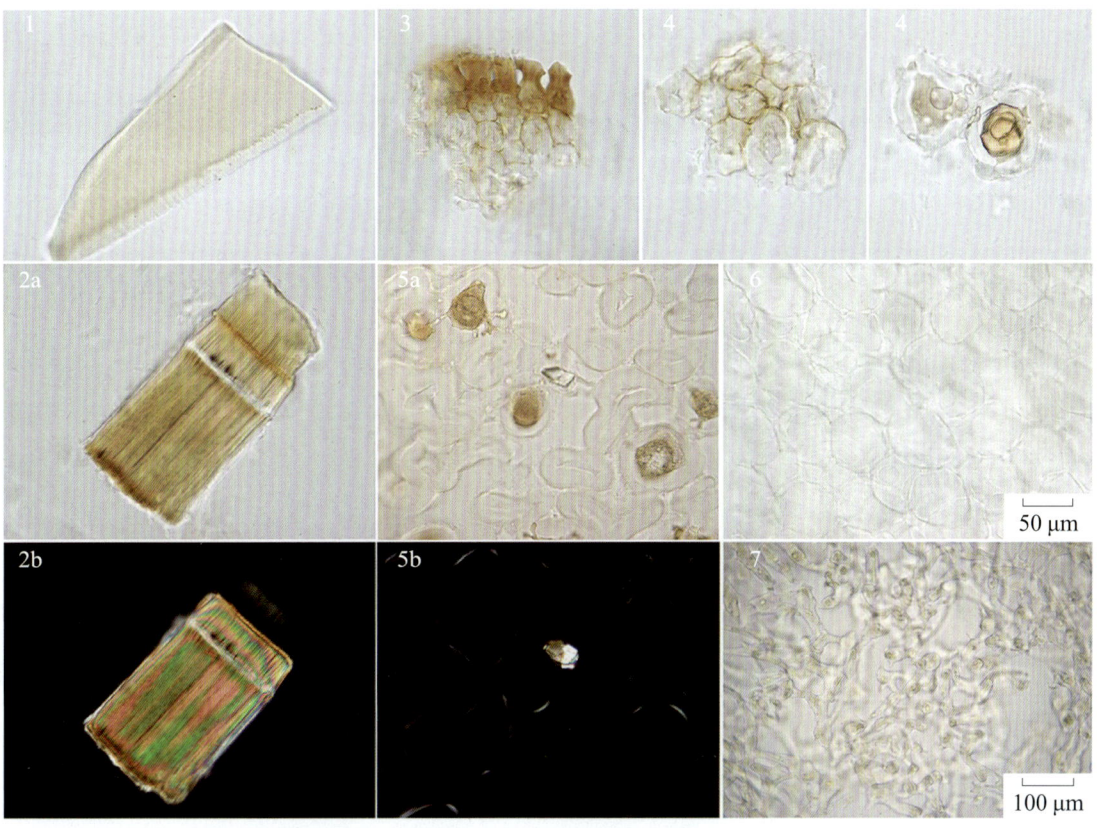

1. 角质层碎片；2. 栅状细胞（2a. 可见光下，2b. 偏光镜下）；3. 支持细胞；
4. 内种皮细胞；5. 草酸钙方晶（5a. 可见光下，5b. 偏光镜下）；6. 子叶细胞；7. 胚乳黏液细胞

**■ 肥皂子粉末特征图**

**附注** 肥皂子样品2019年采集于湖北省黄冈市红安县。

（苏州市药品检验检测研究中心：王亚琼 张 超 陈 卫 薛 满）

**参考文献**

[1] 黑龙江省食品药品监督管理局.黑龙江省中药饮片炮制规范及标准：2012年版[S].哈尔滨：黑龙江科学技术出版社，2012：221.

[2] 国家中医药管理局《中华本草》编委会.中华本草 5[M].上海：上海科学技术出版社，1999：3212.

[3] 张义君,周琦霞.豆科种子鉴别方法的研究－Ⅳ 种子的内部结构[J].种子,1986,(1)：14-17.

[4] 张义君.豆科种子鉴别方法的研究－Ⅱ 种子的外部特征[J].种子,1983,(2)：12-16.

# 皂角子（皂荚子）Zaojiaozi（Zaojiazi）

## 42

**品种收载** 《山东省中药材标准》2012 年版[1]。

**来源** 为豆科植物皂荚 *Gleditsia sinensis* Lam. 的干燥成熟种子。

**性状** 略呈卵圆形。正面呈卵圆形，一端略狭长；侧面略呈椭圆形，种脐端狭长；腹（脐）面呈椭圆形。长 1～1.5 cm，宽 6～8 mm，厚 4～7 mm。表面黄棕色至棕褐色，平滑，略有光泽，具有不甚明显的横裂纹。种脐位于较狭尖的一端，呈微凹点状，有的不甚明显。质坚硬，气微，味淡。

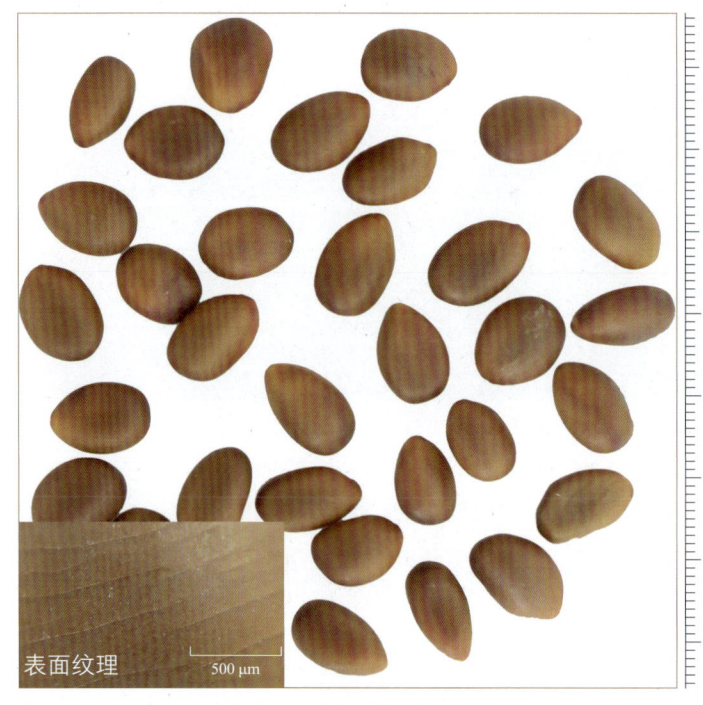

表面纹理　　500 μm

■ 皂角子（皂荚子）大样图

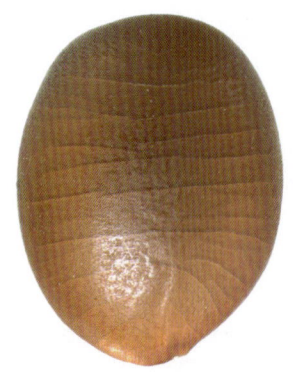

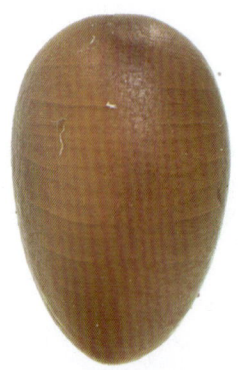

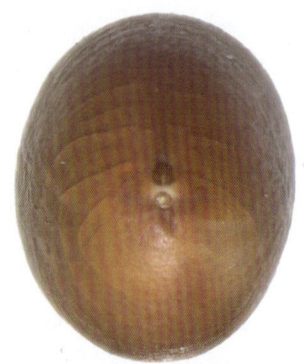

A. 正面　　　　　　　B. 侧面　　　　　　　C. 腹（脐）面

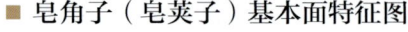

■ 皂角子（皂荚子）基本面特征图

**剖面特征** 纵剖面呈椭圆形，种皮棕色，较厚；胚直生，抹刀型，子叶2，鲜黄色，占剖面的大部分，一端可见胚根；胚乳窄，包围着胚。横剖面呈椭圆形，胚较发达，位于胚乳中间，子叶呈扁椭圆形；胚乳半透明，略呈角质状，带黏液性。

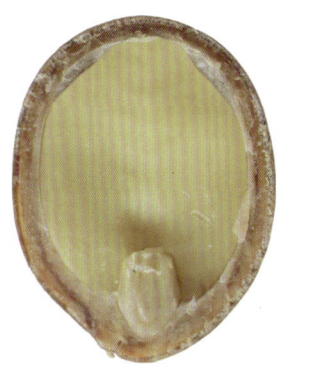
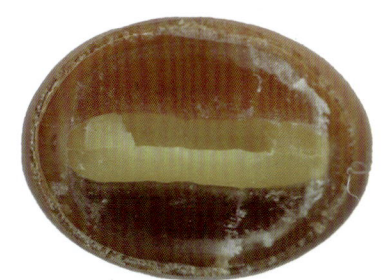

A．纵剖面　　　　　　　　B．横剖面

■ 皂角子（皂荚子）剖面特征图

**横切面特征** 种皮表皮为1列栅状细胞，呈狭长柱状，外被角质层，胞腔内含黄色分泌物，上部1/3处有1条光辉带。中种皮细胞（支持细胞）1列，两端膨大，中央渐窄，呈哑铃状。内种皮（营养层）细胞数十列，细胞壁厚，两侧细胞较小，有的内含草酸钙棱晶或方晶。胚乳细胞壁稍厚，不木化。

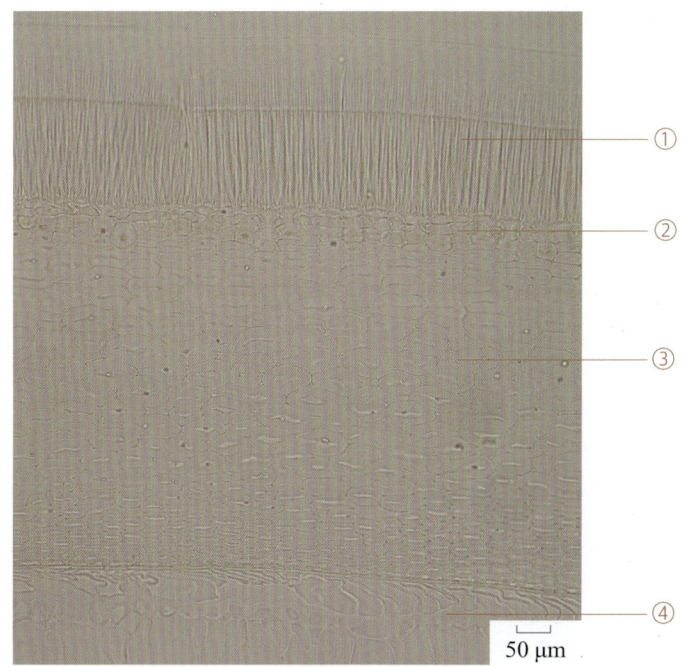

①外种皮细胞；②中种皮细胞；③内种皮细胞；④胚乳细胞

■ 皂角子（皂荚子）横切面特征图

**粉末特征** 粉末浅棕黄色。

栅状细胞长条形，外被角质层；表面观类多角形，壁增厚，胞腔内含黄色分泌物，有的孔沟明显[2]。支持细胞哑铃状，两端膨大，中部缢缩；表面观类圆形，胞腔类圆形，内含黄色分泌物，常与种皮栅状细胞重叠排列。厚壁细胞成群或散在，呈多角形、长多角形、不规则形，细胞壁增厚，非木化，孔沟不明显或稀疏，有的胞腔内含细小草酸钙方晶或棱晶。子叶细胞类方形或类多角形，壁薄，内含脂肪油滴和糊粉粒，有时可见草酸钙小方晶。胚乳细胞多角形，壁稍厚。

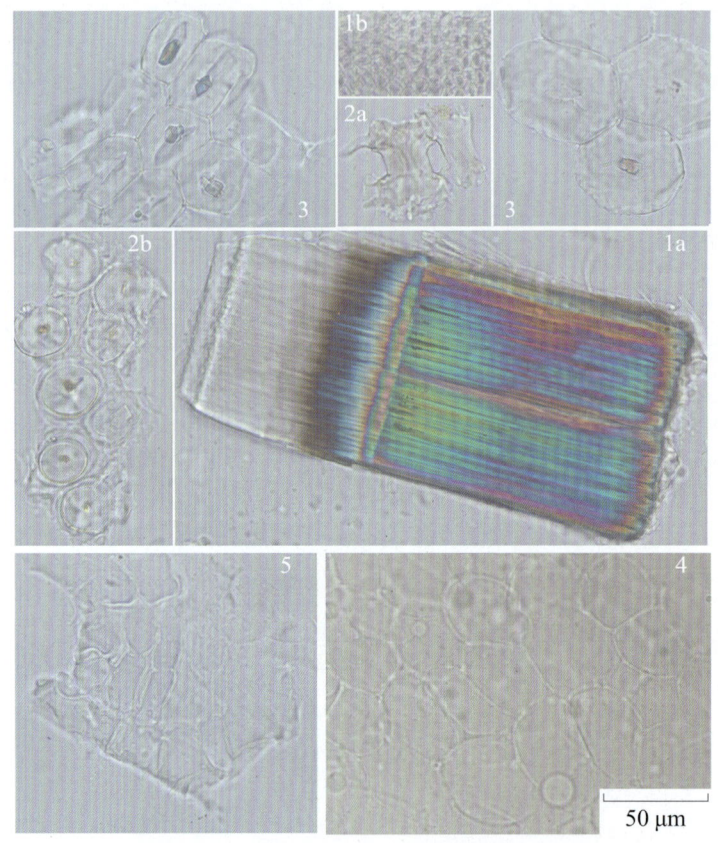

1. 栅状细胞（1a. 侧面观，1b. 表面观）；2. 支持细胞（2a. 侧面观，2b. 表面观）；
3. 厚壁细胞；4. 子叶细胞；5. 胚乳细胞

■ **皂角子（皂荚子）粉末特征图**

（烟台市食品药品检验检测中心：宋晓光　崔小菲　姜慧祯　王军栋）

**参考文献**

[1] 山东省食品药品监督管理局.山东省中药材标准：2012年版[S].济南：山东科学技术出版社.2013：135.

[2] 刘来正,赵桂珍.皂角子、皂荚与猪牙皂粉末显微鉴定的比较研究[J].山西中医学院学报,2009,10(2)：24-25.

# 苦石莲 Kushilian

43

**品种收载** 《湖北省中药材质量标准》2018 年版[1]。

**来源** 豆科植物喙荚云实 *Caesalpinia minax* Hance 的干燥成熟种子。

**性状** 呈椭圆形或矩圆形，两端钝圆。正面呈椭圆形或矩圆形；侧面呈椭圆形或矩圆形；腹（脐）面呈类圆形。长 1.2～2.2 cm，宽 0.7～1.2 cm，厚 0.7～1.2 cm。表面乌黑色，少数棕色或黑棕色，有光泽，有时具横环纹或可见横裂纹。种脐类圆形，有时可见珠柄残基，附近有小圆形种瘤。质坚硬，极难破开，子叶肥厚，富油质。气微，味极苦。

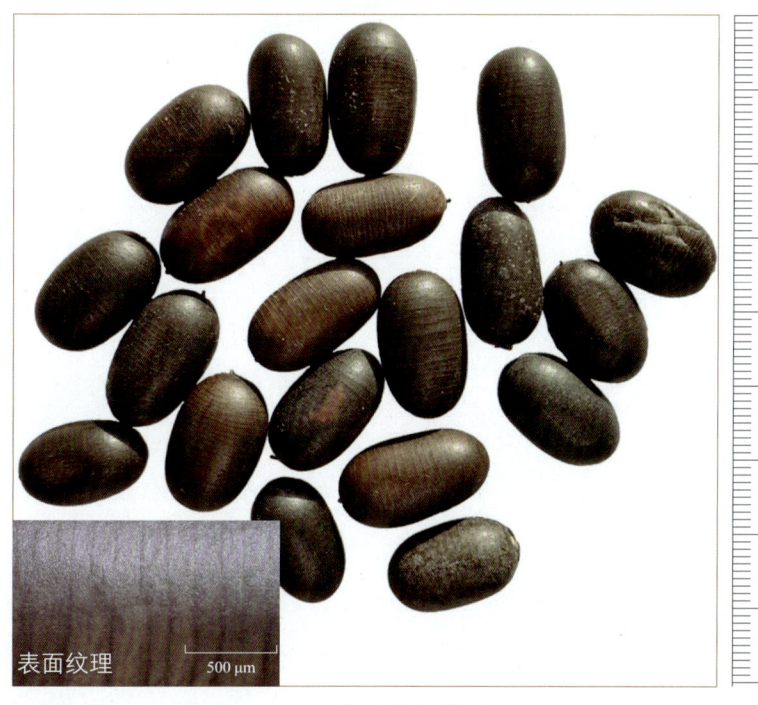

表面纹理    500 μm

■ 苦石莲大样图

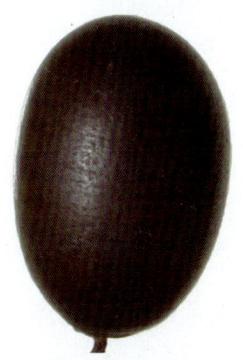

A. 正（侧）面

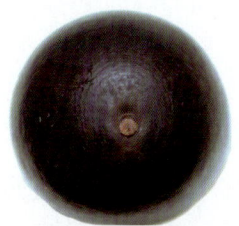
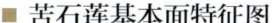

B. 腹（脐）面

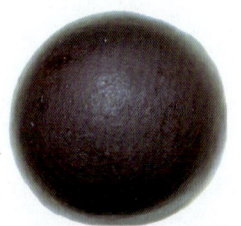

C. 顶面

■ 苦石莲基本面特征图

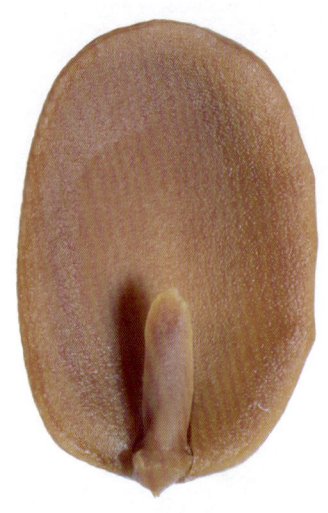

■ 苦石莲胚纵剖面特征图

**剖面特征** 纵剖面呈椭圆形或矩圆形，两端钝圆，种皮厚约 1 mm，内表面灰黄色，较为平滑，具有光泽，外被半透明角质层；胚直生，抹刀型，子叶肥厚，浅棕色，基部中间可见浅棕色长条形胚芽，胚根三角形，凸起，浅棕色；无胚乳。横剖面呈近圆形，子叶 2，半圆形，中间可见明显空隙。

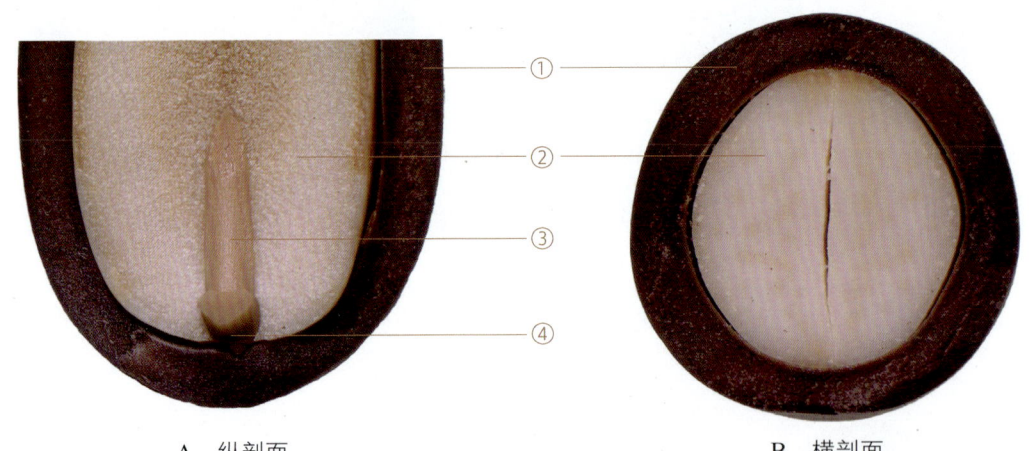

A．纵剖面　　　　　　　　　　　　　　B．横剖面

①种皮；②子叶；③胚芽；④胚根

■ 苦石莲剖面特征图

**横切面特征** 外种皮细胞（栅状细胞）1 列，外具角质层，长约 250 μm。中种皮（支持细胞）1 列，不典型的哑铃状。内种皮（营养层）细胞数十列，不规则类圆形；外层细胞含灰褐色物，中层细胞内含红棕色物；内层细胞排列致密，细胞切向延长，内含方晶。子叶表皮细胞细小，1 列，皮下层薄壁组织外侧有分泌腔散在，薄壁细胞充满细小的淀粉粒。

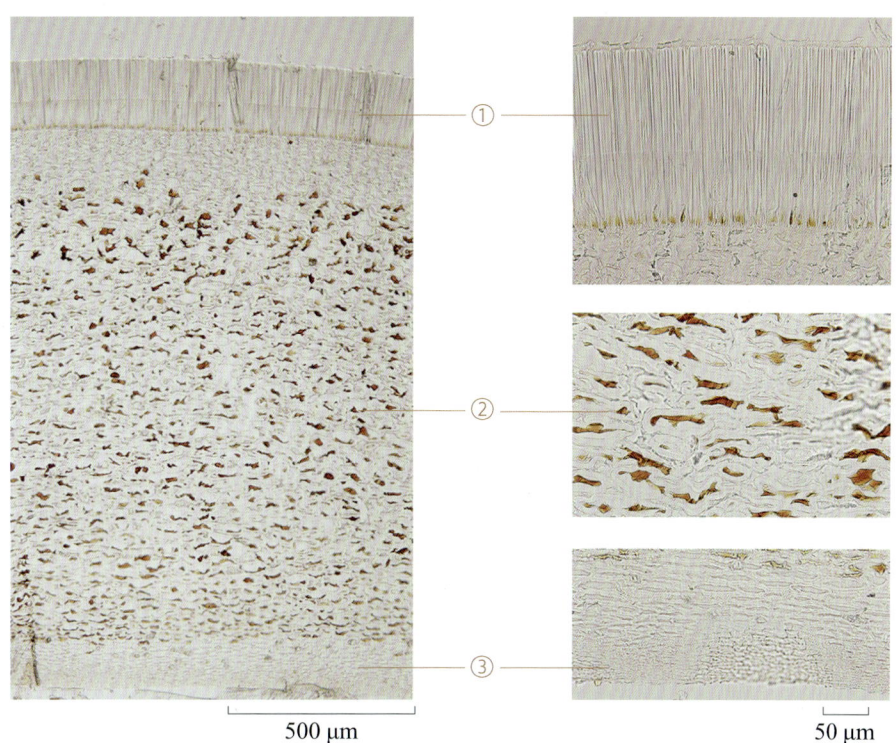

500 μm   50 μm

①栅栏细胞；②内种皮中层细胞；③内种皮内侧细胞

■ 苦石莲种子横切面特征图

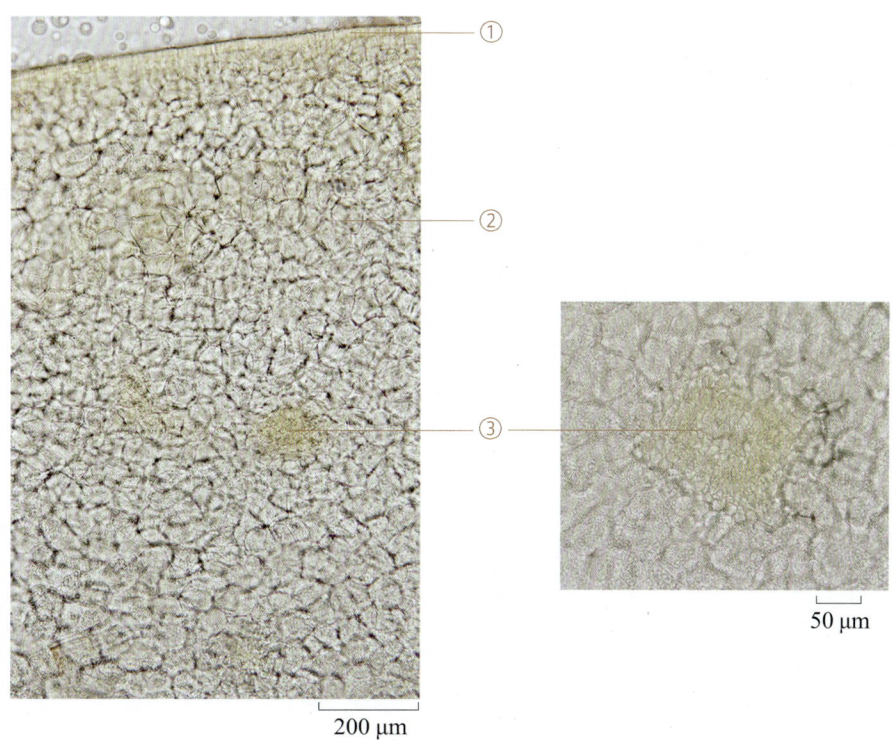

200 μm   50 μm

①子叶表皮细胞；②薄壁细胞及淀粉粒；③分泌腔

■ 苦石莲子叶横切面特征图

**粉末特征** 粉末灰黑色，油性。

种皮栅状细胞外被厚约 3 μm 的角质层，细胞狭长，长径 210～276 μm，短径 6～14 μm，壁厚，胞腔狭细，近中部有一条明显的光辉带；表面观呈类圆形，壁厚，胞腔裂隙状，孔沟明显。内种皮外层细胞含灰褐色物，细胞类圆形；中层细胞不规则类圆形，直径 20～85 μm，大于外层细胞，胞壁不均匀增厚，内含红棕色物；内层细胞呈多角形或长多角形，细胞内含草酸钙方晶，呈多面体形、正方形、双锥形或长方形，直径 6～15 μm，长至 28 μm。子叶细胞类圆形，直径 24～70 μm，壁稍厚，细胞间有时可见串珠状空隙，细胞内含淀粉粒。淀粉粒较多，单粒呈类圆形，直径 3～7 μm，脐点点状、裂缝状或星状，层纹不明显；复粒由 2～3 分粒组成。

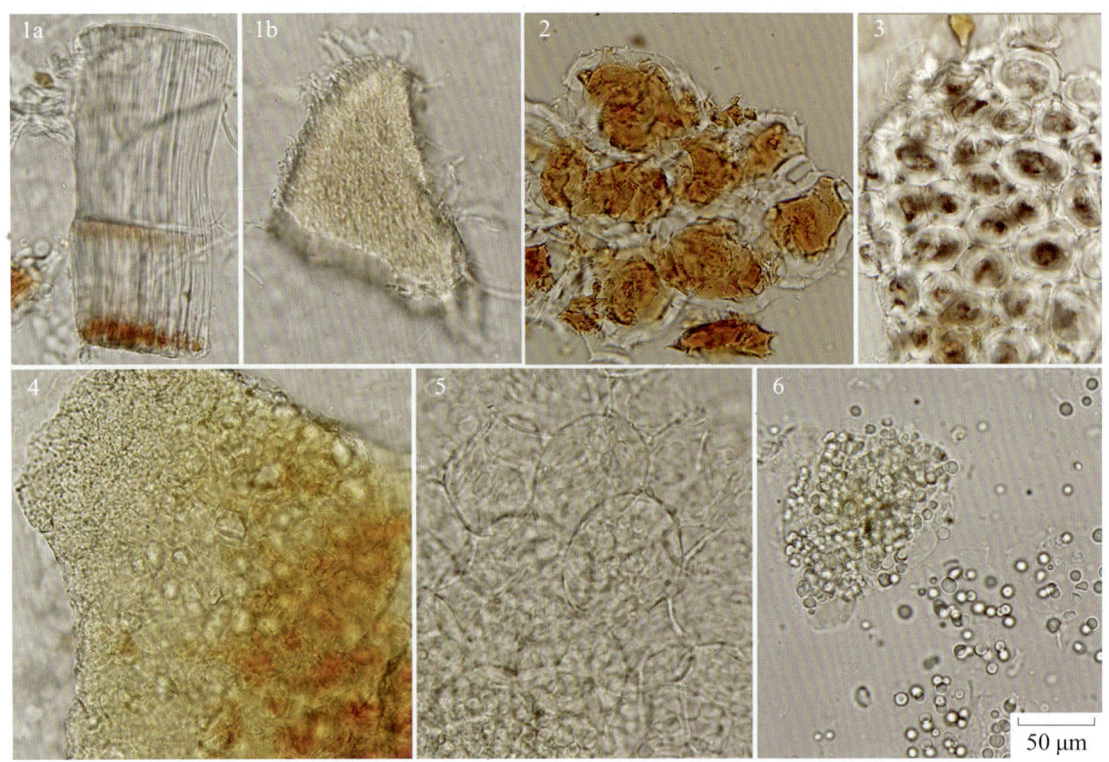

1. 种皮栅状细胞（1a. 横断面观，1b. 表面观）；2. 内种皮中层细胞；3. 内种皮外层细胞；
4. 内种皮内层细胞及草酸钙方晶；5. 子叶细胞；6. 淀粉粒
■ **苦石莲粉末特征图**

**附注** 苦石莲还收载于《北京市中药材标准》1998 年版[2]。异名石莲子、土石莲子、石花生[3]。

苦石莲的中种皮层经多次种皮横切、纵切观察，未见典型的呈哑铃状支持细胞，经查文献，豆科的云实亚科 *Caesalpinioideae* 种子的种皮都是 1 层支持细胞[4]；内种皮同样由内珠被发育形成，只是内外侧细胞的形态变化多一些，内侧细胞同样呈颓废状，与其他豆科植物的种皮是一致的。

（北京市药品检验所：闫海霞　刘　颖　傅欣彤）

**参考文献**

[1] 湖北省药品监督管理局.湖北省中药材质量标准:2018年版[S].北京:中国医药科技出版社,2019:121.

[2] 北京市卫生局.北京市中药材标准:1998年版[S].北京:首都师范大学出版社,1998:150.

[3] 国家中医药管理局《中华本草》编委会.中华本草 4[M].上海:上海科学技术出版社,1999:374.

[4] CORNER E J H. The seeds of dicotyledons: volume 1[M]. London:Cambridge University Press,2009:161.

# 决明子（小决明）Juemingzi（Xiaojueming） 44

**品种收载** 《中国药典》2020 年版[1]。

**来源** 豆科植物小决明 *Cassia tora* L. 的干燥成熟种子。

**性状** 呈短圆柱形，较小。正面呈近菱形；侧面呈类长方形；腹（脐）面呈类长方形。长 3 ~ 5 mm，宽 2 ~ 3 mm，厚 2 ~ 3 mm。表面黄棕色或暗棕色，平滑有光泽，一端较平坦，另一端斜尖，侧面有 1 条突起的棱线（种脊），种子两端的棱线不明显凸起；正反两面各有 1 条宽广的浅黄棕色带。种脐位于狭窄端的一侧，四周凸起，中间凹陷处可见长圆形的种脐，种孔不明显。质坚硬，不易破碎。种皮薄，子叶 2，黄色，"S" 形折曲并重叠。气微，味微苦。

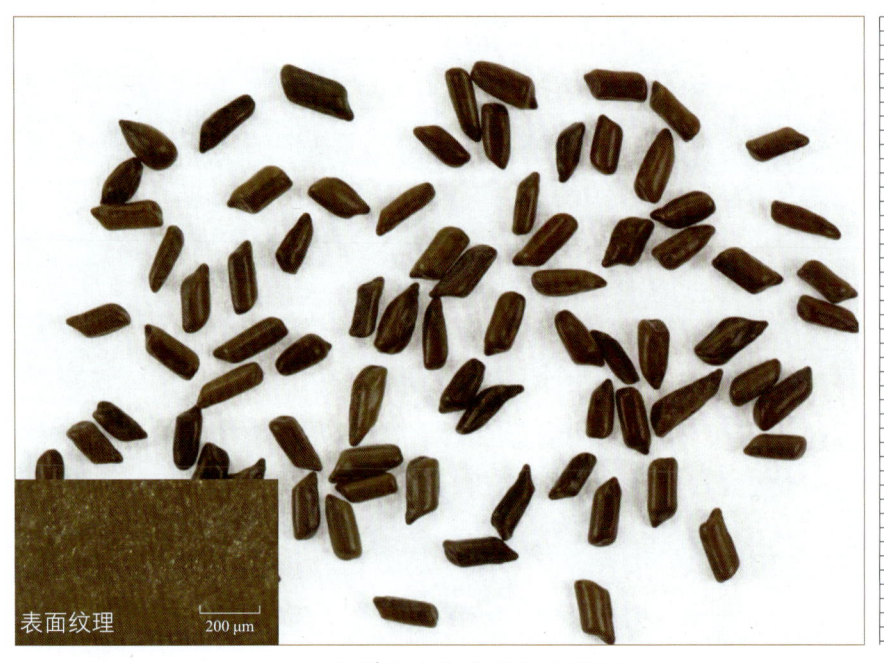

表面纹理　　200 μm

■ 决明子（小决明）大样图

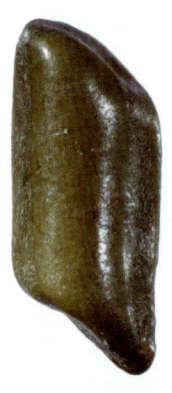 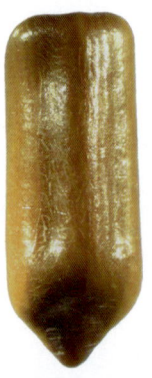 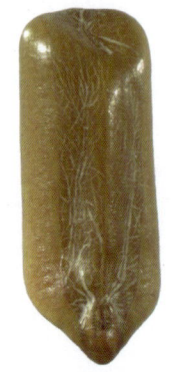

A. 正面　　　　　　　B. 侧面　　　　　　　C. 腹（脐）面

■ 决明子（小决明）基本面特征图

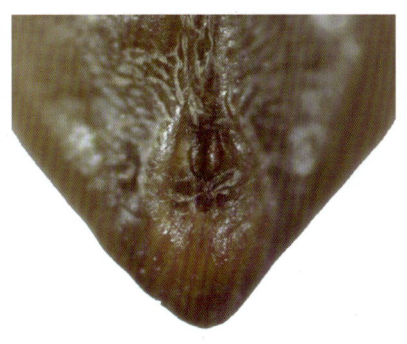

■ 决明子（小决明）种脐特征图

【**剖面特征**】 纵剖面略呈长卵形，种脐一端较尖，种皮薄；胚直生，包围型，子叶包围胚轴，2片子叶紧贴折曲并重叠，黄色，胚根位于种脐端，略倾斜；胚乳颜色较子叶略深，可见伸入子叶折叠的缝隙间。横剖面呈近圆形，2子叶"S"形弯曲，包埋于胚乳中。

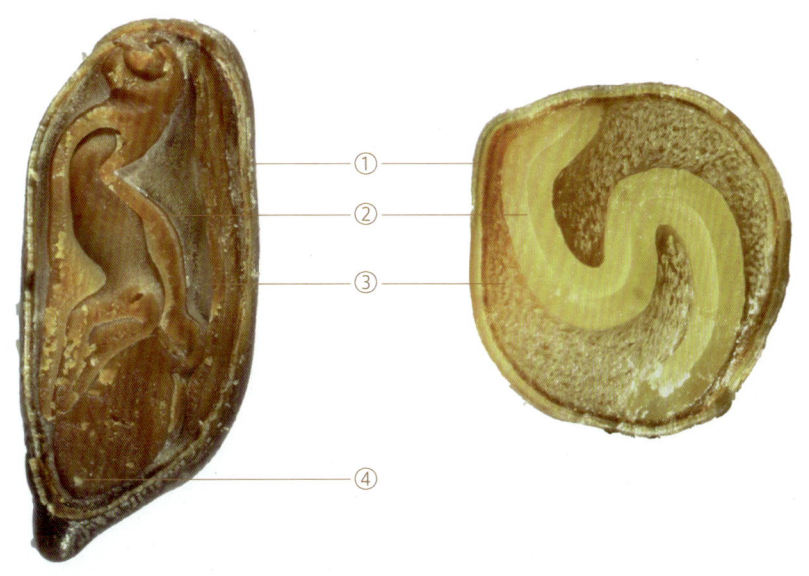

A. 纵剖面　　　　　　　　　　　　B. 横剖面

①种皮；②子叶；③胚乳；④胚根

■ 决明子（小决明）剖面特征图

【**横切面特征**】 种皮表皮细胞为1列栅状细胞，细胞切向延长，壁不均匀增厚，具光辉带，细胞最外层为无色透明的角质层，常破碎。中种皮细胞（支持细胞）为1列，略呈哑铃状。内种皮（营养层）薄壁细胞数列，长条形，细胞大多颓废状。胚乳细胞位于种皮组织内侧，类圆形或卵圆形，大小不等，内含草酸钙结晶。

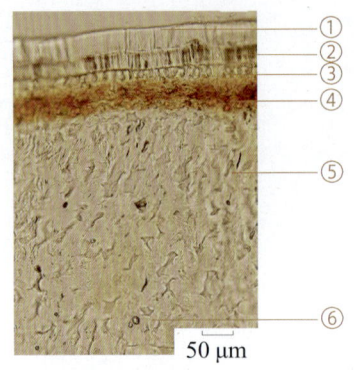

50 μm

①角质层；②表皮细胞；③支持细胞；④营养细胞；⑤胚乳细胞；⑥草酸钙结晶

**■ 决明子（小决明）横切面特征图**

**粉末特征** 粉末黄棕色。

种皮栅状细胞无色或淡黄色，侧面观细胞 1 列，呈长方形，排列稍不平整，长 42 ～ 53 μm，壁较厚，光辉带 2 条；表面观类多角形，纹孔明显。种皮支持细胞表面观呈类圆形，直径 10 ～ 35（55）μm，可见两个同心圆圈；侧面观呈哑铃状或葫芦状。角质层碎片厚 11 ～ 19 μm。草酸钙簇晶众多，多存在于胚乳薄壁细胞中，直径 8 ～ 21 μm。

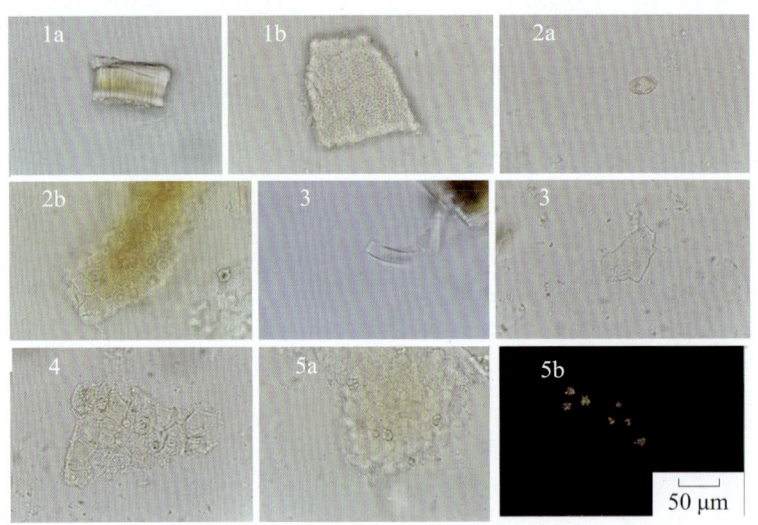

50 μm

1. 种皮栅状细胞（1a. 侧面观，1b. 表面观）；2. 种皮支持细胞（2a. 侧面观，2b. 表面观）；
3. 角质层碎片；4. 薄壁细胞；5. 草酸钙结晶（5a. 可见光下，5b. 偏光镜下）

**■ 决明子（小决明）粉末特征图**

（河南省食品药品检验所：茹庆国　张红伟　王晓燕）

**参考文献**

［1］ 国家药典委员会 . 中华人民共和国药典：2020 年版　一部［S］. 北京：中国医药科技出版社，2020：151.

# 决明子（钝叶决明）Juemingzi（Dunyejueming）

45

**品种收载** 《中国药典》2020年版[1]。

**来源** 豆科植物钝叶决明 *Cassia obtusifolia* L. 的干燥成熟种子。

**性状** 呈菱方形或短圆柱形。正面呈菱方形，两端平行倾斜；侧面呈圆柱形，种脐端三角形，另一端较平坦；腹（脐）面呈圆柱形，一端呈三角形。长3～7 mm，宽2～4 mm，厚2～4 mm；表面绿棕色或暗棕色，平滑有光泽，经常可见角质层破碎的裂纹，两侧各有1条突起的棱线（种脊），种子两端的棱线不明显凸起；正反两面各有1条斜向对称而色浅的条形凹纹。种脐位于狭窄端的底部一侧，四周凸起，中间凹陷处可见长圆形的种脐，种孔不明显。质坚硬，不易破碎。种皮薄，子叶2，黄色，"S"形折曲并重叠。气微，味微苦。

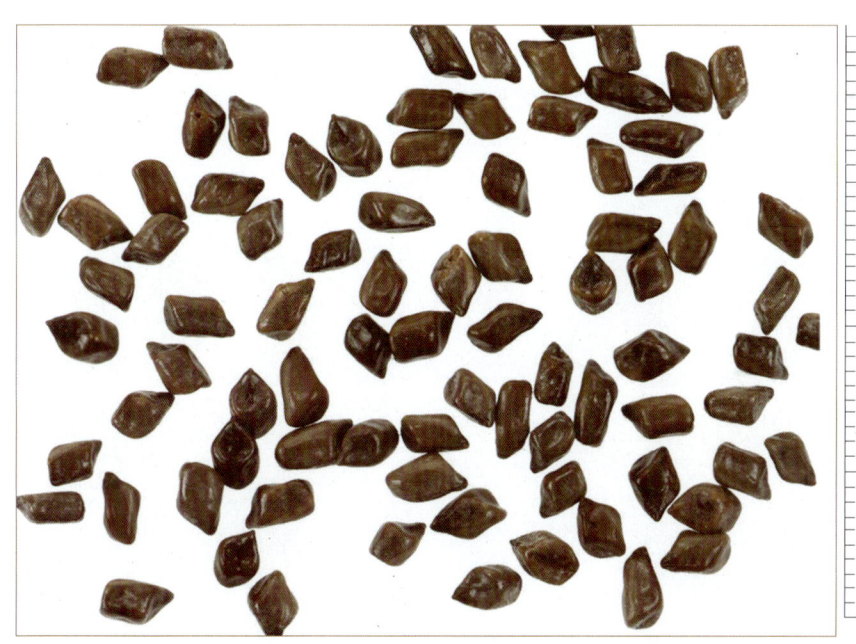

■ 决明子（钝叶决明）大样图

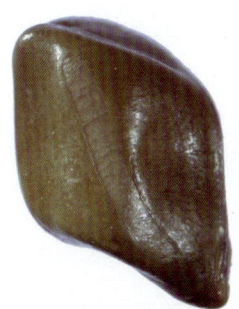 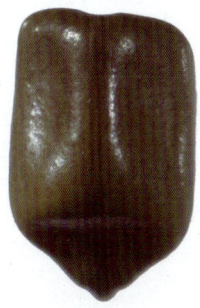 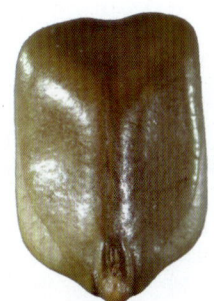

A. 正面　　　　　　　　B. 侧面　　　　　　　　C. 腹（脐）面

■ 决明子（钝叶决明）基本面特征图

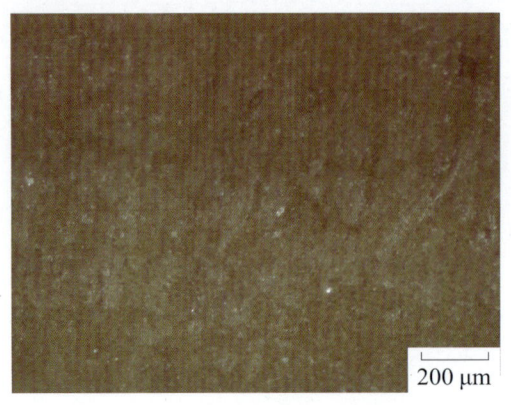

200 μm

A．表面光滑

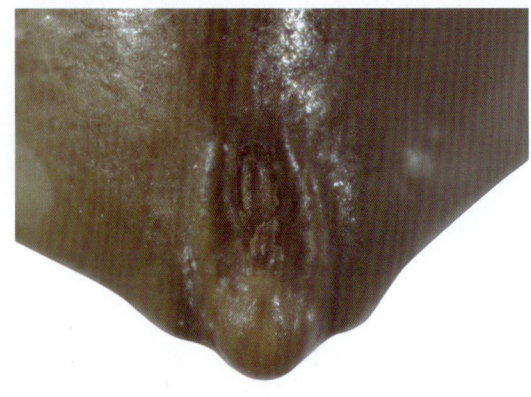

B．种脐

■ 决明子（钝叶决明）表面和种脐特征图

**剖面特征** 纵剖面呈菱形，种皮薄；胚直生，包围型，子叶包围胚轴，2 子叶黄色，胚根位于种脐端，略倾斜；胚乳颜色较子叶略深，可见伸入子叶折叠的缝隙间。横剖面呈类圆形或略呈菱形，子叶"S"形弯曲，包埋于胚乳中。

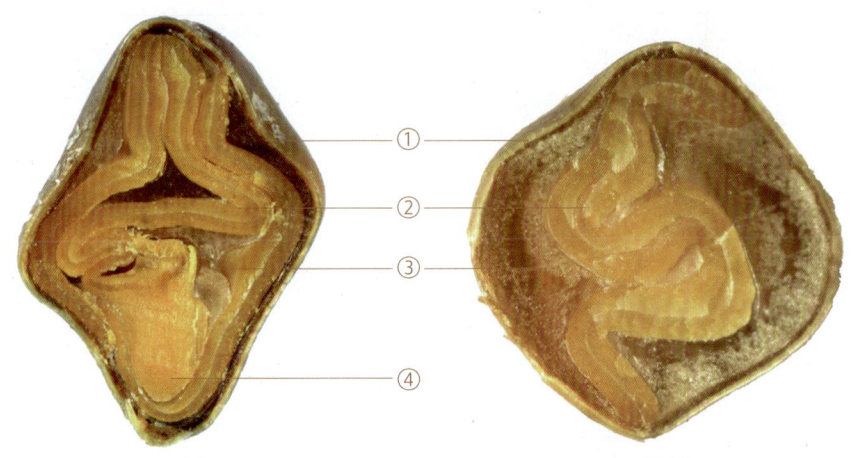

① ② ③ ④

A．纵剖面　　　　　　　　　　　　　B．横剖面

①种皮；②子叶；③胚乳；④胚根

■ 决明子（钝叶决明）剖面特征图

**横切面特征** 种皮表皮细胞为 1 列栅状细胞，外覆以无色透明的厚角质层，细胞切向延长，壁不均匀增厚，具 2 条光辉带。中种皮细胞（支持细胞）1 列，略呈哑铃状。内种皮（营养层）为数列薄壁细胞，细胞长条形。胚乳细胞类圆形或卵圆形，大小不等，内含草酸钙结晶。

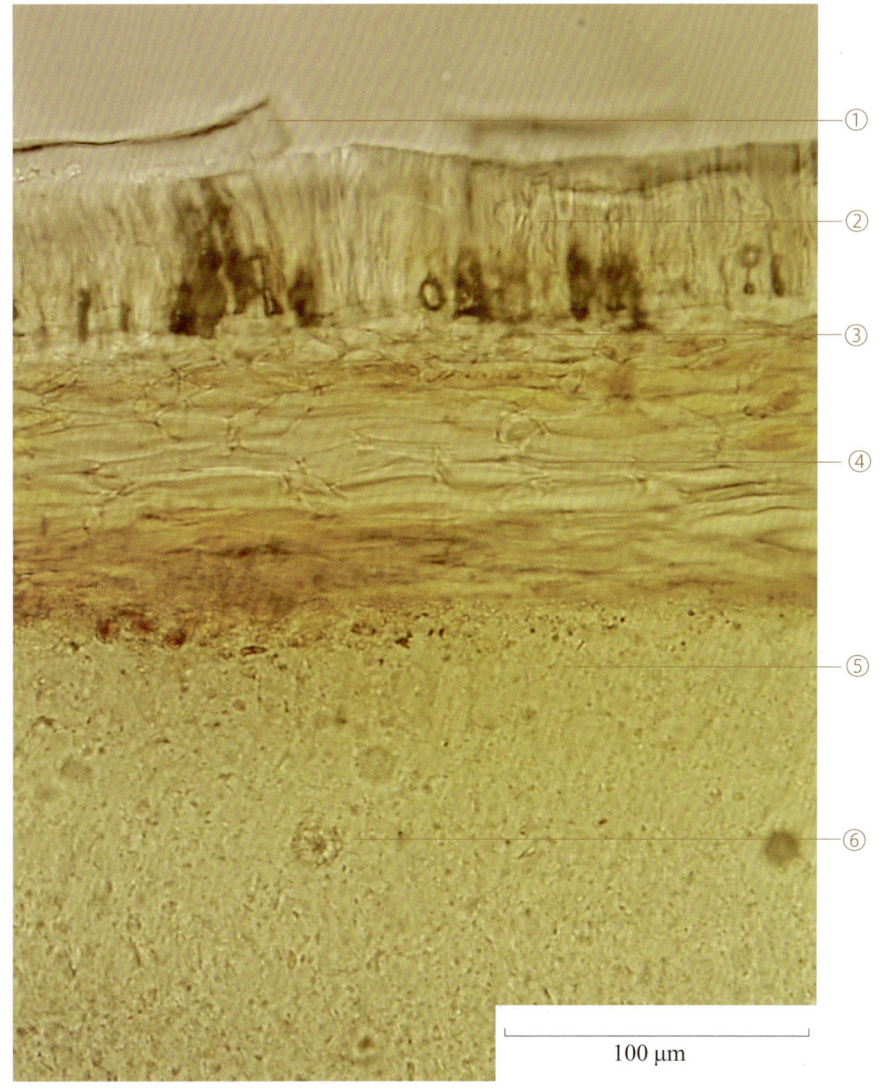

①角质层；②表皮细胞；③支持细胞；④营养细胞；⑤胚乳细胞；⑥草酸钙结晶

■ 决明子（钝叶决明）横切面特征图

**粉末特征** 粉末黄棕色。

种皮栅状细胞无色或淡黄色，侧面观细胞1列，呈长方形，排列稍不平整，长42～53 μm，壁较厚，光辉带2条；表面观类多角形，壁厚，纹孔明显。种皮支持细胞表面观呈类圆形，直径10～35（55）μm，可见两个同心圆圈；侧面观呈哑铃状或葫芦状。角质层碎片厚11～19 μm。草酸钙簇晶众多，多存在于胚乳薄壁细胞中，直径8～21 μm。

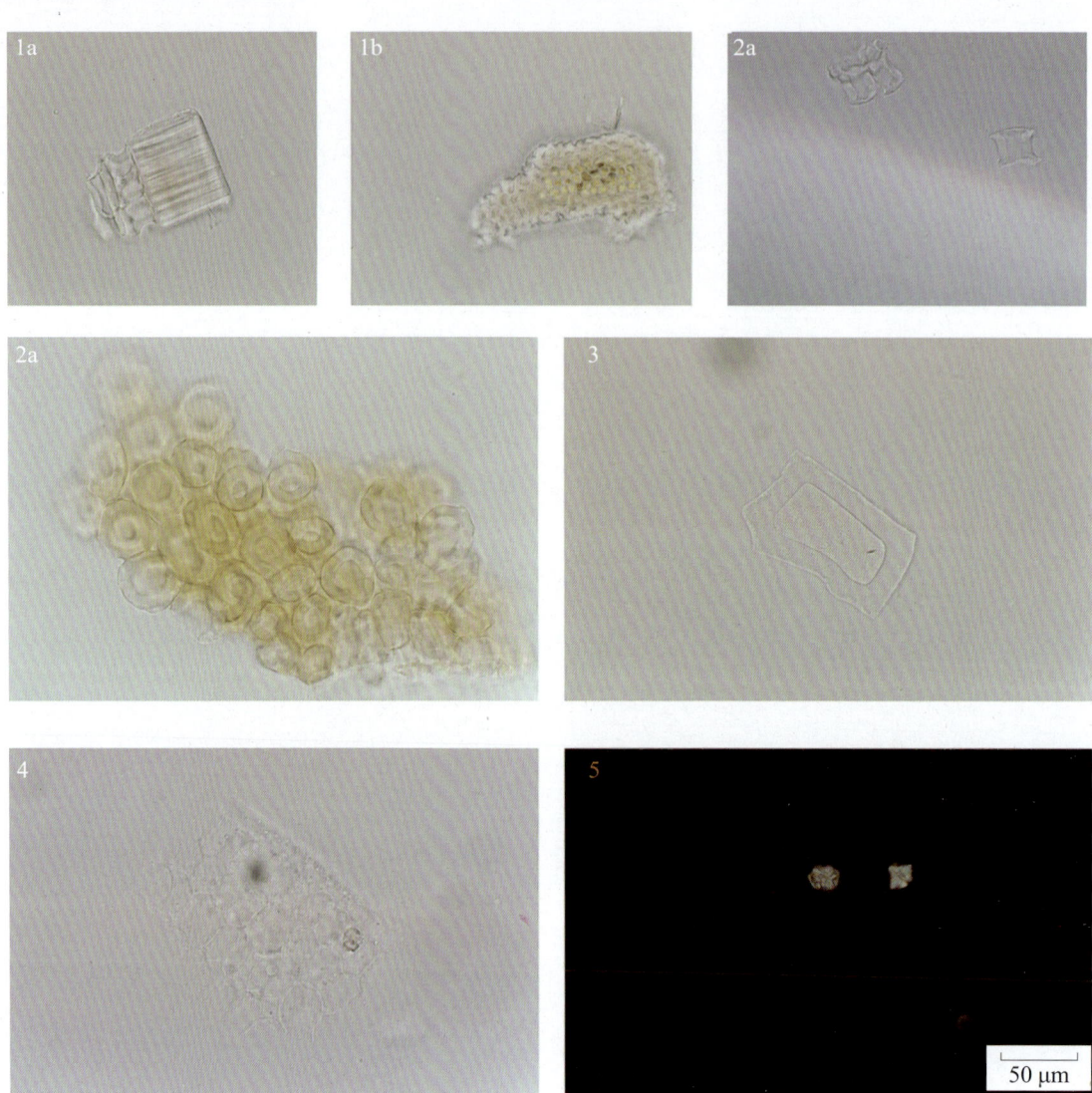

1. 种皮栅状细胞（1a. 侧面观，1b. 表面观）；2. 种皮支持细胞（2a. 侧面观，2b. 表面观）；
3. 角质层碎片；4. 胚细胞；5. 草酸钙结晶

■ 决明子（钝叶决明）粉末特征图

**附注** 决明属植物的种子有横生和纵生两类，种子中的胚为直生胚，为了保持同属植物的种子胚轴直立和胚根端向下，故把两种决明子的种子正面观直立摆放。

（河南省食品药品检验所：茹庆国　张红伟　王晓燕）

**参考文献**

[1]　国家药典委员会.中华人民共和国药典：2020年版　一部[S].北京：中国医药科技出版社,2020：151.

# 望江南 Wangjiangnan

46

**品种收载** 《湖北省中药材质量标准》2009 年版[1]。

**来源** 豆科植物望江南 *Cassia occidentalis* L. 的干燥成熟种子。

**性状** 呈扁圆形或扁椭圆形，一端呈喙状突起。正面呈卵形或椭圆形，一端稍尖；侧面呈狭椭圆形；腹（脐）面呈狭椭圆形。长 3 ～ 5 mm，宽 3 ～ 4 mm，厚 1.0 ～ 1.5 mm。表面灰棕色或灰绿色，有颗粒状突起，两面的中央有椭圆形下凹斑，颜色较周围略浅。种脐圆形，中间凹入，位于一端喙状突起处。质地坚硬，不易破碎。子叶 2，橘黄色，平直。气微，味淡。

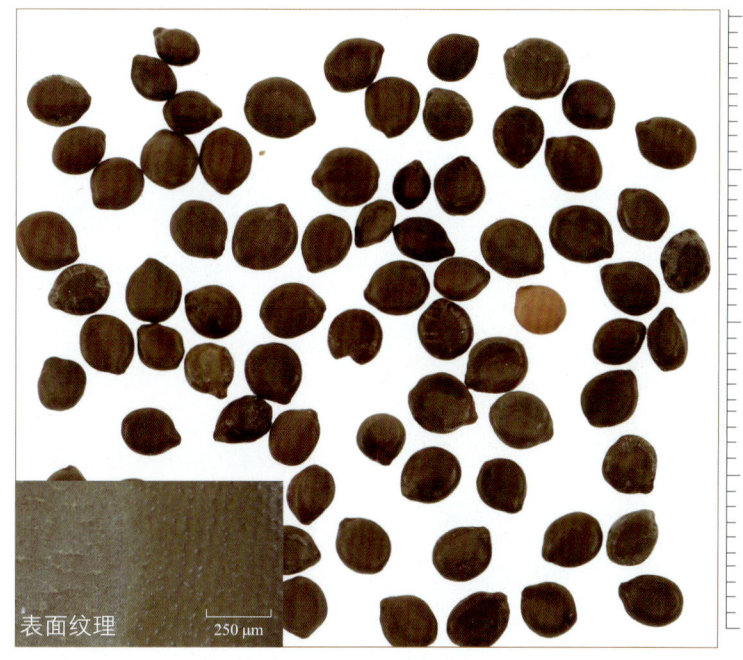

表面纹理 250 μm

■ 望江南大样图

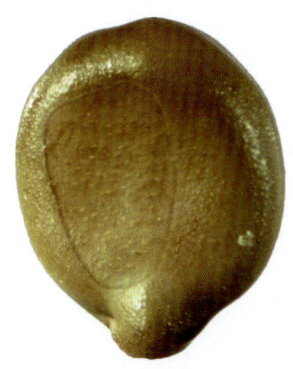

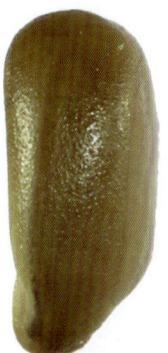

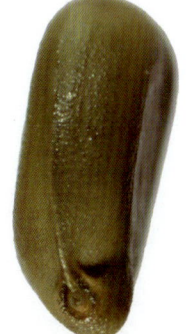

A. 正面　　　　　　　　　B. 侧面　　　　　　　　　C. 腹（脐）面

■ 望江南基本面特征图

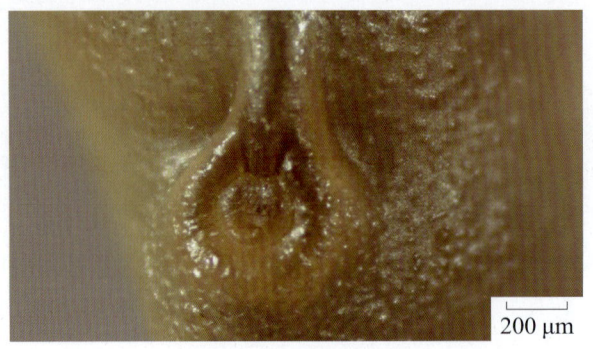

200 μm

■ 望江南种脐特征图

**剖面特征** 纵剖面呈卵形；种皮薄，子叶橘黄色，平直；胚直生，抹刀型，胚根细小，位于种脐端，子叶叶状，占种子的大部分。横剖面呈长圆形，胚乳色较深，位于子叶两侧；子叶淡黄色，长条形。

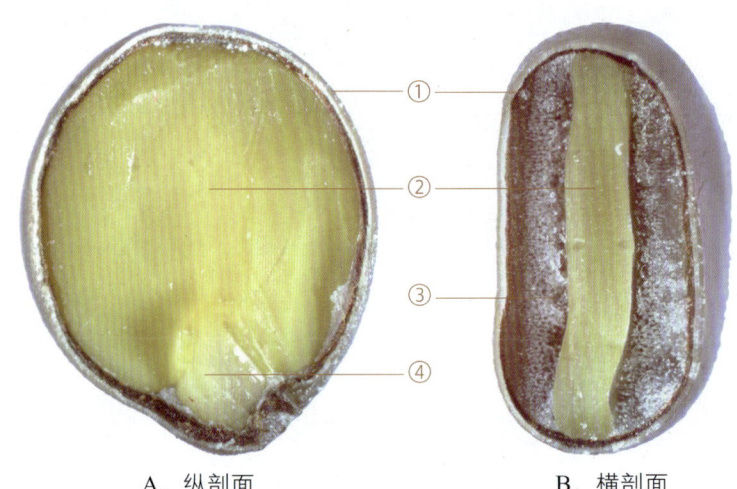

A．纵剖面　　　　　　　　B．横剖面

①种皮；②子叶；③胚乳；④胚根

■ 望江南剖面特征图

**横切面特征** 种皮表皮细胞为 1 列无色或淡黄色的栅状细胞，细胞切向延长，壁厚，具光辉带，外层具厚角质层。中种皮细胞（支持细胞）呈哑铃状。内种皮为 4 ～ 6 层营养层细胞，呈扁平状。内部为胚乳细胞，形状不规则，大小不一，内含糊粉粒。

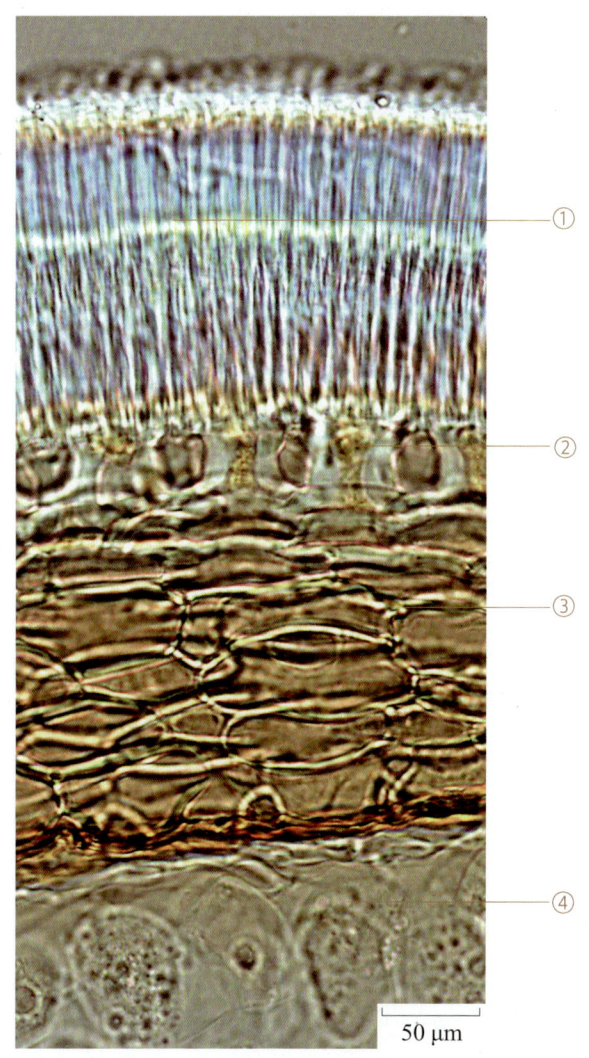

①种皮栅状细胞；②支持细胞；③营养层；④胚乳细胞
■ 望江南横切面特征图

**粉末特征** 粉末浅黄棕色至红棕色。

种皮栅状细胞无色或淡黄色，侧面观细胞 1 列，呈长方形，排列稍不平整，壁较厚，光辉带 1 条；表面观类多角形，壁稍皱缩。种皮支持细胞侧面观呈哑铃状或葫芦状，两端略膨大；表面观类圆形，可见两个同心圆圈。角质层碎片无色，多透明，侧面观长条形，有时弯曲；表面观呈不规则的碎片状。胚乳细胞形状不规则，内含糊粉粒和油滴。子叶细胞类圆形或椭圆形，内含油滴。

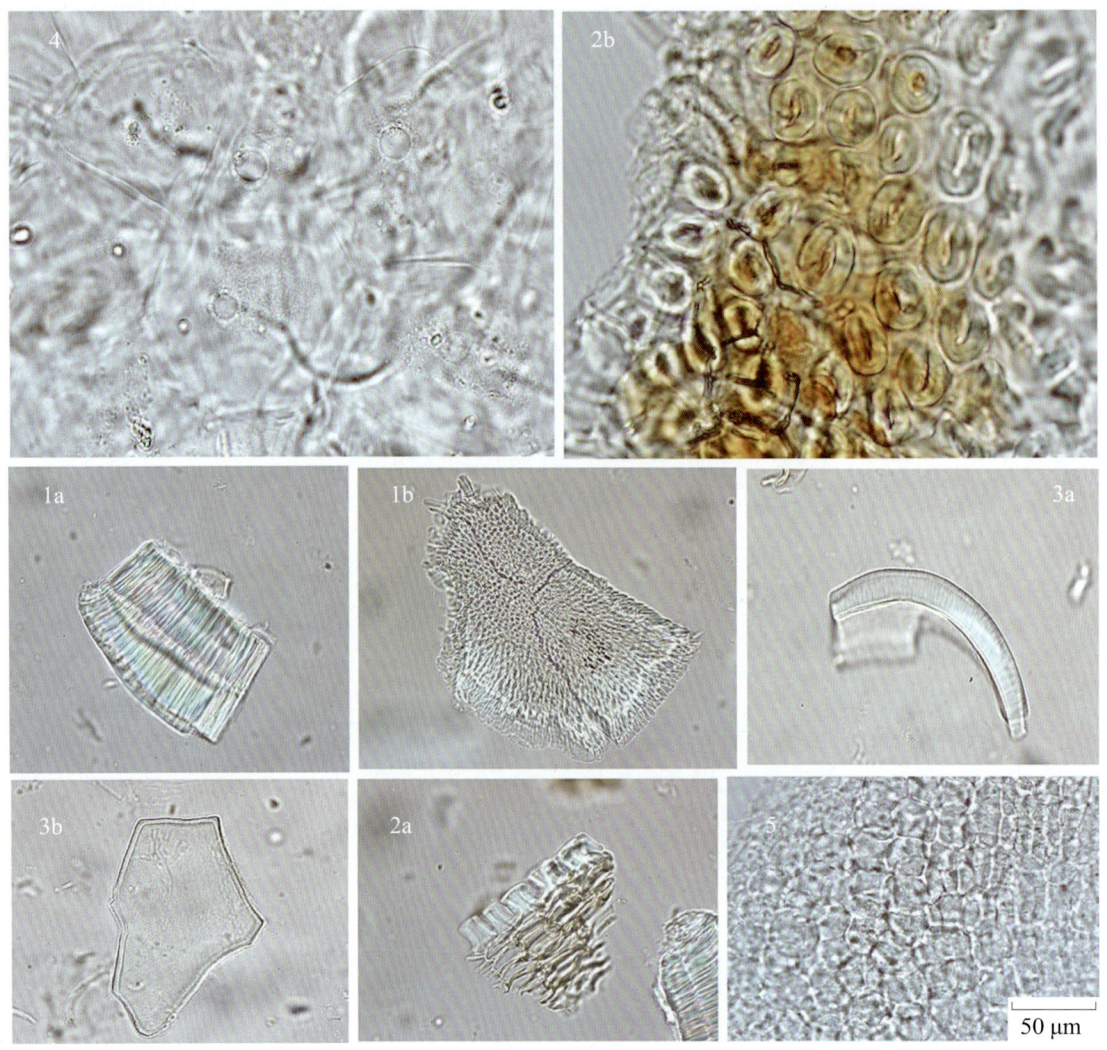

1. 种皮栅状细胞（1a. 侧面观，1b. 表面观）；2. 种皮支持细胞（2a. 侧面观，2b. 表面观）；
3. 角质层碎片（3a. 侧面观，3b. 表面观）；4. 胚乳细胞；5. 子叶细胞

■ 望江南粉末特征图

**附注** 望江南又名野扁豆、喉白草、羊角豆。在广东潮州地区当作决明子的代用品使用，又称圆决明[1-2]。虽然望江南种子与决明子不易混淆，但临床上偶有误用情况[3]。

（河南省食品药品检验所：茹庆国　张红伟　王晓燕
深圳市药品检验研究院：江玲玲）

**参考文献**

[1] 湖北省食品药品监督管理局.湖北省中药材质量标准:2009年版[S].武汉:湖北科学技术出版社,2009:130.

[2] 刘娟,邹纯才,孙佐富.决明子及其代用品望江南的比较鉴别[J].黑龙江医药科学,2006,29(2):63-64.

[3] 韩文雯,李天祥.望江南子的生药学研究[J].天津药学,2011(03):53-55.

# 茳芒决明 Jiangmangjueming

## 47

**品种收载** 《山东省中药材标准》2012 年版[1]。

**来源** 豆科植物茳芒决明 *Cassia sophera* L. 的干燥成熟种子。

**性状** 呈近圆形，一端具喙状突起。正面呈近圆形或倒卵形，基部具喙状突起；侧面呈长圆形；腹（脐）面呈倒卵形。长 0.3 ～ 0.6 cm，宽 0.3 ～ 0.6 cm，厚约 0.2 cm。表面灰棕色至棕褐色，外围光滑，具线状条纹；中部有椭圆形下凹，凹面具网状花纹，颜色较周围略深。种脐位于喙状突起的一侧。外种皮质硬而脆，内种皮灰绿色。胚乳灰白色。子叶 2，黄色至橘黄色，略弯曲，富油性。气微，味淡。

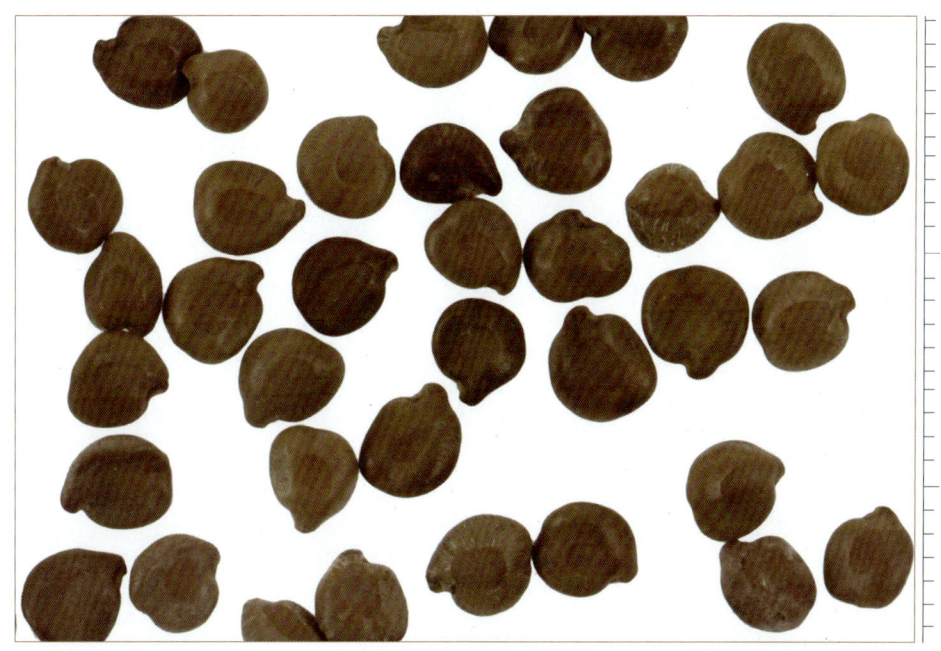

■ 茳芒决明大样图

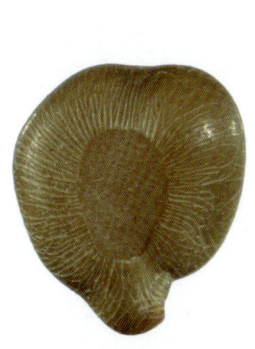

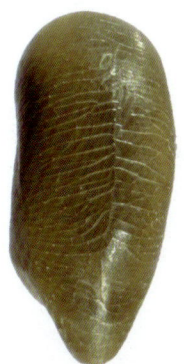

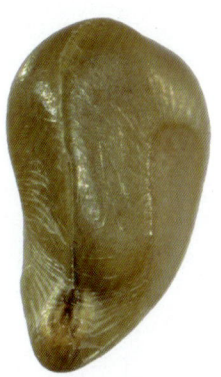

A．正面 B．侧面 C．腹（脐）面

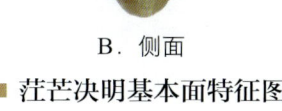

■ 茳芒决明基本面特征图

A. 表面（外围凸起处）

B. 表面（下凹处）

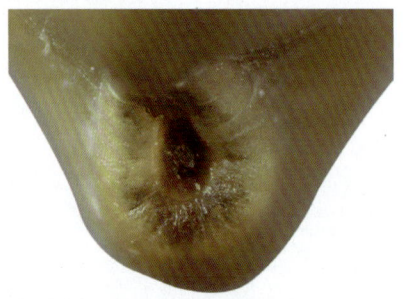

C. 种脐

■ 茳芒决明表面和种脐特征图

**剖面特征** 纵剖面呈类圆形，一端具喙状突起，种皮较厚，质硬而脆；胚直生，抹刀型，子叶黄色至橘黄色，近圆形；胚根较小，位于喙状突起处。横剖面呈类三角形，一端略尖，一端钝圆；两子叶紧贴，胚乳色深，位于子叶两侧。

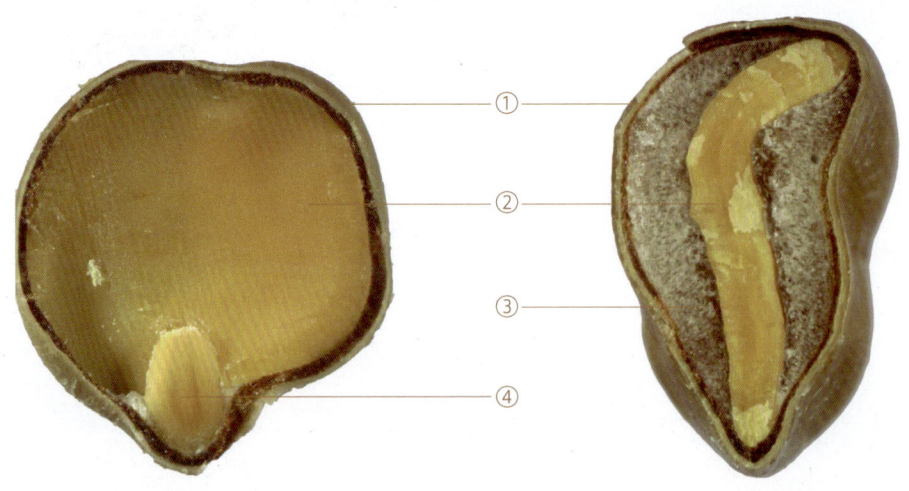

A. 种子纵剖面　　　　　　　　　　　　B. 种子横剖面

①种皮；②子叶；③胚乳；④胚根

■ 茳芒决明剖面特征图

**横切面特征** 种皮表皮细胞由 1 列栅状细胞组成，细胞切向延长，长约 30 μm，壁厚，具光辉带，外层具厚角质层，常裂开。中种皮细胞（支持细胞）呈哑铃状，长约 20 μm。内种皮（营养层）为 4 ～ 6 层细胞，有的含棕红色色素，呈扁平状，内侧细胞大多有些颓废状。胚乳多黏液化，内含棕褐色物。

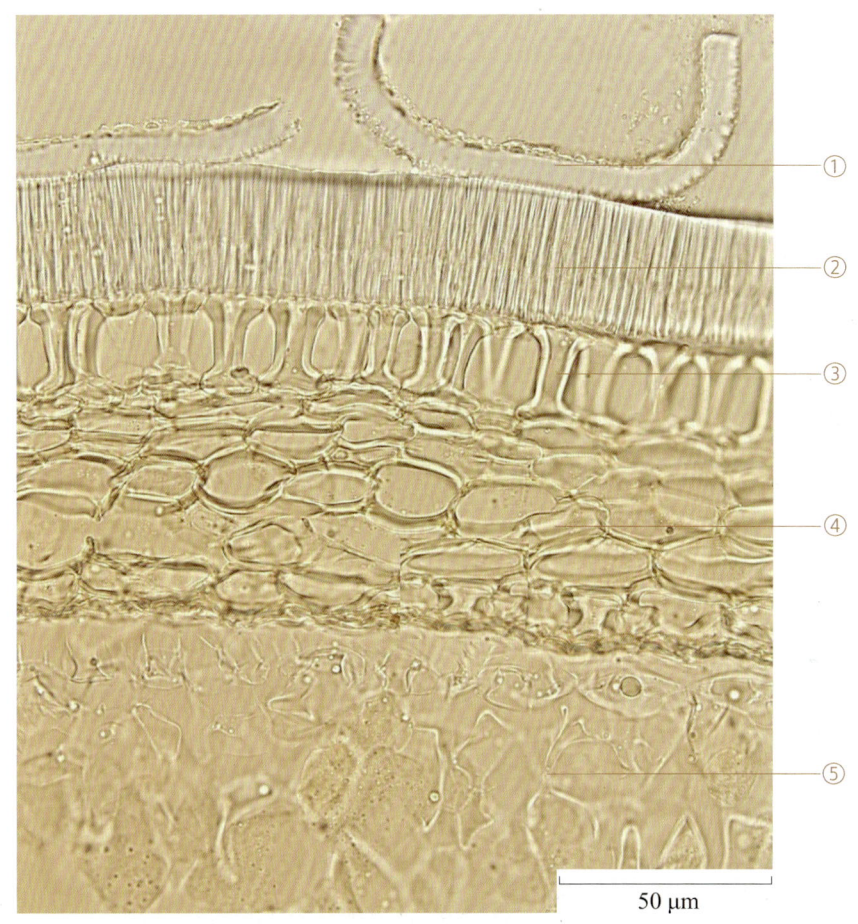

①角质层；②种皮栅状细胞；③支持细胞；④营养层；⑤胚乳细胞

■ **茳芒决明横切面特征图**

**粉末特征** 粉末绿黄色。

栅状细胞多成片，无色或淡黄色，侧面观由 1 列细胞组成，呈狭长形，排列稍不平整，壁较厚，光辉带；表面观类多角形，壁稍皱缩。支持细胞侧面观哑铃状，两端略膨大；表面观类圆形，壁薄，可见两个同心圆圈。角质层碎片无色，多透明，侧面观长条形。胚乳细胞壁多黏液化，胞腔内含淡黄色物。子叶细胞类圆形，内含油滴。

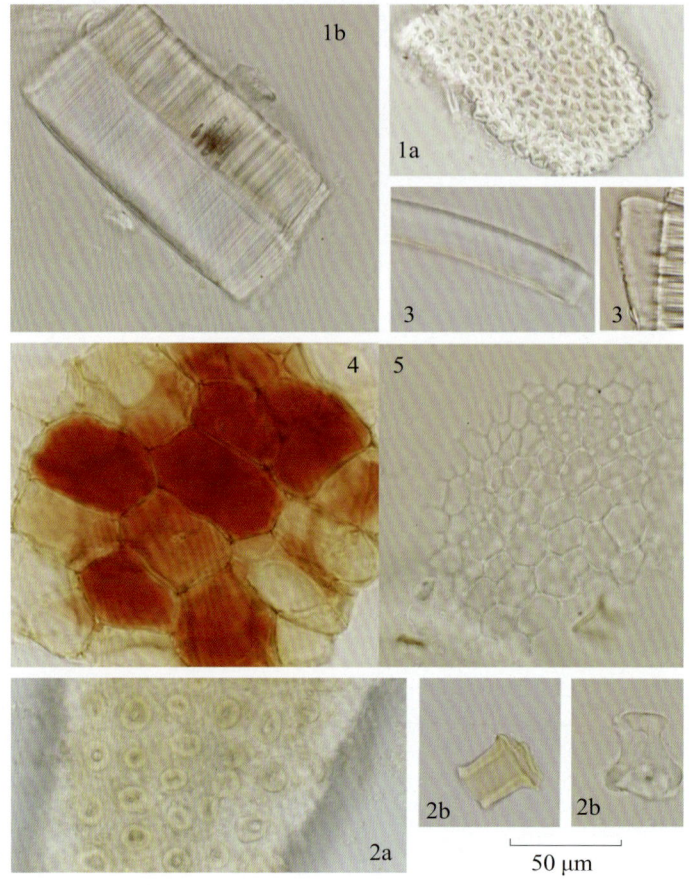

1. 栅状细胞（1a. 表面观；1b. 侧面观）；2. 支持细胞（2a. 表面观；2b. 侧面观）；
3. 角质层碎片；4. 营养层细胞；5. 子叶细胞。
■ 茳芒决明粉末特征图

**附注** 茳芒决明的性状和显微特征与望江南较为相似，山东省的地方药材标准将其称为"望江南"，作望江南使用。

望江南为豆科植物望江南 *Cassia occidentalis* L. 的干燥种子，别名为野扁豆、喉白草、羊角豆。广东潮州地区作决明子的代用品使用[2-3]。

（河南省食品药品检验所：茹庆国　张红伟　王晓燕

中国食品药品检定研究院：石　佳）

参考文献

［1］山东省食品药品监督管理局. 山东省中药材标准：2012 年版［S］. 济南：山东科学技术出版社，2013：289.

［2］张铁军，姜顺善. 决明子的原植物研究［J］. 中草药，1993，24（1）：40-42.

［3］刘娟，邹纯才，孙佐富. 决明子及其代用品望江南的比较鉴别［J］. 黑龙江医药科学，2006，29（2）：63-64.

# 苦参子 Kushenzi

## 48

**品种收载** 《吉林省中药材标准 第二册》2019年版[1]。

**来源** 豆科植物苦参 *Sophora flavescens* Ait. 的干燥成熟种子。

**性状** 呈长卵形或椭圆形，一端稍尖。正面呈横向三角状卵形；侧面略呈圆形；腹（脐）面略呈横向三角状卵形，一端具短鹰嘴状突起。长2～3 mm，宽3～4（6）mm，厚2～3 mm。表面棕红色、棕黄色或黄褐色，光滑有光泽。种脐位于腹面斜截面处，红棕色，中部凹陷成窝状，脐缘有一白色环状突起。种脊线状，位于种脐的一端。质坚硬，难以压碎，破碎后种皮薄，紧附于子叶上，子叶2。气微，味苦，嚼之有豆腥味。

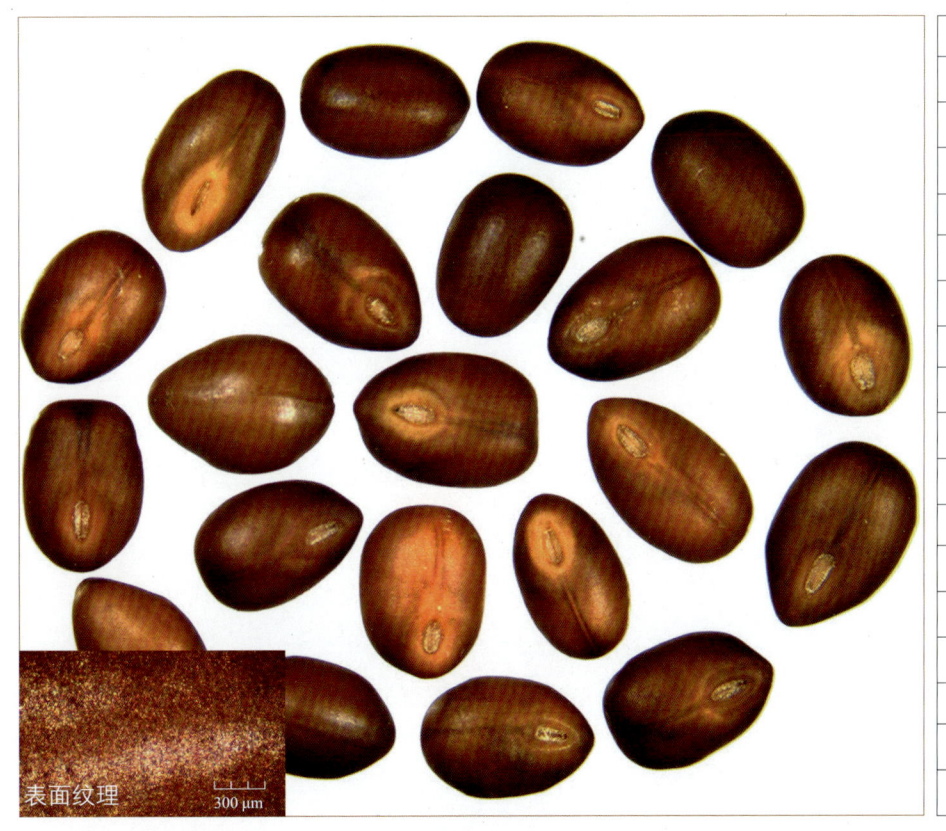

■ 苦参子大样图

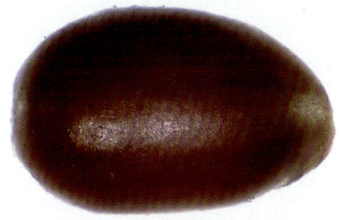

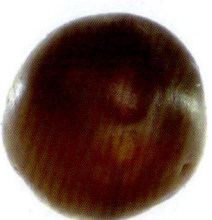

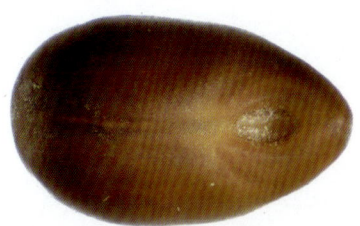

A. 正面        B. 侧面        C. 腹（脐）面

■ 苦参子基本面特征图

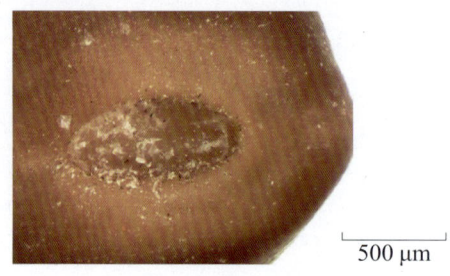

■ 苦参子-种脐特征图

500 μm

**剖面特征** 纵剖面呈横向三角状卵形，种皮稍厚；胚弯生，背倚，子叶 2，肥厚，淡黄色，角质样，显颗粒性，胚根细小，位于种脐端。横剖面呈类圆形，子叶断面淡黄色。

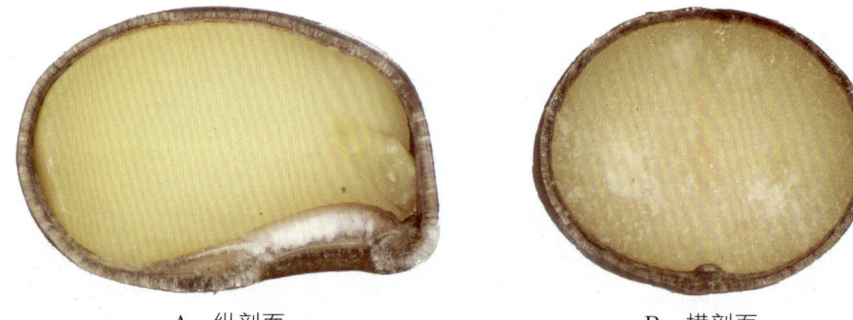

A．纵剖面 B．横剖面

■ 苦参子剖面特征图

**横切面特征** 种皮表皮细胞为 1 列栅状细胞，种脐部位 2 列，光辉带明显。中种皮细胞（支柱细胞）1 列，黄棕色，呈哑铃状。内种皮（营养层）细胞为 10 余列薄壁组织，内壁细胞呈颓废状。子叶细胞类圆形或多角形，富含糊粉粒及脂肪油滴。

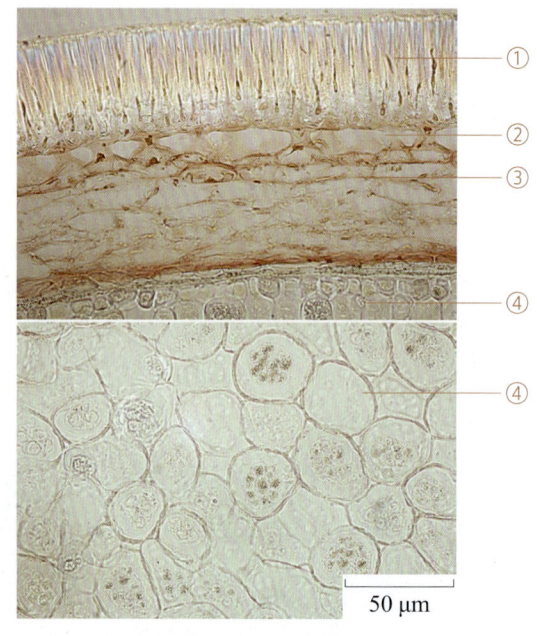

50 μm

①种皮表皮细胞；②中种皮细胞；
③内种皮细胞；④子叶细胞

■ 苦参子横切面特征图

**粉末特征** 粉末黄白色。

　　种皮栅状细胞极多，成片，侧面观细胞 1 列，细长，长 100 ～ 125 μm，纹理纵向细密，外厚内薄，胞腔细窄；底面观多角形或类圆形，侧壁增厚，胞腔含黄棕色物。支持细胞壁厚，略呈哑铃状，相邻两细胞间有大的细胞间隙。营养层薄壁细胞扁卵圆形，排列整齐。子叶细胞众多，类方形或类圆形，有的纹孔明显，富含糊粉粒及脂肪油滴。

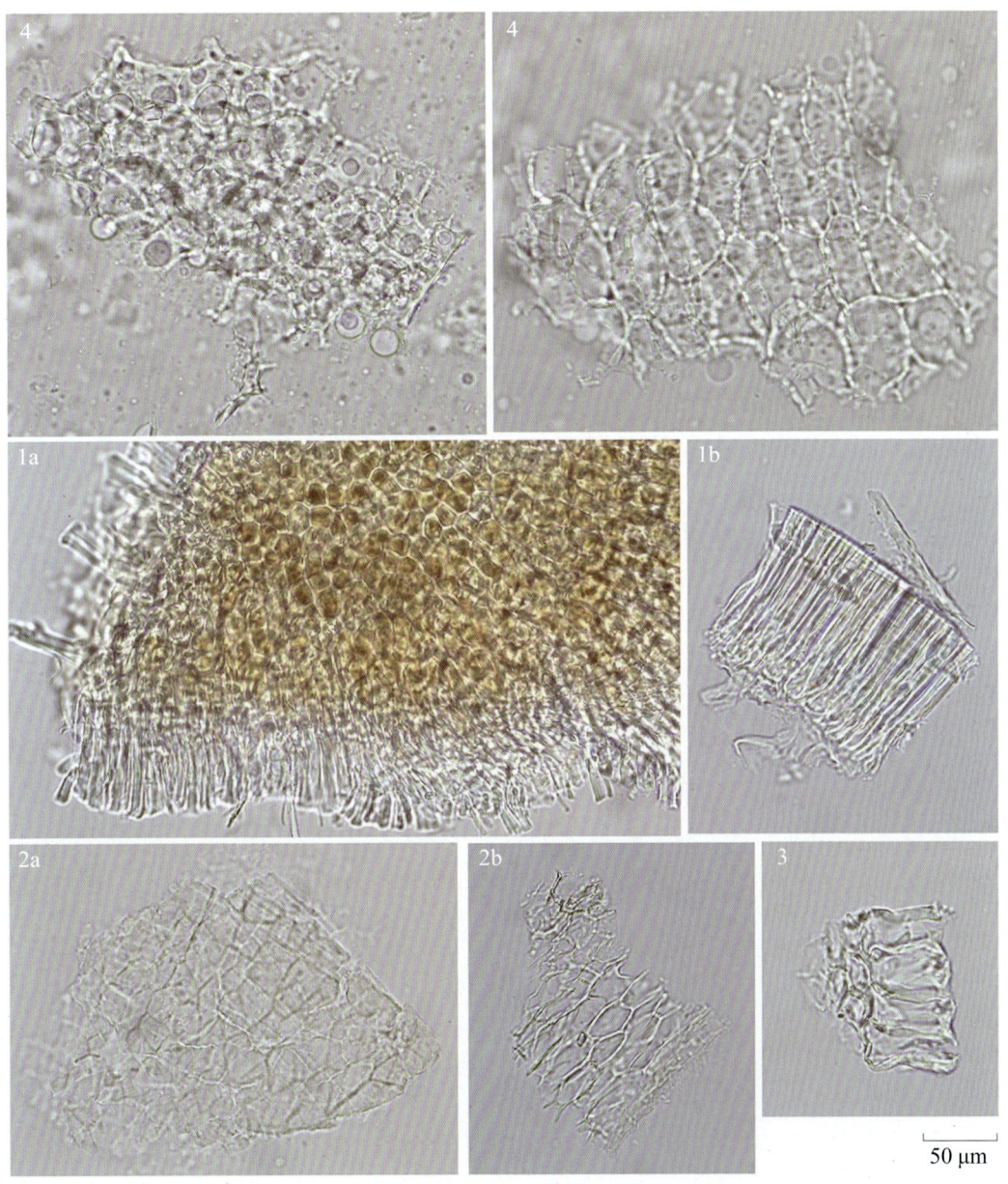

50 μm

1. 栅状细胞（1a. 底面观，1b. 侧面观）；2. 营养层细胞（2a. 表面观，2b. 侧面观）；
3. 支柱细胞侧面观；4. 子叶细胞

■ **苦参子粉末特征图**

**║附注║** 由于苦参子的显微鉴别研究较少，本文根据实际观察情况进行描述。

（山西省食品药品检验所：宁红婷　马　敏　罗晋萍　泰　刚）

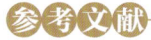

[1]　吉林省药品监督管理局.吉林省中药材标准　第二册[S].长春：吉林科学技术出版社，2020：130.

# 苦豆子 Kudouzi

## 49

**品种收载**　《甘肃省中药材标准》2009 年版[1]。

**来源**　豆科植物苦豆子 *Sophora alopecuroides* L. 的干燥成熟种子。

**性状**　呈卵圆形，大多一端或两端稍平截，略扁。正面呈扁卵圆形，一端或两端稍平截；侧面呈长圆形；腹（脐）面呈椭圆形。长 2 ～ 3 mm，宽 3 ～ 4 mm，厚约 2 mm。表面黄色、淡棕黄色或棕褐色，光滑，具蜡样光泽。种脊位于一端，棕色，条形，另一端可见圆形凹陷种脐。质坚，不易破碎。种子革质，子叶 2，黄色。气微，味苦。

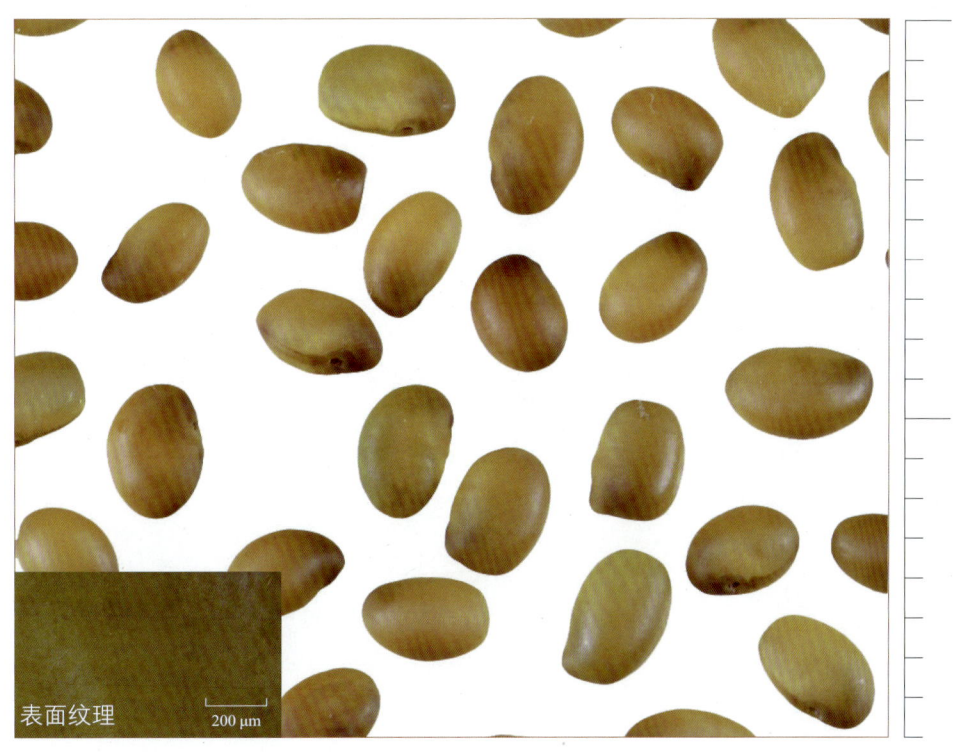

表面纹理　200 μm

**■ 苦豆子大样图**

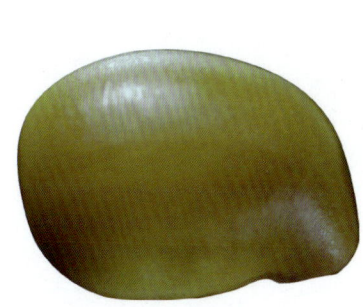

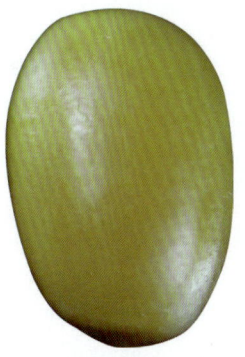

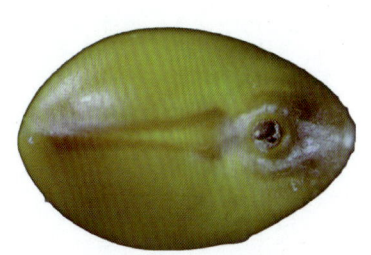

A. 正面　　　　　　　B. 侧面　　　　　　　C. 腹（脐）面

**■ 苦豆子基本面特征图**

**剖面特征** 纵剖面呈扁卵圆形，种皮薄；胚弯生，绿黄色，子叶约占胚的 4/5，胚根与子叶略呈直角，凸起；胚乳明显可见，包围着胚，在胚根端稍薄。横剖面呈扁椭圆形，子叶 2，肥厚，胚根圆形，位于子叶的侧面；胚乳薄层状，子叶两侧较厚，灰绿色，角质状。

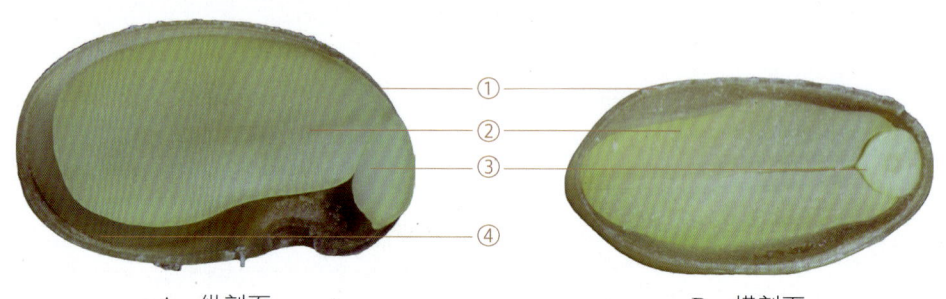

A. 纵剖面　　　　　　　　　　　　　　　　B. 横剖面

①种皮；②子叶；③胚根；④胚乳

■ 苦豆子剖面特征图

**横切面特征** 种子表皮为 1 列栅状细胞，壁较厚，外被角质层，光辉带明显。中种皮细胞（支持细胞）1 列，呈哑铃状。内种皮（营养层）细胞为薄壁细胞，由 3～6 列薄壁细胞组成。胚乳细胞数列，多角形，内侧胚乳细胞略呈颓废状。子叶细胞圆多角形，壁连珠状增厚，含脂肪油滴。

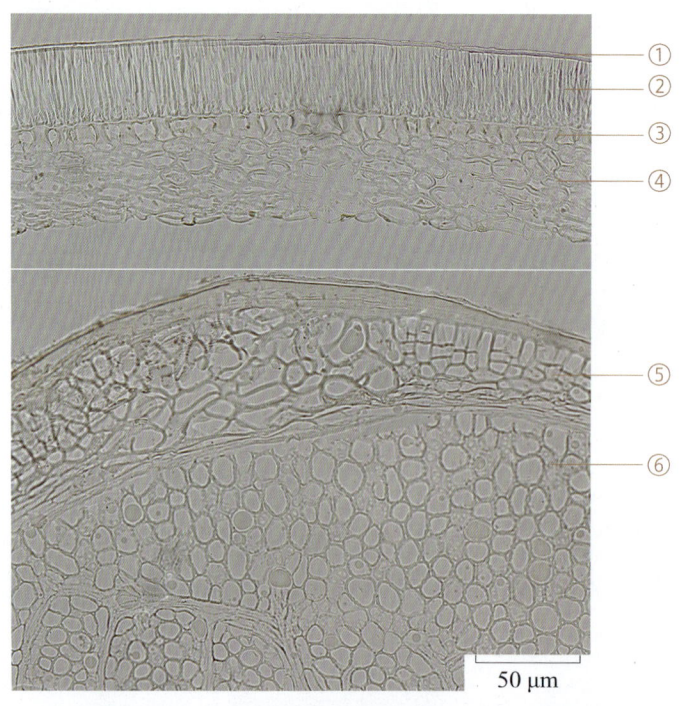

50 μm

①角质层；②外种皮栅状细胞；③中种皮支持细胞；
④内种皮细胞；⑤胚乳细胞；⑥子叶细胞

■ 苦豆子横切面特征图

**粉末特征** 粉末灰白色。

栅状细胞断面观1列，长条形，外被角质层；表面观类圆形或类长圆形，壁极厚，波状弯曲，胞腔小，孔沟稍粗。支持细胞侧面观呈哑铃状，长22～47 μm；表面观呈3个类圆形或类椭圆形的同心环状，直径13～28 μm，排列紧密，胞腔小。子叶细胞含脂肪油。胚乳细胞类圆形，含糊粉粒和脂肪油滴。

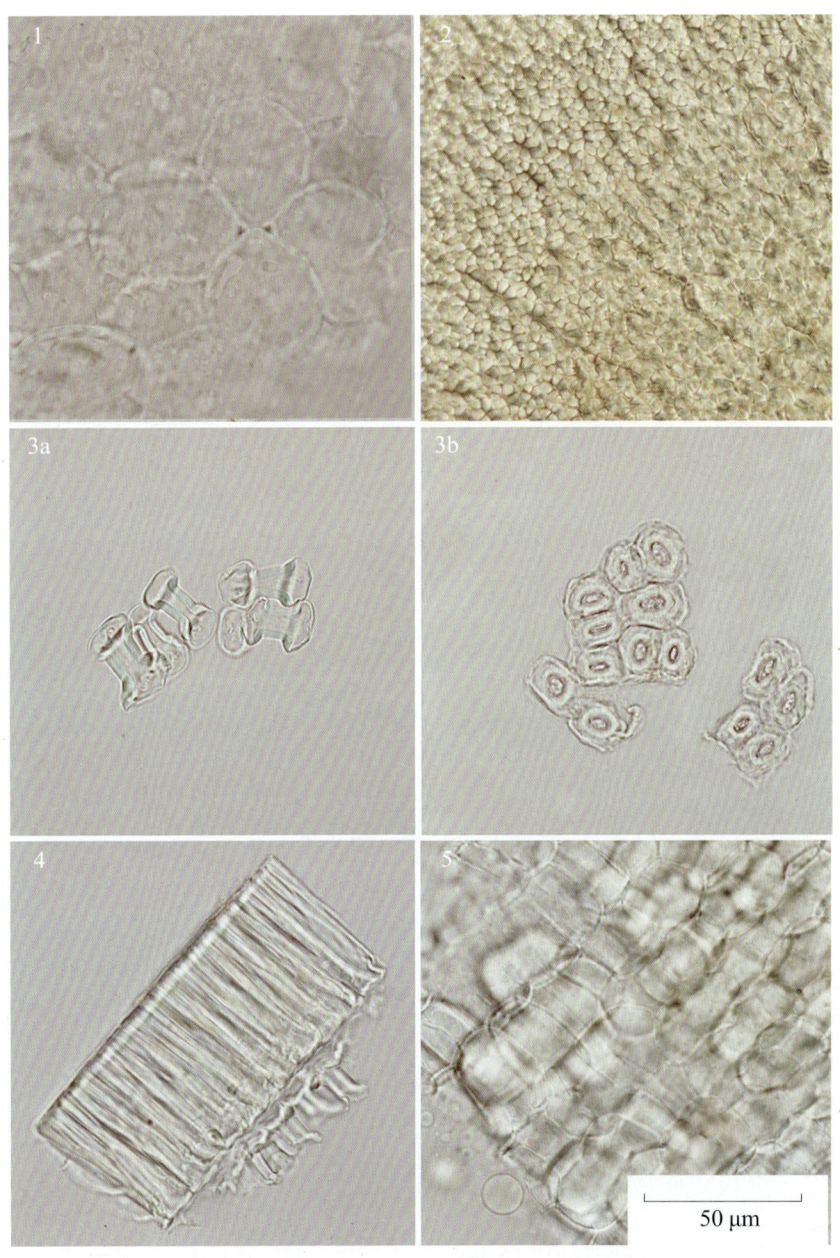

1. 胚乳细胞；2. 栅状细胞表面观；3. 支持细胞（3a. 侧面观，3b. 表面观）；
4. 栅状细胞和支持细胞（侧面观）；5. 子叶细胞

■ **苦豆子粉末特征图**

**附注** 苦豆子的根及根茎为中药苦豆草，曾收载于《中国药典》一九七七年版[2]，为地区习用药材。

（内蒙古自治区药品检验研究院：红　霞　王　栋　高　寒　周雪梅　高　磊）

参考文献

[1] 甘肃省食品药品监督管理局.甘肃省中药材标准：2009 年版[S].兰州：甘肃文化出版社，2009：168.

[2] 中华人民共和国卫生部药典委员会.中华人民共和国药典：一九七七年版　一部[S].北京：人民卫生出版社，1978：325.

# 相思子 Xiangsizi

50

| **品种收载** | 《中华人民共和国卫生部药品标准 中药材 第一册》[1]。

| **来源** | 豆科植物相思子 *Abrus precatorius* L. 的干燥成熟种子。

| **性状** | 呈椭圆形或类球形。正面呈扁椭圆形；侧面呈圆形；腹（脐）面呈扁椭圆形。长 4～6 mm，宽 5～7 mm，厚 4～6 mm。表面平滑有光泽，种脐端约 1/3 呈黑色，另一端约 2/3 为鲜红色或暗红色。种脐灰白色，呈椭圆形凹陷，位于黑色端侧面。质坚硬，不易破碎，子叶 2，黄白色。具豆腥气，味微苦、涩。

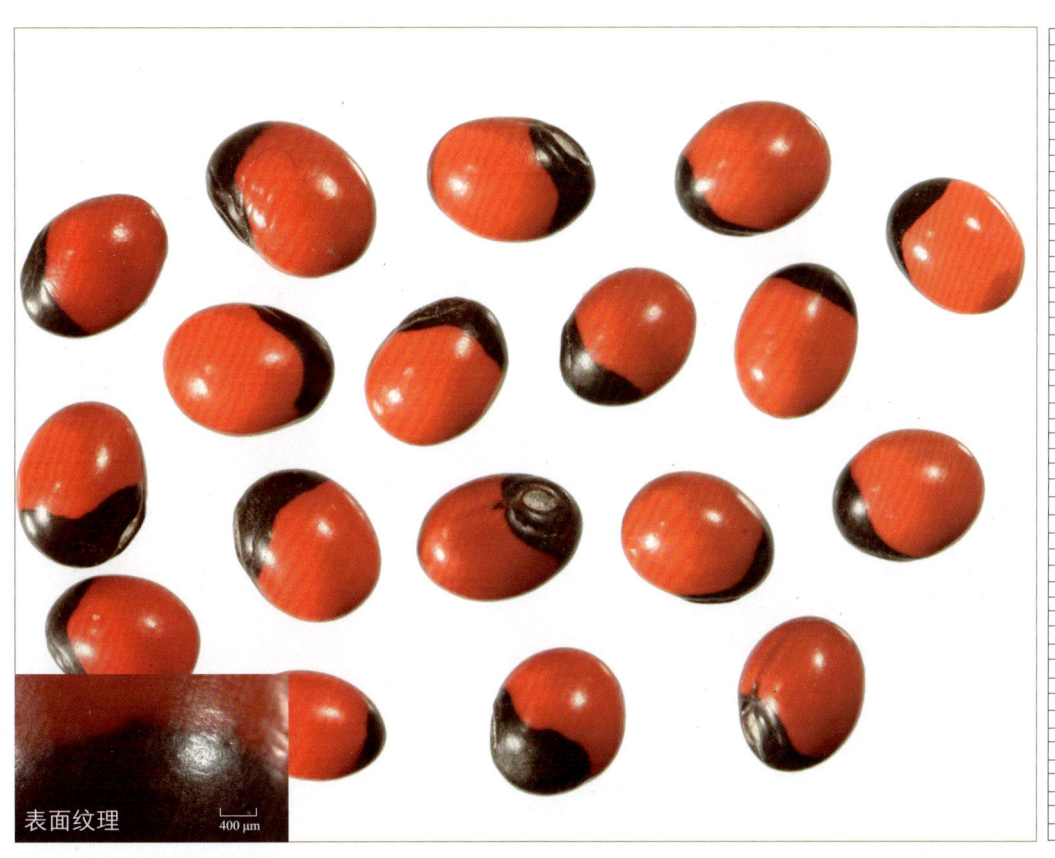

表面纹理 400 μm

■ 相思子大样图

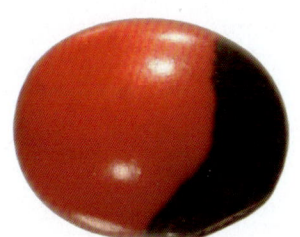

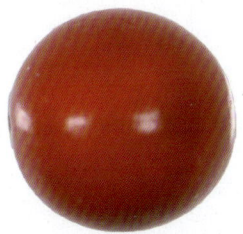

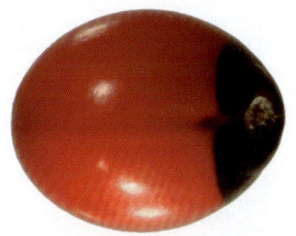

A. 正面　　　　　B. 侧面　　　　　C. 腹（脐）面

■ 相思子基本面特征图

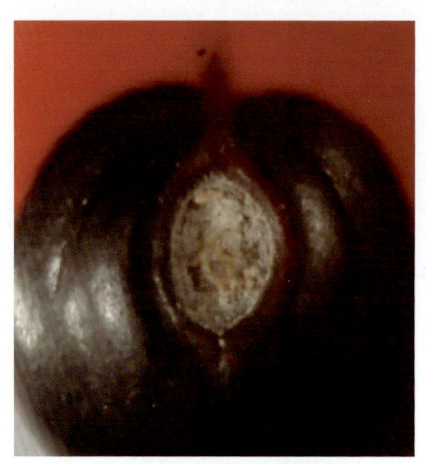

■ 相思子种脐特征图

**剖面特征** 纵剖面呈扁椭圆形，种脐部位稍凹陷，种皮较厚，分成2层，内层棕色或淡黄色，外层红色；胚弯生，子叶大，黄白色，种脐部位子叶缺一角；无胚乳。横剖面呈圆形，子叶2，呈半圆形，子叶间具缝隙。

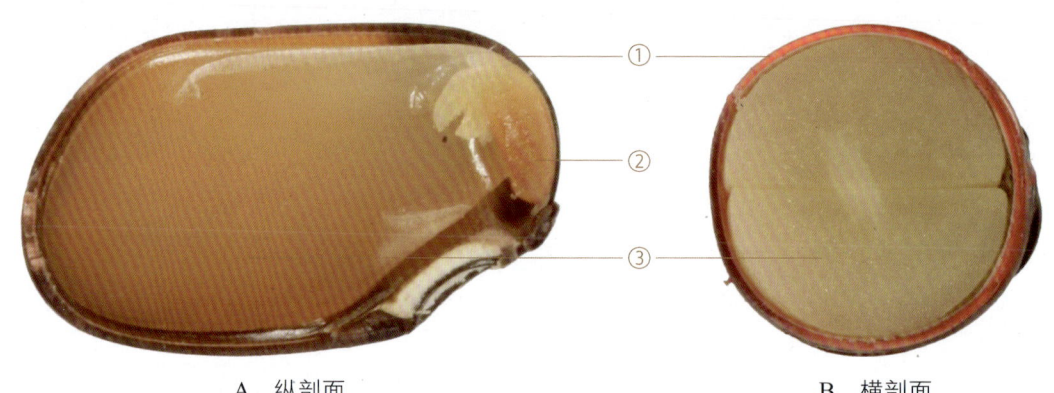

A. 纵剖面　　　　　　　　　　　　　　　B. 横剖面

①种皮；②胚根；③子叶

■ 相思子剖面特征图

**横切面特征** 种皮表皮为1列栅状细胞，长150～230 μm，细胞壁厚，胞腔狭长，内含紫红色、棕色或紫黑色色素，外被角质层。中种皮（支持细胞）为1列径向延长的薄壁细胞，与栅状细胞略等长，细胞两端略膨大，细胞壁两侧不规则缢缩。内种皮（营养层）为薄壁细胞层，由数列较大的薄壁细胞组成，外层细胞多角形，切向延长，内层细胞稍小，细胞大多扁缩或颓废状。胚乳细胞1层，细胞类圆形或扁圆形，壁厚，可见孔沟。子叶表皮细胞由1列较小的薄壁细胞组成，内层子叶细胞多角形，含较多糊粉粒团块。

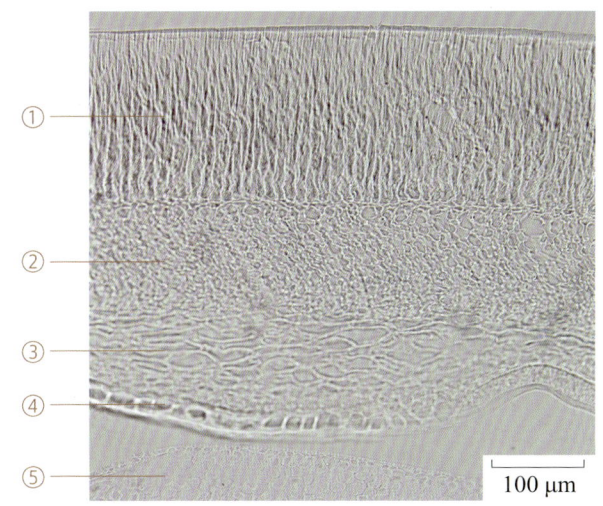

①栅状细胞；②支持细胞；③营养层；④胚乳细胞；⑤子叶细胞

■ **相思子横切面特征图**

**粉末特征** 粉末灰白色。

栅状细胞成束或散离，黄棕色或紫红色，两端平截，长 150 ~ 230 μm，宽 7 ~ 20 μm，胞腔狭小。支持细胞呈长条状，长 100 ~ 150 μm，宽 5 ~ 10 μm，细胞壁波状弯曲。胚乳细胞类圆形或扁圆形，壁厚。子叶表皮细胞较小，壁薄，内层子叶细胞多角形，壁略厚，含较多糊粉粒团块。

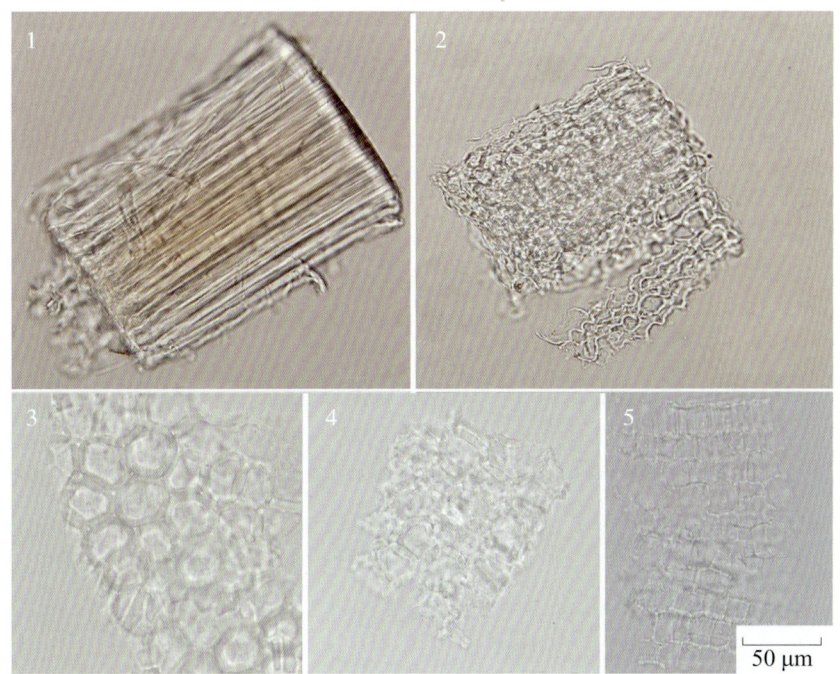

1. 栅状细胞；2. 支持细胞；3. 胚乳细胞；4. 内层子叶细胞；5. 子叶表皮细胞

■ **相思子粉末特征图**

**‖附注‖**《中华人民共和国卫生部药品标准　中药材　第一册》《中国中药材种子原色图典》[2] 中收载的相思子的基源为豆科植物相思子 *Abrus precatorius* L. 的干燥成熟种子。市场上相思子药材的伪品极少见。

（南通市食品药品监督检验中心：徐丹洋　张金星　周　谧）

**参考文献** ---------------------------------------------------------------

［1］　中华人民共和国卫生部药典委员会.中华人民共和国卫生部药品标准　中药材　第一册
　　　　［S］.北京:中华人民共和国卫生部药典委员会,1992:61.

［2］　黄璐琦.中国中药材种子原色图典［M］.福州:福建科学技术出版社,2019:74.

# 黎豆（常春油麻藤）Lidou（Changchunyoumateng）（51）

**品种收载** 《藏药标准 第一版 第一、二分册合编本》[1]。

**来源** 豆科植物常春油麻藤 *Mucuna sempervirens* Hemsl. 的干燥成熟种子。

**性状** 呈扁矩圆形或扁椭圆形。正面呈矩圆形或椭圆形，种脐的中间那一侧圆形，中间常凹陷；侧面呈狭长椭圆形；腹（脐）面呈狭长椭圆形。长 2.2 ～ 3 cm，宽 2 ～ 2.5 cm，厚约 1 cm。表面棕色至黑褐色或黑色，光滑，略具光泽。种脐环绕于种子边缘，长度约为种子周长的 3/4，宽约 3 mm，中央略凸起呈线形；种脐一端为种孔，呈点状，周围稍隆起，色较深；种瘤位于种脐另一端，色深，稍凸起于表面。种皮厚，质坚韧，子叶黄白色。气微，味淡。

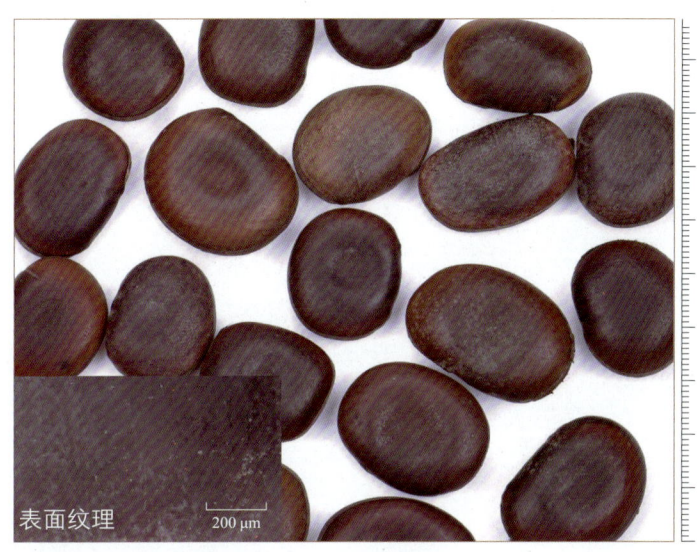

表面纹理　200 μm

■ 黎豆（常春油麻藤）大样图

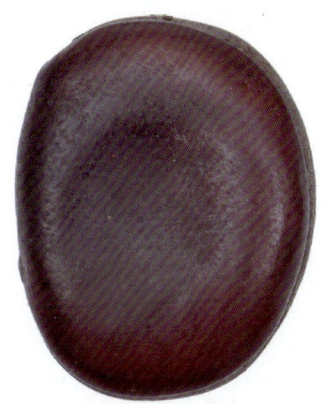
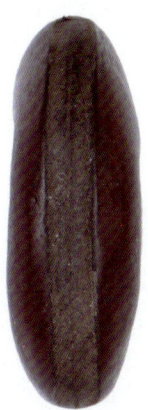
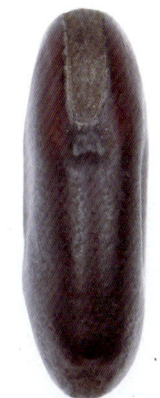

A. 正面　　　　　　　B. 侧面　　　　　　　C. 腹（脐）面

■ 黎豆（常春油麻藤）基本面特征图

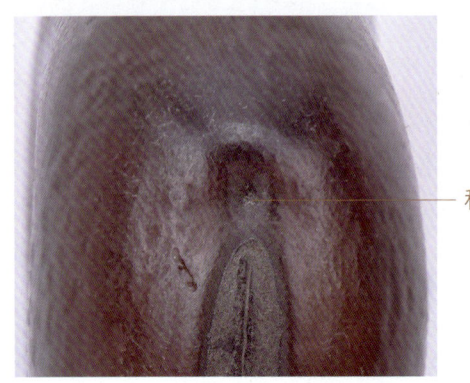
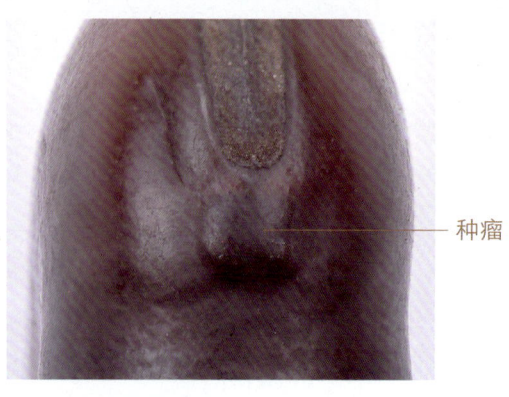

种孔

种瘤

**■ 黎豆（常春油麻藤）表面特征图**

|剖面特征| 纵剖面呈矩圆形或椭圆形，种皮坚硬，较厚；胚弯生，乳白色，子叶几乎占胚的全部；胚根明显，较小，位于种孔端，色稍深；无胚乳。横剖面呈长椭圆形，种脐一侧具 2 个浅凹陷。

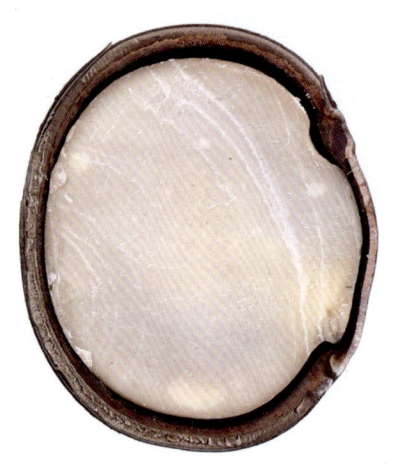

A．纵剖面

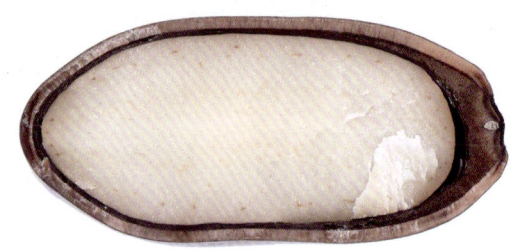

B．横剖面

**■ 黎豆（常春油麻藤）剖面特征图**

|横切面特征| 种皮外表皮细胞为 1 列栅状细胞，长约 400 μm，壁厚，含黄棕色物，外侧光辉带明显。中种皮细胞（支持细胞）1 列，棕色，呈哑铃状。内种皮（营养层）薄壁细胞数十列，外侧细胞排列疏松，不规则缢缩，黄棕色，有的含红棕色物，内侧细胞颓废，棕色或棕褐色。子叶细胞类圆形或类多边形，壁薄。

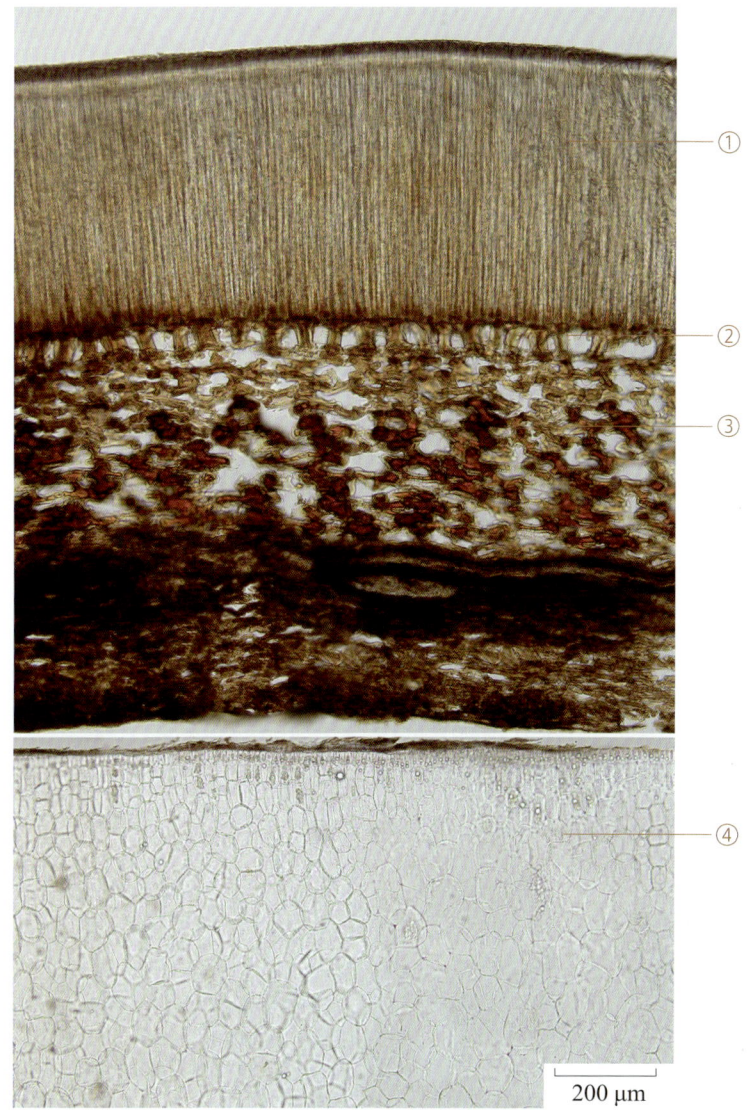

①栅状细胞；②支持细胞；③种皮薄壁细胞；④子叶细胞

■ 黎豆（常春油麻藤）横切面特征图

**粉末特征** 粉末棕灰色或灰色。

淀粉粒多为单粒，直径 3 ～ 10 μm，椭圆形或圆形，脐点点状。子叶细胞类圆形或类多边形，富含糊粉粒及油滴。栅栏细胞成片，含棕黄色物，侧面观长条形，长约 400 μm，排列紧密，具光辉带；表面观类多角形或类圆形，壁极厚，胞腔小。支持细胞哑铃状，黄棕色，胞腔含棕色物。内种皮薄壁细胞不规则缢缩，壁稍厚，色深，含红棕色物，有的呈颓废状。导管少见，多与薄壁细胞伴生。

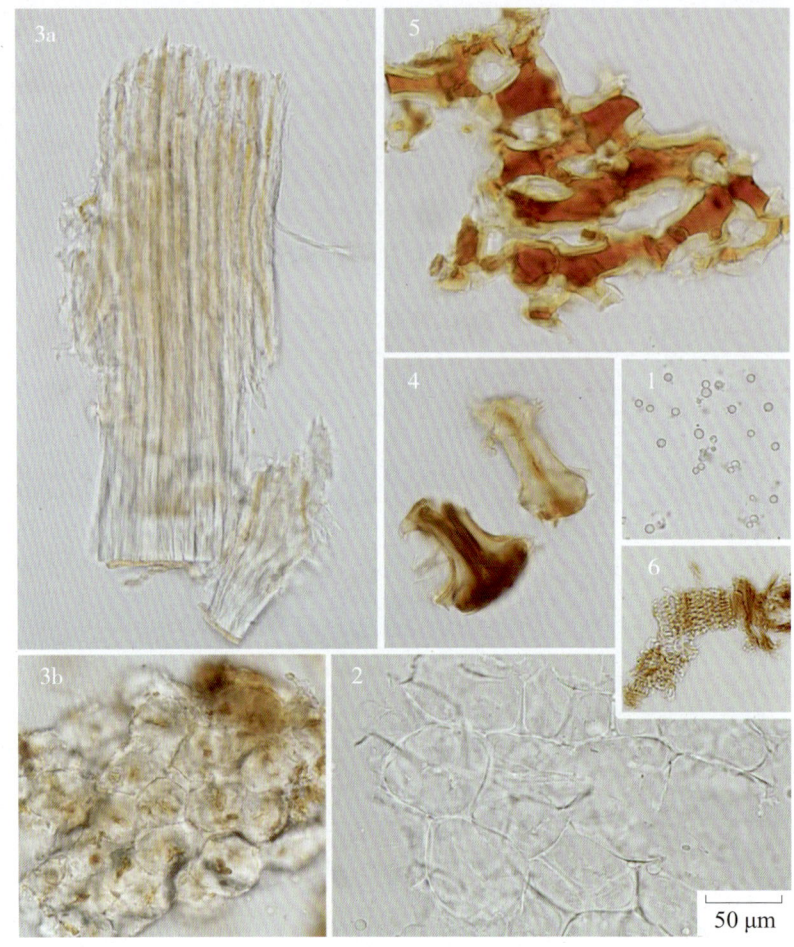

1. 淀粉粒；2. 子叶细胞；3. 栅状细胞（1a. 表面观，1b. 侧面观）；
4. 支持细胞；5. 种皮薄壁细胞（星状细胞）；6. 导管

■ 黎豆（常春油麻藤）粉末特征图

附注 《上海市中药材标准》一九九四年版[2]收载的黎豆的基源为豆科黧豆属 *Mucuna* sp. 多种植物的干燥成熟种子。《广西壮族自治区壮药质量标准　第二卷》（2011年版）收载猫豆[3]，其基源为龙爪黎豆 *Mucuna pruriens*（L.）DC.var.*utilis*（Wall.ex Wight）Baker ex Burck。

（四川省药品检验研究院：齐景梁）

参考文献

［1］　西藏、青海、四川、甘肃、云南、新疆卫生局.藏药标准　第一版　第一、二分册合编本［S］.西宁:青海人民出版社,1979:111.

［2］　上海市卫生局.上海市中药材标准:一九九四年版［S］.上海:上海市卫生局,1994:附录2.

［3］　广西壮族自治区食品药品监督管理局.广西壮族自治区壮药质量标准:2011年版　第二卷［S］.南宁:广西科学技术出版社,2011:273.

# 黎豆（藜豆）Lidou（Lidou）

## 52

**品种收载** 《上海市中药材标准》一九九四年版[1]。

**来源** 豆科植物藜豆 *Mucuna pruriens* var. *utilis*（Wall.ex Wight）Baker ex Burck 的干燥成熟种子。

**性状** 呈扁椭圆形或肾形。正面呈扁椭圆形或扁肾形；侧面呈椭圆形；腹（脐）面呈扁椭圆形。长 0.9～1.2 cm，宽 1.3～1.8 cm，厚 5～8 mm。表面灰白色，有灰黑色斑纹，光滑或微皱缩，略具光泽。种脐长圆形，呈类白色或灰白色围领状隆起，长 6～8 mm，宽 1.5～3 mm，覆有类白色膜片状的种阜残留。种孔位于种脐一端；合点位于另一端，有棕褐色至深褐色的心形斑点。种皮薄而脆，子叶黄白色。气微，味淡，嚼之有豆腥味。

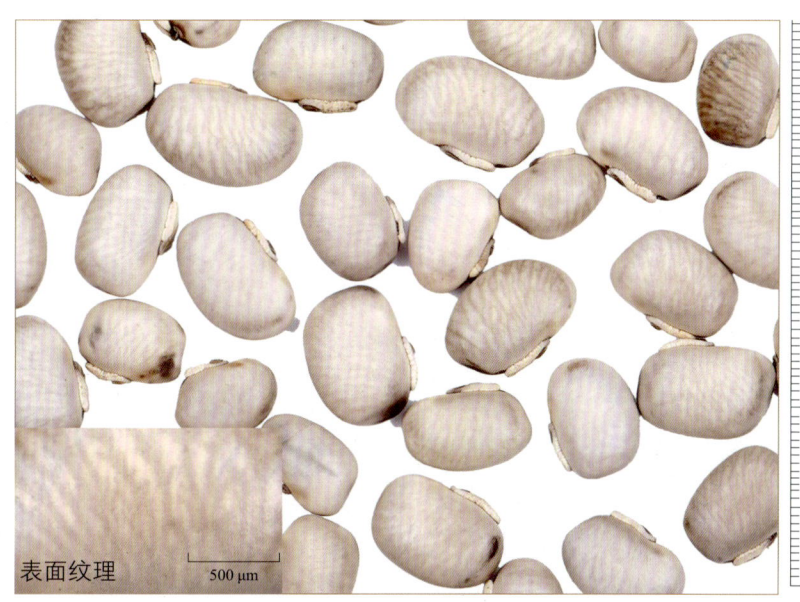

表面纹理　　500 μm

■ 黎豆（藜豆）大样图

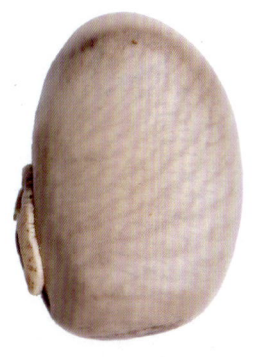
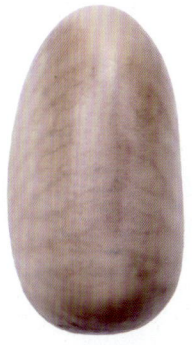
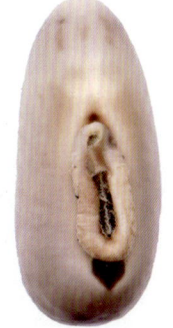

A. 正面　　　　　　　B. 侧面　　　　　　　C. 腹（脐）面

■ 黎豆（藜豆）基本面特征图

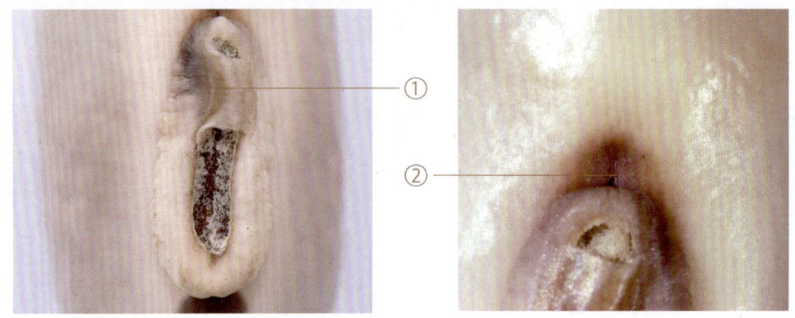

A. 种脐及种阜残留　　　　　　B. 种孔

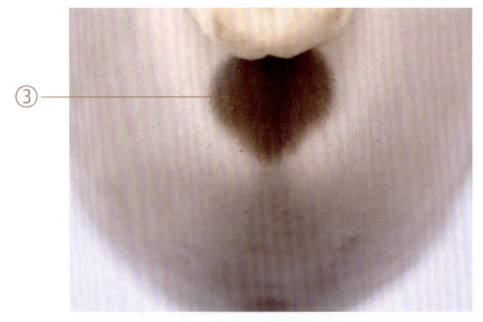

C. 合点

①种阜残留；②种孔；③合点
■ 黎豆（藜豆）表面构造特征图

**剖面特征** 纵剖面呈扁椭圆形或肾形，种皮硬，一侧可见凸起的长种脐；弯生胚，子叶几乎占胚的全部；胚根明显小，位于种孔端，色较深；无胚乳。横剖面呈椭圆形，子叶中间可见白色线状缝隙，一侧可见凸起的种阜残留。

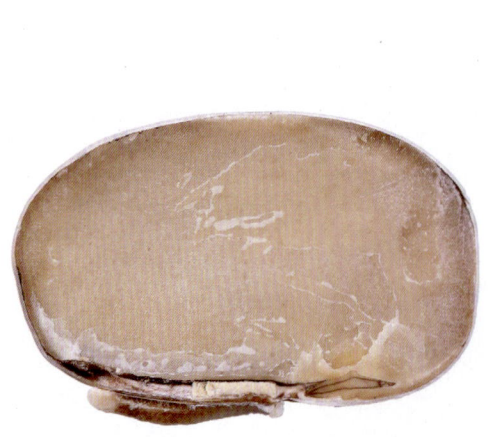

A. 纵剖面　　　　　　　　　　B. 横剖面
■ 黎豆（藜豆）剖面特征图

**横切面特征** 种皮外表皮为 1 列栅状细胞，外侧具明显光辉带。中种皮细胞（支持细胞）1 列，呈哑铃状，细胞壁厚，长度与栅状细胞相近。内种皮（营养层）为数列薄壁细胞，内侧细胞呈颓废状。子叶细胞多边形或类圆形，壁较薄。

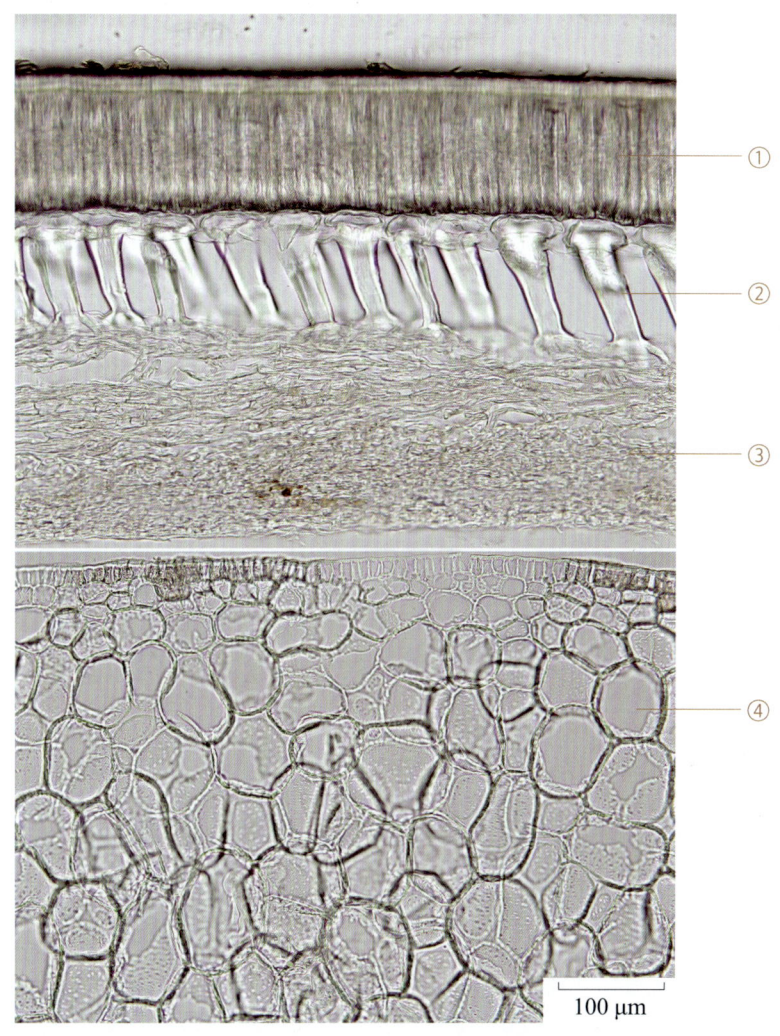

①栅状细胞；②支持细胞；③种皮薄壁细胞；④子叶细胞

■ **黎豆（鬃豆）横切面特征图**

**粉末特征** 粉末白色。

淀粉粒众多，多为单粒，直径 10 ～ 75 μm，贝壳形、椭圆形或圆形，层纹明显，脐点点状，脐点处常可见不规则裂缝。子叶细胞多见，细胞多边形或类圆形，含有众多糊粉粒及油滴。种皮栅状细胞侧面观长条形，排列紧密，具光辉带；表面观蜂窝状，细胞多角形或圆多角形，壁极厚。支持细胞哑铃状，无色，壁厚，胞腔明显；表面观类圆形或椭圆形。种皮薄壁细胞不规则或呈颓废状。螺纹导管、网纹导管偶见，多与薄壁细胞伴生，直径 5 ～ 15 μm。

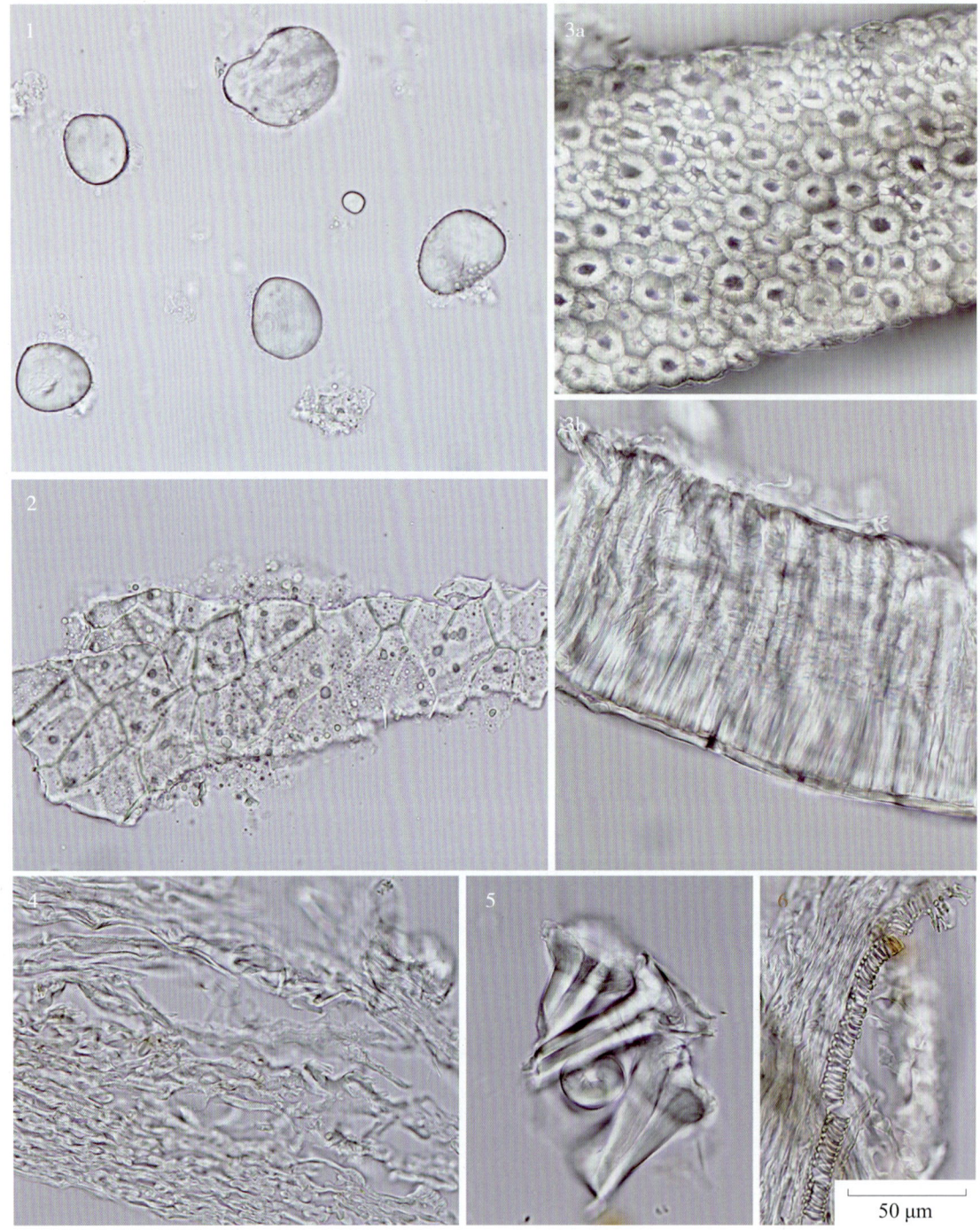

1. 淀粉粒；2. 子叶细胞；3. 栅状细胞（3a. 表面观，3b. 侧面观）；
4. 种皮薄壁细胞；5. 支持细胞；6. 导管

■ 黎豆（鼍豆）粉末特征图

附注 《上海市中药材标准》一九九四年版附录收载的黎豆的基源为豆科黧豆属 *Mucuna* sp. 多种植物的种子，包括《广西壮族自治区壮药质量标准 第二卷》2011 年版[2]，以猫豆药材名称收载的同属植物龙爪黧豆 *Mucuna pruriens* (L.) Dc.var.*utilis*（Wall. ex Wight）Baker ex Burck 的种子。

（四川省药品检验研究院：齐景梁）

**参考文献**

[1]　上海市卫生局.上海市中药材标准:一九九四年版[S].上海:上海市卫生局,1994:附录2.
[2]　广西壮族自治区食品药品监督管理局.广西壮族自治区壮药质量标准:2011年版　第二卷[S].南宁:广西科学技术出版社,2011:273.

# 苦檀子 Kutanzi

## 53

**品种收载** 《内蒙古中药材标准》一九八八年版[1]。

**来源** 豆科植物厚果鸡血藤 *Millettia pachycarpa* Benth. 的干燥成熟种子。

**性状** 呈扁圆形或扁肾形，居于果实中间的种子，两面均平截；着生于果实两端的种子，一面圆形，另一面平截。正面略呈扁肾形或圆肾形，近中央部位具一圆形凹陷，周围有规则的条状突起；侧面呈长圆形或近梯形，中央具一沟槽；腹（脐）面略呈扁圆四方形或梯形。长约 4 cm，宽约 4 cm，厚约 3 cm。表面红棕色至黑褐色，有光泽，或带有灰白色的薄膜。脐点位于凹陷处。子叶 2，肥厚，角质样。气微，味淡而后有穿透性的麻感，有毒。

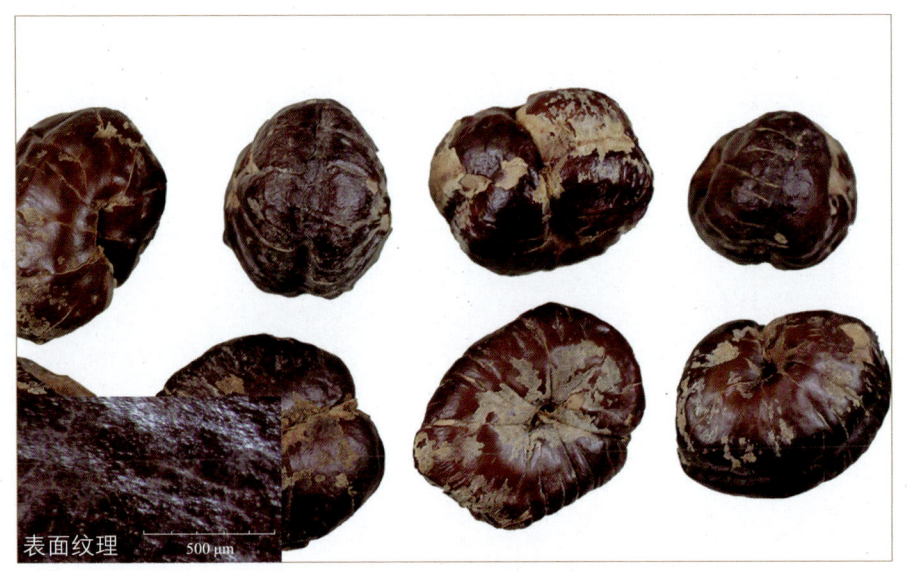

表面纹理　500 μm

■ 苦檀子大样图

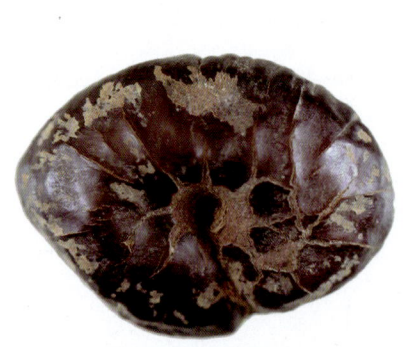
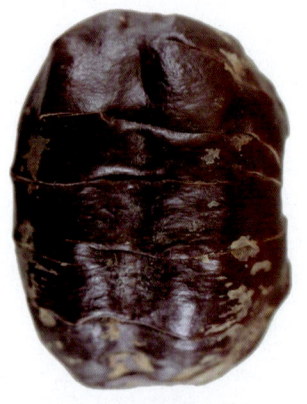
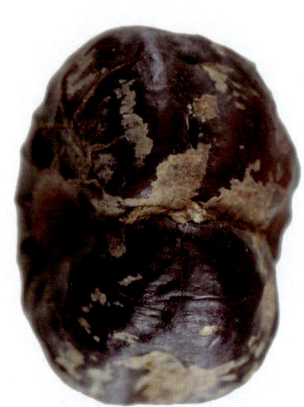

A. 正面（示果实中间种子）　　　B. 侧面　　　C. 腹（脐）面

■ 苦檀子基本面特征图 1

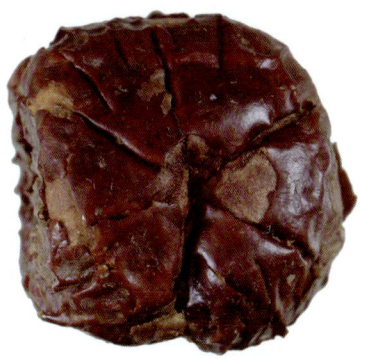 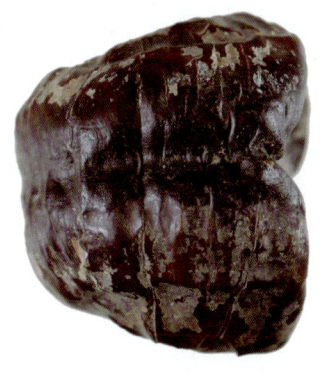 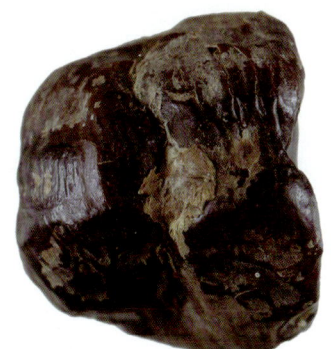

A. 正面（示果实两端种子） B. 侧面 C. 腹（脐）面

■ 苦檀子·基本面特征图 2

**剖面特征** 纵剖面呈卵圆肾形，种皮薄；弯生胚，黄白色，子叶 2，肥厚，角质样，易纵向裂开，表面皱缩不平，胚根短小，位于凹陷处。横剖面呈椭圆形，子叶 2，肥厚，子叶间裂隙较大，胚根圆锥形，短小，位于子叶的侧面。

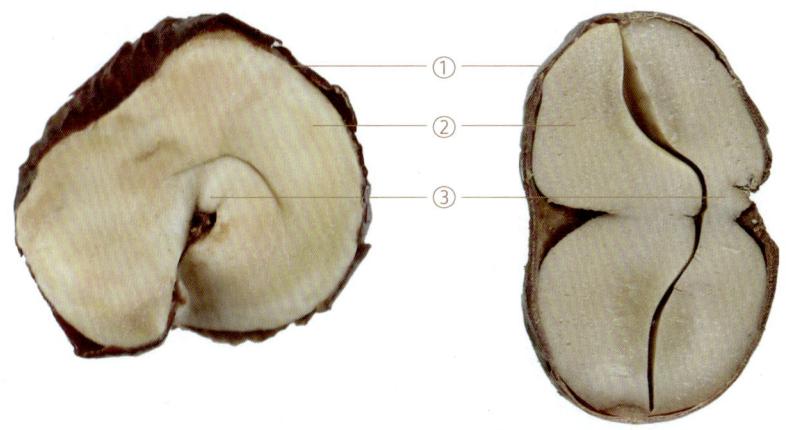
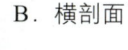

A. 纵剖面 B. 横剖面

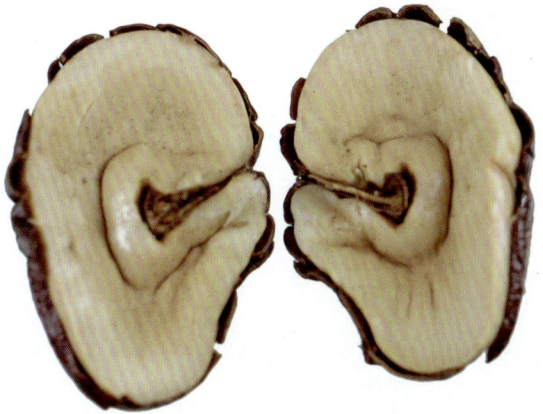

C. 苦檀子子叶

①种皮；②子叶；③胚根

■ 苦檀子剖面特征图

**横切面特征** 种皮表皮细胞为 1 列栅状细胞，胞腔内含黄棕色物，短柱形或长条形，长约 220 μm，外被红棕色的角质层。中种皮细胞（支持细胞）不典型，1 列，不易分辨。内种皮（营养层）由 10 余列切向延长的薄壁细胞组成，内侧细胞呈颓废状；种脐处散有多数管状细胞，常呈环状排列。子叶细胞为类圆形薄壁细胞，最外层细胞略径向延长，胞腔内充满淀粉粒，有时可见草酸钙棱晶或方晶；具圆形或椭圆形分泌腔，直径可达 395 μm。

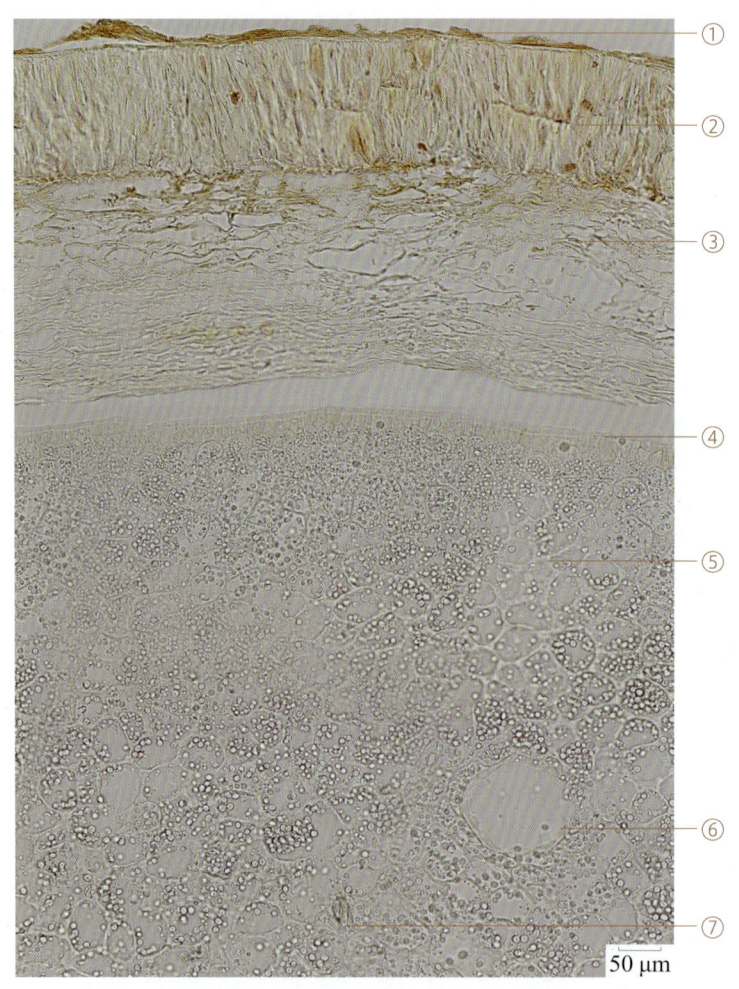

①角质层；②栅状细胞；③营养层；④胚乳细胞；⑤子叶细胞；⑥分泌腔；⑦草酸钙结晶

■ **苦楝子横切面特征图**

**粉末特征** 粉末黄棕色。

种皮栅状细胞断面观 1 列，呈长条形或短柱状，长 35～220 μm；表面观呈类多角形，壁厚，垂周壁连珠状增厚，有的胞腔内含黄棕色物。淀粉粒众多，单粒圆形、卵圆形、三角状卵形或不规则形，直径 5～12 μm，脐点点状、裂缝状或人字状，层纹不明显；复粒多由 2～5 分粒组成。子叶细胞圆多角形，胞腔内充满淀粉粒，并含草酸钙棱晶或方晶。导管直径 5～15 μm。

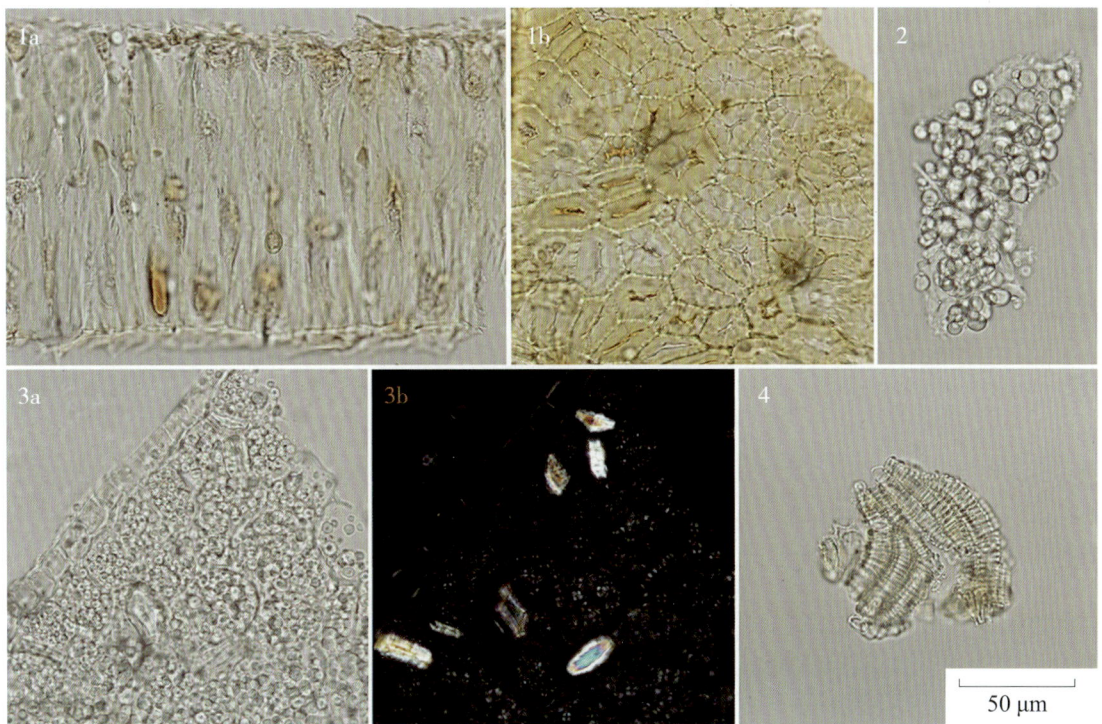

1. 种皮栅状细胞（1a. 断面观，1b. 表面观）；2. 淀粉粒；
3. 草酸钙结晶（3a. 可见光下，3b. 偏光镜下）；4. 导管

■ **苦檀子粉末特征图**

（内蒙古自治区药品检验研究院：红　霞　王　栋　高　寒　周雪梅　高　磊）

**参考文献**

［1］ 内蒙古自治区卫生厅.内蒙古中药材标准：一九八八年版［S］.呼和浩特：内蒙古自治区
卫生厅,1988:67.

# 刀豆 Daodou

## 54

**品种收载** 《中国药典》2020 年版[1]。

**来源** 豆科植物刀豆 *Canavalia gladiata*（Jacq.）DC. 的干燥成熟种子。

**性状** 呈扁卵形或扁肾形。正面呈扁卵形或扁肾形；侧面呈狭椭圆形，中央具一条状凸起；腹（脐）面呈扁椭圆形。长 1 ~ 2 cm，宽 2 ~ 3.5 cm，厚 0.5 ~ 1.2 cm。表面淡红色至红紫色，微皱缩，略有光泽。种脐长条形，黑色，上有白色细纹 3 条，长约 2 cm，覆有类白色膜片状的种阜残留。种孔位于种阜残留较多的种脐一端；合点不明显。种皮革质，子叶黄白色。气微，味淡，嚼之有豆腥味。

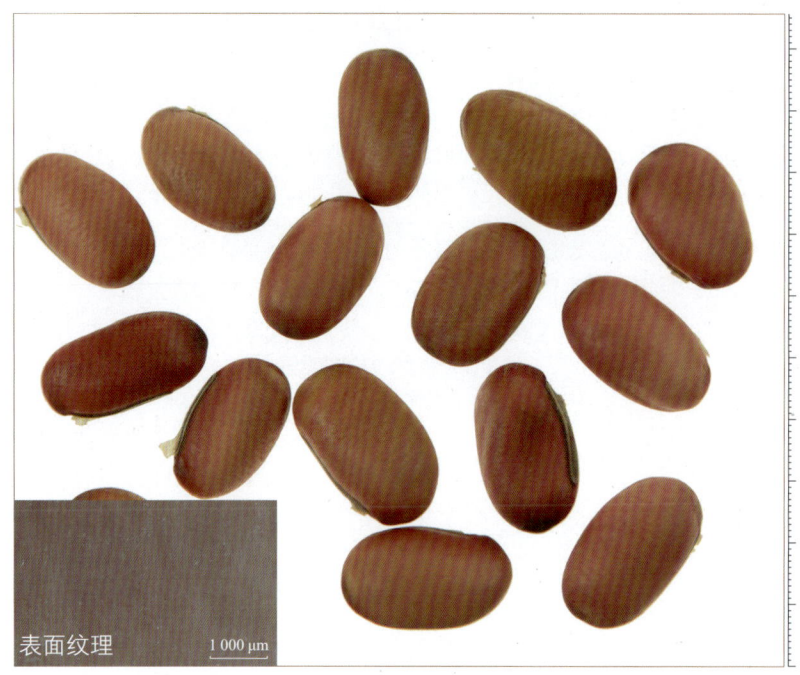

表面纹理　　1 000 μm

■ 刀豆大样图

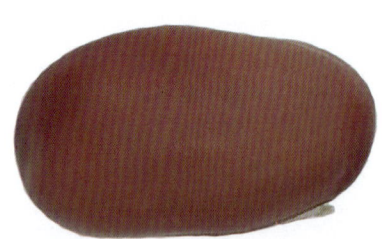

A. 正面

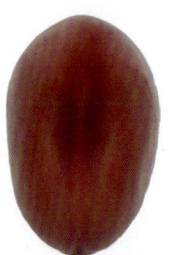

B. 侧面

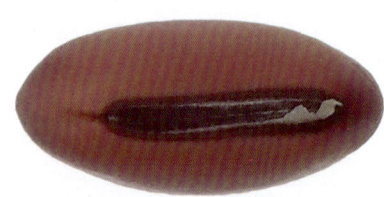

C. 腹（脐）面

■ 刀豆基本面特征图

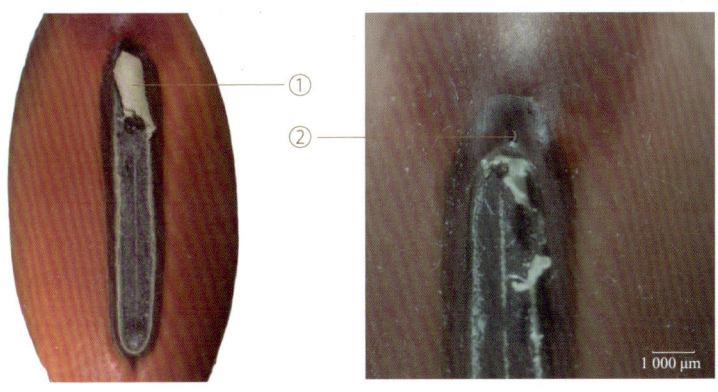

A．种脐及种阜残留　　　　　　　　B．种孔

①种阜残留；②种孔

■ **刀豆表面特征图**

**剖面特征** 纵剖面呈扁卵形或扁肾形，种皮硬，一侧可见凸起的长种脐；弯生胚，子叶几乎占胚的全部，胚根较小，位于种孔端，色较深；无胚乳。横剖面呈椭圆形，子叶中间隐约可见白色线状痕迹，一侧可见凸起的种脐。

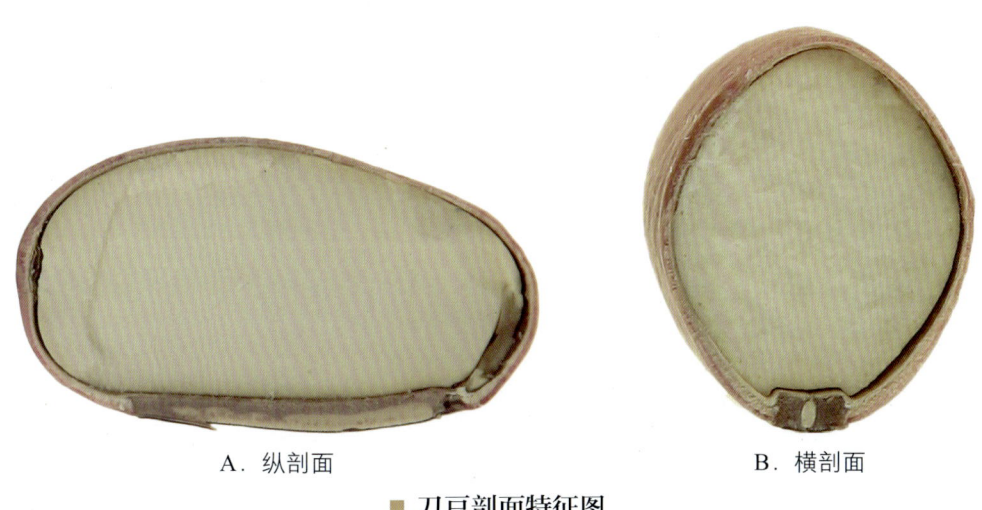

A．纵剖面　　　　　　　　　　　　B．横剖面

■ **刀豆剖面特征图**

**横切面特征** 种皮外表皮为 1 列栅状细胞，外侧具明显光辉带。中种皮细胞（支持细胞）2～6 列，呈哑铃状，细胞壁厚，长度与栅状细胞相近。内种皮（营养层）为数列薄壁细胞，内侧细胞呈颓废状。子叶细胞多边形或类圆形，壁较薄，含众多淀粉粒。

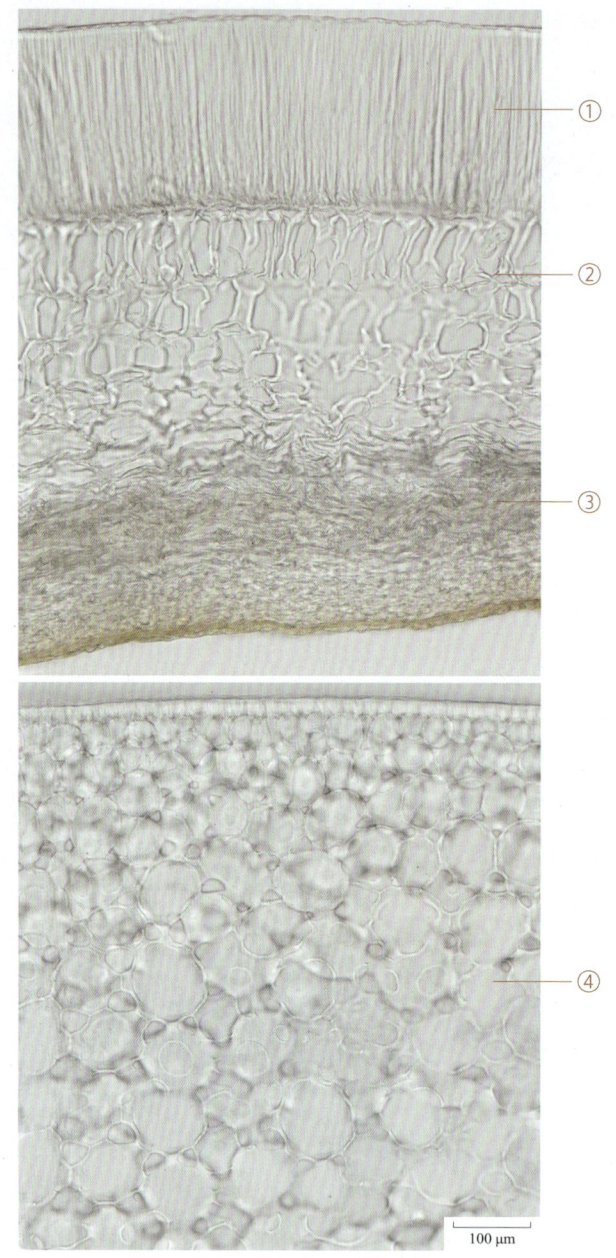

①栅状细胞；②支持细胞；③种皮薄壁细胞；④子叶细胞

■ 刀豆横切面特征图

**粉末特征** 粉末白色。

淀粉粒众多，多为单粒，直径 10 ~ 35 μm，椭圆形、圆形或不规则形，层纹明显，脐点点状、"一"字状或"人"字状。子叶细胞多见，细胞多边形或类圆形，含有众多淀粉粒。种皮栅状细胞侧面观长条形，排列紧密，具光辉带；表面观蜂窝状，细胞多角形或圆多角形，壁极厚，胞腔缝隙状。支持细胞哑铃状，无色，壁厚，胞腔明显。种皮薄壁细胞不规则或呈颓废状。螺纹导管、网纹导管偶见，直径 5 ~ 15 μm。

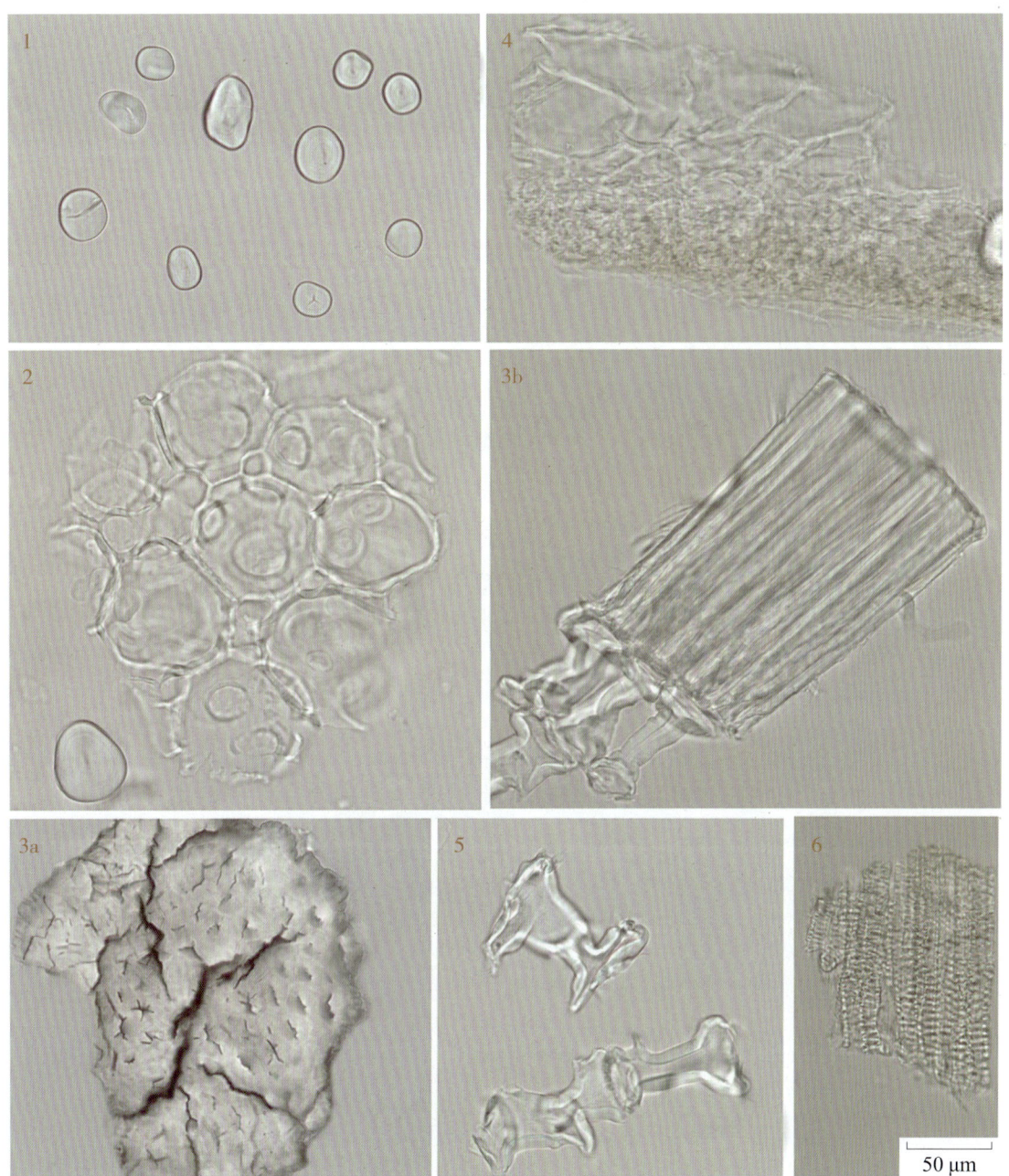

1.淀粉粒；2.子叶细胞；3.栅状细胞（3a.表面观，3b.侧面观）；
4.种皮薄壁细胞；5.支持细胞；6.导管

■ 刀豆粉末特征图

（中国食品药品检定研究院：余坤子）

参考文献

［1］　国家药典委员会.中华人民共和国药典：2020年版　一部［S］.北京：中国医药科技出版社，2020：12.

# 黑豆 Heidou

## 55

**品种收载** 《中国药典》2020 年版[1]。

**来源** 豆科植物大豆 *Glycine max*（L.）Merr. 的干燥成熟的黑色种子。

**性状** 呈椭圆形或类球形，稍扁。正面呈扁椭圆形或类圆形；侧面呈长椭圆形或椭圆形；腹（脐）面呈椭圆形。长 5～9 mm，宽 6～12 mm，厚 4～7 mm。表面黑色或灰黑色，光滑或有皱纹，具光泽。种脐位于一侧，淡黄白色，长椭圆形，种间具一淡黄棕色线条。种皮薄而脆，子叶 2，肥厚，黄绿色或淡黄色。气微，味淡，嚼之有豆腥味。

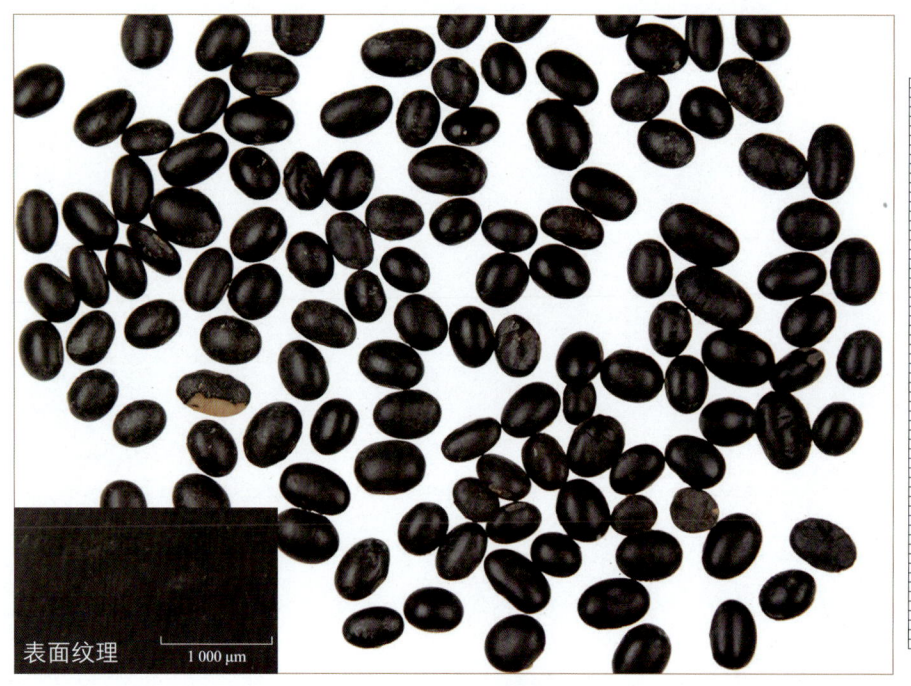

表面纹理　1 000 μm

■ 黑豆大样图

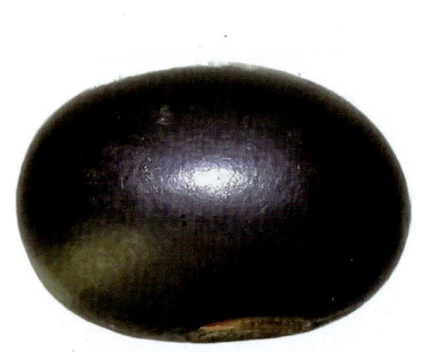

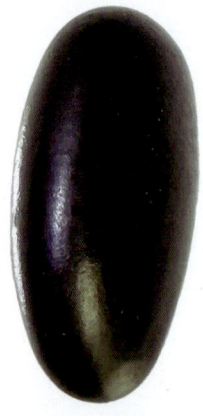

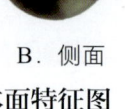

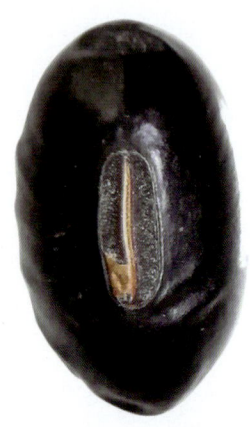

A. 正面　　　　　　　　　B. 侧面　　　　　　　　　C. 腹（脐）面

■ 黑豆基本面特征图

**剖面特征** 纵剖面呈扁椭圆形或类圆形，种皮薄，黑色，种脐部位稍厚，棕色；胚弯生，子叶几乎占胚的全部，淡黄色；胚根小，位于种脐端，色稍深，无胚乳。横剖面呈椭圆形，种脐部位稍平截，子叶中间可见浅色的缝线。

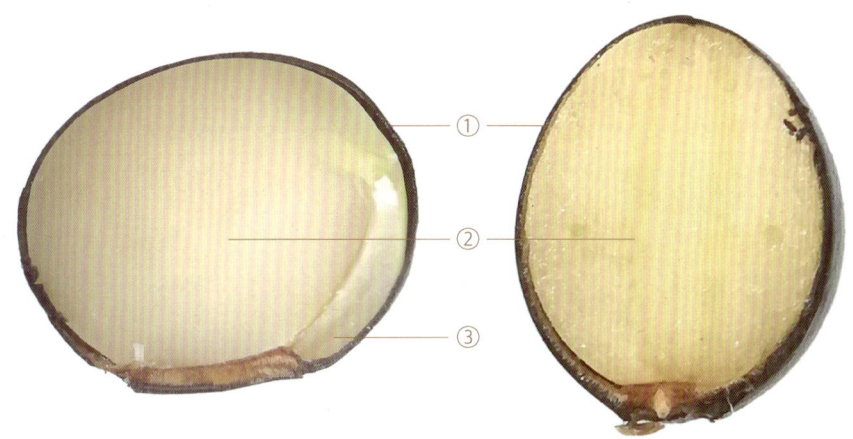

A. 纵剖面　　　　　　　　　　B. 横剖面

①种皮；②子叶；③胚根

■ 黑豆剖面特征图

**横切面特征** 种皮表皮细胞为 1 列栅状细胞，紫红色，细胞径向延长，外壁和径向壁明显加厚，外被角质层，具光辉带。中种皮细胞（支持细胞）细胞 1 列，呈哑铃状或柱状。内种皮（营养层）为 10 余列薄壁细胞，切向延长，内侧细胞常颓废。子叶细胞类圆形或卵圆形，内含糊粉粒、脂肪油滴和草酸钙结晶。

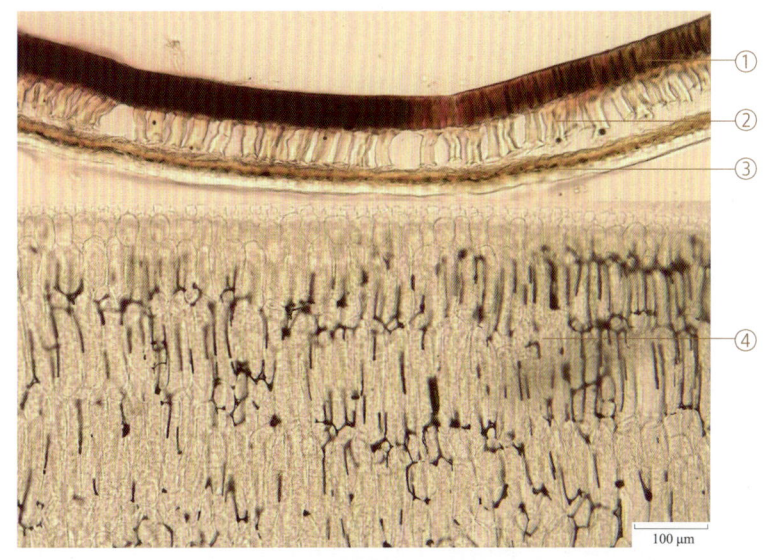

①表皮栅状细胞；②支持细胞；③营养层；④子叶细胞

■ 黑豆横切面特征图

**粉末特征** 粉末黄绿色。

种皮栅状细胞紫红色，侧面观细胞 1 列，长 50 ～ 80 μm，壁厚，具光辉带；表面观多角形或长多角形，直径约至 18 μm。支持细胞 1 列，侧面观哑铃状或骨状，长 26 ～ 185 μm；表面观类圆形或扁圆形，直径 10 ～ 28 μm，可见两个同心圆圈。子叶细胞含糊粉粒和脂肪油滴。草酸钙结晶存在于子叶细胞中，呈柱状、双锥形或方形，长 3 ～ 33 μm，直径 3 ～ 10 μm。

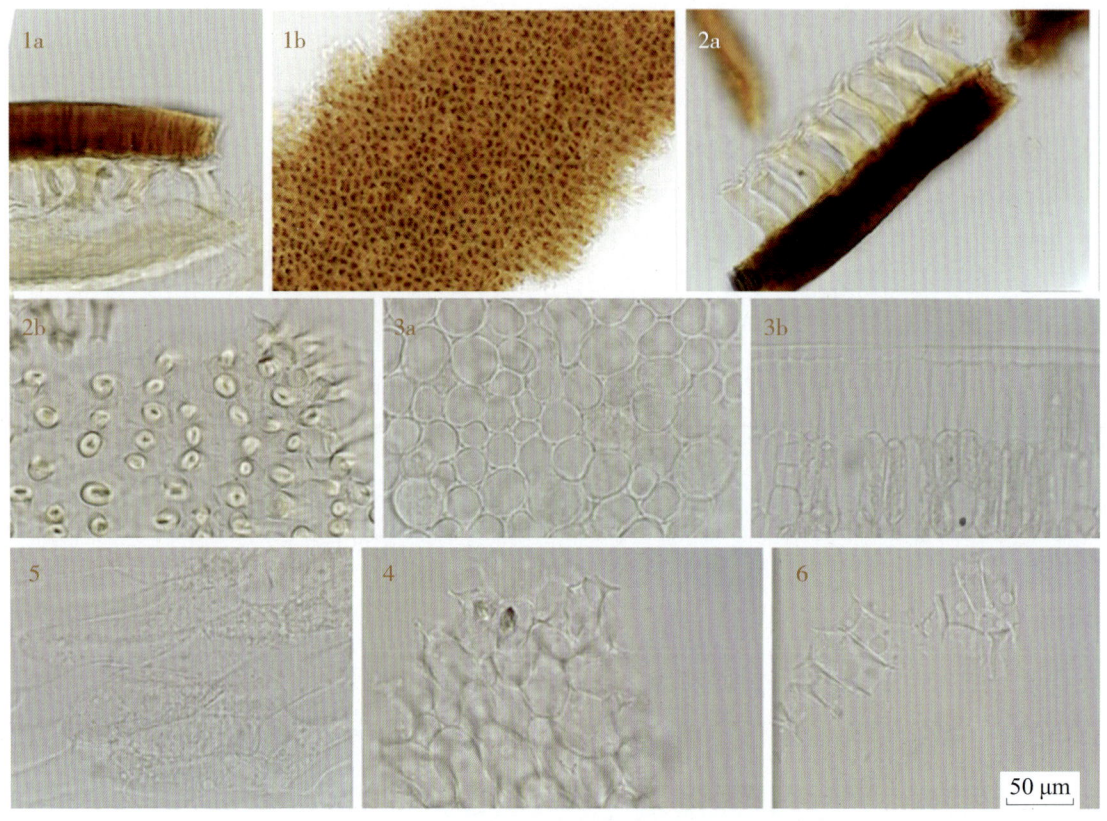

1. 种皮栅状细胞（1a.侧面观，1b.表面观）；2. 种皮支持细胞（2a.侧面观，2b.表面观）；
3. 子叶细胞（3a.表面观，3b.侧面观）；4. 草酸钙结晶；5. 糊粉粒；6. 油滴

■ 黑豆粉末特征图

**附注** 研究表明不同产地的黑豆性状略有区别[2]：东北产的黑豆略呈类圆形，浙江产和湖南产的黑豆呈肾形或椭圆形；浙江产的黑豆较大，湖南产的黑豆较小，东北产的黑豆大小介于浙江产的和湖南产的黑豆之间。

（河南省食品药品检验所：茹庆国　张红伟　王晓燕）

**参考文献**

［1］ 国家药典委员会.中华人民共和国药典：2020 年版　一部［S］.北京：中国医药科技出版社，2020：359.

［2］ 洪迪清,高晨曦,王世清.黑豆的鉴定研究［J］.中国药业,2007,16(4)：55-56.

# 野大豆 Yedadou

56

**品种收载** 《浙江省中药炮制规范》1986 年版[1]。

**来源** 豆科植物野大豆 *Glycine soja* Sieb.et Zucc. 的干燥成熟种子。

**性状** 呈椭圆形，略扁。正面呈扁椭圆形；侧面呈矩圆形，一端稍尖；腹（脐）面呈长椭圆形。长 2 ～ 5 mm，宽 1 ～ 3 mm，厚 1 ～ 2 mm。表面黑色，有黄褐色斑纹，可见类圆形点状凸起。种脐位于一侧边缘，呈长圆形；种脐上方有一个细小的种孔，中间一条黄白色脐沟，周围具一圈黑色的脐晕环；靠近种孔的种脐一侧有一膜质附属物。质坚硬，气微，味淡，嚼之有豆腥味。

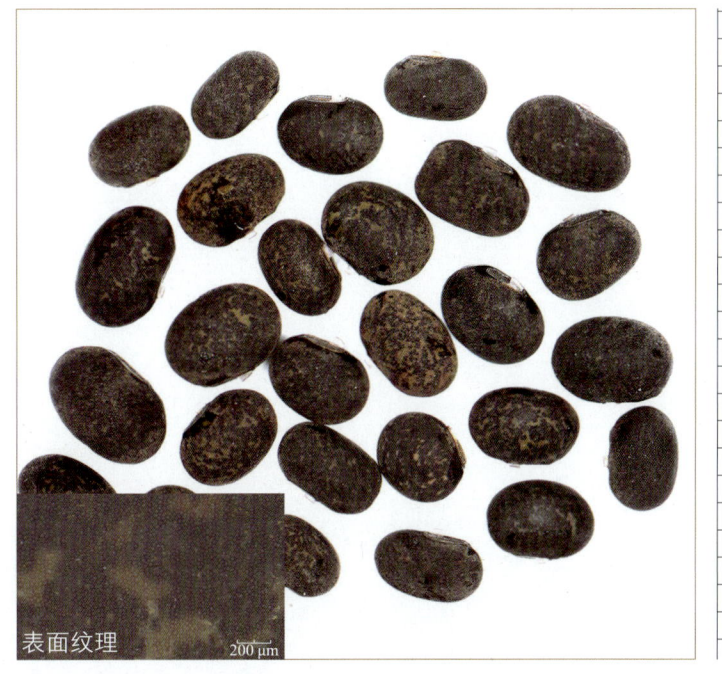

■ 野大豆大样图（采集地：湖北省黄冈市红安县，采集时间：2019 年）

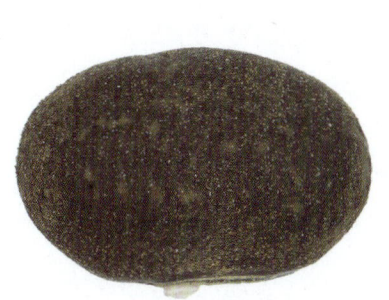

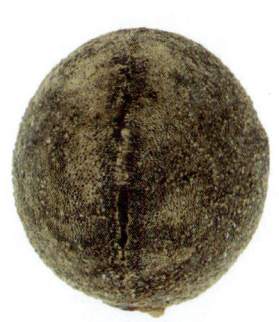

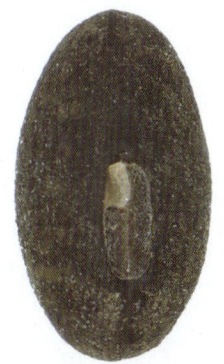

A．正面　　　　　　　B．侧面　　　　　　　C．腹（脐）面

■ 野大豆基本面特征图

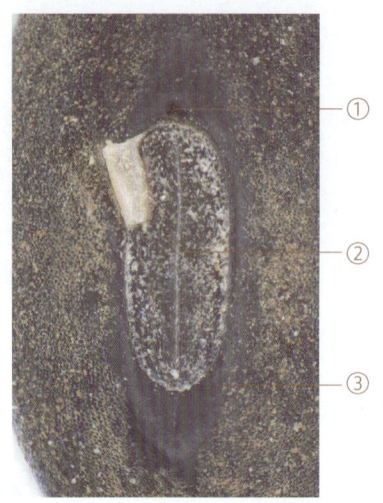

①种孔；②脐沟；③脐晕环

■ **野大豆种脐特征图**

**剖面特征** 纵剖面呈扁椭圆形，种皮黑色，紧贴种仁，种脐处种皮内侧颜色稍浅；胚弯生型，子叶2，黄色。横剖面呈椭圆形，种脐处种皮内侧可见颜色稍浅的横向线条。

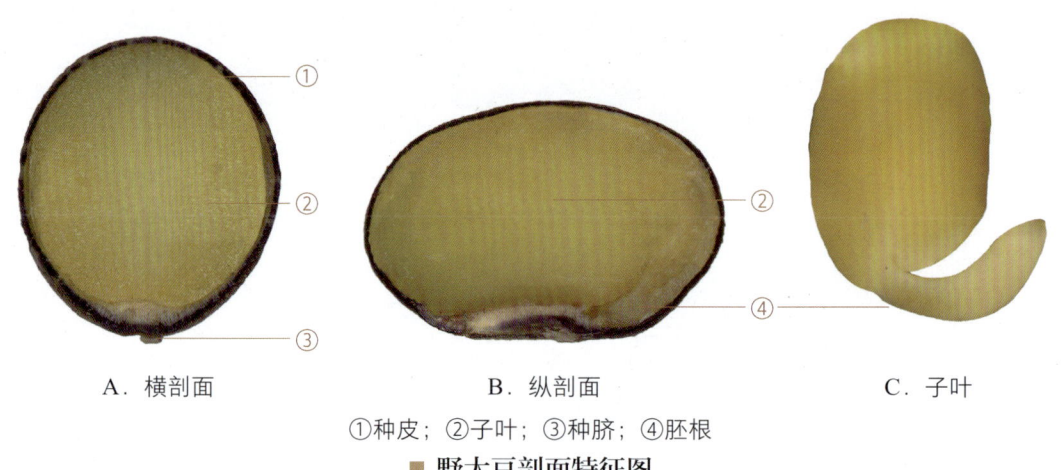

A．横剖面　　　　　　　B．纵剖面　　　　　　　C．子叶

①种皮；②子叶；③种脐；④胚根

■ **野大豆剖面特征图**

**横切面特征** 表皮为1列栅状细胞，种脐处2列，排列紧密，角质层乳突状，黄褐色，种脐管胞岛椭圆形，壁网状增厚；其两侧为星状组织，细胞间隙较大。中种皮细胞（支持细胞）1列，呈哑铃状，细胞间隙较大。内种皮（营养层）海绵组织大多颓废，细胞界限不明。胚乳外层为1列类方形糊粉层细胞，其内侧胚乳细胞被吸收消失，形成细小空隙，有的充满黏液。子叶细胞类方形、类圆形或长圆形，可见方形、长方形或不规则的草酸钙结晶。

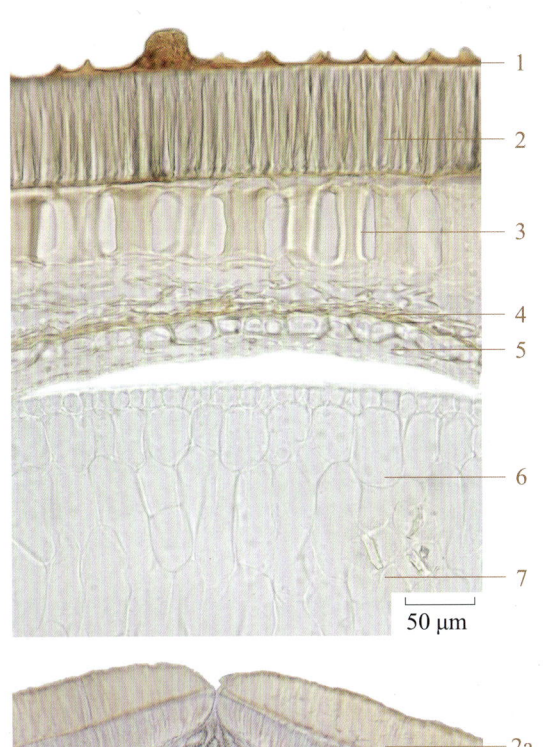

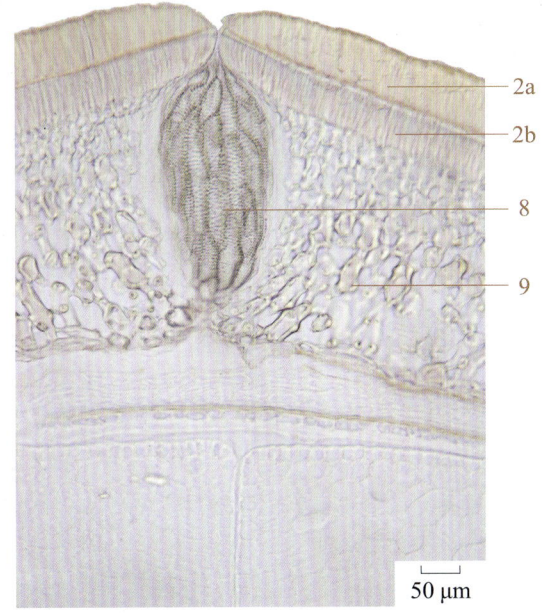

1．角质层；2．栅状细胞（2a.外栅状层，2b.内栅状层）；3．支持细胞；
4．海绵组织；5．胚乳细胞；6．子叶；7．草酸钙结晶；8．管胞岛；9．星状组织

■ 野大豆横切面特征图

**粉末特征** 粉末黄绿色（子叶），散有褐色粉末（种皮）。

栅状细胞多角形，胞腔内含有蓝褐色物质，壁厚。支持细胞类圆形。星状细胞呈不规则形，有分枝状凸起，枝端钝圆。内种皮细胞类方形，有的细胞壁呈连珠状增厚。子叶细胞类圆形、多角形或长圆形。草酸钙结晶多存在于子叶细胞中，呈柱状、方形或不规则形。

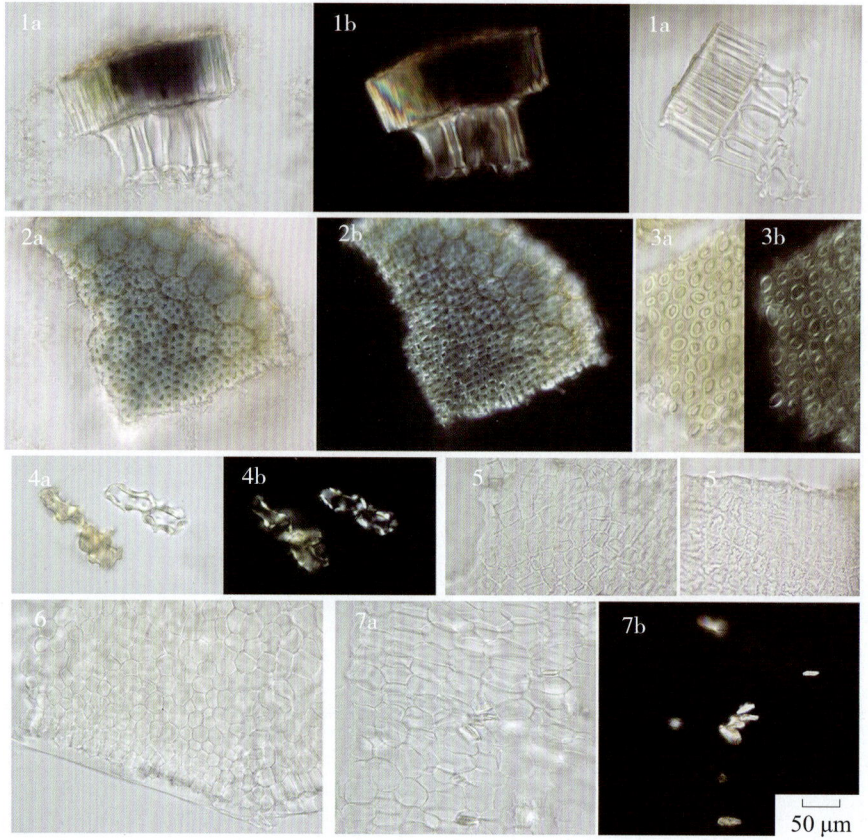

1. 栅状细胞侧面观（1a.可见光下，1b.偏光镜下）；2. 栅状细胞表面观（2a.可见光下，2b.偏光镜下）；
3. 支持细胞表面观（3a.可见光下，3b.偏光镜下）；4. 星状细胞（4a.可见光下，4b.偏光镜下）；
5. 胚乳细胞；6. 子叶细胞；7. 草酸钙结晶（7a.可见光下，7b.偏光镜下）

### ■ 野大豆粉末特征图

**附注** 野大豆收载于《浙江省中药炮制规范》1986 年版，《浙江省中药炮制规范》
2005 年版[2]改名为野料豆收载。

野大豆的性状描述参考了史传奇[3]、张义君[4-5]等的相关文献。

（苏州市药品检验检测研究中心：王亚琼　张　超　陈　卫　薛　满）

**参考文献**

[1] 浙江省卫生厅.浙江省中药炮制规范：1986 年版［S］.杭州：浙江科学技术出版社，1986：
280.

[2] 浙江省食品药品监督管理局.浙江省中药炮制规范：2005 年版［S］.杭州：浙江科学技术
出版社，2006：196.

[3] 史传奇.东北豆科植物形态学及系统学研究［D］.哈尔滨：哈尔滨师范大学，2016：53.

[4] 张义君，周琦霞.豆科种子鉴别方法的研究−Ⅳ.种子的内部结构［J］.种子，1986，（1）：
14−17.

[5] 张义君.豆科种子鉴别方法的研究−Ⅱ.种子的外部特征［J］.种子，1983，（2）：12−16.

# 白扁豆 Baibiandou

57

**品种收载** 《中国药典》2020 年版[1]。

**来源** 豆科植物扁豆 *Dolichos lablab* L. 的干燥成熟种子

**性状** 呈扁卵圆形或扁椭圆形。正面呈扁椭圆形；侧面呈长卵圆形或椭圆形；腹（脐）面呈长卵圆形。长 6～13 mm，宽 6～9 mm，厚 1.5～5 mm。表面淡黄白色或淡黄色，平滑，略有光泽，有时可见散在分布的棕黑色斑点。种脐被种阜覆盖，剥去种阜后可见凹陷的棕色种脐，种脐中间具一纵向黄棕色细线条。种阜位于种子的一侧边缘，隆起呈白色眉状，长度约占种子周长的 1/3。种孔（珠孔）黑色，圆点状，位于种子狭窄端的种阜的一端；种瘤位于种阜的另一端，为近圆形的黑色凸起；种脊紧挨着种瘤，呈黑色或棕色的长条形。质地坚硬，气微，味淡，嚼之有豆腥气。

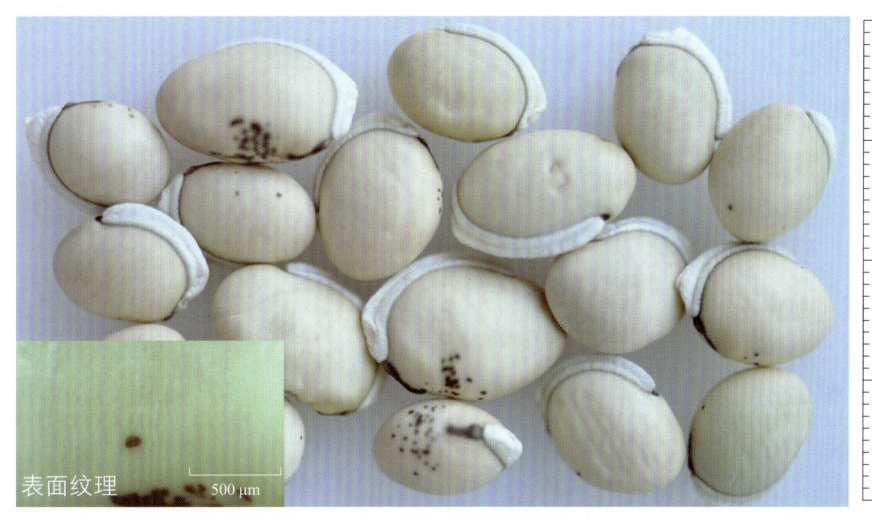
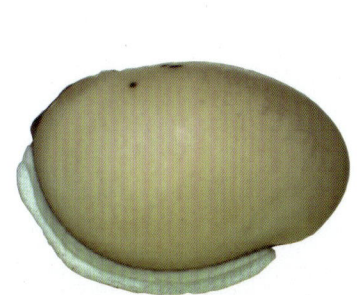

表面纹理　500 μm

■ 白扁豆大样图

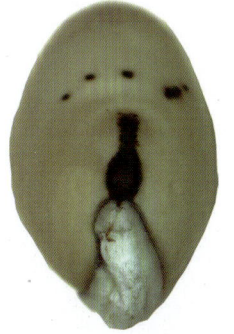
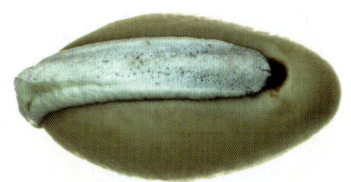

A. 正面　　　　B. 侧面　　　　C. 腹（脐）面

■ 白扁豆基本面特征图

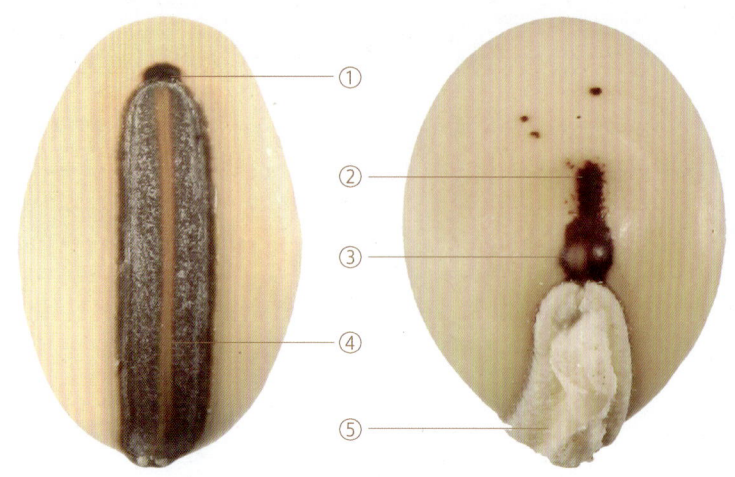

①种孔；②种脊；③种瘤；④种脐；⑤种阜

■ **白扁豆表面特征图**

**剖面特征** 纵剖面呈矩圆形或扁椭圆形，种皮薄而脆；弯生胚，子叶黄白色，充满种子的腔室，略呈角质状，胚根较粗，在胚根的另一端可见2枚幼叶（胚芽），呈叶状；种阜较厚。横剖面呈椭圆形，子叶2，中间具缝隙。

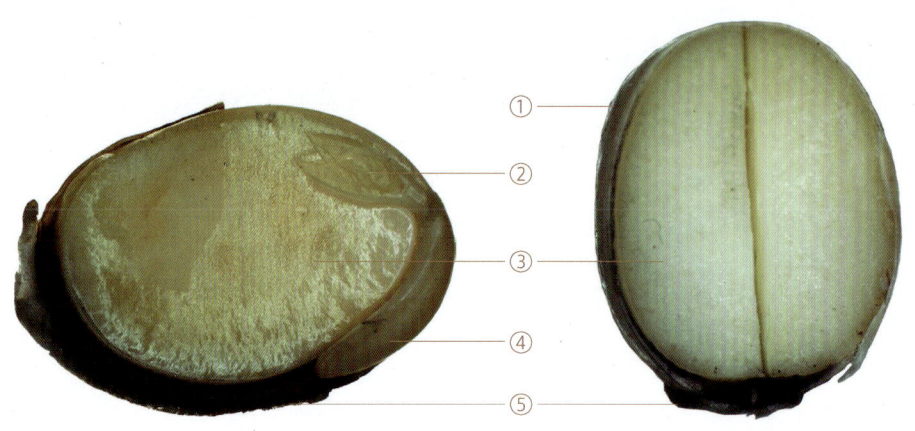

A. 纵剖面　　　　　　　　　　　　　　B. 横剖面

①种皮；②胚芽；③子叶；④胚根；⑤种阜

■ **白扁豆剖面特征图**

**横切面特征** 种皮表皮为1列栅状细胞，种脐处则为2列，排列紧密，外壁和径向壁明显加厚，外被角质层，近外缘有一光辉带。中种皮细胞（支持细胞）1列，呈哑铃状或柱状，种脐部位为3～5列。内种皮（营养层）为10余列薄壁细胞，细胞横向延长，内侧细胞常颓废。种脐部位栅状细胞的外侧有种阜，内侧有管胞岛，椭圆形，细胞壁网状增厚，其两侧为星状组织，细胞星芒状，有大型的细胞间隙，有的胞腔含棕色物。

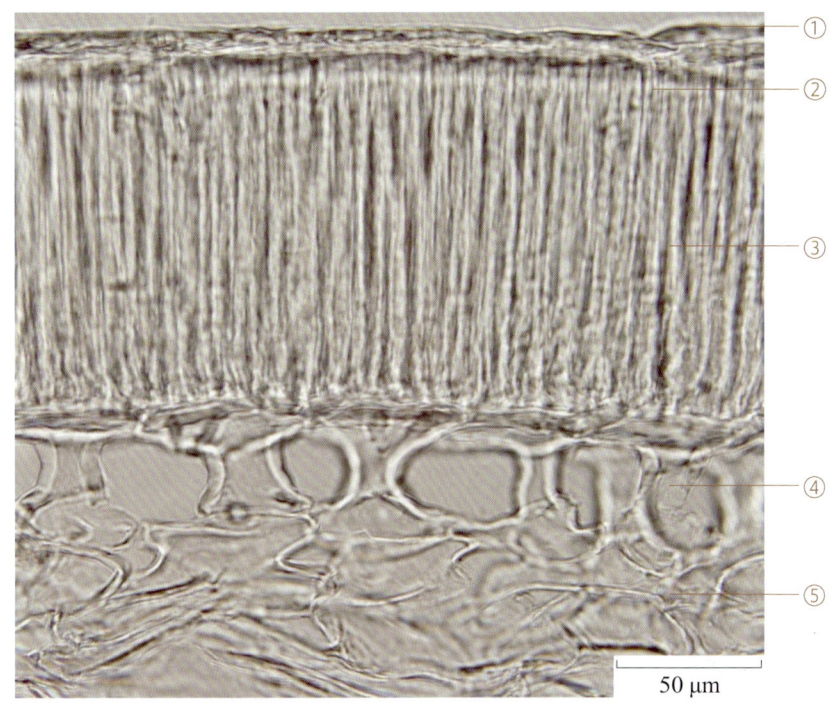

①角质层；②光辉带；③栅状细胞；④支持细胞；⑤营养层细胞

■ **白扁豆横切面特征图**

**粉末特征** 粉末黄白色。

淀粉粒甚多，多为单粒，类圆形、广卵形、肾形或不规则形，脐点少数明显，点状、十字状、裂缝状；复粒偶见，由2分粒组成。栅状细胞成片，无色，横断面观细胞1列，较细长，侧壁上部增厚，中、下部稍厚，光辉带位于细胞近外缘；顶面观呈类多角形，壁极厚，孔沟细密，胞腔细窄；底面观呈类圆形，壁较厚，胞腔大。支持细胞1列，表面观呈长圆形；侧面观呈哑铃状，外壁和内壁薄，侧壁中部厚。星状细胞呈不规则多角形，有多数短分枝状突起，胞腔内含黄棕色物，有大形细胞间隙。种阜细胞成片或单个散在，呈长圆形、类圆形或不规则形，壁稍厚，胞腔内充满细小淀粉粒[2]。

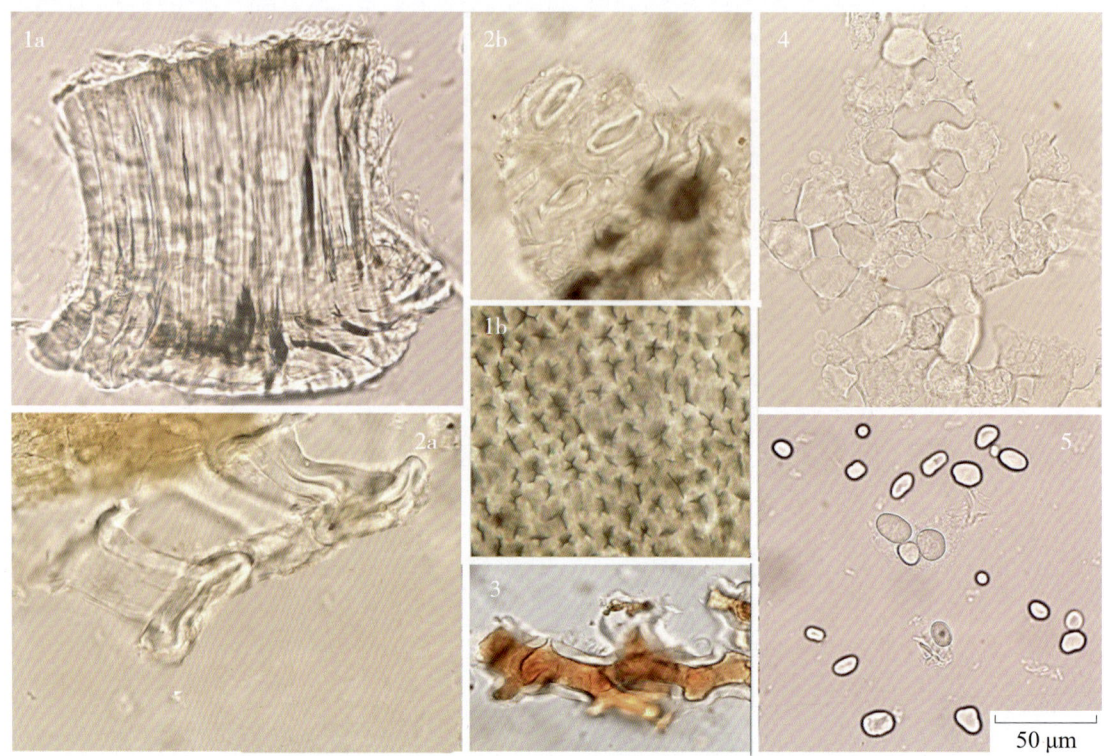

1. 种皮栅状细胞（1a.侧面观，1b.表面观）；2. 种皮支持细胞（2a.侧面观，2b.底面观）；
3. 星状细胞；4. 种阜细胞；5. 淀粉粒

**■ 白扁豆粉末特征图**

附注 "进口扁豆"系白扁豆的伪品，与正品白扁豆相似，主要区别为伪品的种子较大而扁薄，长 10 ～ 15 mm，宽 7 ～ 10 mm，厚 4 ～ 5 mm，与正品白扁豆有较明显的区别。

（甘肃省药品检验研究院：张明童　郭晓霞　李冬华　马　潇）

参考文献

［1］ 国家药典委员会.中华人民共和国药典:2020 年版　一部［S］.北京:中国医药科技出版社,2020:112.

［2］ 徐国钧.中药材粉末显微鉴定［M］.北京:人民卫生出版社,1986:518.

# 赤小豆（赤豆）Chixiaodou（Chidou）

58

**品种收载** 《中国药典》2020年版[1]。

**来源** 豆科植物赤豆 *Vigna angularis* Ohwi et Ohashi 的干燥成熟种子。

**性状** 呈短圆柱形，两端较平截或钝圆。正面呈横向宽椭圆形，两端较平截或钝圆；侧面呈卵圆形；腹（脐）面呈横向椭圆形。长 4～6 mm，宽 5～8 mm，厚 4～6 mm。表面暗棕红色，光滑有光泽。种脐长条形，有时被白色突起的种阜覆盖，长约占种子宽度的一半，类白色，中间凹陷成纵沟；种脐的另一侧有 1 条不明显的棱脊。种孔位于种脐的一端，稍凹陷；合点位于另一端，紧挨着侧边，颜色较种皮稍浅，呈瘤状凸起。质硬，不易破碎，子叶 2，乳白色。气微，味微甘。

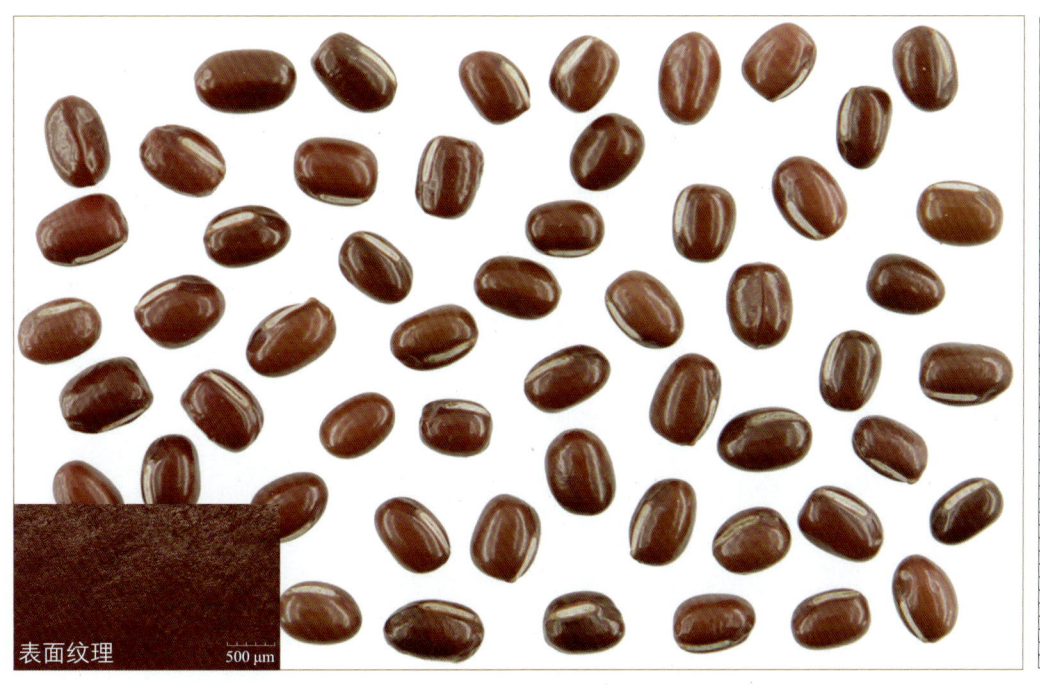

表面纹理　500 μm

■ 赤小豆（赤豆）大样图

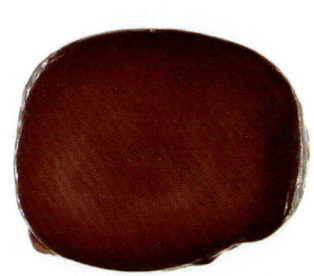

A. 正面

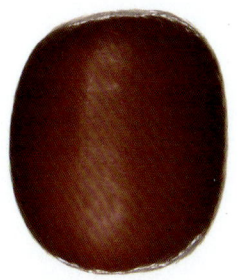

B. 侧面

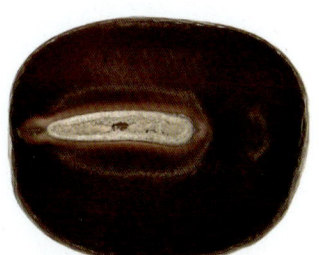

C. 腹（脐）面

■ 赤小豆（赤豆）基本面特征图

**剖面特征** 纵剖面呈横向椭圆形，种皮暗红棕色，较薄；胚弯曲型，折刀状，子叶2，乳白色，胚根位于子叶的一侧，白色，胚芽大，上胚轴长于胚根，幼叶2枚；无胚乳。横剖面类圆形，子叶呈近半圆形，中间具长条形空隙。

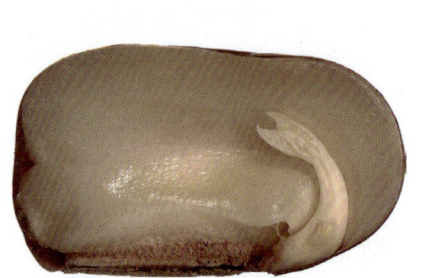 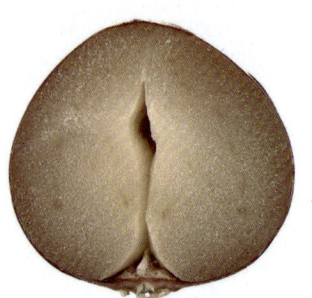

A．纵剖面　　　　　　　　　　B．横剖面

■ 赤小豆（赤豆）剖面特征图

**横切面特征** 种皮表皮为1列栅状细胞，种脐处2列，细胞内含淡红棕色物，光辉带明显；种脐部位种皮表皮栅状细胞的外侧有种阜细胞残留，内侧有管胞岛，细胞椭圆形，壁网状增厚，其两侧为含棕色物的星状组织，细胞呈星芒状，有大型细胞间隙。中种皮细胞（支持细胞）1列，呈哑铃状。内种皮（营养层）为数十列薄壁细胞，内侧细胞呈颓废状。子叶细胞含众多淀粉粒，并含有细小草酸钙方晶。

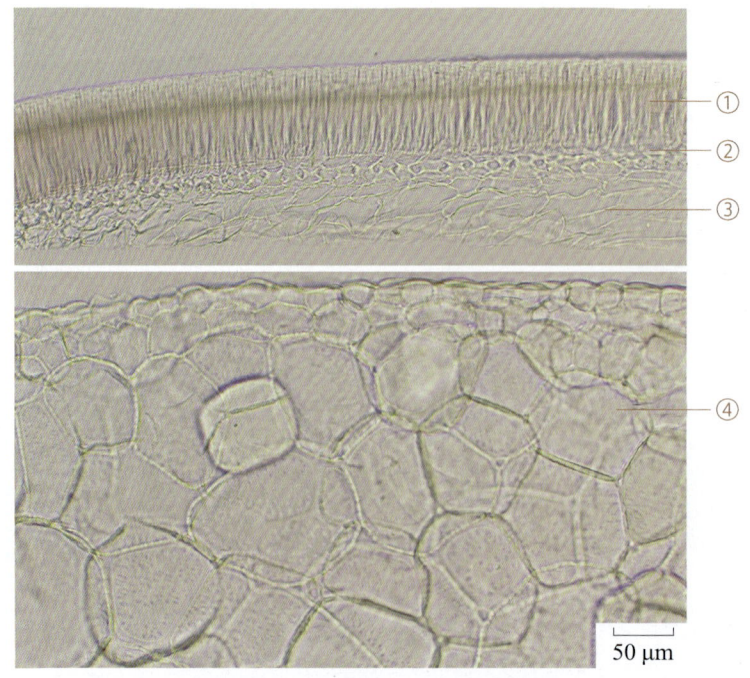

①种皮表皮栅状细胞；②支持细胞；③营养层细胞；④子叶细胞

■ 赤小豆（赤豆）横切面特征图

**粉末特征** 粉末淡灰色。

种皮栅状细胞侧面观有纵条纹，光辉带明显，位于上 1/3 处；表面观多角形，胞腔极小，孔沟细密；底面观呈圆多角形。支持细胞侧面观哑铃状，长不到栅状细胞侧面观的 1/3。星状细胞多连接在一起，含棕色物质。淀粉粒较多，单粒或复粒，直径约 68 μm。草酸钙方晶散在。

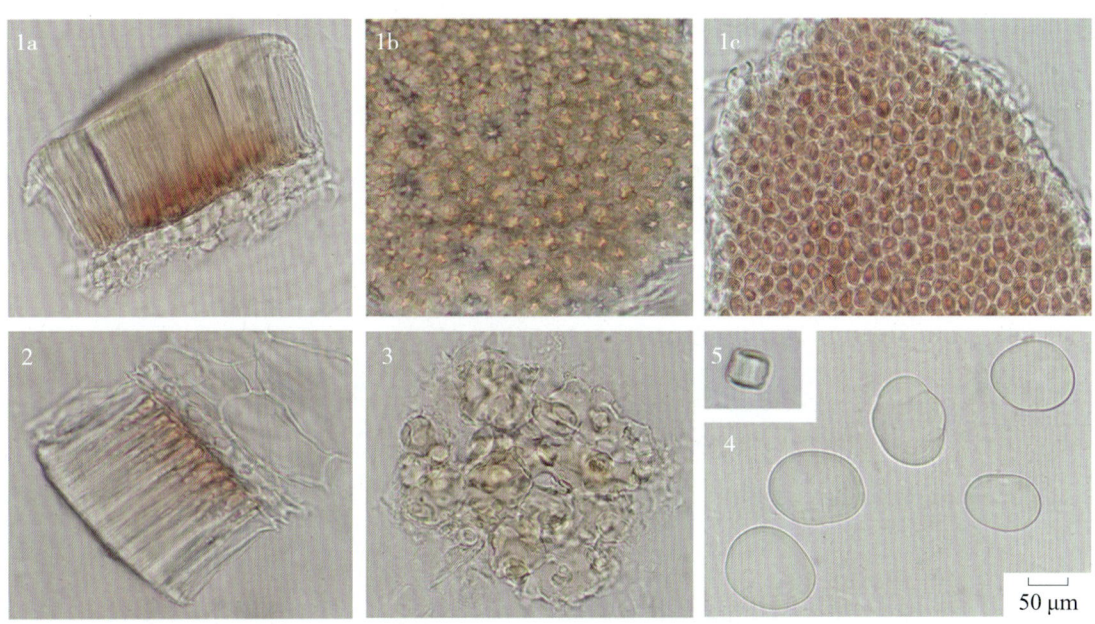

1. 种皮栅状细胞（1a. 侧面观，1b. 表面观，1c. 底面观）；2. 支持细胞侧面观；
3. 星状细胞；4. 淀粉粒；5. 草酸钙方晶
■ **赤小豆（赤豆）粉末特征图**

（山东省食品药品检验研究院：穆向荣　徐兴燕）

参考文献

[1] 国家药典委员会.中华人民共和国药典：2020 年版　一部［S］.北京：中国医药科技出版社，2020：165.

## 赤小豆（赤小豆）Chixiaodou（Chixiaodou） 59

**品种收载** 《中国药典》2020 年版[1]。

**来源** 豆科植物赤小豆 *Vigna umbellata* Ohwi et Ohashi 的干燥成熟种子。

**性状** 呈长圆柱形而稍扁。正面呈类横向四边形，两端较平截；侧面呈长椭圆形；腹（脐）面呈扁椭圆形。长 3～5 mm，宽 5～8 mm，厚 2～4 mm。表面紫红色，无光泽或微有光泽。种脐线形，被白色突起的种阜覆盖，约为种子周长的 1/2，中间凹陷成纵沟；另一侧有 1 条不明显的棱脊。种孔位于种脐一端；合点位于另一端，紧挨着侧边，颜色较种皮稍浅，呈瘤状凸起。质硬，不易破碎。子叶 2，乳白色。气微，味微甘。

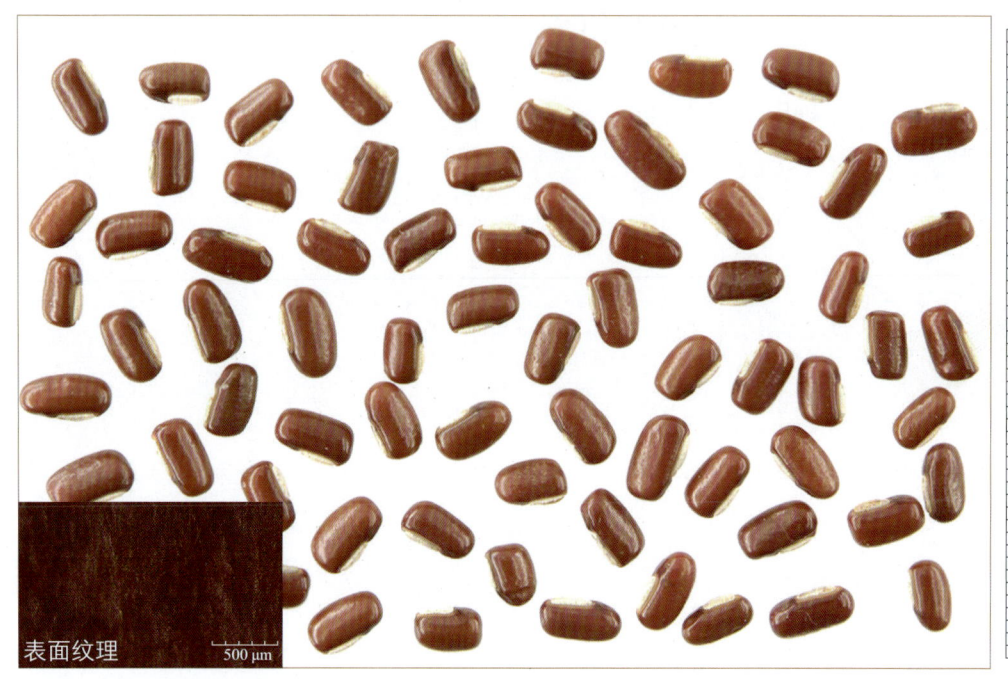

表面纹理　　500 μm

■ 赤小豆（赤小豆）大样图

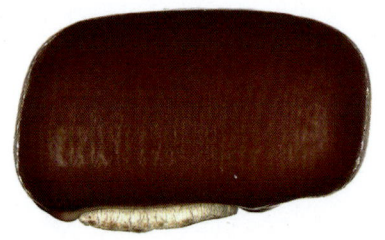
A．正面

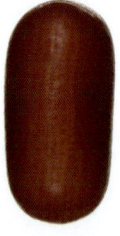
B．侧面

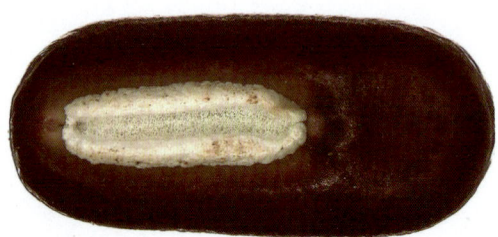
C．腹（脐）面

■ 赤小豆（赤小豆）基本面特征图

**剖面特征** 纵剖面呈横向类四边形，种皮较薄，紫红色；胚弯曲型、折刀型，子叶2，乳白色，胚根位于子叶的一侧，白色，胚芽大，上胚轴与胚根近等长，2枚幼叶；无胚乳。横剖面呈类三角状卵形，子叶近半圆形，灰白色，中间具长条形空隙。

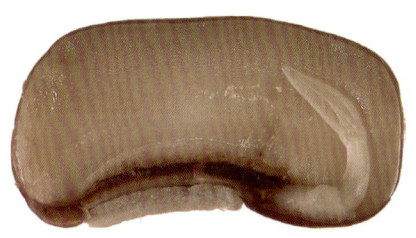 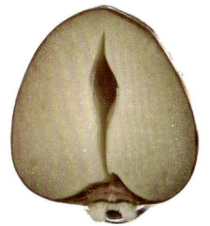

A．纵剖面　　　　　　　　　B．横剖面

■ **赤小豆（赤小豆）剖面特征图**

**横切面特征** 种皮表皮细胞为1列栅状细胞，种脐处2列，细胞内含淡红棕色物，光辉带明显，位于上1/4处；种脐部位栅状细胞的外侧有残留的种阜细胞，内侧有椭圆形的管胞岛，细胞壁网状增厚，其两侧为星状组织，细胞呈星芒状，有大型细胞间隙。中种皮细胞（支持细胞）1列，呈哑铃状。内种皮（营养层）为10余列薄壁细胞，内侧细胞呈颓废状。子叶细胞含众多淀粉粒，并含有细小草酸钙方晶和簇晶。

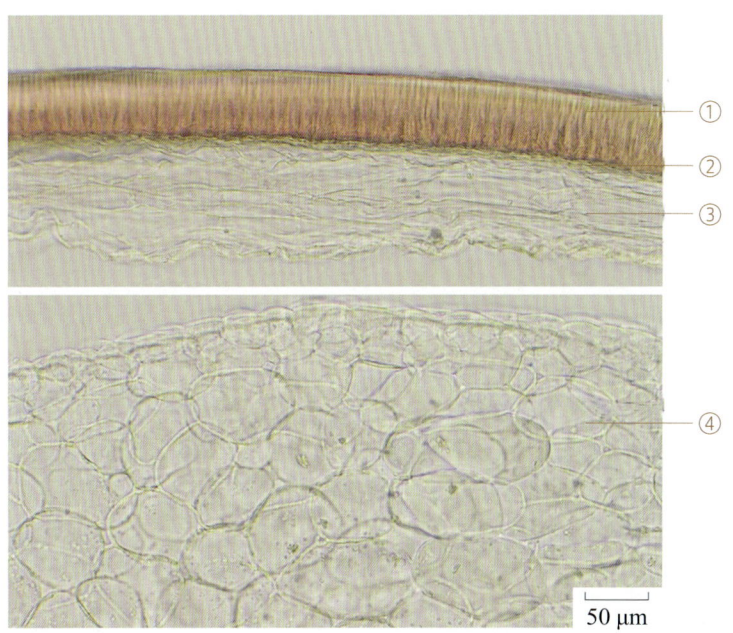

①种皮表皮栅状细胞；②支持细胞；③薄壁细胞；④子叶细胞

■ **赤小豆（赤小豆）横切面特征图**

**粉末特征** 粉末淡灰色。

　　种皮栅状细胞侧面观有纵条纹，光辉带明显；表面观多角形，胞腔极小，孔沟细密；底面观呈圆多角形。支持细胞侧面观哑铃状，长度不到栅状细胞侧面长度的 1/3。星状细胞多连接在一起，含棕色物质。淀粉粒较多，单粒或复粒，直径约 68 μm。草酸钙方晶和簇晶散在，较多。

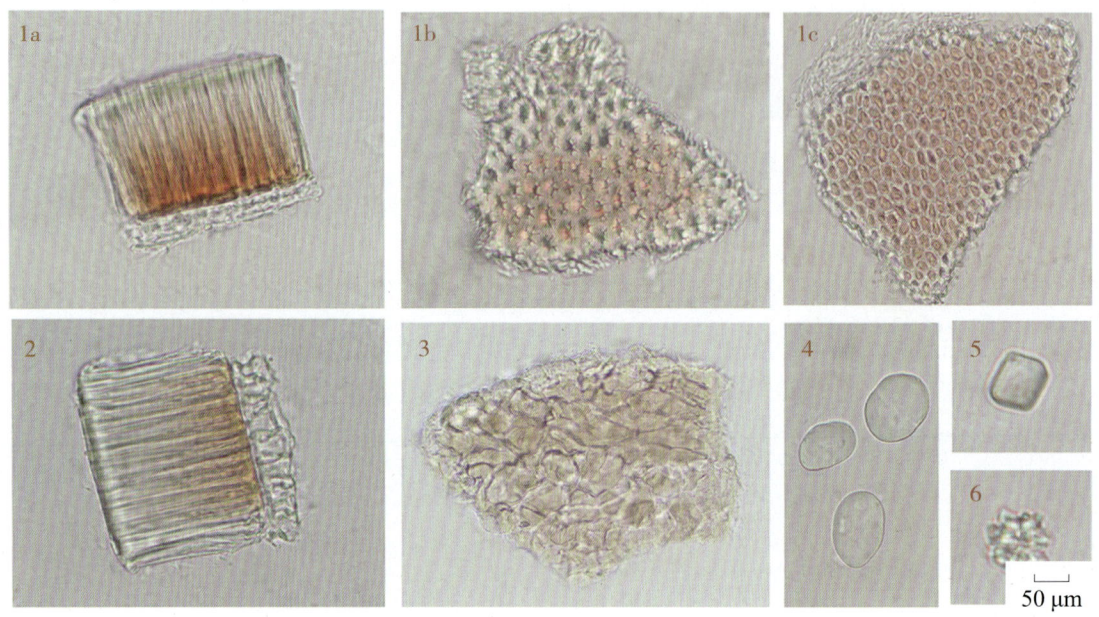

1. 种皮栅状细胞（1a. 侧面观，1b. 表面观，1c. 底面观）；2. 支持细胞；
3. 星状细胞；4. 淀粉粒；5. 草酸钙方晶；6. 草酸钙簇晶

■ **赤小豆（赤小豆）粉末特征图**

（山东省食品药品检验研究院：徐兴燕　穆向荣）

**参考文献**

[1]　国家药典委员会.中华人民共和国药典：2020 年版　一部［S］.北京：中国医药科技出版社，2020：165.

# 绿豆 Lüdou

**品种收载** 《山东省中药材标准》2012 年版[1]。

**来源** 豆科植物绿豆 *Phaseolus radiatus* L. 的干燥成熟种子。

**性状** 呈短矩圆形。正面略呈扁矩圆形；侧面呈类圆形，有时可见 1 条纵向突起的棱；腹（脐）面略呈矩圆形。长 1 ~ 2.5 mm，宽 2 ~ 6 mm，厚 1 ~ 2.5 mm。表面光滑，黄绿色或暗绿色，有光泽，部分有横向皱纹。种脐白色条形，纵向线型，长度约为种子宽度的 1/3，稍突起，外有一圈黄棕色线状突起的环；种孔呈圆形凸起，位于种脐的一端；种脊位于种脐的另一端，深绿色或深棕色，呈 2 条凸起，中间具一纵沟纹。质地坚硬，难以破碎。气微，味淡。

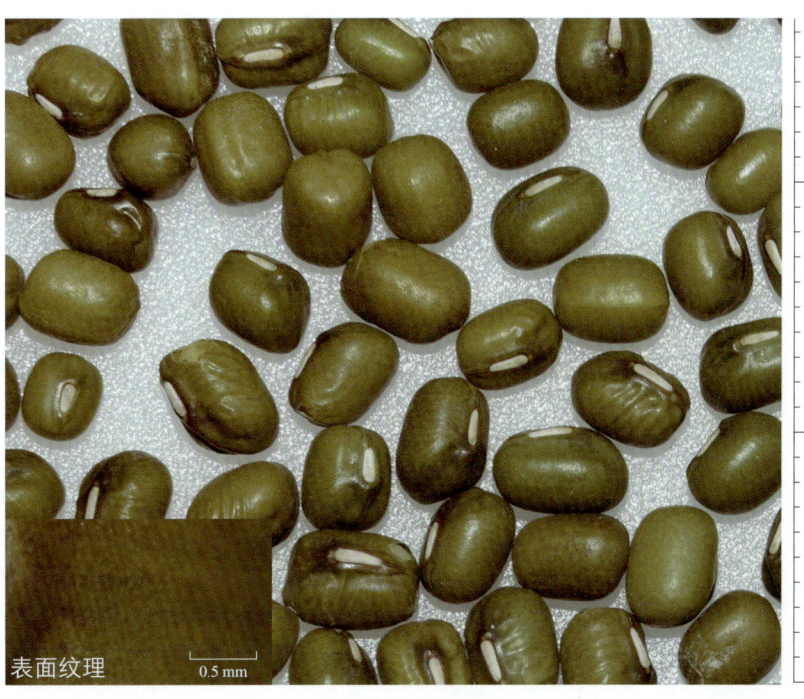

表面纹理  0.5 mm

■ 绿豆大样图

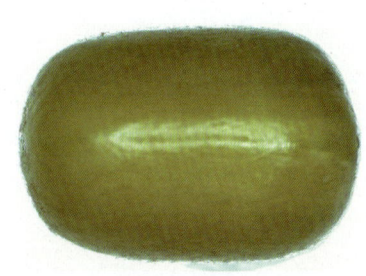

A. 正面

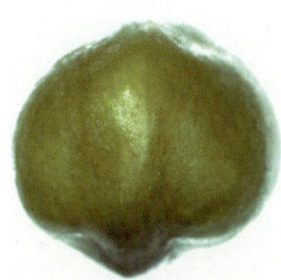

B. 侧面

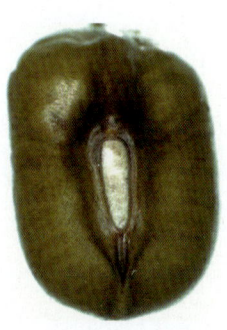

C. 腹（脐）面

■ 绿豆基本面特征图

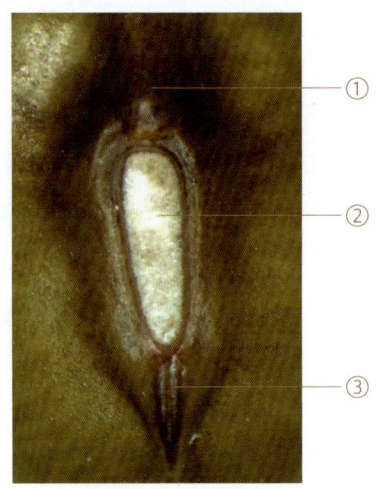

①种孔；②种脐；③种脊
■ 绿豆种脐特征图

**剖面特征** 纵剖面呈扁矩圆形或类圆形，种皮薄；胚弯生，缘倚着生，子叶2枚，肥厚，胚芽具2枚真叶，位于2枚子叶中间；胚根位于种脐端，色稍深。横剖面呈类圆形或略扁，子叶中间具空腔，胚根小，位于2枚子叶边缘；胚乳无。

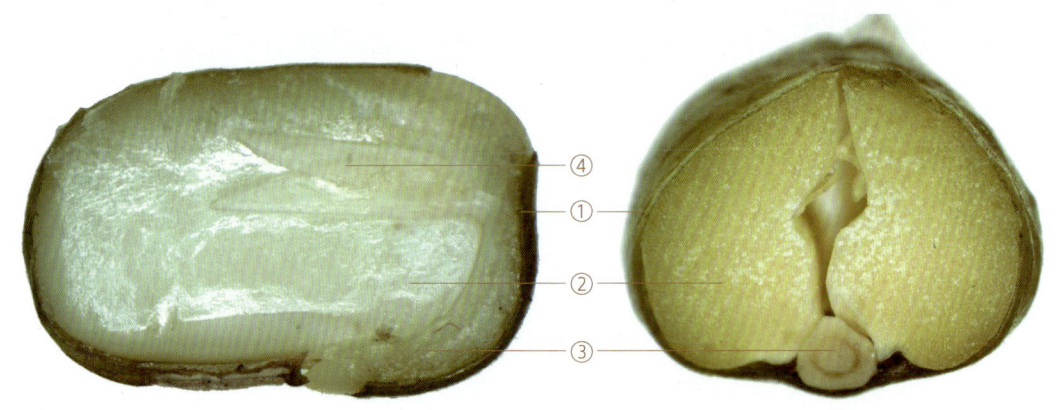

A. 纵剖面　　　　　　　　　　　　　　　　B. 横剖面

①种皮；②子叶；③胚根；④胚芽
■ 绿豆剖面特征图

**横切面特征** 种皮表皮细胞为1列栅状细胞，排列紧密，外壁和径向壁明显加厚，外被角质层，近外缘有一光辉带。中种皮细胞（支持细胞）1列，细胞骨状或柱状。内种皮（营养层）为数层薄壁细胞，横向延长，内侧细胞常颓废。子叶细胞内含众多淀粉粒。

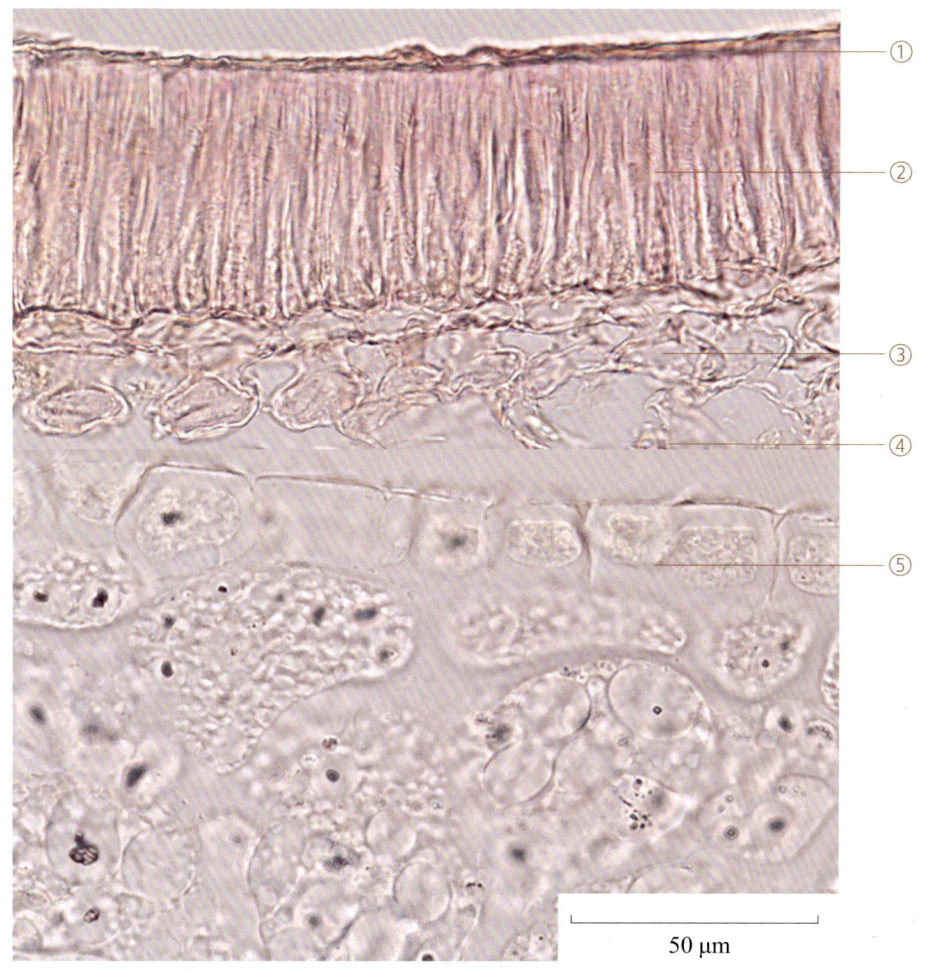

50 μm

①角质层；②栅栏细胞；③支持细胞；④内种皮细胞；⑤子叶细胞

■ 绿豆横切面特征图

**粉末特征** 粉末灰白色或浅黄白色。

淀粉粒甚多，多为单粒，肾形，长椭圆形、类圆形、类三角形或不规则形；脐点呈短缝状、星状、点状，或呈放射状开裂，有的不明显。种皮栅状细胞成片，黄色；顶面观类多角形，壁较厚，胞腔细小或不明显；侧面观细胞列（种脐处2列）呈栅栏状，狭长，胞腔条状。种皮支持（滴漏）细胞1列；表面观类多角形或长圆形；侧面观呈哑铃状。星状细胞呈不规则多角形，有多数短分枝状突起，胞腔内含黄棕色物。色素块较多，黄棕色或绿黄棕色，存在于星状细胞或薄壁细胞中。

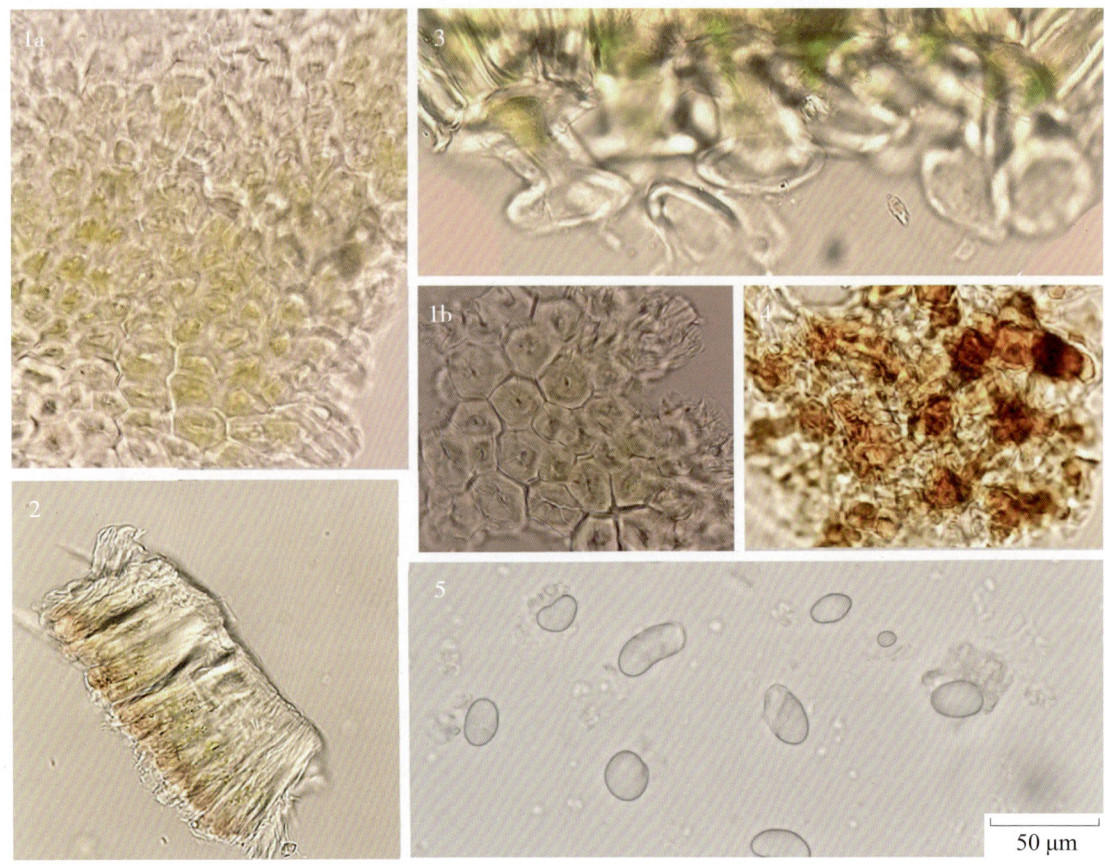

1. 种皮栅状细胞（1a. 顶面观，1b. 底面观）；2. 种皮栅状细胞（侧面观）；
3. 种皮支持细胞（侧面观）；4. 星状细胞；5. 淀粉粒

■ **绿豆粉末特征图**

**附注** 绿豆还收载于《甘肃省中药材标准》2020 年版[2]。

（甘肃省食品药品检定研究院：张明童）

**参考文献**

［1］ 山东省食品药品监督管理局.山东省中药材标准：2012 年版［S］.济南：山东科学技术出
版社，2013：292.

［2］ 甘肃省药品监督管理局.甘肃省中药材标准：2020 年版［S］.兰州：兰州大学出版社，
2021：264.

# 黑芸豆 Heiyundou

⑥1

**来源** 豆科植物菜豆 *Phaseolus vulgaris* L. 的干燥成熟种子。

**性状** 呈长椭圆形或肾形，稍扁。正面呈类肾形或横向圆四边形；侧面呈长椭圆形；腹（脐）面呈横向长椭圆形。长 4 ～ 10 mm，宽 9 ～ 16 mm，厚 3 ～ 7 mm。表面黑紫色，光滑，微有光泽。种脐白色，类圆形，偏向一端，长度约为种子周长的 1/4，中间凹陷；种瘤凸起明显，紧挨种脐，位于种孔的另一侧。种脊位于背面，不明显。质硬，不易破碎。气微，味微甘。

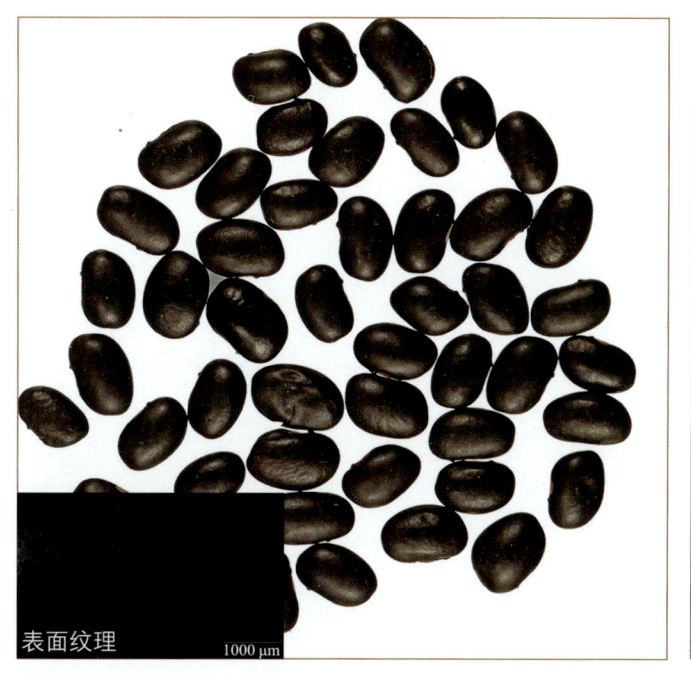

表面纹理　　1000 μm

■ 黑芸豆大样图

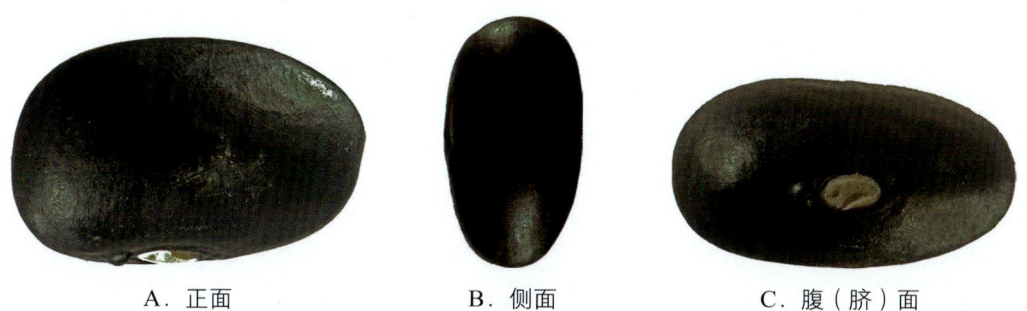

A. 正面　　　　　　B. 侧面　　　　　　C. 腹（脐）面

■ 黑芸豆基本面特征图

**剖面特征** 纵剖面呈肾形或横向圆四边形，种皮较薄，黑紫色；弯生胚，子叶 2，乳白色，占种子腔室的大部分，胚根位于种脐端，缘倚；胚芽（幼叶）明显可见，2 枚，大多呈分叉状。横剖面呈类长椭圆形，可见 2 枚乳白色肥厚子叶。

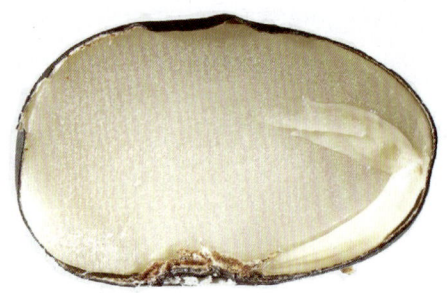
A. 纵剖面

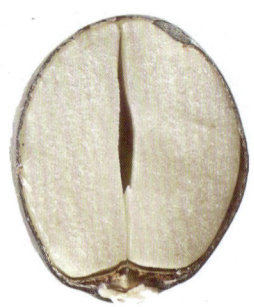
B. 横剖面

■ 黑芸豆剖面特征图

**横切面特征** 种皮表皮为 1 列栅状细胞，种脐处 2 列，细胞内含红棕色物，近外侧有 1 条光辉带。中种皮细胞（支持细胞）1 列，呈哑铃状，含细小草酸钙方晶。内种皮（营养层）薄壁细胞 10 数列，靠内侧数列细胞呈颓废状。子叶表皮细胞类方形，内侧细胞较大，呈类圆形或多角形，细胞壁波状增厚，含众多淀粉粒，淀粉粒类球形、肾形。

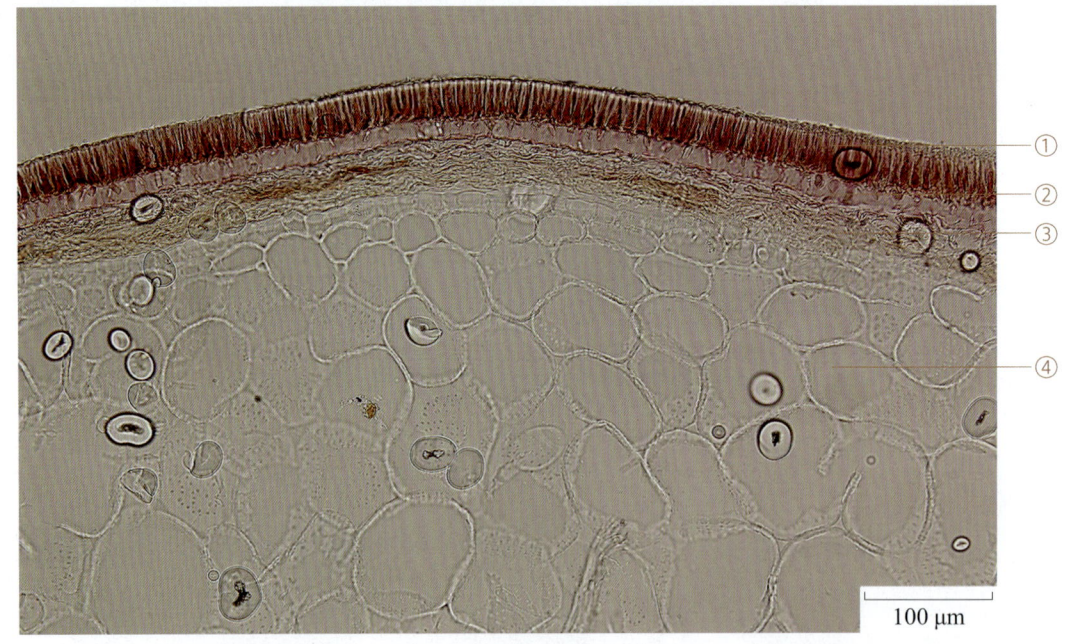
①表皮栅状细胞；②支持细胞；③营养层细胞；④子叶细胞
■ 黑芸豆横切面特征图

**粉末特征** 粉末黑紫色。

种皮栅状细胞成片，侧面观狭长，外侧壁显著增厚，有细纵沟纹，胞腔明显，内含红棕色物；表面观多角形，胞腔极小，孔沟细密；底面观圆多角形。支持细胞表面观类长圆形，可见环状增厚壁，侧面观哑铃状，约占栅状细胞侧面观的 1/3，内含方晶，偏光下呈彩色。星状细胞呈不规则多角形，有多数浅短分枝状突起，枝端较平截，壁稍厚，含棕色物质。淀粉粒极多，主要为单粒，长圆形或肾形，脐点短缝状、星状或点状，有的辐射状开裂，直径约 50 μm。导管少见，多为螺纹或环纹。色素块常见，红棕色。

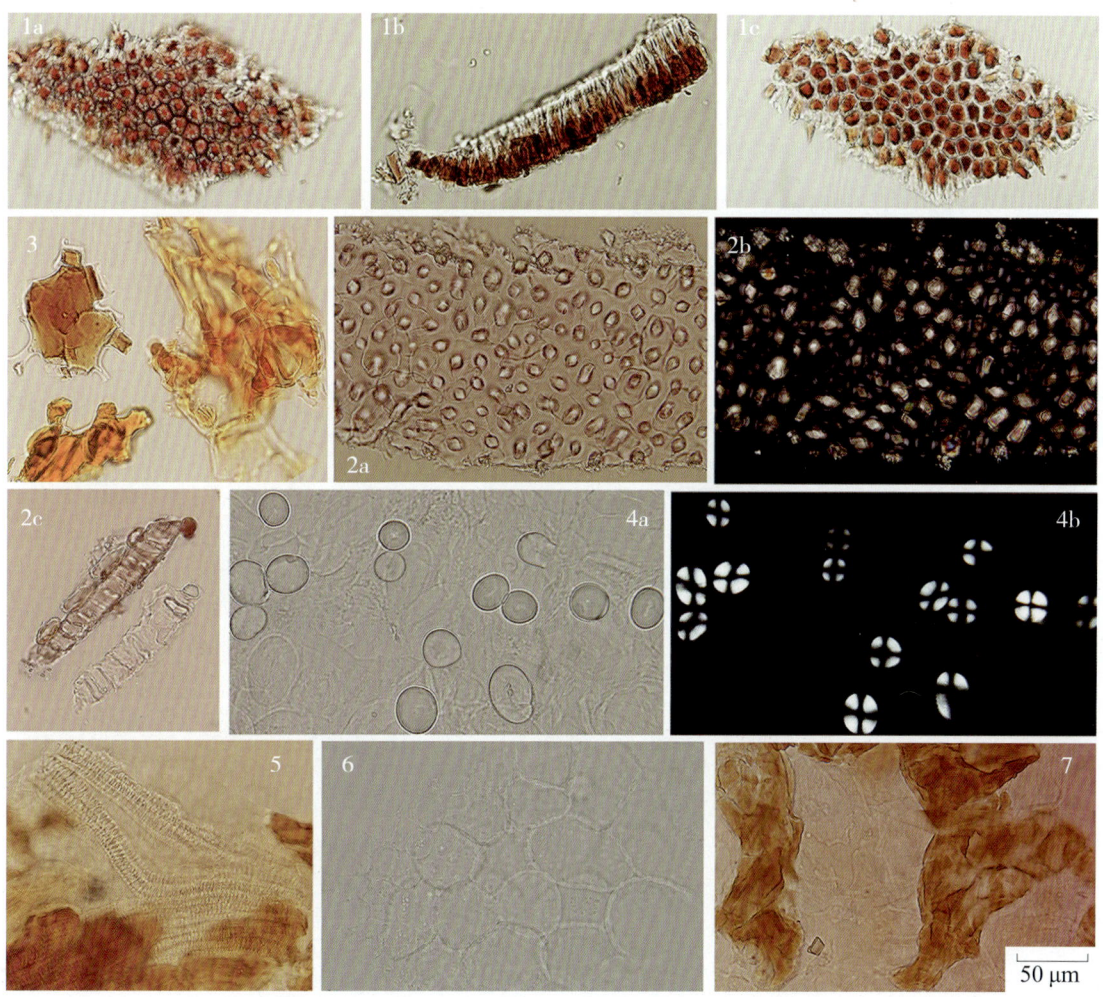

1. 种皮栅状细胞（1a.表面观，1b.侧面观，1c.底面观）；
2. 支持细胞及方晶（2a.表面观可见光下，2b.表面观偏光镜下，2c.侧面观可见光下）；
3. 星状细胞；4. 淀粉粒（4a.可见光下，4b.偏光镜下）；
5. 导管；6. 子叶细胞；7. 色素块
■ 黑芸豆粉末特征图

**附注** 黑芸豆常为淡豆豉的伪品，但是黑芸豆的种脐、胚芽与淡豆豉的有较大差别，应注意鉴别。

（中国食品药品检定研究院：石　佳）

# 沙苑子 *Shayuanzi*

## 62

**品种收载** 《中国药典》2020 年版[1]。

**来源** 豆科植物扁茎黄芪 *Astragalus complanatus* R. Br. 的干燥成熟种子。

**性状** 略呈肾形而稍扁，一侧可见圆形凸起。正面呈肾形、扁圆形或类圆形，胚根尖端处圆形凸起；侧面呈椭圆形；腹（脐）面呈椭圆形，一端略窄。长 1.5 ～ 2 mm，宽 2 ～ 2.5 mm，厚约 1 mm。表面褐绿色或灰褐色，光滑。种脐位于基部微凹处，圆形。质坚硬，不易破碎。气微，味淡，嚼之有豆腥味。

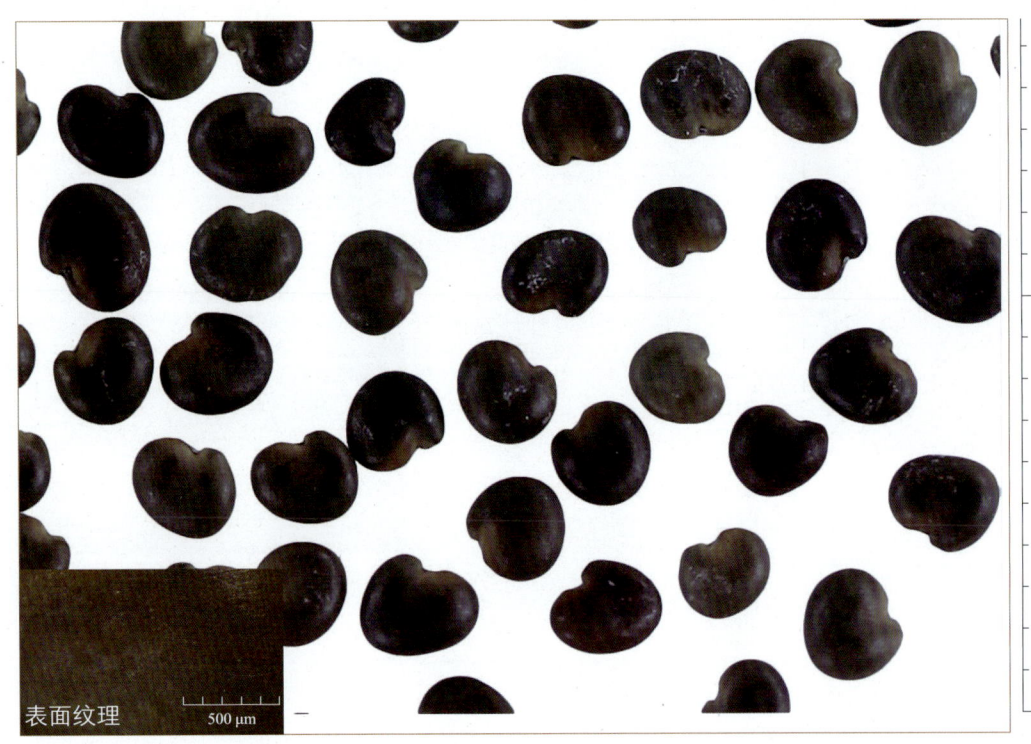

表面纹理    500 μm

■ 沙苑子·大样图

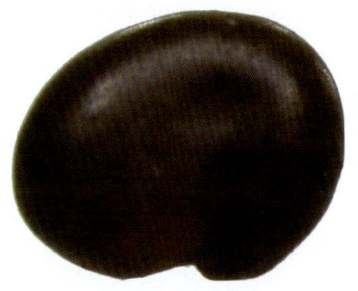

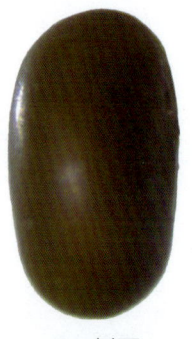

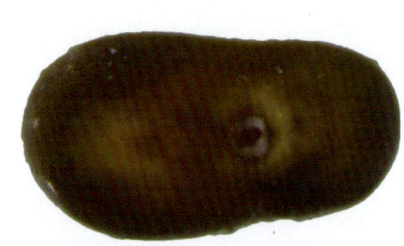

A. 正面　　　　　　　B. 侧面　　　　　　　C. 腹（脐）面

■ 沙苑子·基本面特征

**剖面特征** 纵剖面呈卵圆形、肾形或类圆形，种皮薄；胚弯生，缘倚，黄白色，子叶约占胚的 2/3，子叶与胚轴间具空腔；胚乳较窄。横剖面呈椭圆形，子叶 2，肥厚，可见圆形的胚根；胚乳在种子的两端较窄，中部较厚，灰白色，富油性。

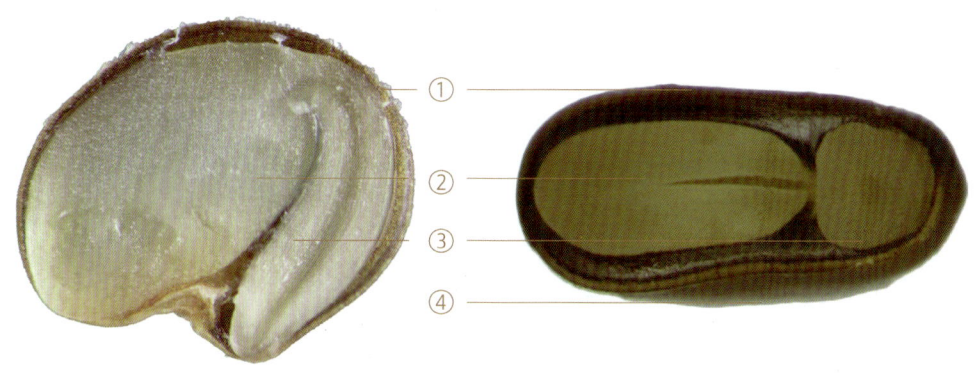

A．纵剖面　　　　　　　　　　　　B．横剖面

①种皮；②子叶；③胚根；④胚乳

■ 沙苑子剖面特征图

**横切面特征** 种子表皮细胞为 1 列栅状细胞，种脐处 2 列，外被角质层，光辉带明显。中种皮细胞（支持细胞）1 列，呈哑铃状。内种皮（营养层）细胞数列，颓废状，不易分辨。胚乳为 5～9 列薄壁细胞，大多颓废。子叶细胞类多角形，充满脂肪油滴。

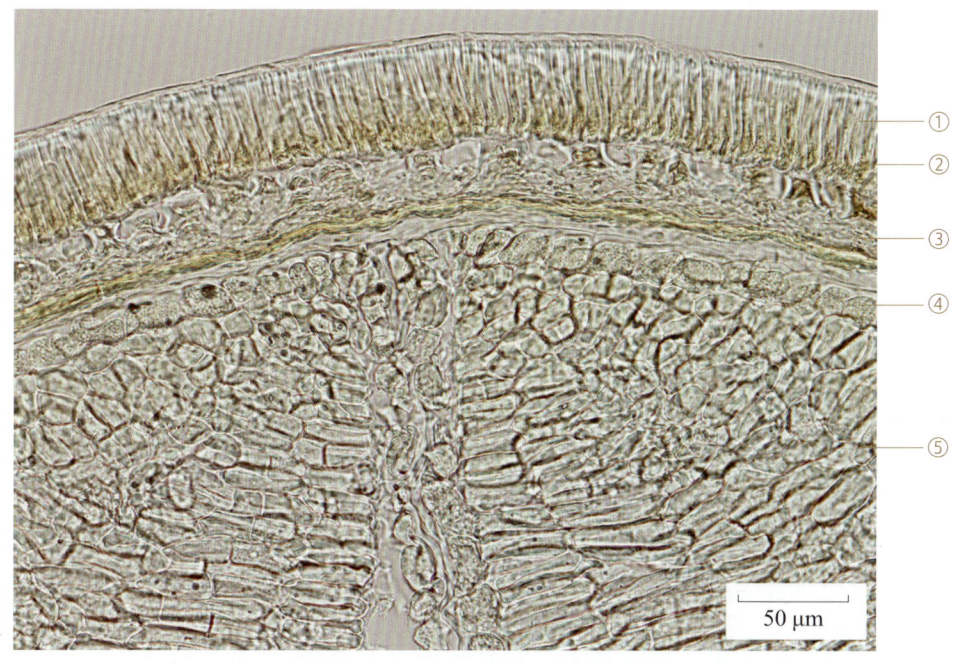

50 μm

①角质层；②栅状细胞；③支持细胞；④胚乳细胞；⑤子叶细胞

■ 沙苑子·横切面特征图

**粉末特征** 粉末灰白色。

种皮栅状细胞断面观 1 列，外被角质层；近外侧 1/8 ～ 1/5 处有 1 条光辉带；表面观多角形，壁极厚，胞腔小，孔沟细密。支持细胞侧面观短哑铃形；表面观为 3 个类圆形或椭圆形的同心环。子叶细胞含脂肪油。

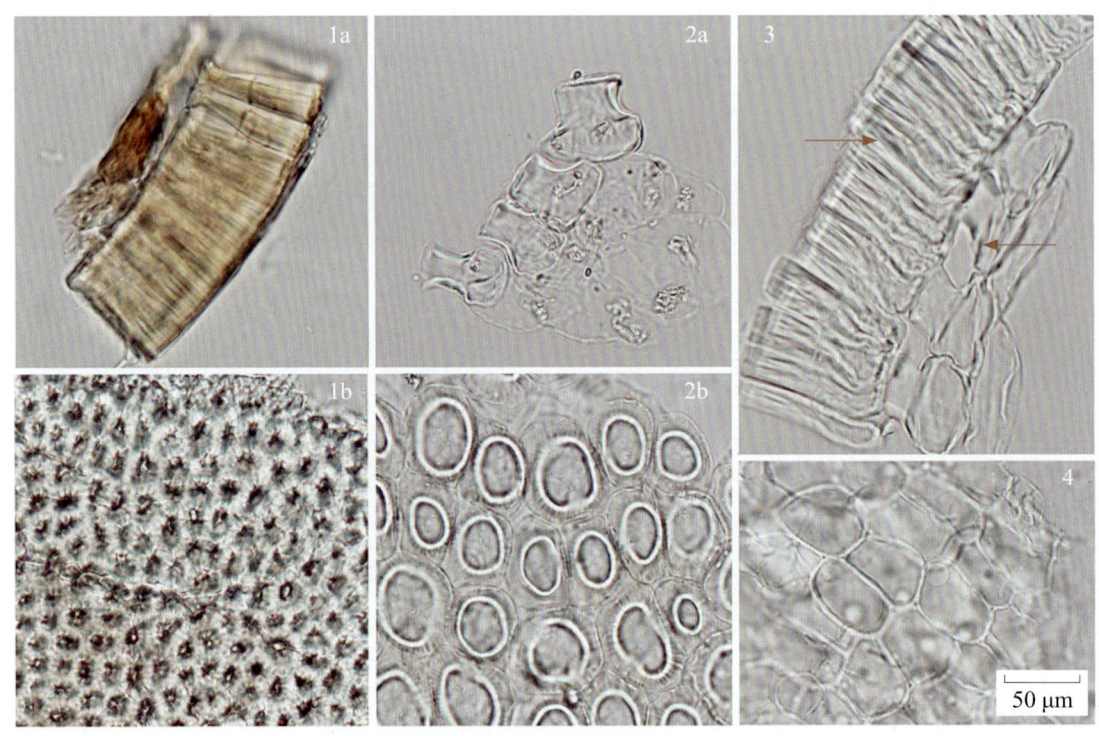

1. 栅状细胞（1a. 断面观，1b. 表面观）；2. 支持细胞（2a. 侧面观，2b. 表面观）；
3. 栅状细胞和支持细胞（侧面观）；4. 子叶细胞

■ 沙苑子粉末特征图

**附注** 沙苑子为扁茎黄芪的种子，常见伪品有同科植物苦豆子 *Sophora alopecuroides* L. 和猪屎豆 *Crotalaria pallida* Ait. 及同属植物紫云英 *Astragalus sinicus* L.、蒙古黄芪 *Astragalus membranaceus*（Fisch.）Bge. var. *mongholicus*（Bge.）Hsiao、膜荚黄芪 *Astragalus membranaceus*（Fisch.）Bge. 和直立黄芪 *Astragalus adsurgens* Pall. 的种子[2-3]。

（内蒙古自治区药品检验研究院：红 霞 王 栋 高 寒 周雪梅 高 磊）

**参考文献**

［1］ 国家药典委员会. 中华人民共和国药典：2020 年版 一部［S］. 北京：中国医药科技出版社，2020：165.

［2］ 肖培根. 新编中药志 第二卷［M］. 北京：化学工业出版社，2002：315.

［3］ 楼之芩，秦波. 常用中药材品种整理和质量研究 北方编 第三册［M］. 北京：北京医科大学中国协和医科大学联合出版社，1996：277.

# 胡芦巴 Huluba

## 63

**品种收载** 《中国药典》2020 年版[1]。

**来源** 豆科植物胡芦巴 *Trigonella foenum-graecum* L. 的干燥成熟种子。

**性状** 略呈斜方形或矩形，表面具一斜向的深沟。正面略呈斜方形或矩形；侧面略呈类长方形；腹（脐）面呈类长方形。长 2 ～ 3 mm，宽 3 ～ 4 mm，厚约 2 mm。表面黄绿色或黄棕色，平滑，并有散在黑点，两侧各具一深斜沟。种脐位于两条斜沟相接的凹陷处，点状，浅黄色。质坚硬，不易破碎。气香，味微苦。

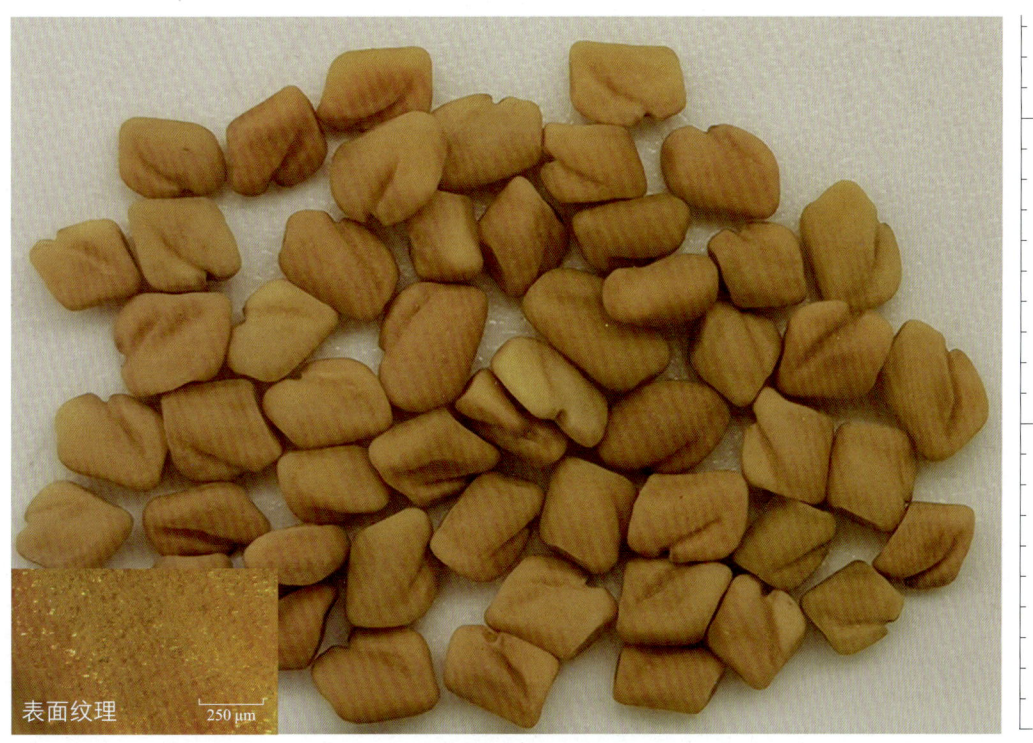
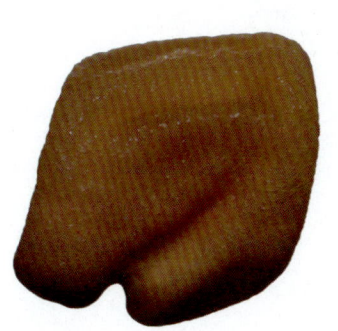

表面纹理 250 μm

■ **胡芦巴大样图**

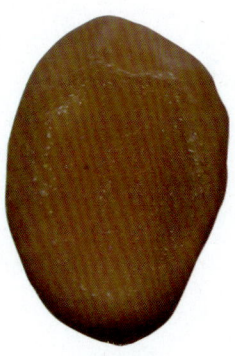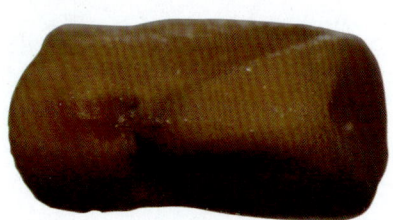

A. 正面      B. 侧面      C. 腹面

■ **胡芦巴基本面特征图**

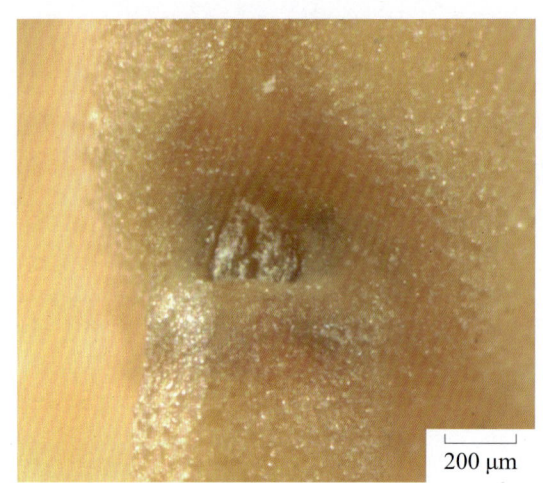

■ **胡芦巴种脐特征图**

**剖面特征** 纵剖面斜方形，种皮薄；胚弯生，缘倚，淡黄棕色，胚轴长大而弯曲，淡黄棕色；胚乳窄。横剖面类葫芦形；胚乳呈半透明状；子叶2，胚根类圆形，淡黄棕色，子叶一边缘与胚根紧贴。

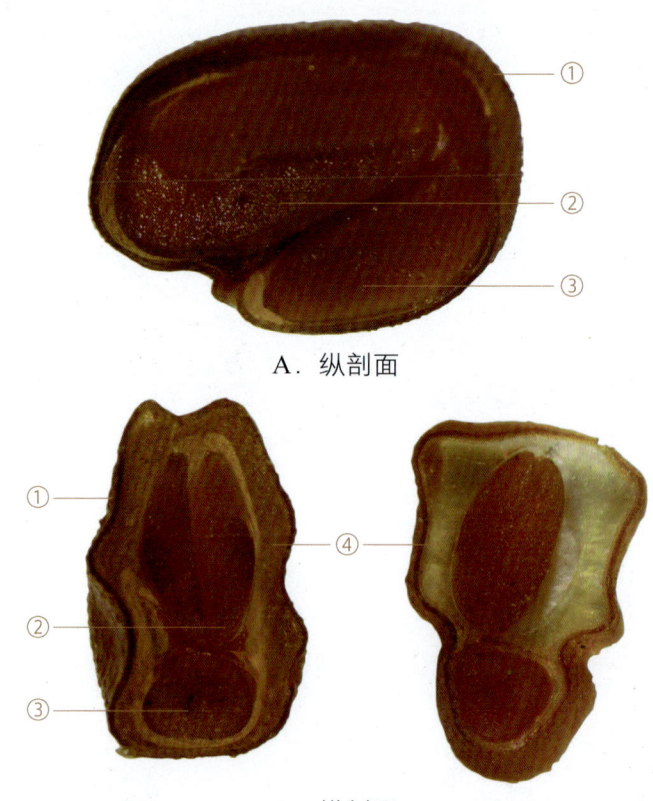

A．纵剖面

B．横剖面

①种皮；②子叶；③胚根；④胚乳

■ **胡芦巴剖面特征图**

**横切面特征** 种皮表皮细胞为 1 列栅状细胞，外覆有角质层，外壁及侧壁上部较厚，层纹明显，光辉带位于细胞外侧 1/3 处，胞腔内常有棕色内含物。中种皮细胞（支柱细胞）1 列，略呈扁哑铃状，上窄下宽，垂周壁现条状纹理。内种皮（营养层）为 3～5 列薄壁细胞，内侧细胞颓废状。胚乳的最外侧为 1 列类方形的糊粉层细胞，内侧胚乳细胞较大，类圆形[2]。

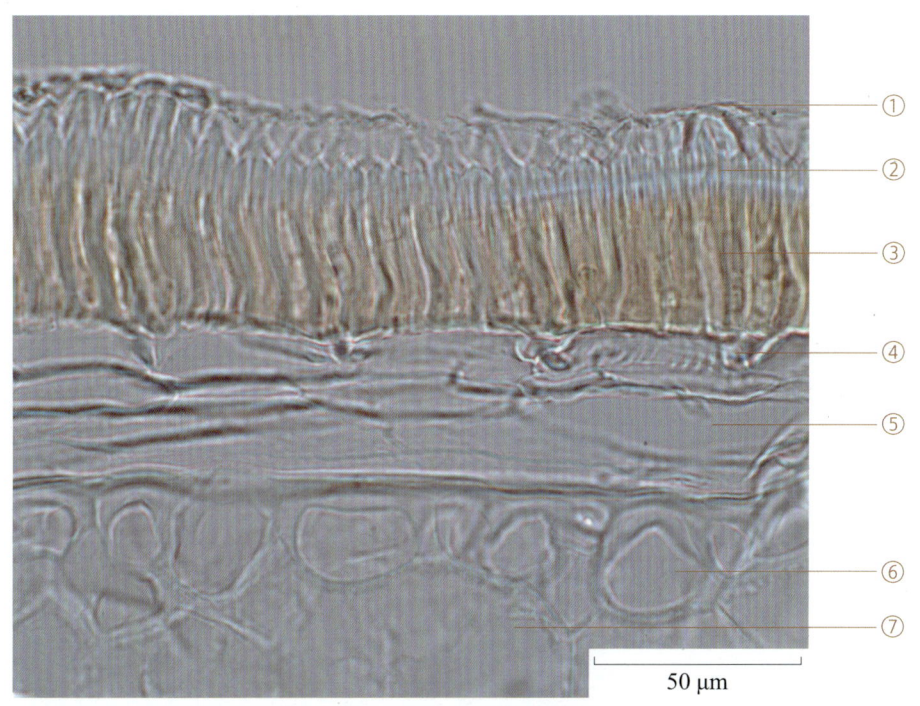

50 μm

①角质层；②光辉带；③栅状细胞；④支柱细胞；⑤薄壁组织；⑥糊粉层；⑦胚乳细胞

■ **胡芦巴横切面特征图**

**粉末特征** 粉末黄棕色。

栅状细胞侧面观外壁和侧壁上部较厚，有细密纵沟纹，下部胞腔较大，具光辉带；表面观类多角形，壁较厚，胞腔较小。支持细胞略呈哑铃状，上端较窄，下端较宽，垂周壁显条状纹理；底面观呈类圆形或六角形，有密集的放射状条纹增厚，似菊花纹状，胞腔明显。胚乳细胞主为黏液细胞，壁甚厚，破碎后成无色无定形块片。子叶细胞含糊粉粒及脂肪油滴。

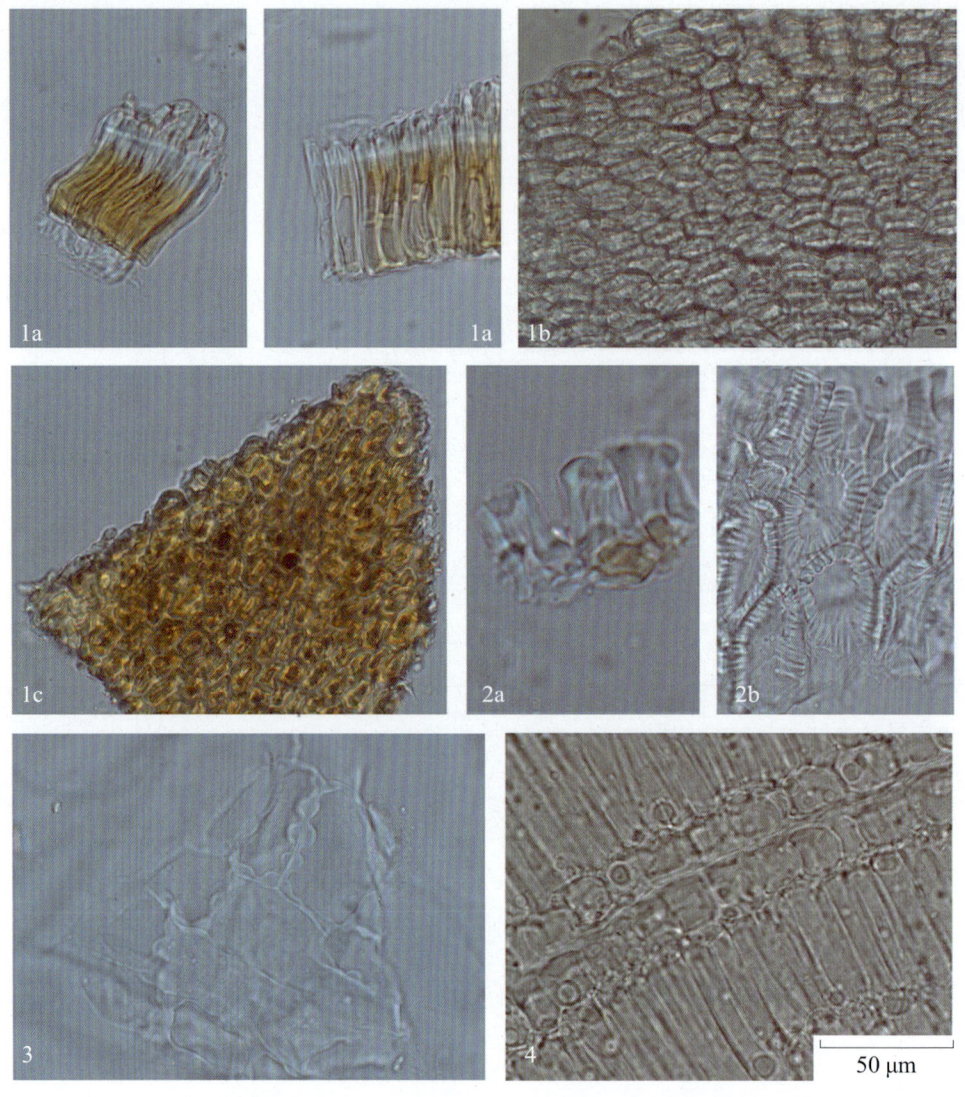

1. 栅状细胞（1a. 侧面观，1b. 顶面观，1c. 底面观）；
2. 支持细胞（2a. 侧面观，2b. 底面观）；3. 胚乳细胞，4. 子叶细胞

■ **胡芦巴粉末特征图**

附注 本品为常用中药，市场上可见沙苑子或曼陀罗子伪充作胡芦巴销售使用。因胡芦巴种子表面具一深斜沟，依据这个鉴别特征可与沙苑子或曼陀罗子进行区别。

（黑龙江省药品检验研究院：曹　欢　任婧昱　笔雪艳）

参考文献

［1］ 国家药典委员会.中华人民共和国药典：2020 年版　一部［S］.北京：中国医药科技出版社，2020：253.

［2］ 肖培根.新编中药志　第二卷［M］.北京：化学工业出版社，2002：423.

## 亚麻科

# 亚麻子 Yamazi 64

**品种收载** 《中国药典》2020年版[1]。

**来源** 亚麻科植物亚麻 *Linum usitatissimum* L. 的干燥成熟种子。

**性状** 呈扁卵圆形或圆楔形,尖端歪向一侧。正面呈卵圆形或圆楔形,基部歪向一侧,上端钝圆;侧面呈狭卵形,一端锐尖;腹(脐)面呈狭椭圆形。长4~6mm,宽2~3mm,厚约1mm。表面红棕色或灰褐色,平滑有光泽,放大镜下可见微小的凹点。种脐位于尖端一侧凹入处,线形;种脊颜色浅棕色,稍浅于表面颜色,位于一侧。种皮薄,胚乳棕色,薄膜状;子叶2,黄白色,富油性。气微,嚼之有豆腥味。

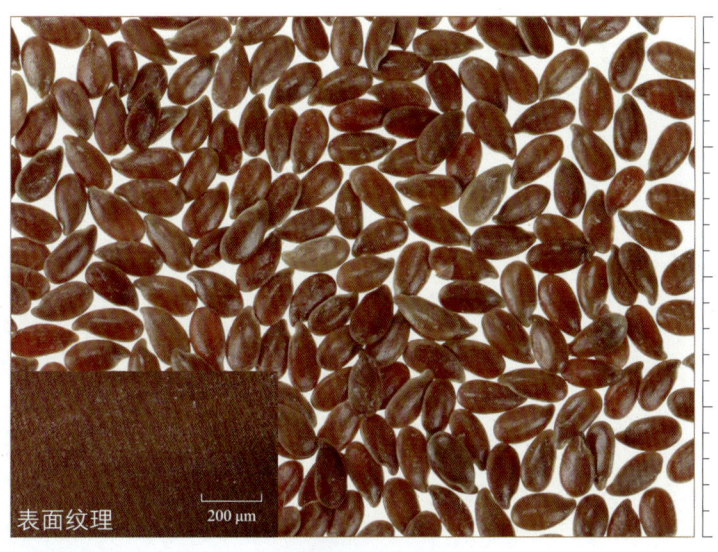

表面纹理      200 μm

■ 亚麻子-大样图

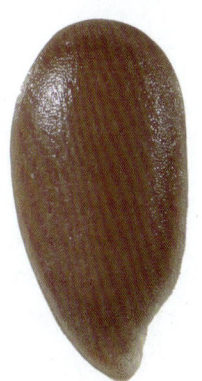 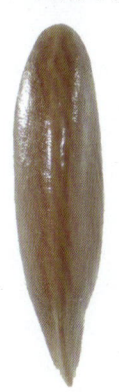 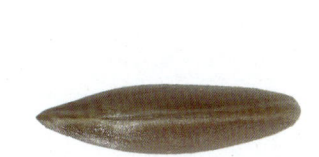

A. 正面      B. 侧面      C. 腹(脐)面

■ 亚麻子-基本面特征图

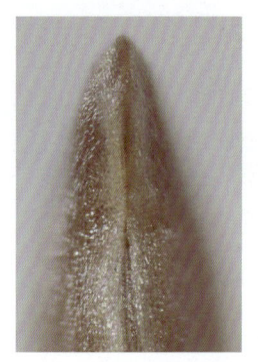

■ 亚麻子·种脐特征图

**剖面特征** 纵剖面呈卵圆形，种皮薄，胚直生，抹刀型，胚根位于较小端，另一端为子叶。横剖面呈纺锤形，胚乳占大部分，子叶位于中间，2 子叶中间有裂隙。

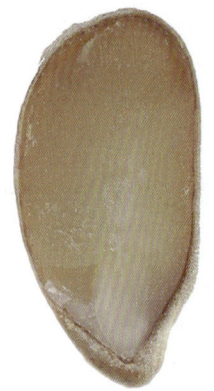

A．纵剖面

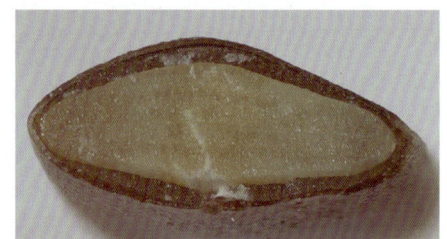

B．横剖面

■ 亚麻子·剖面特征图

**横切面特征** 种皮表皮细胞类长方形，细胞大型，壁含黏液质，遇水膨胀显层纹，外被角质层。中种皮外层（下皮层）为 1 ～ 5 列薄壁细胞，壁稍厚。中种皮层为 1 列排列紧密的略径向延长的纤维细胞，直径 3 ～ 5 μm，壁木化增厚，胞腔较窄，层纹隐约可见。中种皮内层为颓废薄壁细胞，细胞界限不明显。内种皮为一列色素层细胞，细胞扁平壁薄，内含棕红色物质。胚乳及子叶细胞多角形，内含脂肪油及糊粉粒。糊粉粒直径 7 ～ 14 μm，含拟晶体及拟球体 1 ～ 2 个。

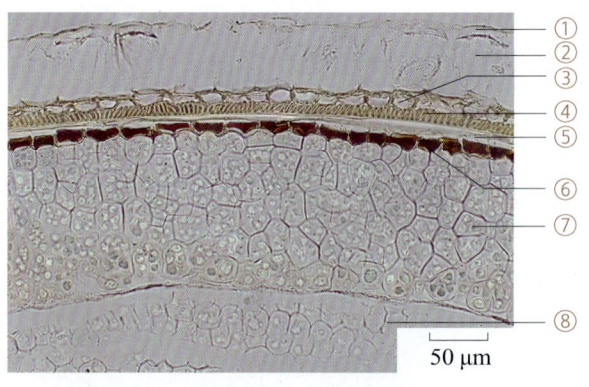

①角质层；②表皮细胞；③下皮细胞；
④纤维层；⑤颓废层；⑥内种皮色素层；
⑦胚乳细胞；⑧子叶细胞

■ 亚麻子·横切面特征图

**粉末特征** 粉末淡黄棕色。

内种皮色素层细胞多角形，壁较平直或稍弯曲，含棕红色块状色素物。纤维层细胞无色或淡黄色、棕色，呈长条形，平直或稍弯曲、扭曲，常有不规则纵裂纹，孔沟不明显。子叶细胞较小，呈类多角形，胞腔内含糊粉粒及脂肪油滴。胚乳细胞呈类多角形，胞腔内含糊粉粒及脂肪油滴。种皮表皮细胞成片，无色，呈多角形，长 30 ~ 60 μm，垂周壁薄，有的细波状弯曲。种皮下皮细胞淡棕色，形大，类圆形，壁稍厚。

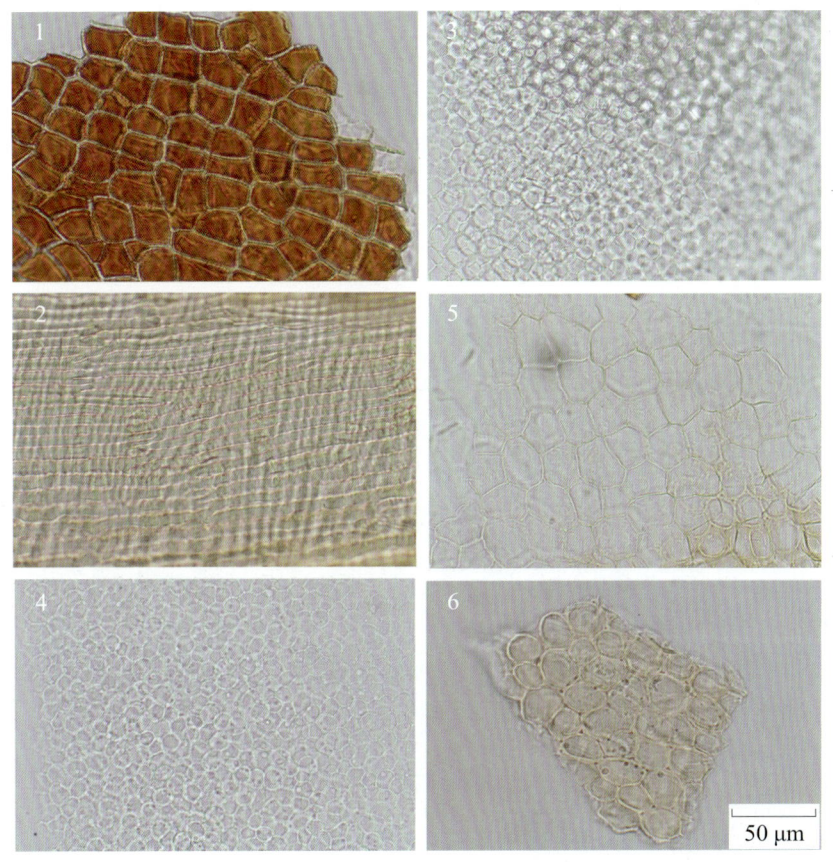

1. 色素层细胞；2. 纤维层细胞；3. 子叶细胞；4. 胚乳细胞；
5. 种皮表皮细胞；6. 种皮下皮细胞
■ **亚麻子粉末特征图**

**附注** 亚麻子的粉末特征描述根据实际观察结果，再结合横切面构造进行特征的确认。

（山东省食品药品检验研究院：穆向荣）

**参考文献**

[1] 国家药典委员会.中华人民共和国药典:2020年版 一部[S].北京:中国医药科技出版社,2020:133.

## 蒺藜科

# 骆驼蓬子 Luotuopengzi 65

**品种收载** 《中华人民共和国卫生部药品标准　维吾尔药分册》[1]。

**来源** 蒺藜科植物骆驼蓬 *Peganum harmala* L. 的干燥成熟种子。

**性状** 呈圆锥状三角形三面体或四面体。正面呈倒圆锥形，或一侧向内略弯曲；侧面略呈倒三角形；腹（脐）面略呈四角形或五角形。长 2～3 mm，宽 1.5～2 mm，厚 1～1.5 mm。表面棕色至褐色，粗糙，具明显的网状纹理；边缘不平整，有的具细小齿状凸起，或有时可见小孔洞。种脐位于较尖的一端，略呈多角形。质坚硬。气微，味苦。

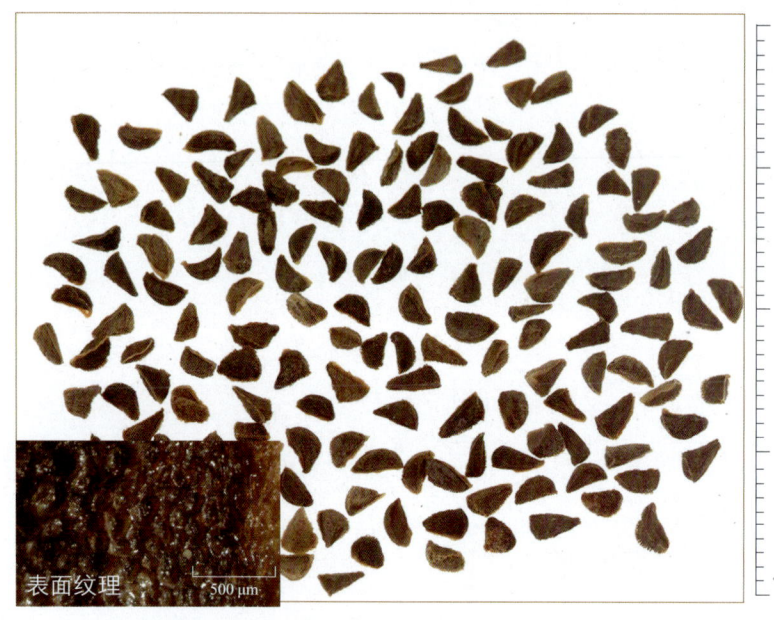

表面纹理　　500 μm

■ 骆驼蓬子大样图

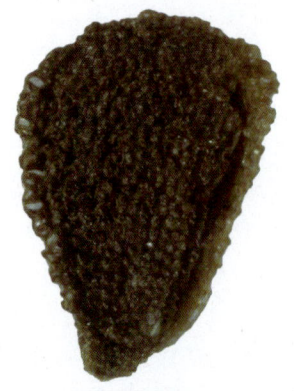

A．正面①

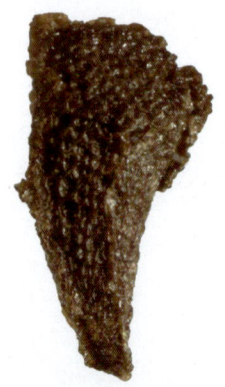

B．正面②

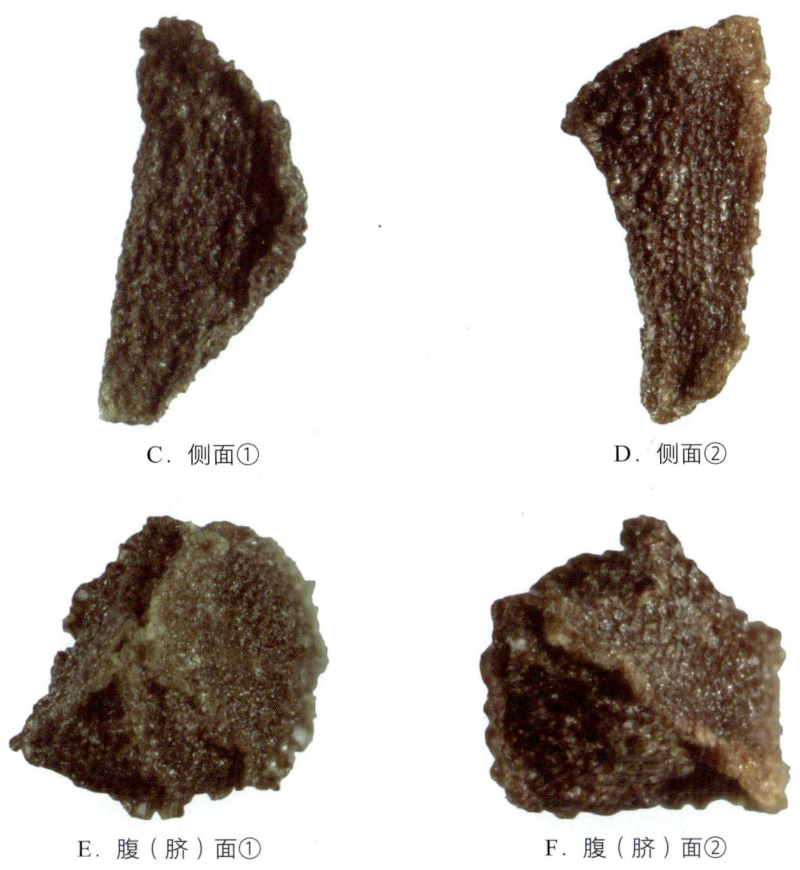

C. 侧面①                    D. 侧面②

E. 腹（脐）面①                F. 腹（脐）面②

■ **骆驼蓬子-基本面特征图**

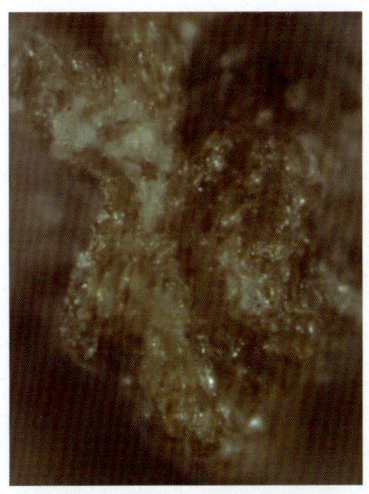

■ **骆驼蓬子种脐特征图**

**剖面特征** 纵剖面略呈倒三角形，种皮较厚，海绵状松泡；胚乳略呈圆锥形；胚线型，直立，呈长条形，子叶长于胚轴，子叶2。横剖面略呈四边形或五角状卵形，胚乳呈椭圆形至狭卵形，胚近椭圆形，颜色略浅。

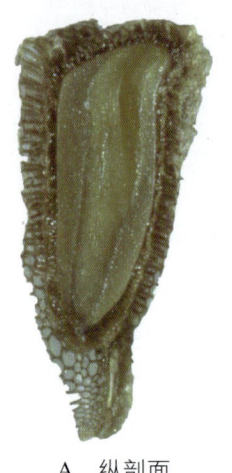
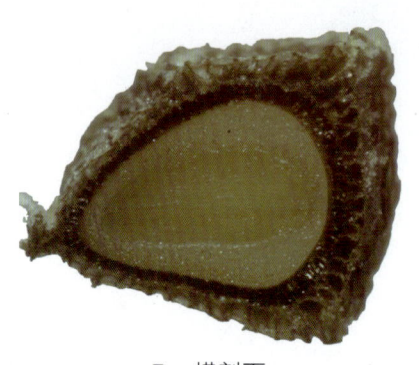
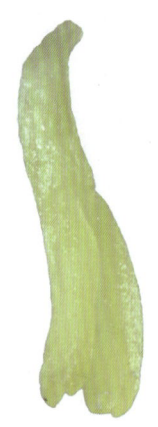

A. 纵剖面      B. 横剖面      C. 胚

■ 骆驼蓬子剖面和胚特征图

**横切面特征**   种皮表皮细胞为 1 列巨细胞，黄棕色，大多破碎，略呈切向延长，细胞壁较厚，内壁有小刺状突起，外被角质层。中种皮外层（下皮细胞）为 3～4 列薄壁细胞，类圆形、多角形或不规则形，一端可见维管束 1 个。中种皮内层为 1 列栅状薄壁细胞，长条形，较大，黄棕色。内种皮细胞 1 层，黄棕色，有时可见导管。外胚乳细胞颓废，不含色素；内胚乳为 5～6 层细胞。胚乳细胞和子叶细胞含众多脂肪油滴和糊粉粒。

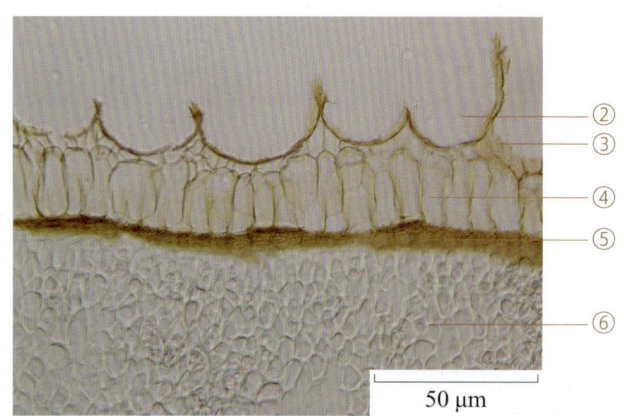
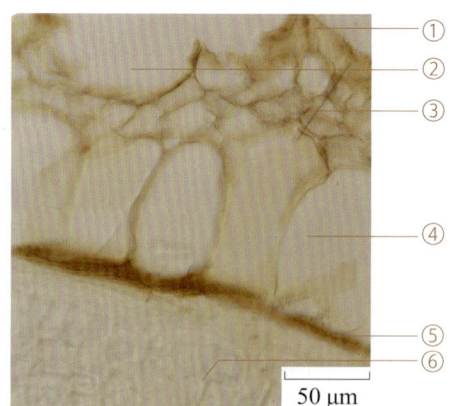

A. 横切面      B. 种皮横切面放大

①角质层；②巨细胞；③下皮细胞；④栅状细胞；⑤内种皮细胞；⑥胚乳

■ 骆驼蓬子横切面特征图

**粉末特征**   粉末黄棕色。

    栅状细胞黄棕色，细胞大，壁稍厚，多破碎。下皮细胞长方形或多角形，棕色，细胞壁不均匀增厚。内种皮细胞多角形，细胞黄棕色，具细小念珠状的纹理。

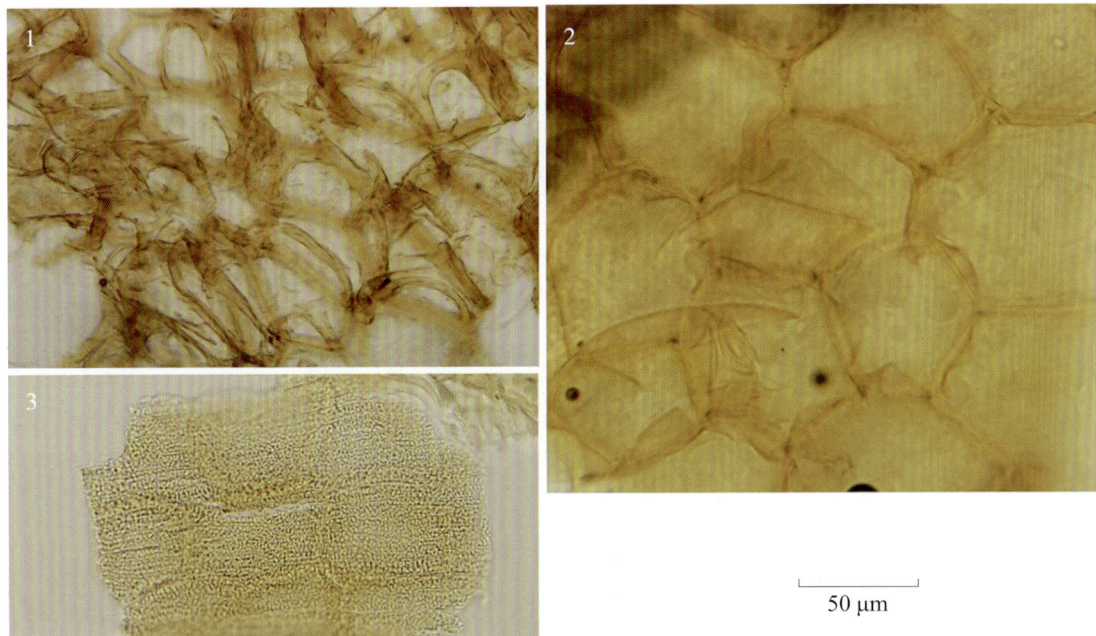

1. 栅状细胞；2. 下皮细胞；3. 内种皮细胞
■ **骆驼蓬子粉末特征图**

**附注** 骆驼蓬子为维吾尔医药用药。骆驼蓬子的形态、横切面与粉末特征参考了杨雅迪等[2]的研究文献。

（安徽省食品药品检验研究院：陶 冶）

**参考文献**

[1] 中华人民共和国卫生部药典委员会.中华人民共和国卫生部药品标准 维吾尔药分册[S].乌鲁木齐:新疆科技卫生出版社,1999:80.

[2] 杨雅迪,程雪梅,王长虹,等.维药骆驼蓬子药材质量标准研究[J].中国药学杂志,2014,49（2）:106-112.

## 芸香科

# 椒目（花椒）Jiaomu（Huajiao）

**品种收载**《湖南省中药材标准》2009 年版[1]。

**来源** 芸香科植物花椒 *Zanthoxylum bungeanum* Maxim. 的干燥种子。

**性状** 呈类圆球形、卵形或半球形。正面呈类圆形或卵圆形；侧面呈椭圆形，或一侧略平直的椭圆形；腹（脐）面呈类圆形、椭圆形，或一侧略平直的椭圆形。长 3～4 mm，宽 3～4 mm，厚约 3 mm。表面黑色具光泽，可见细密的鱼鳞状纹理，有的部分外种皮脱落，露出黑色网状纹理。种脐线条形，黄棕色。种皮质硬脆，剖开可见淡黄白色的胚乳及子叶，子叶常为两枚，偶见三至五枚。气香，味微麻、辣。

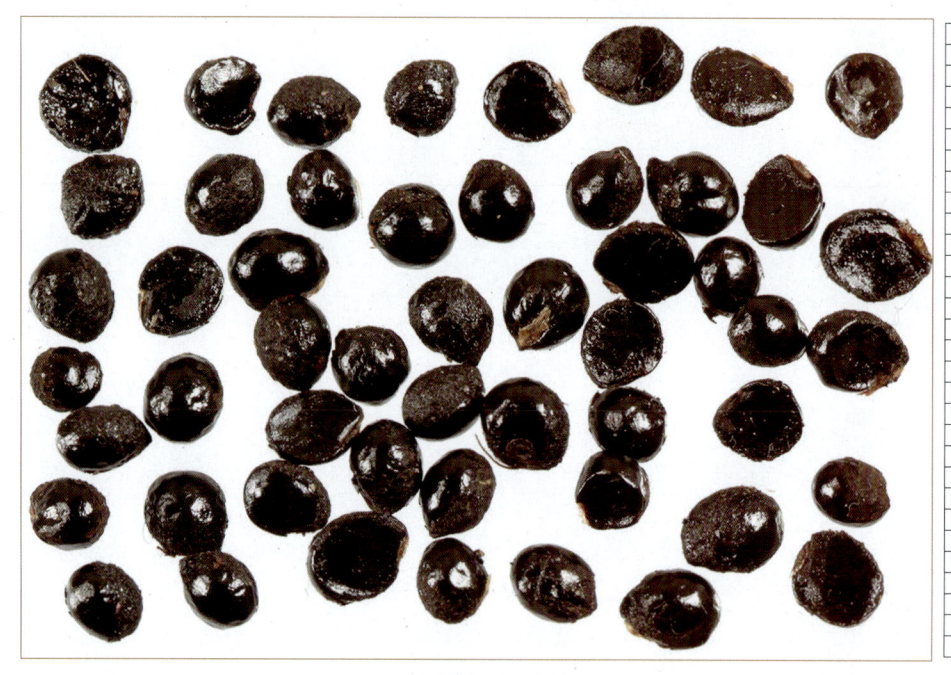

■ 花椒种子大样图

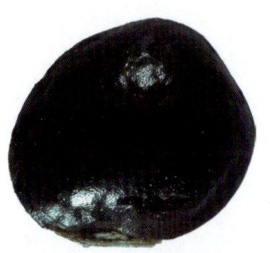

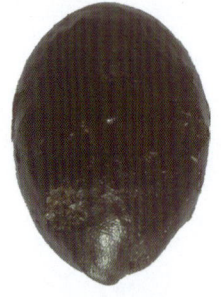

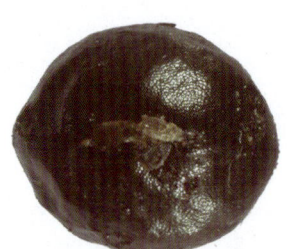

A. 正面      B. 侧面      C. 腹（脐）面

■ 花椒种子基本面特征图

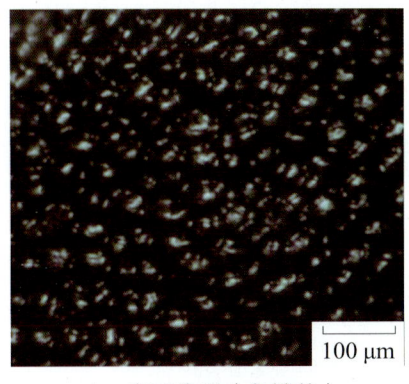

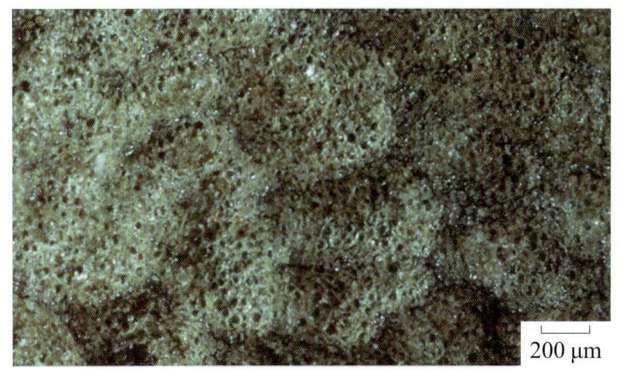

A. 表面纹理（鱼鳞状）　　　　　　　　　B. 外种皮脱落后网状纹理

■ 花椒种子表面纹理图

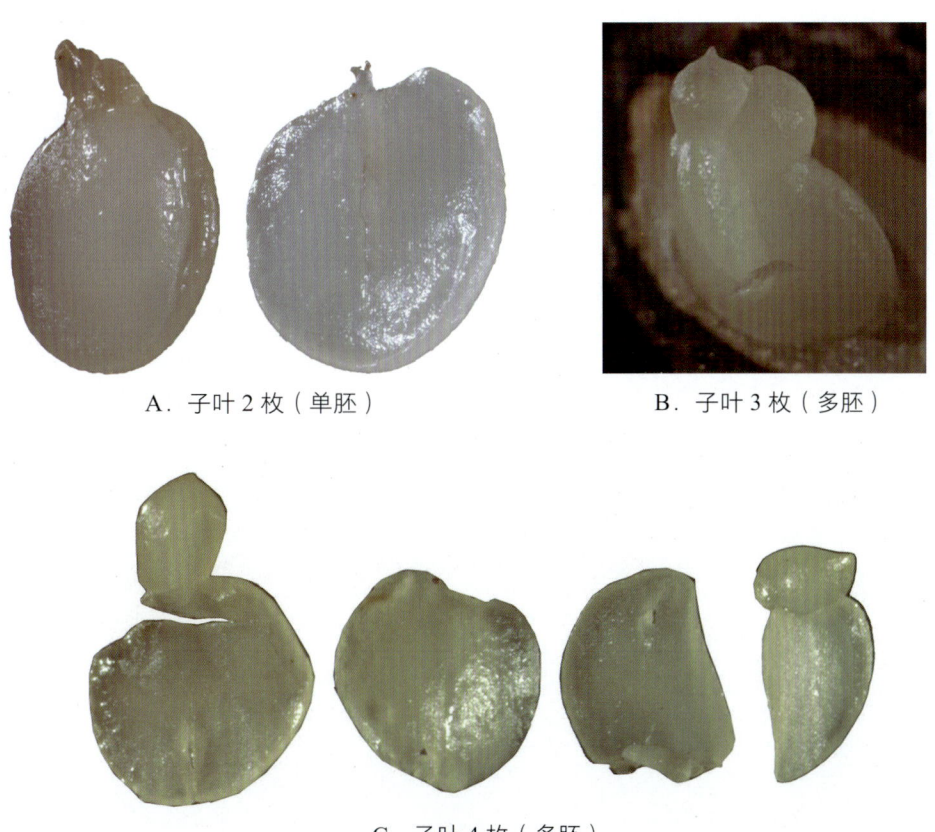

A. 子叶2枚（单胚）　　　　　　　　　B. 子叶3枚（多胚）

C. 子叶4枚（多胚）

■ 花椒种子子叶图

**剖面特征** 纵剖面呈椭圆形、倒卵圆形，种皮较厚，黑色，极易破碎；胚直生，抹刀型，较大，几乎与种室等长，子叶顶端被胚乳包围，子叶之间可见一线状分界线；常见多胚现象，多胚的子叶一般小于受精胚；胚乳淡黄白色，占种室的2/3。横剖面呈圆形或椭圆形，胚被包围于胚乳中，子叶略弯，中间可见一线状分界线。

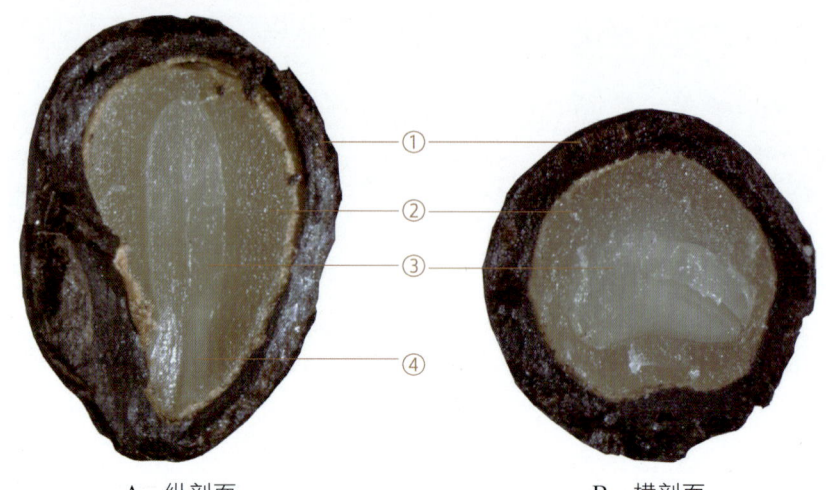

A．纵剖面      B．横剖面

①种皮；②胚乳；③子叶；④胚根

■ 花椒种子剖面特征图

**横切面特征** 外种皮为 1 ～ 2 列栅栏状薄壁细胞，细胞壁深棕色，角质化，径向排列，外侧壁较厚，长 20 ～ 75 μm，向内凹入的地方可达 5 列。中种皮为众多石细胞组成的锯齿状环，含深棕色物，壁厚，外侧石细胞多少等径，孔沟明显；内侧石细胞切向延长，略呈径向排列，壁稍薄。内种皮细胞 2 ～ 3 列多见，细胞较大，大多切向延长，细胞壁网状增厚，细胞类圆形或被压扁呈颓废状。胚乳及子叶薄壁细胞含脂肪油滴及糊粉粒。

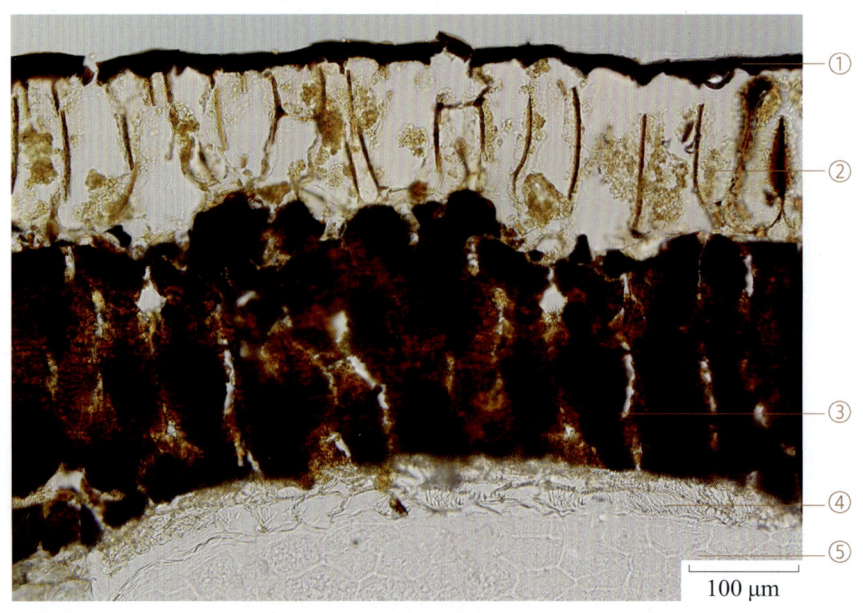

100 μm

①角质层；②外种皮栅状细胞；③中种皮石细胞；④内种皮细胞；⑤胚乳细胞

■ 花椒种子横切面特征图

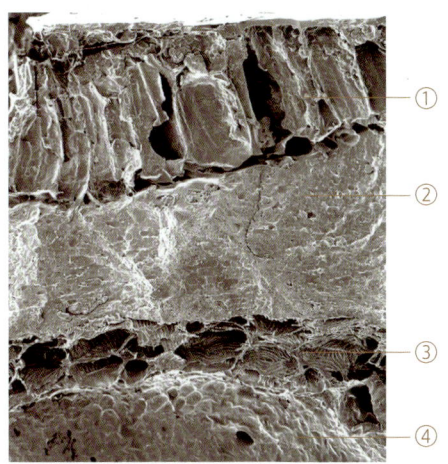

①外种皮栅状细胞；②中种皮石细胞；③内种皮细胞；④胚乳细胞

■ **花椒种子横切面特征图（电镜下）**

**粉末特征** 粉末红棕色。

　　种皮表皮细胞多角形，壁连珠状增厚，呈红棕色或棕黑色。内种皮细胞多角形，木质化，具明显的网状纹理，呈淡黄色。胚乳细胞多角形，内含糊粉粒及油滴，油滴淡黄色。石细胞成群或散在，呈方形、类圆形或多角形，直径 10～82 μm，孔沟及纹孔明显。

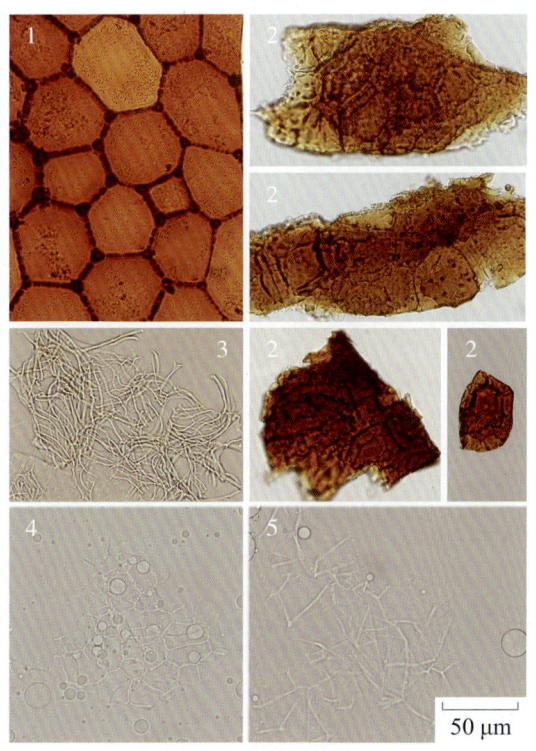

1. 栅状细胞表面观；2. 石细胞；3. 网纹细胞；4. 子叶细胞；5. 胚乳细胞

■ **花椒种子粉末特征图**

**附注**

1. 花椒子房室内具1粒种子，则种子呈类球形；具2粒种子时，因两两相对于子房室内，种子呈半球形，种子相对的那面较平坦。

2. 内种皮细胞的列数不同的标准表述不一，《湖南省中药材标准》2009年版收载的椒目描述为"内种皮细胞1～3列"。

3. 中种皮石细胞由于含有大量的红棕色的内含物，细胞壁较难分辨。

4. 由于椒目质地硬脆，用冰冻切片法进行横切面观察，效果不佳。石蜡切片法优于冰冻切片法[2-4]，采用该法观察到的横切面特征图显示表皮细胞、栅状细胞、内表层细胞清晰可见，但是数列排列紧密的石细胞层容易破碎，未能清晰表现，故采用电镜扫描进行观察，较好地表现了石细胞层的结构。

（株洲市食品药品检验所：朱跃芳　包　敏　易　颖　凌子懿

绍兴市食品药品检验研究院：吕林锋）

**参考文献**

[1] 湖南省食品药品监督管理局.湖南省中药材标准:2009年版[S].长沙:湖南科学技术出版社,2010:144.

[2] 曹蔚,薛美玲,谢艳华,等.椒目种皮的石蜡切片制备方法及显微鉴别研究[J].陕西中医,2012,33(3):352-354.

[3] 王月敏,郝延军,赵余庆,等.椒目的生药研究[J].中草药,1999(5):3-5.

[4] 徐国钧,徐珞珊.常用中药材品种整理和质量研究　南方协作组　第三册[M].福州:福建科学技术出版社,1999:532.

# 椒目（青椒）Jiaomu（Qingjiao） ⑥⑦

**品种收载** 《辽宁省中药材标准 第二册》2019 年版[1]。

**来源** 芸香科植物青椒 *Zanthoxylum schinifolium* Sieb. et Zucc. 的干燥种子。

**性状** 呈类圆球形、卵形或半球形。正面呈圆形、卵圆形；侧面呈椭圆形，或一侧略平直的椭圆形，可见明显的种脊；腹（脐）面呈类圆形、扁椭圆形或一侧略平直的椭圆形。长 2～3 mm，宽 2～3 mm，厚约 2 mm。表面黑色具光泽，具细密的鱼鳞状纹理，有的部分表皮脱落，露出黑色网状纹理。种脐长裂缝状，淡黄棕色，略弯曲。种皮质硬脆，剖开可见淡黄白色的胚乳及两片子叶，气香，味微麻、辣。

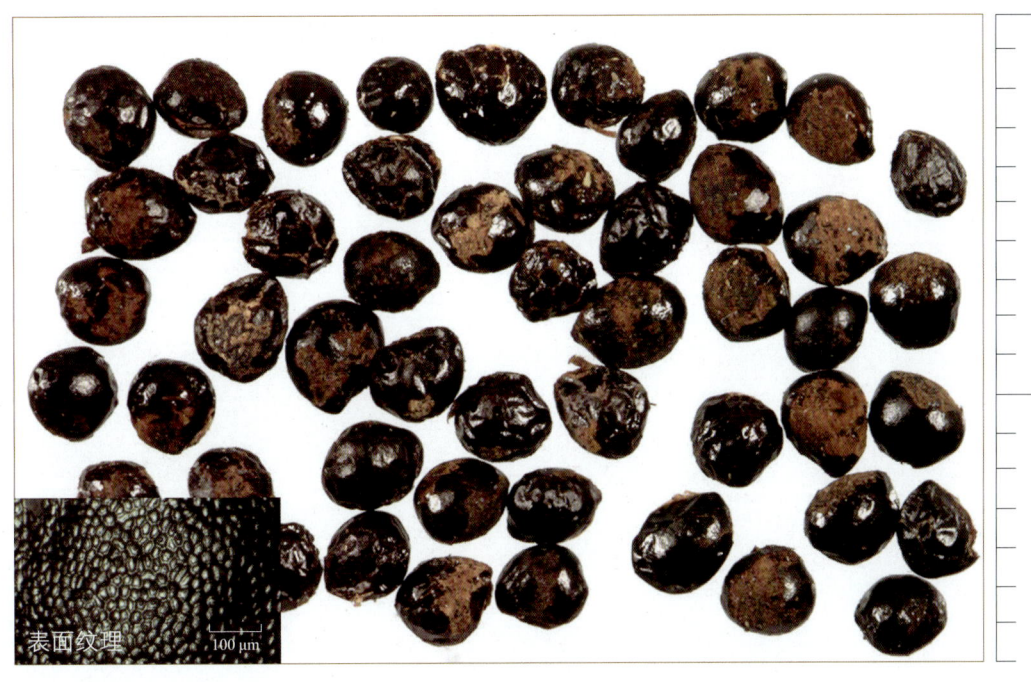

■ 青椒种子·大样图

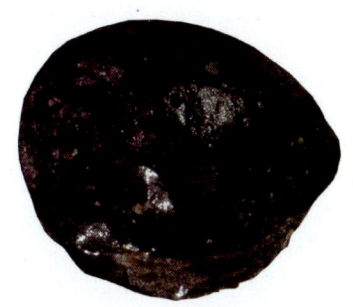

A. 正面

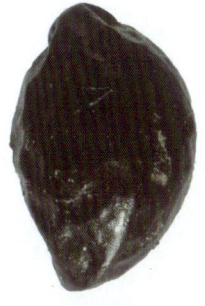

B. 侧面

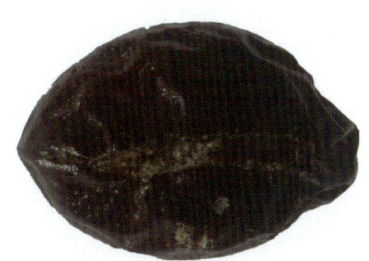

C. 腹（脐）面

■ 青椒种子·基本面特征图

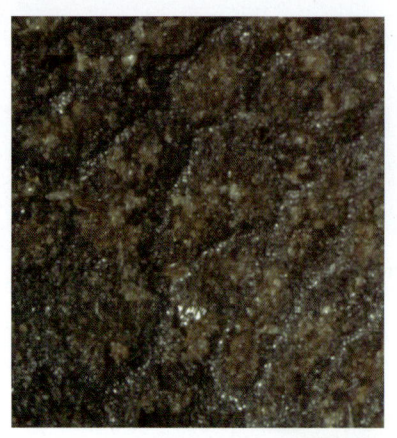
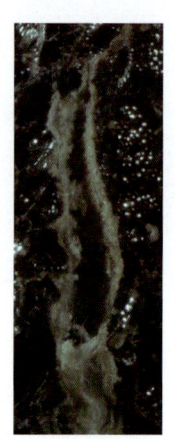

A．表皮脱落后纹理　　　　　　　　　　　B．种脐

■ 青椒种子表面纹理和种脐特征图

**剖面特征** 纵剖面呈椭圆形、卵圆形，种皮较厚，外层黑色，内层黄白色；胚直生，抹刀型，子叶两枚，叶状，淡黄白色；胚乳淡黄白色，占腔室的 2/3。横剖面呈椭圆形，子叶 2，被胚乳包围。

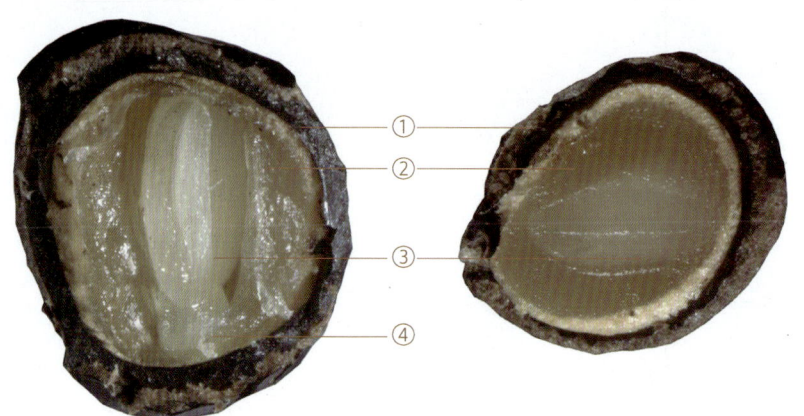

A．纵剖面　　　　　　　　　　　　B．横剖面

①种皮；②胚乳；③子叶；④胚根

■ 青椒种子剖面特征图

**横切面特征** 外种皮为 1～2 列栅栏状薄壁细胞，细胞壁深棕色，角质化，径向排列，长 62～152 μm，向内凹入的地方可达 5 列。中种皮为众多石细胞组成的锯齿状环，外侧石细胞多少等径，孔沟明显；内侧石细胞的壁稍薄，细胞切向延长，略径向排列成行。内种皮细胞大多 3～5 列，细胞壁网状增厚，细胞类圆形或被压扁呈颓废状。胚乳细胞含脂肪油滴及糊粉粒。

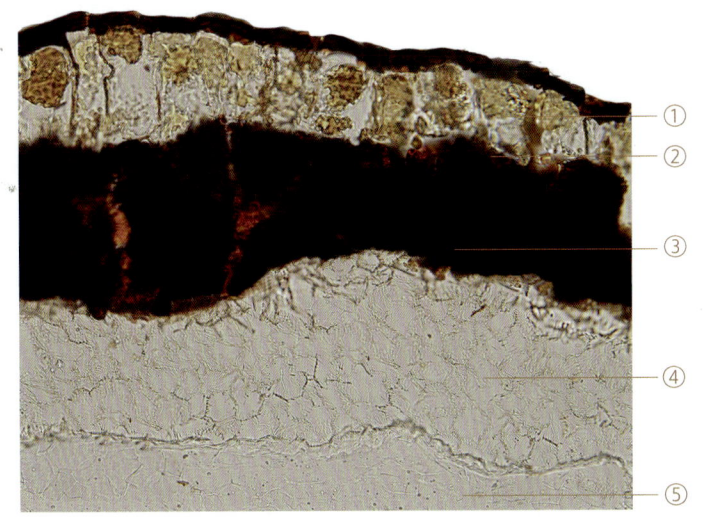

①外种皮栅状细胞；②中种皮石细胞；③内种皮细胞；④胚乳细胞
■ **青椒种子横切面特征图**

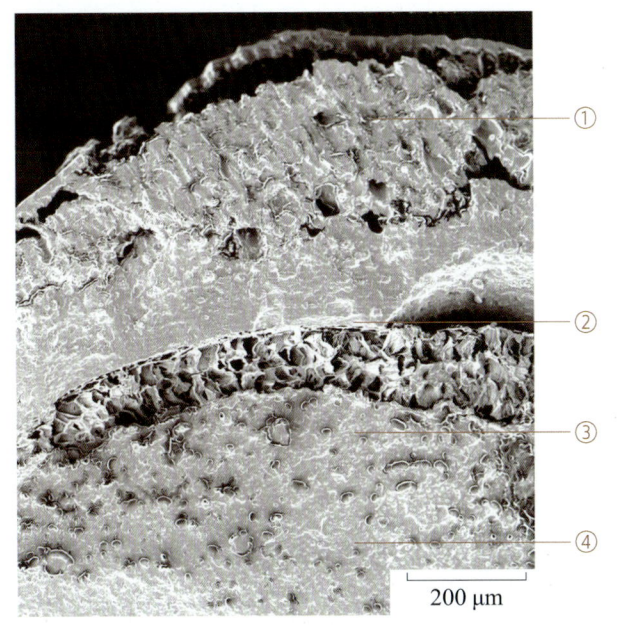

①外种皮栅状细胞；②中种皮石细胞；③内种皮细胞；④胚乳细胞
■ **青椒种子横切面特征图（电镜下）**

**┃粉末特征┃** 粉末红棕色。

种皮表皮细胞多角形，壁连珠状增厚，呈红棕色或棕黑色。内种皮细胞多角形，木质化，具明显的网状纹理，呈淡黄色。胚乳细胞多角形，子叶细胞类长方形，均含脂肪油滴及糊粉粒。石细胞成群或散在，呈方形、类圆形或多角形，直径 $10 \sim 82\ \mu m$，孔沟及纹孔明显。

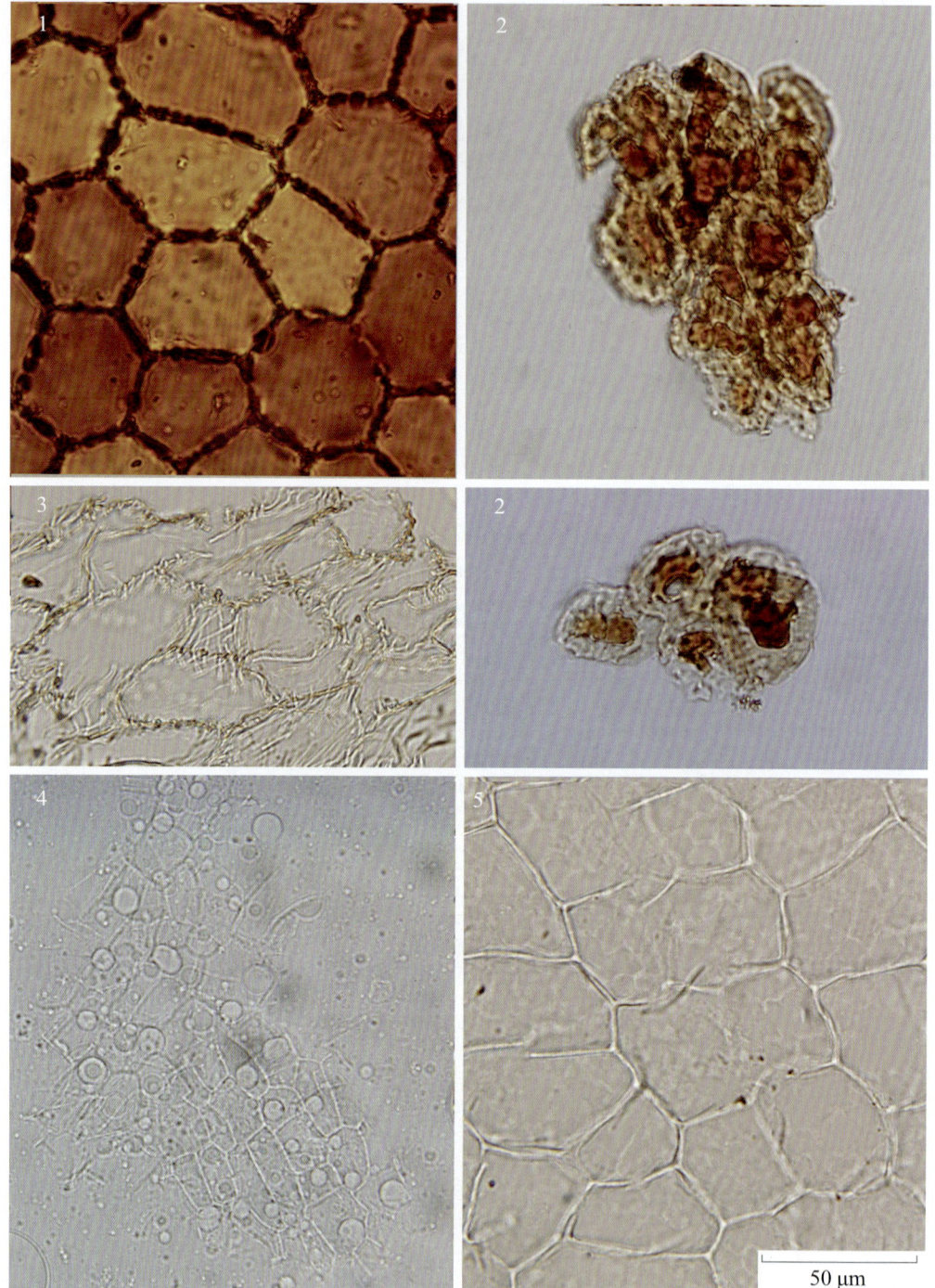

1. 栅状细胞表面观；2. 石细胞；3. 网纹细胞；4. 子叶细胞；5. 胚乳细胞
■ 青椒种子粉末特征图

▌附注▌

1.《辽宁省中药材标准　第二册》2019 年版描述"椒目种皮网纹细胞 3 ～ 5 列"。在实际情况下内种皮细胞 2 ～ 7 列均可见。

2．中种皮石细胞由于含有大量的红棕色的内含物，细胞壁较难分辨。

3．由于椒目质地硬脆，用冰冻切片法进行横切面观察，效果不佳。石蜡切片法优于冰冻切片法，采用该法观察到的横切面特征图表皮细胞、栅状细胞、内表层细胞清晰可见，但是数列排列紧密的石细胞层容易破碎，未能清晰表现，故采用电镜扫描进行观察，较好地表现了石细胞层的结构[2-3]。

（株洲市食品药品检验所：朱跃芳　包　敏　胡冠羽　凌子懿

绍兴市食品药品检验研究院：吕林锋）

**参考文献**

[1] 辽宁省药品监督管理局．辽宁省中药材标准：2019年版　第二册［S］.沈阳：辽宁科学技术出版社,2019：115.

[2] 曹蔚,薛美玲,谢艳华,等．椒目种皮的石蜡切片制备方法及显微鉴别研究［J］.陕西中医，2012,33（3）：352−354.

[3] 陈舒忆,唐艺,赵应梅,等．椒目的生药学研究［J］.科技视界,2019（20）：224−225.

# 竹叶椒子 Zuyejiaozi

## 68

**来源** 芸香科植物竹叶花椒 *Zanthoxylum armatum* DC. 的干燥种子。

**性状** 呈类圆球形、半球形或卵形。正面呈类圆形或卵圆形；侧面呈椭圆形或有时一侧略平直的椭圆形；腹（脐）面呈类圆形或椭圆形。长 3～4 mm，宽 3～4 mm，厚约 3 mm。表面黑色具光泽，放大后观察可见细密的鱼鳞状纹理，有的部分表皮脱落，露出黑色网状纹理。种脐位于凹陷处，椭圆形，黄棕色。种皮质硬脆，剖开可见淡黄白色的胚乳及两片子叶，气香，味微麻、辣。

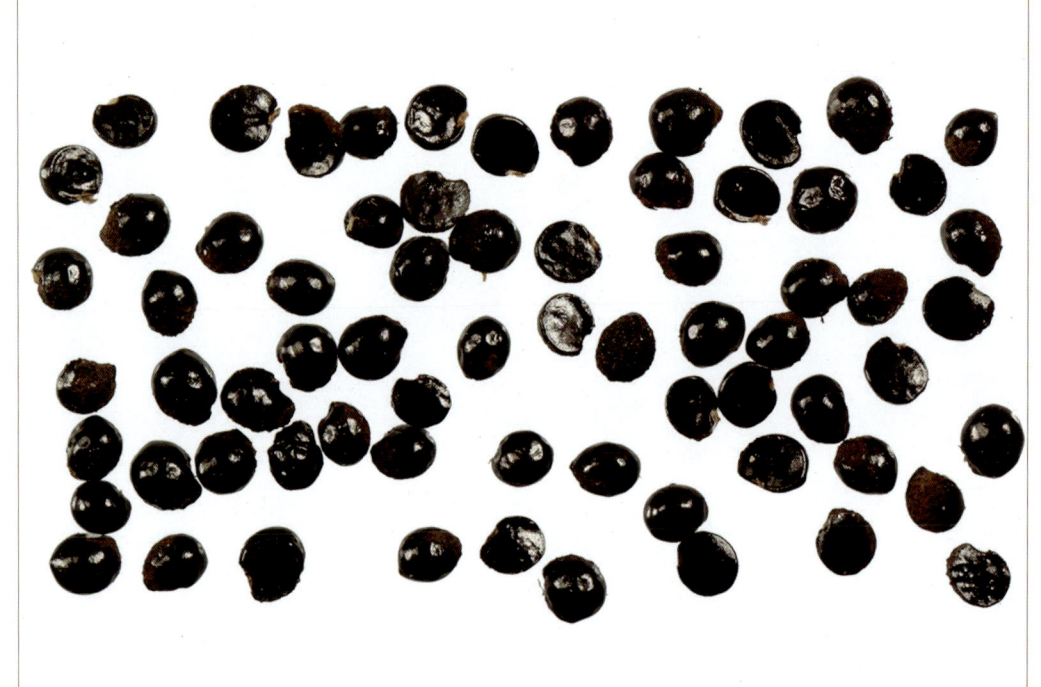

■ 竹叶椒子大样图

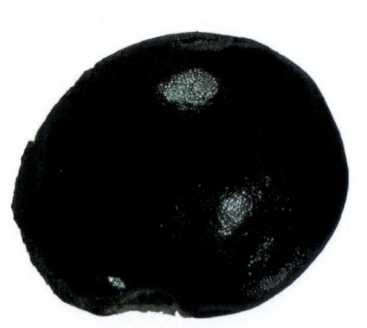

A. 正面

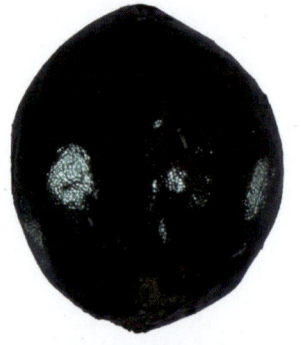

B. 侧面

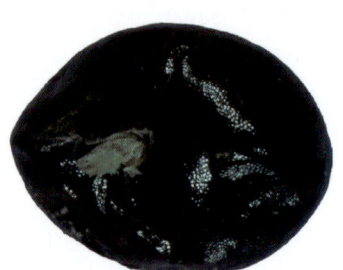

C. 腹（脐）面

■ 竹叶椒子基本面特征图

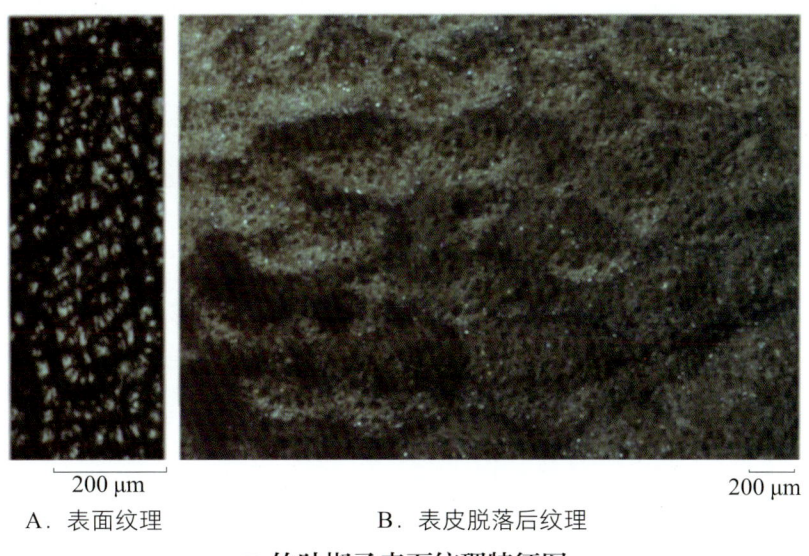

A．表面纹理　　　　　　　　　　B．表皮脱落后纹理

■ **竹叶椒子表面纹理特征图**

**剖面特征** 　纵剖面呈椭圆形、倒卵圆形；种皮较厚，外层黑色，内层黄白色；胚直生，抹刀型，子叶2；胚乳在两端较薄，中部稍厚，淡黄白色，胚乳占种室的2/3。横剖面呈椭圆形，种皮在种脐部位较厚。

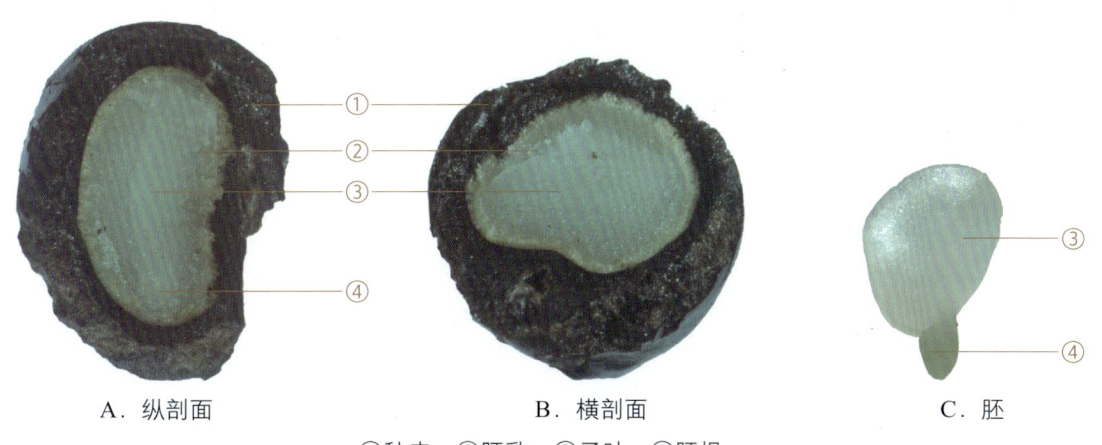

A．纵剖面　　　　　　　　　　B．横剖面　　　　　　　　C．胚

①种皮；②胚乳；③子叶；④胚根

■ **竹叶椒子剖面和胚特征图**

**横切面特征** 　外种皮细胞为1～2列栅栏状薄壁细胞，细胞壁深棕色，角质化，径向排列，长62～152 μm，向内凹入的部位可达5列。中种皮为数列石细胞组成的锯齿状环，外侧石细胞多少等径，孔沟明显；内侧石细胞的壁稍薄，细胞切向延长，略径向排列成行。内种皮细胞2～3列多见，细胞较大，细胞壁网状增厚，细胞有时颓废状。胚乳细胞含脂肪油滴及糊粉粒。

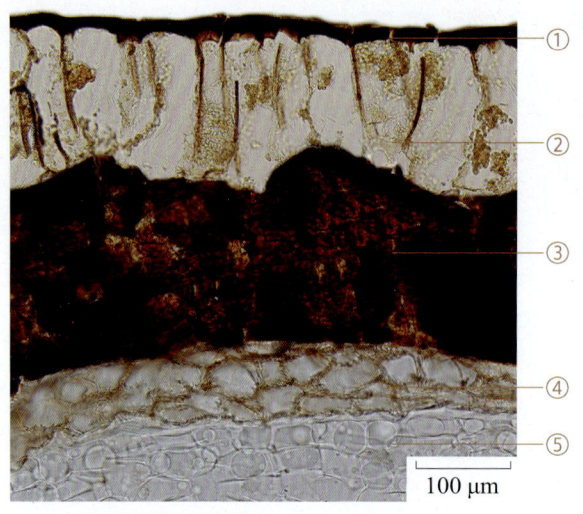

①角质层；②栅状细胞；③石细胞；④内种皮细胞；⑤胚乳细胞

■ **竹叶椒子·横切面特征图**

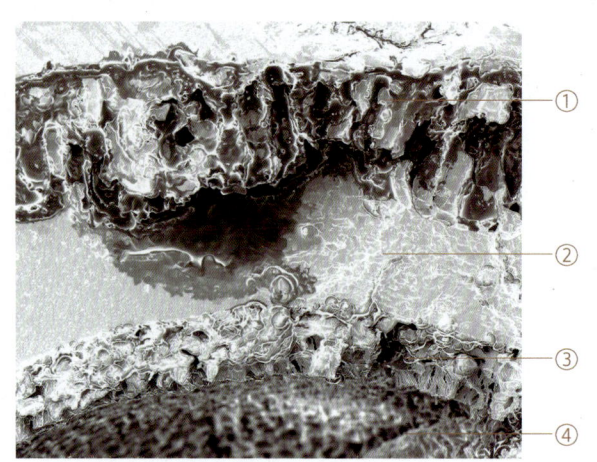

①表皮栅状细胞；②石细胞；③内种皮细胞；④胚乳细胞

■ **竹叶椒子·横切面特征图（电镜下）**

**┃粉末特征┃** 粉末红棕色。

种皮栅状细胞表皮观多角形，壁连珠状增厚，呈红棕色或棕黑色。内种皮细胞多角形，木质化，具明显的网状纹理，呈淡黄色。胚乳细胞多角形，子叶细胞类长方形，均含脂肪油滴及糊粉粒。石细胞成群或散在，呈方形、类圆形或多角形，直径10 ～ 82 μm，孔沟及纹孔明显。

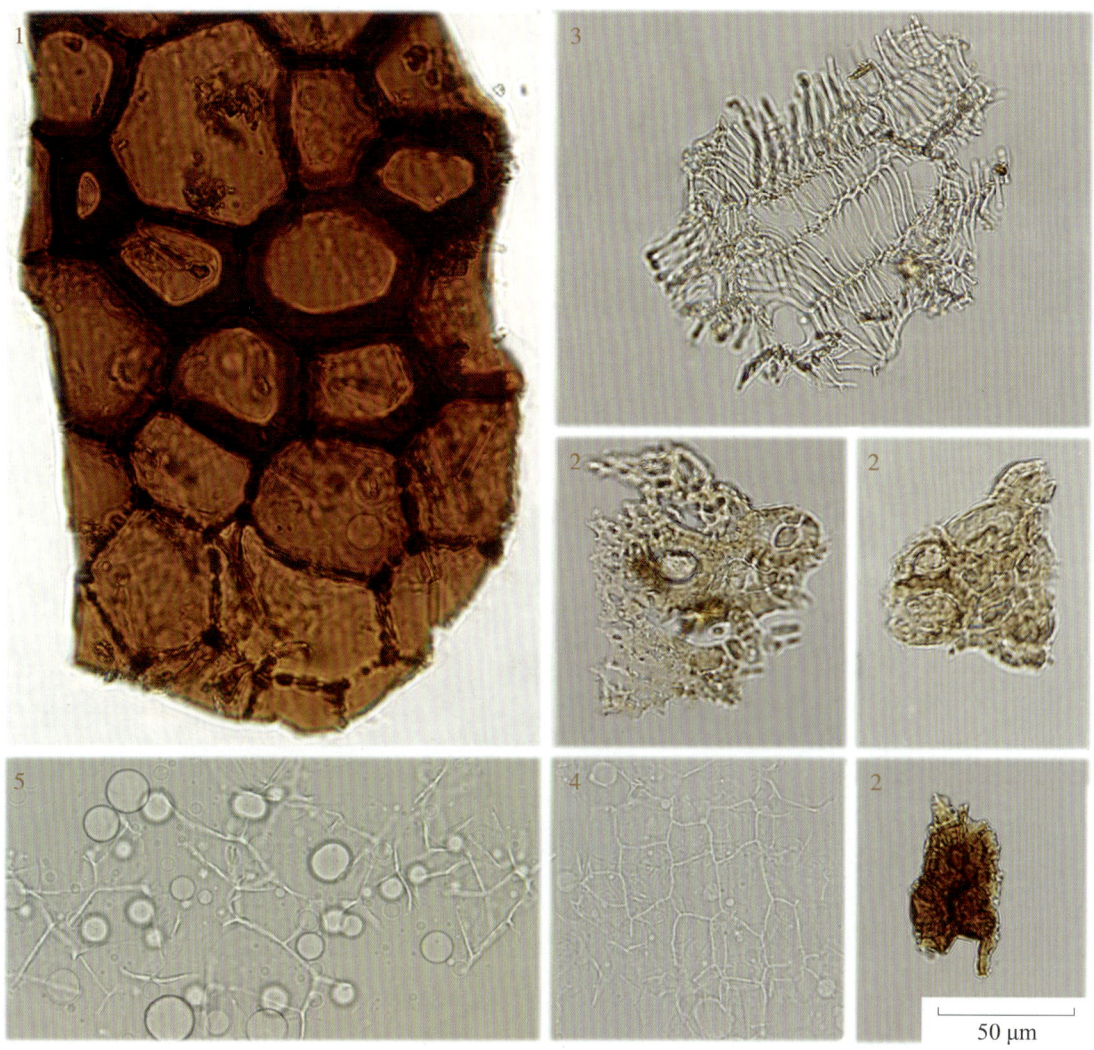

50 μm

1．栅状细胞表面观；2．石细胞；3．网纹细胞；4．子叶细胞；5．胚乳细胞

■ **竹叶椒子粉末特征图**

**附注** 竹叶椒的果实作为川菜的主要调料，也称为藤椒或青花椒，由于它的种子与花椒的种子很像，经常会被当作椒目使用，是椒目的一种混伪品。

参考了多种文献[1-2]，结合实际的切片制作，发现中种皮石细胞由于含有大量的红棕色内含物，细胞壁较难分辨。

（株洲市食品药品检验所：朱跃芳 林 芳 胡冠羽 易 颖

绍兴市食品药品检验研究院：吕林锋）

**参考文献**

[1] 曹蔚,薛美玲,谢艳华,等.椒目种皮的石蜡切片制备方法及显微鉴别研究[J].陕西中医,
2012,33（3）：352−354.
[2] 陈舒忆,唐艺,赵应梅,等.椒目的生药学研究[J].科技视界,2019（20）：224−225.

# 黄皮核 Huangpihe

## 69

**品种收载** 《广东省中药材标准 第一册》[1]。

**来源** 芸香科植物黄皮 *Clausena lansium* (Lour.) Skeels 的干燥成熟种子。

**性状** 呈卵圆形，稍扁。正面略呈倒卵圆形，下端略弯向一侧；侧面狭长圆形；腹（脐）面长圆形。长 10 ～ 18 mm，宽 5 ～ 9 mm，厚 3 ～ 5 mm。表面具明显的皱纹，可见两种颜色，近合点端黄褐色，有合点；近种脐端黄色；种脊位于侧面，略突起，自种脐通向合点。种脐位于较小端的侧面，呈长椭圆形，外侧具一黄白色环，中间有一黄白色的点状物。质脆、易碎。气香，味苦涩、微辛。

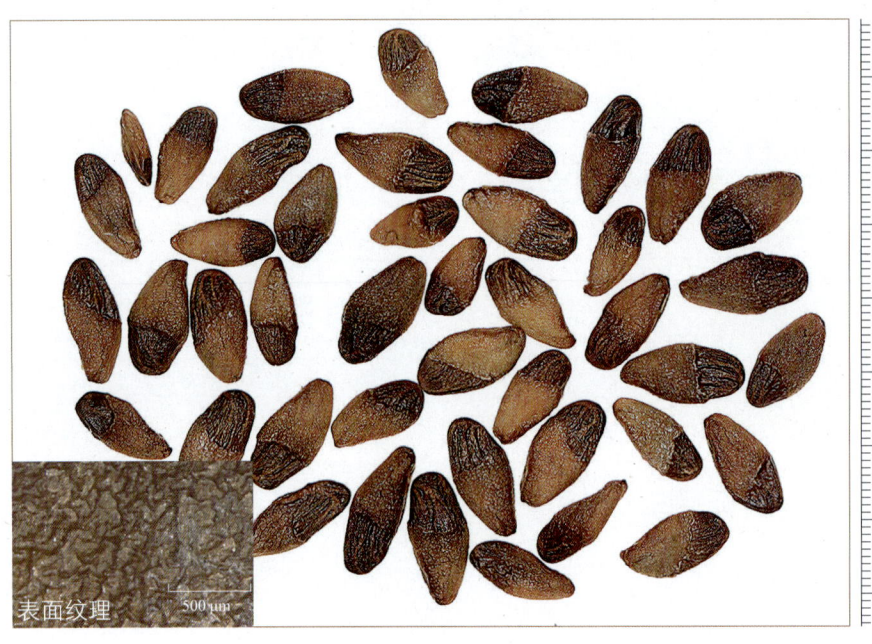

■ 黄皮核大样图

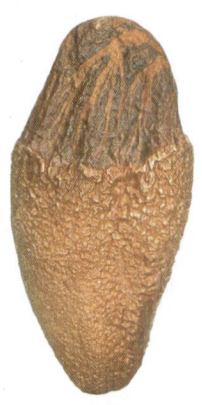
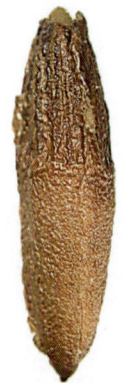

A. 正面        B. 侧面        C. 腹（脐）面

■ 黄皮核基本面特征图

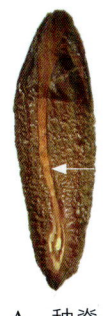
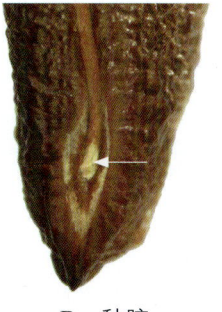
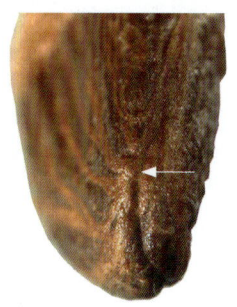

A．种脊        B．种脐        C．合点

■ **黄皮核种皮表面特征图**

**剖面特征** 纵剖面倒卵圆形，种皮菲薄，与子叶分离；胚直生，抹刀型，子叶2，黄色，肥厚，胚根较短。横剖面椭圆形，子叶2，肥厚，中间有空隙，近种脐部位的横剖面中心可见胚根。

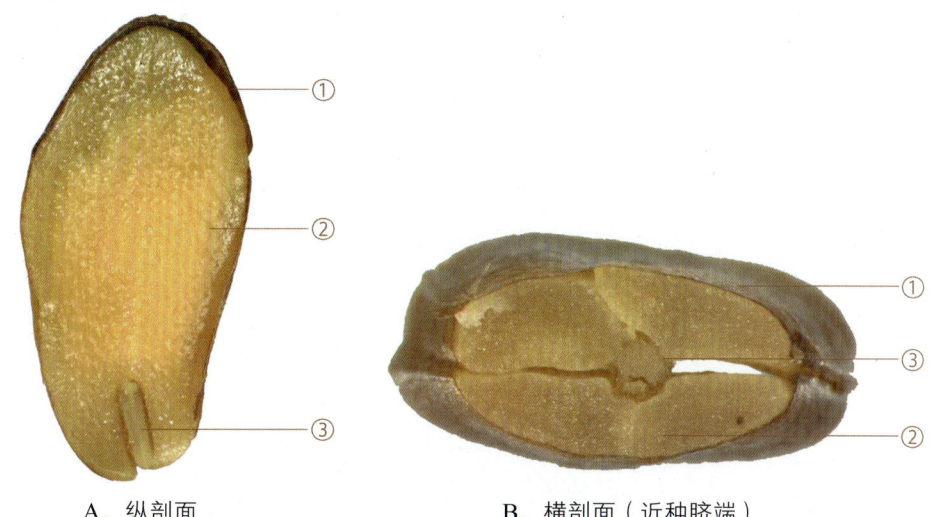

A．纵剖面           B．横剖面（近种脐端）

①种皮；②子叶；③胚根

■ **黄皮核剖面特征图**

**横切面特征** 外种皮细胞1层，切向延长，外被角质层，胞腔内含红棕色物质，有的细胞中可见草酸钙方晶。内种皮细胞颓废，层数较少。子叶细胞无色，充满油滴，靠近子叶细胞的外侧散有大型油室。胚根表皮细胞1层，有明显的根毛，皮层宽广，中央可见中柱。

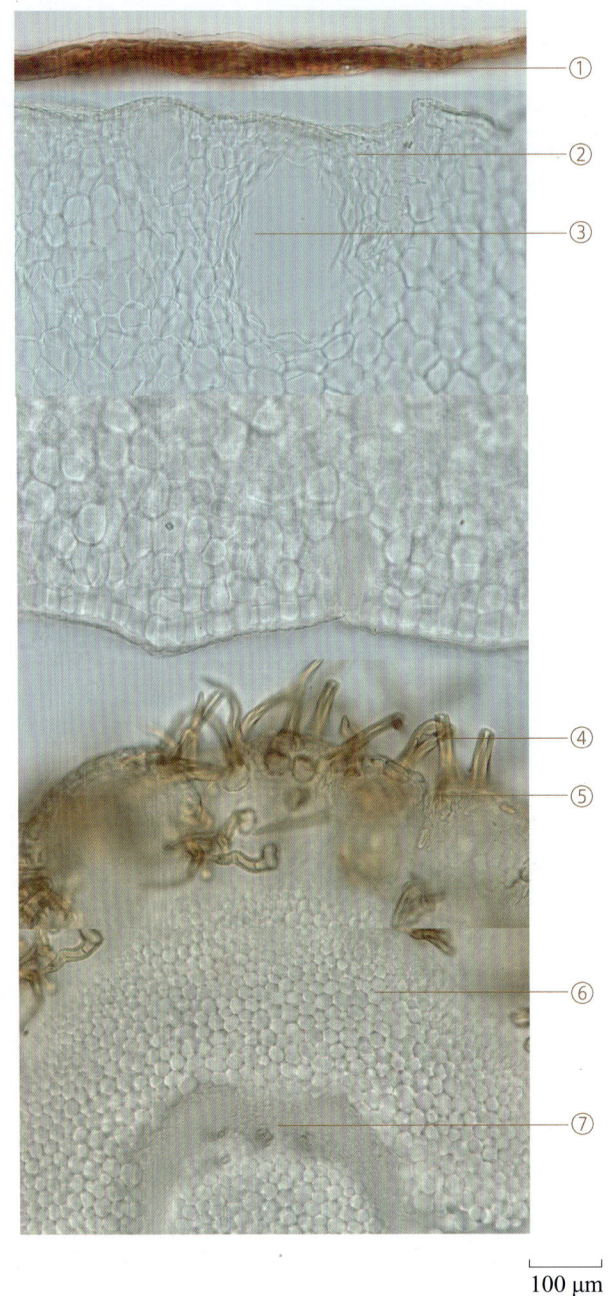

①种皮表皮细胞；②子叶细胞；③油室；④根毛；⑤胚根表皮细胞；⑥胚根皮层；⑦中柱

100 μm

■ **黄皮核横切面特征图**

**粉末特征** 粉末淡黄棕色。

种皮表皮细胞黄棕色，表面观类多角形。草酸钙方晶众多，散在于种皮表皮细胞中。子叶细胞无色，内含脂肪油滴。油室多破碎，分泌细胞狭长而弯曲。胚根碎片易见，有的胚根表皮细胞异化为根毛。

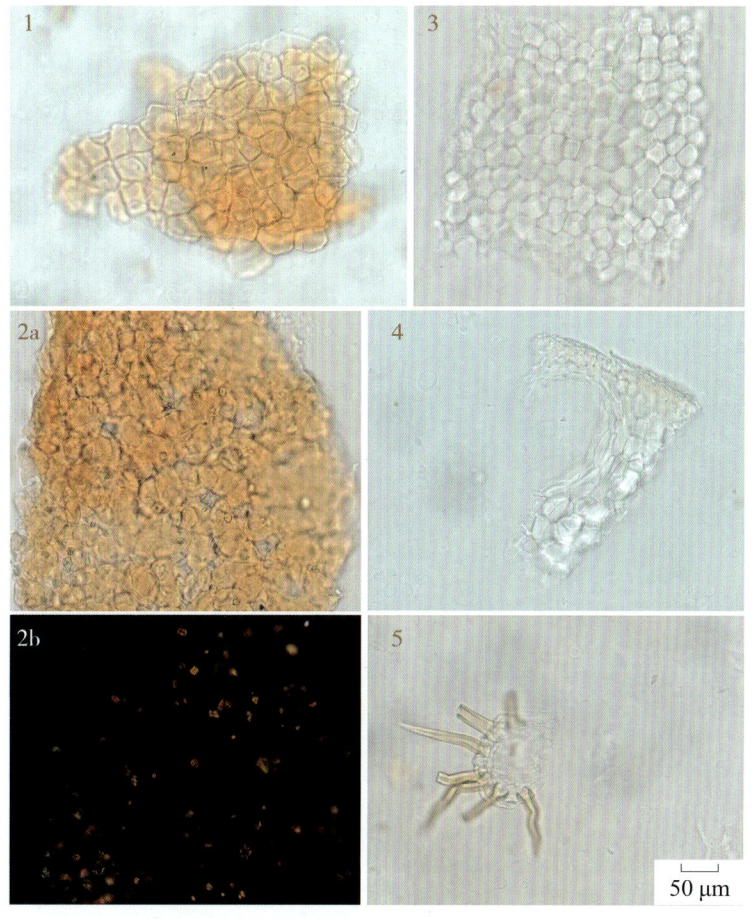

1. 种皮表皮细胞；2. 草酸钙方晶（2a.可见光下，2b.偏光镜下）；
3. 子叶细胞；4. 油室碎片；5. 胚根碎片（示根毛）

■ 黄皮核粉末特征图

**附注** 新鲜的黄皮种子见下图。

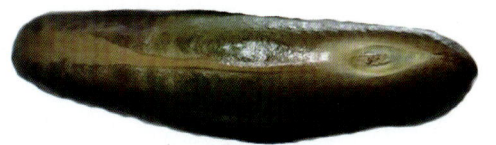

■ 黄皮种子鲜品

（广东省药品检验所：黄国凯 刘潇潇）

**参考文献**

［1］ 广东省食品药品监督管理局.广东省中药材标准 第一册［S］.广州：广东科技出版社，
2004：169.

# 酸橙橘核 Suancheng juhe

## 70

**品种收载** 《湖南省中药材标准》2009 年版[1]。

**来源** 芸香科植物酸橙 *Citrus aurantium* L. 及其栽培变种的干燥成熟种子。

**性状** 略呈卵形或长卵形，一侧有棱线。正面呈倒长卵形，上端钝圆，基部渐狭；侧面呈倒长卵形，种脊棱线自种脐延伸至内脐（合点），上端钝圆，基部（种脐端）渐尖成小柄状；腹（脐）面略呈椭圆形，中间可见一棱线。长 1.2 ～ 1.5 cm，宽 0.5 ～ 0.7 cm，厚 0.4 ～ 0.6 cm。表面淡黄白色或淡灰白色，光滑，有粗细不等的条状沟纹，有的可见凹陷窝。种脐突出，淡黄白色，长条状。种皮韧，子叶 2，黄白色，有油性。气微，味苦。

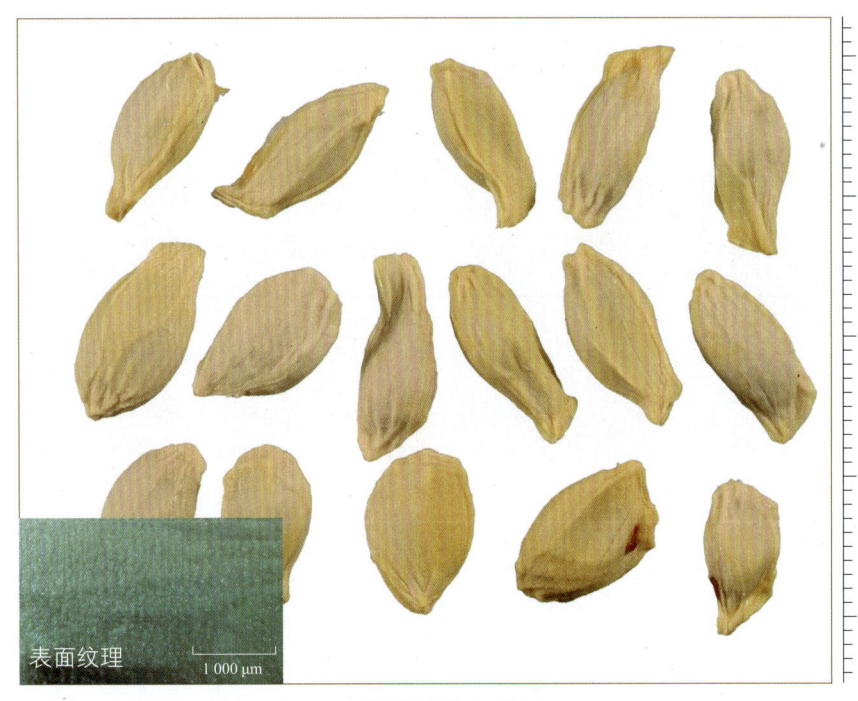

表面纹理　1 000 μm

■ 酸橙橘核大样图

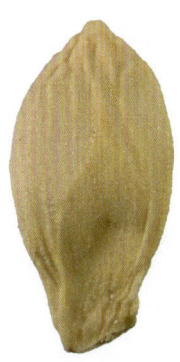

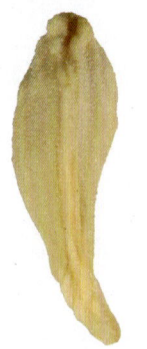

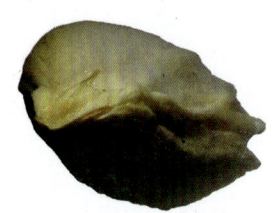

A. 正面　　　　　　　　B. 侧面　　　　　　　　C. 腹（脐）面

■ 酸橙橘核基本面特征图

**剖面特征** 纵剖面呈倒长卵圆形，种皮较厚；胚直生，抹刀型，子叶 2，淡黄白色，宽厚，几乎占胚的全部，近种脐端可见多胚现象存在，子叶小于正常胚的子叶；胚根细小，位于种脐端，色稍深；无胚乳。横剖面呈类圆形，正常的子叶一大一小，包围着多胚的小子叶。

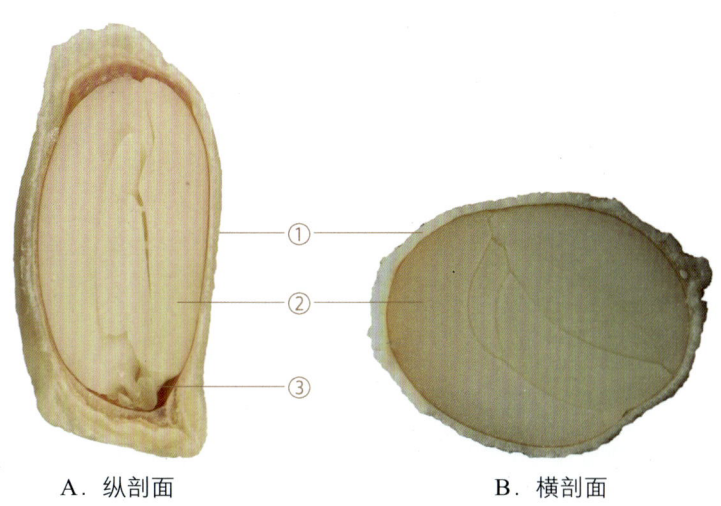

A．纵剖面　　　　　　　　　　B．横剖面

①种皮；②子叶；③胚根

■ 酸橙橘核剖面特征图

**横切面特征** 种皮表皮细胞为 1 列纤维状厚壁细胞，纵向排列，横切面呈栅状，外壁完整或上端呈尾状突起，壁厚薄不匀，木化，具十字形或斜纹孔。中种皮外层为通气的薄壁组织，内侧细胞大多颓废状。中种皮内层为色素层，细胞含橙黄色或黄棕色物，并含草酸钙方晶，直径 7 ～ 16 μm。内种皮薄壁细胞颓废状，不易分辨，珠孔部位稍明显可辨。胚乳细胞 3 ～ 4 列，最外层细胞壁稍厚，有的壁连珠状增厚，含脂肪油滴。子叶细胞含细小草酸钙簇晶或方晶，并含脂肪油滴和针簇状橙皮苷结晶。

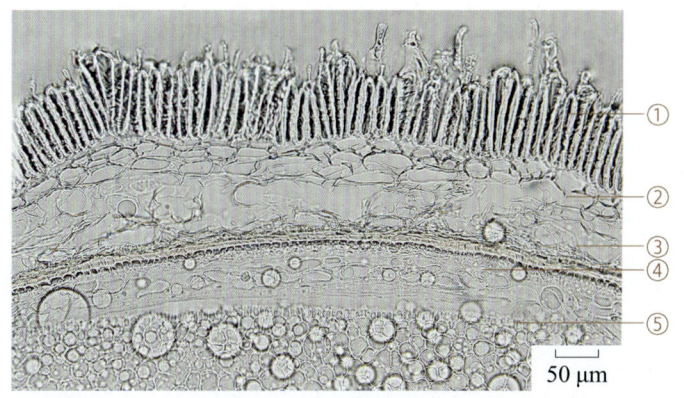

①厚壁细胞；②通气组织；③色素层；④胚乳细胞；⑤子叶细胞

■ 酸橙橘核横切面特征图

**粉末特征** 粉末灰绿色或灰棕色。

种皮纤维状厚壁细胞成片或破碎散在，无色或淡黄色；横断面长 14 ~ 36 μm，一端可见尾状突起，壁厚 7 ~ 13 μm，木化，纹孔明显；侧面观（径向纵断面）类扁平长方形，似石细胞状，宽约 117 μm，端壁相接处稍突出，壁厚薄不匀，具十字形、人字形纹孔，组成网状纹理；表面观石细胞状，完整者长约 540 μm。草酸钙方晶成片存在于黄绿色、橙黄色或黄棕色颓废的色素层组织中，有的一个细胞中含数个方晶，直径 7 ~ 16 μm。内胚乳细胞常与色素层连接，呈多角形，有的壁连珠状增厚，含脂肪油滴。子叶细胞无色或淡绿色，含细小草酸钙簇晶或方晶，直径 2 ~ 5 μm；并含脂肪油滴。通气组织细胞多见，大小不一。

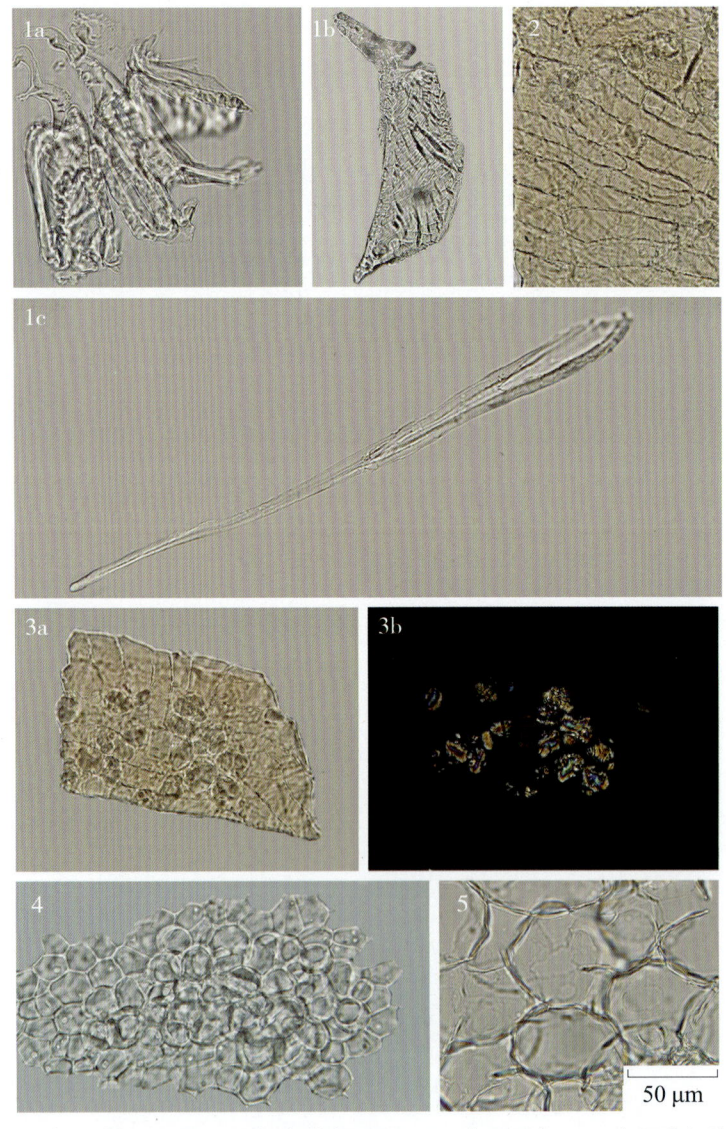

1. 纤维状厚壁细胞（1a.横断面观，1b.径向纵断面观，1c.表面观）；2. 内胚乳细胞（连珠状增厚）；
3. 草酸钙方晶（3a.可见光下，3b.偏光镜下）；4. 子叶细胞（含结晶和脂肪油滴）；5. 通气组织细胞

■ **酸橙橘核粉末特征图**

**附注**　橘核（酸橙）的横切面特征和粉末特征描述参考《中药材粉末显微鉴定》[2]。

（新疆维吾尔自治区食品药品检验所：于　睿　周　洋　黎　梅　冯春蕾
绍兴市食品药品检验研究院：毛　威　吕林锋）

**参考文献**

[1]　湖南省食品药品监督管理局.湖南省中药材标准：2009年版［S］.长沙：湖南科学技术出版社,2010：153.

[2]　徐国钧.中药材粉末显微鉴定［M］.北京：人民卫生出版社,1986：502.

# 甜橙橘核 Tianchengjuhe

## 71

**品种收载**《湖南省中药材标准》1993 年版[1]。

**来源** 芸香科植物甜橙 *Citrus sinensis*（L.）Osbeck 及其栽培变种的干燥成熟种子。

**性状** 呈卵圆形、长卵圆形或扁卵圆形。正面狭倒卵形，基部楔形或渐尖，顶端钝圆；侧面狭倒卵形；腹（脐）面略呈椭圆形或类半圆形。长 1.2～1.8 cm，宽 0.5～0.9 cm，厚 0.5～0.9 cm。表面淡黄白色或淡灰白色，光滑，有粗细不等的条状沟纹，一侧有种脊棱线。种脐突起，淡黄白色，长条状。种皮薄而韧，种皮内侧面淡棕色，子叶 2，黄白色，有油性。气微，味苦。

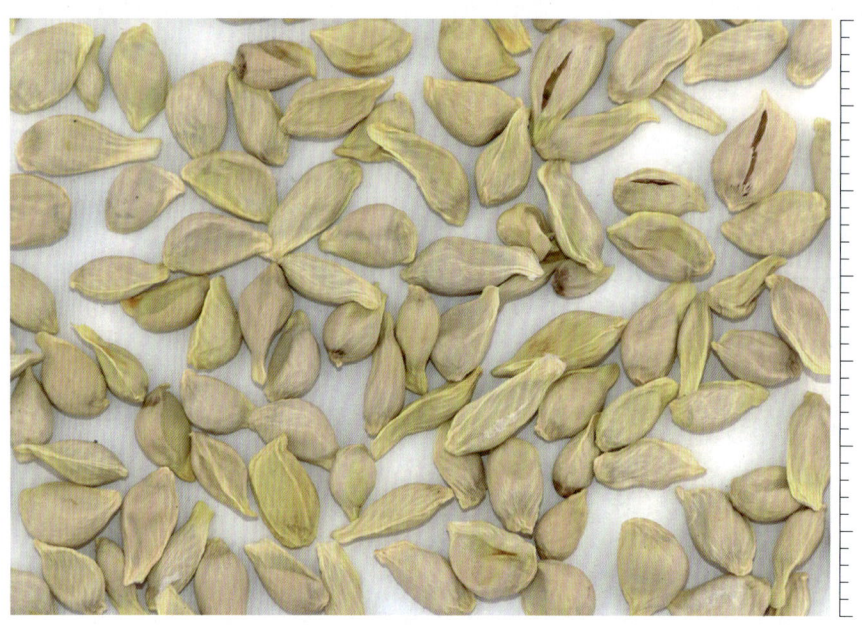

■ 甜橙橘核大样图

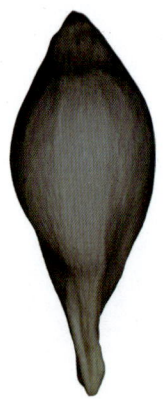
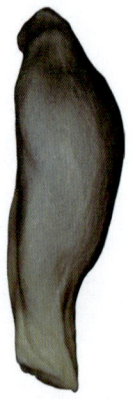
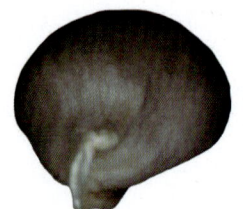

A．正面　　　　　　　　B．侧面　　　　　　　　C．腹（脐）面

■ 甜橙橘核基本面特征图

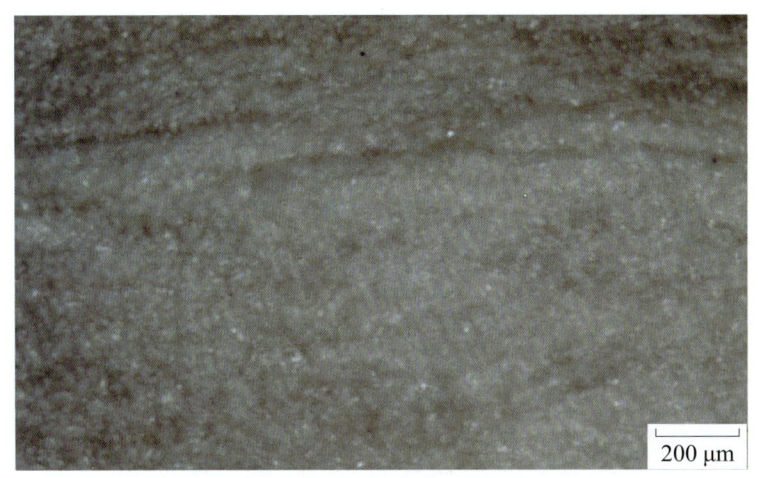

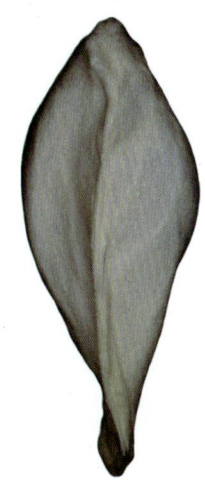

A. 表面纹理

B. 种脊

■ **甜橙橘核表面纹理和种脊图**

**剖面特征** 纵剖面呈倒卵形或椭圆形、类圆形，种皮薄，淡黄白色或灰白色，种皮内侧面棕色；胚直生，抹刀型，子叶2，淡黄白色，几乎占胚的全部，近种脐端可见多胚现象存在，子叶明显小于正常胚的子叶。横剖面呈椭圆形或卵圆形，子叶2，中间具空腔。

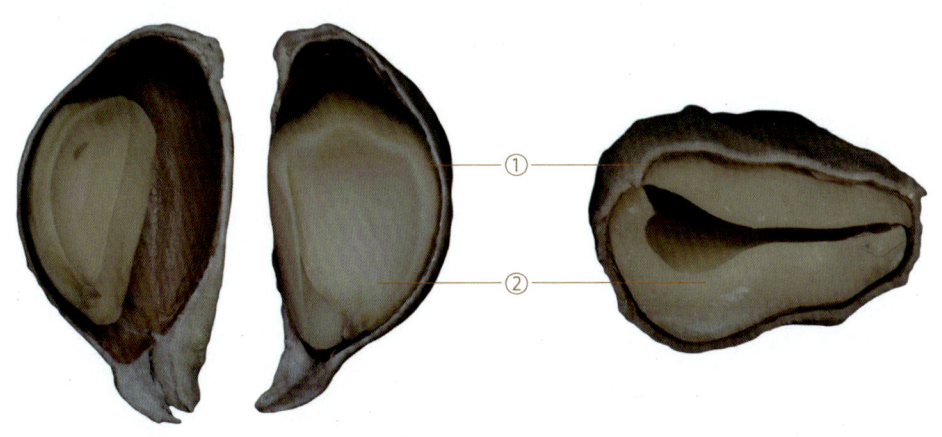

A. 纵剖面

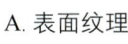

B. 横剖面

①种皮；②子叶

■ **甜橙橘核剖面特征图**

**横切面特征** 种皮表皮细胞为1列纤维状厚壁细胞，栅状排列，纵向延长，外壁完整或上端呈尾状突起，木化，具十字形或斜纹孔。中种皮外层为通气的薄壁组织，细胞切向延长，大多变形或颓废状。中种皮内层为色素层，细胞含黄棕色或深棕色物，并含草酸钙方晶，直径 7～16 μm。内种皮细胞颓废，珠孔部位数层可分辨。胚乳细胞 3～4 列，有的壁连珠状增厚，含脂肪油滴。子叶细胞含细小草酸钙簇晶或方晶，并含脂肪油滴和针簇状橙皮苷结晶。

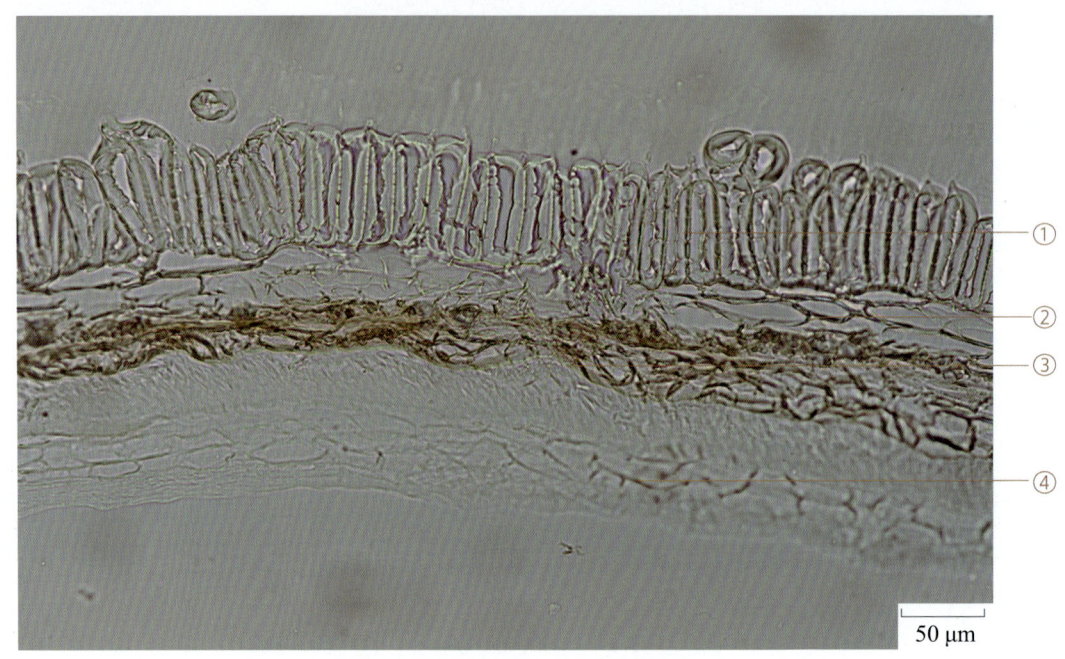

①种皮表皮细胞；②中种皮细胞；③色素层细胞；④胚乳细胞

■ **甜橙橘核种皮横切面特征图**

**粉末特征** 粉末灰绿色或灰棕色。

种皮纤维状厚壁细胞多破碎散在，无色或淡黄色；断面观纤维状，完整者长约 540 μm，直径 14～36 μm，末端钝圆，壁厚 7～13 μm，木化，具十字形、人字形或斜椭圆形孔纹；侧面观（径向纵断面）类扁平长方形，似石细胞，外壁不整齐，有数个长短不一扭曲的尾状或角状突起（由于壁黏液化而成），壁厚薄不均，具十字形、人字形、孔纹，组成网状纹理。草酸钙方晶成片存在于黄绿色、橙黄色或黄棕色颓废的色素层细胞中，有的一个细胞中含数个结晶，结晶方形、类方形、多面形、双锥形或棱形，直径 7～16 μm，长 22 μm。胚乳细胞常与色素层连接，呈多角形，有的壁连珠状增厚，含脂肪油滴。子叶细胞无色或淡绿色。呈类圆形，含细小草酸钙簇晶或方晶，直径 2～5 μm；并含脂肪油滴。

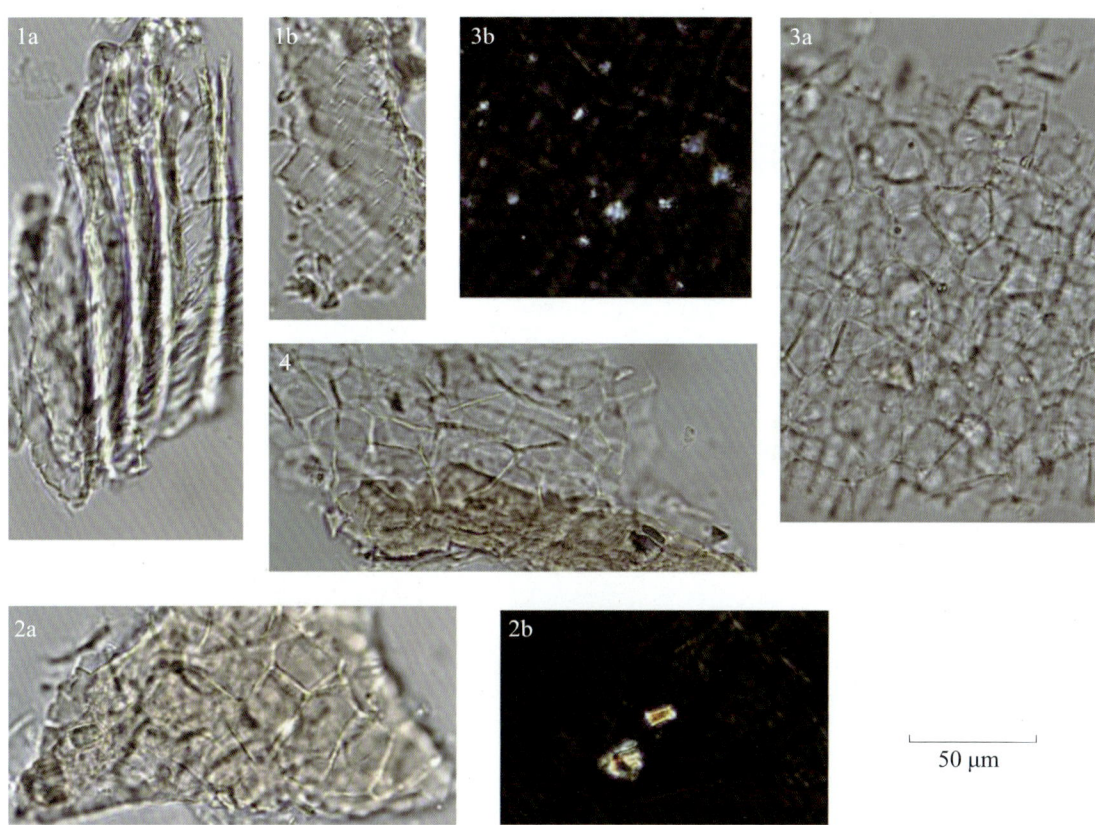

1. 纤维状厚壁细胞（1a.表面观，1b.径向纵断面）； 2. 草酸钙方晶（2a.显微镜下，2b.偏光显微镜下）；
3. 子叶细胞（3a.显微镜下，3b.偏光显微镜下）； 4. 内胚乳细胞

■ **甜橙橘核粉末特征图**

**附注** 本品种的种子横切面特征和粉末特征描述参考了《中药材粉末显微鉴定》[2]。

（新疆维吾尔自治区食品药品检验所：于 睿 周 洋 严 丽 于新兰）

**参考文献**

［1］ 湖南省卫生厅.湖南省中药材标准：1993年版［S］.长沙：湖南科学技术出版社，1993：372.

［2］ 徐国钧.中药材粉末显微鉴定［M］.北京：人民卫生出版社，1986：502.

# 橘核 Juhe

## 72

**品种收载**《中国药典》2020 年版[1]。

**来源** 芸香科植物橘 *Citrus reticulata* Blanco 及其栽培变种的干燥成熟种子。

**性状** 略呈卵形或长卵形，一侧有棱线。正面呈倒卵形或长倒卵形，上端钝圆，种脐端渐尖；侧面呈长倒卵形，种脊棱线自种脐延伸至内脐（合点），上端钝圆，基部（种脐端）渐尖成小柄状；腹（脐）面略呈椭圆形，中间可见一棱线；顶面呈多角形，中心可见数条棱线向四周放射状排列。长 0.7 ～ 1.4 cm，宽 0.4 ～ 0.7 cm，厚 0.3 ～ 0.6 cm。表面淡灰白色、淡黄白色或淡黄色，光滑，具微细的条纹。种脐点状，位于尖端。种皮韧，子叶 2，黄绿色，有油性。气微，味苦。

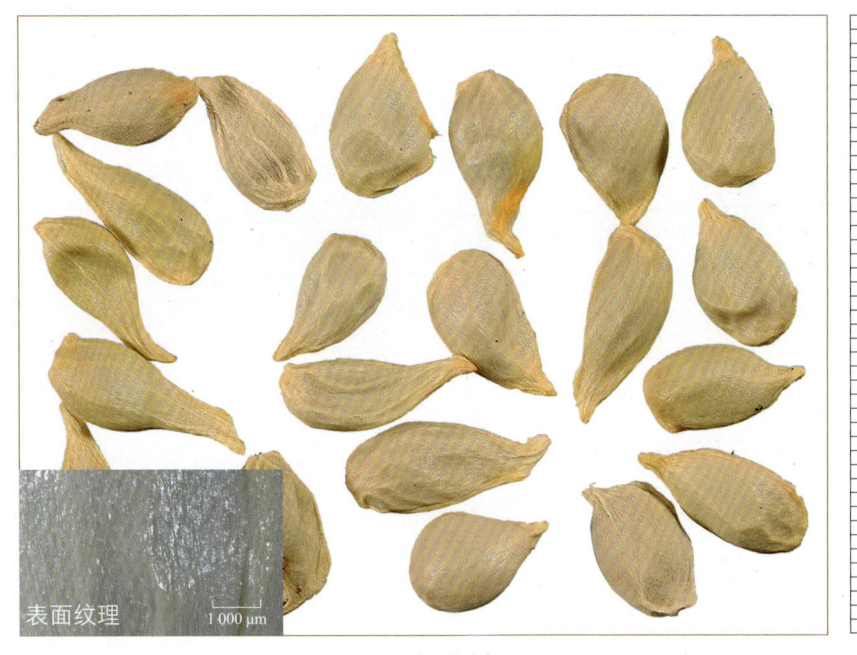

表面纹理　1 000 μm

■ 橘核大样图

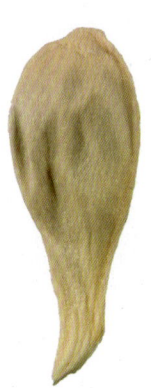

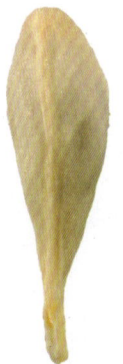

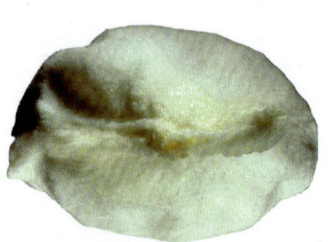

A. 正面　　　　　　B. 侧面　　　　　　C. 腹（脐）面

■ 橘核基本面特征图

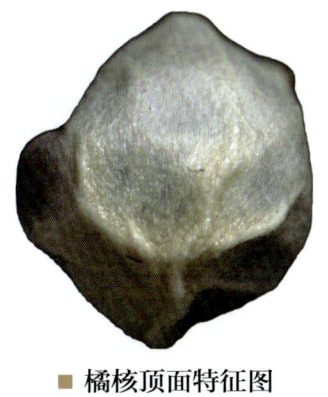

■ 橘核顶面特征图

**剖面特征** 纵剖面呈倒卵圆形，外种皮薄而韧，内种皮菲薄，淡棕色；胚直生，抹刀型，子叶2，绿色，宽厚，一大一小，几乎占胚的全部，近种脐端还可见1～2个小的胚（多胚现象），子叶小于正常胚的子叶；胚根细小，位于种脐端，色稍深；无胚乳。横剖面呈类圆形，一枚大的子叶包围着较小的子叶。

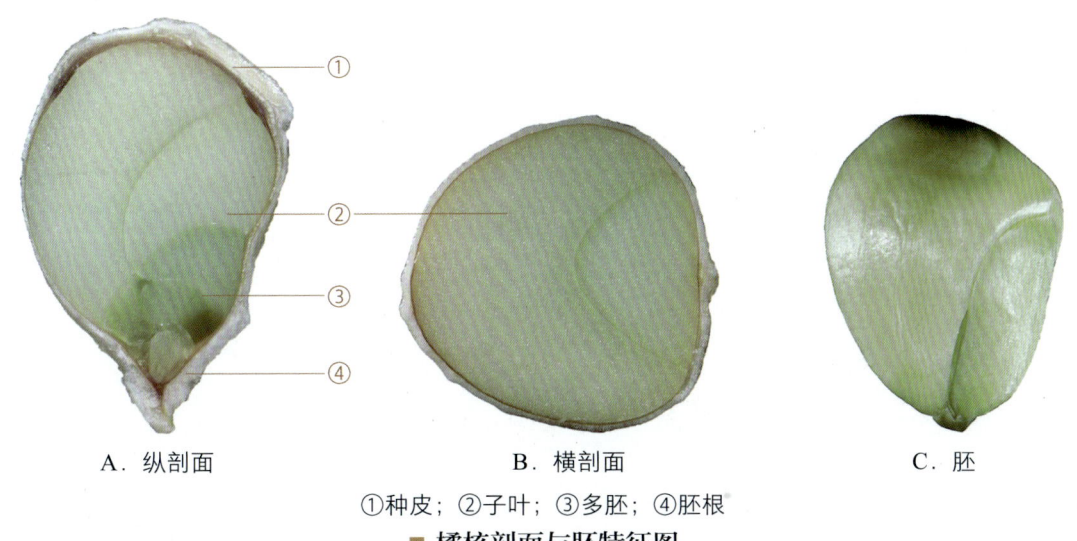

A．纵剖面　　　　　　　　B．横剖面　　　　　　　　C．胚
①种皮；②子叶；③多胚；④胚根
■ 橘核剖面与胚特征图

**横切面特征** 种皮表皮细胞为纵向延长的木化纤维，横切面呈栅状，外侧壁具黏液，有时可见翼状突起，壁厚薄不匀，具十字形或斜纹孔。中种皮外层为通气的薄壁组织，细胞大多被挤压而略颓废状。中种皮内层为色素层，含淡黄棕色物，色素层最内侧细胞壁略增厚，含草酸钙方晶，直径7～16 μm。内种皮细胞颓废不可辨，珠孔部位细胞数层，明显可辨。胚乳细胞3～4列，含脂肪油滴。子叶细胞不规则，外层细胞略径向延长，含细小草酸钙簇晶或方晶，并含脂肪油滴和针簇状橙皮苷结晶。

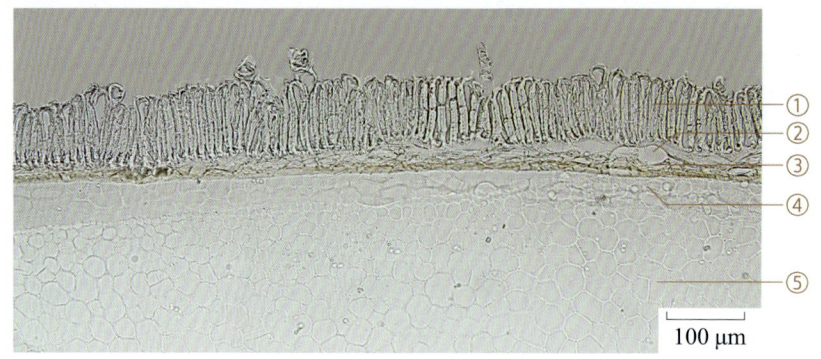

①纤维细胞；②通气组织；③色素层；④胚乳细胞；⑤子叶细胞

■ 橘核横切面特征图

**粉末特征** 粉末灰绿色或灰棕色。

种皮纤维成片或破碎散在，无色或淡黄色，径向纵切面呈长条形，完整者长约540 μm，直径 14 ～ 36 μm，壁厚 7 ～ 13 μm，木化，具十字形、人字形或斜椭圆形纹孔；表面呈纤维状，细胞壁弯曲或角状突起，壁厚薄不匀；径向横切面呈栅状，外壁完整者可见尾状突起。草酸钙方晶成片存在于橙黄色或黄棕色色素层中，有的一个细胞中含数个结晶，结晶方形、类方形、多面形、双锥形或棱形，直径 7 ～ 16 μm，长 22 μm。内胚乳细胞常与色素层连接，呈多角形，有的壁连珠状增厚，含脂肪油滴。子叶细胞无色或淡绿色，含细小草酸钙簇晶或方晶，直径 2 ～ 5 μm；并含脂肪油滴。

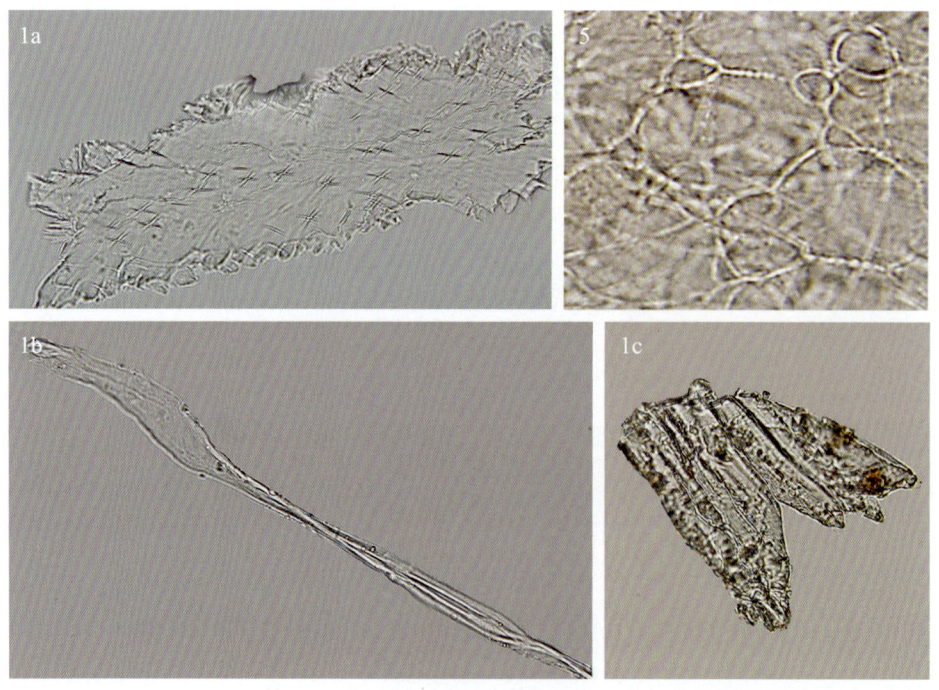

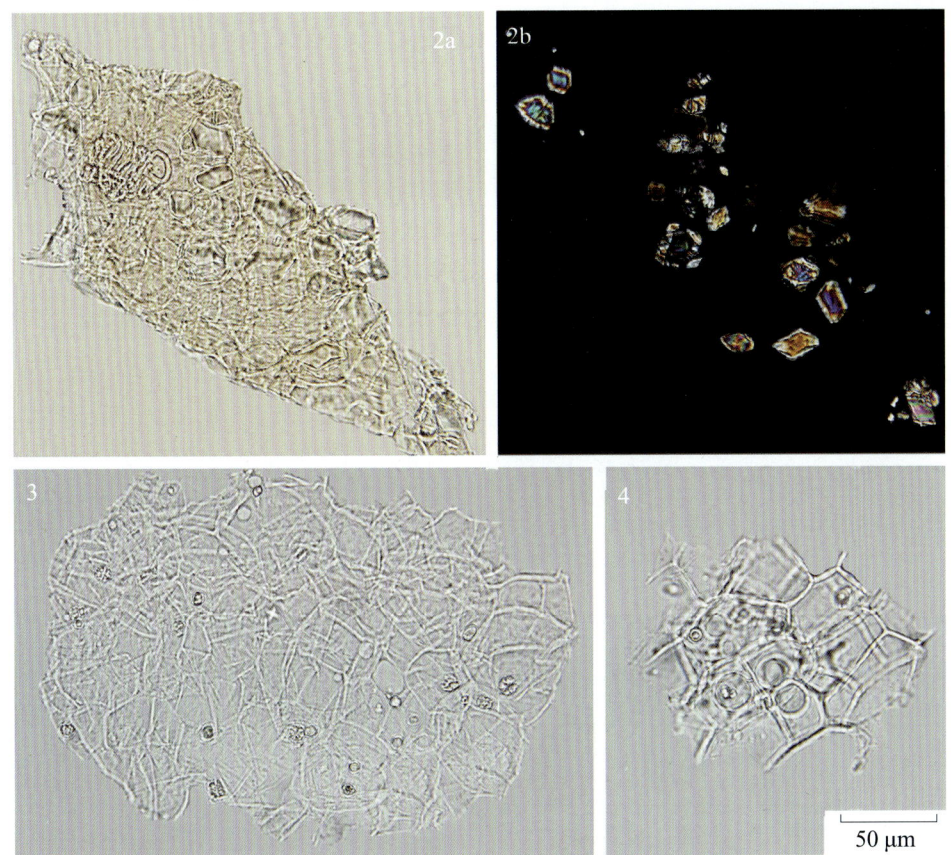

1.种皮厚壁细胞（1a.侧面观，1b.表面观，1c.横断面观）；2.草酸钙方晶（2a.可见光下，2b.偏光镜下）3.子叶细胞（含结晶）；4.子叶细胞（含脂肪油滴）；5.内胚乳细胞

■ **橘核粉末特征图**

**附注** 《中国药典》记载橘核种皮表皮细胞为黏液细胞层[1]。制作冰冻切片观察，以及 Corner 的研究[2]，结果显示橘核的种皮表皮细胞外侧壁具黏液，有时可见翼状突起，与徐国钧的《中药材粉末显微鉴定》的描述一致[3]。此外，橘核的内种皮颓废不可辨，只存在于种孔处，一般文献对此没有描述是合理的。

（新疆维吾尔自治区食品药品检验所：于　睿　谢　莉　谷会青
绍兴市食品药品检验研究院：吕林锋）

**参考文献**

［1］国家药典委员会.中华人民共和国药典：2020年版　一部［S］.北京：中国医药科技出版社，2020：396.

［2］CORNER E J H.The seeds of dicotyledons：volume 1［M］.London：Cambridge University Press，2009：234.

［3］徐国钧.中药材粉末显微鉴定［M］.北京：人民卫生出版社，1986：502.

## 大戟科

# 蓖麻子 Bimazi

## 73

**品种收载** 《中国药典》2020 年版[1]。

**来源** 大戟科植物蓖麻 *Ricinus communis* L. 的干燥成熟种子。

**性状** 呈椭圆形或卵形，稍扁。正面呈椭圆形或卵形；侧面呈狭椭圆形，一面较平，另一面较隆起；腹（其）面呈椭圆形。长 0.9 ~ 1.8 cm，宽 0.5 ~ 1 cm，厚 0.3 ~ 0.5 cm。表面有灰白色与黑褐色或黄棕色与红棕色相间的花斑纹，平滑，有光泽；较平的一面有 1 条隆起的种脊，种脊的一端为合点，颜色稍深。种脐与种阜位于较小端，种阜灰白色或浅棕色突起，其下方为珠孔。质硬。气微，味微苦、辛。

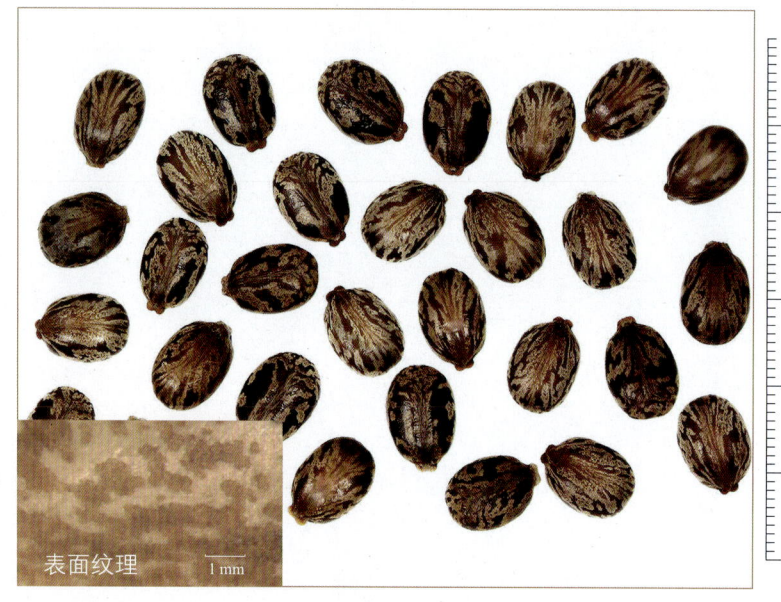

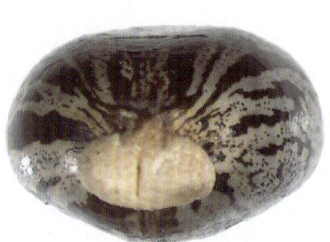

■ 蓖麻子大样图

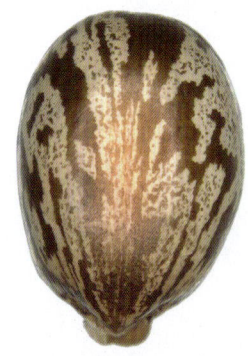
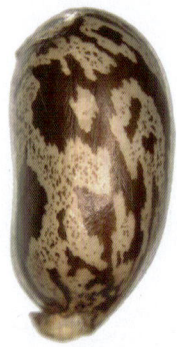

A. 正面　　　　　　　B. 侧面　　　　　　　C. 腹（脐）面

■ 蓖麻子基本面特征图

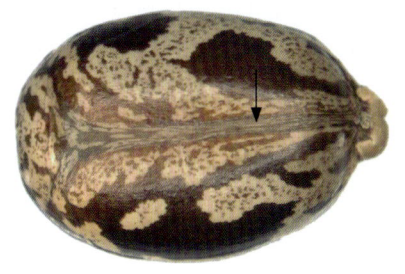 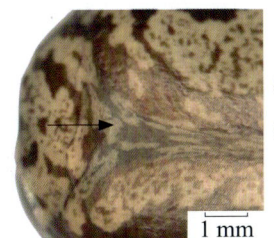 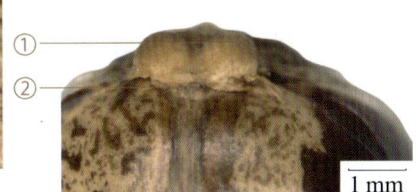

A. 种脊　　　　　　　　B. 合点　　　　　　　C. 种阜和珠孔

①种阜；②珠孔

■ 蓖麻子表面特征图

**剖面特征**　纵剖面呈扁椭圆形，种皮薄而脆，厚约1 mm；胚直生，子叶叶状，具明显叶脉，外围可见胚乳，胚根细小，位于一端。横剖面椭圆形，胚乳肥厚，白色，富油性，2枚子叶位于中间，菲薄，胚的中间有空隙。

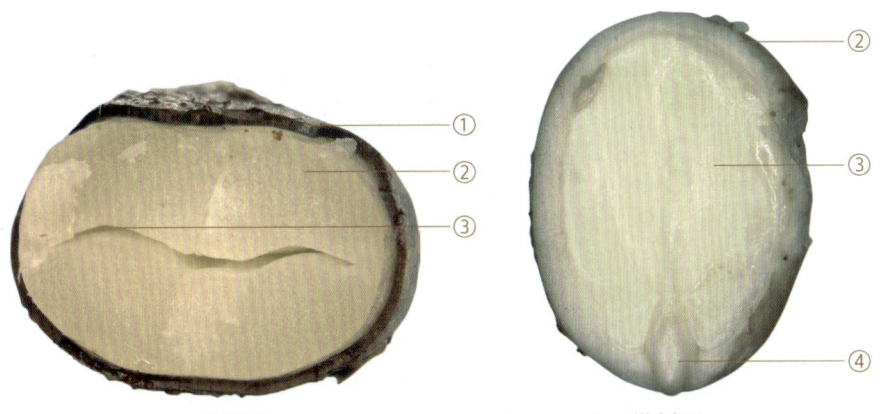

A. 横剖面　　　　　　　　　B. 纵剖面

①种皮；②胚乳；③子叶；④胚根

■ 蓖麻子剖面特征图

**横切面特征**　外种皮细胞1层，长方形，黄棕色，外被角质层。中种皮外层（下皮细胞）为3～4层皱缩状薄壁细胞，内侧细胞径向排列。中种皮内层为数层栅状细胞，红棕色，壁厚。内种皮为数层类多角形薄壁细胞。外胚乳细胞颓废状，由数层薄壁细胞组成。内胚乳细胞类多角形，内含糊粉粒和脂肪油滴。

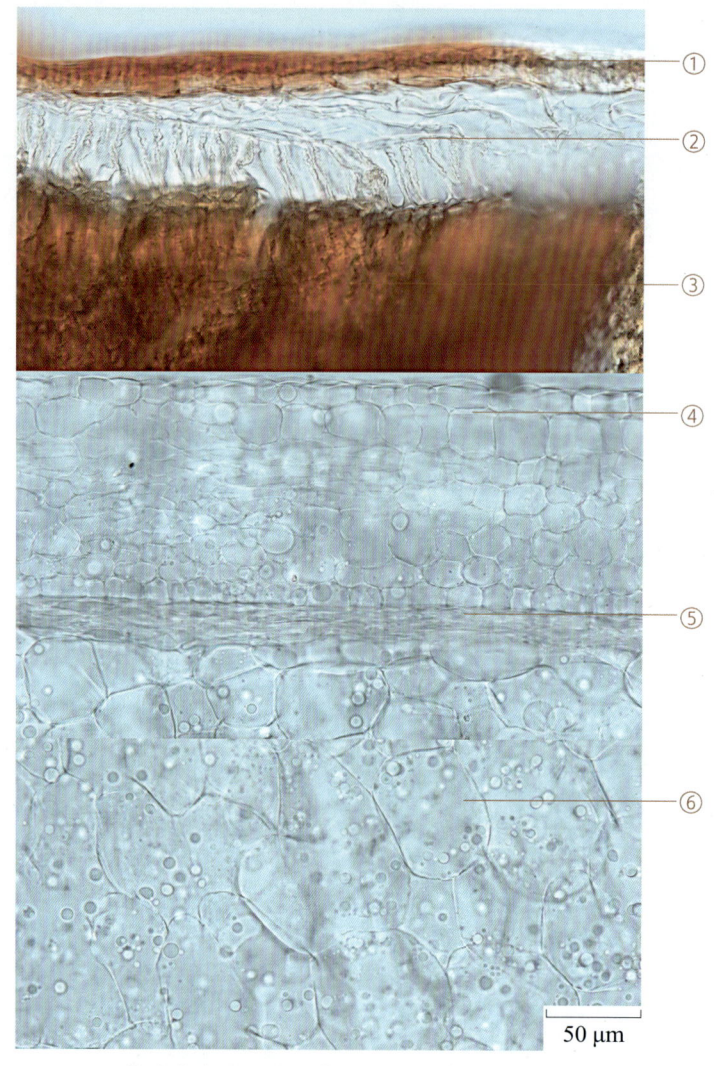

①种皮表皮细胞；②薄壁细胞；③栅状细胞；
④内种皮细胞；⑤外胚乳细胞；⑥内胚乳细胞

■ **蓖麻子横切面特征图**

【**粉末特征**】 粉末灰黄色或黄棕色。

种皮表皮细胞表面观多角形，壁略呈连珠状增厚，侧面观类长方形，胞腔内含红棕色物。栅状细胞红棕色，细长柱形，排列紧密，壁厚，孔沟细密，胞腔内含红棕色物质。外胚乳组织细胞壁不明显，密布细小圆簇状结晶体，直径 8 ～ 20 μm。内胚乳细胞类多角形，胞腔内含糊粉粒和脂肪油滴。导管直径 10 ～ 15 μm，多为螺纹导管。种阜薄壁细胞长多角形，细胞壁有网纹状增厚。

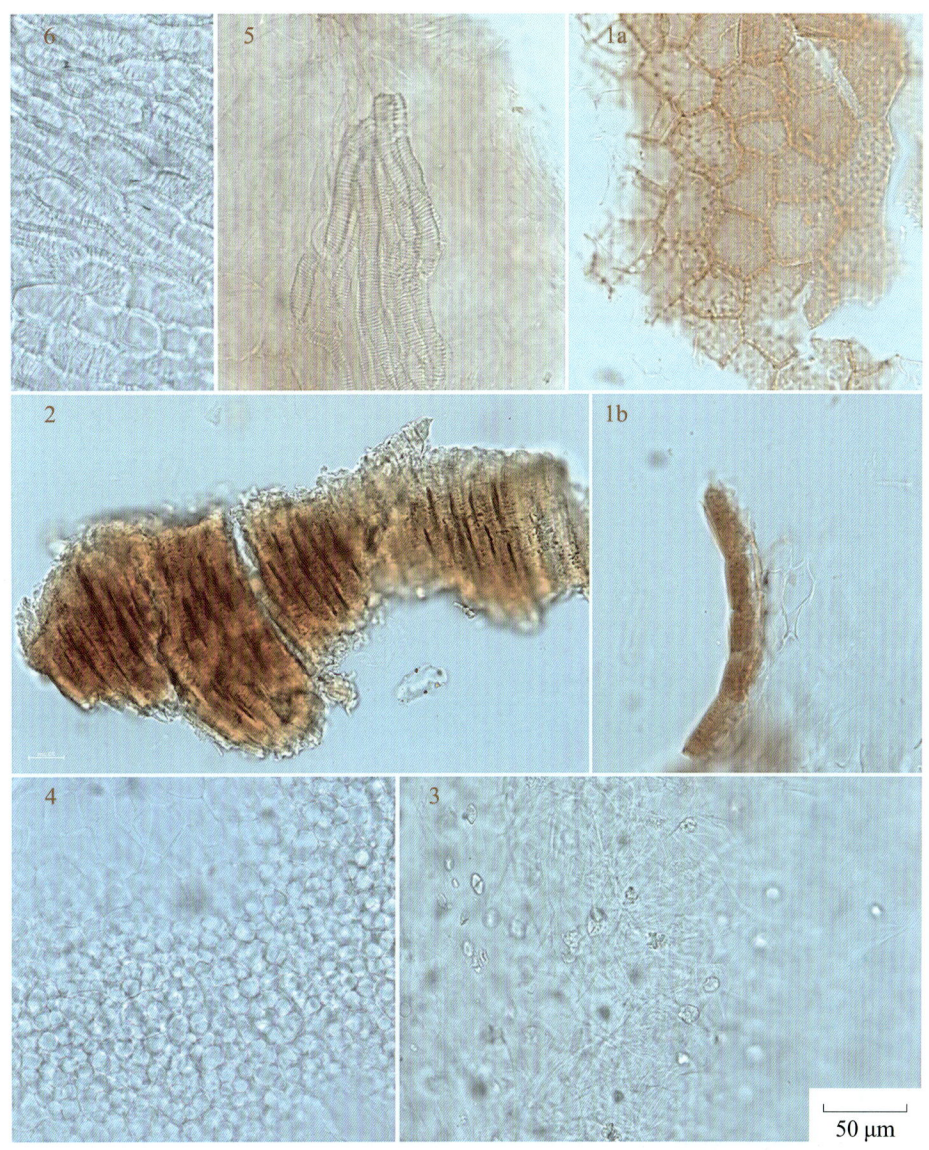

50 μm

1. 种皮表皮细胞（1a：表面观，1b：侧面观）；2. 厚壁栅状细胞；
3. 外胚乳细胞；4. 内胚乳细胞；5. 导管；6. 种阜细胞
■ 蓖麻子粉末特征图

**附注** 蓖麻子横切面特征根据实际观察进行描述，并参考《新编中药志 第二卷》[2]和 Corner 的研究[3]等相关描述。

（广东省药品检验所：黄国凯 李 华）

**参考文献**

［1］ 国家药典委员会.中华人民共和国药典：2020 年版 一部［S］.北京：中国医药科技出版社，2020：366.

［2］ 肖培根.新编中药志 第二卷［M］.北京：化学工业出版社，2002：606.

［3］ CORNER E J H.The seeds of dicotyledons：volume 1［M］.London：Cambridge University Press，2009：137.

# 千金子 Qianjinzi

## 74

**品种收载** 《中国药典》2020 年版[1]。

**来源** 大戟科植物续随子 *Euphorbia lathyris* L. 的干燥成熟种子。

**性状** 呈椭圆形或倒卵形，有的一端平截。正面呈扁卵形；侧面略呈椭圆形，腹（脐）面呈卵圆形，可见纵沟状种脊。长 5 ~ 6 mm，宽 4 ~ 5 mm，厚 3 ~ 4 mm。表面灰棕色或灰褐色，具不规则网状皱纹，网孔凹陷处灰黑色，形成细斑点。种脐线形，位于纵沟近种阜的一端，淡黄白色；种阜大多脱落，形成平截端，具脱落后的疤痕。种皮薄脆，种仁白色或黄白色，富油质。气微，味辛。

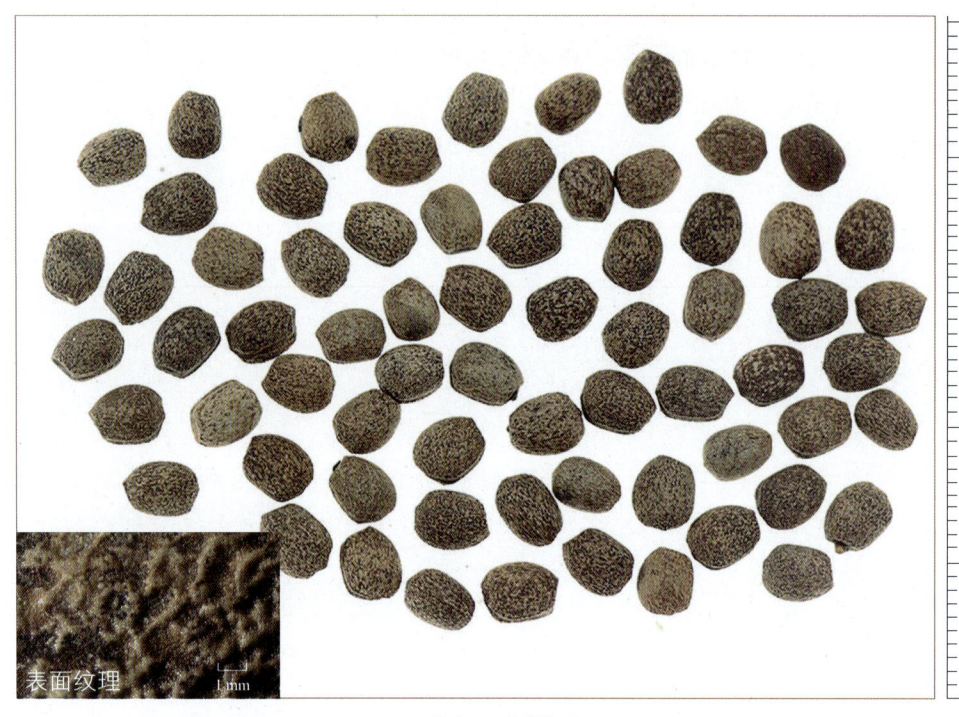

表面纹理 ⌊__⌋ 1mm

■ 千金子大样图

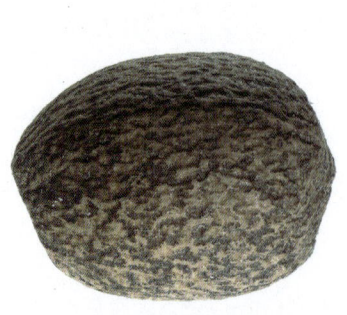

A. 正面

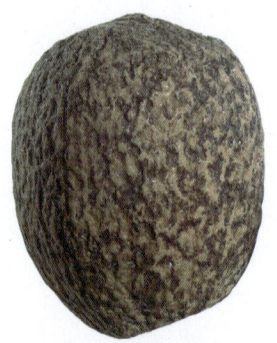

B. 侧面

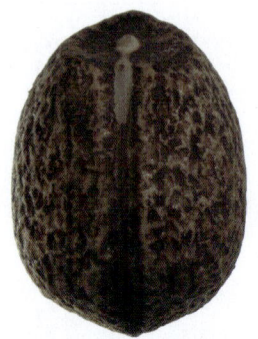

C. 腹（脐）面

■ 千金子基本面特征图

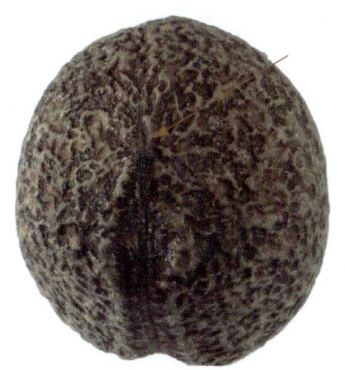
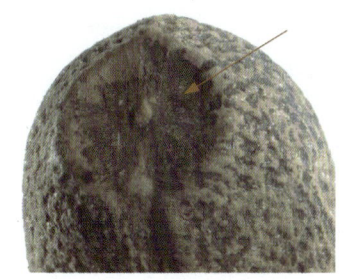

A. 合点            B. 种阜脱落痕

■ 千金子合点和种阜脱落痕特征图

**剖面特征** 纵剖面呈椭圆形或倒卵形，种皮较薄，胚线型，直生，位于胚乳的中间，胚的一端为子叶，胚根位于种脐端。横剖面呈椭圆形，大部分为类白色的胚乳，胚包埋于胚乳的中心。

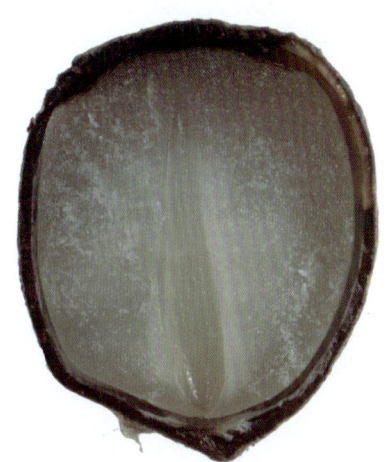
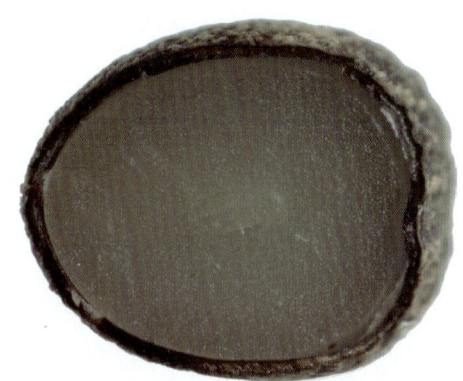

A. 纵剖面            B. 横剖面

■ 千金子剖面特征图

**横切面特征** 种皮表皮细胞波齿状，外壁较厚，细胞内含棕色物质。中种皮外层（下皮层）为 1～3 列薄壁细胞。中种皮内层为 1 列类方形栅状细胞，细胞排列整齐，其侧壁内方及内壁明显增厚。内种皮栅状细胞 1 列，棕色，细长柱状，长 69～285 μm，壁厚，木化，有时可见壁孔。外胚乳为数列类多角形薄壁细胞；内胚乳细胞类圆形。

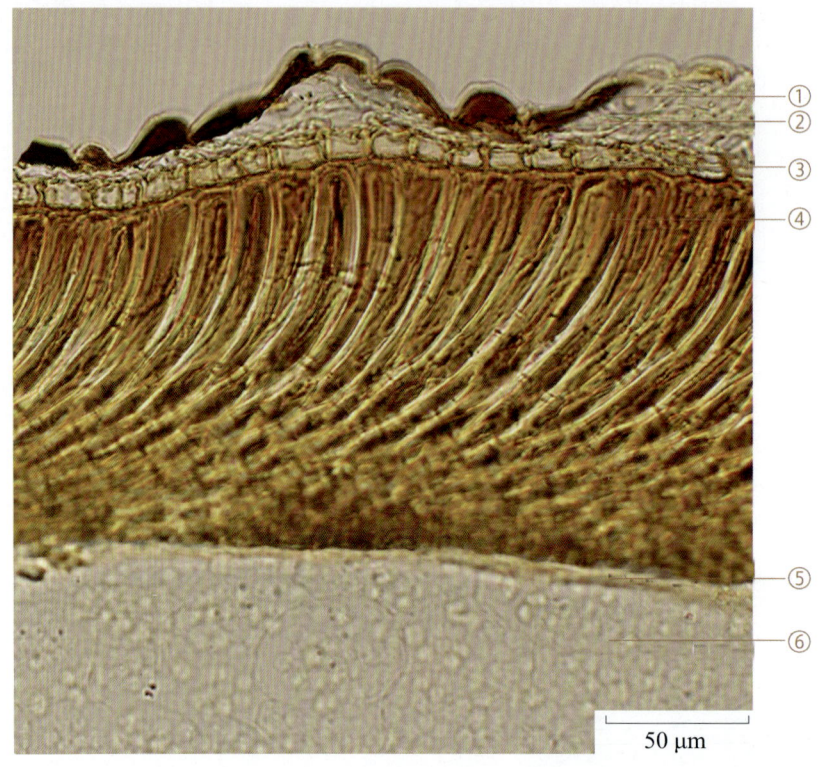

①种皮表皮；②中种皮外侧细胞；③中种皮内侧细胞；④内种皮；⑤外胚乳；⑥内胚乳

■ **千金子横切面特征图**

**粉末特征** 粉末深棕色。

内种皮栅状细胞棕色或深棕色，细胞细长柱状，排列紧密，稍弧状偏弯，下段渐细，末端平整或钝圆，壁厚 3～9 μm，孔沟纤细而稀疏，胞腔较宽，充满红棕色或深棕色物。种皮薄壁栅状细胞呈长方形或类方形排列成短栅状，外侧径向壁薄而稍弯曲，内侧壁及内壁略增厚，壁厚 1～2 μm，表面观多角形，排列紧密，壁稍厚，无细胞间隙。种皮表皮细胞椭圆形或半圆形，略呈乳头状或绒毛状突起，外壁较厚，胞腔常充满黄棕色或红棕色物，也有不含色素物的。种皮下皮细胞少见，常与种皮表皮或种皮薄壁栅状细胞相连；细胞类多角形，稍皱缩，有大的椭圆形或类圆形纹孔。内胚乳细胞类圆形，直径 36～63 μm，壁薄，胞腔内充满圆形或细粒状糊粉粒，并含脂肪油滴。外胚乳细胞极少见，类多角形，壁稍厚。子叶细胞淡黄绿色，含颗粒状糊粉粒及脂肪油滴。

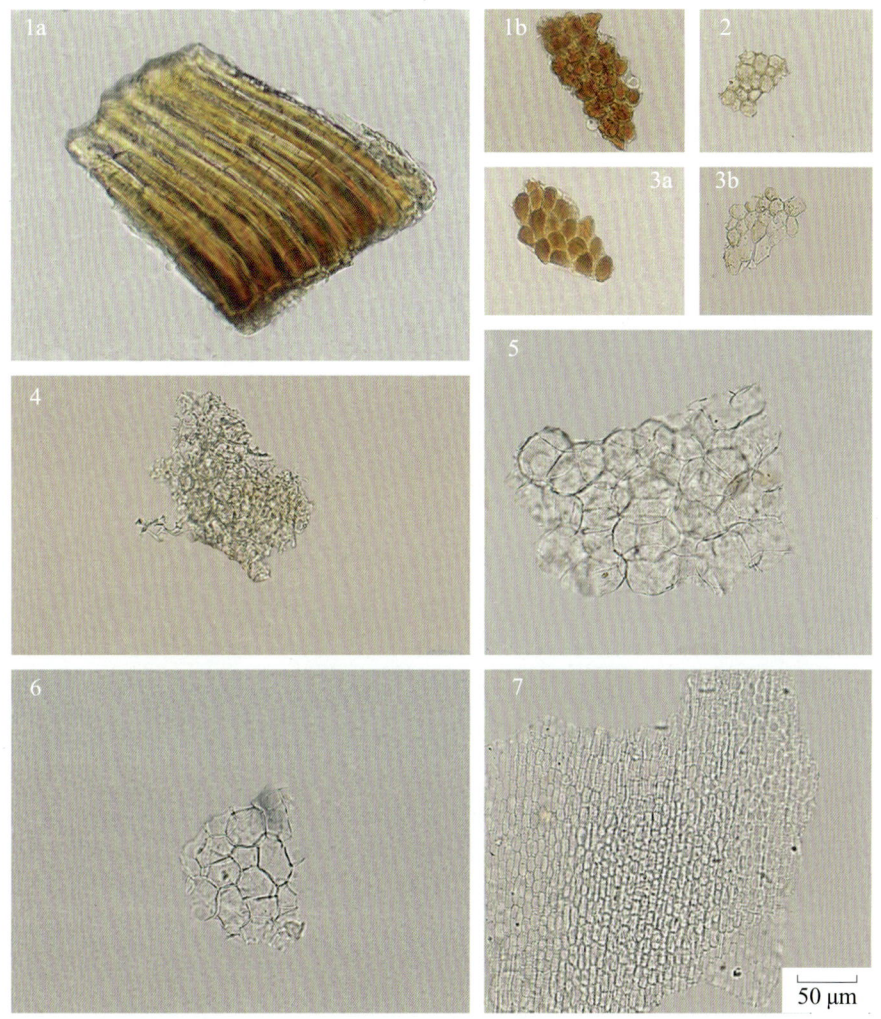

1. 种皮厚壁栅状细胞（1a. 侧面观，1b. 表面观）；2. 种皮薄壁栅状细胞；
3. 种皮表皮细胞（3a. 胞腔含黄棕色物，3b. 胞腔不含色素物）；4. 种皮下皮细胞；
5. 内胚乳细胞；6. 外胚乳细胞；7. 子叶细胞
■ 千金子粉末特征图

**附注** 千金子粉末特征根据实际观察进行描述，并参考 Corner 的研究[2]和《中药材粉末显微鉴定》[3]相关描述。

（山东省食品药品检验研究院：穆向荣）

**参考文献**

[1] 国家药典委员会.中华人民共和国药典：2020 年版 一部[S].北京：中国医药科技出版社，2020：36.

[2] CORNER E J H. The seeds of dicotyledons: volume 1 [M]. London: Cambridge University Press, 2009：134.

[3] 徐国钧.中药材粉末显微鉴定[M].北京：人民卫生出版社，1986：502.

## 七叶树科

# 娑罗子（天师栗）Suoluozi（tianshili）

|品种收载| 《中国药典》2020 年版[1]。

|来源| 七叶树科植物天师栗 *Aesculus wilsonii* Rehd. 的干燥成熟种子。

|性状| 呈扁球形或类球形，似板栗。正面呈扁圆形；侧面呈扁圆形或类圆形；腹（脐）面呈类圆形。长 1.5 ～ 3.0 cm，宽 2.0 ～ 4.0 cm，厚 1.2 ～ 2.6 cm。表面棕色或棕褐色，多抽皱，凹凸不平，略具光泽。种脐色较浅，近圆形，占种子面积的 1/4 ～ 1/2；其一侧有 1 条突起的种脊，有的不甚明显。种皮硬而脆。气微，味先苦后甜。

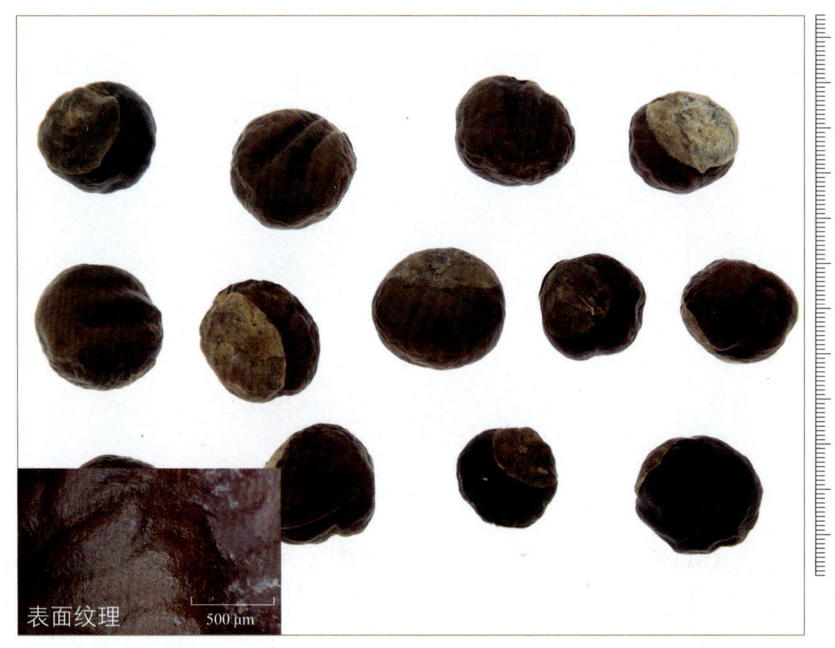

表面纹理　500 μm

■ 娑罗子（天师栗）大样图

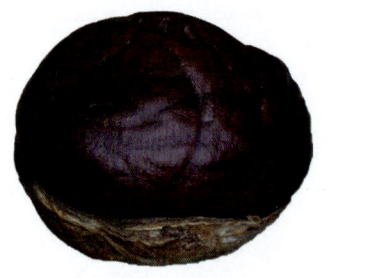

A. 正面

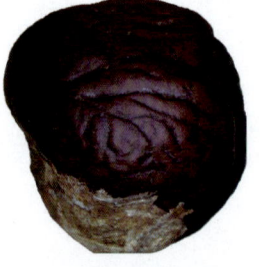

B. 侧面

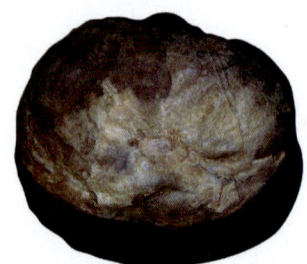

C. 腹（脐）面

■ 娑罗子（天师栗）基本面特征图

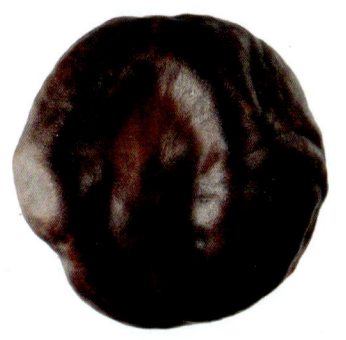

■ **娑罗子（天师栗）顶面特征图**

**剖面特征** 纵剖面类扁圆形或类圆形，种皮棕色或棕褐色；胚弯生，抹刀型，子叶2，肥厚，占纵剖面的大部分，坚硬，形似栗仁，黄白色或淡棕色。横剖面类圆形，子叶呈类圆形，互相抱合在一起。

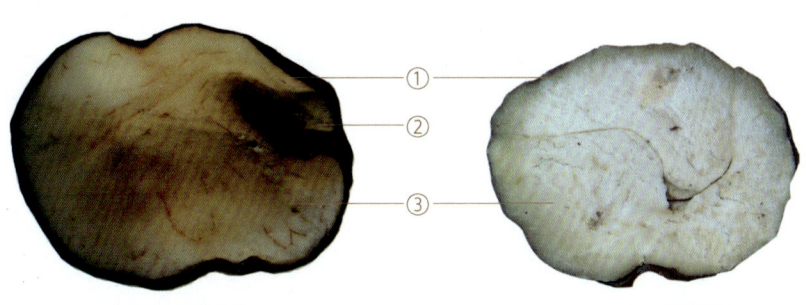

A．纵剖面　　　　　　　　　B．横剖面

①种皮；②胚根；③子叶

■ **娑罗子（天师栗）剖面特征图**

**横切面特征** 种皮外表皮细胞黄棕色，角质层厚。中种皮外层细胞（下皮细胞）卵圆形、类圆形或类长方形，壁稍厚。中种皮内层为分枝细胞，类多角形或不规则形，壁较厚。内种皮细胞为1列皱缩的黄色细胞。子叶为薄壁组织组成，内含淀粉粒。

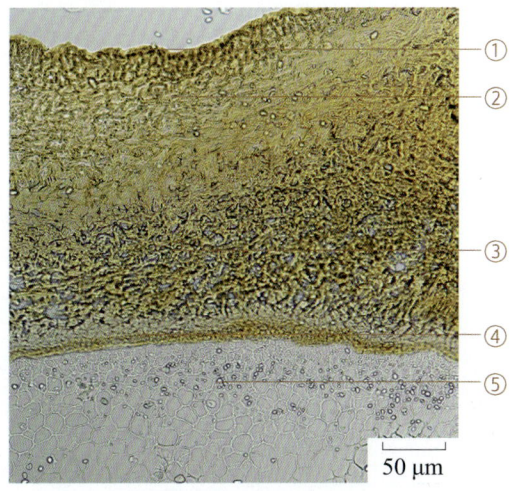

①种皮外表皮细胞；②种皮下皮细胞；
③分枝细胞；④内种皮细胞；⑤子叶薄壁组织

■ **娑罗子（天师栗）横切面特征图**

**粉末特征** 粉末淡红棕色至黄棕色。

　　种皮外表皮细胞黄棕色，表面观多角形，壁略不均匀增厚，角部略有突起。种皮下皮细胞卵圆形、类圆形或类长方形，壁稍厚。分枝细胞较大，常多层重叠，类多角形或不规则形，分枝长短不一，有的可见纹孔域。淀粉粒较多，单粒长圆形或类圆形，直径2～38 μm，脐点可见；复粒由2～3分粒组成。

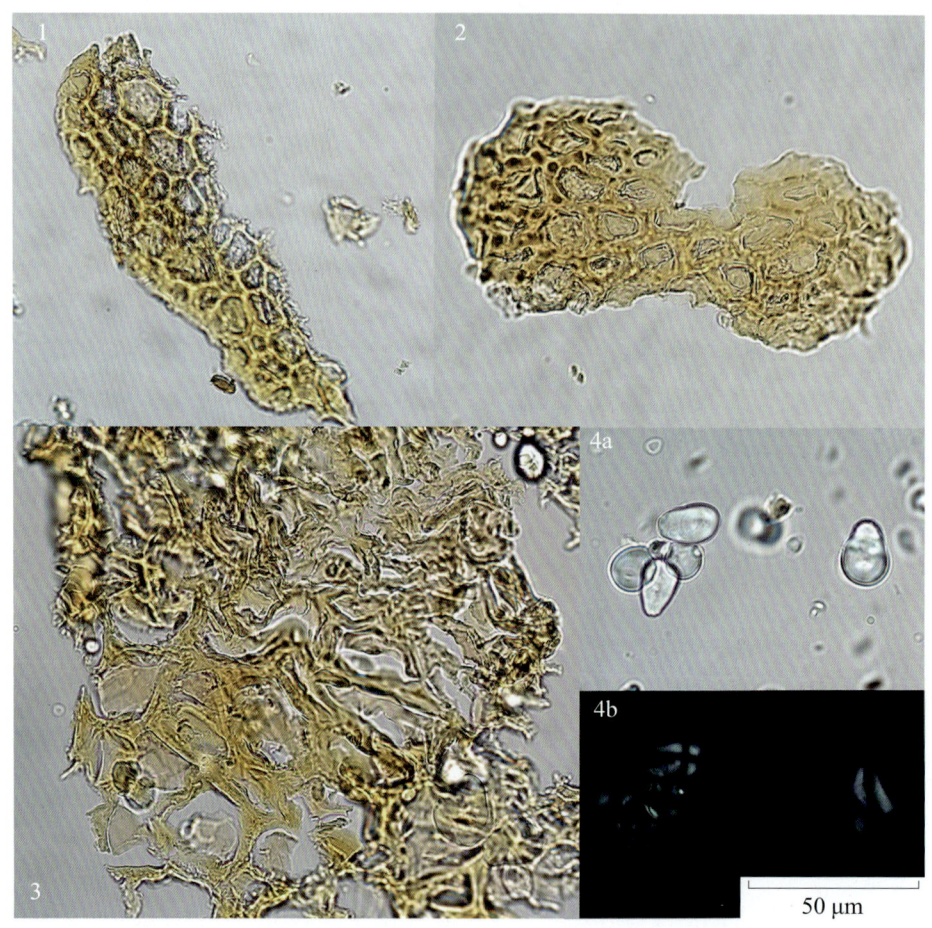

1. 外表皮细胞；2. 下皮细胞；3 分枝细胞；4 淀粉粒（4a.可见光下，4b.偏光镜下）

■ **娑罗子（天师栗）粉末特征图**

（深圳市药品检验研究院：关潇潇　王淑红　王　冰　江玲玲）

**参考文献**

［1］　国家药典委员会.中华人民共和国药典：2020 年版　一部［S］.北京：中国医药科技出版社，2020：305.

# 无患子科

## 无患子 Wuhuanzi

(76)

**品种收载** 《山东省中药材标准》2002 年版[1]。

**来源** 无患子科植物无患子 *Sapindus mukorossi* Gaertn. 的干燥成熟种子。

**性状** 呈球形或略呈扁球形，一端常见白色绒毛。正面呈类圆形，基部略凹陷；侧面呈倒卵形；腹（脐）面呈扁椭圆形。长 12 ~ 16 mm，宽 12 ~ 16 mm，厚 10 ~ 13 mm。表面黑色，光滑，具蜡样光泽。种脐线形，周围附有白色绒毛。种皮骨质，坚硬，无胚乳。气微，味苦。

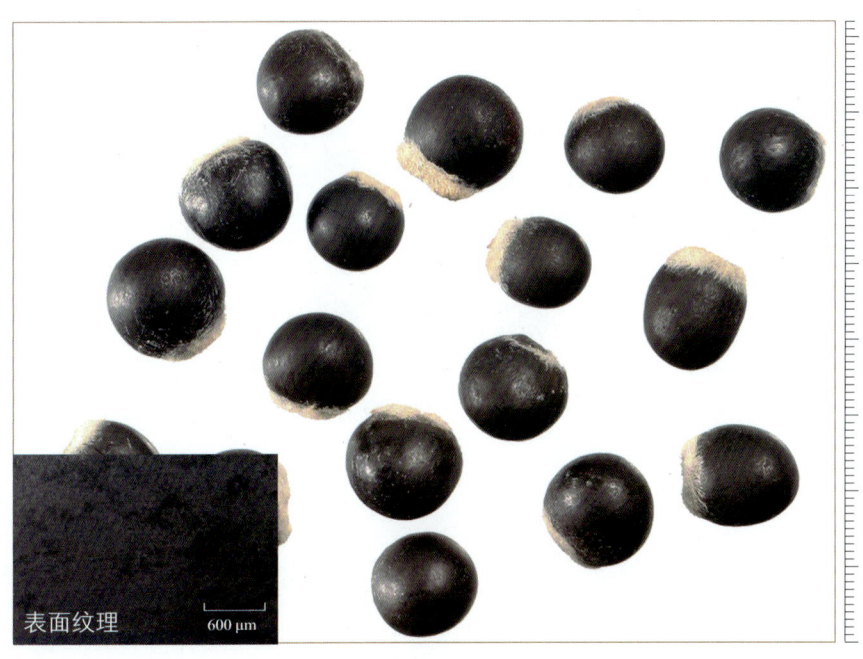

表面纹理　600 μm

■ 无患子大样图

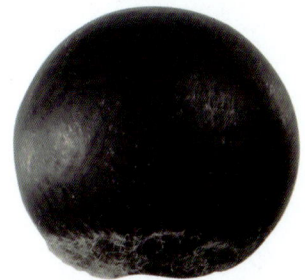

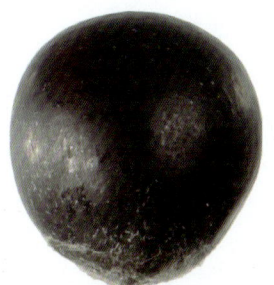

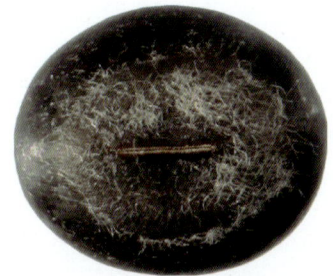

A. 正面　　　　　　B. 侧面　　　　　　C. 腹（脐）面

■ 无患子基本面特征图

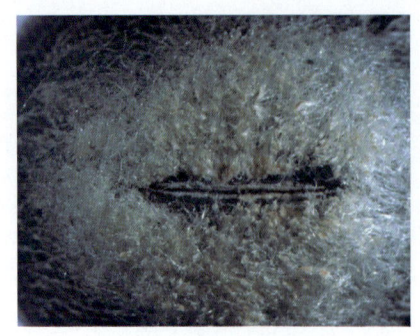

■ 无患子种脐特征图

**剖面特征** 纵剖面类圆形，基部略凹陷，种皮厚；胚弯生，背倚，子叶黄色，近卵形，占种室的大部分，胚根位于一侧；无胚乳。横剖面呈椭圆形，可见内种皮在胚根端呈膜质，子叶 2，肥厚，1 枚折叠于内侧，另 1 枚环抱于外侧；胚根位于子叶的背面。

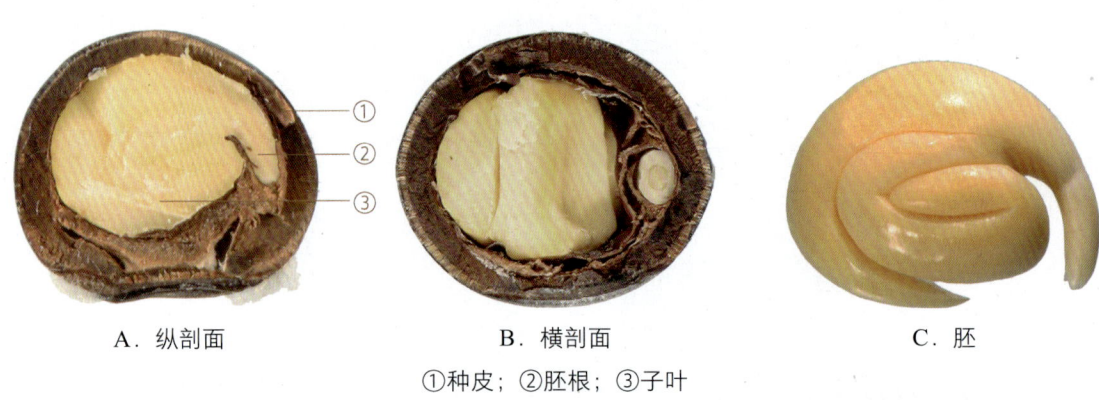

A. 纵剖面　　　　　　　　　B. 横剖面　　　　　　　　　C. 胚
①种皮；②胚根；③子叶
■ 无患子剖面特征图

**横切面特征** 种皮表皮为 1 列栅状厚壁细胞，长 400 ～ 500 μm，排列紧密，胞腔狭长，靠近外侧可见 1 条深棕黄色的色素带。中种皮外层为厚壁组织，内含棕色物，20 ～ 30 列，外层细胞径向延长，中层细胞类圆形，内层细胞壁稍薄，切向排列。中种皮内层为通气组织，细胞 10 数列，切向排列，大多颓废状。内种皮为数列切向延长的浅棕色细胞，细胞壁具明显的螺纹状加厚。

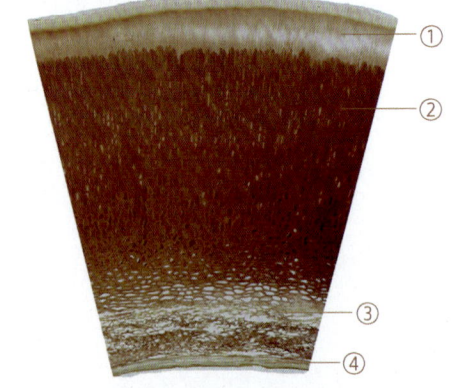

①栅状细胞；②厚壁组织；③通气组织；
④内种皮螺纹细胞
■ 无患子横切面特征图

**粉末特征** 粉末灰棕色。

栅状细胞成束或散离，无色或淡黄色，有时径向可见深棕色色素带，两端平截。中种皮外层厚壁细胞大多成群，呈类圆形、类方形、长方形或梭形，胞腔内含红棕色物，孔沟明显，有时厚壁细胞为石细胞，呈类圆形；

中种皮内层细胞黄棕色至淡黄色，类圆形或类方形，或多角形，孔沟不明显，有的细胞呈颓废状。内种皮螺纹细胞长条形，壁增厚明显。子叶细胞呈类圆形或类多角形，可见油滴。

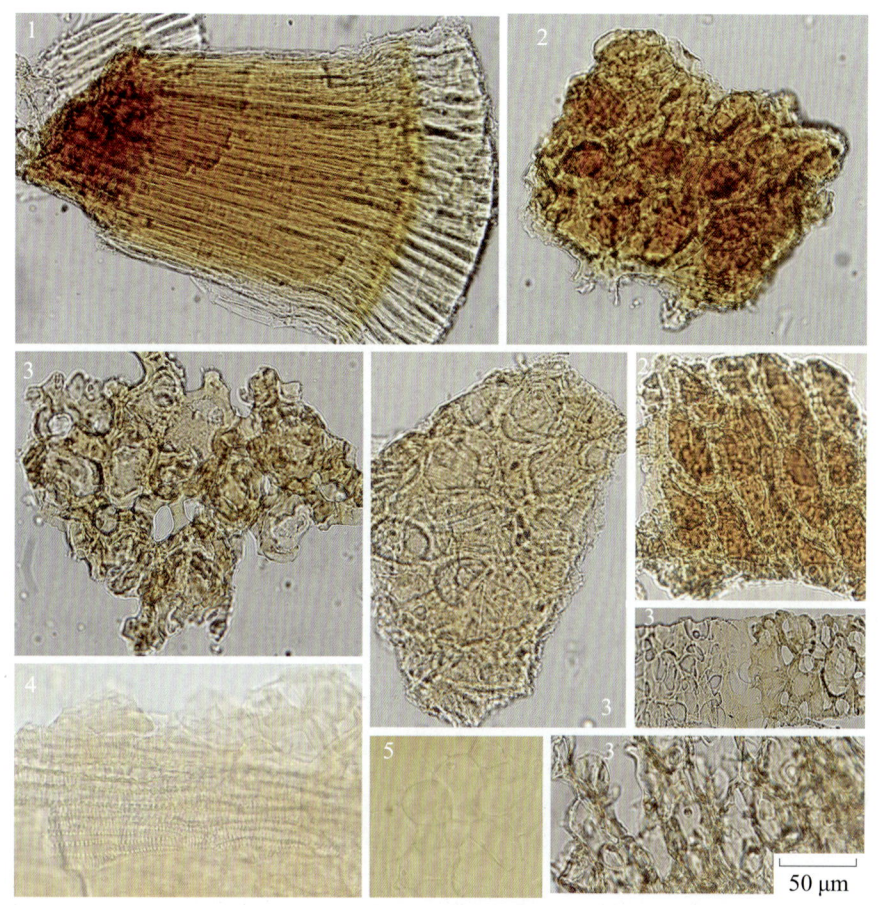

1. 栅状细胞；2. 中种皮厚壁细胞；3. 中种皮内层细胞；4. 内种皮螺纹细胞；5. 子叶细胞
■ **无患子粉末特征图**

**附注** 《广东省中药材标准 第三册》[2]收载的无患子为包括种子的果实；《山东省中药材标准》2002年版收载的无患子为无患子科植物无患子 *Sapindus mukorossi* Gaertn. 的干燥成熟种子。无患子药材用量较少，且特征明显，伪品极少见。

（南通市食品药品监督检验中心：朱 琳 张志同 周 谧 龚旭东）

参考文献

[1] 山东省药品监督管理局.山东省中药材标准：2002年版[S].济南：山东友谊出版社，2002：23.

[2] 广东省药品监督管理局.广东省中药材标准 第三册[S].广州：广东科技出版社，2018：94.

# 荔枝核 Lizhihe

## 77

**品种收载** 《中国药典》2020 年版[1]。

**来源** 无患子科植物荔枝 *Litchi chinensis* Sonn. 的干燥成熟种子。

**性状** 呈长圆形或卵圆形，略扁，一端略平截。正面呈长圆形或卵圆形，基部略平截；侧面呈长圆形或卵圆形，基部略平截；腹（脐）面呈圆形或略呈扁圆形。长1.5 ~ 2.2 cm，宽 1 ~ 1.5 cm，厚 1 ~ 1.5 cm。表面棕红色或紫棕色，平滑，有光泽，略有凹陷及细波纹。种脐类圆形，黄棕色，直径约 7 mm。质硬，子叶 2，棕黄色。气微，味微甘、苦、涩。

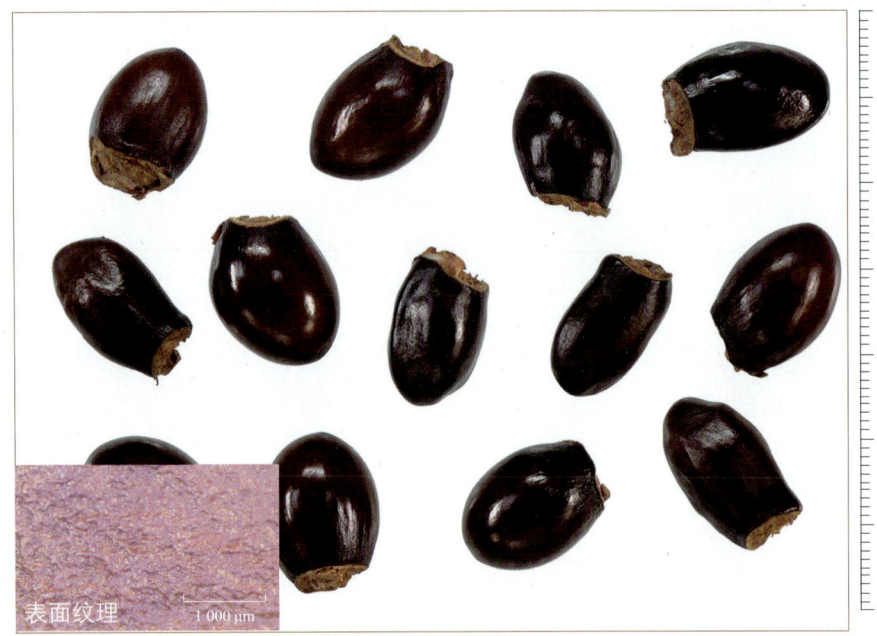

■ 荔枝核大样图

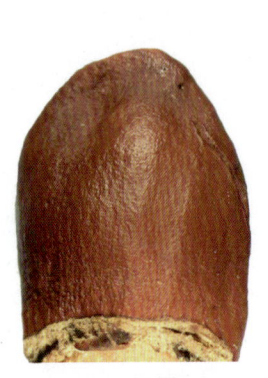

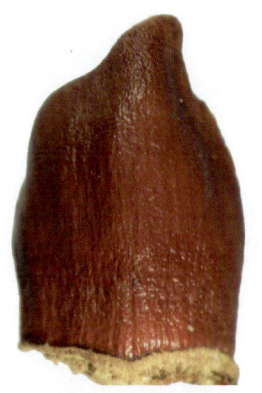

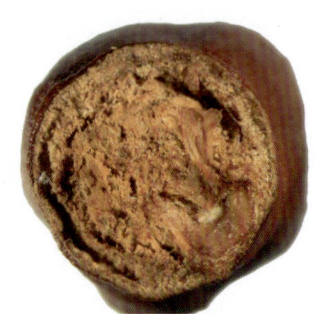

A. 正面　　　　　　　　B. 侧面　　　　　　　　C. 腹（脐）面

■ 荔枝核基本面特征和表面纹理图

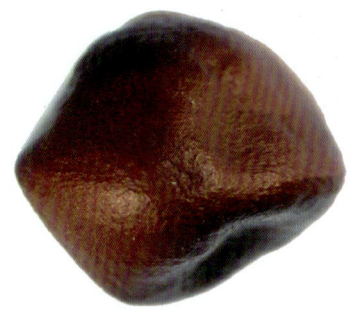

■ 荔枝核顶面特征图

┃剖面特征┃ 纵剖面呈长圆形或卵圆形，种皮厚约 1 mm，质脆，内侧经常分离，而与子叶紧密贴合；胚直生，抹刀型，子叶 2，占有种室的大部分，子叶间有空隙，胚根细小，位于平截一端。横剖面略呈圆形，2 枚子叶间有明显的空隙。

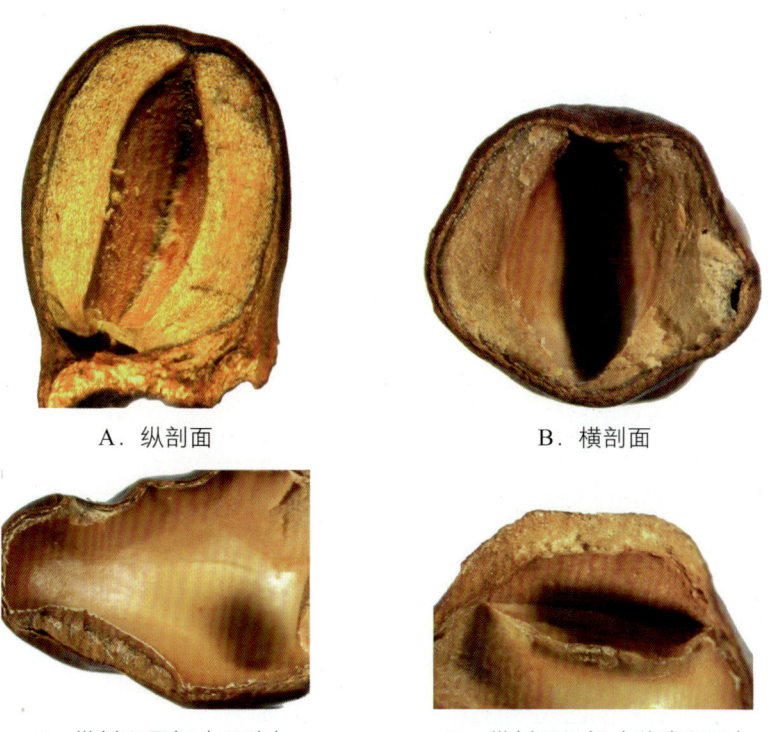

A．纵剖面      B．横剖面

C．纵剖面局部（子叶）      D．纵剖面局部（种脐和胚）

■ 荔枝核剖面特征图

┃横切面特征┃ 外种皮栅状细胞 1 列，黄棕色，个别为 2 个细胞，径向延长，外被角质层。中种皮外层（镶嵌细胞）为 10 数列厚壁细胞，切向延长，外侧细胞长圆形，壁略增厚，细胞间隙较小，棕色油细胞散列。中种皮内层（通气组织或星状细胞）为薄壁细胞，细胞间隙大，其中散有维管束和少量石细胞，内侧细胞大多颓废状。内种皮为 1 列紫红色壁稍厚的细胞。子叶细胞含淀粉粒和脂肪油滴。

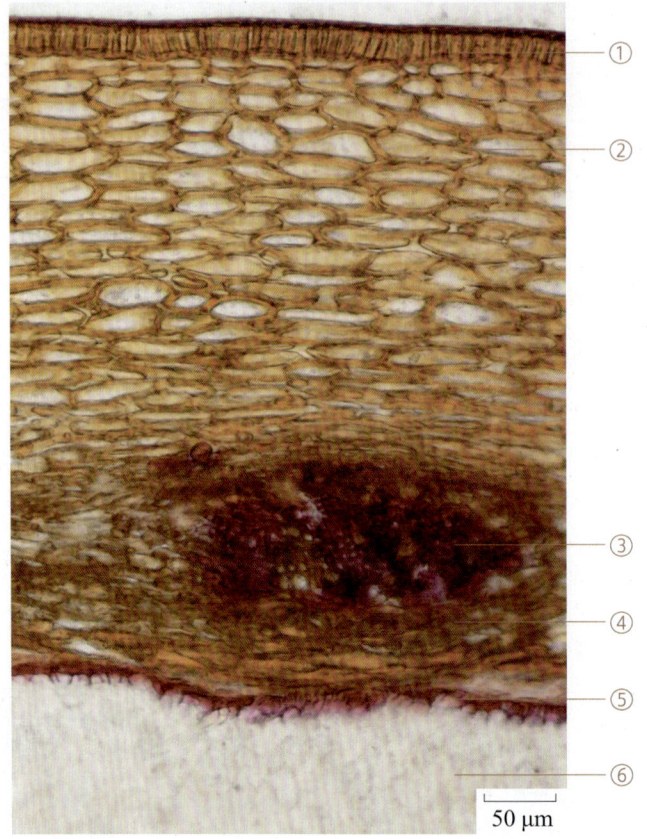

—①
—②

—③
—④
—⑤
—⑥

50 μm

A．种子横切面

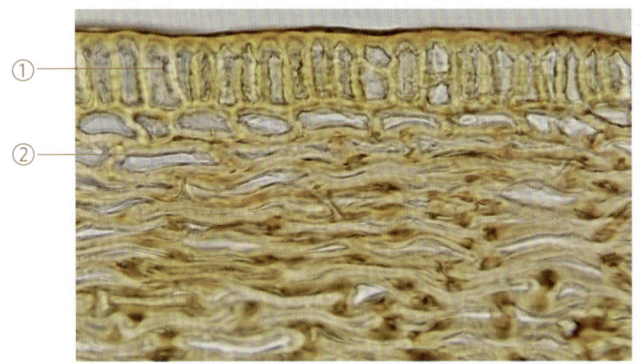

①
②

B．种皮外侧细胞

①外种皮栅状细胞；②镶嵌细胞；③维管束；④通气组织；⑤内种皮；⑥子叶细胞

**■ 荔枝核横切面特征图**

**粉末特征** 粉末棕黄色。

镶嵌细胞黄棕色，呈长条形，由数个细胞为一组，作不规则方向嵌列。星状细胞（中种皮内层）淡棕色呈不规则星状分枝，分枝先端平截或稍钝圆，细胞间隙大，壁薄。石细胞较少，成群或单个散在，呈类圆形、类方形、类多角形。子叶细胞含淀粉粒，可见棕色油细胞。

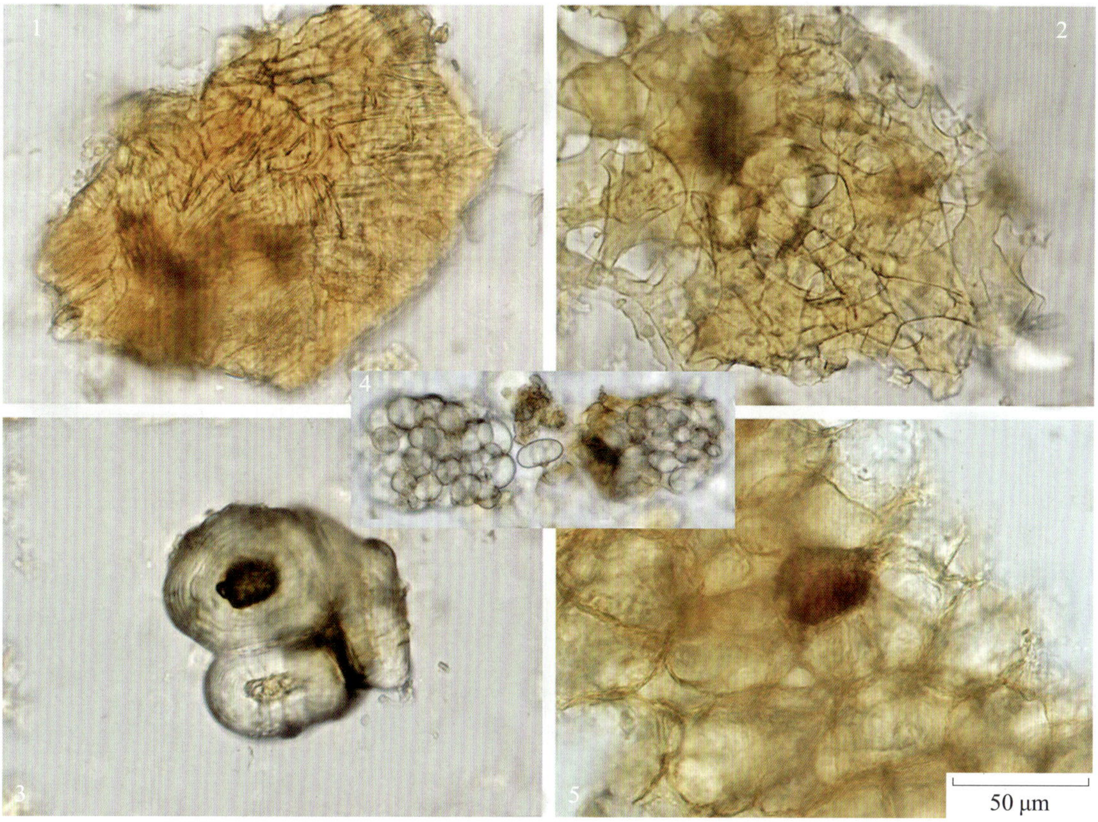

1．镶嵌细胞；2．星状细胞；3．石细胞；4．子叶细胞；5．油细胞

■ **荔枝核粉末特征图**

附图：荔枝果实及果实剖面特征图

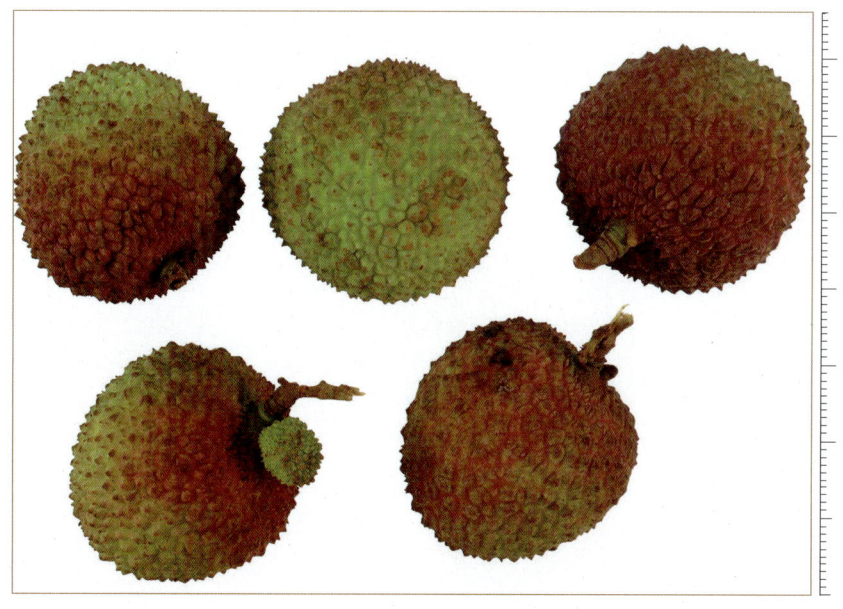

■ **荔枝果实大样图**

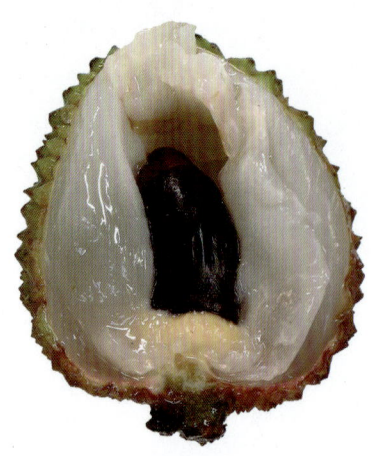
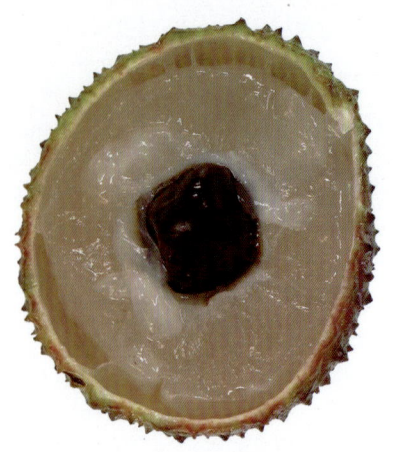

A．果实纵切面  B．果实横切面

■ 荔枝果实剖面特征图

**附注**《新编中药志 第二卷》描述荔枝核种皮外表皮细胞径向延长[2]。有文献提出外种皮为 1～3 层厚角细胞，其下为厚壁细胞[3]。经核对，外种皮为 1 层栅状厚壁细胞，很少一个细胞分裂为 2 个，但仍然是一个正常栅状细胞的厚度。

（广西壮族自治区食品药品检验所：黄清泉 罗 轶 唐 萍）

**参考文献**

[1] 国家药典委员会.中华人民共和国药典:2020 年版 一部[S].北京:中国医药科技出版社,2020:305.

[2] 肖培根.新编中药志 第二卷[M].北京:化学工业出版社,2002:432.

[3] 孟楣,段全新.荔枝核—伪品桂圆核的生药学鉴别[J].时珍国医国药,1998,9(5):440.

# 龙眼核 Longyanhe

## 78

**来源** 无患子科植物龙眼 *Dimocarpus longan* Lour. 的干燥成熟种子。

**性状** 呈类圆形，略扁，一端略平截。正面呈类圆形，基部稍平直；侧面呈椭圆形，基部稍平直；腹（脐）面呈圆形或略扁。长 0.8～1.5 cm，宽 0.6～1.2 cm，厚 0.6～1.2 cm。表面红褐色或黑褐色，平滑有光泽，略有凹陷及细纵纹。种脐椭圆形，外圈浅黄色，中央黄褐色的，直径 0.8～1.2 cm。质硬，子叶 2，黄白色。气微，味微甘、苦、涩。

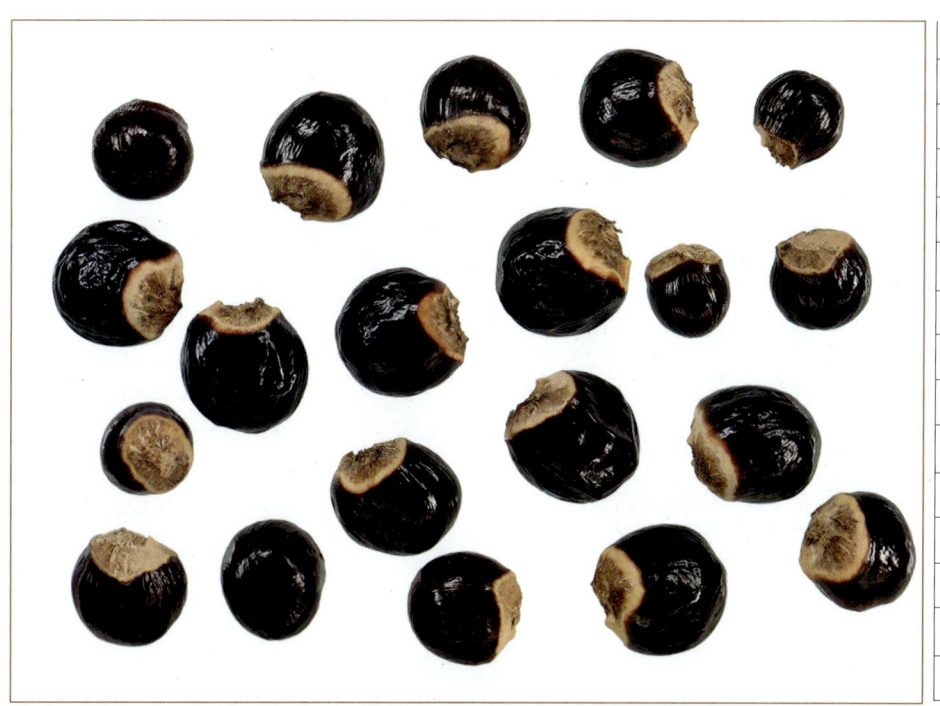

■ 龙眼核大样图

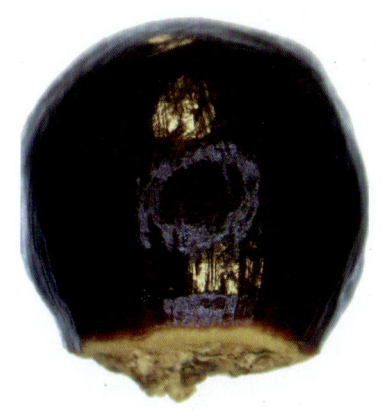

A．正面

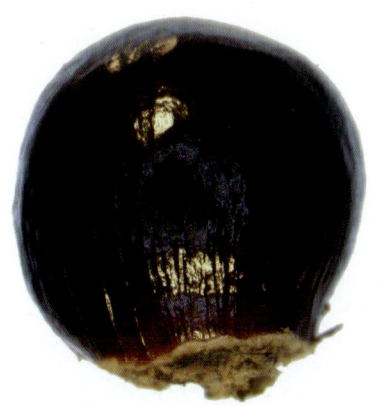

B．侧面

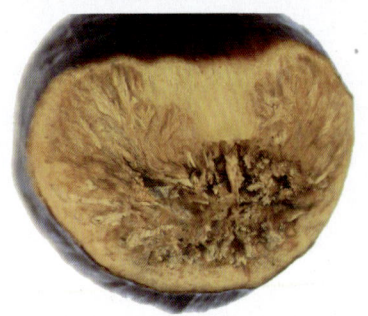

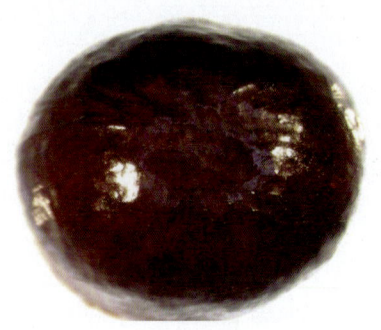

C. 腹（脐）面          D. 顶面

■ 龙眼核基本面特征图

**剖面特征** 纵剖面呈类圆形，种皮厚约 1 mm，质脆；内侧种皮疏松，经常分离而与子叶紧密贴合，表面具条状黄白色纹理；胚直生，抹刀型，子叶 2，近圆形，肥厚。横剖面略呈扁圆形，2 枚子叶之间具狭长的空腔。

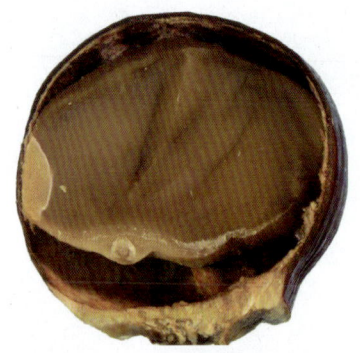

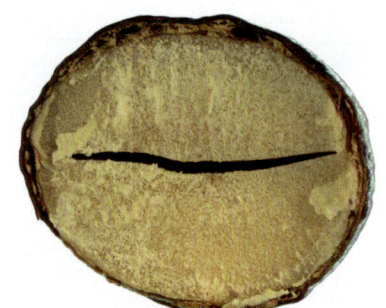

A. 纵剖面          B. 横剖面

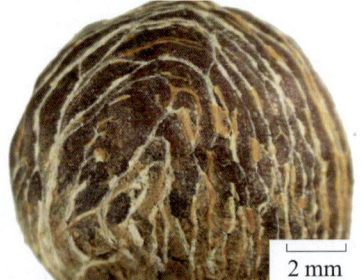

2 mm

C. 龙眼核内种皮纹理

■ 龙眼核剖面特征图

**横切面特征** 种皮外表皮细胞（栅状细胞）1 列，长条形，壁厚，外有角质层。中种皮外层为数十列厚壁细胞，细胞切向延长。中种皮内层（通气组织）由数列薄壁细胞，内有维管束与石细胞散在，内侧细胞大多颓废状。内种皮为 1 列壁稍厚的细胞。子叶薄壁细胞充满淀粉粒。

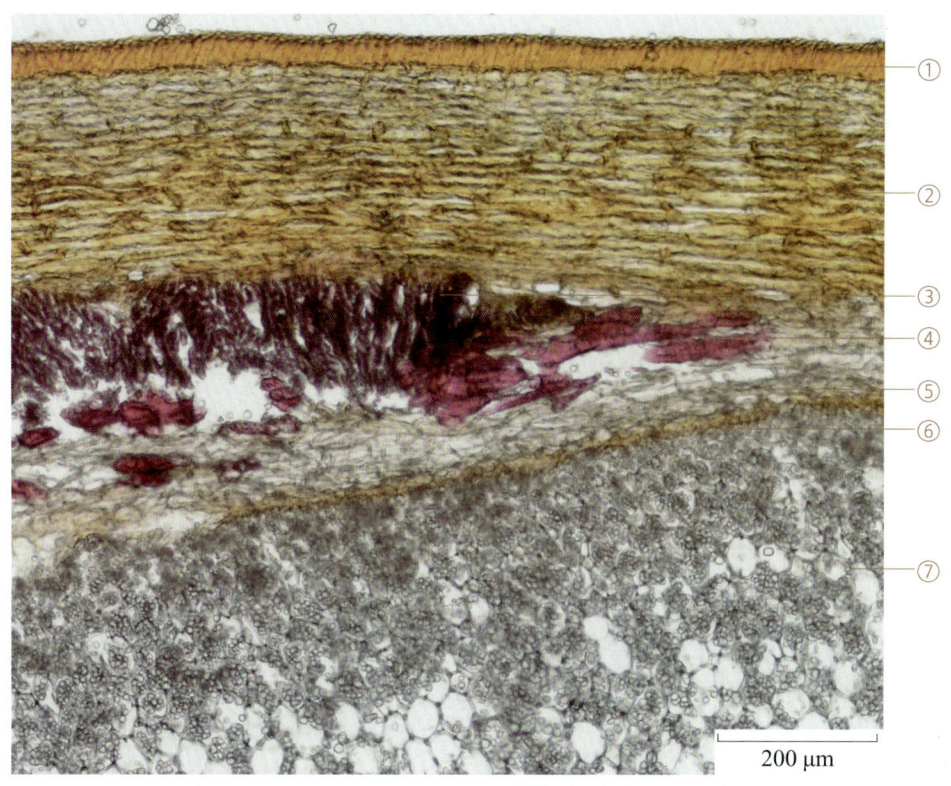

①种皮栅状细胞；②中种皮外层厚壁细胞；③维管束；④石细胞；
⑤中种皮内层颓废组织；⑥内种皮细胞；⑦子叶细胞

■ **龙眼核横切面特征图**

**粉末特征** 粉末浅棕褐色。

　　石细胞成群或单个散在，呈类圆形、类方形、类多角形、长方形或长圆形，多有突起或分枝。表皮栅状细胞黄棕色或红棕色，表面观类多角形，壁厚；断面观为1列长方形细胞。星状细胞（通气组织细胞）淡棕色呈不规则星状分枝，分枝先端平截或稍钝圆，细胞间隙大，壁薄。子叶细胞呈类圆形或类圆多角形，充满淀粉粒，并可见近无色的油细胞。

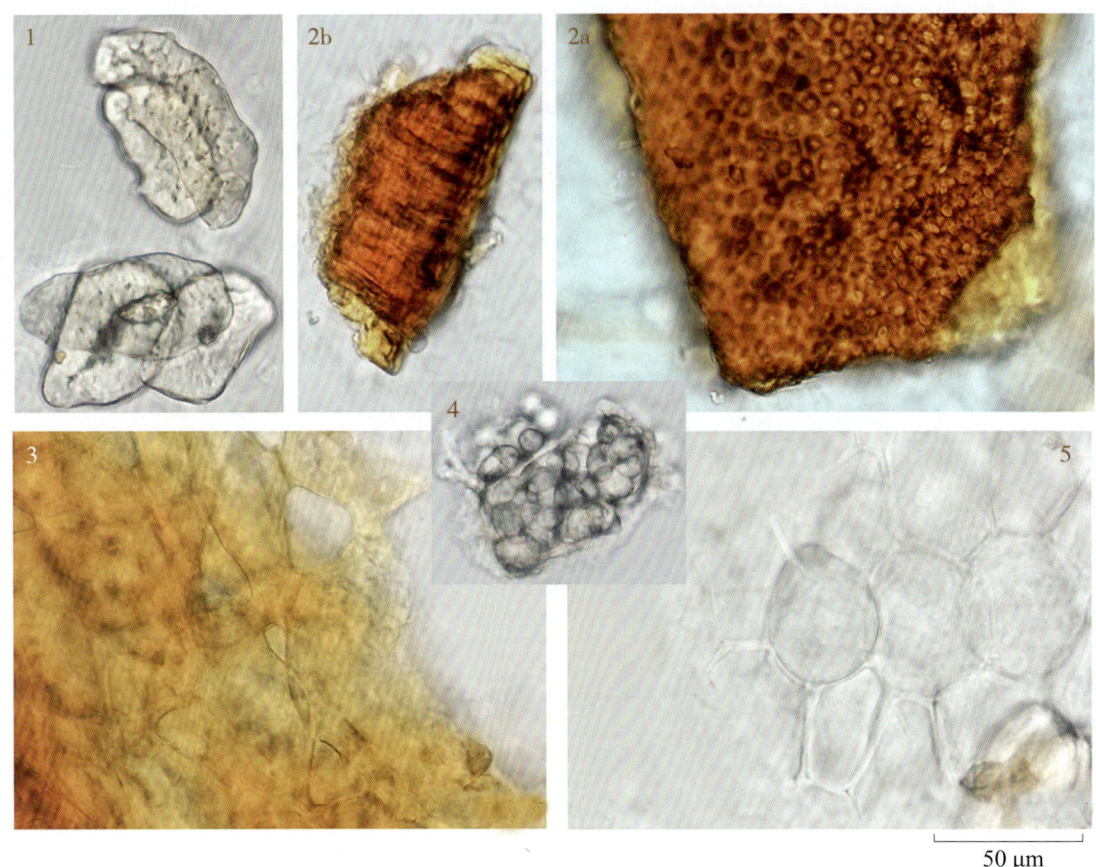

1．石细胞；2．表皮栅状细胞（2a.表面观，2b.断面观）；
3．星状细胞；4．淀粉粒；5．油细胞
■ **龙眼核粉末特征图**

**附注** 市场上可见龙眼（桂圆）种子伪充荔枝核，其性状与显微特征根据实际观察进行描述，并参考《荔枝核—伪品桂圆核的生药学鉴别》[1]相关描述。

（广西壮族自治区食品药品检验所：黄清泉　罗　轶　唐　萍）

**参考文献**

[1]　孟榴,段全新.荔枝核—伪品桂圆核的生药学鉴别[J].时珍国医国药,1998,9(5):440.

## 凤仙花科

# 急性子 Jixingzi ⑦⑨

**品种收载** 《中国药典》2020 年版[1]。

**来源** 凤仙花科植物凤仙花 *Impatiens balsamina* L. 的干燥成熟种子。

**性状** 呈椭圆形、扁圆形或卵圆形。正面呈椭圆形、类圆形或卵圆形；侧面呈椭圆形，有时可见 2 条纵向凹沟纹；腹（脐）面呈扁椭圆形。长 2～3 mm，宽 1.5～2.5 mm，厚 1.7～2.3 mm。表面棕褐色或灰褐色，粗糙，有多数颗粒状棕色小突起及稀疏纵向排列的白色线状突起，破损后露出针状毛。种脐位于狭窄端，稍突起，种脐外有一圈白色线状突起组成的环。质坚实。气微，味淡、微苦。

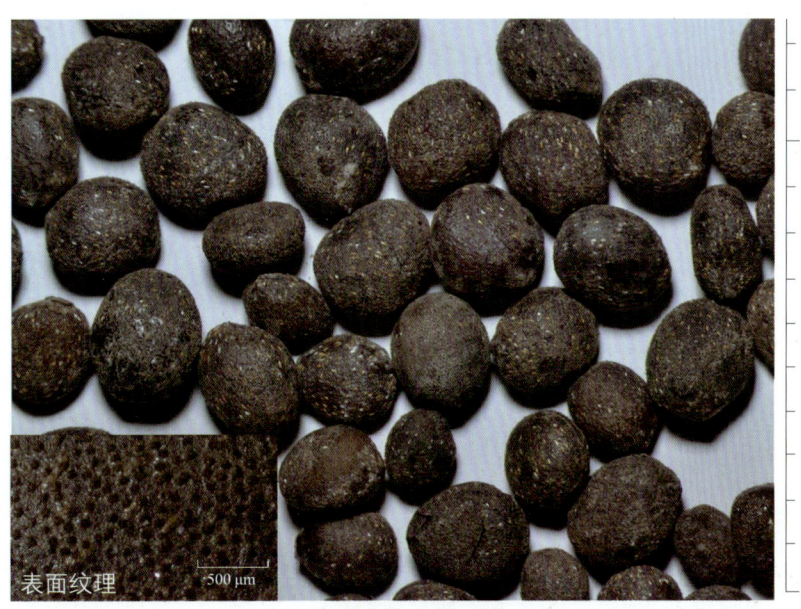

■ 急性子大样图

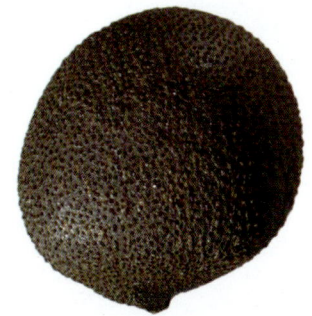

A. 正面

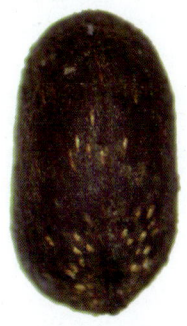

B. 侧面

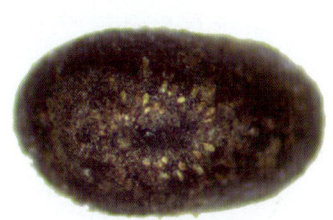

C. 脐面

■ 急性子基本面特征图

**剖面特征** 纵剖面呈椭圆形、类圆形或卵圆形。种皮薄。胚直生，抹刀型，子叶几乎占种室的全部；胚根细小，位于种脐端，色稍深。无胚乳。横剖面呈扁椭圆形，子叶中间可见略呈纵向排列的网格样纹理。

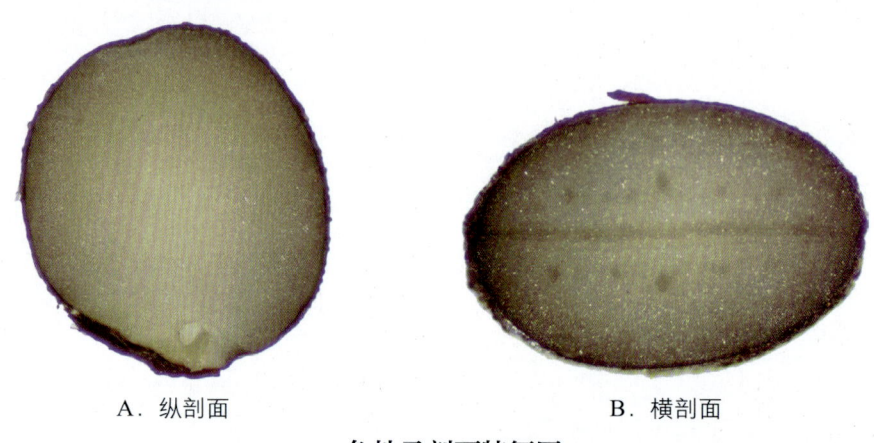

A．纵剖面              B．横剖面

■ 急性子剖面特征图

**横切面特征** 种皮外表皮细胞 1 列，易破碎；外具腺鳞，腺鳞头部类球形，由多细胞组成，顶端常下陷，细胞内充满黄棕色物。中种皮（下皮层）为 1 列切向延长的棕色细胞，颓废状。内种皮为色素层细胞，不规则压扁，颓废状，黏液细胞位于色素层的外侧，并突起于种皮外，内含草酸钙针晶束。内胚乳细胞类方形，外侧壁稍厚，内含脂肪油滴。子叶表皮细胞类方形，较小，表皮细胞以下子叶细胞较大。

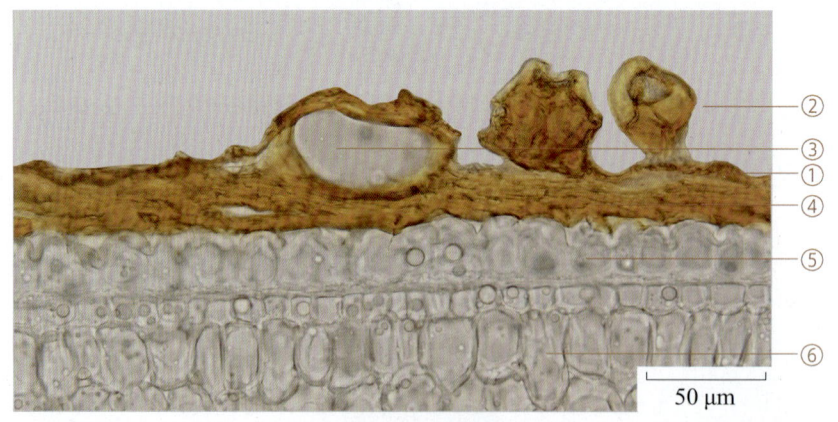

①种皮细胞；②腺鳞；③黏液细胞；④色素层；⑤胚乳细胞；⑥子叶细胞

■ 急性子横切面特征图

**粉末特征** 粉末黄棕色或灰褐色。

种皮表皮细胞表面观形状不规则，垂周壁波状弯曲。腺鳞头部类球形，4～5（12）细胞，直径 22～60 μm，细胞内充满黄棕色物。草酸钙针晶束存在于黏液细胞中，长

16 ～ 60 μm。胚乳细胞类方形、长方形或多角形，壁稍厚，内含颗粒状物与脂肪油滴，常与种皮细胞相连。子叶细胞多角形，角隅增厚，内含脂肪油滴。

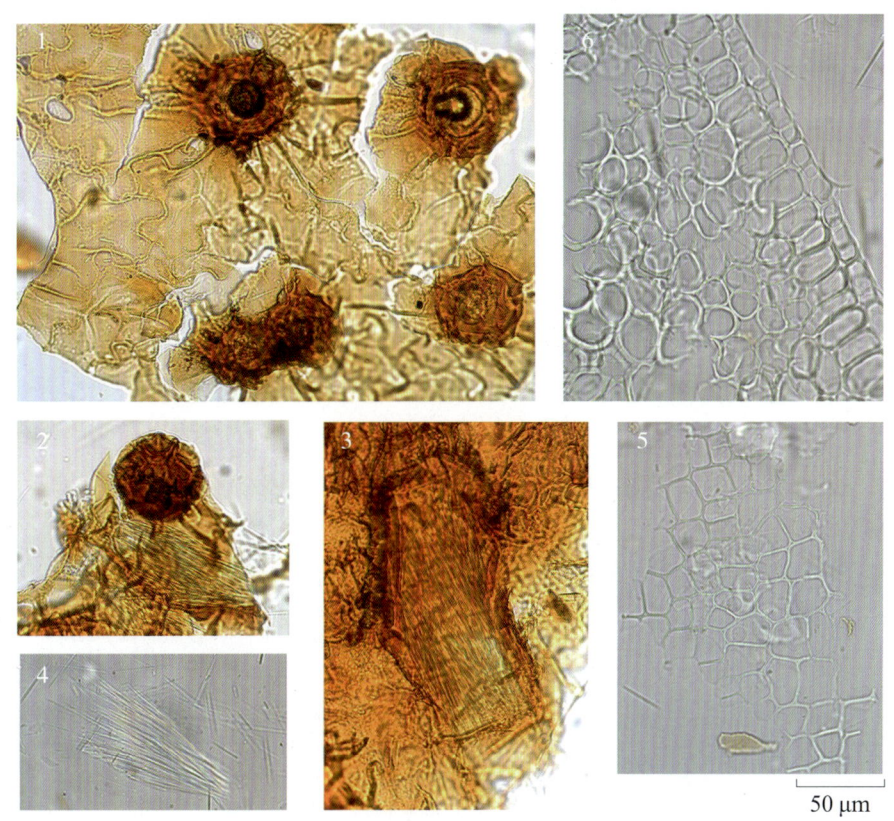

1. 种皮表皮细胞；2. 腺鳞；3. 黏液细胞；4. 草酸钙针晶；5. 胚乳细胞；6. 子叶细胞
■ **急性子粉末特征图**

**附注** 凤仙花的胚乳细胞在《新编中药志 第二卷》[2]中被描述为内种皮，《中国药典》急性子项下对此进行了修改。由于急性子为成熟的凤仙花种子，种皮组织被压缩而呈颓废状，细胞充满色素，经制作 10 μm 的薄片观察，仍很难区分种皮的各层组织细胞。

急性子为凤仙花的种子，在凤仙花科凤仙花属的植物种子中比较特殊，它的种子表面具有颗粒状的突起（腺鳞），以及含草酸钙针晶束的黏液细胞，这个特征凤仙花属其他植物的种子都不具备。因此，急性子药材的伪品极少见。

（山西省食品药品检验所：宁红婷 马 敏 罗晋萍 泰 刚）

**参考文献**

［1］ 国家药典委员会.中华人民共和国药典:2020 年版 一部［S］.北京:中国医药科技出版社,2020:275.

［2］ 肖培根.新编中药志 第二卷［M］.北京:化学工业出版社,2002:522.

## 鼠李科

# 酸枣仁 Suanzaoren

80

**品种收载** 《中国药典》2020 年版[1]。

**来源** 鼠李科植物酸枣 *Ziziphus jujuba* Mill.var.*spinosa*（Bunge）Hu ex H.F.Chou 的干燥成熟种子。

**性状** 呈扁卵圆形或扁椭圆形，有的一面有一条稍凸起的棱线。正面呈倒卵圆形或椭圆形，基部稍尖，有一小凹陷，顶端具突起或不明显凸起点，背面中间有 1 条隆起的纵纹；侧面呈狭半圆形或狭椭圆形，有的侧面略扁平；腹（脐）面呈扁椭圆形，有的一侧略扁平。长 5 ～ 9 mm，宽 5 ～ 7 mm，厚约 3 mm。表面紫红色或紫褐色，平滑有光泽，有的有裂纹。种脐线形，位于稍尖的一端，凹陷。合点位于圆形的一端，呈细小突起。种皮较脆，胚乳白色，子叶 2，浅黄色，富油性。气微，味淡。

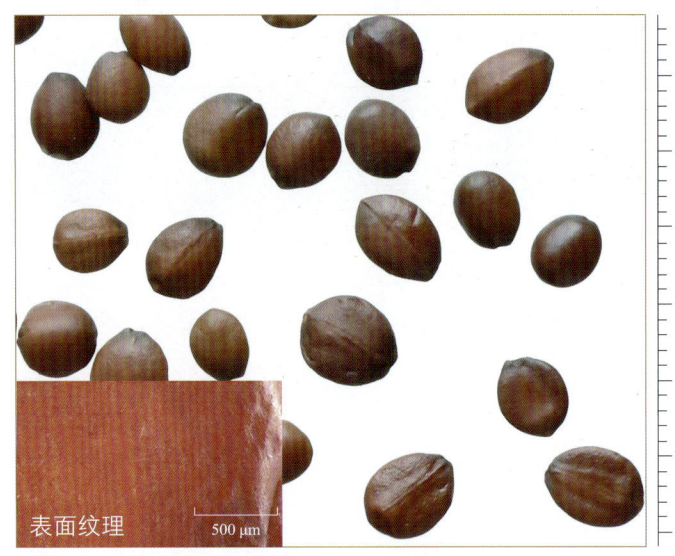

表面纹理  500 μm

■ 酸枣仁大样图

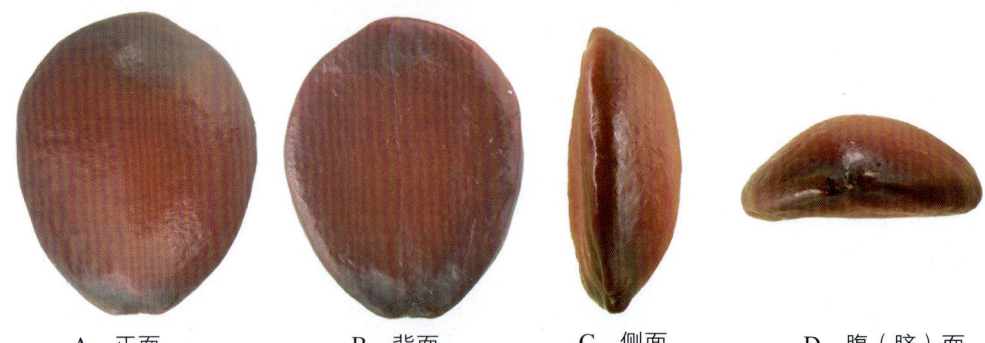

A．正面　　　　B．背面　　　　C．侧面　　　　D．腹（脐）面

■ 酸枣仁基本面特征图

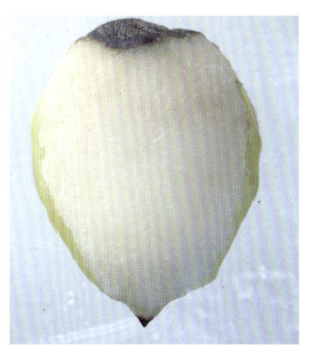
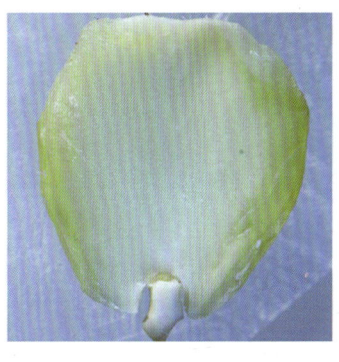
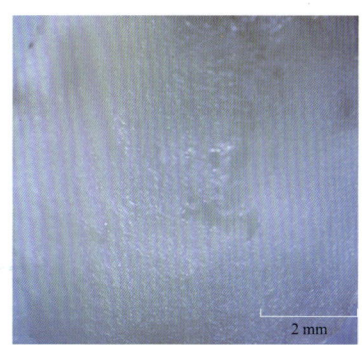

A．外表面          B．内表面          C．胚乳内表面

■ 酸枣仁种仁表面特征图

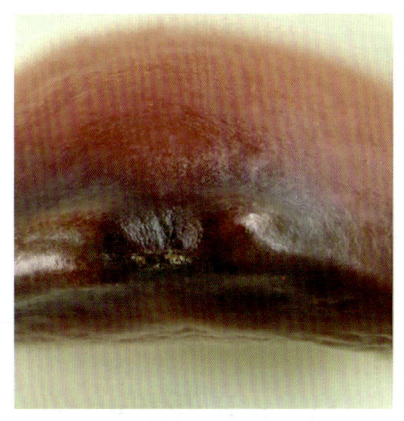

■ 酸枣仁种脐特征图

剖面特征 纵剖面呈倒卵圆形或椭圆形，种皮外层棕红色；胚直生，抹刀型，子叶2，黄白色，下部可见胚根；胚乳不明显可见；侧向纵剖面呈长椭圆形，胚乳乳白色，位于两侧，中间可见3条浅黄色条纹。横剖面呈扁椭圆形或略呈半圆形；胚乳乳白色，位于上部和下部，子叶黄白色，中间可见3条浅黄色条纹。

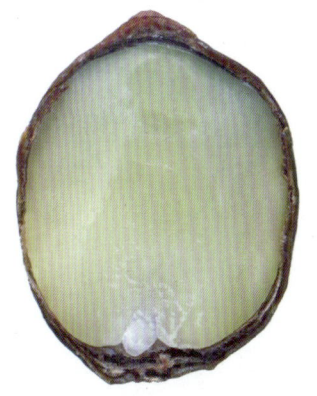
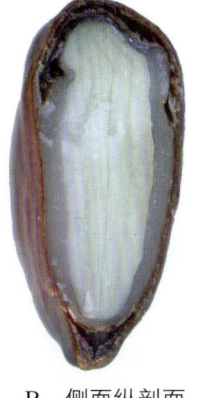
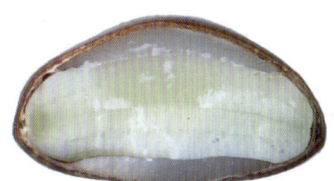

A．正面纵剖面          B．侧面纵剖面          C．横剖面

■ 酸枣仁剖面特征图

**横切面特征** 种皮外表皮（栅状细胞）1 列，黄色或棕黄色，长条形细胞，径向长 70 ~ 140 μm，外壁增厚，木化，靠外侧有一条明显的光辉带，外被厚约 5 μm 的角质层。中种皮层（营养层）细胞颓废，棕色。内种皮细胞 1 列，棕黄色至红棕色，垂周壁呈梯状增厚，稍木化。胚乳细胞类多角形。子叶表皮细胞呈类方形或类长方形，子叶细胞类长方形。

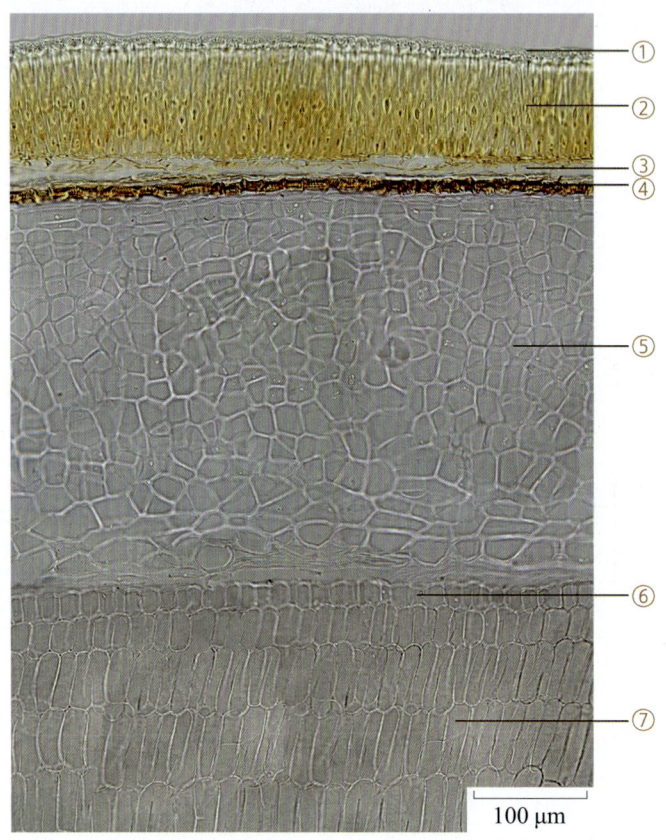

①角质层；②种皮栅状细胞；③营养层；④内种皮；⑤胚乳；
⑥子叶外表皮；⑦子叶细胞
■ **酸枣仁横切面特征图**

**粉末特征** 粉末棕红色。

栅状细胞棕红色，表面观多角形，直径约 15 μm，壁厚，木化，胞腔小，垂周壁可见具多数辐射状孔沟；侧面观呈长条形，细胞 1 列，外壁增厚，侧壁上、中部甚厚，胞腔线形；底面观类多角形或圆多角形。内种皮细胞棕黄色，表面观多角形、长方形或类方形，垂周壁连珠状增厚，木化；横断面呈扁长方形，垂周壁呈梯状增厚。螺纹导管直径 5 ~ 9 μm。胚乳及子叶细胞均含糊粉粒，糊粉粒类圆形或不规则形，直径 2 ~ 8 μm，可见微小类方形或多角形的拟晶体；脂肪油滴较多，圆形或类圆形，直径 20 ~ 50 μm。草酸钙簇晶存在于类多角形的子叶表皮细胞中，直径 1.5 ~ 4 μm。草酸钙方晶存在于棕色薄壁细胞中，直径 2 ~ 16 μm，呈不规则形、扁方形或多面形。

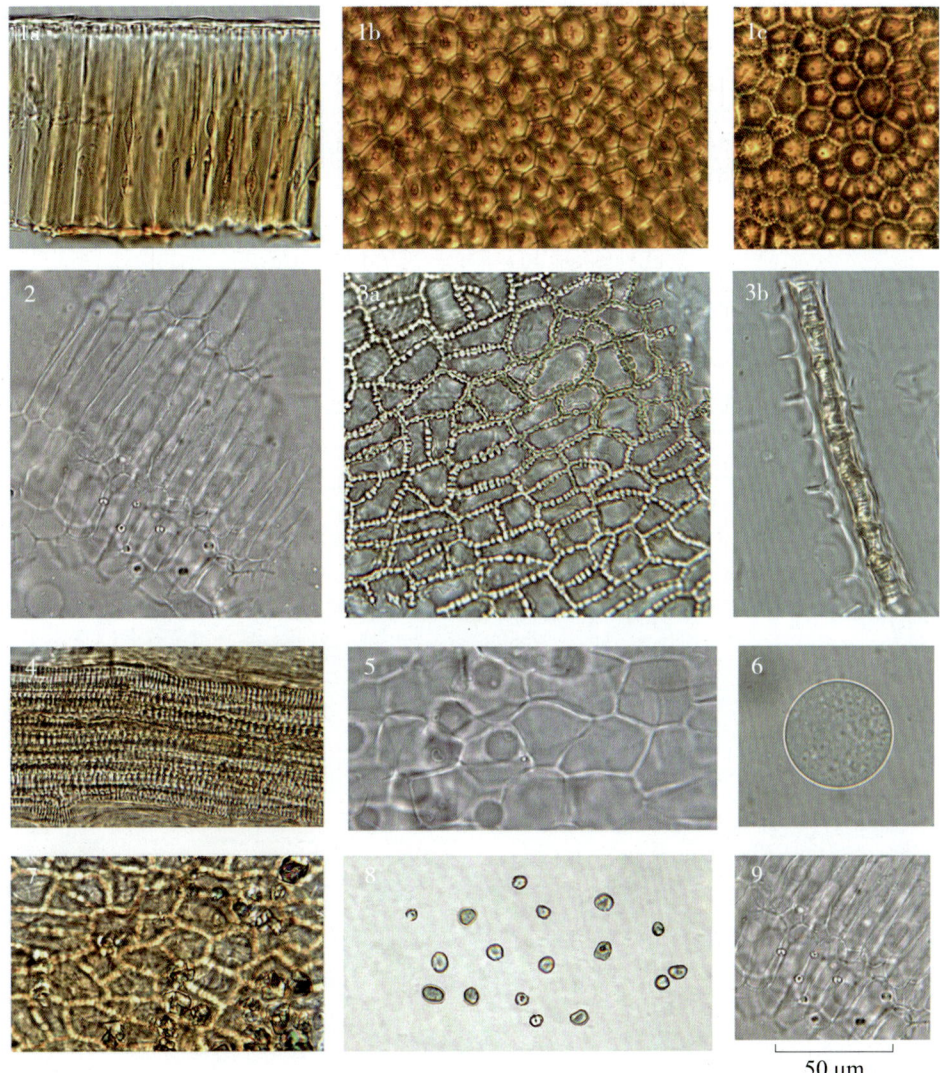

1. 种皮栅状细胞（1a.侧面观，1b.底面观，1c.顶面观）；2. 子叶细胞；
3. 内种皮细胞（3a.表面观，3b.断面观）；4. 导管；5. 胚乳细胞；
6. 脂肪油滴；7. 草酸钙方晶；8. 糊粉粒；9. 草酸钙簇晶

■ **酸枣仁粉末特征图**

‖ **附注** ‖ 酸枣仁横切面特征和粉末特征根据实际观察进行描述，并参考了《新编中药志 第二卷》[2]及《中药粉末显微鉴定》[3]酸枣仁项下相关内容。

（河北省药品医疗器械检验研究院：袁 浩 王常顺）

参考文献

[1] 国家药典委员会.中华人民共和国药典:2020年版 一部[S].北京:中国医药科技出版社，2020：382.

[2] 肖培根.新编中药志 第二卷[M].北京:化学工业出版社,2002:651.

[3] 徐国钧.中药粉末显微鉴定[M].北京:人民卫生出版社,1986:580.

# 理枣仁 Lizaoren

## 81

**来源** 鼠李科植物滇刺枣 *Ziziphus mauritiana* Lam. 的干燥成熟种子。

**性状** 呈扁卵圆形或扁椭圆形，一面略扁平。正面呈倒卵圆形或椭圆形，基部稍尖，有一小凹陷，顶端为突起的小点；侧面呈狭半圆形或椭圆形，一面略扁平；腹（脐）面呈扁椭圆形，略扁平的一面中央隆起。长 3～7 mm，宽 4～6 mm，厚 1～3 mm。表面紫红色或紫褐色，光滑，有光泽，具不太明显的细密纹理，有的具黄棕色至红棕色斑点。种脐位于稍尖的一端，微白色，稍凹陷。合点位于种脐的另一端，稍凸起。质硬，剥去种皮后内有半透明胚乳，子叶2，浅黄色、富油质。味微苦。

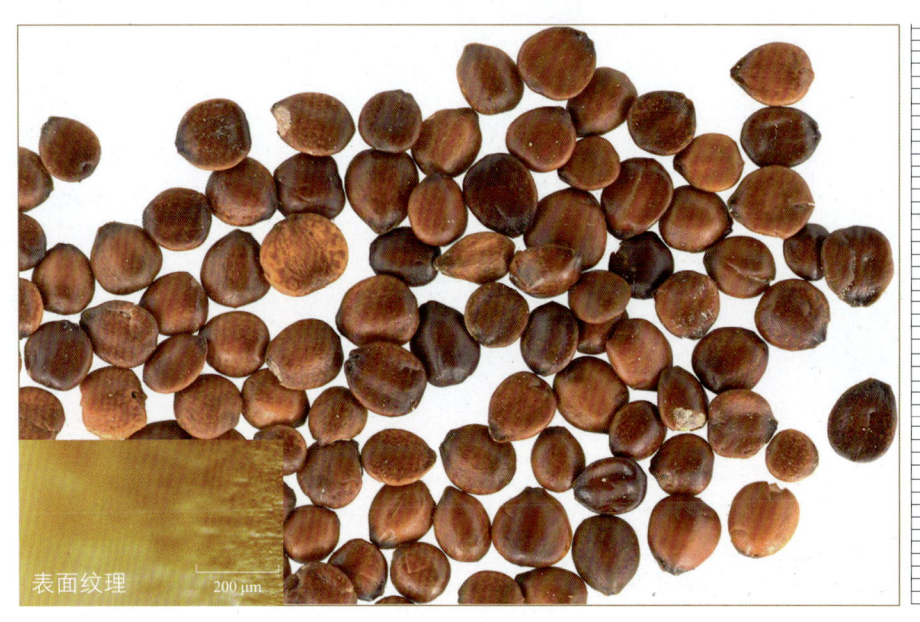

表面纹理 200 μm

■ 理枣仁大样图

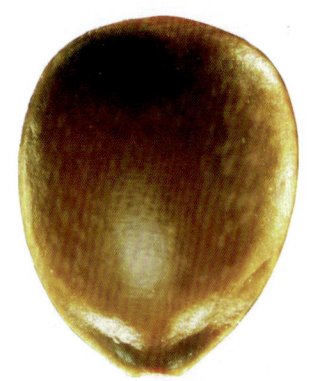

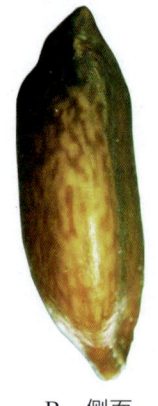

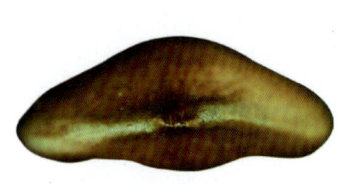

A. 正面        B. 侧面        C. 腹（脐）面

■ 理枣仁基本面特征图

**剖面特征** 纵剖面略呈类椭圆形或倒卵圆形，种皮黄棕色至红棕色；胚直生，抹刀型，胚乳黄绿色，子叶2枚，紧贴胚乳，不易区分。横剖面呈扁的类椭圆形或圆锥形；子叶剖面可见3条浅黄色条纹；胚乳线条形，位于子叶的两侧，黄绿色。

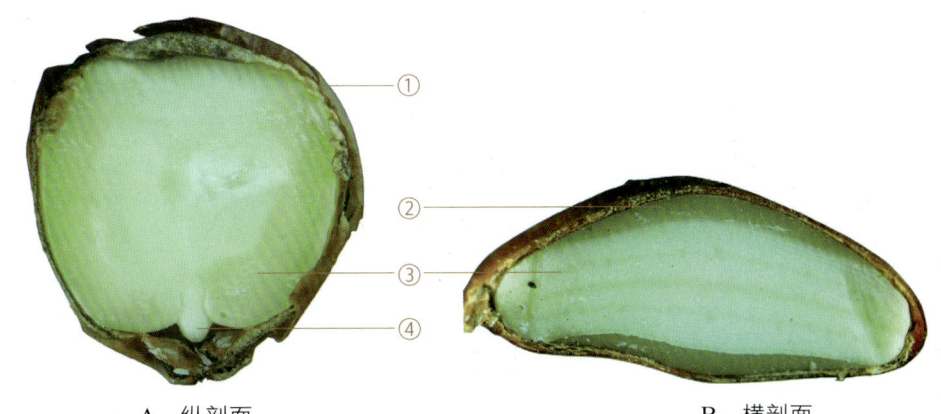

A. 纵剖面          B. 横剖面

①种皮；②胚乳；③子叶；④胚根

■ **理枣仁剖面特征图**

**横切面特征** 种皮表皮（栅状细胞）为1列长条形细胞，黄色或棕黄色，长70～90 μm，壁厚，木化，外侧有一条明显的光辉带，角质层较厚（约5 μm）。中种皮（营养层）细胞颓废状，大多含棕色色素，细胞形态不易分辨。内种皮细胞1列，长方形，垂周壁增厚。胚乳细胞类多角形，具较多的糊粉粒及脂肪油。

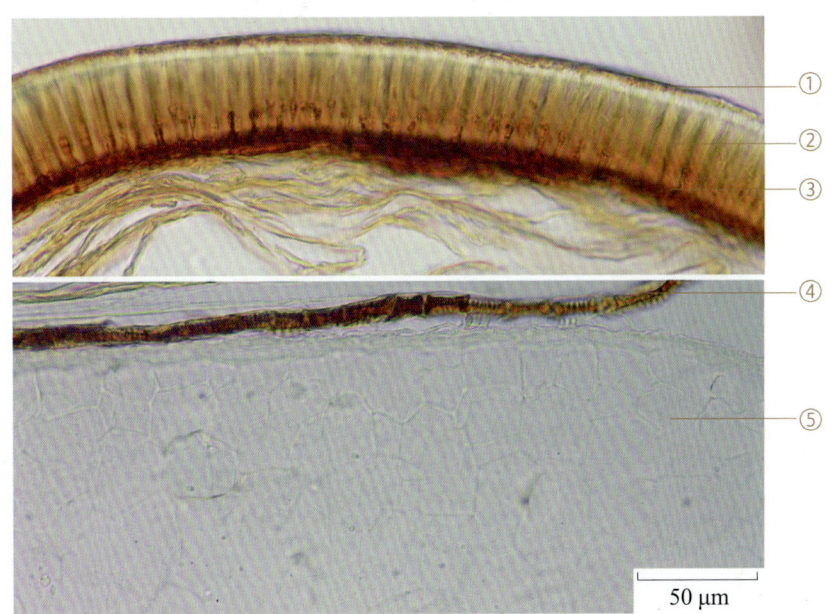

50 μm

①光辉带；②外种皮栅状细胞；③中种皮细胞；④内种皮细胞；⑤胚乳细胞

■ **理枣仁横切面特征图**

**粉末特征** 粉末浅棕红色。

栅状细胞成片，表面观多角形，直径 10 μm，壁厚，木化，胞腔内含红棕色物质；横断面可见细胞 1 列，长方形，胞腔线形，上端具光辉带。内种皮细胞成片，棕黄色，表面观长方形或多角形，壁连珠状增厚，木化。子叶细胞多角形，含脂肪油滴及草酸钙结晶。黄棕色块存在于中种皮薄壁细胞内。导管为螺纹，直径 5 ～ 11 μm。

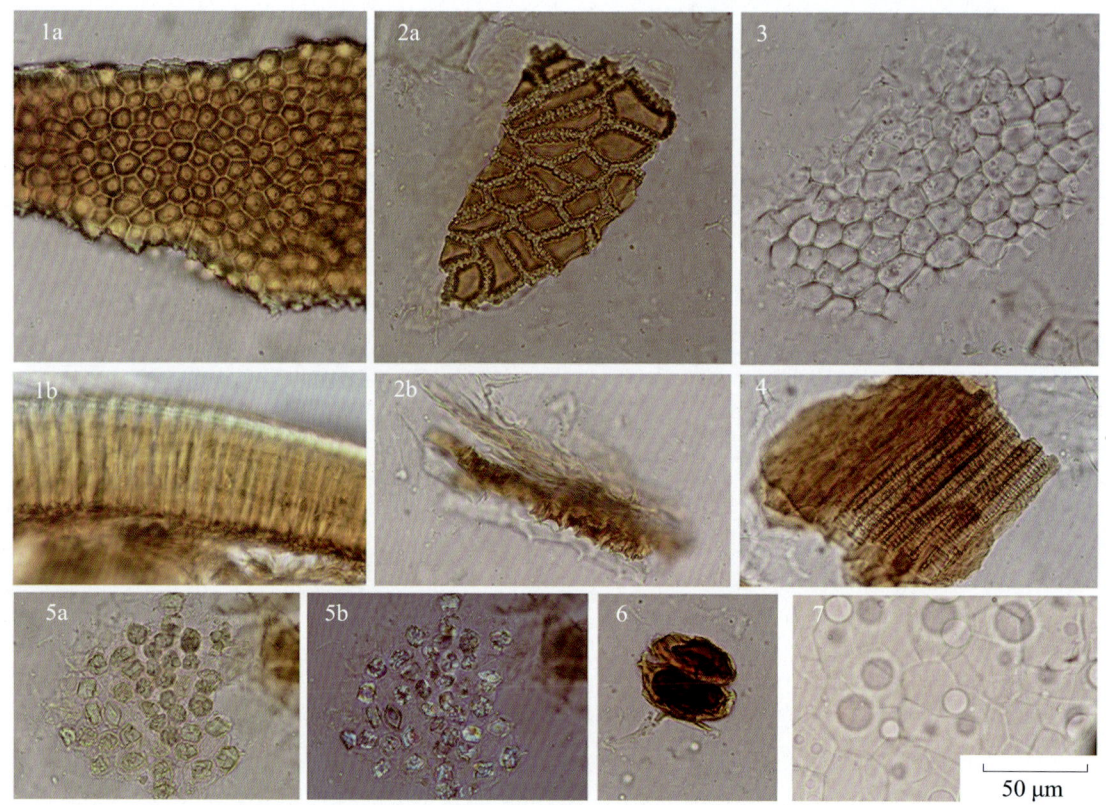

1. 栅状细胞（1a.表面观，1b.侧面观）；2. 内种皮细胞（2a.表面观，2b.侧面观）；3. 子叶细胞；4. 导管；5. 草酸钙结晶（5a.可见光下，5b.偏光镜下）；6. 棕色块；7. 胚乳细胞

■ **理枣仁粉末特征图**

**附注** 理枣仁是酸枣仁常见的伪品，炒酸枣仁中较容易混入，应注意鉴别。

（云南省食品药品监督检验研究院：林春燕　任　洁）

# 枳椇子 Zhijuzi

## 82

**品种收载** 《贵州省中药材、民族药材质量标准》2003年版[1]。

**来源** 鼠李科植物枳椇 *Hovenia acerba* Lindl. 的干燥成熟种子。

**性状** 呈扁圆形。正面呈圆形，下端稍凹陷；侧面呈狭长椭圆形，背面稍隆起，腹面较平坦；腹（脐）面略呈扁三角状圆形，背面呈圆弧形。长3～5 mm，宽2.5～4.5 mm，厚1.5～2 mm。表面紫黑色、暗褐色或红棕色，平滑有光泽。种脐位于基部，椭圆形点状，稍凹陷。合点位于顶端，微凸起，与种脐之间沿腹面有纵向隆起的种脊。种皮坚硬，胚乳类白色，子叶淡黄色，肥厚，富油性。气微，味淡微涩。

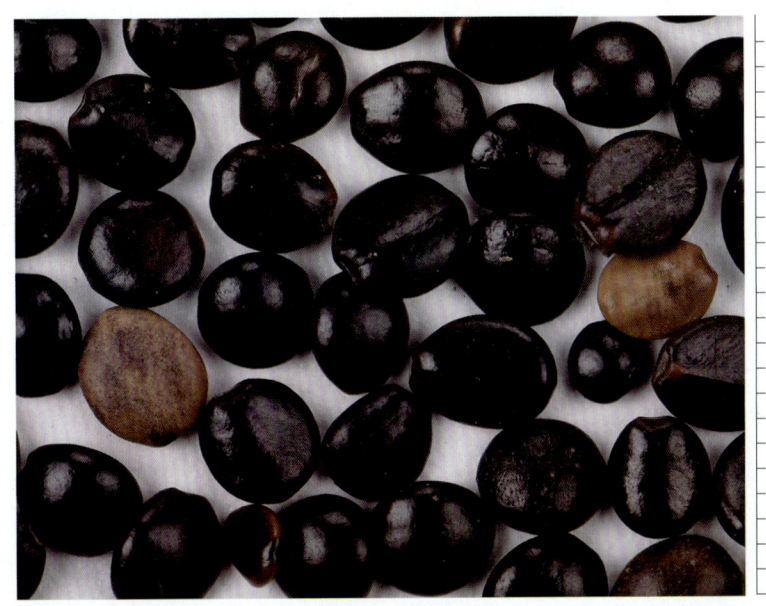

■ 枳椇子大样图

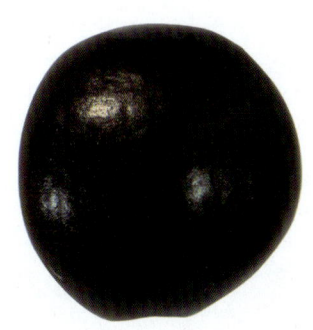
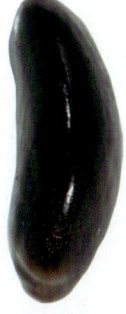
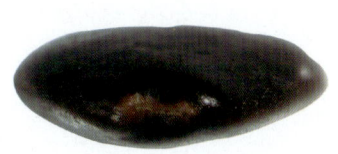

A. 正面　　　　　　　B. 侧面　　　　　　　C. 腹（脐）面

■ 枳椇子基本面特征图

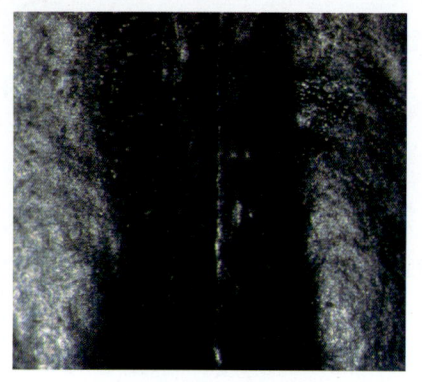

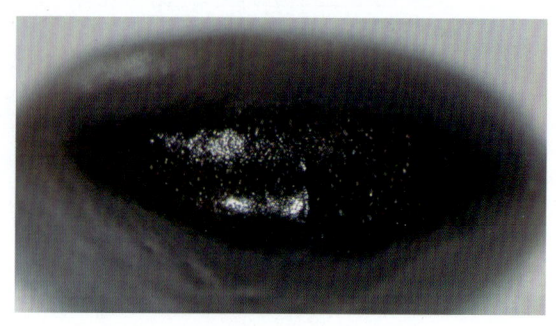

A．表面纹理和种脊                                    B．合点

■ 枳椇子表面纹理、种脊和合点特征图

**剖面特征** 纵剖面呈倒卵圆形或圆形，种皮硬，较厚；胚直生，抹刀型，子叶 2 枚，扁平，几乎占胚的全部；胚根位于种脐端。横剖面呈扁椭圆形；胚乳紧贴子叶，位于子叶两侧，类白色，具油性；子叶淡黄色，子叶间可见 1 条缝线。

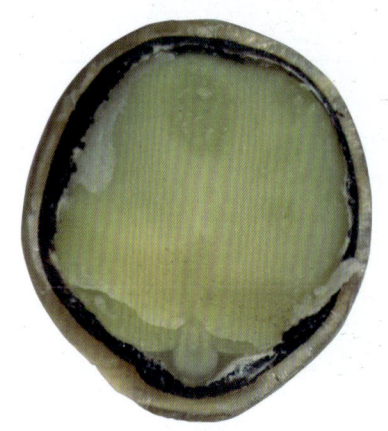

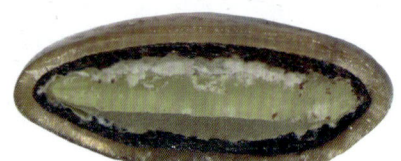

A．纵剖面                                    B．横剖面

■ 枳椇子剖面特征图

**横切面特征** 种皮外表皮（栅状细胞）细胞 1 列，长条形，径向长 160～250 μm，侧壁厚，胞腔窄缝状，靠内壁处膨大，外侧有光辉带。中种皮（营养层）数列，多角形、近卵圆形，含棕色或红棕色物质，其内层为数列颓废状的薄壁细胞，不含色素。内种皮细胞 1 列，不含色素，垂周壁增厚不明显。外胚乳细胞颓废状，具草酸钙方晶。内胚乳细胞数列，多角形，含较多脂肪油滴。子叶细胞壁薄，油滴众多，外侧子叶细胞含圆簇状小结晶。

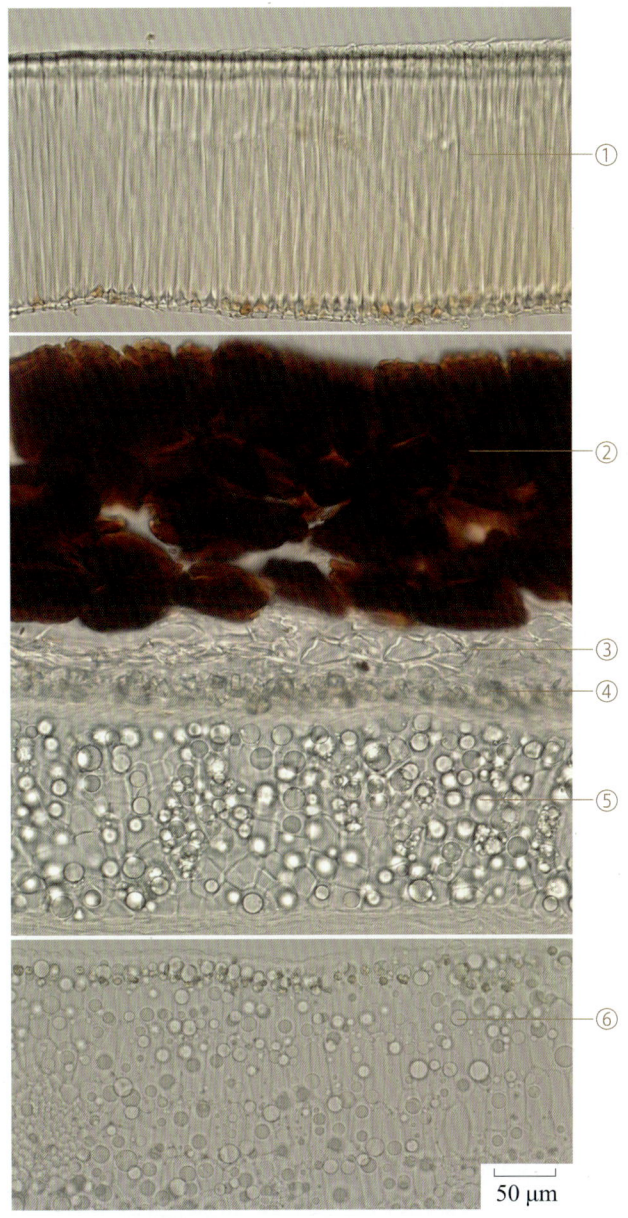

①种皮栅状细胞；②色素层细胞；③颓废状细胞；
④外胚乳细胞；⑤内胚乳细胞；⑥子叶细胞

■ **枳椇子横切面特征图**

**粉末特征** 粉末灰棕色。

外种皮栅状细胞淡黄色，排列紧密，表面观细胞呈圆多角形，直径 8～15 μm，壁厚，胞腔狭小；侧面观细胞呈狭条形，长 160～250 μm。色素块较多，不规则多角形，大小不一，棕色或红棕色。内种皮细胞表面观呈不规则多角形或类方形，垂周壁增厚不明显。外胚乳细胞颓废，含大量草酸钙方晶。内胚乳细胞类多角形，壁稍厚，直径 10～30 μm。子叶细胞呈多角形或类圆形，直径 8～20 μm，含圆簇状小结晶。

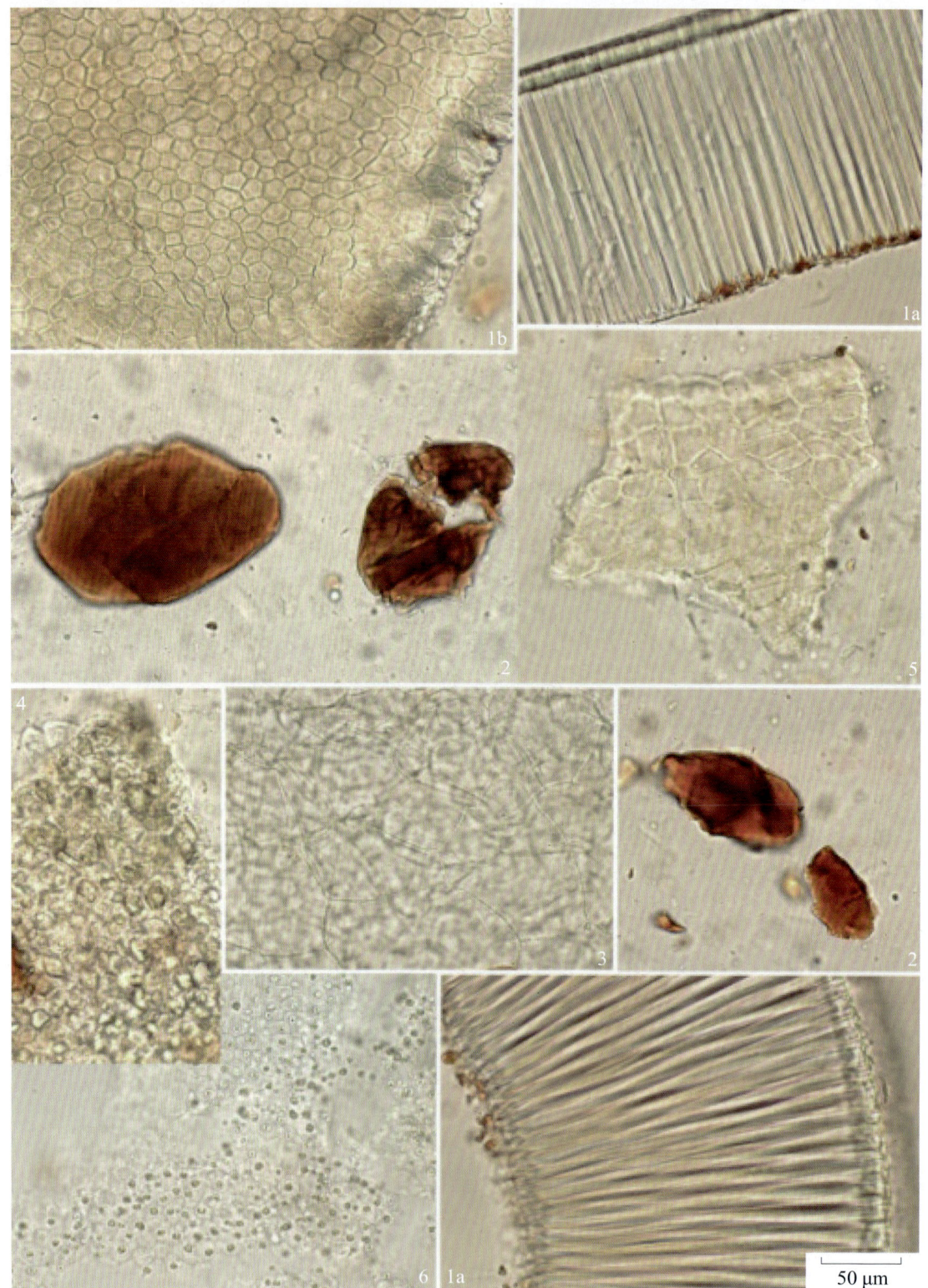

1. 栅状细胞（1a.侧面观，1b.表面观）；2. 色素块；3. 内种皮细胞；
4. 外胚乳细胞；5. 内胚乳细胞；6. 子叶细胞

■ 枳椇子粉末特征图

**附注** 《贵州省中药材、民族药材质量标准》2003 年版收载的枳椇子来源为枳椇 *Hovenia acerba* Lindl.。《中华人民共和国卫生部药品标准 中药材 第一册》收载的枳椇子来源为北枳椇 *Hovenia dulcis* Thunb. 的种子[2]，两者的性状特征差别很小。

从枳椇子的横切面照片可见中种皮（色素层）的内层薄壁细胞数列，较小，不含色素。外胚乳细胞颓废状，含草酸钙方晶，与梅华[3]的枳椇子研究结果一致。

（四川省药品检验研究院：齐景梁）

## 参考文献

[1] 贵州省药品监督管理局.贵州省中药材、民族药材质量标准：2003 年版[S].贵阳：贵州科技出版社，2003：276.

[2] 中华人民共和国卫生部药典委员会.中华人民共和国卫生部药品标准 中药材 第一册[S].1992：62.

[3] 梅华，贾建峰.《中药志》有关枳椇子显微特征的描述欠妥[J].中药材，1996（2）：101.

## 锦葵科

# 苘麻子 Qingmazi  83

**品种收载** 《中国药典》2020 年版[1]。

**来源** 锦葵科植物苘麻 *Abutilon theophrasti* Medic. 的干燥成熟种子。

**性状** 呈三角状扁肾形。正面呈三角状肾形，胚根端较尖；侧面呈椭圆形，其中的一侧中间可见胚根痕；腹（脐）面呈近卵形。长 3.5 ～ 6 mm，宽 2.5 ～ 4.5 mm，厚 1 ～ 2 mm。表面灰黑色或暗褐色，有白色稀疏绒毛，绒毛易折断。种脐位于凹陷处，呈类椭圆形，脐上覆盖 1 延伸成舌状的种盖，另一端常有窄条状突起的种柄残留，四周有整齐的篦齿状纹，种脐周围具 1 圈黄褐色短毛。质坚硬。气微、味淡。

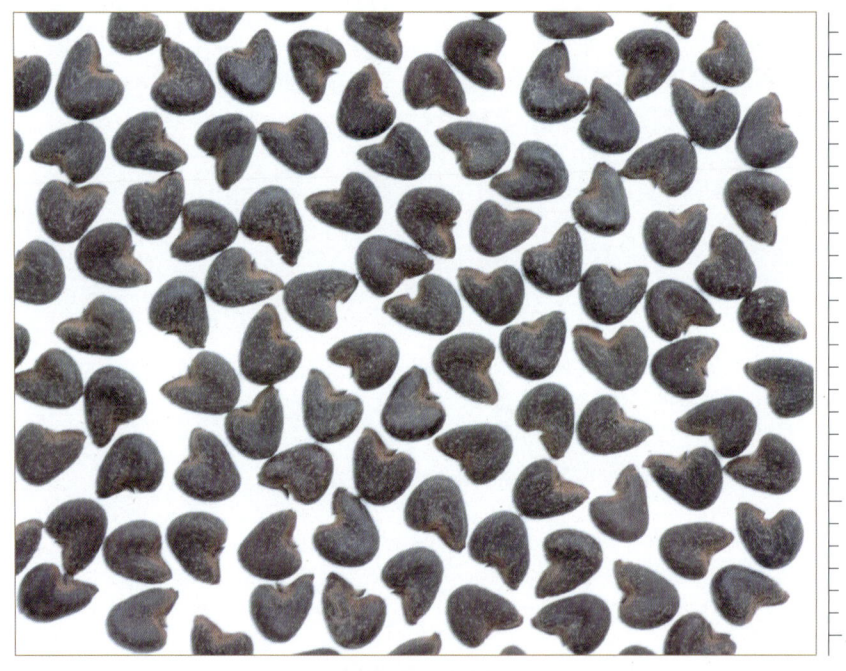

■ 苘麻子大样图

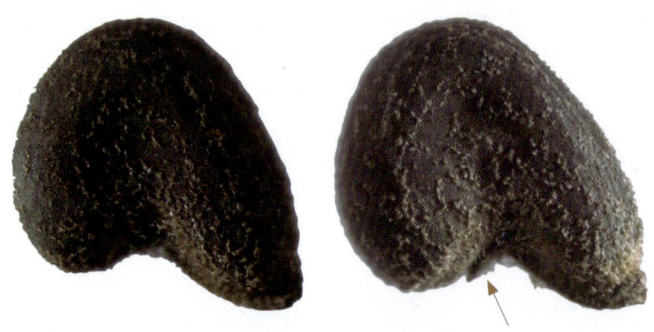

A. 正面（示舌状种柄）

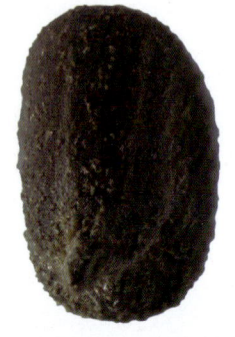

B. 侧面①（示胚根痕）

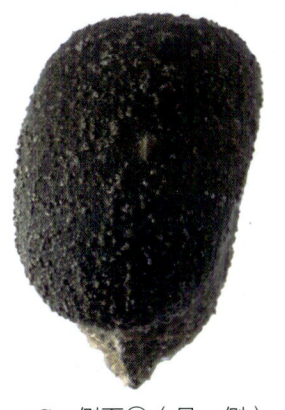
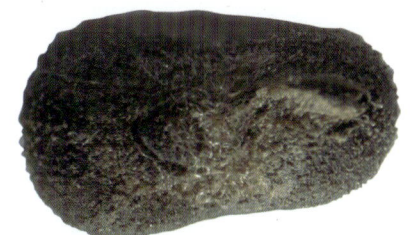

C. 侧面②（另一侧）　　　　　　　　D. 腹（脐）面

■ 苘麻子基本面特征图

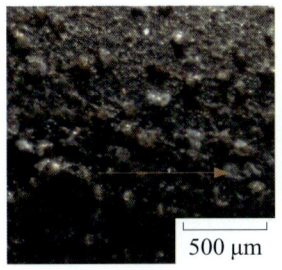
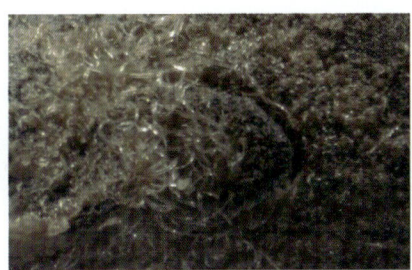
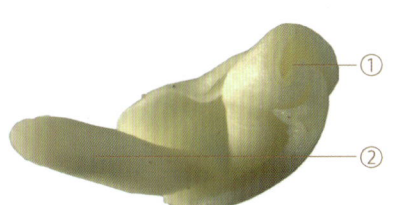

A. 表面纹理　　　　　B. 舌状种盖　　　　　C. 胚

①子叶；②胚根

■ 苘麻子表面纹理、舌状种盖和胚特征图

**剖面特征** 纵剖面三角状肾形，种皮薄；胚折叠型，弯曲，胚根与子叶略等大。横剖面卵形，子叶呈"W"回旋状折叠，胚根圆柱形，位于较小端；胚乳较少，在胚的中部两侧较厚。

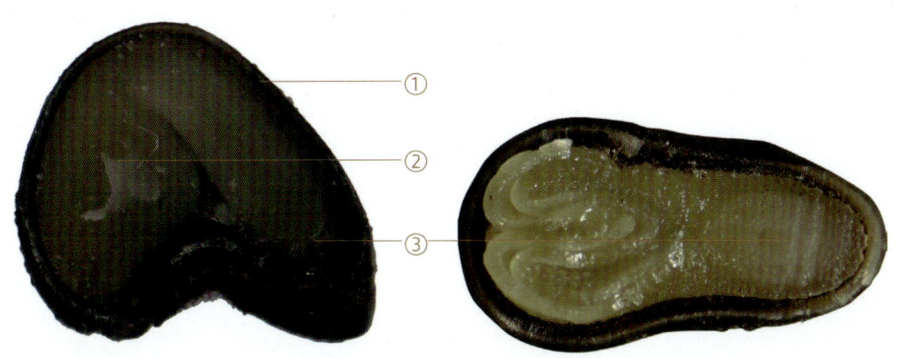

A. 纵剖面　　　　　　　　　　　B. 横剖面

①种皮；②子叶；③胚根

■ 苘麻子剖面特征图

**横切面特征** 种皮表皮细胞 1 列，扁长方形，大多脱落，有的分化成单细胞非腺毛。中种皮外层（下皮）细胞 1 列，略径向延长，容易脱落，种脐处层数增加到 2～3 层；非腺毛基部细胞着生此处，基座细胞壁厚。中种皮中层为 1 列栅状细胞，长柱形，长约 88 μm，壁极厚，上部可见线形胞腔，具光辉带，末端膨大，内含细小球状结晶[2]。中种皮内层为 3～5 列色素细胞，内侧细胞大多颓废状，内含黄棕色或红棕色物。内种皮为 1 列类方形细胞，细胞壁略增厚，种子成熟后大多呈颓废状。

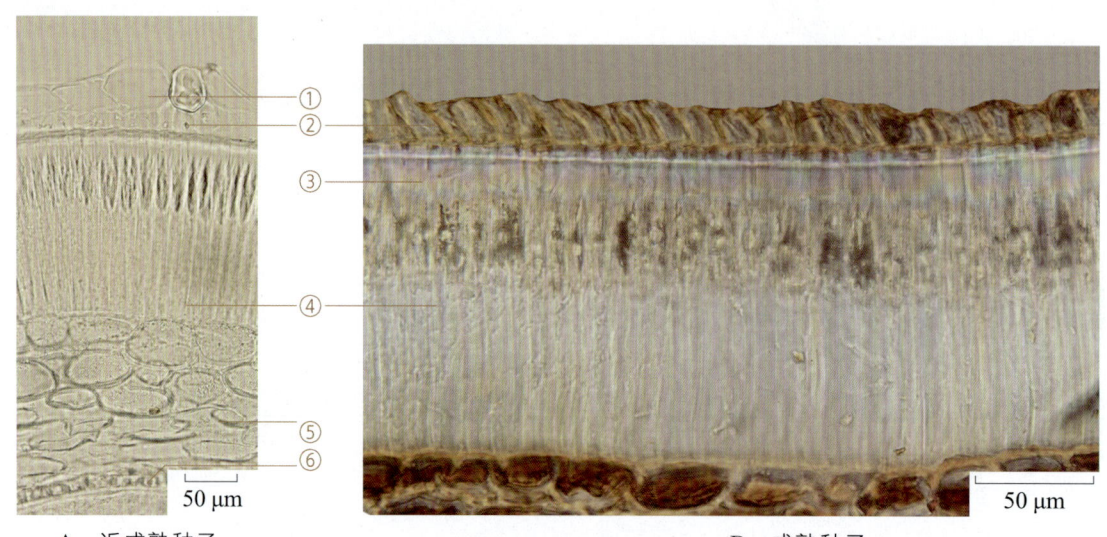

A. 近成熟种子　　　　　　　　　　　　　　　　　　　B. 成熟种子

①表皮细胞；②下皮细胞；③光辉带；④栅状细胞；⑤色素层；⑥内种皮

■ 苘麻子横切面特征图

**粉末特征** 粉末灰白色或灰褐色。

种皮表皮细胞表面略呈六边形，可见非腺毛的多细胞毛基。非腺毛单细胞。下皮细胞长方形或多角形。栅状细胞长柱形，内含细小球状结晶。色素层细胞多角形，含黄棕色或红棕色物。胚乳细胞成片，淡黄白色，细胞呈多角形或长多角形。子叶细胞为薄壁细胞，呈多角形或长条形。

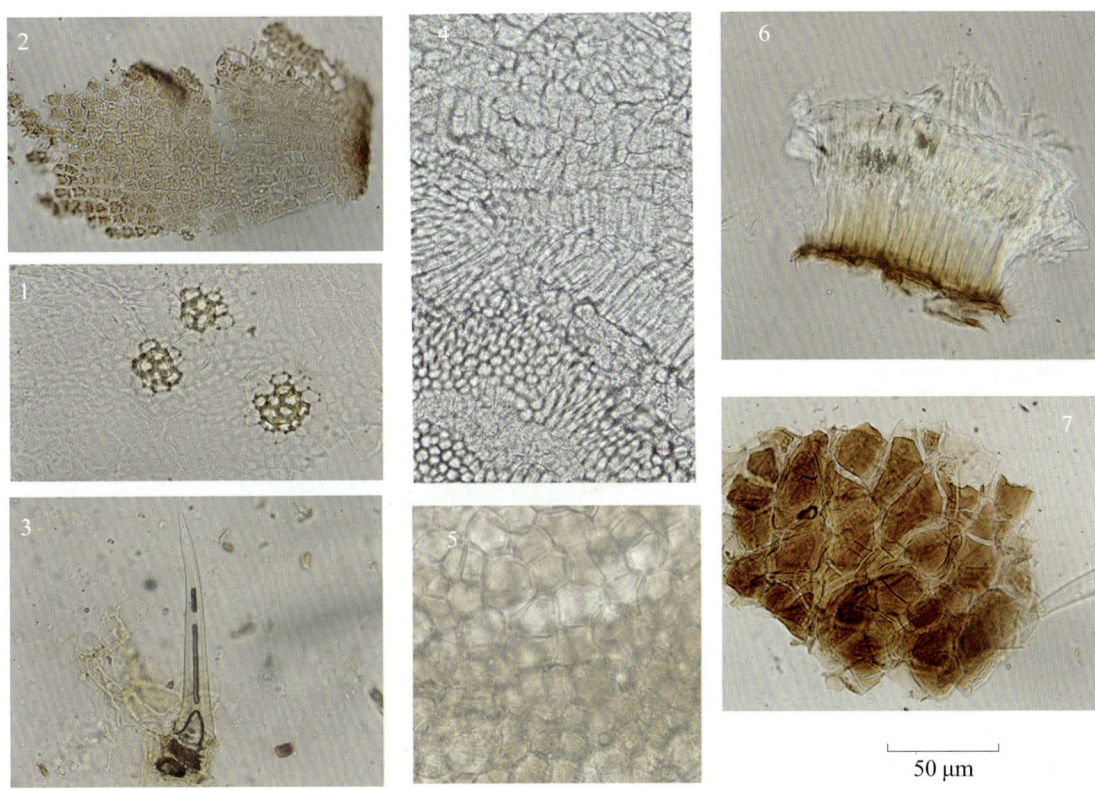

1. 表皮细胞；2. 内种皮细胞；3. 非腺毛；4. 胚细胞；
5. 胚乳细胞；6. 栅状细胞；7. 色素细胞

■ **苘麻子粉末特征图**

**附注** 苘麻子的种皮表皮细胞大多脱落，特别是在储存时间较长时，因翻动导致表皮细胞磨损。内种皮在成熟种子的横切面上较难观察到，为把种皮的各层组织观察清楚，把接近成熟的、颜色已经为黑色的种子横切，并拍照观察，可见随着种子的成熟，色素层细胞逐渐填充色素，内层细胞逐渐被挤压而成颓废状。

（安徽省食品药品检验研究院：陶　冶　刘军玲　程　璐　余　俊）

参考文献

[1] 国家药典委员会.中华人民共和国药典:2020年版　一部[S].北京:中国医药科技出版社,2020:213.
[2] 肖培根.新编中药志　第二卷[M].北京:化学工业出版社,2002:371.

# 黄葵子（黄蜀葵）Huangkuizi（Huangshukui）

**品种收载** 《中华人民共和国卫生部药品标准　藏药分册》[1]。

**来源** 锦葵科植物黄蜀葵 *Abelmoschus manihot*（L.）Medic. 的干燥成熟种子。

**性状** 呈肾形。正面呈肾形；侧面呈倒卵圆形，种脐端胚根痕不明显。腹（脐）面呈卵形。长 3～4 mm，宽 4～5 mm，厚约 2 mm。表面棕褐色或暗褐色，由柔毛组成的、以种脐为中心环绕的条纹多条，柔毛不是很密集排列。种脐位于凹面，外覆有一种柄延伸的盖状附属物，周围具一圈黄色茸毛。质地坚实，气微，味淡。

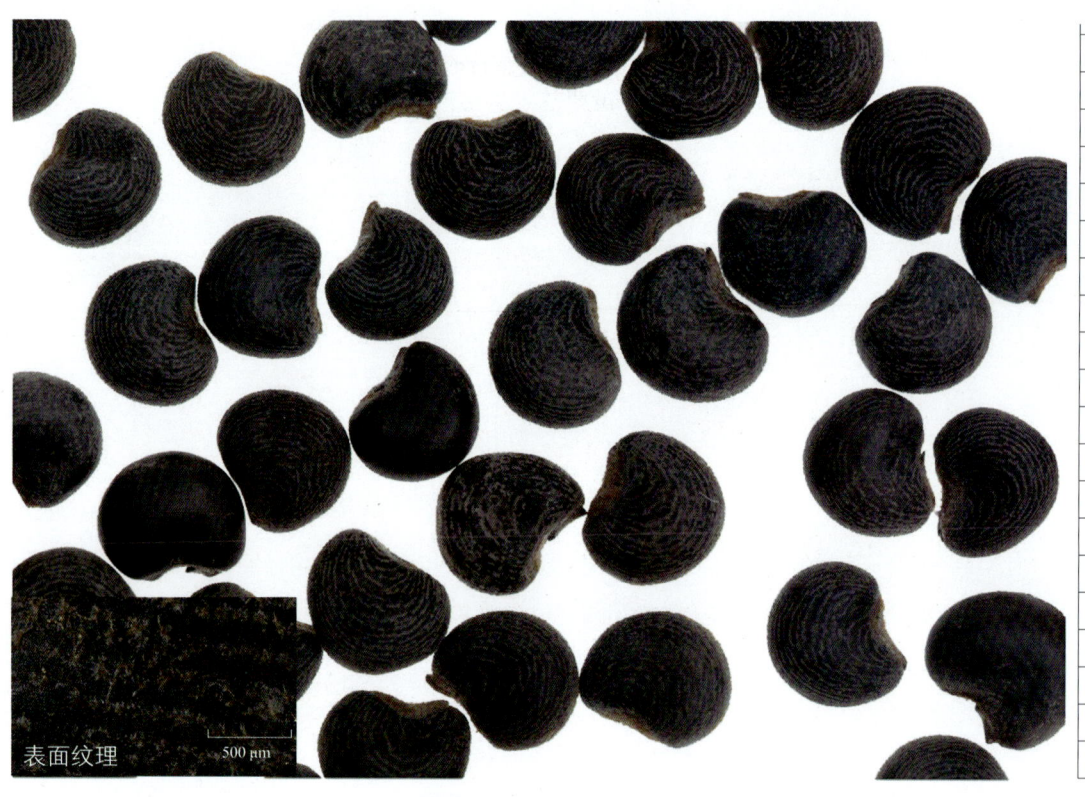

表面纹理　500 μm

■ 黄葵子（黄蜀葵）大样图

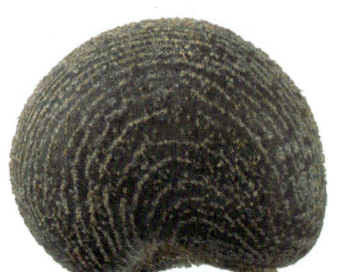

A. 正面

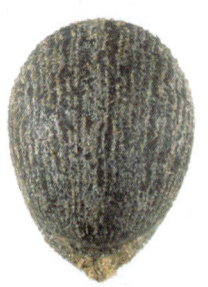

B. 侧面

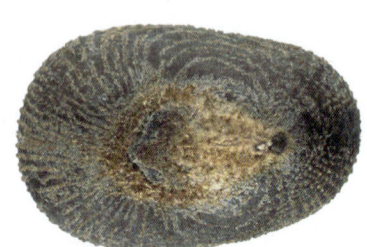

C. 腹（脐）面（示种脐）

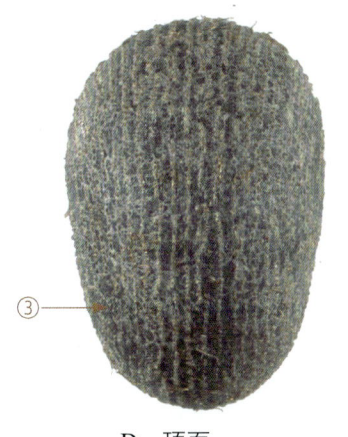

D．顶面           E．种柄和种盖

①种盖；②种柄；③成行的非腺毛

■ **黄葵子（黄蜀葵）基本面特征图**

|**剖面特征**| 纵剖面呈肾形，种皮略厚；胚折叠形，弯曲，较发达，黄白色；子叶2，呈弯曲状，胚根粗大，位于种脐端，乳白色；胚乳较少。横剖面呈类卵圆形，种皮表面颗粒状突起不太明显，子叶折叠，可见一条缝。

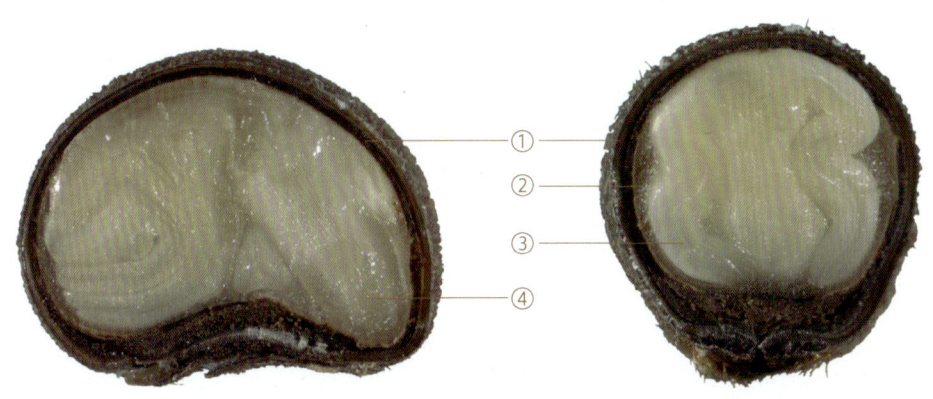

A．纵剖面           B．横剖面

①种皮；②胚乳；③子叶；④胚根

■ **黄葵子（黄蜀葵）剖面特征图**

|**横切面特征**| 种皮表皮细胞 1 列，扁长方形，大多脱落，有的分化成单细胞非腺毛。中种皮外层（下皮层）细胞 1 列，大多脱落；非腺毛基部细胞着生于下皮层。中种皮中层为 1 列栅状细胞，长约 180 μm，壁极厚，细小胞腔位于中部，具光辉带。中种皮内层（色素层）细胞 3 ～ 6 列，内侧细胞大多颓废状，内含黄棕色或红棕色物。内种皮细胞 1 列，类方形，壁略呈连珠状增厚，种子成熟后大多呈颓废状。胚乳细胞类方形。

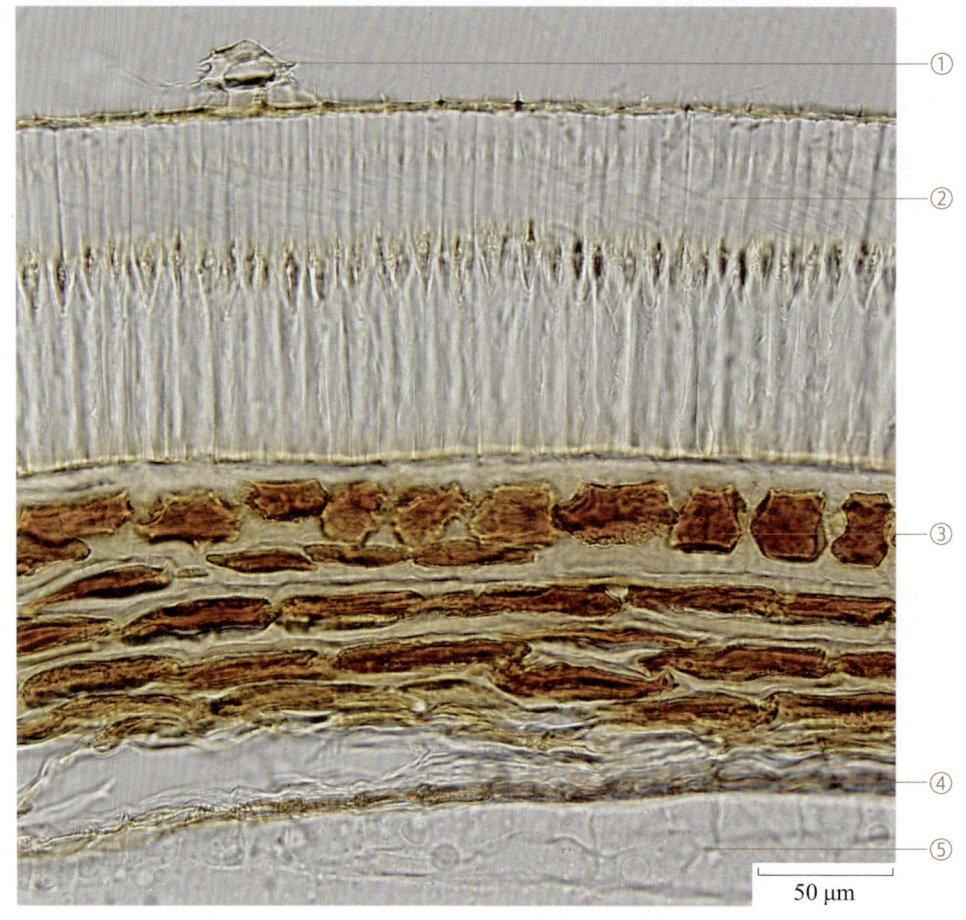

①非腺毛；②栅状细胞；③色素细胞；④内种皮；⑤胚乳
■ **黄葵子（黄蜀葵）横切面特征图**

**粉末特征** 粉末灰棕色。

　　种皮栅状细胞无色或淡黄色，侧面观呈栅栏状，并可见光辉带；断面观呈柱状，上端膨大，下端稍细。色素细胞成群，红棕色，呈多角形或长多角形，大小不一，壁略增厚，胞腔内充满红棕色物。内种皮细胞多角形，细胞壁连珠状增厚。胚乳细胞成片，淡黄白色，呈多角形或长多角形。子叶细胞为薄壁细胞。

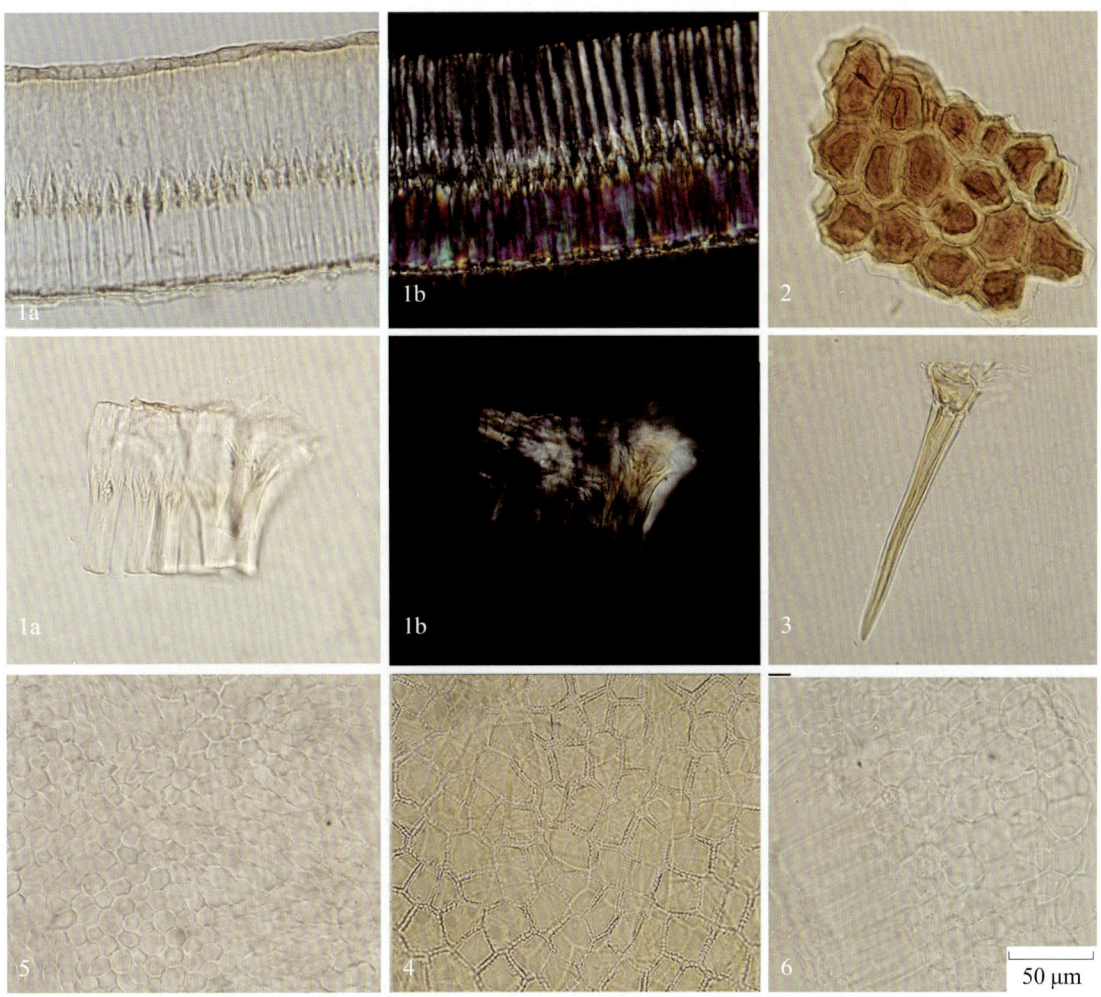

1. 栅状组织（1a.可见光下，1b.偏光镜下）；2. 色素细胞；
3. 非腺毛；4. 内种皮细胞；5. 胚乳细胞；6. 子叶细胞

■ **黄葵子（黄蜀葵）粉末特征图**

附注 《中华人民共和国卫生部药品标准 藏药分册》附录中收载了黄葵子的 2 个基源，黄蜀葵 *Abelmoschus manihot*（L.）Medic. 和麝香黄葵 *Abelmoschus moschatus*（L.）Medic.。《四川省中药材标准》2010 年版[2]收载的黄葵子的基源只有一个，即黄蜀葵 *Abelmoschus manihot*（L.）Medic.。

（青海省药品检验检测院：张国英）

参考文献

[1] 中华人民共和国卫生部药典委员会.中华人民共和国卫生部药品标准 藏药分册[S].北京:中华人民共和国卫生部药典委员会,1995:341.

[2] 四川省食品药品监督管理局.四川省中药材标准:2010 年版[S].成都:四川科学技术出版社,2011:590.

## 黄葵子（麝香黄葵）Huangkuizi（Shexianghuangkui）

**品种收载**《中华人民共和国卫生部药品标准　藏药分册》[1]。

**来源** 锦葵科植物麝香黄葵 *Abelmoschus moschatus*（L.）Medic. 的干燥成熟种子。

**性状** 呈肾形，凹陷处可见一翘起的盖状附属物。正面呈肾形，基部可见翘起的盖状附属物；侧面呈椭圆形，下侧可见一小突起；腹（脐）面呈卵形。长 4 ～ 5 mm，宽 3 ～ 4 mm，厚约 2 mm。表面棕褐色或暗褐色，由柔毛组成的、以种脐为中心环绕的弧形条纹多条，柔毛密集排列。种脐位于凹陷处；覆盖一灰色种柄延伸的盖状附属物，周围具密集的黄褐色茸毛，去掉附属物后表面呈黑色。质地坚实，有浓烈的麝香香味，味淡。

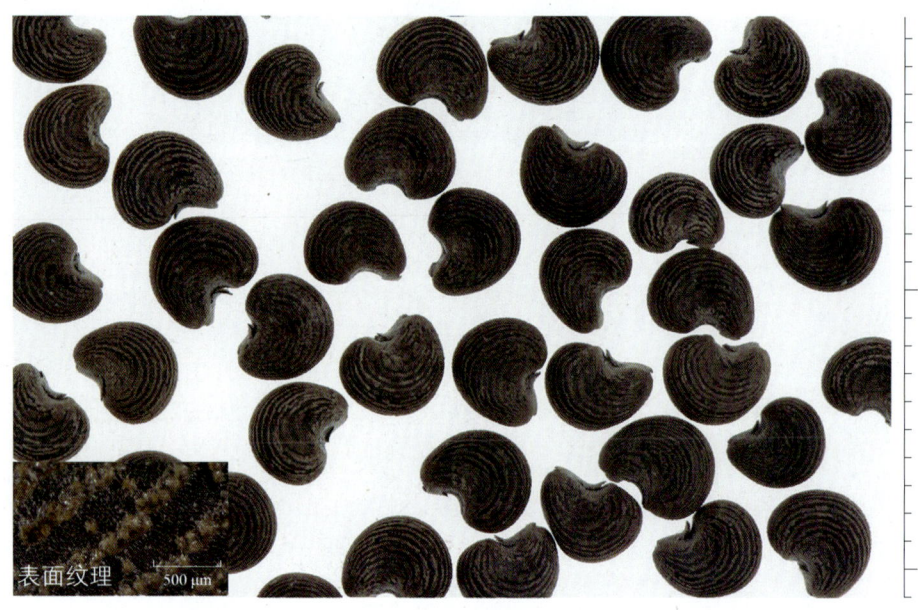

表面纹理　　500 μm

■ 黄葵子（麝香黄葵）大样图

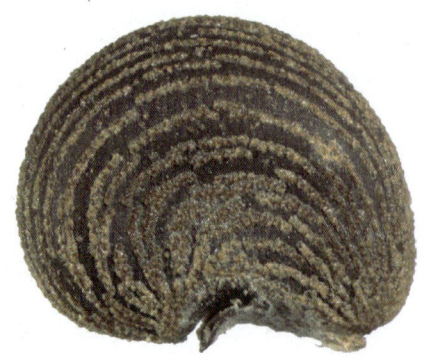

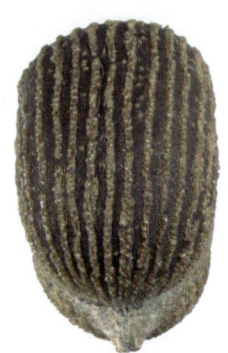

A. 正面　　　　　　　　　　　　B. 侧面

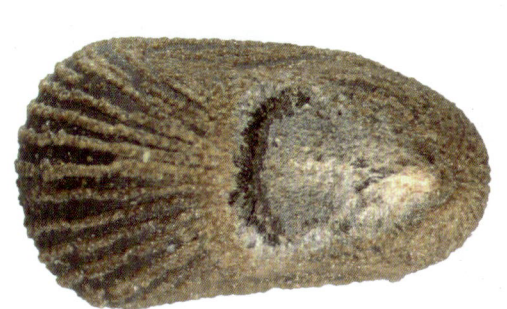
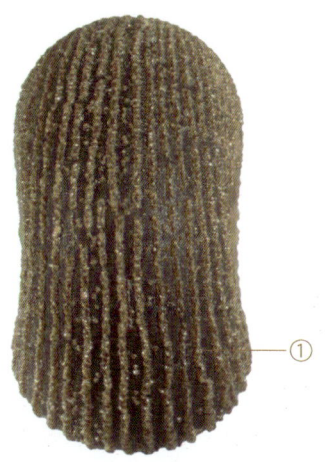

C. 腹（脐）面　　　　　　　　　　D. 顶面

①成行的非腺毛

■ 黄葵子（麝香黄葵）基本面特征图

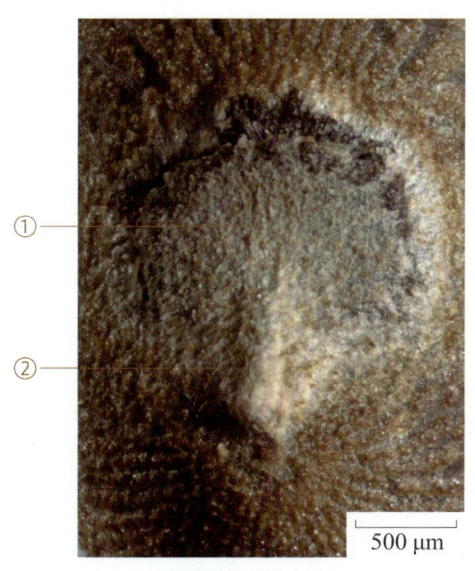

500 μm

①种盖；②种柄

■ 黄葵子（麝香黄葵）种脐特征图

**剖面特征** 纵剖面呈肾形，种皮略厚；胚折叠型，弯曲，较发达，乳白色；子叶2，呈弯曲状；胚根粗大，位于种脐端；胚乳极少。横剖面椭圆形，种皮表面可见颗粒状突起，子叶折叠，子叶间可见 1 条缝。

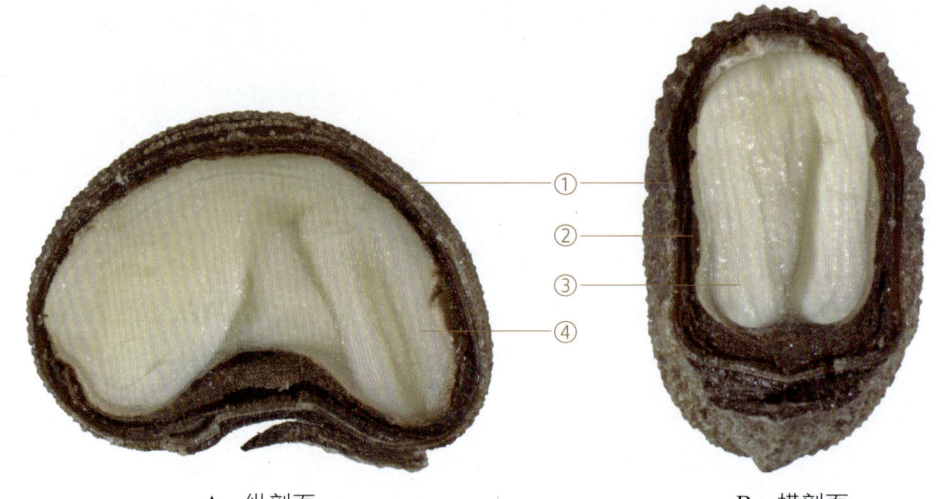

A．纵剖面 　　　　　　　　　　　　　　　　B．横剖面

①种皮；②胚乳；③子叶；④胚根
■ 黄葵子（麝香黄葵）剖面特征图

**横切面特征** 种皮表皮细胞 1 列，扁长方形，大多脱落，有的分化成单细胞非腺毛。中种皮外层（下皮层）细胞 1 列，略径向延长，容易脱落；非腺毛基部细胞着生于下皮层，基座细胞 2 ～ 3 列，壁厚，呈黄色。中种皮中层为 1 列栅状细胞，长柱形，长约 100 μm，壁极厚，上 1/3 处可见细小胞腔，具光辉带。中种皮内层（色素层）细胞 3 ～ 6 列，内侧细胞大多颓废状，内含黄棕色或红棕色物。内种皮为 1 列类方形细胞，细胞壁略呈连珠状增厚，种子成熟后大多呈颓废状。胚乳细胞类方形，外侧壁稍厚[2]。

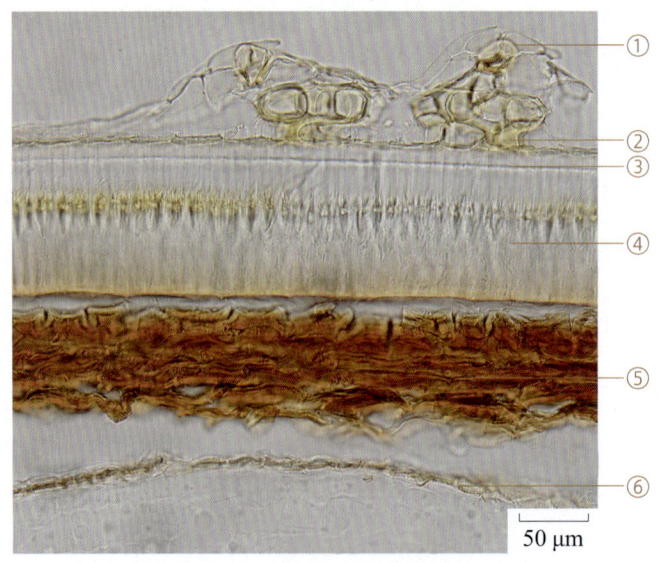

50 μm

①表皮细胞；②下皮细胞；③光辉带；④栅状细胞；⑤色素层；⑥内种皮
■ 黄葵子（麝香黄葵）横切面特征图

**粉末特征** 粉末灰棕色。

种皮栅状细胞无色或淡黄色，侧面观呈栅栏状，并可见光辉带。色素细胞成群，红棕色，呈多角形或长多角形，大小不一，壁略增厚，胞腔内充满红棕色物。内种皮细胞多角形，细胞壁连珠状增厚。胚乳细胞成片，淡黄白色，呈多角形或长多角形。子叶细胞为薄壁细胞，细胞类圆形、长方形或长条形。

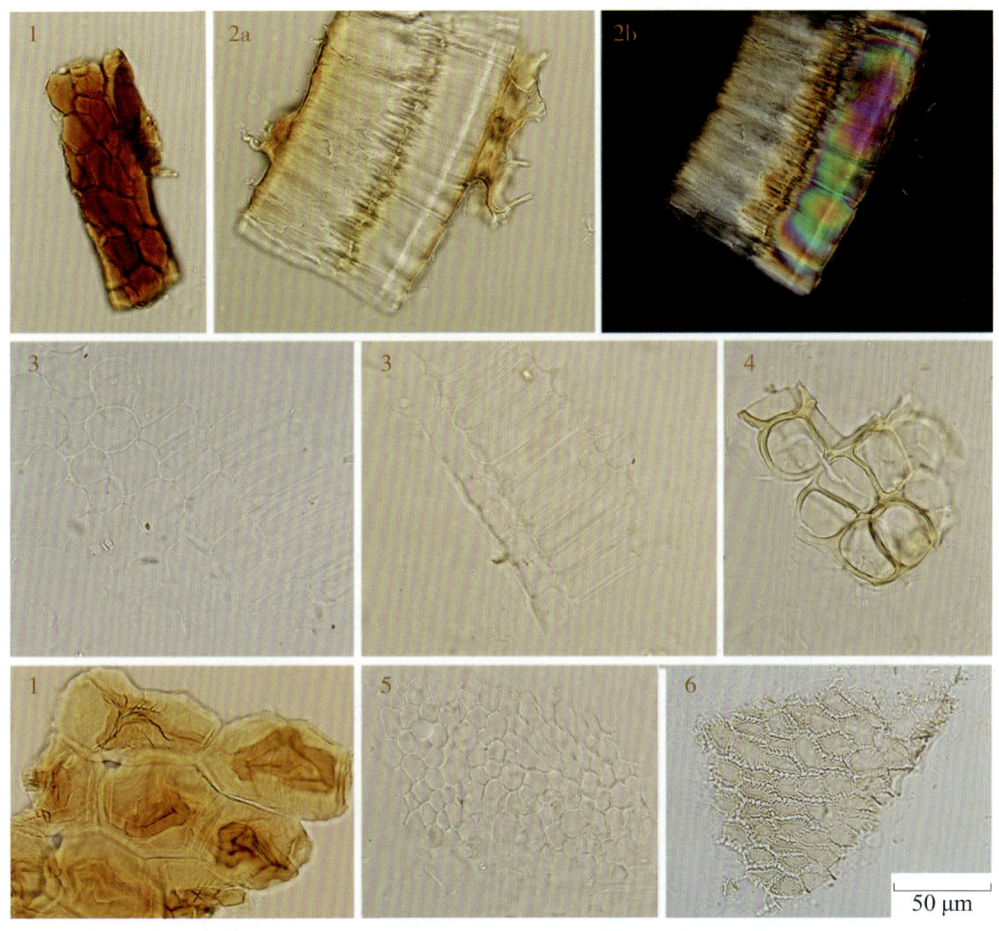

1. 色素细胞；2. 栅状细胞（2a.可见光下，2b.偏光镜下）；3. 子叶细胞；
4. 非腺毛基座细胞；5. 胚乳细胞；6. 内种皮细胞

■ **黄葵子（麝香黄葵）粉末特征图**

（青海省药品检验检测院：张国英）

**参考文献**

［1］ 中华人民共和国卫生部药典委员会．中华人民共和国卫生部药品标准 藏药分册［S］．北京：中华人民共和国卫生部药典委员会，1995：341.

［2］ CORNER E J H.The seeds of dicotyledons：volume 1［M］．London：Cambridge University Press，2009：181.

# 棉花子 Mianhuazi

## 86

**品种收载**《上海市中药材标准》一九九四年版[1]。

**来源** 锦葵科植物陆地棉 *Gossypium hirsutum* L. 的干燥成熟种子。

**性状** 呈卵圆形或圆锥形，外被白色长棉毛和灰白色不易剥离的短棉毛。去掉种皮表皮毛后的种子，正面呈倒长卵形或长圆形，中间微凹陷，背面中间可见一条不明显的红褐色微隆起的种脊（脐条）；侧面呈狭倒三角圆形；腹（脐）面呈卵状三角形。长9～15 mm，宽和厚各4～6 mm。表面褐色，残留短棉毛，解剖镜下可见细密波状微隆起的纹理。种脐位于稍尖的一端，内脐位于较钝的一端，稍呈凸起状，周围密生短棉毛。种皮较硬，种子两端具不易剥离的短棉毛。气微，味淡。

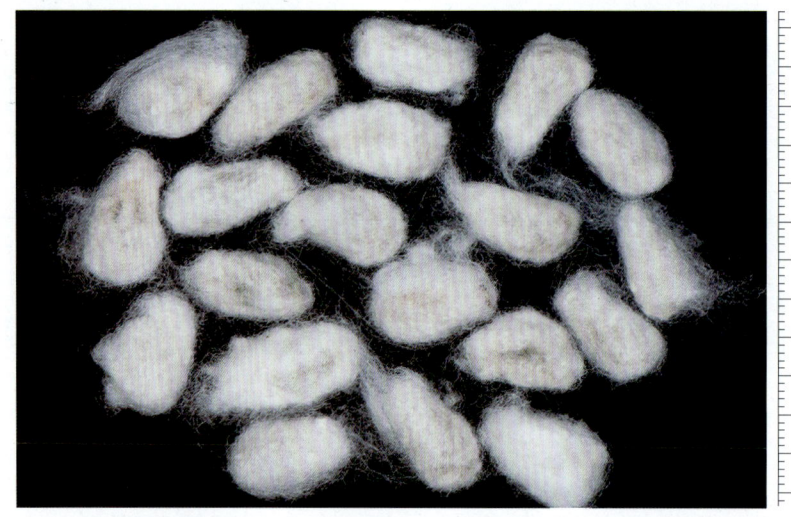

A. 未去毛

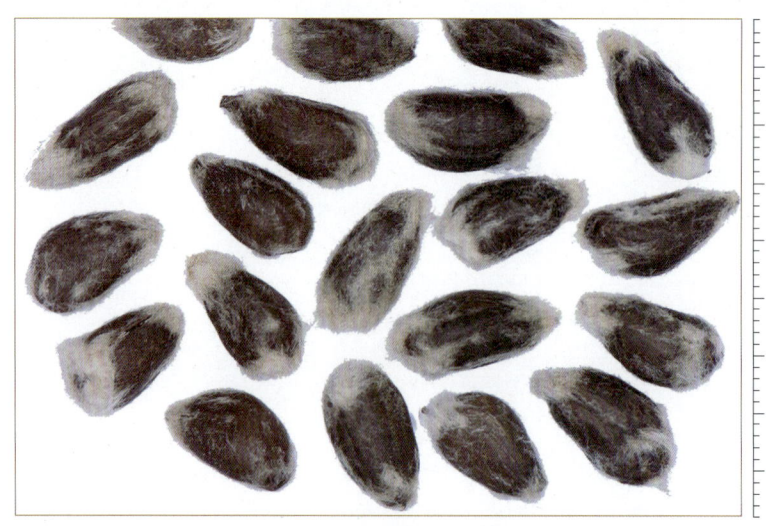

B. 去毛

■ 棉花子大样图

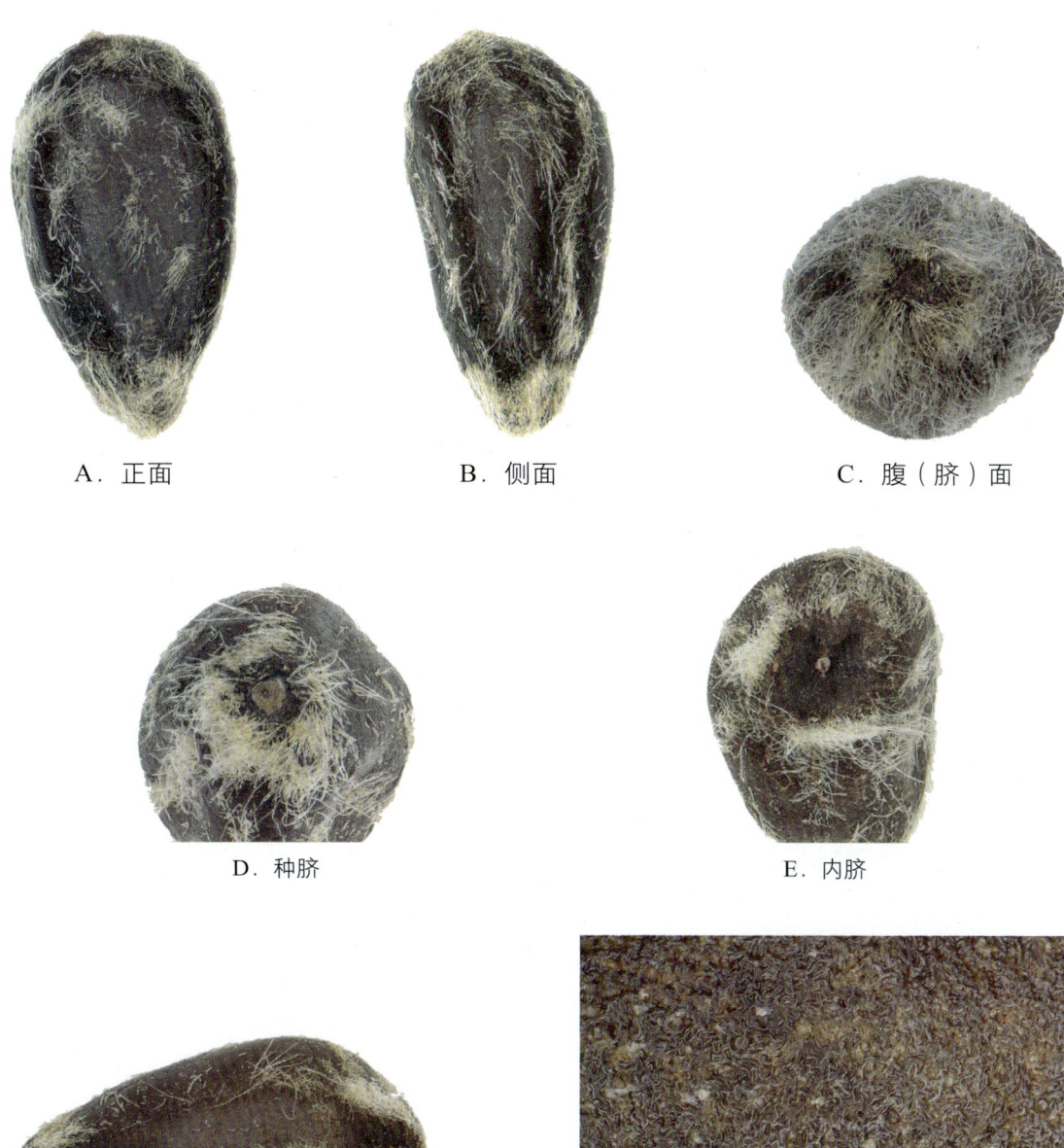

A. 正面　　　　　　　B. 侧面　　　　　　　C. 腹（脐）面

D. 种脐　　　　　　　E. 内脐

F. 种脊　　　　　　　G. 种皮表面

200 μm

■ **棉花子基本面和种皮表面特征图**

**剖面特征** 纵剖面呈倒卵状三角形或长圆形，先端较尖；种皮较硬，革质；胚乳乳白色，膜质，包裹着胚；胚乳剥离后的胚呈卵状三角形或长圆形，先端稍尖；子叶2，黄白色或黄绿色，外围呈波状，中间呈"S"形折叠，散生紫色、紫褐色或黄褐色的油腺；胚直生，包围型，胚根粗直，被子叶包裹，尖端靠近种孔处。横剖面呈圆三角形，种仁与种皮间略有空隙，子叶呈"S"形旋卷。

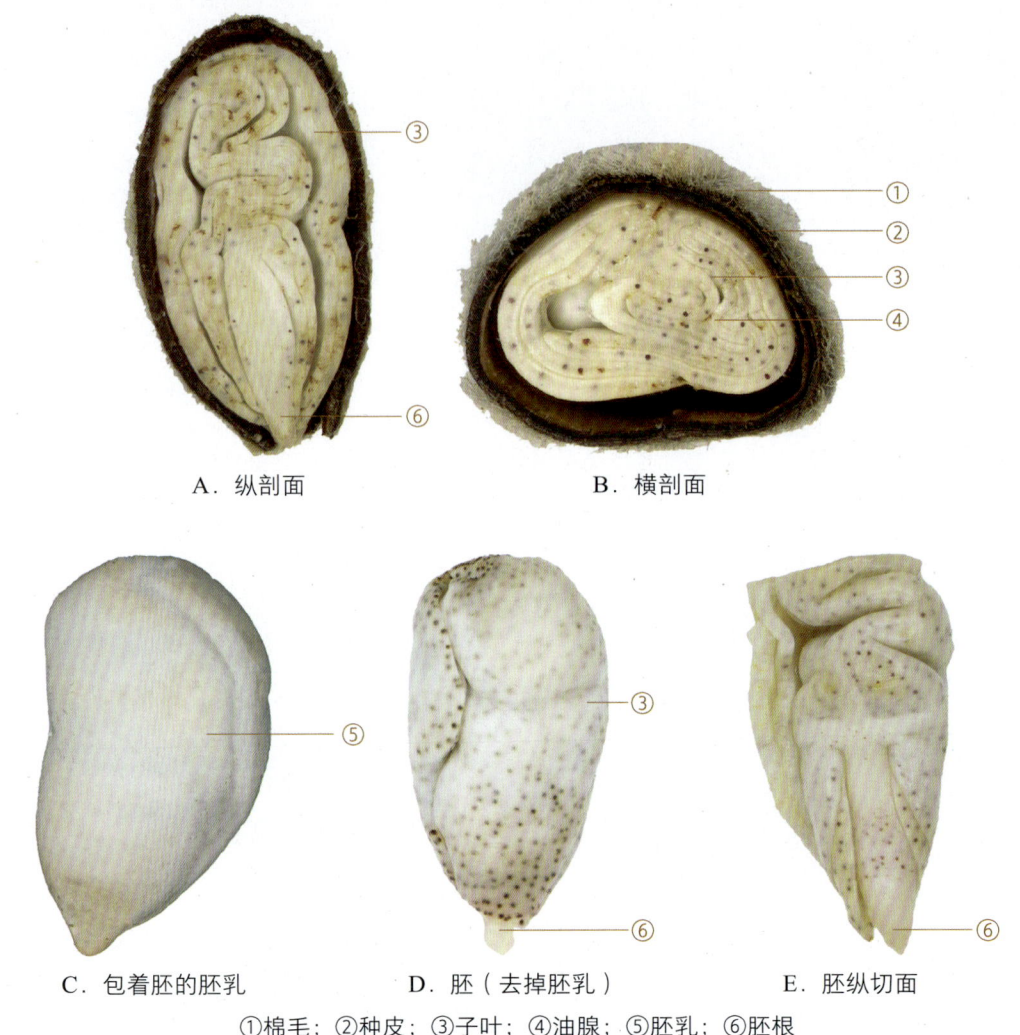

A. 纵剖面          B. 横剖面

C. 包着胚的胚乳      D. 胚（去掉胚乳）      E. 胚纵切面

①棉毛；②种皮；③子叶；④油腺；⑤胚乳；⑥胚根

■ **棉花子剖面特征图**

**横切面特征**　种皮外表皮细胞 1 列，黄棕色，类长方形、长圆形，径向延长，细胞壁厚，细胞腔有黄褐色的物残留，部分细胞延长为灰白色表皮非腺毛，非腺毛有 2 种，长的白色，短的灰白色。中种皮外层（色素层）细胞含红棕色物，细胞切向延长或颓废状压扁，有时可见维管束与纤维束；色素层内侧的 1 ～ 2 列细胞无色，较小，壁稍厚。中种皮中层为 1 列栅状细胞，长方形，细胞壁高度木化和加厚，几乎看不到胞腔，长约190 μm，外侧可见一条透明、发亮的区域，通常称为"亮线"，具有较窄的细胞腔，末端形成囊状膨大的部分，腔内可见黄褐色物质，为胞腔内残留的细胞核和细胞质；下部为栅状层细胞的实心部分；上部栅状细胞偏光下呈彩色，下部呈黄白色。中种皮内层（内色素层）细胞 6 ～ 7 列，红棕色，呈萎缩颓废状。内种皮细胞颓废。胚乳薄膜状紧贴子叶外层，细胞颓废状。子叶条状弯曲，细胞中散在离生型油腺腔和小簇晶，油腺腔中含有紫色、紫褐色或黄褐色的油细胞或油滴。

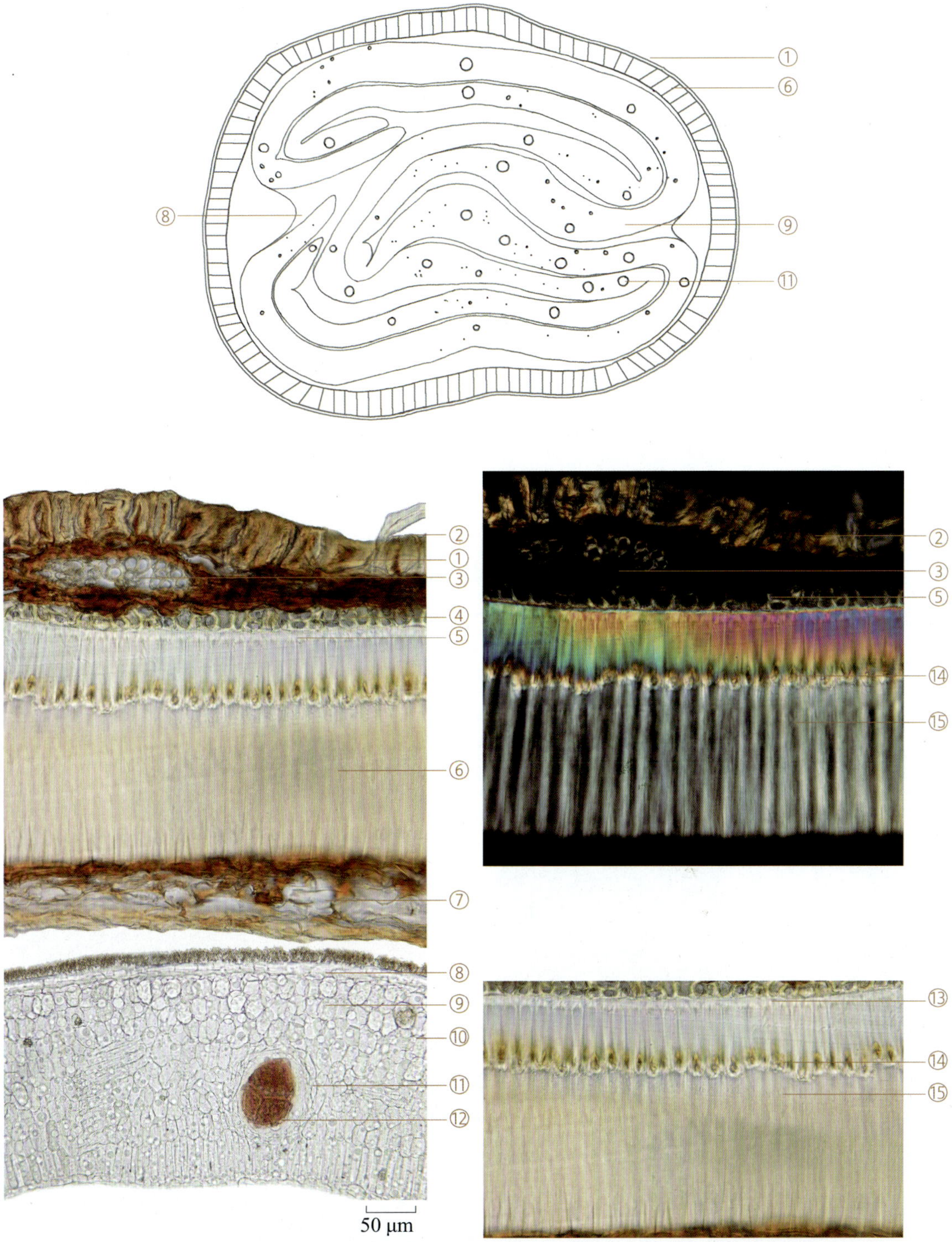

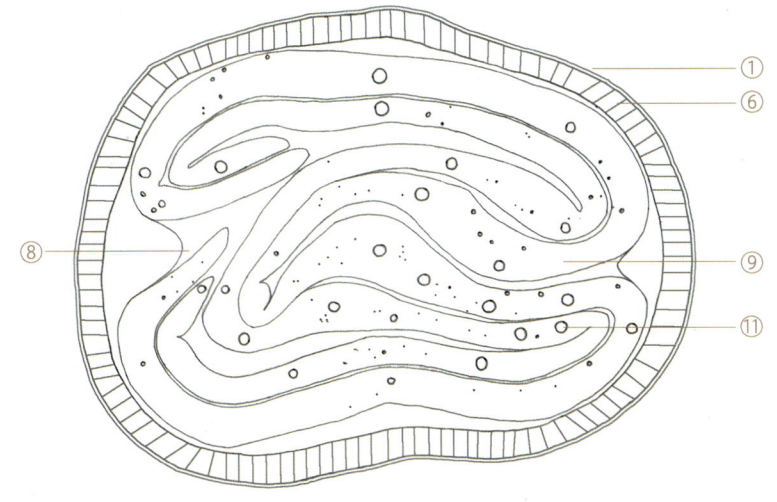

50 μm

①种皮外表皮；②表皮非腺毛；③维管束；④外色素层；⑤无色厚壁细胞层；
⑥栅栏层；⑦内色素层；⑧胚乳遗迹；⑨子叶；⑩簇晶；⑪油腺腔；⑫油细胞；
⑬亮线；⑭栅状细胞层的腔；⑮栅状层细胞的实心部分

■ **棉花子·横切面特征图**

**粉末特征** 粉末黄绿色（种仁），散在有红褐色种皮片块。

单细胞非腺毛长而扭曲，直径 10 ～ 49 μm，偶见分支，短棉毛表皮非腺毛长 311 ～ 5 000 μm，长棉毛表皮非腺毛长至 35 000 μm。种皮表皮细胞黄棕色，类长方形、长圆形或不规则，细胞壁增厚，层纹明显，长 19 ～ 87 μm，直径 14 ～ 46 μm。色素层细胞黄褐色，椭圆形或类圆形。厚壁细胞长方形、长椭圆形或不规则形，无色或淡黄色，常和色素细胞粘结。栅状细胞长柱形，多破碎，完整者上部胞腔末端可见一点状黄褐色物质，上部栅状细胞偏光下呈彩色，下部呈黄白色。胚乳薄壁细胞圆形或类方形，垂周壁密波状弯曲。子叶细胞圆形或椭圆形，直径 20 ～ 45 μm。小簇晶位于子叶细胞中或散在，直径 13 ～ 16 μm。紫色或紫褐色油滴，圆形，散在。

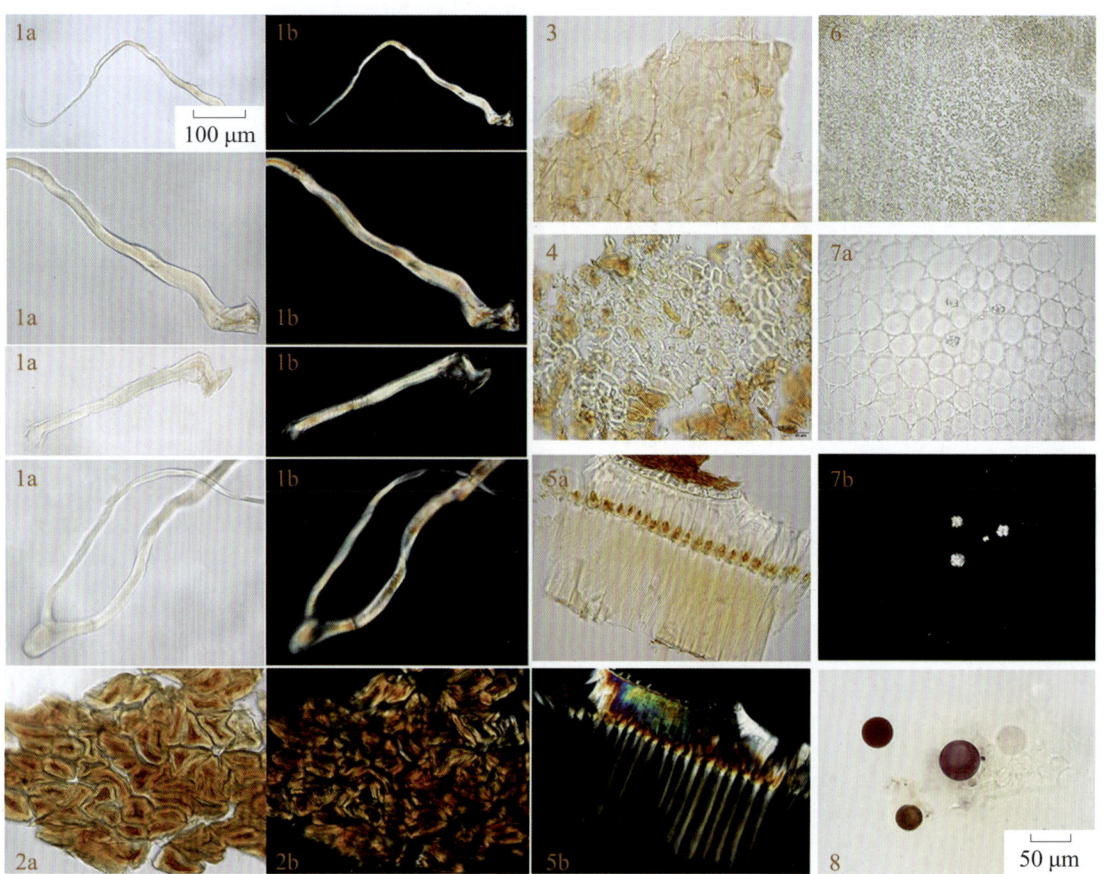

1．表皮非腺毛（1a.可见光下，1b.偏光下）；2．种皮表皮细胞（2a.可见光下，2b.偏光下）；
3．外色素层细胞；4．厚壁细胞；5．栅栏层细胞（5a.可见光下，5b.偏光下）；6．胚乳细胞；
7．子叶细胞（7a.可见光下，7b.偏光下）；8．油细胞

■ **棉花子粉末特征图**

**附注** 棉花子收载于《上海市中药材标准》一九九四年版[1]、《黑龙江省中药饮片炮制规范及标准》2012年版[2]，为除去棉花纤维的种子。样品采集于湖北省武汉市黄陂区。种子横切面还参考了刘振华等的研究[3]。

（苏州市药品检验检测研究中心：王亚琼　张　超　陈　卫　薛　满）

**参考文献**

[1] 上海市卫生局.上海市中药材标准：一九九四年版[S].上海：上海市卫生局,1994:313.
[2] 黑龙江省食品药品监督管理局.黑龙江省中药饮片炮制规范及标准：2012年版[S].哈尔滨：黑龙江科学技术出版社,2012:352.
[3] 刘振华,张仪,余炳生.陆地棉(*Gossypium hirsutum*)北农一号棉籽种皮发育过程的观察[J].北京农业大学学报,1989(1):102-106.

## 梧桐科

### 胖大海 Pangdahai

## 87

**品种收载** 《中国药典》2020年版[1]。

**来源** 梧桐科植物胖大海 *Sterculia lychnophora* Hance 的干燥成熟种子。

**性状** 呈纺锤形或椭圆形。正面呈纺锤形或椭圆形，先端钝圆，基部略尖有时稍弯；侧面呈纺锤形或椭圆形，先端钝圆，基部略尖有时稍弯；腹（脐）面呈类圆形或椭圆形。长 2～3 cm，宽 1～1.8 cm，厚 1～1.8 cm。表面棕色或暗棕色，微有光泽，具不规则的干缩皱纹。种脐浅色，圆形，位于狭窄端，种柄脱落处特征不典型，有时残留种柄。质脆，外皮易破碎。气微，味淡，嚼之有黏性。

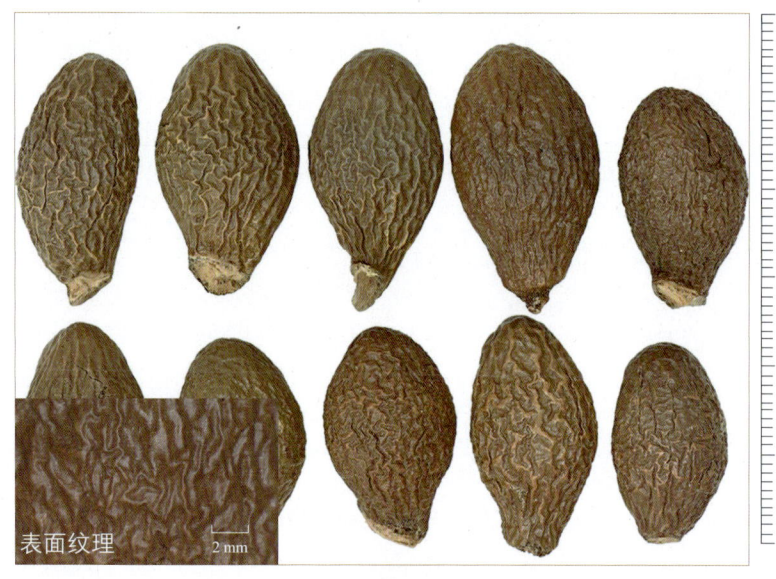

表面纹理　2 mm

■ 胖大海大样图

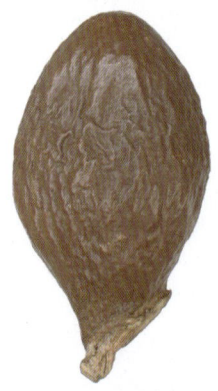

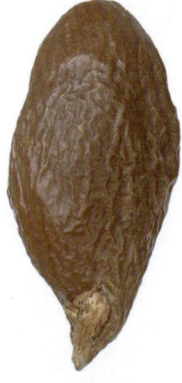

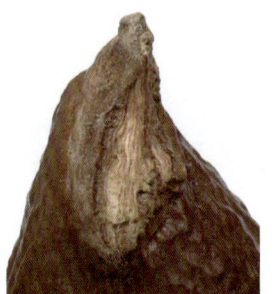

A. 正面　　　　　　　　B. 侧面　　　　　　　　C. 腹（脐）面

■ 胖大海基本面特征图

**剖面特征** 纵剖面呈椭圆形或纺锤形，种皮厚，外层种皮红棕色，质脆，易破碎脱落；中层种皮较厚，黑褐色，质松易碎，断面可见散在的树脂状小点；内种皮为红棕色硬壳；胚直生，抹刀型，子叶2，肥厚，淡黄色，广卵形，紧贴于胚乳内侧，与胚乳等大；胚乳薄，黄白色，紧贴内种皮。横剖面呈类圆形或椭圆形，种皮厚；子叶菲薄，紧贴胚乳内侧，2枚子叶之间具较大的空腔，胚乳厚，黄白色。

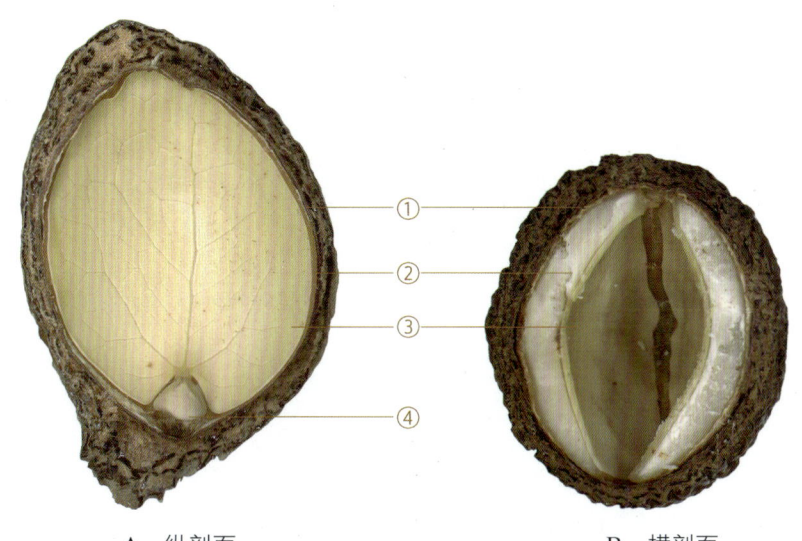

A．纵剖面　　　　　　　　　B．横剖面

①种皮；②胚乳；③子叶；④胚根

■ **胖大海剖面特征图**

**横切面特征** 外种皮细胞1～3列，淡棕色，长方形，垂周壁增厚。中种皮细胞3～5列，壁薄，棕黄色，其间散有很多维管束。内种皮细胞1列，为栅状厚壁细胞。胚乳细胞类长方形，含脂肪油滴，子叶细胞含脂肪油滴。

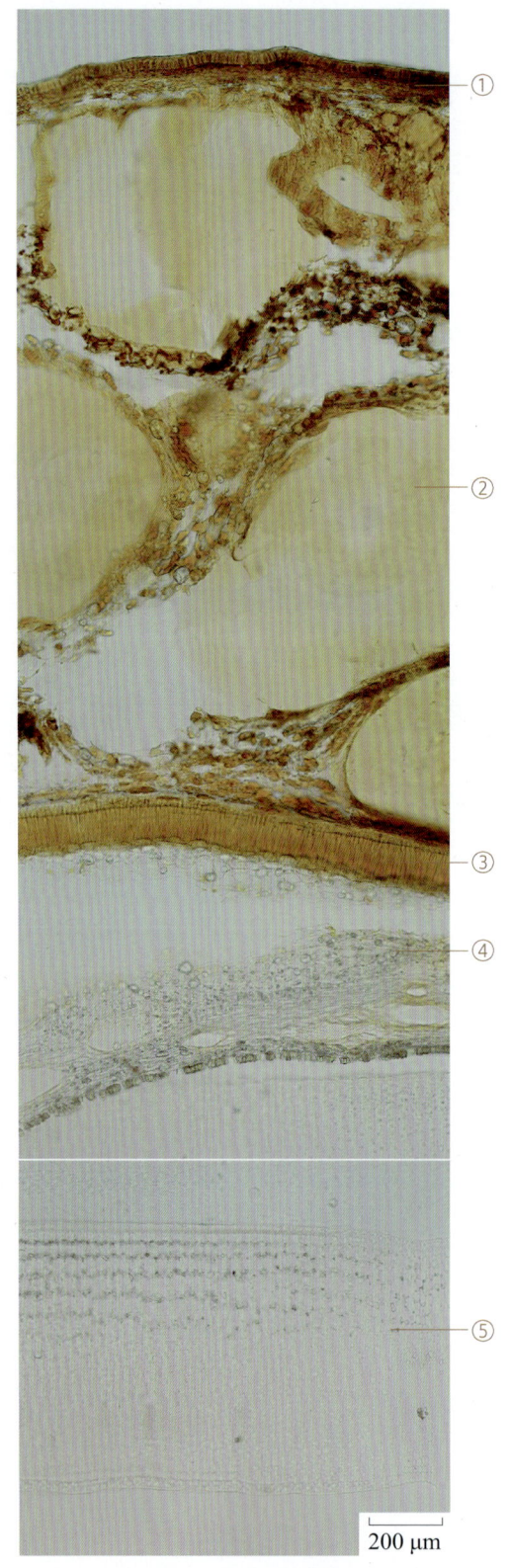

200 μm

①外种皮细胞；②中种皮细胞；③内种皮细胞；④胚乳细胞；⑤子叶细胞

■ 胖大海横切面特征图

**粉末特征** 粉末棕褐色。

种皮表皮细胞表面观类方形或五角形，含淡棕黄色物，垂周壁呈连珠状增厚，气孔平轴式。种皮薄壁细胞呈不规则星形，具单纹孔，有的含淡棕黄色物。腺毛较多，头部呈扇形或腺鳞状，直径 45 ～ 92 μm，由 8 ～ 20 个细胞组成，含棕色分泌物，柄单细胞极短。内种皮栅状细胞淡黄色，侧面观长条形，表面观呈多角形，胞腔内含棕黄色物。非腺毛星状，较少，常破碎，长 220 ～ 260 μm，有 4 ～ 13 分叉，腔内有棕色物。

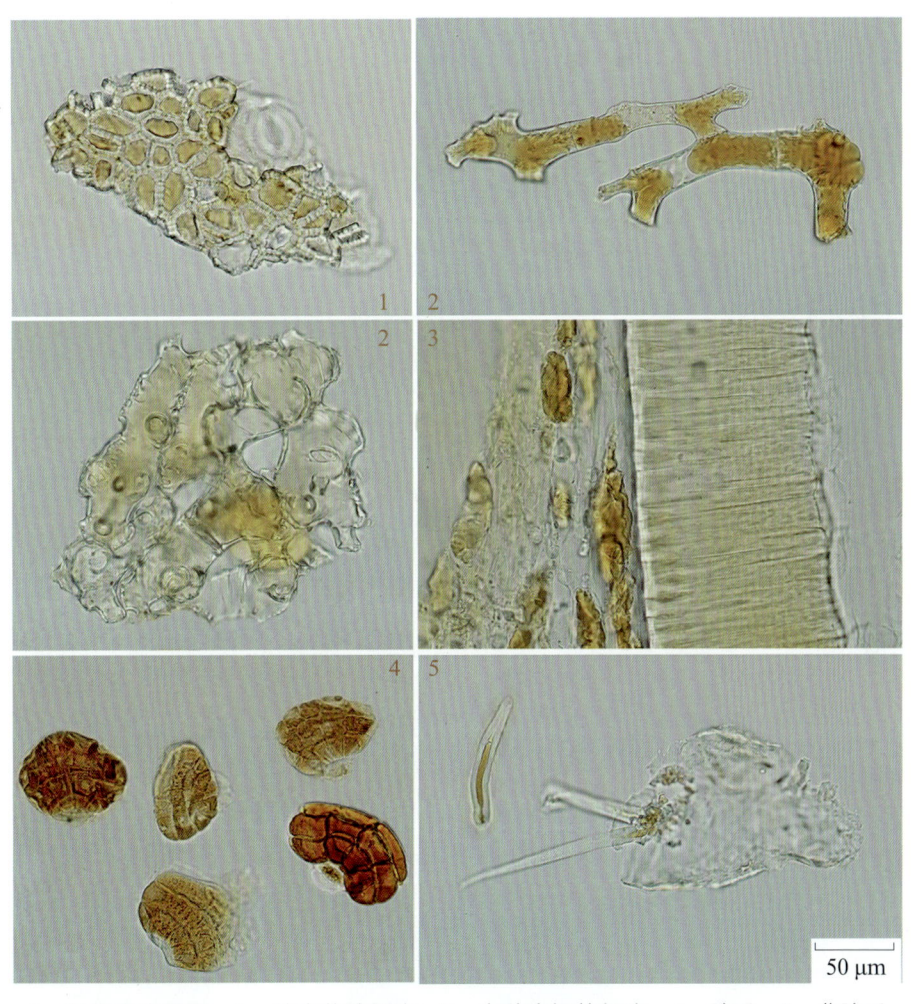

50 μm

1. 种皮表皮细胞；2. 种皮薄壁细胞；3. 内种皮栅状细胞；4. 腺毛；5. 非腺毛
■ **胖大海粉末特征图**

（广东省药品检验所：杨志业　谭颖仪
大连市食品药品检验所：石亚图）

**参考文献**

[1] 国家药典委员会.中华人民共和国药典：2020 年版　一部［S］.北京：中国医药科技出版社,2020：274.

# 梧桐子 Wutongzi

**品种收载** 《中华人民共和国卫生部药品标准 中药材 第一册》[1]。

**来源** 梧桐科植物梧桐 *Firmiana Simplex*（L.）W.F. Wight 的干燥成熟种子。

**性状** 呈球形。正面呈类圆形；侧面呈类圆形或椭圆形；腹（脐）面呈类圆形。直径 6 ～ 9 mm。表面淡绿色至黄棕色，微具光泽，有明显隆起的网状皱纹。种脐类圆形，黄白色。体轻而硬，外层种皮较脆，易破裂，内层种皮坚韧，子叶 2，薄片状。气微，味淡。

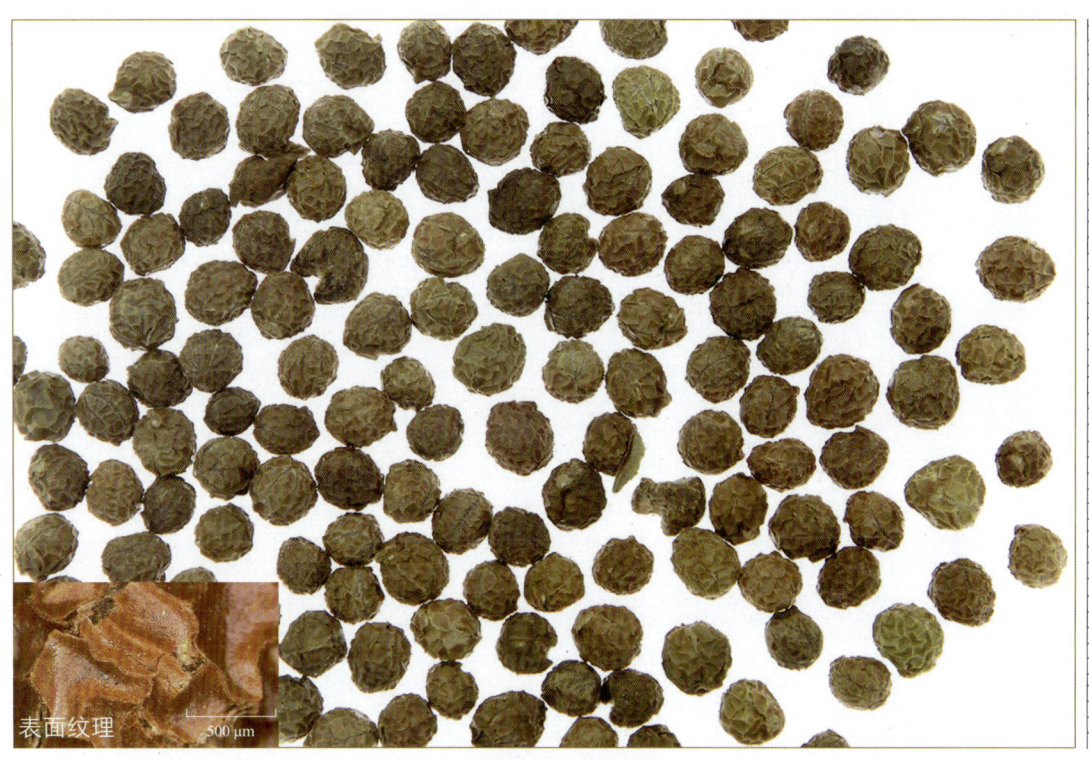

表面纹理　　500 μm

■ 梧桐子大样图

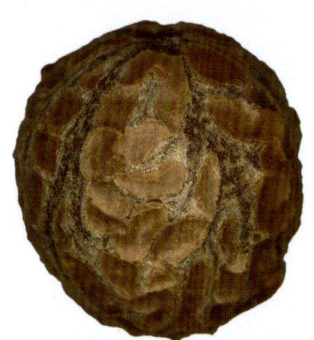

A．正面

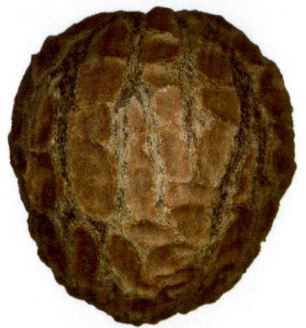

B．侧面

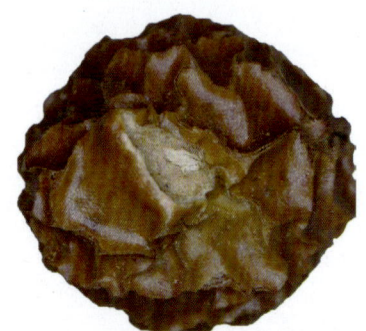

C．腹（脐）面

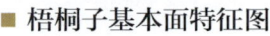

■ 梧桐子基本面特征图

**剖面特征** 纵剖面类圆形，种皮内侧可见淡红色的外胚乳；胚直生，抹刀型，子叶2，黄色，宽大，占种子纵剖面的大部分，类圆形，胚根位于种脐端；内胚乳近胚根附近容易察见。横剖面类圆形，种皮下可见淡红色的外胚乳，内胚乳淡黄白色至淡黄色，肥厚，占种子横剖面的大部分，油性；子叶呈线形弯曲，位于胚乳的中间。

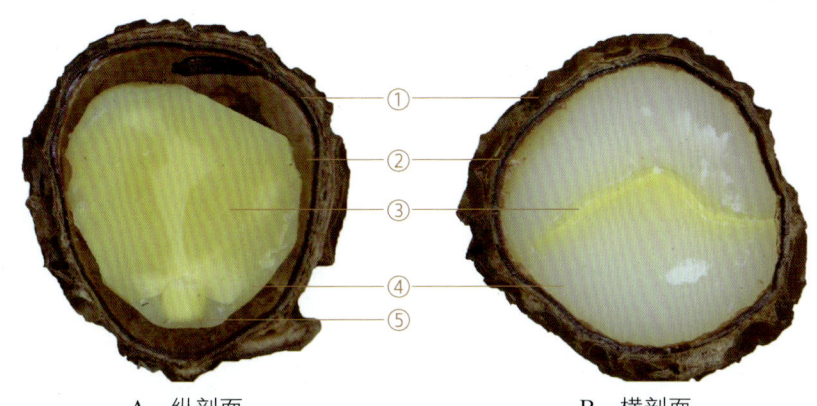

A. 纵剖面      B. 横剖面

①种皮；②外胚乳；③子叶；④内胚乳；⑤胚根

■ **梧桐子剖面特征图**

**横切面特征** 种皮外表皮细胞为1列排列整齐的石细胞，细胞呈类方形。中种皮（下皮层）为数层排列不整齐的薄壁细胞，内侧细胞含结晶，排列紧密。内种皮（栅状细胞）1列，长条形，具有光辉带。外胚乳细胞为数列扁平的棕色细胞。内胚乳细胞排列紧密。子叶细胞方形或长方形。

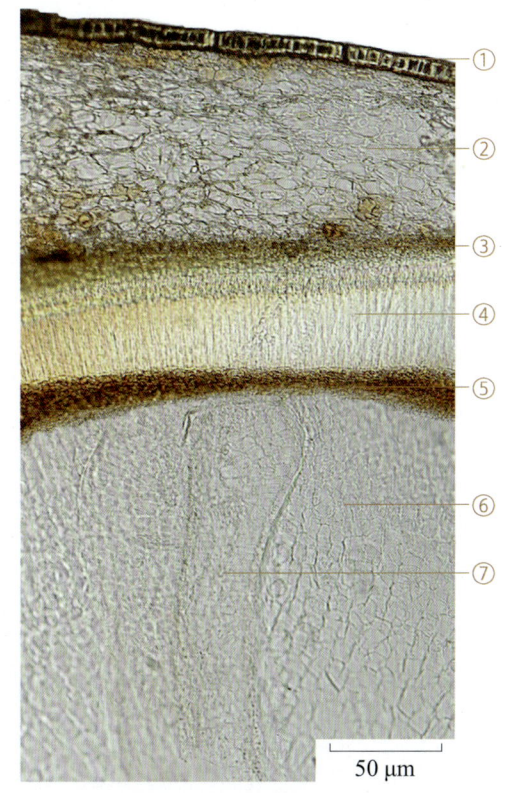

50 μm

①表皮石细胞；②下皮层细胞；③结晶层细胞；④内种皮栅状细胞；
⑤外胚乳细胞；⑥内胚乳细胞；⑦子叶细胞

■ **梧桐子横切面特征图**

**粉末特征** 粉末淡黄色。

种皮外表皮石细胞表面观多角形，直径 6 ～ 22 μm；侧面观长方形，长 38 ～ 48 μm，细胞腔小。内种皮栅状细胞长柱状，长约 190 μm，两端平截，直径 10 ～ 13 μm，层纹及胞腔不明显。外胚乳薄壁细胞浅红棕色，细胞壁呈念珠状增厚，直径 15 ～ 30 μm。含晶细胞界限不明显，内含草酸钙晶体。淀粉粒存在于内胚乳细胞中，单粒类球形、长椭圆形、广卵形、梨形或不规则形，直径 3 ～ 13 μm，脐点点状、短缝状、人字状或星状，层纹不明显。

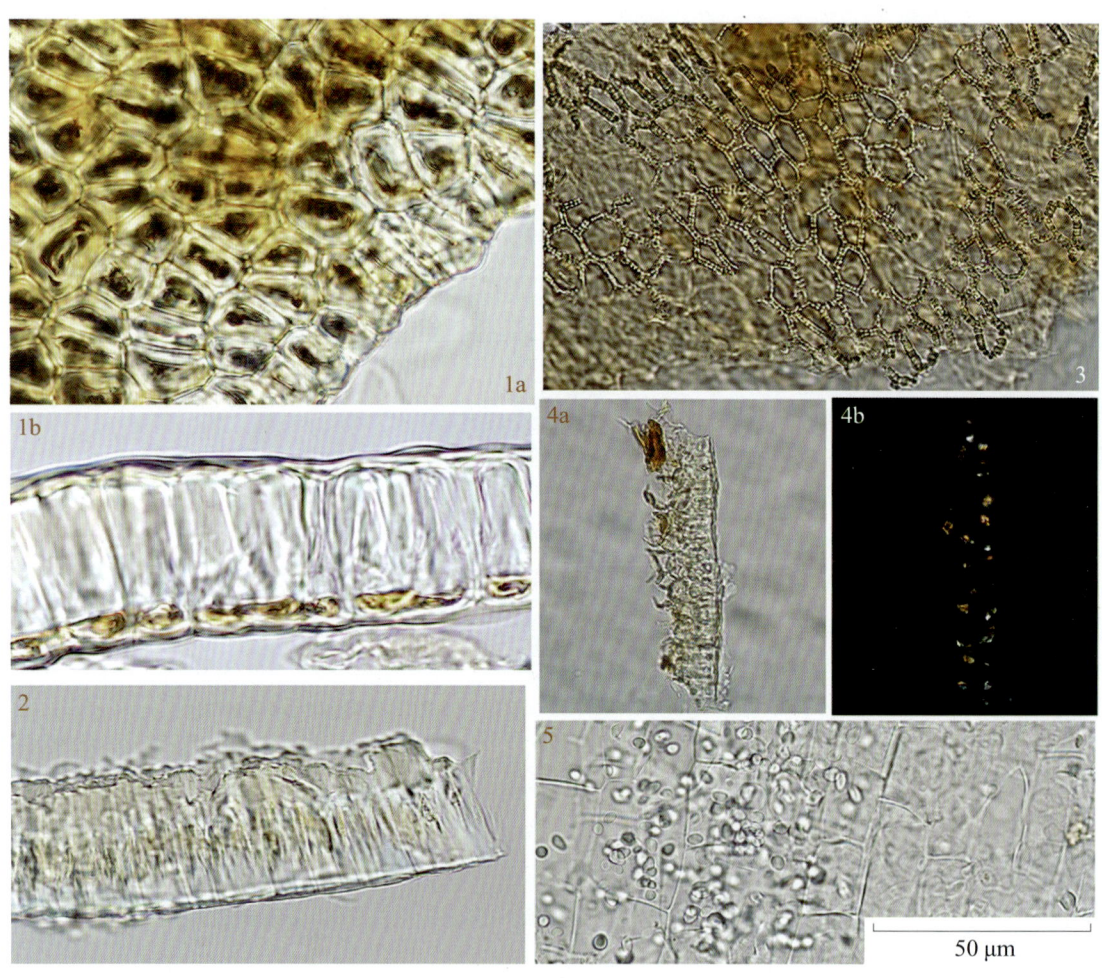

1. 外种皮石细胞（1a.表面观，1b.侧面观）；2. 种皮栅状细胞；
3. 外胚乳细胞（4a.可见光下，4b.偏光镜下）；4. 含晶细胞；5. 淀粉粒
■ 梧桐子粉末特征图

**附注** 梧桐子收载于《中华人民共和国卫生部药品标准 中药材 第一册》及《贵州省中药材、民族药材质量标准》2003 年版，为梧桐科植物梧桐 *Firmiana Simplex*（L.）W.F.Wight 的干燥成熟种子。

梧桐子的横切面和粉末特征参考了《贵州省中药材、民族药材质量标准》2003年版[2]相关描述。

（深圳市药品检验研究院：江玲玲　王铁杰　罗雅丽）

**参考文献**

[1] 中华人民共和国卫生部药典委员会.中华人民共和国卫生部药品标准　中药材　第一册)[S].北京：中华人民共和国卫生部药典委员会,1992：77.

[2] 贵州省药品监督管理局.贵州省中药材、民族药材质量标准：2003年版[S].贵阳：贵州科技出版社,2003：294.

## 大风子科

# 大风子 Dafengzi ⑧⑨

**品种收载** 《中国药典》一九六三年版[1]。

**来源** 大风子科植物大风子 *Hydnocarpus anthelminthica* Pierre 的干燥成熟种子。

**性状** 呈不规则卵圆形或类多面体形，有钝棱角。正面呈卵圆形、类圆形或不规则圆形；侧面呈卵圆形；腹（脐）面矩圆形。长 2～3 cm，宽 1～2 cm，厚 1.3～2.3 cm。表面灰棕色至棕褐色，具细小的纹理，有时可见颗粒状凸起，较小的一端（合点端）有明显的沟纹，有时呈放射状。种脐大多位于较大的一端，类圆形，颜色稍浅。种皮坚硬，常可见种脐端裂开，厚 1.5～2 mm，内表面光滑，浅黄色至黄棕色。种仁外被红棕色或暗紫色薄膜，较小一端略皱缩，并有一深色环纹。胚乳肥大，种仁富油性，气微，味淡。

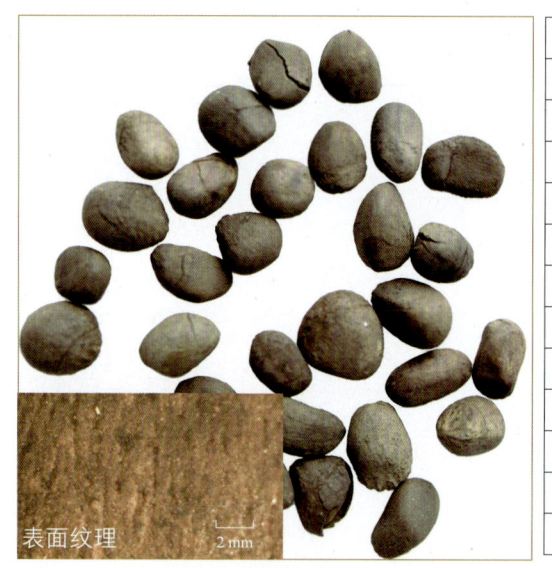
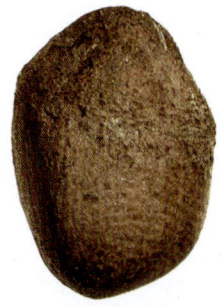

表面纹理　2 mm

■ 大风子·大样图

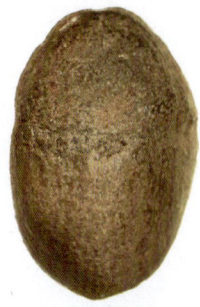
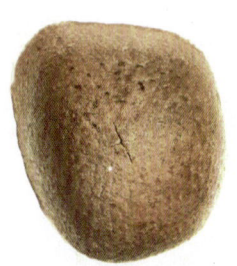

A. 正面　　　　　　　B. 侧面　　　　　　　C. 腹（脐）面

■ 大风子·基本面特征图

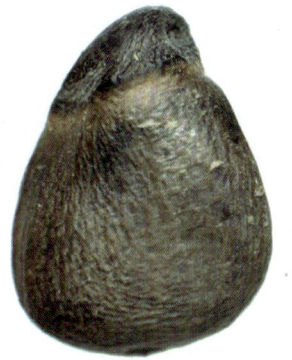
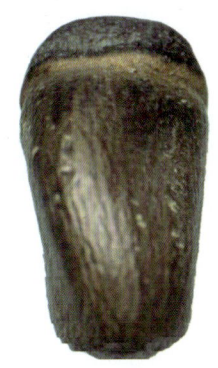
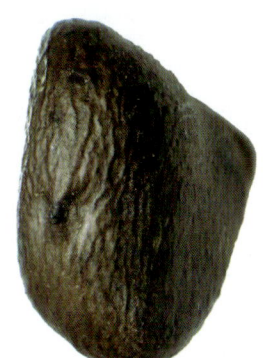

A. 正面　　　　　　　　B. 侧面　　　　　　　　C. 腹面

■ 大风子种仁基本面特征图

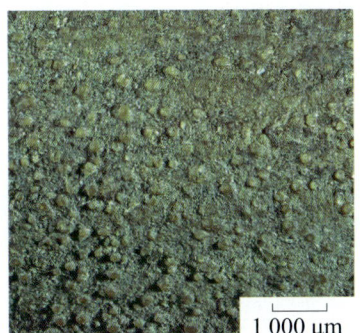
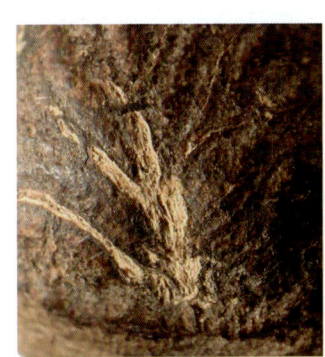

A. 表面颗粒　　　　　　　B. 合点区残留维管束

■ 大风子表面特征图

**剖面特征** 纵剖面呈类圆形、椭圆形或不规则圆形，种皮较厚，内种皮与外种皮分离，紧贴胚乳；胚乳肥大，灰白色至淡黄色，占种室腔的大部分，中央有胚；胚直生，抹刀型，胚根位于较大的种脐一端，子叶 2，黄白色，扁平，叶状。横剖面呈椭圆形或矩圆形，胚乳呈椭圆形，紧贴内种皮，胚乳中间具空腔或充实，子叶薄，线形，位于胚乳的中间。

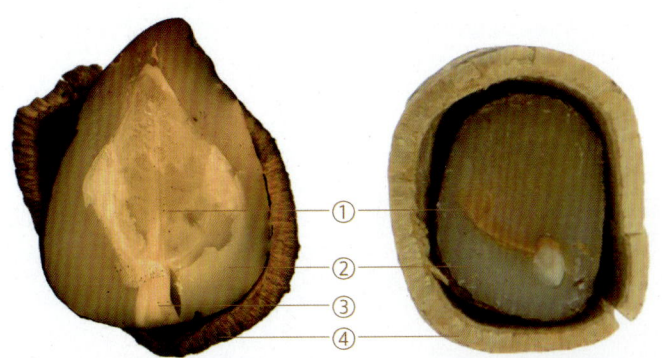

①子叶　　②胚乳

A. 纵剖面　　　　　　　　　B. 横剖面

①子叶；②胚乳；③胚根；④种皮

■ 大风子剖面特征图

**横切面特征** 外种皮细胞由薄壁细胞组成，多颓废而不见，少有硬化细胞颗粒状贴在中种皮上（表面的颗粒状凸起），维管束位于外种皮层，仅合点区可见残留有少量的维管束。中种皮外层由10数层石细胞组成，淡黄色，排列紧密，形状不一，内侧石细胞多少径向排列。中种皮中层为镶嵌层纤维状厚壁细胞，微黄色，切向延长呈长条形。中种皮内层为薄壁细胞层，大多颓废状，不易观察到。内种皮为色素层，由5～6层薄壁细胞组成，与中种皮分离，紧贴胚乳细胞，细胞不易分辨，内含红棕色物。胚乳细胞多角形、类长方形，含众多油滴。

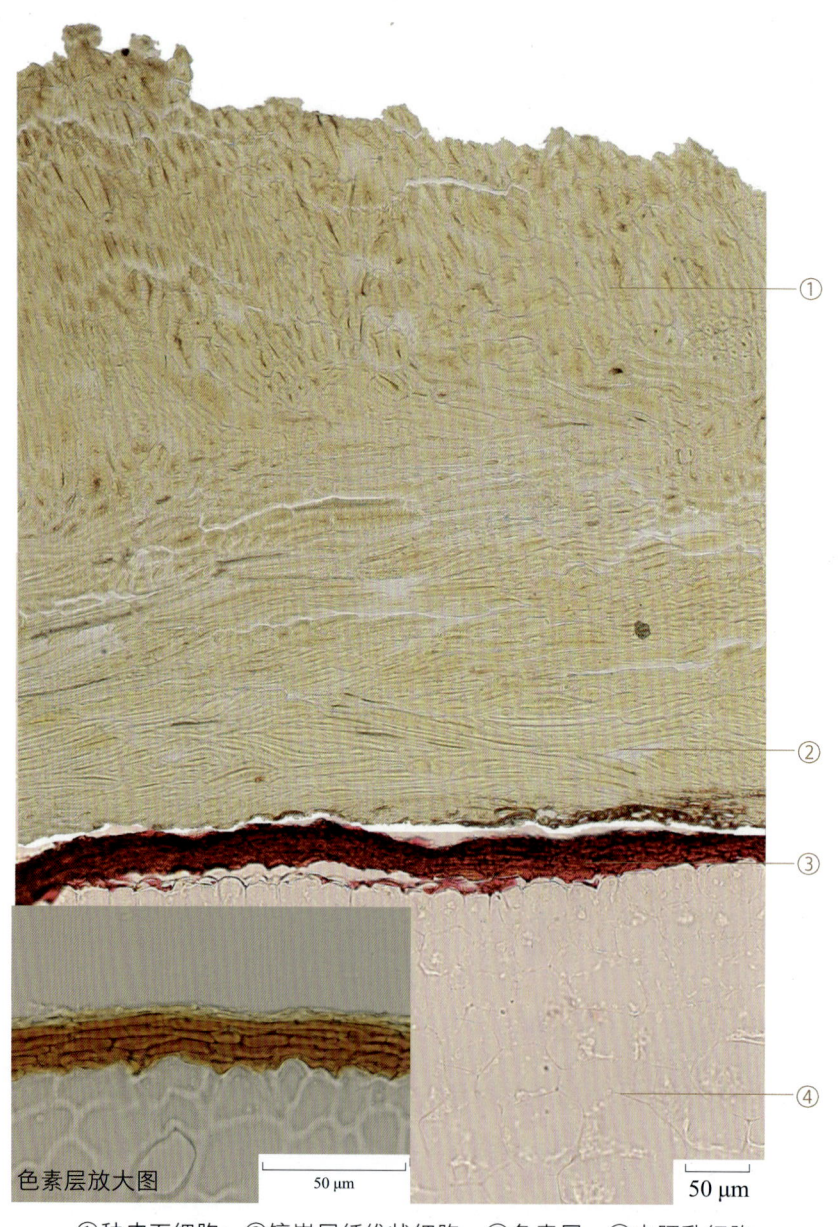

色素层放大图     50 μm        50 μm

①种皮石细胞；②镶嵌层纤维状细胞；③色素层；④内胚乳细胞

■ **大风子·横切面特征图**

**粉末特征** 粉末黄白色。

种皮石细胞成群或单个散在，淡黄色，呈类多角形、类方形、长方形或长圆形。镶嵌层纤维状厚壁细胞成片，微黄色，呈长条形，有的微波状，微木化。内种皮细胞含有红棕色色素，细胞壁稍厚，或有的略连珠状增厚。胚乳细胞近无色，呈类多角形、类长方形或类圆形，壁薄，胞腔内充满油滴。子叶细胞近无色，呈类多角形、类长方形或类圆形，壁薄，胞腔内充满油滴和较小的糊粉粒。

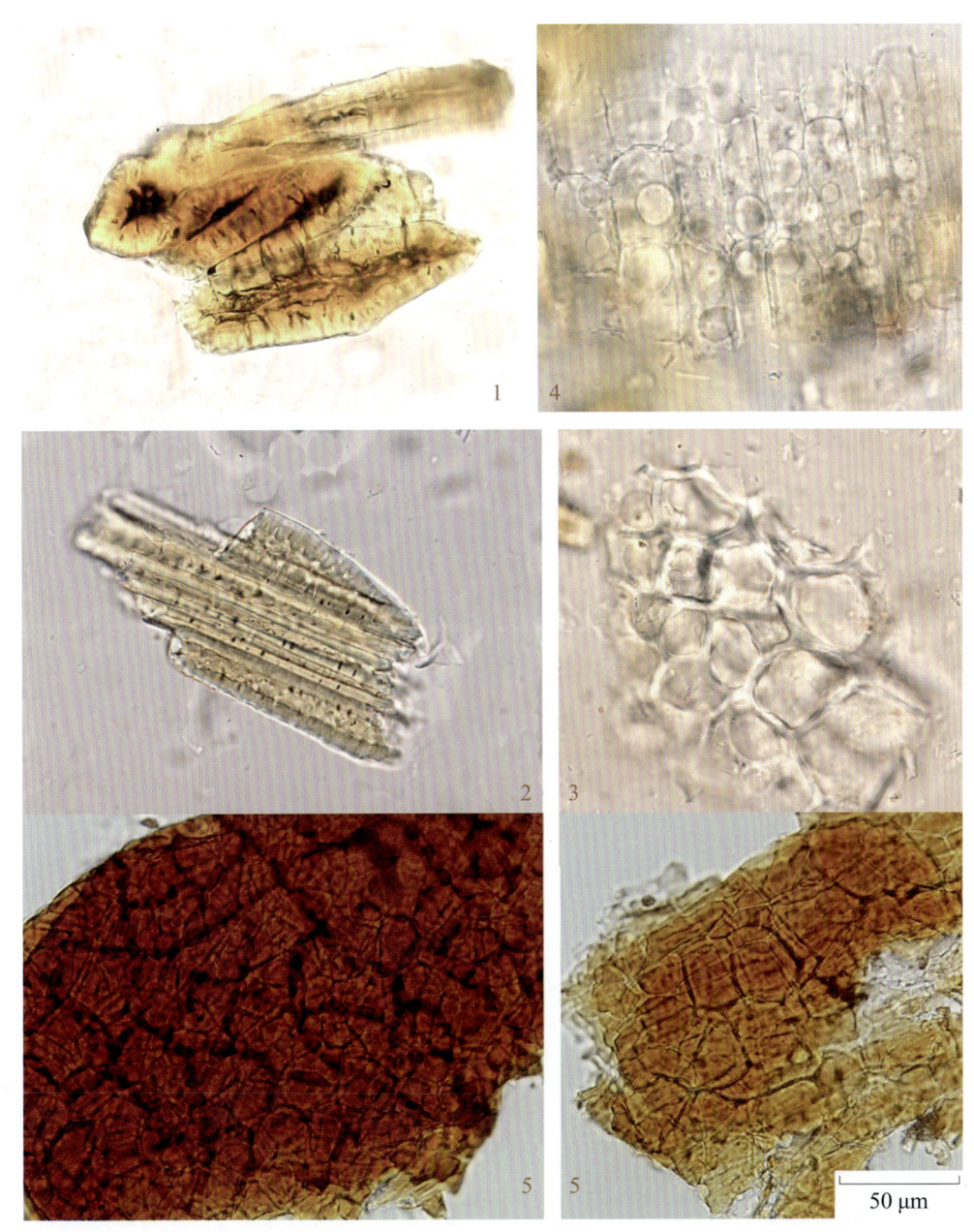

1. 种皮石细胞；2. 镶嵌层纤维状厚壁细胞；3. 内胚乳细胞；4. 子叶细胞；5. 色素层细胞

■ **大风子粉末特征图**

**附注** 大风子收载于《中国药典》一九六三年版[1]、《山东省中药材标准》2002年版[2]，以及其他一些地方标准。

大风子的外种皮很厚，各层组织由于外种皮外层柔软组织的脱落而变得复杂，但仍然可以从合点部位维管束压出的沟槽中看到一些残留的维管束来说明外种皮存在的证据。石细胞层的外侧细胞约等径，向内侧逐渐径向延长，这层组织来源于外珠被的内层细胞；石细胞层内侧切向延长的镶嵌厚壁纤维状细胞来源于内珠被的外层细胞[3]。实际观察显示石细胞层与镶嵌厚壁纤维状厚壁细胞层的界限不太明显。

（甘肃省药品检验研究院：马　潇　张明童　宋平顺　李冬华）

**参考文献**

[1] 中华人民共和国卫生部药典委员会.中华人民共和国药典：一九六三年版　一部[S].北京：人民卫生出版社,1964:12.

[2] 山东药品监督管理局.山东省中药材标准:2002年版[S].济南:山东友谊出版社,2002:4.

[3] CORNER E J H. The seeds of dicotyledons：Volume 1［M］. London:Cambridge University Press,2009:87.

## 石榴科

# 石榴子 Shiliuzi ⑨⓪

**品种收载** 《藏药标准 第一、二分册合编本》[1]。

**来源** 石榴科植物石榴 *Punica granatum* L. 的干燥种子。

**性状** 呈倒长卵形，具棱，一端较大，常数粒粘连成团块状。正面呈倒长卵形，具纵向棱线；侧面呈倒长卵形；腹（脐）面呈圆四方形或近圆形。长 5 ~ 9 mm，宽 3 ~ 4 mm，厚 3 ~ 4 mm。表面常具灰黄色至暗褐色的肉质外种皮，有皱纹，富含糖质，具黏性；露出的中层为亚骨质内种皮，淡黄棕色至淡红棕色。种仁乳白色，子叶重叠卷曲，半透明，富油性。气微，味甘、酸。

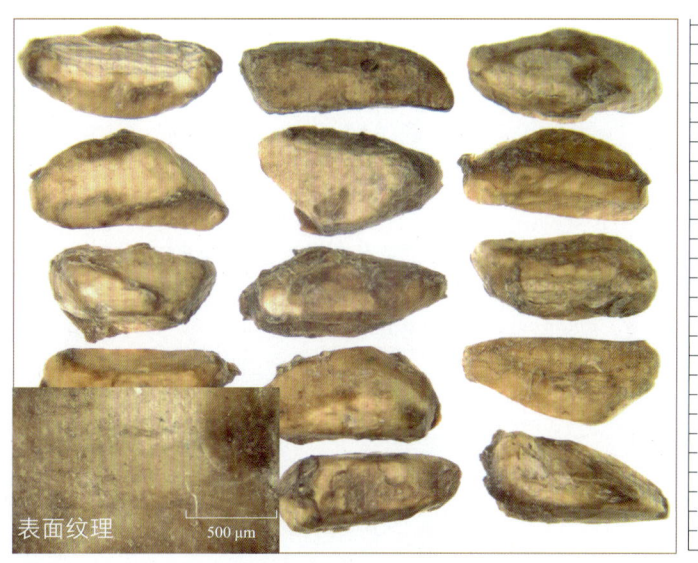

表面纹理　　500 μm

■ 石榴子·大样图

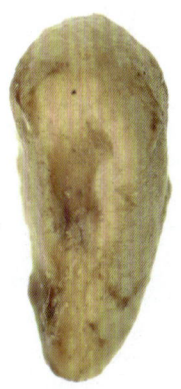
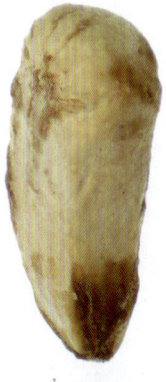
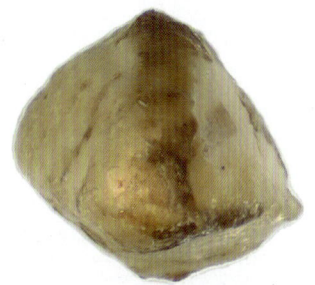

A. 正面　　　　　　B. 侧面　　　　　　C. 腹（脐）面

■ 石榴子·基本面特征图

**剖面特征** 纵剖面呈倒长卵形，外层常可见残存肉质外种皮，中层亚骨质内种皮较厚，淡黄棕色至淡红棕色，胚直生，折叠型，子叶2枚，半透明，富油性，与内种皮分离。横剖面呈近圆形或圆四方形，可见卷曲的子叶。

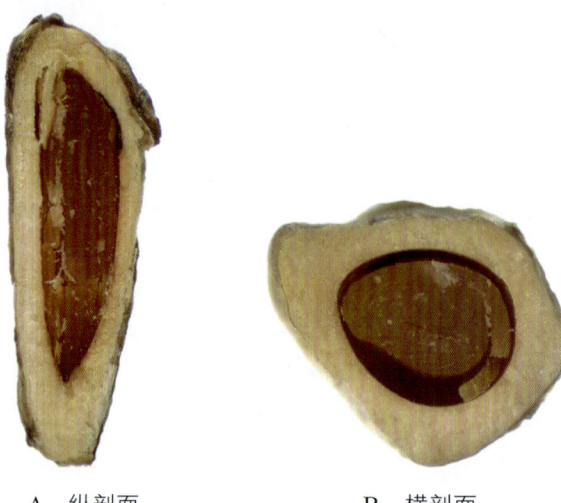

A. 纵剖面　　　　　　　　B. 横剖面

■ 石榴子剖面特征图

**横切面特征** 外种皮细胞1层，圆柱形，含汁液，常残缺。中种皮外层为数列薄壁细胞。中种皮中层为石细胞层，外层石细胞较大，内层较小，形状不规则、多角形或类圆形，壁厚，孔沟稀疏，层纹明显。中种皮内层为数列棕色薄壁细胞，多少颓废状。内种皮外层为1列纵向排列的管胞，黄棕色或红棕色，具有螺纹或环纹增厚；内层为切向延长的颓废组织。子叶含油滴和糊粉粒。

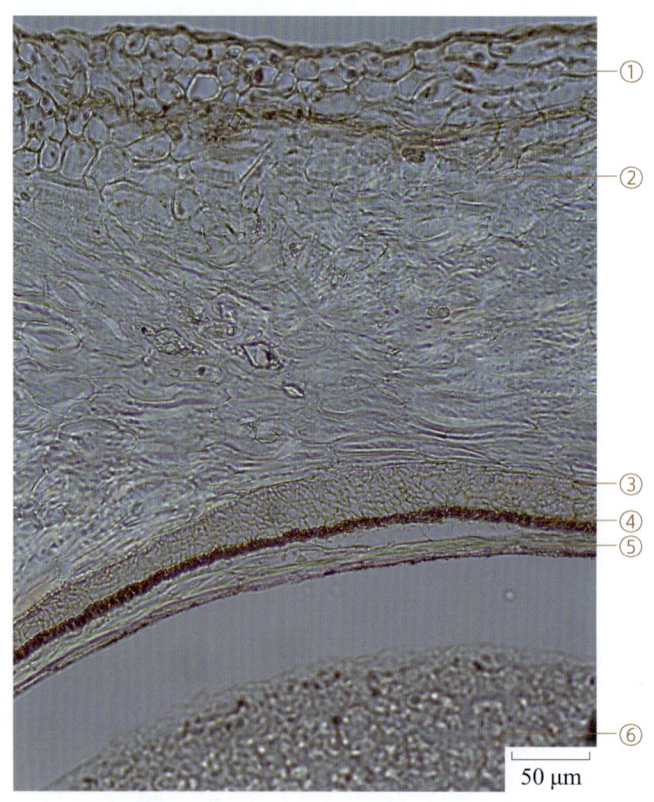

50 μm

①中种皮外层细胞；②中种皮中层石细胞；③中种皮内层细胞；④内种皮外层管状细胞；⑤内种皮内层颓废组织；⑥子叶细胞

■ 石榴子横切面特征图

**粉末特征** 粉末黄棕色。

中种皮石细胞多角形或不规则形，直径 31 ～ 178 μm，壁厚，孔沟与层纹明显细密。子叶薄壁细胞多角形，内含油滴和糊粉粒，糊粉粒呈类圆形，有时可见溶化后的类圆形痕迹，淡黄色油滴甚多。棕色块形状不规则。管胞少见，具有螺纹或环纹增厚。中种皮薄壁细胞较大，长方形或多角形，细胞壁可见连珠状突起。

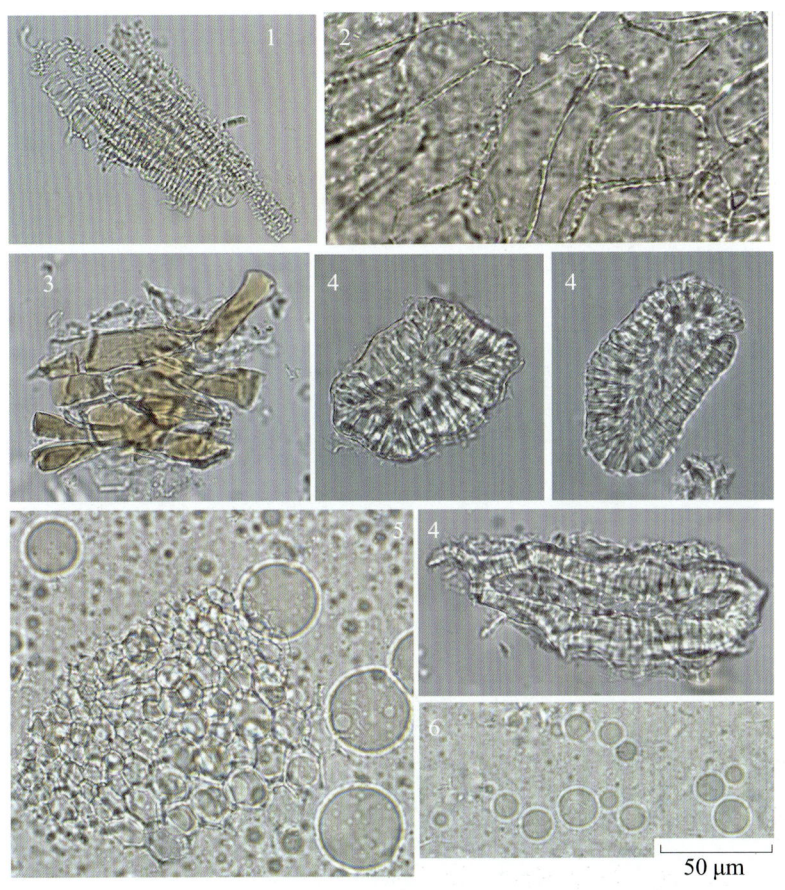

1. 管胞；2. 中种皮外层细胞；3. 棕色块；4. 石细胞；5. 子叶细胞；6. 油滴

■ **石榴子粉末特征图**

**附注** 石榴子性状和显微参考了周浓等的文献[2]，并结合实际观察结果进行描述。

（山西省食品药品检验所：马　敏　宁红婷　罗晋萍）

**参考文献**

[1] 西藏、青海、四川、甘肃、云南、新疆卫生局编. 藏药标准　第一版　第一、二分册合编本[S].西宁：青海人民出版社,1979：27.

[2] 周浓,夏从龙,王光志,等. 藏药石榴子的生药鉴定[J].中国民族医药杂志,2005,3(2)：17.

## 柳叶菜科

# 月见草子 Yuejiancaozi ⑨

**品种收藏** 《辽宁省中药材标准 第一册》2009 年版[1]。

**来源** 柳叶菜科植物月见草 *Oenothera biennis* L. 的种子。

**性状** 呈类三角形、锥形或不规则形，具 3 ～ 4 条锐棱角。正面呈三角形、长方形或长半圆形；侧面呈长卵圆形；腹（脐）面呈类三角形。长 1.1 ～ 2 mm，宽 0.5 ～ 1.4 mm，厚 0.5 ～ 1 mm。表面红褐色、棕褐色或深褐色，表面具粗颗粒状突起，及细网状纹理。种脐不明显，位于较小端，白色点状。胚黄白色，富油性。质较脆，手捻外皮易脱落，种子遇水有黏液。气微，味淡。

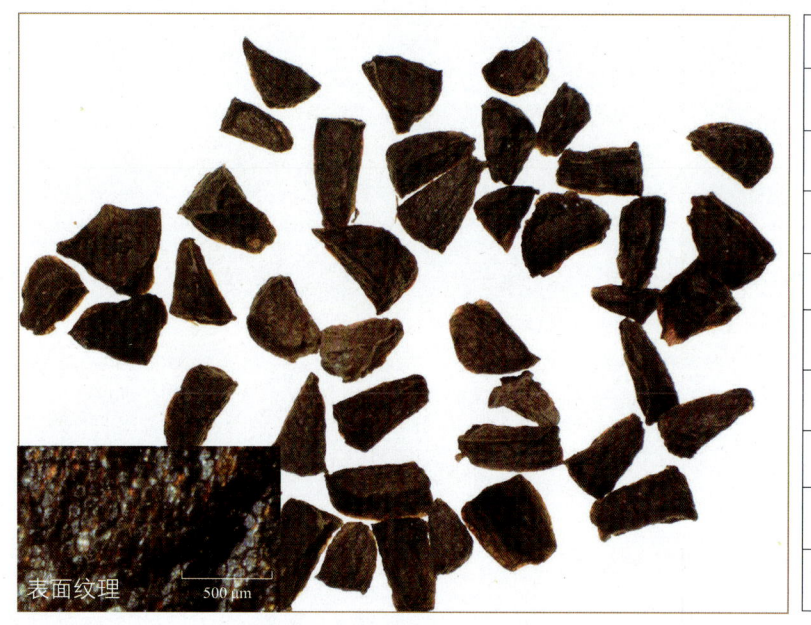

表面纹理　　　　500 μm

■ 月见草子大样图

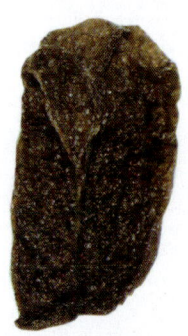
A. 正面

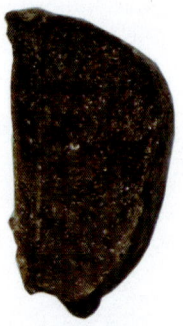
B. 侧面

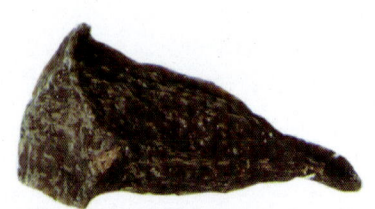
C. 腹（脐）面

■ 月见草子基本面特征图

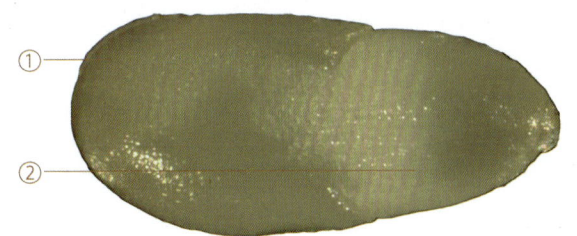

1.胚乳；2.胚

■ 月见草子种仁特征图

**剖面特征** 纵剖面呈椭圆形，种皮较厚，胚直生，抹刀型，子叶2枚，胚乳包着胚的上 2/3。横剖面呈类三角形，胚呈椭圆形。

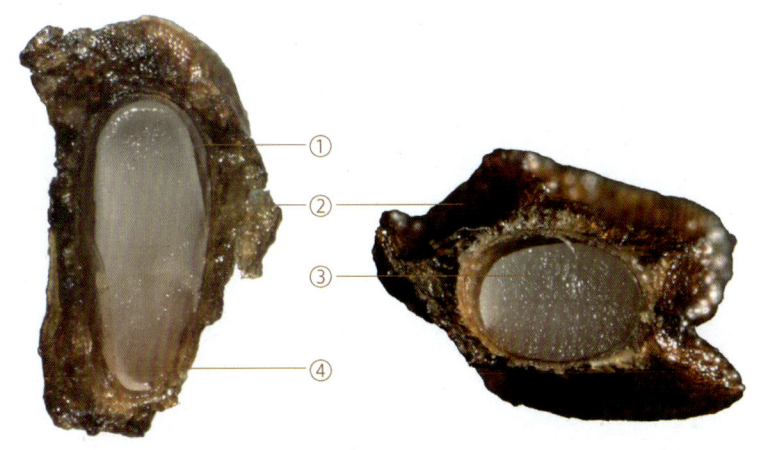

A．纵剖面　　　　　　　　　　B．横剖面

①胚乳；②种皮；③子叶；④胚根

■ 月见草子剖面特征图

**横切面特征** 外种皮为 1 列类长方形的薄壁细胞，略切向延长，外垂周壁波状弯曲；细胞壁稍厚，外侧壁具细小颗粒状突起。中种皮外层为色素层，细胞内含棕色物质，棱角处 2～3 层细胞，大多颓废。中种皮层为网状石细胞层，上部波浪状，下部平滑，细胞多角形或类圆形，纹孔大小不规则。中种皮内层为排列紧密的纤维层，细胞在纵向呈镶嵌状排列。内种皮为 1 列方形薄壁细胞，排列整齐，含红棕色色素。胚乳最外层细胞切向长方形，内层胚乳细胞颓废状。

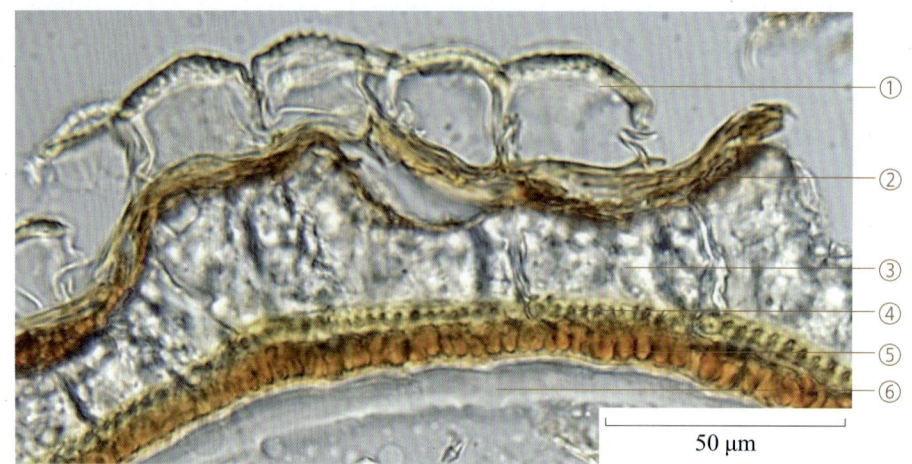

①表皮细胞；②色素层；③网纹石细胞；④纤维层；⑤内种皮；⑥胚乳

■ 月见草子横切面特征图

**粉末特征** 粉末棕褐色或红棕色。

石细胞众多，表面观呈多角形，侧面观呈长方形或类圆形，单个散在或多个成群，壁厚，纹孔明显。镶嵌细胞（纤维）窄长，平行排成镶嵌状，壁薄而弯曲。种皮表皮细胞红棕色或棕黄色，表面观呈类长方形、类圆形或多角形，细胞壁弯曲，外壁具细小颗粒。导管为螺纹和具缘纹孔导管。子叶细胞多角形，内含脂肪油滴。

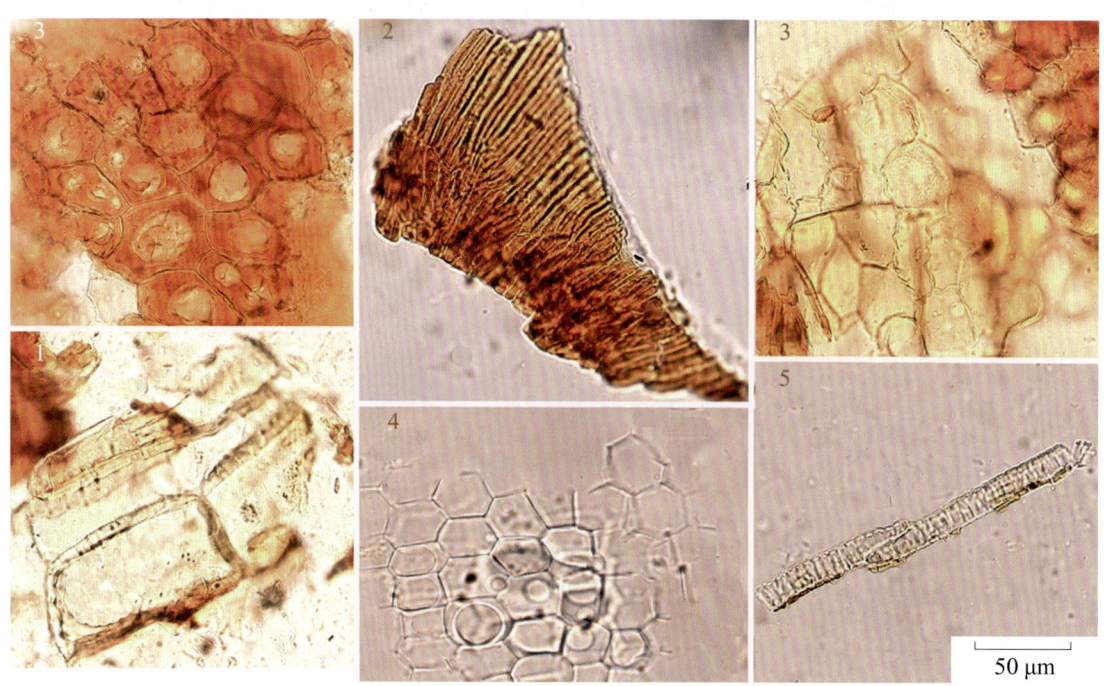

1．石细胞；2．镶嵌细胞；3．种皮表皮细胞；4．子叶细胞；5．导管

■ 月见草子粉末特征图

**附注** 月见草子收载于《辽宁省中药材标准 第一册》2009年版、《吉林省中药材标准 第一册》[2]，横切面参考了高雅琴等的文献[3]。

（甘肃省药品检验研究院：李冬华 张明童 郭晓霞 马 潇 宋平顺）

**参考文献**

[1] 辽宁省食品药品监督管理局.辽宁省中药材标准:2009年版 第一册[S].沈阳:辽宁科学技术出版社,2009:22.

[2] 吉林省药品监督管理局.吉林省中药材标准 第一册[S].长春:吉林科学技术出版社,2019:75.

[3] 高雅琴,邓玉诚,许春泉.月见草的生药学研究[J].中草药,1983,14(10):34-35.

# 第 2 节　合瓣花植物类种子中药材

合瓣花植物的花被分化为花萼和花冠，花冠常合生，在植物分类系统中排列较后，是进化较完善的植物类群。大多数合瓣花植物的胚珠仅具 1 层珠被，由这层珠被发育分化为种皮，种皮相对也比较简单。大多数合瓣花植物的子房内胚珠数量较少，有一些进化较好的植物类群甚至子房中仅具 1 个胚珠，形成不开裂的果实，如唇形科的紫苏子、菊科的牛蒡子等。因此，合瓣花植物类种子中药材的品种较少。

## 马钱科

### 马钱子　Maqianzi　92

**品种收载**　《中国药典》2020 年版[1]。

**来源**　马钱科植物马钱 *Strychnos nux-vomica* L. 的干燥成熟种子。

**性状**　呈纽扣状圆板形，常一面隆起，一面稍凹下。正面呈扁长椭圆形，一面隆起，另一面微凹；侧面呈扁长椭圆形；腹（脐）面呈类圆形。长 0.3 ～ 0.6 cm，宽 1.5 ～ 3 cm，厚 1.5 ～ 3 cm。表面密被灰棕色或灰绿色绢状茸毛，自中间向四周呈辐射状排列，有丝样光泽。种脐位于稍凹陷一面的中心，呈圆点状突起，种脐到种孔处可见条状突起的种脊；珠孔位于边缘，稍突起。合点位于顶面中心，常呈圆形凹陷。质坚硬，剖面可见淡黄白色胚乳，角质状，子叶心形，叶脉 5 ～ 7 条。气微，味极苦。

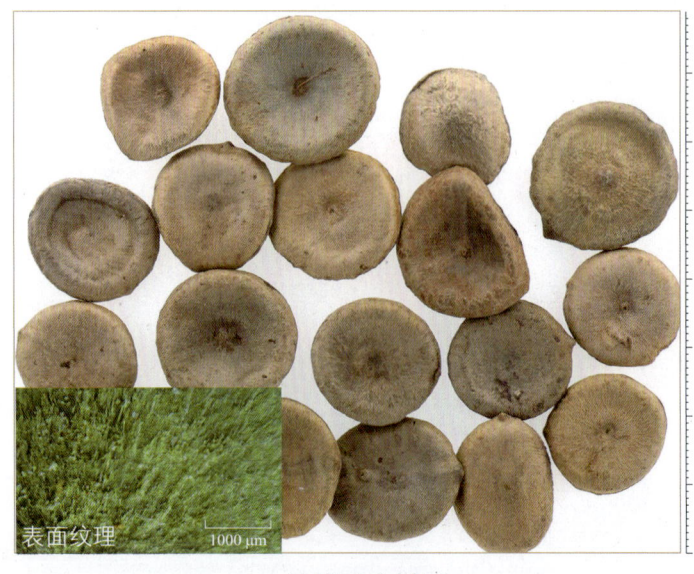

表面纹理　1000 μm

■ 马钱子大样图

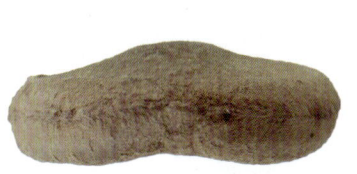

A. 正面和侧面

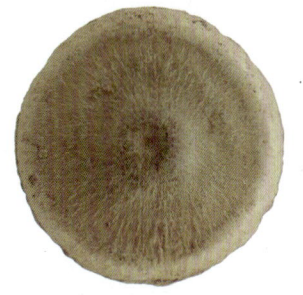

B. 顶面

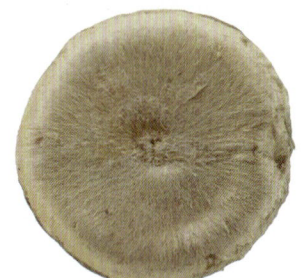

C. 腹（脐）面

■ 马钱子基本面特征图

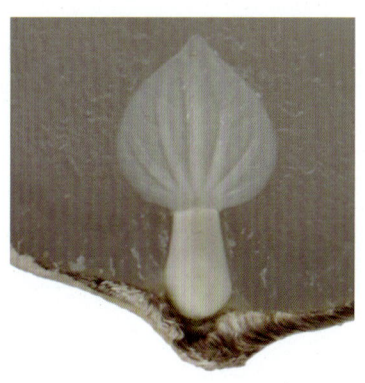

■ 马钱子胚特征图

**剖面特征** 纵剖面呈类扁椭圆形，种皮薄，可见茸毛，灰棕色或灰绿色；胚乳分为2瓣，淡黄白色，角质状，有时中间可见空隙；胚位于一端。横剖面呈圆形，胚乳占大部分；胚直生，抹刀型（饭匙胚），位于一侧突起处的内侧，长约占种子长度的1/3，子叶2枚，心形，叶脉5～7条，与胚轴近等长。

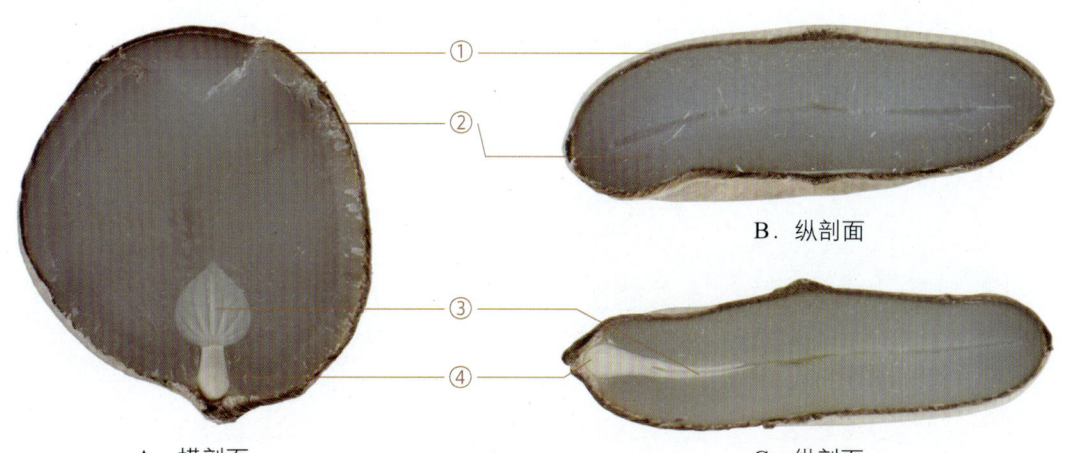

A. 横剖面

B. 纵剖面

C. 纵剖面

①种皮；②胚乳；③子叶；④胚根

■ 马钱子剖面特征图

**横切面特征** 种皮表皮细胞 1 列，向外延长，并向一侧倾斜形成单细胞非腺毛，长 440 ~ 1 112 μm，宽 20 ~ 35 μm（非腺毛中部测量），基部膨大，壁极厚及木化。内种皮为数列棕色颓废薄壁细胞。胚乳外层细胞多角形，切向排列，壁厚，大小为胚乳内层细胞的 1/3 ~ 1/2，内含大量脂肪油滴及糊粉粒。

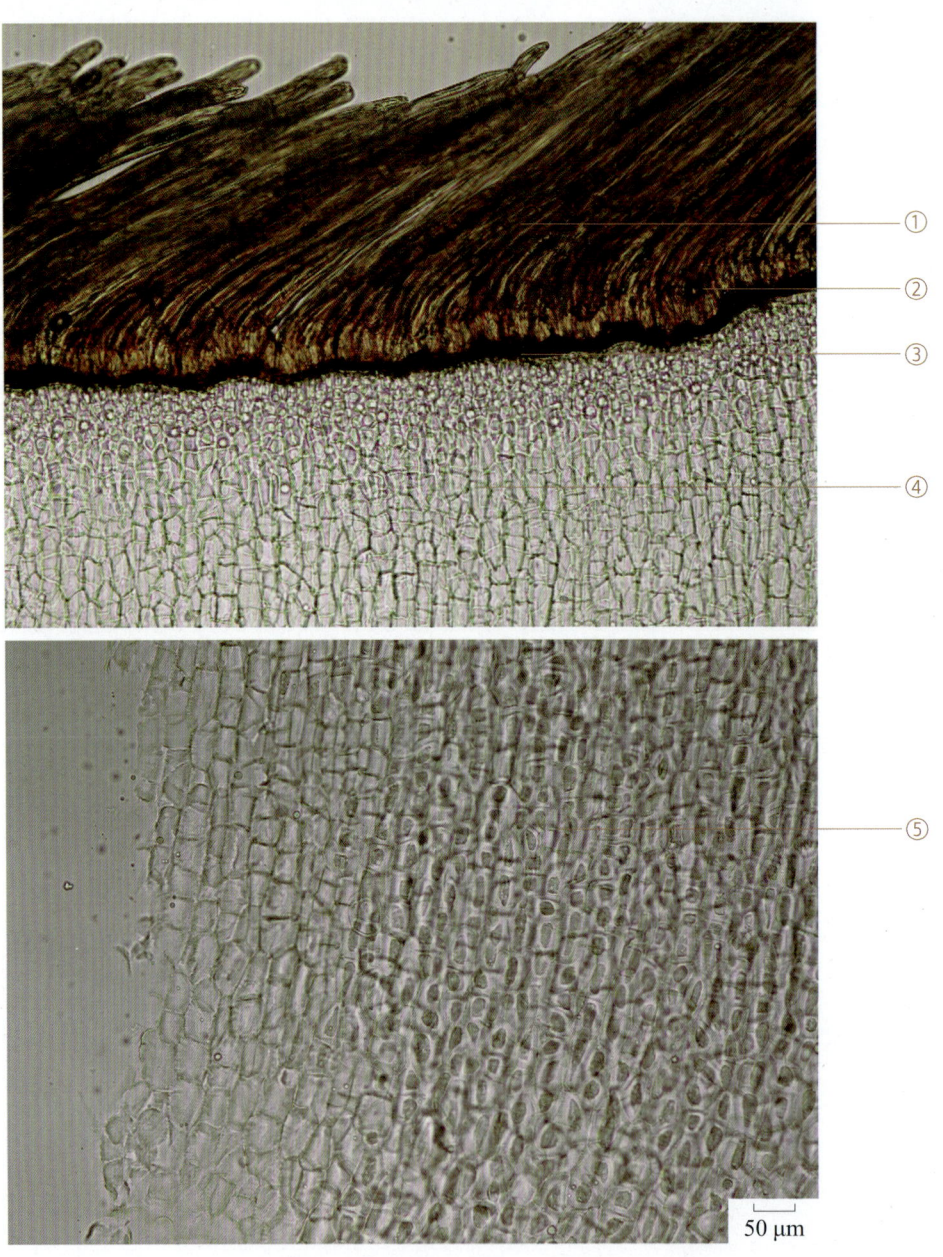

①非腺毛；②种皮表皮细胞；③内种皮细胞；
④胚乳外层细胞；⑤胚乳内层细胞
■ 马钱子·横切面特征图

**粉末特征** 粉末灰黄色。

非腺毛单细胞，基部膨大似石细胞，壁极厚，多碎断，木化，偏光显微镜下呈亮白色至多彩色，有的非腺毛交织扭曲。胚乳细胞多角形，壁厚，内含脂肪油及糊粉粒。

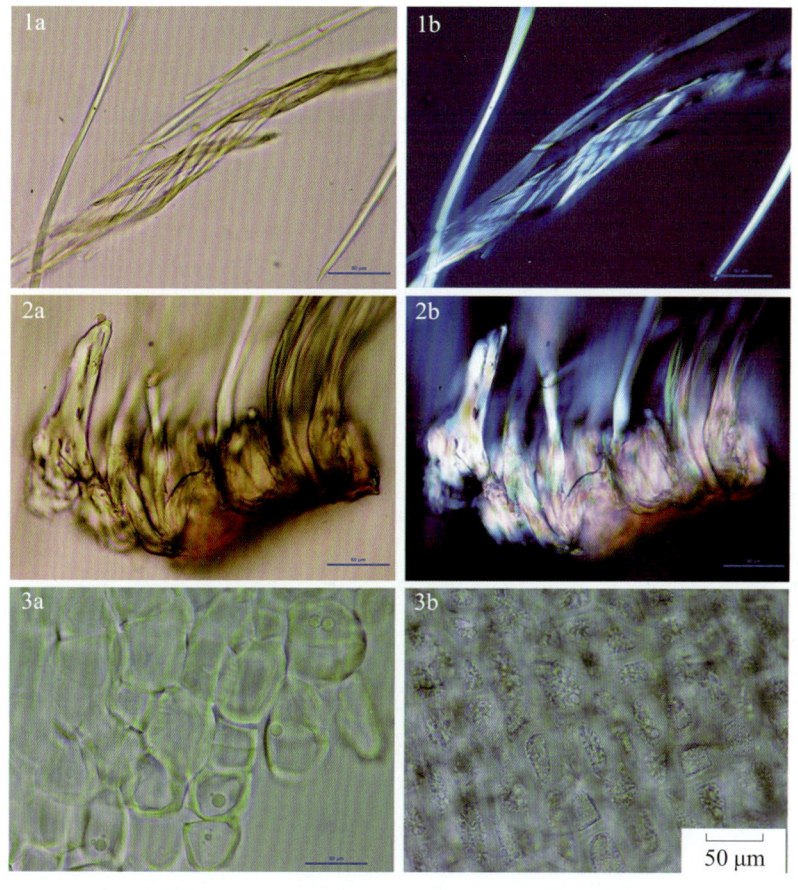

1. 非腺毛（1a.可见光下，1b.偏光镜下）；2. 非腺毛基部（2a.可见光下，2b.偏光镜下）；3. 胚乳细胞（3a.可见光下，3b.偏光镜下）

■ **马钱子粉末特征图**

**附注** 《中国药典》马钱子项下显微鉴别无横切面描述，粉末描述中未提及非腺毛基部偏光镜下特征；本研究根据实际观察，并参考《香港中药材标准 第七册》马钱子项下相关描述[2]，在粉末特征中增加了非腺毛基部偏光镜下特征和胚乳细胞描述，增加了横切面特征描述。

（云南省食品药品监督检验研究院：林春燕 张赟华 董 媛）

**参考文献**

[1] 国家药典委员会.中华人民共和国药典：2020年版 一部[S].北京：中国医药科技出版社，2020：52.

[2] 香港特别行政区卫生署.香港中药材标准 第七册[S].香港：香港特别行政区卫生署，2015：438.

# 云南马钱子 Yunnanmaqianzi

## 93

**品种收载** 《藏药标准 第一、二分册合编本》[1]。

**来源** 马钱子科植物云南马钱 *Strychnos wallichiana* Steud. ex DC. 的成熟种子。

**性状** 呈长圆纽扣状或略呈卵圆形。正面呈扁椭圆形，边缘较中央微薄并向上翘，一面隆起，另一面微凹；侧面呈扁椭圆形或略呈卵圆形，边缘较中央微薄并向上翘，一面隆起，另一面微凹；腹（脐）面呈扁长圆形或略呈卵圆形，底面近中央处有一圆点状突出的脐点，种子边缘一侧有一微尖凸的珠孔，有时种脐与珠孔间隐约可见1条隆起的种脊。长 0.3～0.5 cm，宽 1.2～3.5 cm，厚 1.2～3.0 cm。表面灰黄色，较疏松而粗糙的黄色或浅灰棕色的绒状毛茸，自中央向四周辐射状排列，略有丝样光泽。质坚硬，难击碎。气微，味苦。

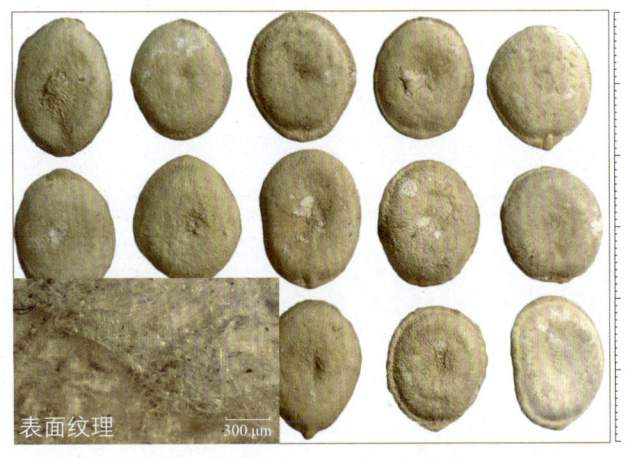

**■ 云南马钱子大样图**

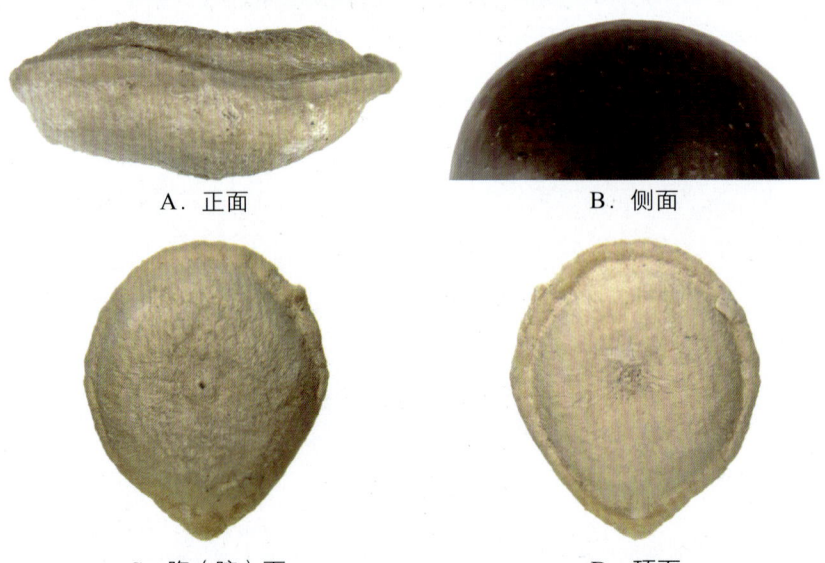

A. 正面      B. 侧面

C. 腹（脐）面      D. 顶面

**■ 云南马钱子基本面特征图**

**剖面特征** 纵剖面扁椭圆形，似唇状，种皮厚，质坚硬；胚横生，抹刀型，子叶2，呈条形，灰白色，位于种孔一端；种脐微凸，位于中央；胚乳分为2瓣，中间有空腔，淡黄白色，占种子腔室的大部分，角质状。横剖面卵形，子叶呈叶状，有微凸起的叶脉3条；珠孔微凸起。

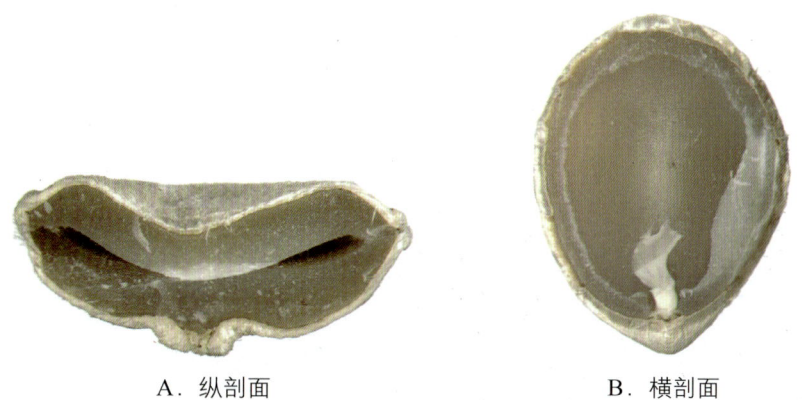

A．纵剖面      B．横剖面

■ **云南马钱子剖面特征图**

**横切面特征** 种皮表皮细胞向外延长，并向一侧倾斜形成单细胞非腺毛，完整者长至1 100 μm，基部膨大，壁极厚及木化。内种皮（色素层）为数列薄壁细胞，黄棕色，外侧细胞切向延长，略可辨，内侧细胞颓废而色深。胚乳细胞呈多角形、类圆形，内侧细胞较大，直径可达50 μm，壁厚，内含糊粉粒。

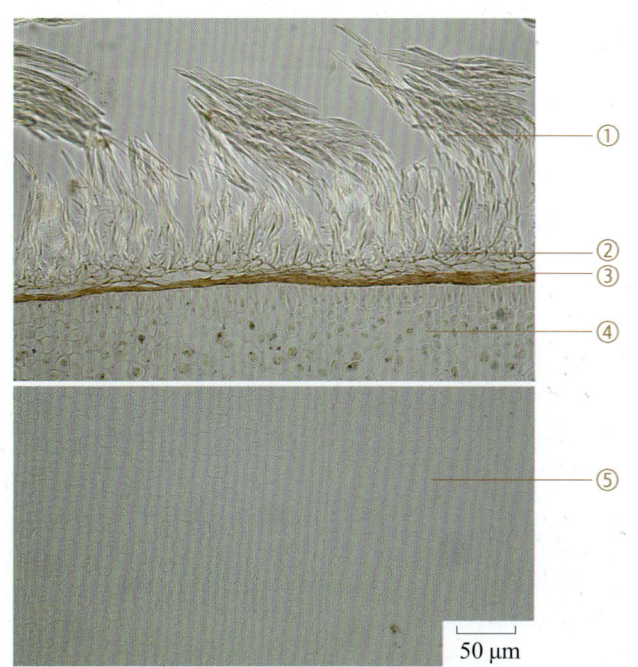

50 μm

①表皮毛；②种皮表皮细胞；③内种皮细胞；④胚乳细胞；⑤胚细胞

■ **云南马钱子横切面特征图**

**粉末特征** 粉末灰黄色。

非腺毛单细胞，大多断裂，完整者长至 1 100 μm，直径 25 ～ 63 μm，壁强木化，形如纤维，基部膨大似石细胞状，壁极厚，纹孔纵裂缝状，毛体圆柱形，顶端钝圆，有5 ～ 18 条肋状增厚，易纵裂成裂片，宛如纤维，有的裂片呈 2 ～ 3 条不完全纵裂。胚乳细胞多角形、长多角形或类圆形，壁较厚或甚厚，隐约可见极细密的孔沟，有的胞间层呈细波状弯曲，内含脂肪油滴和糊粉粒。色素层（内种皮层）细胞碎片常见，表面观细胞多角形或类圆形，断面观细胞界限难辨。

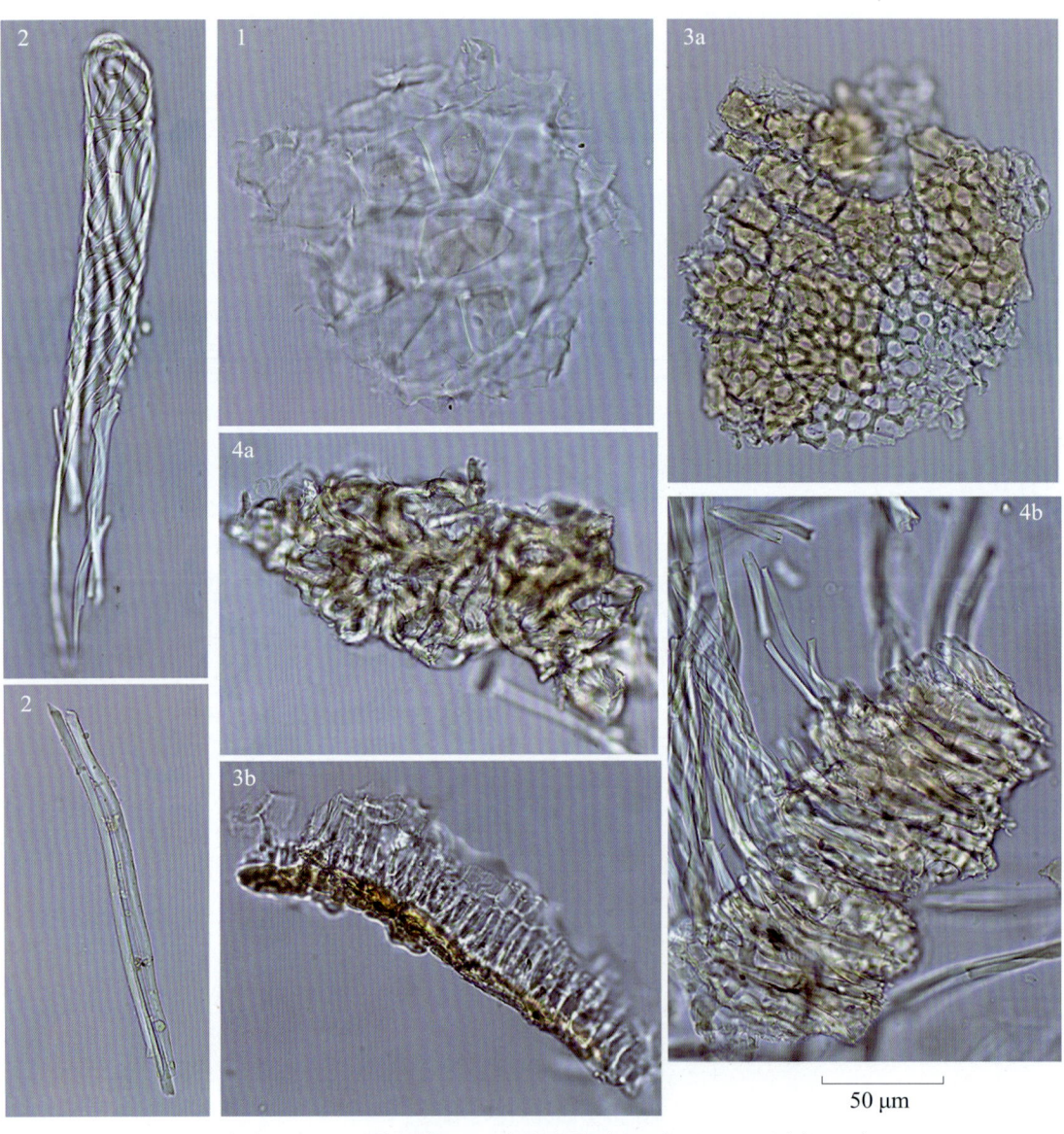

1. 表皮毛；2. 胚乳细胞；3. 色素细胞（3a.表面观，3b.侧面观）；
4. 石细胞（4a.表面观，4b.侧面观）

■ **云南马钱子粉末特征图**

**附注**　云南马钱 *Strychnos wallichiana* Steud. ex DC. 为《藏药标准　第一、二分册合编本》"马钱子（番木鳖）"的基源。本书为与《中国药典》2020年版"马钱子"区分，并考虑其商品习称[2]，故命名为"云南马钱子"。《中国药典》一九七七年版[3]收载的马钱子基源为云南马钱 *Strychnos pierriana* A. W. Hill，与 *Strychnos wallichiana* Steud. ex DC. 为同物异名关系。云南马钱子也称长籽马钱，说明它的种子呈长圆形的，而马钱子的种子是圆形的。

（山西省食品药品检验所：罗晋萍　宁红婷　马　敏）

**参考文献**

[1]　西藏、青海、四川、甘肃、云南、新疆卫生局.藏药标准　第一版　第一、二分册合编本［S］. 西宁：青海人民出版社，1979：7.

[2]　朱圣和.中国药材商品学［M］.北京：人民卫生出版社，1990：244-245.

[3]　中华人民共和国卫生部药典委员会.中华人民共和国药典：一九七七年版　一部［S］.北京：人民卫生出版社，1978：70.

## 萝藦科

# 细叶白前子 Xiyebaiqianzi

94

**品种收载** 《中国药典》2020 年版[1]。

**来源** 萝藦科植物地梢瓜 *Cynanchum thesioides*（Freyn）K. Schum. 的干燥成熟种子。

**性状** 呈扁平的卵圆形，边缘薄，渐狭呈翼状。正面呈卵圆形，基部平截，顶端钝圆，具细小圆锯齿；侧面呈狭纺锤形；腹（脐）面呈扁纺锤形。长 6～10 mm，宽 4～5 mm，厚约 1 mm；表面棕色至棕褐色，可见细小棕色颗粒状凸起；边缘薄，渐狭呈翼状；一面微凹，中间有一深色种脊，约占全长的 2/3，并有放射状纹理；另一面略凸，有细小的线点状纹理。种脐纺锤形，黄白色。剥去种皮，胚乳明显，子叶 2。气微，味苦。

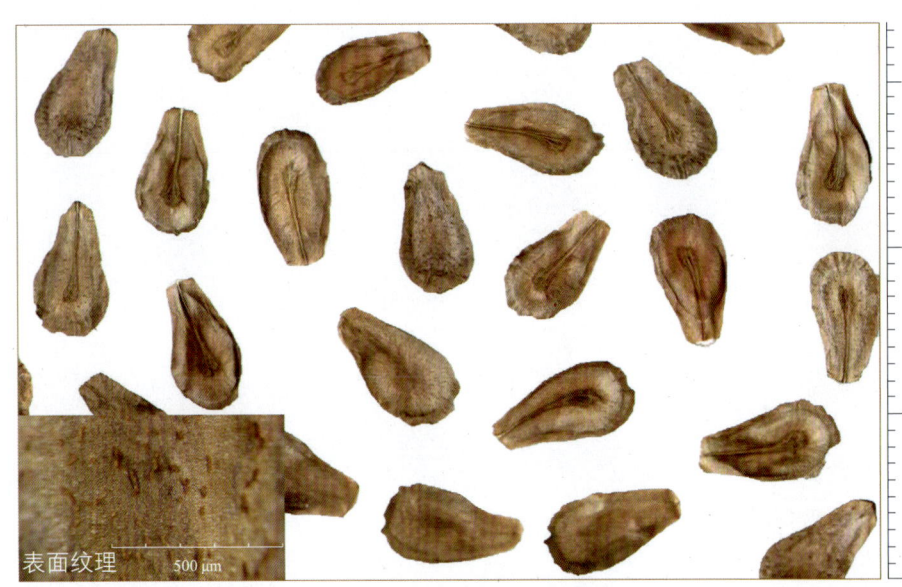

表面纹理　500 μm

■ 细叶白前子大样图

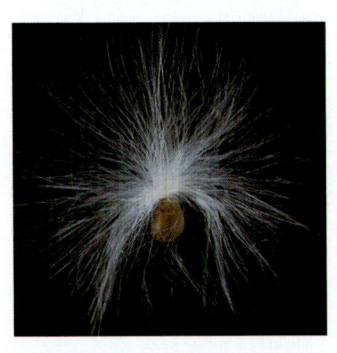

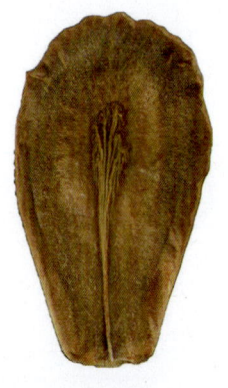

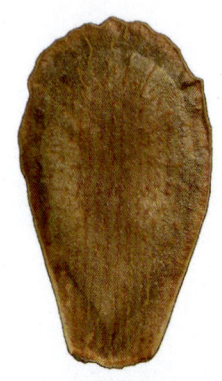

A．种子和种毛　　　　B．正面　　　　C．背面

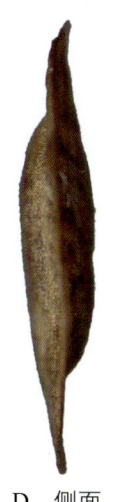

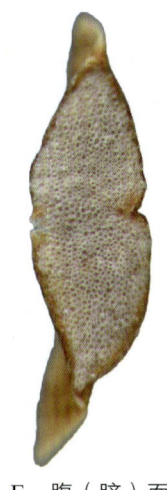

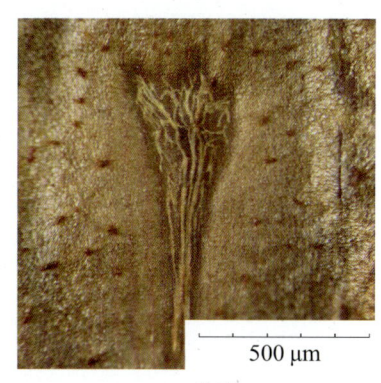

500 μm

D．侧面      E．腹（脐）面      F．种脊

■ 细叶白前子基本面和表面特征图

**剖面特征** 纵剖面呈卵圆形，种皮具翅；胚直生，抹刀型，灰白色，子叶占胚的 4/5 以上；胚乳较窄，灰色，包围着胚。横剖面呈纺锤形，种皮薄，两端具短翅，子叶 2，白色，肥厚，可见圆锥形的胚根。胚乳薄层状，富油性。

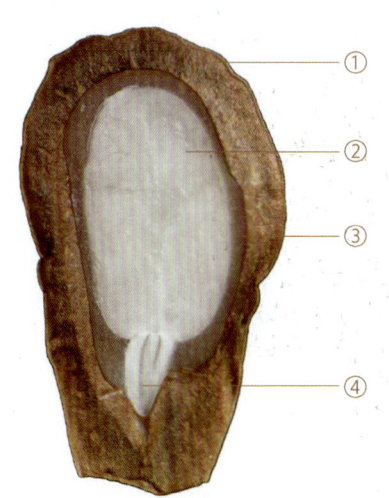

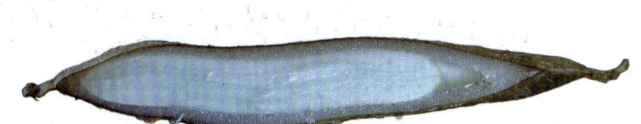

A．纵剖面                  B．横剖面

①种皮；②子叶；③胚乳；④胚根

■ 细叶白前子剖面特征图

**横切面特征** 种皮表皮细胞 1 列，长条形、类长方形或类多角形，切向延长，外壁大多向外突起呈乳突状或延伸似非腺毛，壁稍厚、棕黄色，角质层较薄。内种皮细胞为色素层，外层细胞稍可辨认，内层细胞颓废，内含棕色色素，以及细小的、不规则草酸钙结晶。胚乳细胞类多角形，内含脂肪油滴。子叶细胞内含糊粉粒和油滴。

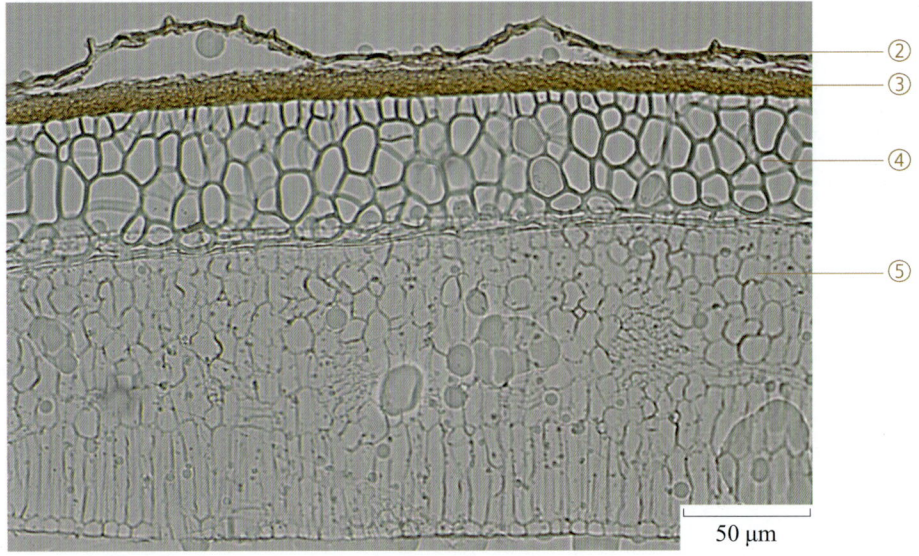

横切面特征图

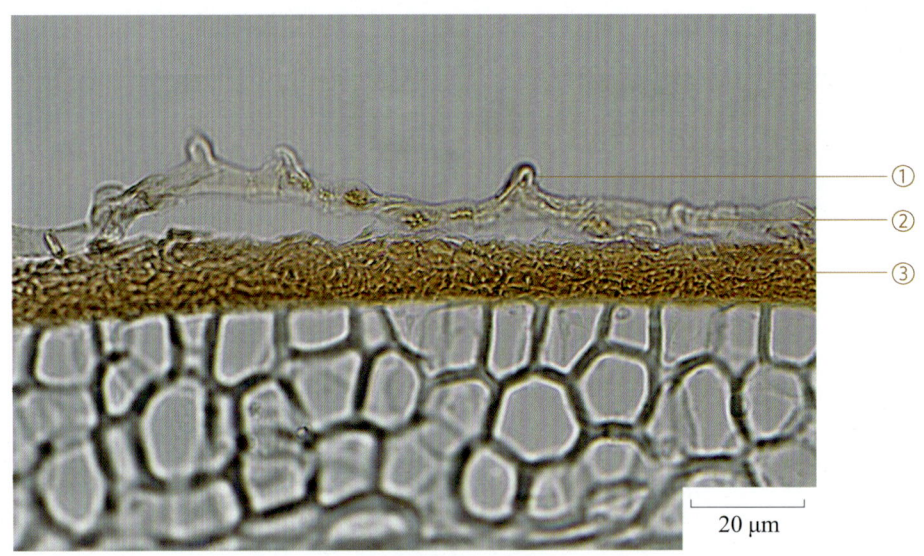

种皮横切面放大
①种皮表皮细胞乳突；②种皮表皮细胞；③内种皮细胞；
④胚乳细胞；⑤子叶细胞
■ 细叶白前子横切面特征图

**粉末特征** 粉末灰白色。

种皮表皮细胞淡棕色至棕色，类多角形，壁薄，有的含有细小颗粒状物。色素层细胞黄色、黄棕色或红棕色，细胞颓废，界线不清楚，内含不规则草酸钙结晶。胚乳细胞圆多角形，含脂肪油滴。子叶细胞含糊粉粒及油滴。

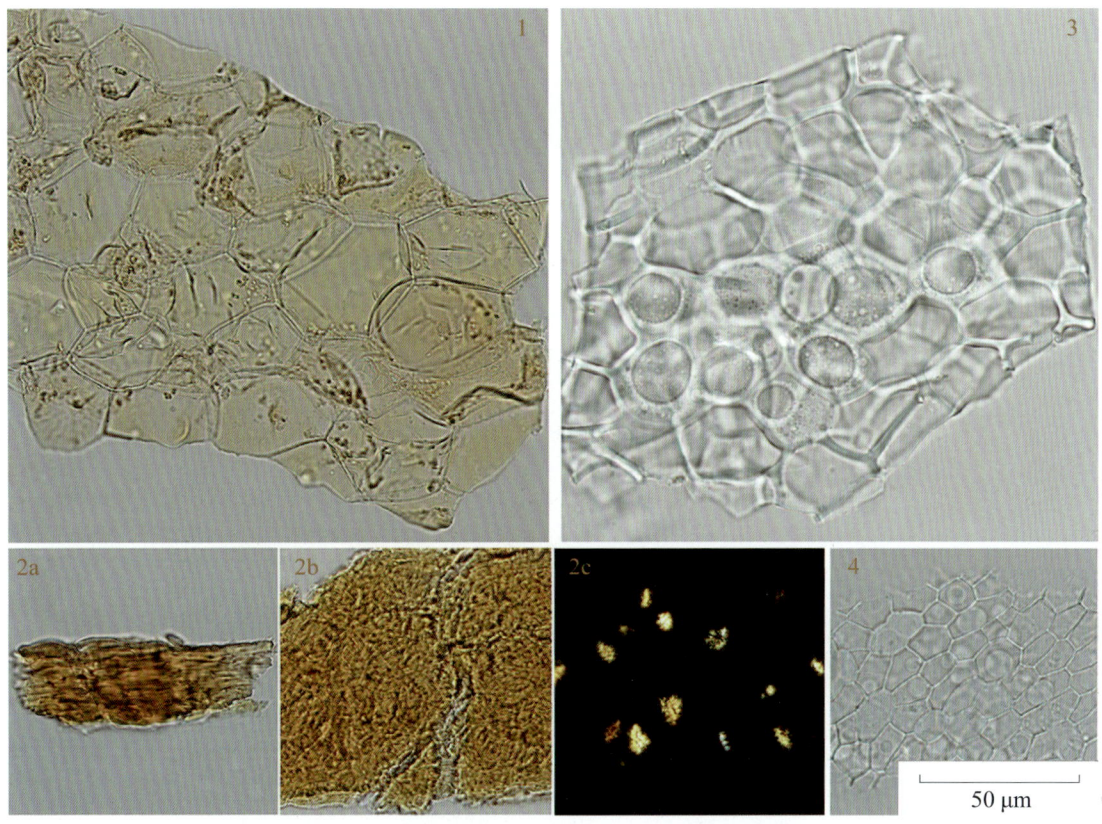

1. 表皮细胞；2. 色素层细胞（2a.侧面观，2b.可见光下表面观，2c.偏光镜下）；
3. 胚乳细胞；4. 子叶细胞

■ **细叶白前子粉末特征图**

**附注** 细叶白前子是萝藦科植物地梢瓜的种子。由于萝藦科的种子大多具有白色绢质的种毛，入药的为去掉种毛的种子部分。萝藦科的胚珠只有一层珠被[2]，种子的种皮大多只保留外种皮，内种皮颓废，少数保留内种皮或含色素的内种皮。萝藦科的种毛为单细胞，是由珠孔端的珠被表皮细胞分化伸长形成的。

（内蒙古自治区药品检验研究院：红　霞　王　栋　高　寒　周雪梅　高　磊）

**参考文献**

［1］ 国家药典委员会.中华人民共和国药典：2020 年版　四部［S］.北京：中国医药科技出版社，2020：555.

［2］ 王定康，孙桂芳，翟书华，等.青阳参的大孢子发生与雌配子体发育［J］.植物研究，2011，31（3）：265−268.

## 旋花科

# 牵牛子（裂叶牵牛）Qianniuzi（Lieyeqianniu）

## 95

**品种收载** 《中国药典》2020 年版[1]。

**来源** 旋花科植物裂叶牵牛 *Pharbitis nil*（L.）Choisy 的干燥成熟种子。

**性状** 略呈橘瓣状。正面呈半圆形；侧面呈三角状卵形，中间有一条浅纵沟；腹（脐）面略呈横向卵圆形。长 3～5 mm，宽 4～8 mm，厚约 3 mm。表面灰黑色或淡黄白色，具细小的不明显的网状纹理，可见稀疏分布的茸毛。种脐位于腹面棱线的一端，点状，微凹，周围具一圈密集的茸毛。气微，味辛、苦，有麻感。

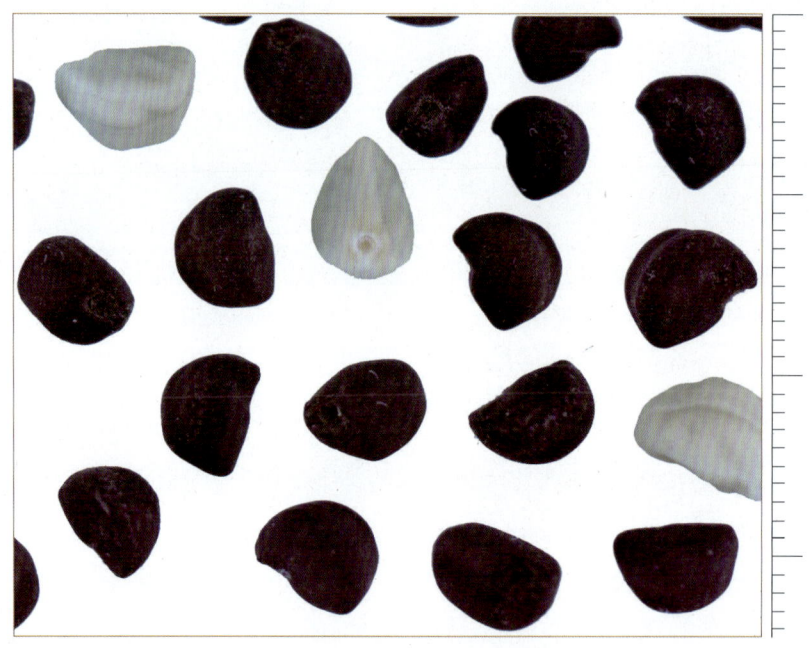

■ 牵牛子（裂叶牵牛）大样图

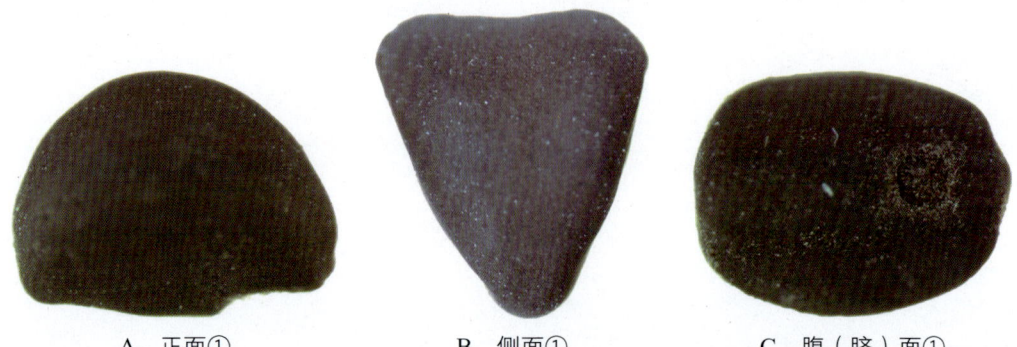

A．正面①      B．侧面①      C．腹（脐）面①

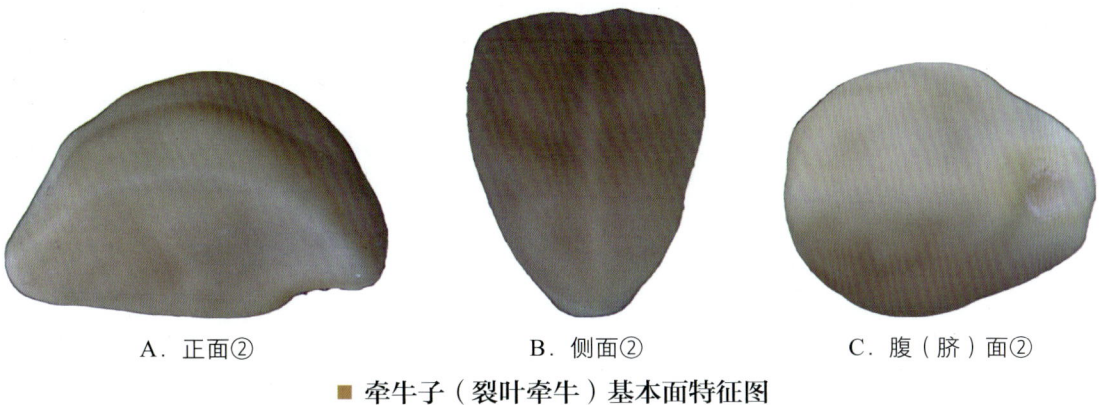

A．正面②      B．侧面②      C．腹（脐）面②

■ 牵牛子（裂叶牵牛）基本面特征图

**剖面特征** 纵剖面呈类半圆形，种皮薄；胚折叠型，黄绿色，子叶及胚根几乎占满胚的全部，胚根位于种脐一端。横剖面呈类三角状倒卵圆形，子叶2，淡黄色或黄绿色，皱缩折叠，胚根类圆形，位于子叶的一侧近种皮处；子叶间可见透明胚乳，黏液质化。

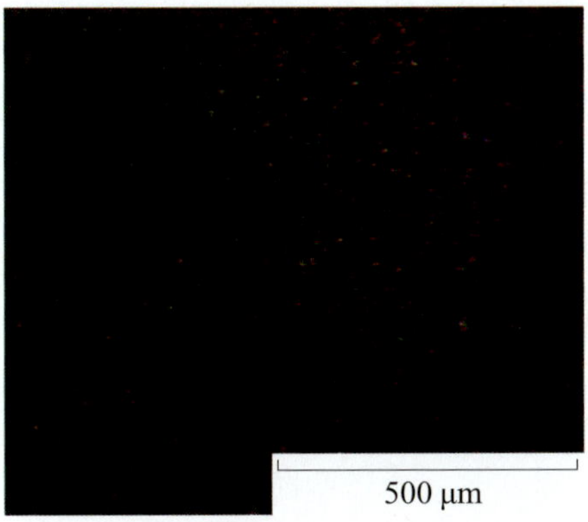

| | |
|---|---|
| 500 μm | 500 μm |

■ 牵牛子（裂叶牵牛）表面纹理① 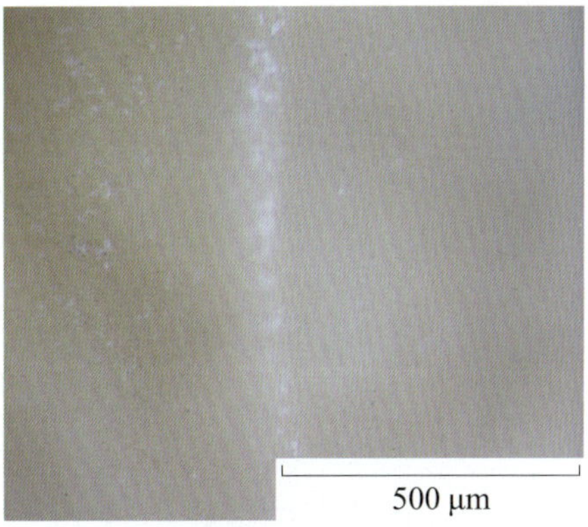      ■ 牵牛子（裂叶牵牛）表面纹理②

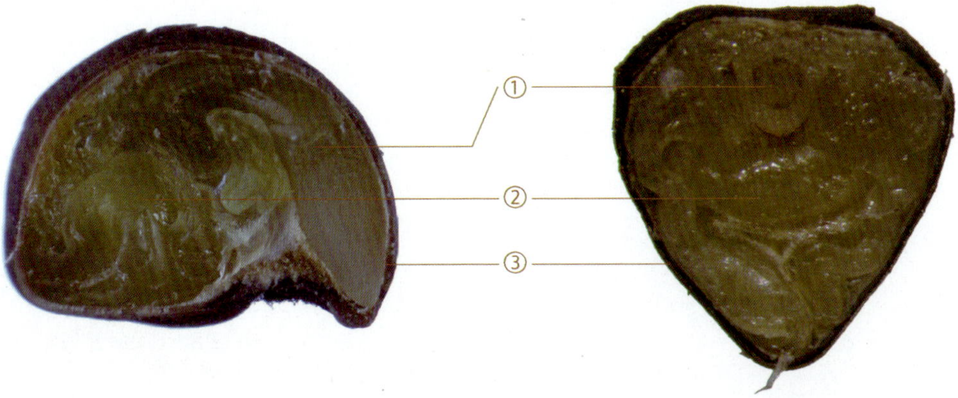

①
②
③

A．纵剖面①      B．横剖面①

■ 牵牛子（裂叶牵牛）剖面图 1

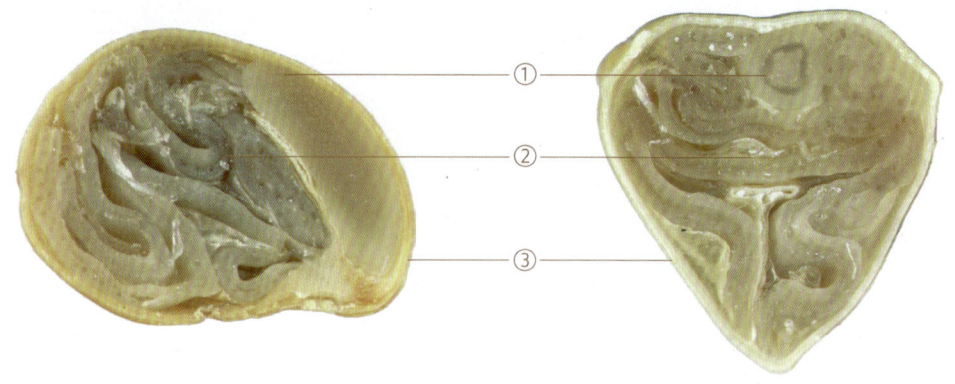

A. 纵剖面② B. 横剖面②

①胚根；②子叶；③种皮

■ 牵牛子（裂叶牵牛）剖面图 2

**横切面特征** 种皮表皮细胞 1 列，棕色或近无色，长方形，有的分化成单细胞非腺毛。中种皮外层（下皮层）为 1 列薄壁细胞，类方形，细胞较小。中种皮内层（栅状组织）细胞 1 列，长条形，长约 140 μm，靠外侧有一明显的光辉带。内种皮（营养层）细胞由数列切向延长的薄壁细胞组成，内侧细胞呈颓废状。胚乳外侧的 1 ～ 2 层细胞类圆形或类方形，细胞壁稍厚；内侧胚乳细胞黏液质化，界限不清。子叶薄壁细胞类圆形，含糊粉粒及脂肪油滴，有时可见草酸钙簇晶，以及大小不等的圆形或椭圆形分泌腔。

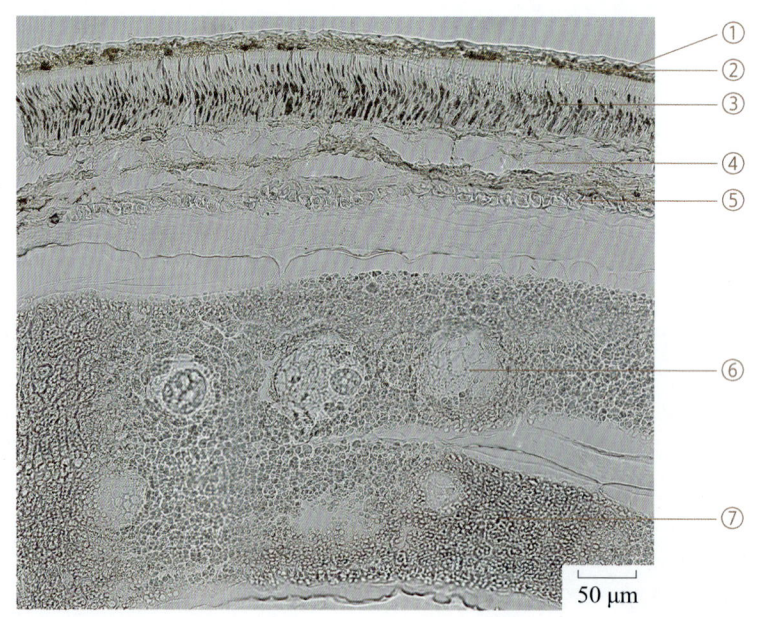

50 μm

①种皮表皮细胞；②中种皮外层（下皮层）细胞；③中种皮内层细胞；④营养层；
⑤胚乳外侧细胞；⑥分泌腔；⑦子叶细胞

■ 牵牛子（裂叶牵牛）横切面特征图

**粉末特征** 粉末淡黄棕色。

种皮表皮细胞深棕色，形状不规则，壁波状。非腺毛单细胞，黄棕色，稍弯曲，长50～240 μm。子叶碎片中有分泌腔，圆形或椭圆形，直径35～106 μm。草酸钙簇晶直径10～25 μm。栅状组织细胞长条形，光辉带有时可见。

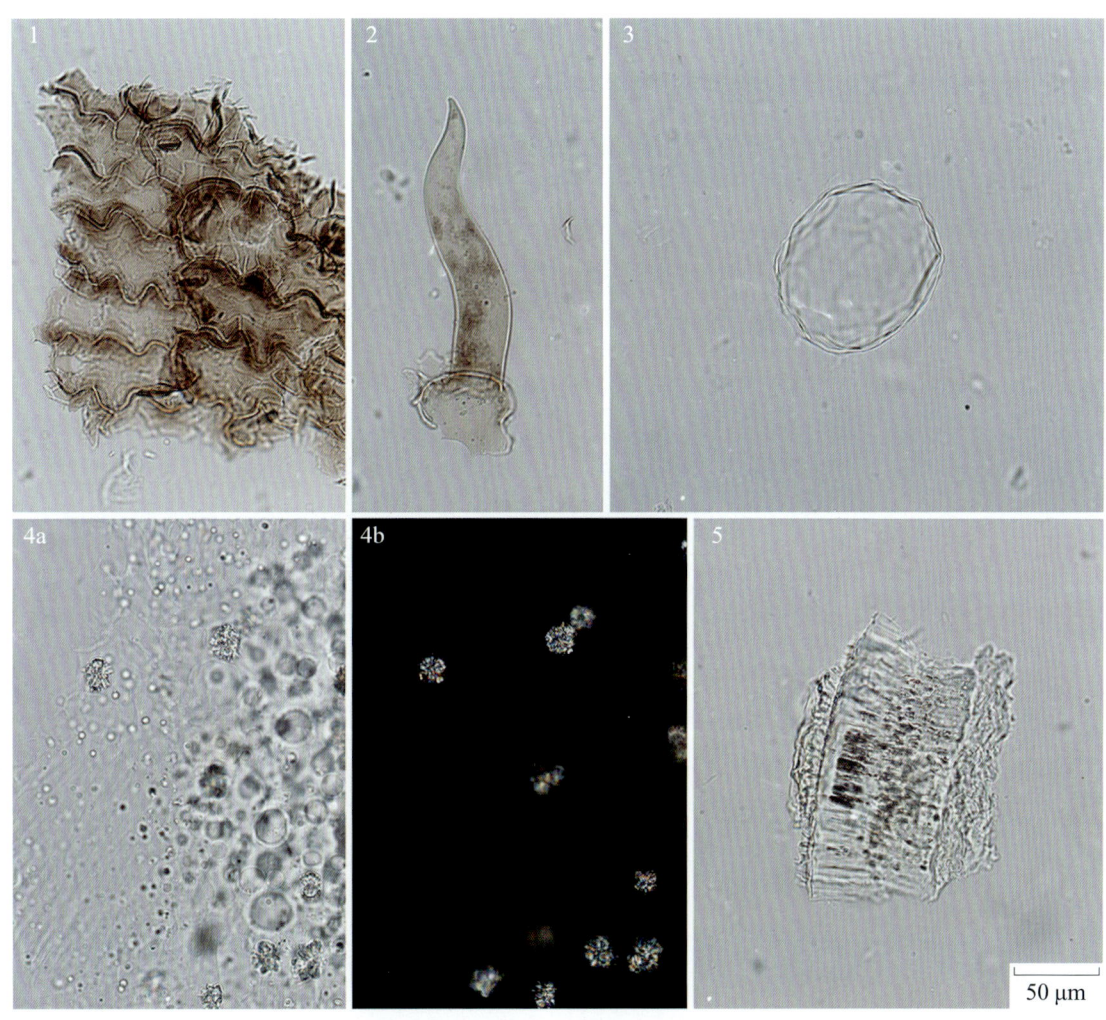

50 μm

1. 种皮表皮细胞；2. 非腺毛；3. 分泌腔；
4. 草酸钙簇晶（4a.可见光下，4b.偏光镜下）；5. 栅状组织
■ **牵牛子（裂叶牵牛）粉末特征图**

**附注** 旋花科的胚珠只有1层珠被，由5～40层细胞组成。种皮横切面可见外表皮为1列较大的长方形细胞，外侧壁略厚。中种皮外层大多为1列细胞，壁稍木化。旋花科少数属种的种皮外表皮与下皮层细胞颓废（如月光花属）。中种皮内层（栅状细胞）为一列棱柱状细胞，具厚的木化壁，外侧有光辉带。内种皮（营养层）为薄壁细胞，大多颓废状[2]。牵牛子的栅状组织细胞文献记载为2～3列[3]，经实际观察为1列，2～3

列可能是种皮切斜了产生的假象，看上去似乎有 2～3 列细胞。

通过对种植的裂叶牵牛的观察，并结合对外地采集样品的研究，发现牵牛子中呈灰黑色种子的比例明显高于淡黄白色的种子。

（内蒙古自治区药品检验研究院：红　霞　王　栋　高　寒　周雪梅　高　磊）

**参考文献** ----------------------------------------------------------------

[1] 国家药典委员会．中华人民共和国药典：2020 年版　一部［S］．北京：中国医药科技出版社，2020：265.

[2] CORNER E J H. The seeds of dicotyledons：volume 1［M］. London: Cambridge University Press, 2009：110.

[3] 肖培根．新编中药志　第二卷［M］．北京：化学工业出版社，2002：498.

# 牵牛子（圆叶牵牛）Qianniuzi（Yuanyeqianniu） 96

**品种收载** 《中国药典》2020 年版[1]。

**来源** 旋花科植物圆叶牵牛 *Pharbitis purpurea*（L.）Voigt 的干燥成熟种子。

**性状** 略呈橘瓣状。正面呈半圆形；侧面呈三角状卵形，中间有一条浅纵沟；腹（脐）面呈横向卵圆形。长 3 ～ 5 mm，宽 4 ～ 8 mm，厚约 3 mm。表面灰黑色或淡黄白色，具细小的不明显的网状纹理，可见稀疏分布的茸毛。种脐位于腹面棱线的一端，点状，微凹，周围具一圈密集的茸毛。质硬。气微，味辛、苦，有麻感。

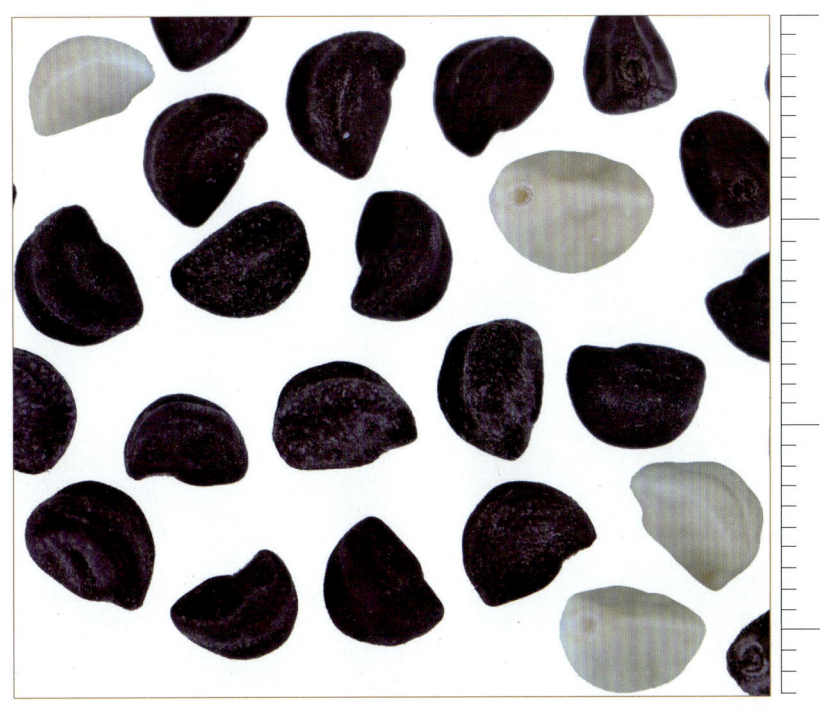

■ 牵牛子（圆叶牵牛）大样图

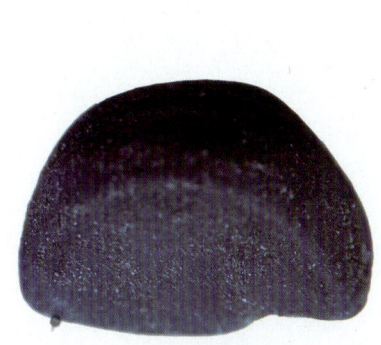
A．正面①

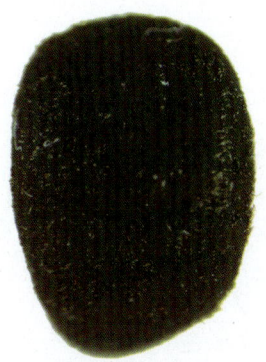
B．侧面①

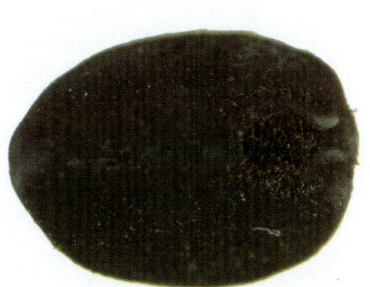
C．腹（脐）面①

■ 牵牛子（圆叶牵牛）基本面特征图 1

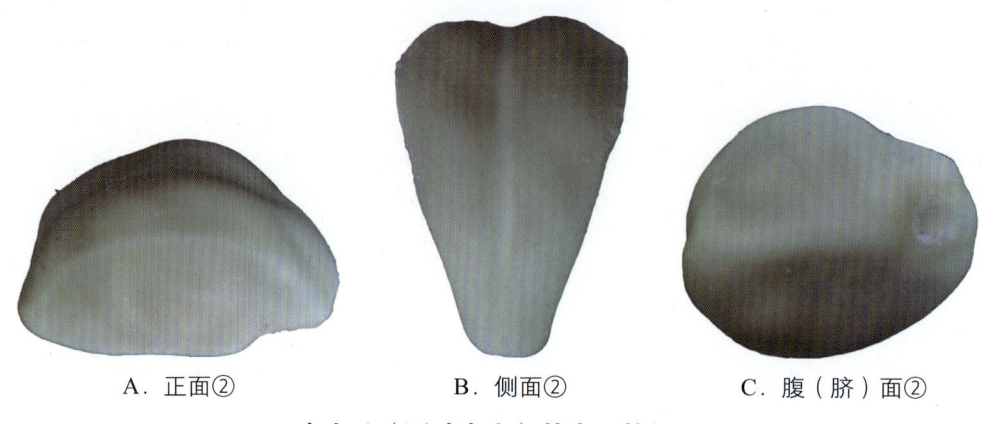

A. 正面② B. 侧面② C. 腹（脐）面②

■ 牵牛子（圆叶牵牛）基本面特征图 2

**剖面特征** 纵剖面呈类半圆形，种皮薄；胚折叠型，黄绿色，子叶及胚根几乎占满胚的全部，胚根位于种脐一端。横剖面呈类三角状倒卵形，子叶 2，淡黄色或黄绿色，皱缩折叠，胚根类圆形，位于子叶的一侧近种皮处；子叶间可见透明胚乳，黏液质化。

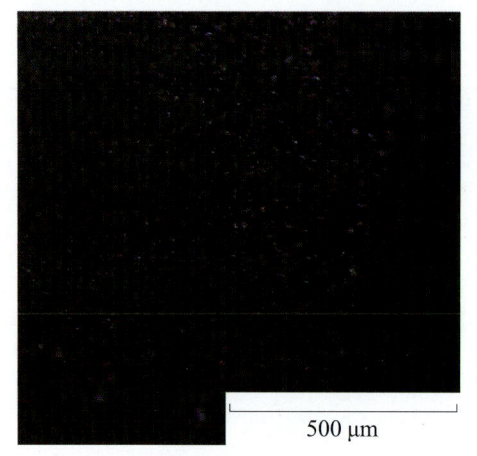

500 μm

牵牛子（圆叶牵牛）表面纹理①

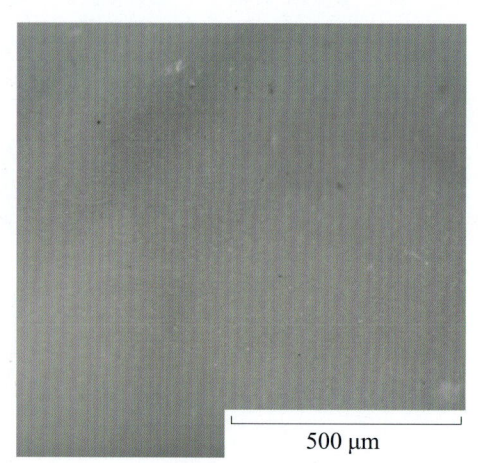

500 μm

牵牛子（圆叶牵牛）表面纹理②

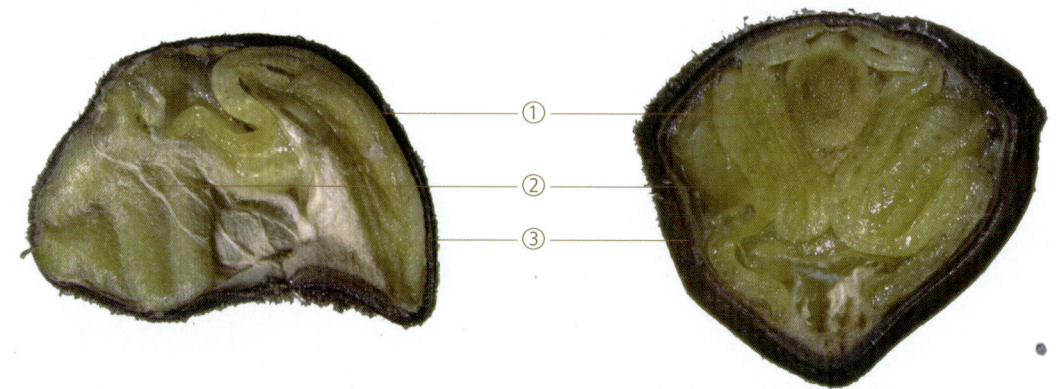

① ② ③

A. 纵剖面① B. 横剖面①

■ 牵牛子（圆叶牵牛）剖面特征图 1

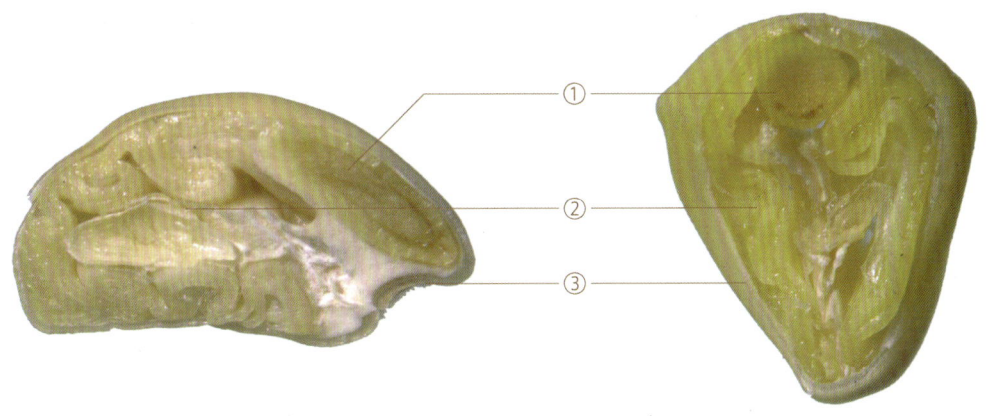

A. 纵剖面② 　　　　　　　　　　　　　　　　　B. 横剖面②

①胚根；②子叶；③种皮

■ 牵牛子（圆叶牵牛）剖面特征图 2

**横切面特征** 种皮表皮细胞 1 列，棕色或近无色，长方形，有的分化成单细胞非腺毛。中种皮外层（下皮层）为 1 列薄壁细胞，类方形，细胞较小。中种皮内层（栅状组织）1 列，长条形，长约 140 μm，靠外侧有一明显的光辉带。内种皮（营养层）由数列切向延长的薄壁细胞组成，内侧细胞呈颓废状。胚乳外侧的 1 ～ 2 层细胞类圆形或类方形，细胞壁稍厚，内侧胚乳细胞黏液质化，界限不清。子叶为类圆形薄壁细胞，含糊粉粒及脂肪油滴，有时可见草酸钙簇晶、圆形或椭圆形分泌腔。

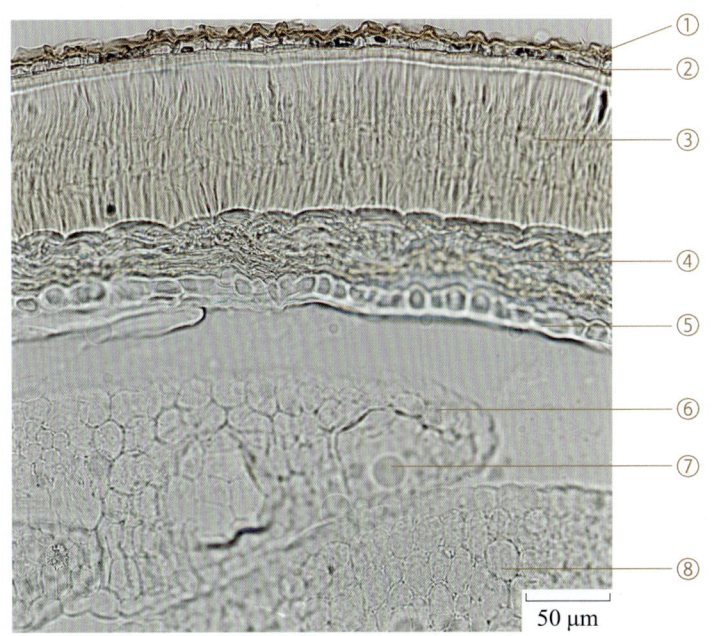

50 μm

①种皮表皮细胞；②下皮层细胞；③栅状组织细胞；④营养层；⑤胚乳外侧细胞；⑥子叶细胞；⑦分泌腔；⑧胚根细胞

■ 牵牛子（圆叶牵牛）横切面特征图

**粉末特征** 粉末淡黄棕色。

种皮表皮细胞深棕色，形状不规则，壁波状。非腺毛单细胞，黄棕色，稍弯曲，长 50～240 μm。子叶碎片中有分泌腔，圆形或椭圆形，直径 35～106 μm。草酸钙簇晶直径 10～25 μm。栅状组织细胞圆柱形，光辉带有时可见。

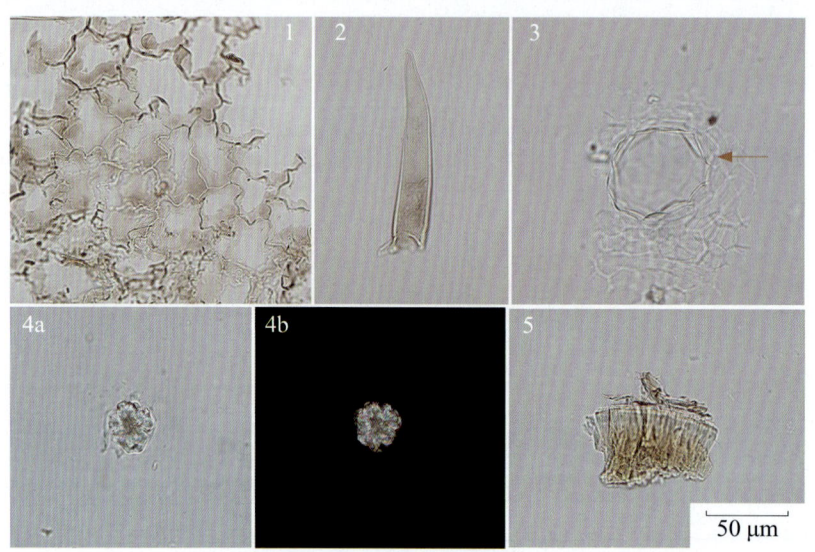

1. 种皮表皮细胞；2. 非腺毛；3. 子叶细胞（示分泌腔）；
4. 草酸钙簇晶（4a.可见光，4b.偏光镜下）；5. 栅状组织细胞
■ **牵牛子（圆叶牵牛）粉末特征图**

**附注** 旋花科的胚珠只有 1 层珠被，细胞层数较多；牵牛属的种皮横切面可见外表皮（o. e.）细胞 1 列、中种皮外层（下皮层 o. h.）细胞 1 列、中种皮内层（栅状组织）细胞 1 列、内种皮（营养层）薄壁细胞数列，大多颓废状[2]。牵牛子的栅状组织细胞文献记载为 2～3 列[3]，经实际观察为 1 列，2～3 列可能是种皮切斜了产生的假象，看上去似乎有 2～3 列细胞。

牵牛子为旋花科植物裂叶牵牛或圆叶牵牛的种子，伪品有同科植物多刺月光花 *Calonyction muricatum*（L.）G. Don 和三裂叶薯 *Ipomoea triloba* L. 的种子充牵牛子使用。

通过对种植的圆叶牵牛和裂叶牵牛的观察，并结合对外地采集样品的研究，结果发现两者均呈灰黑色种子的比例明显高于淡黄白色的种子。

（内蒙古自治区药品检验研究院：红 霞 王 栋 高 寒 周雪梅 高 磊）

**参考文献**

[1] 国家药典委员会. 中华人民共和国药典：2020 年版 一部［S］. 北京：中国医药科技出版社，2020：265.

[2] CORNER E J H. The seeds of dicotyledons：volume 1［M］. London：Cambridge University Press, 2009：110.

[3] 肖培根. 新编中药志 第二卷［M］. 北京：化学工业出版社，2002：498.

# 丁香茄子 Dingxiangqiezi

97

**品种收载** 《广西中药材标准　第二册》[1]。

**来源** 为旋花科植物丁香茄 *Calonyction muricatum*（L.）G. Don 的干燥成熟种子。

**性状** 呈橘瓣状，具钝三棱。正面呈类扁椭圆形，背面稍弓形隆起；侧面呈倒三角形，背面中央有明显纵纹；腹（脐）面呈类卵形，腹面有一钝棱线。长 5 ～ 9 mm，宽 4 ～ 8 mm，厚 2.5 ～ 4 mm。表面棕黄色或淡棕黄色，偶见棕褐色，平滑光亮。种脐凹陷，白色，圆形，位于腹面棱线的一端。质坚硬，难破碎。气微，味苦。

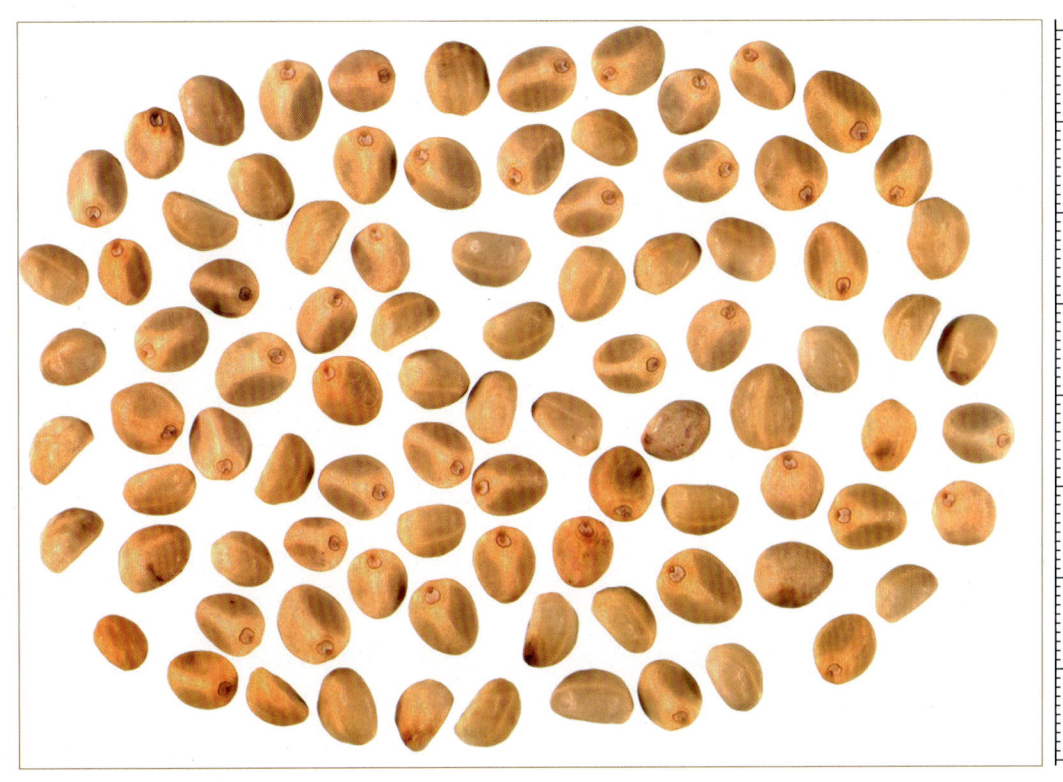

■ 丁香茄子大样图

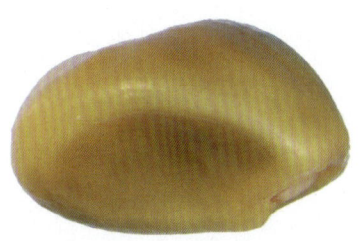 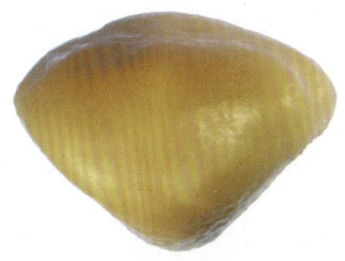 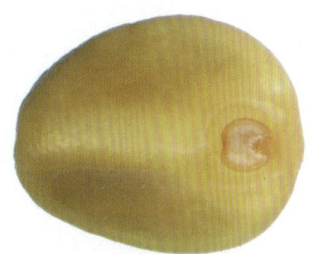

A. 正面　　　　　　　　B. 侧面　　　　　　　　C. 腹（脐）面

■ 丁香茄子基本面特征图

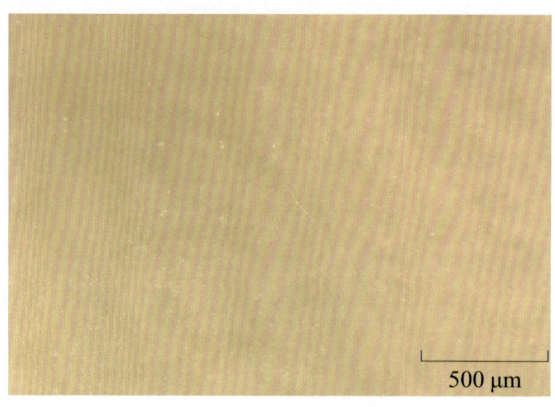

■ 丁香茄子·表面纹理图

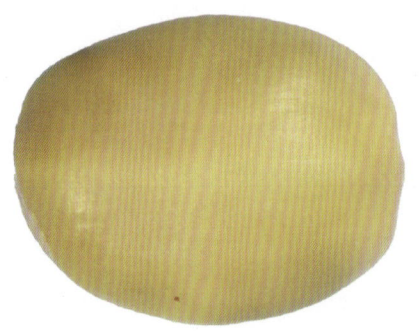

A. 背面

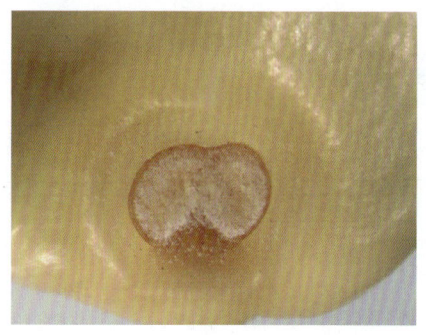

B. 种脐

■ 丁香茄子·背面和种脐图

**剖面特征** 纵剖面呈扁椭圆形，外种皮厚约 1 mm，角质，质坚韧，内种皮菲薄，与胚紧密贴合；胚折叠型，子叶 2，折叠卷缩，淡黄色。横剖面呈钝倒三角形，长边弧形，2 枚子叶皱缩折叠卷缩，淡黄色。

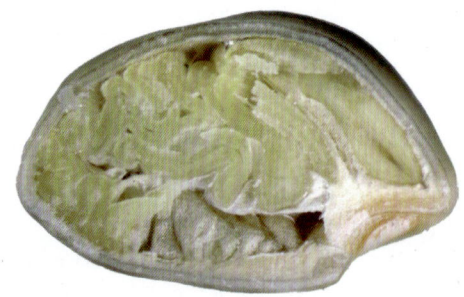

A. 纵剖面

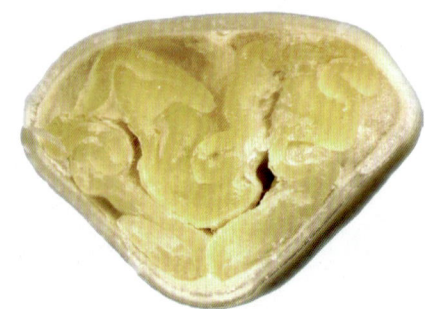

B. 横剖面

■ 丁香茄子·剖面特征图

**横切面特征** 种皮表皮细胞与中种皮外层（下皮层）细胞颓废或退化。中种皮内层（栅状组织）1 列，长 100 ～ 270 μm，外侧有明显的光辉带。内种皮（营养层）细胞数列，内层细胞颓废状，且含有色素；草酸钙簇晶散在于营养层细胞中。内胚乳外侧为 1 ～ 2 列类方形细胞，壁较厚，内侧细胞壁黏液化。子叶由类圆形薄壁细胞组成，圆形或椭圆形分泌腔散在，直径可达 85 μm；子叶薄壁细胞内充满糊粉粒及脂肪油滴。

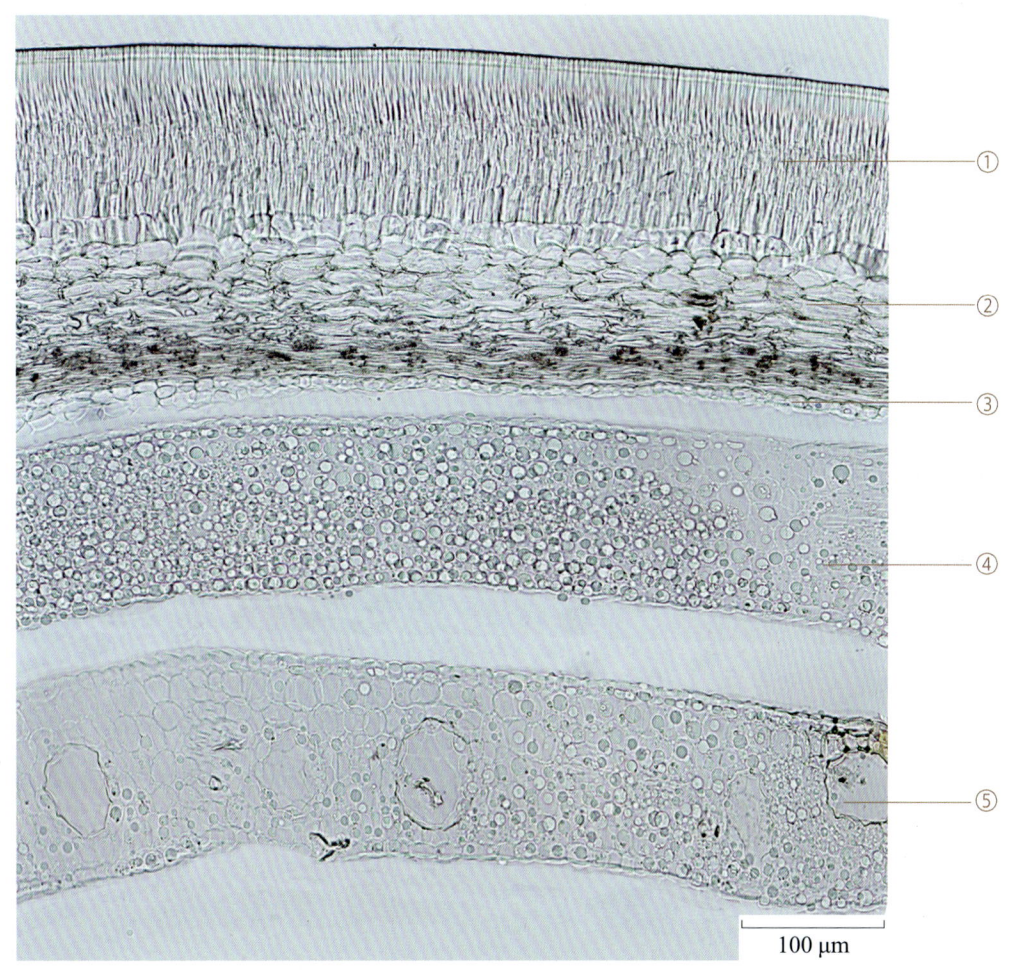

100 μm

①栅状组织细胞；②营养层细胞；③内胚乳细胞；
④子叶细胞；⑤分泌腔
■ 丁香茄子横切面特征图

**粉末特征** 粉末黄白色或黄绿色。

导管主要为螺纹导管，直径 6 ～ 10 μm。栅状组织细胞排列紧密，有光辉带。分泌腔直径 38 ～ 76 μm。草酸钙簇晶存在于薄壁细胞或散在，直径 5 ～ 34 μm。淀粉粒类圆形或卵圆形，直径 10 ～ 25 μm。

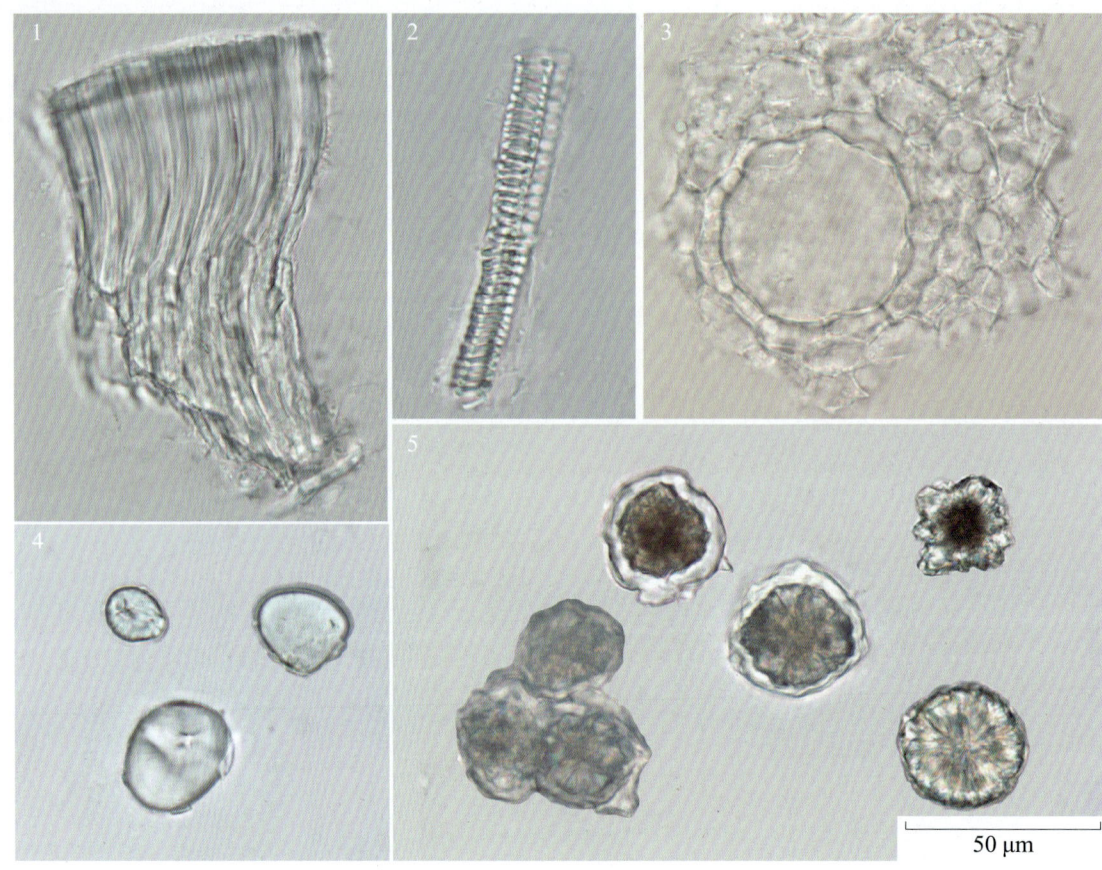

1. 栅状组织细胞；2. 导管；3. 分泌腔；4. 淀粉粒；5. 草酸钙簇晶

■ **丁香茄子粉末特征图**

**附注** 丁香茄子为少数民族瑶医用药，也称为华佗豆。

旋花科的胚珠只有 1 层珠被，但细胞层数较多；丁香茄的种皮横切面未观察到外表皮（o. e.）、中种皮外层（下皮层 o. h.）细胞；种皮最外层为 1 列栅状细胞，其下为内种皮（营养层）薄壁细胞数列，这与文献描述的旋花科有一些植物属种的种皮外表皮（o. e.）与下皮层（o. h.）细胞退化相一致[2]。

（广西壮族自治区食品药品检验所：黄清泉 唐 萍 李丽莉）

参考文献

[1] 广西壮族自治区卫生厅. 广西中药材标准 第二册[S].南宁:广西壮族自治区卫生厅, 1996:1.

[2] CORNER E J H.The seeds of dicotyledons:volume 1 [M]. London:Cambridge University Press, 2009:110.

# 大菟丝子 Datusizi

## 98

**品种收载** 《四川省中药材标准》2010 年版[1]。

**来源** 旋花科植物金灯藤 *Cuscuta japonica* Choisy 的干燥成熟种子。

**性状** 呈类圆球形或略呈三角状圆球形。正面呈类扁半圆形、扁肾形或类三角状扁圆形，一侧具喙状突出或不明显；侧面呈椭圆形或类肾形，有时一侧稍平直；腹（脐）面呈椭圆形或类肾形，有时一侧稍平直。长约 2.5 mm，宽 2.5 ~ 3.5 mm，厚约 2.5 mm。表面黄棕色、棕褐色或淡黄色，有的表面凹陷，稍粗糙，隐约可见条状纹饰。种脐黄白色线形或略呈弧形，位于种喙下，具微凹的浅色椭圆形晕轮，晕轮颜色稍浅于种皮。质坚实，不易以指甲压碎。气微，味淡、微涩。

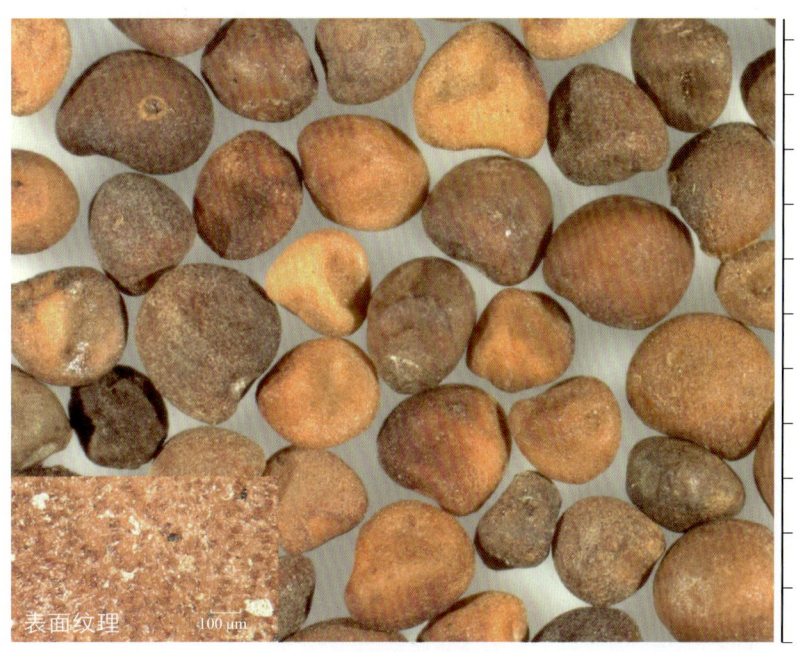

■ 大菟丝子大样图

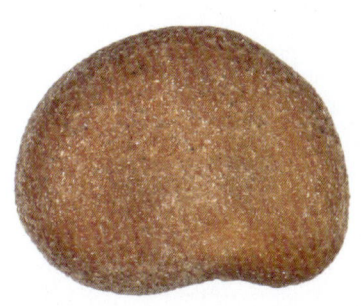

A. 正面

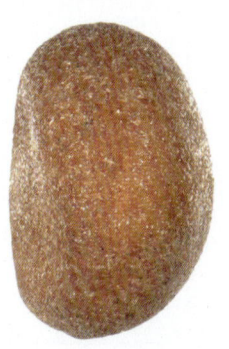

B. 侧面

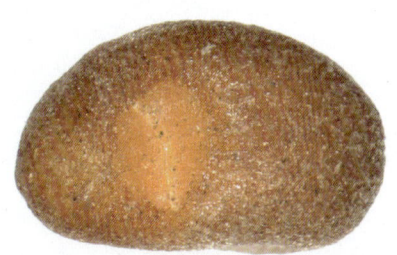

C. 腹（脐）面

■ 大菟丝子基本面特征图

**剖面特征** 纵剖面略呈宽肾形、卵圆形或半圆形，最外层为种皮；胚线型，卷旋状，子叶不明显；胚乳包围在胚的周围。横剖面略呈扇形或半圆形，中间可见卷旋状胚的数个断面，类圆形。

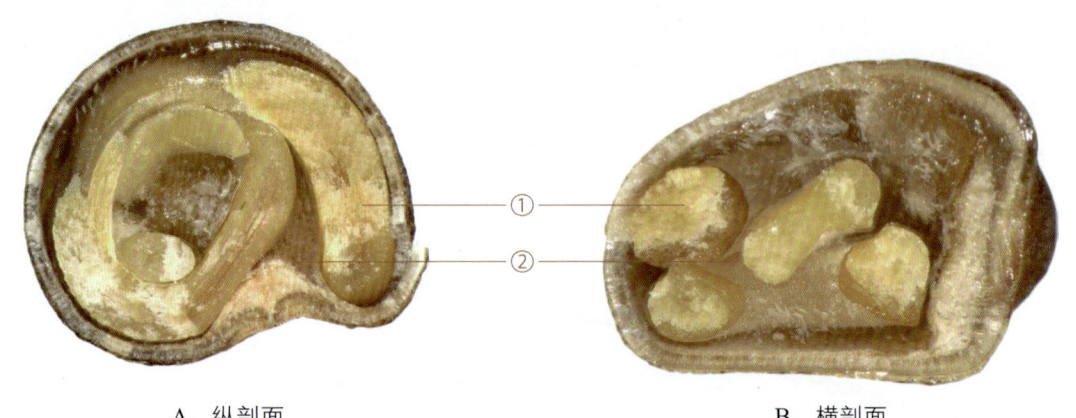

A. 纵剖面 　　　　　　　　　　　　　　　　　B. 横剖面

①胚；②胚乳

■ 大菟丝子剖面特征图

**横切面特征** 种皮表皮细胞1列，棱形、扁平或不规则多角形，壁木化，外侧壁特别加厚，内含棕色物，径向长 10～15 μm。中种皮外层（下皮层）细胞颓废或退化，不可辨认。中种皮内层（栅状组织）为1列栅状细胞，长 55～70 μm，外侧可见光辉带。内种皮（营养层）细胞颓废状，被紧压而呈横向波状条纹。胚乳细胞多角形或类圆形，外表皮细胞较大，内层细胞界限不明显，内含糊粉粒。胚细胞多角形或类圆形，含糊粉粒及脂肪油滴。

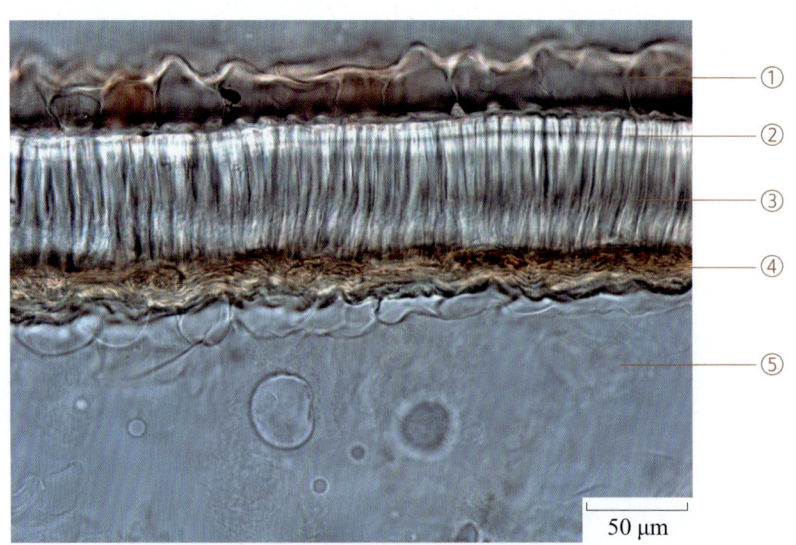

50 μm

①种皮表皮细胞；②光辉带；③栅状组织细胞；④营养层；⑤胚乳细胞

■ 大菟丝子横切面特征图

**粉末特征** 粉末黄棕色。

　　种皮表皮细胞断面观呈棱形或不规则多角形，径向长 10 ～ 20 μm；表面观呈类长方形，细胞壁弯曲不明显。栅状组织细胞断面观 1 列，径向长 55 ～ 70 μm，壁甚厚，胞腔狭细；表面观多角形，壁多皱缩，胞腔狭小。胚乳细胞大型，呈多角形或类圆形，壁薄，胞腔内含糊粉粒。胚细胞呈类方形、长方形或多角形，直径 20 ～ 40 μm，胞腔内充满糊粉粒及脂肪油。

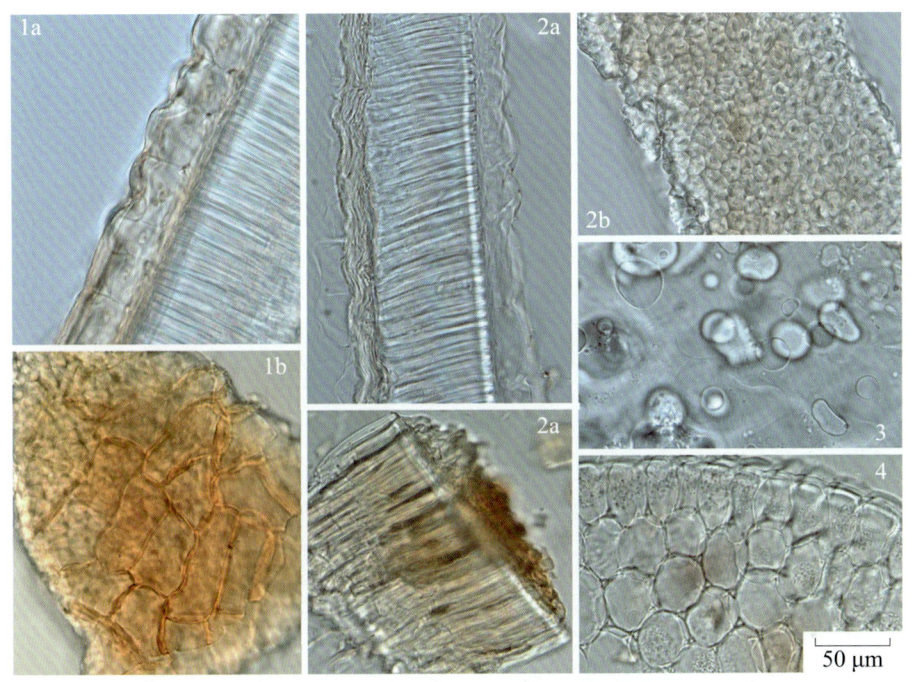

1. 种皮表皮细胞（1a. 断面观，1b. 表面观）；2. 栅状组织细胞（2a. 断面观，2b. 表面观）；
3. 胚乳细胞；4. 胚细胞
■ **大菟丝子粉末特征图**

**附注** 菟丝子属的种皮外表皮（o. e.）为 1 层较大的长方形细胞，外侧壁通常略加厚；下皮层（o. h.）细胞壁稍木化，有时颓废或退化；栅状细胞 1 层，棱柱状，具厚木化壁，棕色细胞壁；内种皮（营养层）细胞为数列薄壁细胞，大多颓废状。大菟丝子的下皮层细胞退化，所以观察不到。

　　大菟丝子与菟丝子和南方菟丝子主要区别为：大菟丝子较大，直径 2 ～ 3 mm；菟丝子和南方菟丝子较小，直径 1 ～ 2 mm。大菟丝子下皮层栅状细胞退化或颓废，种皮表皮细胞表面观角隅处不增厚。

（广东省药品检验所：林锦锋　潘银蕉）

**参考文献**

［1］　四川省食品药品监督管理局 . 四川省中药材标准：2010 年版［S］. 成都：四川科学技术出版社，2011：23-25.

# 菟丝子（菟丝子）Tusizi（Tusizi）

## 99

**品种收载** 《中国药典》2020 年版[1]。

**来源** 旋花科植物菟丝子 *Cuscuta chinensis* Lam. 的干燥成熟种子。

**性状** 略呈 1/4 球形（蒜瓣状）或类半球形。正面略呈扁椭圆形，种脐的一侧较平直；侧面略呈三角状椭圆形；腹（脐）面略呈椭圆形，中间具一腹棱线，两侧略凹陷或稍平坦。长约 1 mm，宽 1～1.5 mm，厚约 1 mm。表面灰棕色至棕褐色，粗糙，具不规则的网状纹饰与颗粒状突起，一端有一偏斜的小截面，截面略呈三角形。种脐黄白色点状或扁圆形，位于小截面中心，种晕不太明显。质坚实，不易以指甲压碎。气微，味淡。

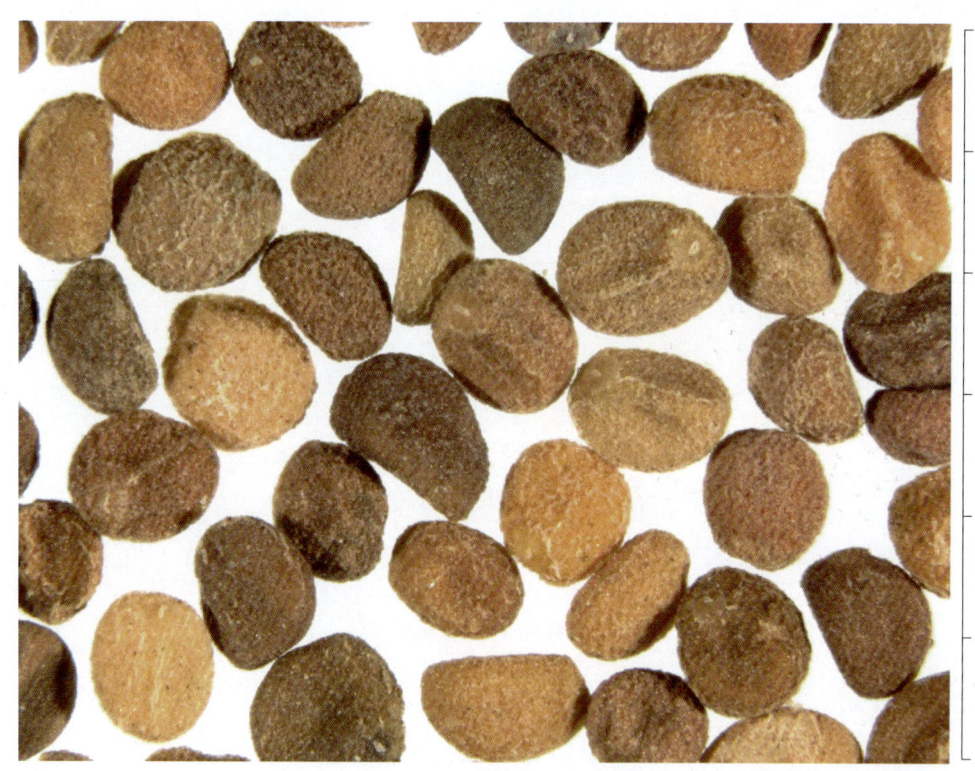

■ 菟丝子（菟丝子）大样图

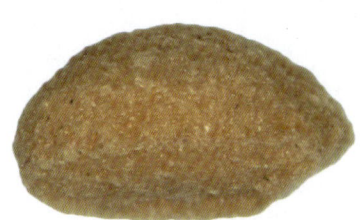

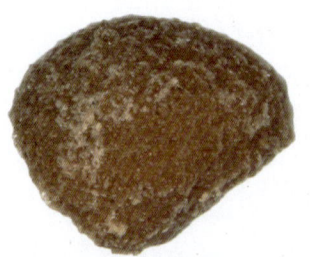

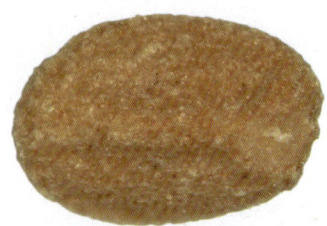

A. 正面          B. 侧面          C. 腹（脐）面

■ 菟丝子（菟丝子）基本面特征图

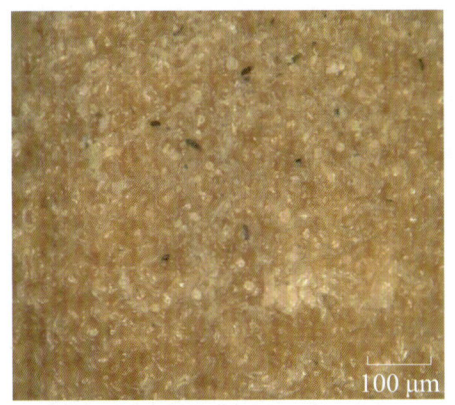

■ 菟丝子（菟丝子）表面纹理图

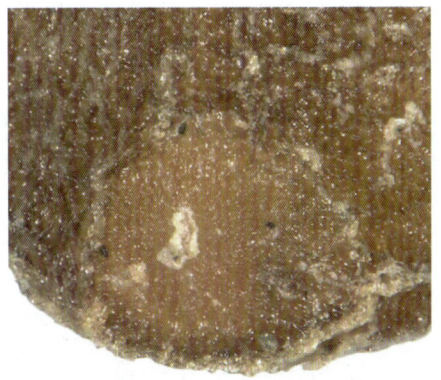

■ 菟丝子（菟丝子）种脐特征图

**剖面特征** 纵剖面略呈半圆形，最外层为种皮；胚线型，卷旋状，子叶不明显；胚乳包围在胚的周围。横切面呈扇形，中间可见卷旋线状胚的数个断面，断面呈类圆形。

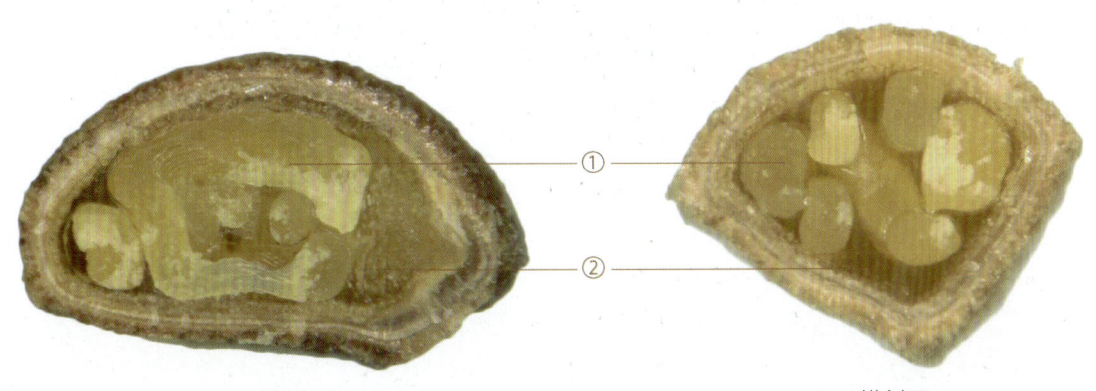

A．纵剖面　　　　　　　　　　　B．横剖面

①胚；②胚乳

■ 菟丝子（菟丝子）剖面特征图

**横切面特征** 种皮表皮细胞 1 列，类方形或类长方形，径向长 62.5 ～ 75 μm。中种皮外层（下皮层）为 1 列栅状细胞，径向长 17.5 ～ 27.5 μm，壁木化不明显。中种皮内层（栅状组织）细胞狭长，径向排列，壁木化，靠近外侧有光辉带，径向长 27.5 ～ 32.5 μm，略比下皮细胞长。内种皮（营养层）明显，细胞含有分泌物。胚乳细胞多角形或类圆形，内含糊粉粒。胚细胞多角形或类圆形，含糊粉粒及脂肪油滴。

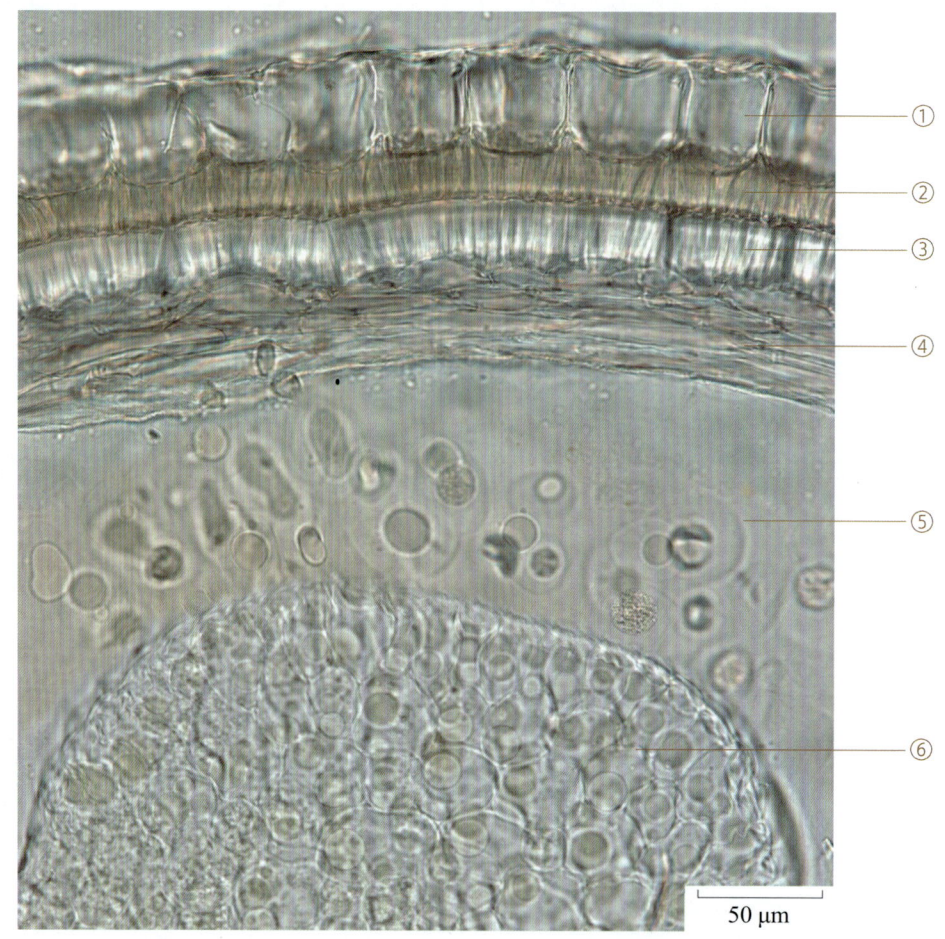

①种皮表皮细胞；②下皮层（外列栅状细胞）；③中种皮内层（内列栅状细胞）；④营养层；
⑤胚乳细胞；⑥胚细胞

■ **菟丝子（菟丝子）横切面特征图**

**粉末特征** 粉末黄褐色或深褐色。

种皮表皮细胞断面观呈类方形或类长方形，侧壁增厚；表面观呈圆多角形，角隅处壁明显增厚。栅状组织细胞成片，断面观 2 列，内列细胞稍长于外列细胞（常为其 1 ～ 2 倍），具光辉带，位于内列细胞的外侧；表面观呈多角形，皱缩。胚乳细胞呈多角形或类圆形，胞腔内含糊粉粒。胚细胞含糊粉粒及脂肪油滴。

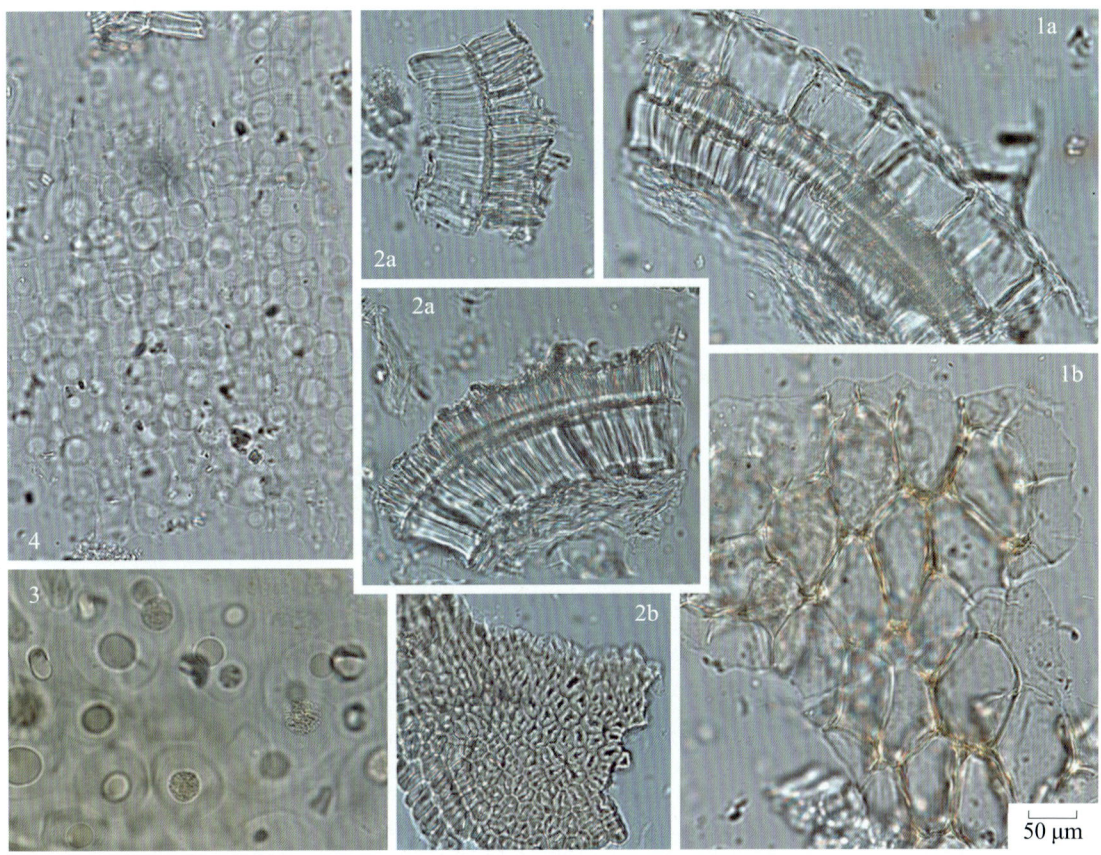

1．种皮表皮细胞（1a.断面观，1b.表面观）；2．栅状组织细胞（2a.断面观，2b.表面观）；
3．胚乳细胞；4．胚细胞

■ **菟丝子（菟丝子）粉末特征图**

**附注** 菟丝子药材目前市场流通主流来源品种为南方菟丝子，菟丝子极少见。菟丝子与南方菟丝子主要区别如下（相应图谱参见南方菟丝子项下）：

性状：菟丝子略呈 1/4 球形（蒜瓣状）或类半球形，腹棱线明显，种脐端有一偏斜的三角形小截面；南方菟丝子呈卵圆形或类球形，无腹棱线，种脐端略呈喙状突出而偏向一侧，种脐周围稍平坦呈浅色圆点状。

显微：菟丝子栅状细胞内列径向长通常是外列的 2 倍以下，南方菟丝子栅状细胞内列径向长通常是外列的 2 倍以上。

（广东省药品检验所：林锦锋 葛 蓉）

**参考文献**

[1] 国家药典委员会.中华人民共和国药典：2020年版 一部［S］.北京：中国医药科技出版社,2020：322.

## 菟丝子（南方菟丝子）Tusizi（Nanfangtusizi） 100

**品种收载** 《中国药典》2020 年版[1]。

**来源** 旋花科植物南方菟丝子 *Cuscuta australis* R. Br. 的干燥成熟种子。

**性状** 呈卵圆形或类球形。正面呈扁椭圆形，一端略呈喙状突出而偏向一侧；侧面呈椭圆形；腹（脐）面呈椭圆形。长 1 ～ 1.5 mm，宽 1 ～ 1.5 mm，厚约 1 mm。表面灰棕色至棕褐色，粗糙，具不规则的网状纹饰与细小的颗粒状凸起。种脐线形，黄白色，位于喙状突出下，微凹的圆形晕轮的中心，晕轮颜色稍浅于种皮。质坚实，不易以指甲压碎。气微，味淡。

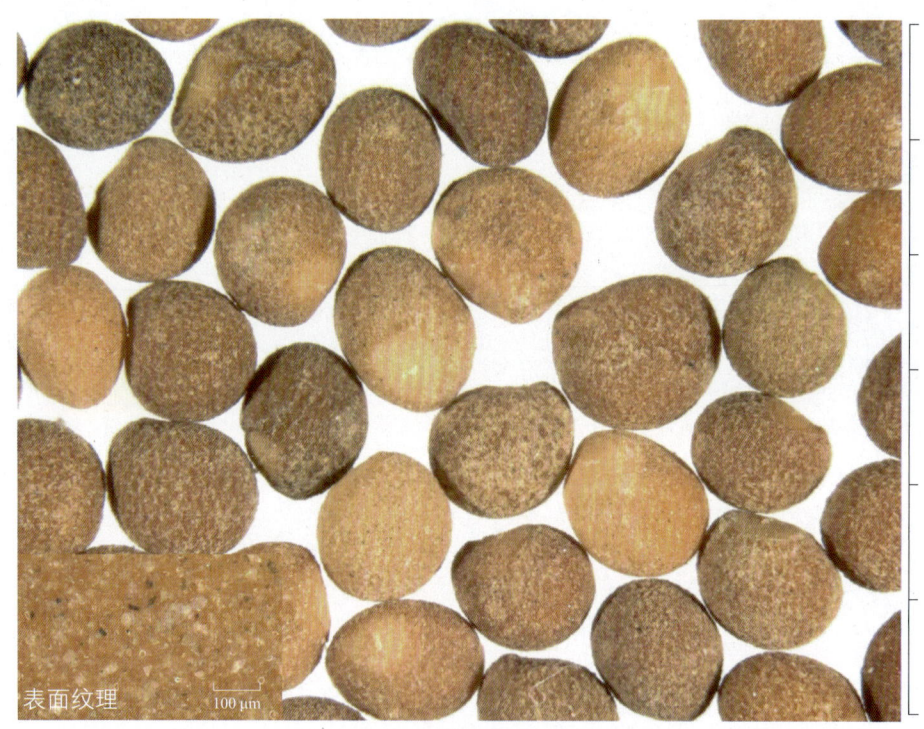

表面纹理　　100 μm

■ 菟丝子（南方菟丝子）大样图

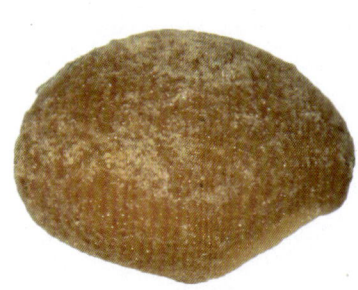

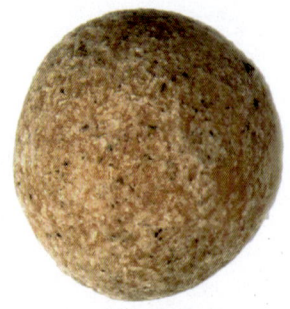

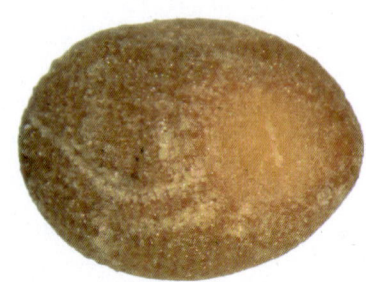

A. 正面　　　　　　　B. 侧面　　　　　　　C. 腹（脐）面

■ 菟丝子（南方菟丝子）基本面特征图

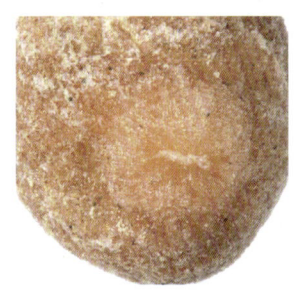

■ 菟丝子（南方菟丝子）种脐特征图

**剖面特征** 纵剖面呈卵圆形，最外层为种皮；胚线型，卷旋状，子叶不明显可见；胚乳包围在胚的周围。横剖面椭圆形，中间可见卷旋状胚的数个断面，断面类圆形。

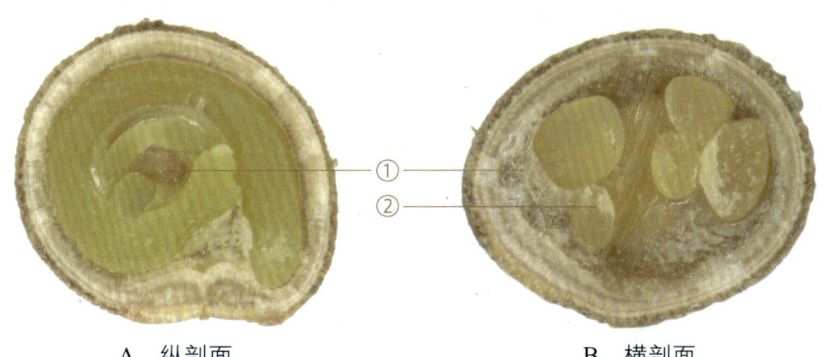

A．纵剖面      B．横剖面

①胚乳；②胚

■ 菟丝子（南方菟丝子）剖面特征图

**横切面特征** 种皮表皮细胞1列，类方形或类长方形，径向长62.5～70 μm。中种皮外层（下皮层）为1列栅状细胞，径向长17.5～27.5 μm，壁木化不明显。中种皮内层细胞（栅状细胞）狭长，径向排列，壁木化，靠近外侧有光辉带，径向长42.5～50 μm，比下皮细胞长2倍以上。内种皮（营养层）为数列颓废细胞，明显可见，有分泌物。胚乳细胞多角形或类圆形，内含糊粉粒。胚细胞多角形或类圆形，含糊粉粒及脂肪油滴。

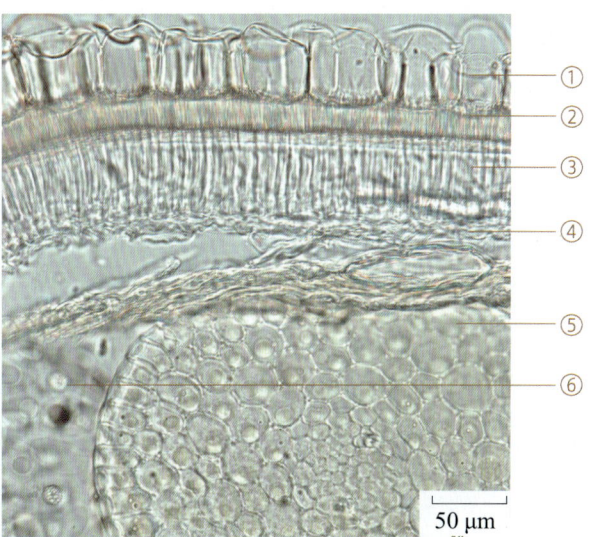

①种皮表皮细胞；②下皮层（外侧栅状细胞）；
③中种皮内层（内侧栅状细胞）；④营养层；
⑤胚细胞；⑥胚乳细胞

■ 菟丝子（南方菟丝子）横切面特征图

**粉末特征** 粉末黄褐色或深褐色。

种皮表皮细胞断面观呈类方形或类长方形，侧壁增厚；表面观呈圆多角形，直径约 50 μm，角隅处壁明显增厚。栅状组织细胞成片，断面观 2 列，内列细胞稍长于外列细胞（常为 2 倍以上），具光辉带，位于内列细胞的外侧；表面观呈多角形，皱缩。胚乳细胞呈多角形或类圆形，胞腔内含糊粉粒。胚细胞含糊粉粒及脂肪油滴。

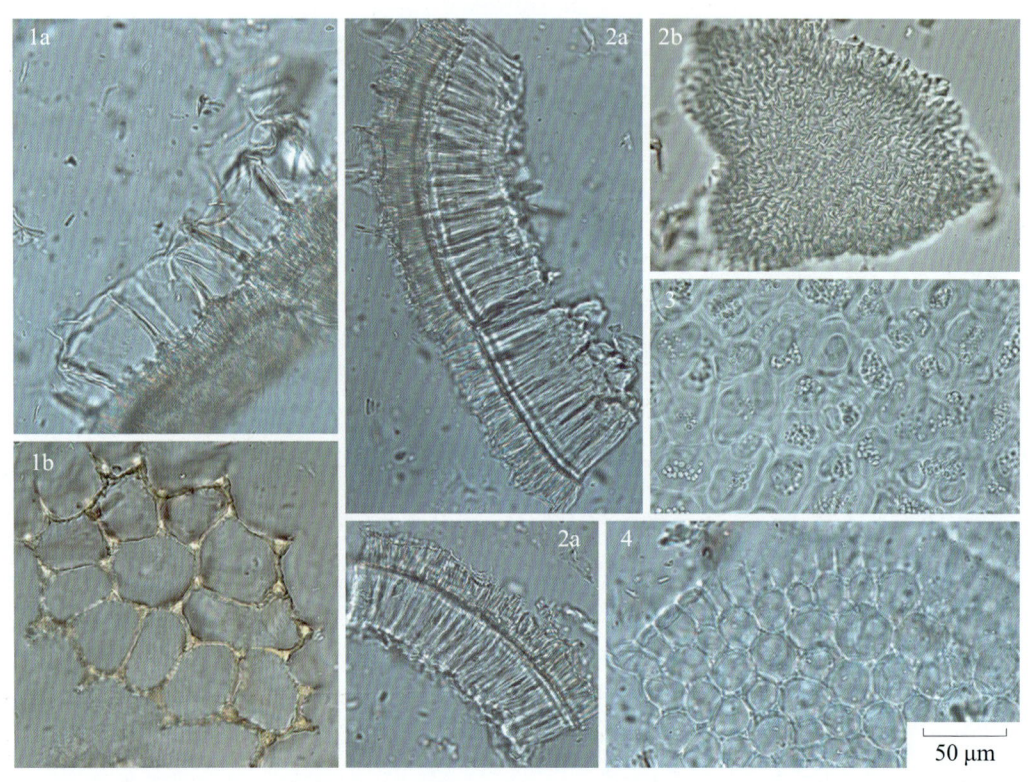

1. 种皮表皮细胞（1a.断面观，1b.表面观）；2. 栅状组织细胞（2a.断面观，2b.表面观）；
3. 胚乳细胞；4. 胚细胞

■ **菟丝子（南方菟丝子）粉末特征图**

**附注** 菟丝子属的种皮外表皮为 1 层较大的长方形细胞，外侧壁通常略加厚；下皮层细胞壁稍木化，有时颓废或退化；栅状细胞 1 层，棱柱状，具厚木化壁，棕色细胞壁；内种皮（营养层）细胞为数列薄壁细胞，大多颓废状。

南方菟丝子栅状细胞内列径向长通常是外列的 2 倍以上，菟丝子栅状细胞内列径向长通常是外列的 2 倍以下。

（广东省药品检验所：林锦锋　葛　蓉）

**参考文献**

[1] 国家药典委员会.中华人民共和国药典:2020 年版　一部[S].北京:中国医药科技出版社,2020:322.

## 茄 科

# 天仙子 Tianxianzi ⑩

**品种收载** 《中国药典》2020 年版[1]。

**来源** 茄科植物莨菪 *Hyoscyamus niger* L. 的干燥成熟种子。

**性状** 呈扁肾形或扁卵形。正面呈扁肾形或扁卵形；侧面呈狭卵圆形或狭椭圆形；腹（脐）面呈矩圆形或狭椭圆形。长 0.8 ～ 1.5 mm，宽 0.8 ～ 1.3 mm，厚约 0.5 mm。表面棕黄色或灰黄色，有隆起细密的网纹。种脐位于略尖的一端，呈点状。气微，味微辛。

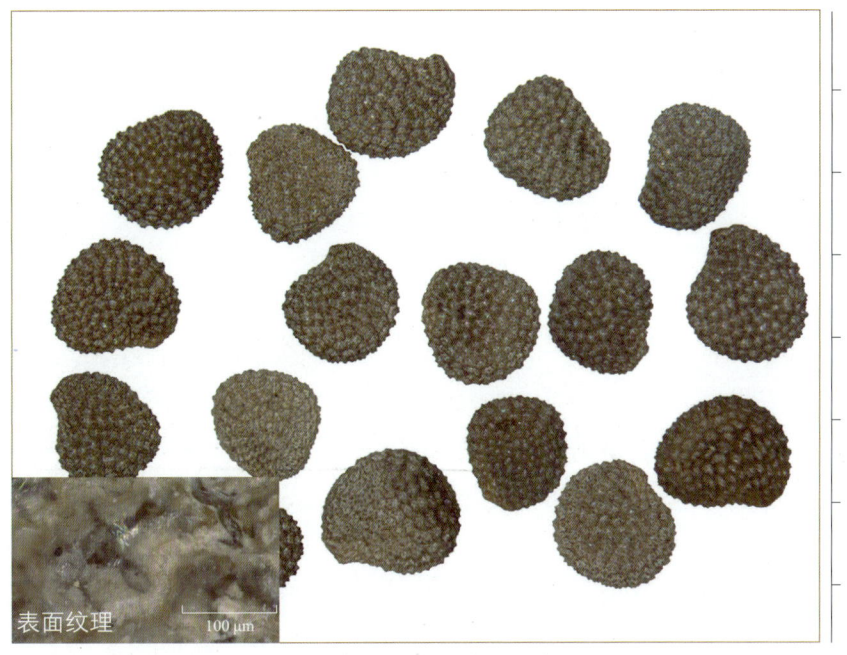

表面纹理　100 μm

■ 天仙子大样图

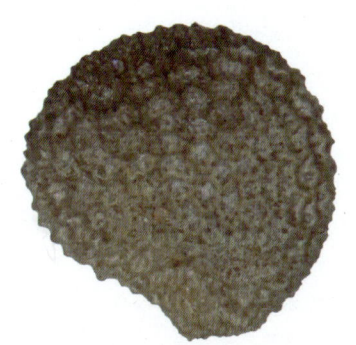
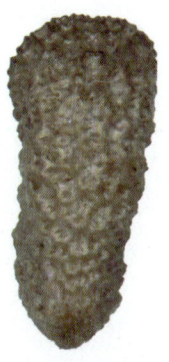
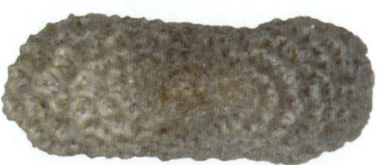

A. 正面　　　　　　　B. 侧面　　　　　　　C. 腹（脐）面

■ 天仙子基本面特征图

**剖面特征** 纵剖面呈扁肾形或扁卵形，种皮薄；胚弯生，浅白色；子叶2；胚根明显，位于种脐端。胚乳浅棕色，包围着胚。横剖面呈类椭圆形，可见2或3个圆形的胚断面，色白。

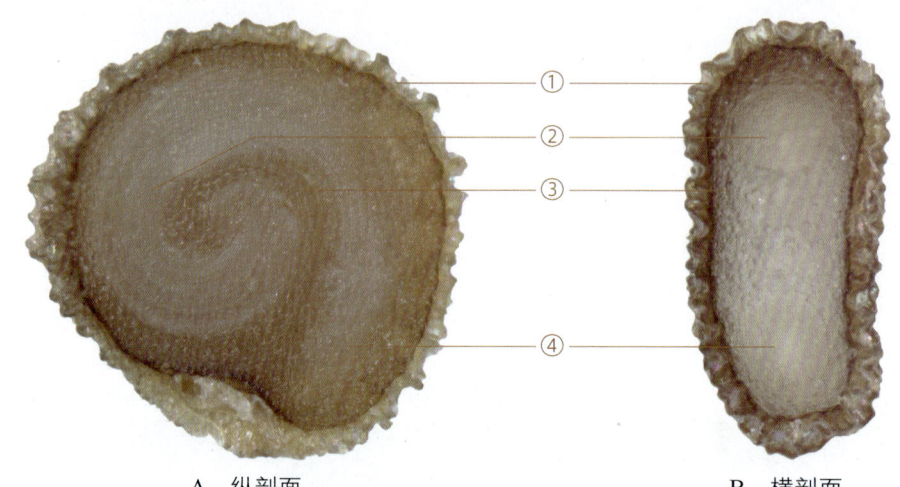

A. 纵剖面　　　　　　　　　B. 横剖面

①种皮；②子叶；③胚乳；④胚根

■ 天仙子剖面特征图

**横切面特征** 种皮表皮细胞1层，呈不规则的波状凸起，淡黄棕色，细胞壁具明显的纹理，外壁具细密网纹，有时显颗粒状。中种皮（色素层）细胞数列，颓废，含有黄色色素。内种皮细胞1层，壁薄，细胞皱缩，切向延长。胚乳细胞壁稍厚，形较大，内含脂肪油滴及糊粉粒。胚细胞壁薄，内含油滴。

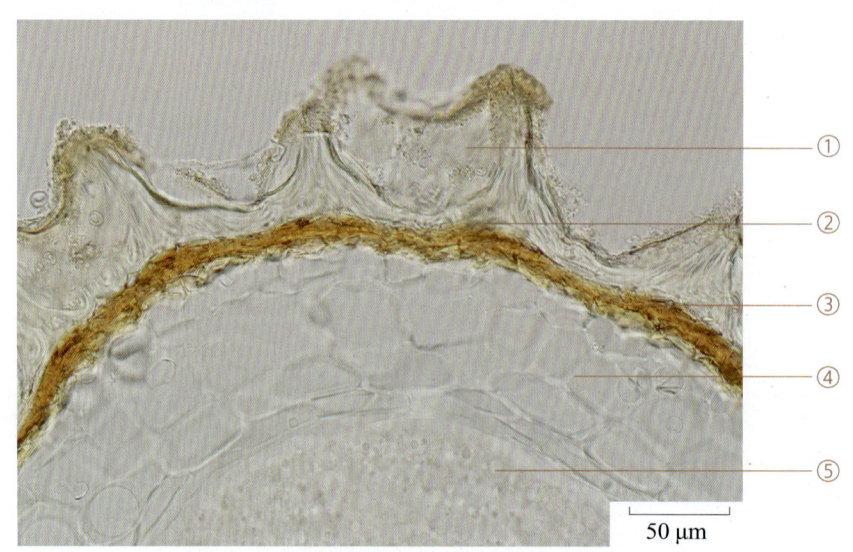

50 μm

①种皮表皮细胞；②中种皮细胞；③内种皮细胞；④胚乳细胞；⑤胚细胞

■ 天仙子横切面特征图

**粉末特征** 粉末灰褐色。

种皮表皮细胞表面观呈不规则多角形或长多角形，垂周壁波状弯曲，壁厚，层纹明显，表面附着黄棕色颗粒状物；侧面观大多破碎，完整细胞呈波状突起。胚乳细胞类圆形或多角形，含糊粉粒及脂肪油滴。胚细胞壁薄，内含油滴。

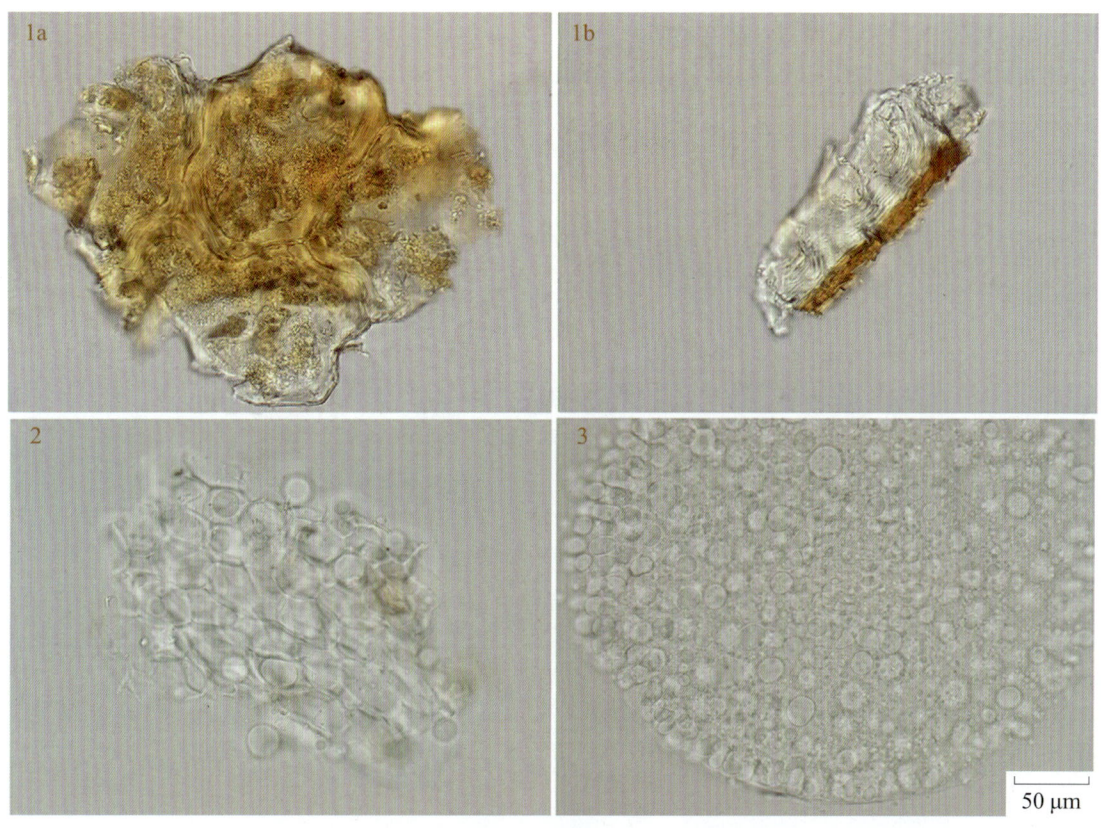

1. 种皮表皮细胞（1a.表面观，1b.侧面观）；2. 胚乳细胞；3. 胚细胞

■ **天仙子粉末特征图**

（广东省药品检验所：杨志业

大连市食品药品检验所：石亚囡　季　雪）

**参考文献**

［1］ 国家药典委员会.中华人民共和国药典：2020年版　一部［S］.北京：中国医药科技出版社，2020：56.

# 曼陀罗子 Mantuoluozi

**品种收载**《中华人民共和国卫生部药品标准　维吾尔药分册》[1]。

**来源**　茄科植物曼陀罗 *Datura stramonium* L. 的干燥成熟种子。

**性状**　呈肾形，稍扁，边缘略呈波状。正面呈肾形；侧面呈长倒卵形，向种脐一侧稍薄；腹（脐）面略呈长倒卵形。长 2.5 ～ 3 mm，宽 3 ～ 4 mm，厚约 1 mm。表面黑色或黑褐色，稍皱缩，凹凸不平，具细小网纹，网脊厚，网眼小而浅。种脐位于种子的凹陷处，三角形，中间微凹陷，颜色稍浅。种皮坚硬，胚乳灰白色，油性，半透明。气微，味淡。

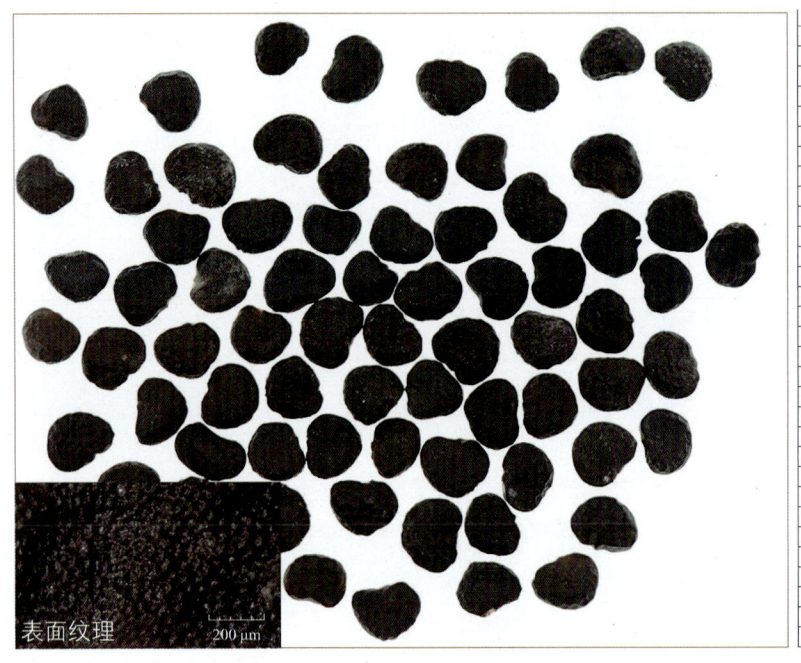

表面纹理　200 μm

■ 曼陀罗子大样图

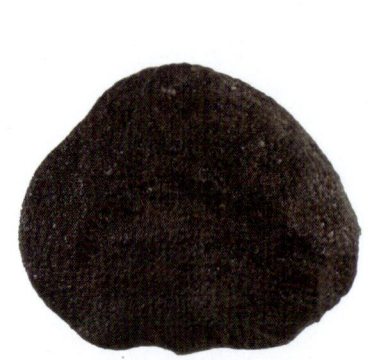

A. 正面

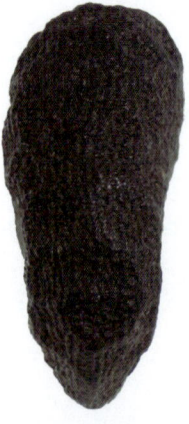

B. 侧面

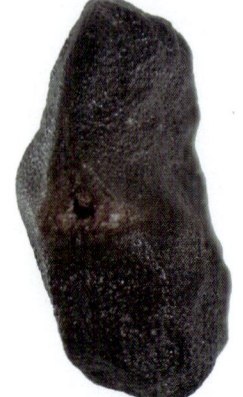

C. 腹（脐）面

■ 曼陀罗子基本面特征图

**剖面特征** 纵剖面呈类肾形，种皮黑棕色，较厚，边缘略呈波状；胚线条状，弯曲，位于胚乳中，胚根和子叶呈卷曲的长柱形，子叶2；胚乳明显可见，半透明，灰白色。横剖面呈长椭圆形，胚根及子叶呈圆形，位于胚乳中间，胚根直径大于子叶。

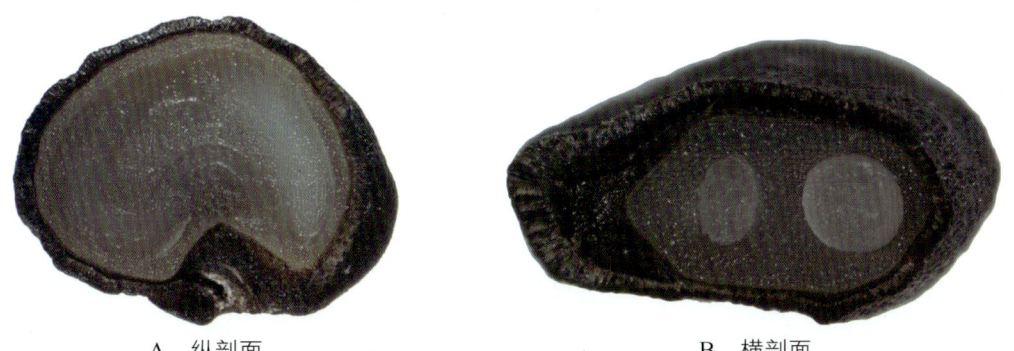

A. 纵剖面　　　　　　　　　　　　B. 横剖面

■ **曼陀罗子剖面特征图**

**横切面特征** 种皮表皮细胞外被蜡被（角质层），种皮石细胞椭圆形至长椭圆形，壁厚，层纹明显，胞腔狭窄，由棕黑色色素填充。中种皮层（色素层）细胞数列，颓废，含棕黄色色素。内种皮细胞1列，长方形，壁薄，切向排列。胚乳细胞类圆形至类多边形，内含大小不等的油滴，油滴淡绿色。胚细胞类圆形至长圆形，内含油滴及颗粒状蛋白体。

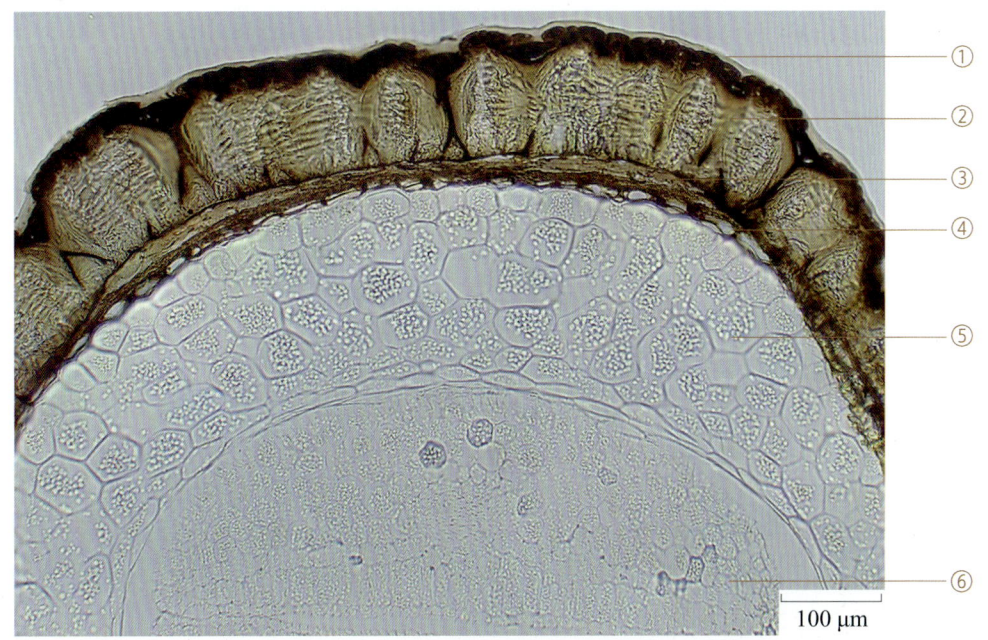

①角质层；②种皮表皮细胞；③中种皮色素层细胞；
④内种皮细胞；⑤胚乳细胞；⑥胚细胞

■ **曼陀罗子横切面特征图**

**粉末特征** 粉末灰褐色。

种皮石细胞类多角形，长多角形或呈分枝状，成群分布或离散，棕黄色，层纹明显，胞腔狭窄，直径 45 ～ 68 μm，长 48 ～ 225 μm，壁厚 22 ～ 29 μm，强烈木化。色素层细胞多皱缩，卵圆形或长圆形，棕黄色，内含油滴及色素颗粒，直径 9 ～ 25 μm。胚乳细胞类圆形至类多边形，直径 22 ～ 58 μm，内含大小不等的淡绿色油滴。胚细胞类圆形或长圆形，内含油滴及颗粒状蛋白体，直径 12 ～ 31 μm。

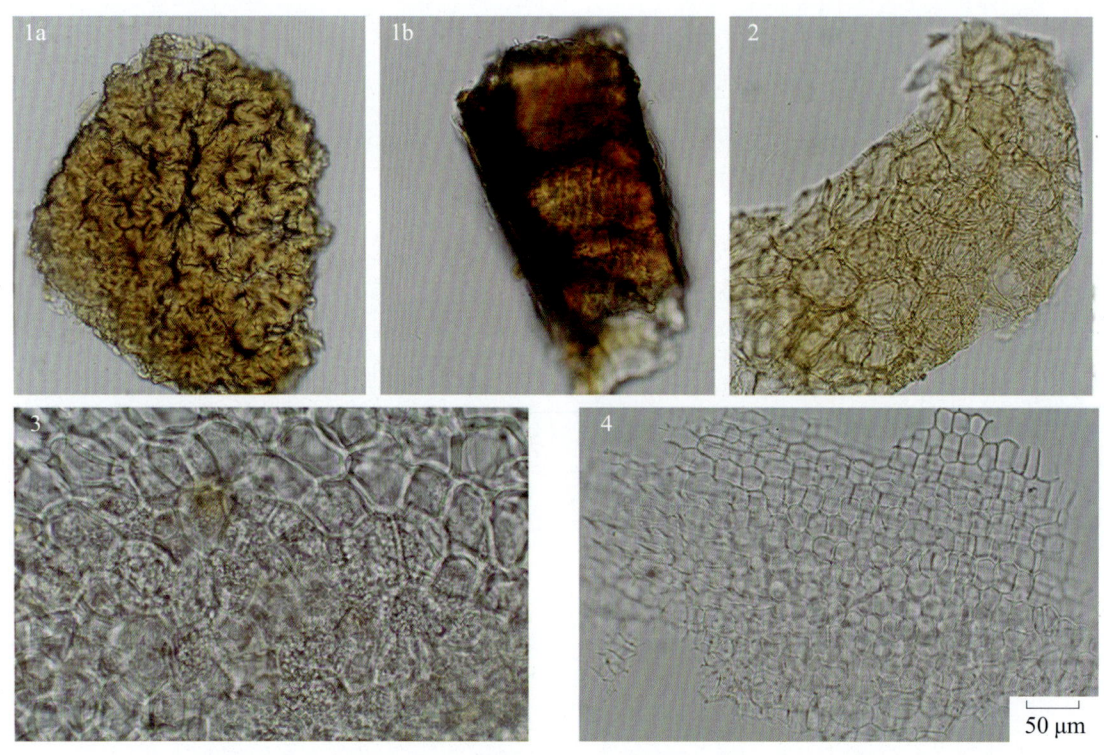

50 μm

1. 外种皮石细胞（1a. 表面观，1b. 侧面观）；2. 色素层细胞；3. 胚乳细胞；4. 胚细胞

■ **曼陀罗子粉末特征图**

**附注** 曼陀罗的花为洋金花，可供药用，种子入药的情况较少。

（山东省食品药品检验研究院：穆向荣　汪　冰　于凤蕊）

**参考文献**

[1] 中华人民共和国卫生部药典委员会.中华人民共和国卫生部药品标准　维吾尔药分册[S].乌鲁木齐:新疆科技卫生出版社,1999:96.

# 白花曼陀罗子 Baihuamantuoluozi 103

**品种收载** 《福建省中药材标准》2006 年版[1]。

**来源** 茄科植物白花曼陀罗 *Datura metel* L. 的干燥成熟种子。

**来源** 呈三角状扁肾形。正面呈三角状肾形，扁平；侧面呈长条形，呈弓形隆起，具 2～3 条波状脊棱，沟槽明显；腹（脐）面略呈长卵形。长 4～5 mm，宽 2.5～3.5 mm，厚约 1.5 mm。表面淡黄色或棕黄色，稍皱，具细微的网状纹理，边缘稍隆起。种脐位于腹面凹缺的下部，呈裂缝状，其上常残留白色种柄，有时脱落。种皮较硬，种仁灰白色，油性，有胚乳，气微，味微辛。

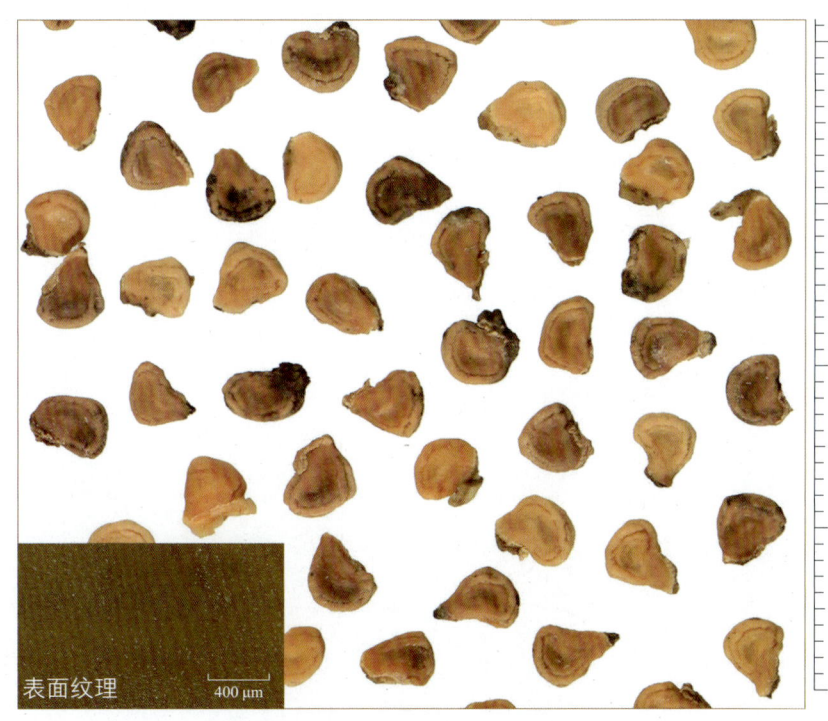

表面纹理　400 μm

■ 白花曼陀罗子大样图

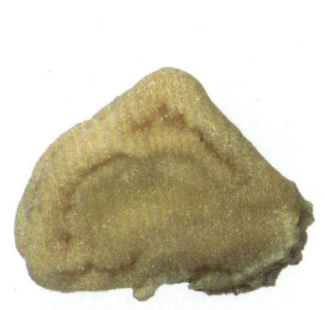 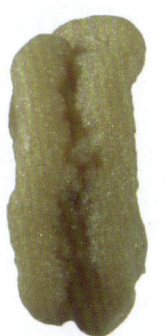 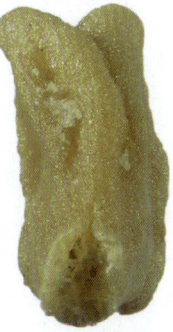 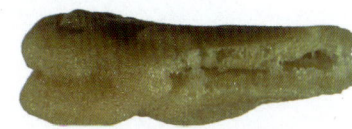

A. 正面　　　　　B. 侧面 1　　　　C. 侧面 2　　　　D. 腹（脐）面

■ 白花曼陀罗子基本面特征图

**剖面特征** 纵剖面呈三角状肾形，种皮淡黄色或棕黄色，边缘有明显不规则的波状脊棱；胚线条状，环生于胚乳中，胚根和子叶呈卷曲的长柱形，子叶 2；胚乳明显可见。横剖面呈横向长卵形，胚根及子叶呈圆形，位于胚乳中间，胚根直径大于子叶。

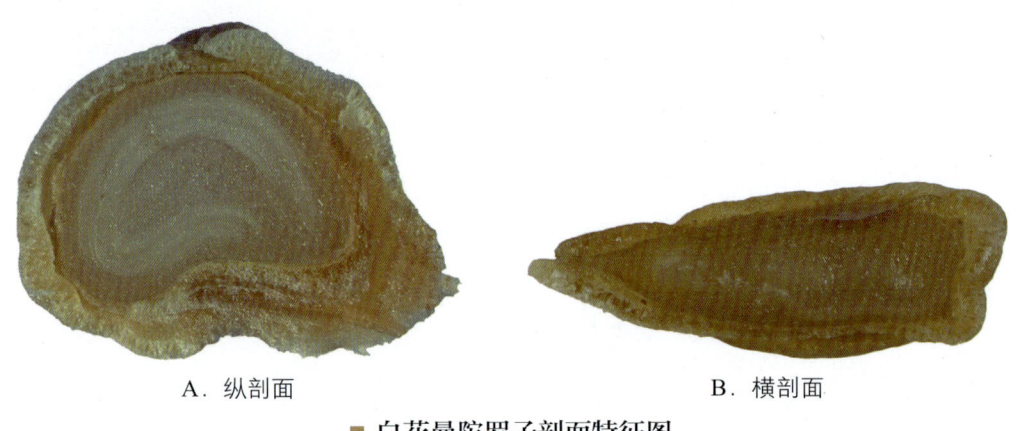

A．纵剖面      B．横剖面

■ 白花曼陀罗子剖面特征图

**横切面特征** 种皮表皮细胞为 1 列石细胞，外被较薄的蜡被（角质层）。中种皮层（色素层）细胞数列，颓废皱缩，有的含有色素。内种皮细胞 1 列，长方形，壁薄，切向排列。胚乳细胞类圆形至类多边形，内含大小不等的淡绿色油滴。胚细胞类圆形至长圆形，内含油滴及糊粉粒。

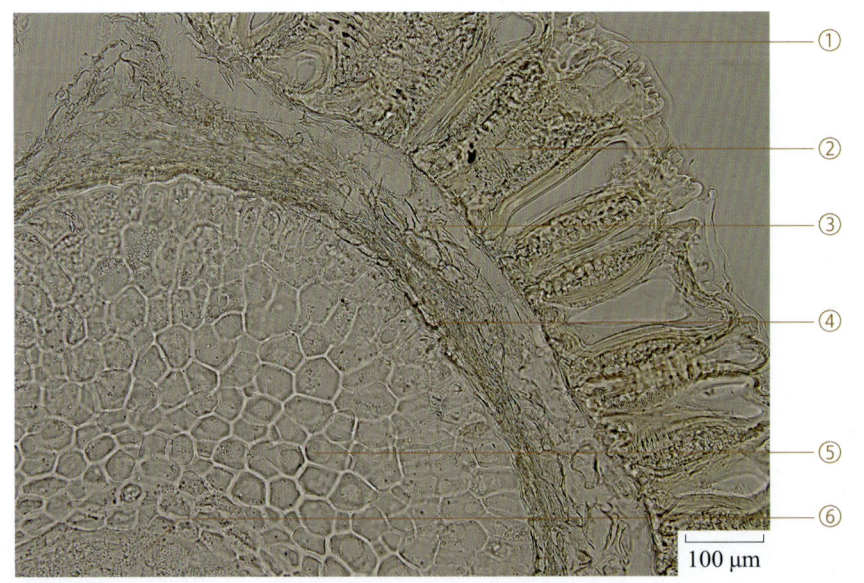

100 μm

①角质层；②表皮细胞；③中种皮色素层细胞；④内种皮细胞；⑤胚乳细胞；⑥胚细胞

■ 白花曼陀罗子横切面特征图

**粉末特征** 粉末灰褐色。

种皮石细胞表面观呈类多角形，长多角形或呈分枝状，成群分布或离散，淡棕黄色，层纹明显，胞腔狭窄，直径 37 ～ 200 μm，长 62 ～ 275 μm，壁厚 12 ～ 25 μm；侧面观有的石细胞两端膨大，外侧端部有多数乳突状和分枝状突起，胞腔明显较大或胞腔狭窄。中种皮薄壁细胞（色素层细胞）多皱缩，卵圆形或长圆形，淡黄色，直径 5 ～ 17 μm。胚乳细胞类圆形至类多边形，直径 15 ～ 40 μm，内含大小不等的淡绿色油滴。胚细胞类圆形或长圆形，内含油滴及糊粉粒，直径 8 ～ 40 μm。

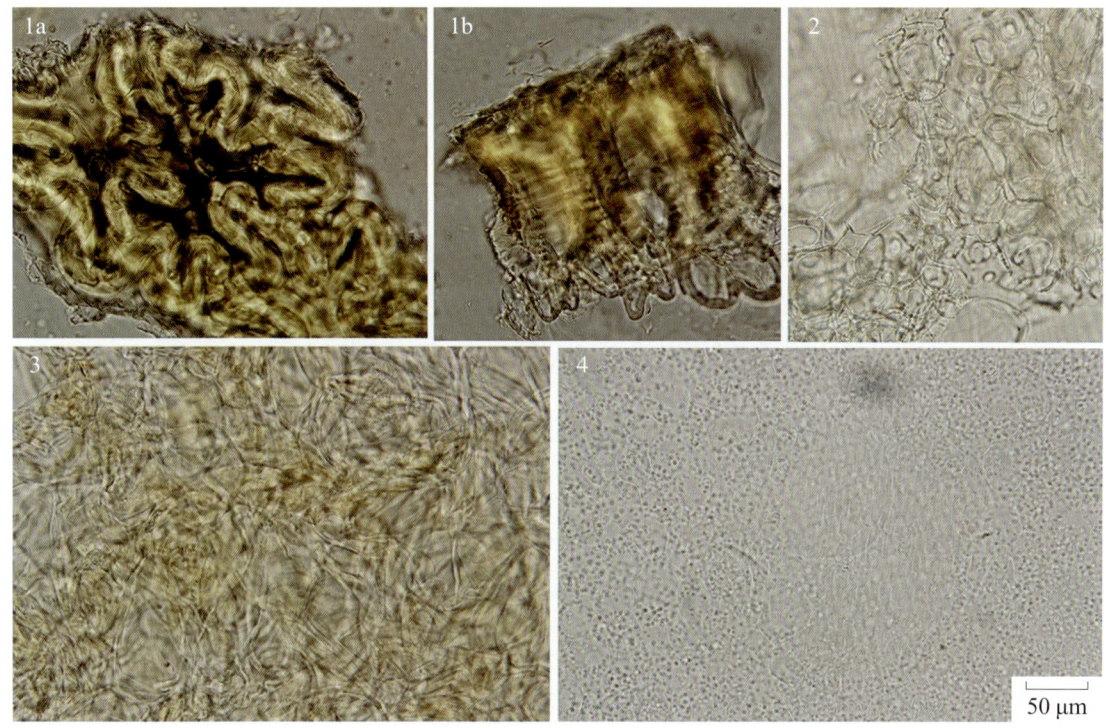

1. 外种皮石细胞（1a.表面观，1b.侧面观）；2. 胚乳细胞；3. 色素层细胞；4. 胚细胞

■ **白花曼陀罗子粉末特征图**

**附注** 白花曼陀罗子收载于《福建省中药材标准》2006 年版和《福建省中药饮片炮制规范》2012 年版[2]，在《贵州省中药材、民族药材质量标准》2003 年版中作为曼陀罗子的一个基源被收载[3]。白花曼陀罗子样品系从福建收集而来，经鉴定为白花曼陀罗（*Datura metel* L.）的干燥成熟种子。

白花曼陀罗子的描述参考了《杂草种子图鉴》[4]及印丽萍等的研究文献[5]。

（中国食品药品检定研究院：张 萍 魏 锋 石 佳）

## 参考文献

［1］ 福建省食品药品监督管理局.福建省中药材标准:2006年版［S］.福州:海风出版社,2006:75.

［2］ 福建省食品药品监督管理局.福建省中药饮片炮制规范:2012年版［S］.福州:福建科学技术出版社,2013:61.

［3］ 贵州省药品监督管理局.贵州省中药材、民族药材质量标准:2003年版［S］.贵阳:贵州科技出版社,2003:331.

［4］ 关广清.杂草种子图鉴［M］.北京:科学出版社,2000:193.

［5］ 印丽萍,徐瑛,伏建国,等.有害杂草曼陀罗属及其种子分类特征［J］.植物检疫,2008,22(2):97-99.

# 唐古特莨菪 Tanggutelangdang

(104)

**品种收载** 《青海省药品标准》1976 年版[1]。

**来源** 茄科植物唐古特莨菪 *Anisodus tanguticus*（Maxim.）Pascher 的干燥成熟种子。

**性状** 呈类扁肾形或扁卵形。正面呈类肾形或类卵形；侧面呈长卵圆形或长椭圆形；腹（脐）面呈长卵圆形或长椭圆形。长 2 ~ 3.5 mm，宽 2.5 ~ 3.8 mm。表面黄棕色至褐色，有时可见不规则褐色斑块，具细密隆起的网纹，网眼长形凹陷，网脊突起。种脐位于腹面尖端凹陷处，呈点状。气微，味微辛。

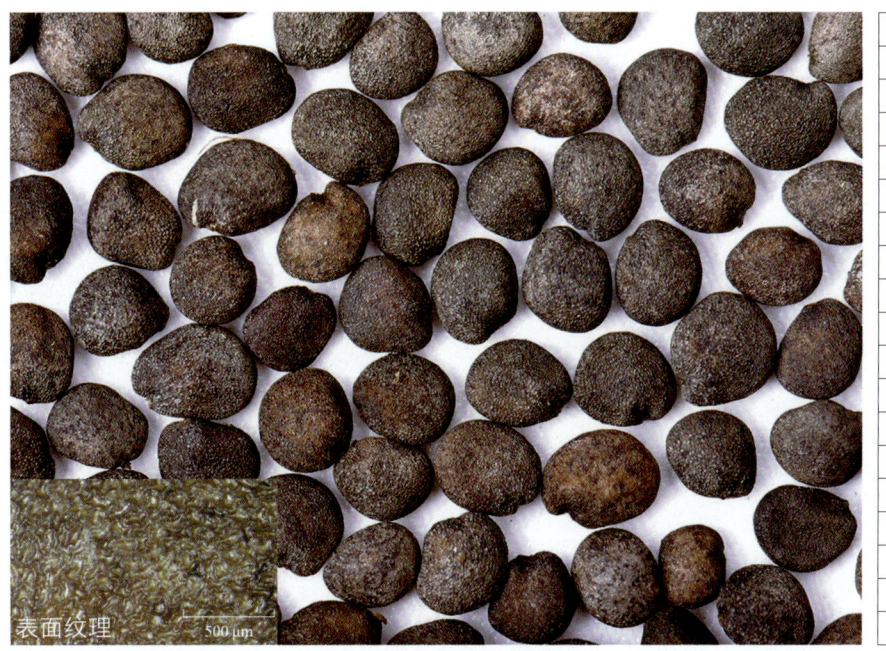

■ 唐古特莨菪大样图

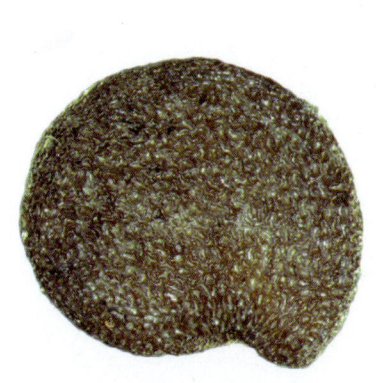 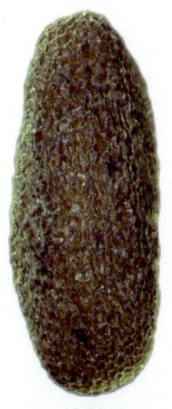 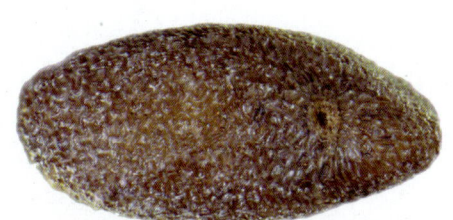

A. 正面　　　　　　　　　B. 侧面　　　　　　　　C. 腹（脐）面

■ 唐古特莨菪基本面特征图

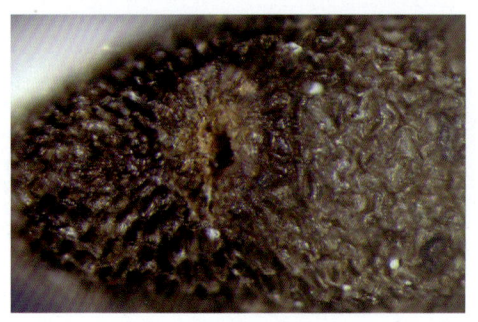

■ 唐古特莨菪种脐特征

**剖面特征** 纵剖面呈类肾形或类卵状，种皮较厚；胚线条状，呈逗号环状弯曲，白色，位于胚乳中，胚轴和胚根长圆柱形，朝向种脐端，子叶2；胚乳白色，蜡质。横剖面呈横向椭圆形，胚被胚乳包围，子叶与胚根呈类圆形，分别位于两侧。

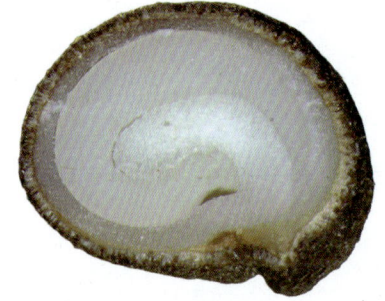 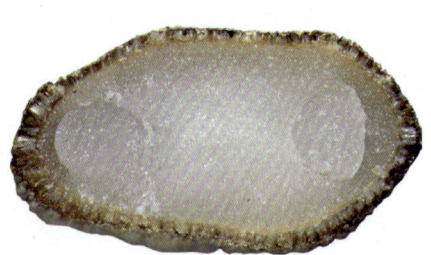

A．纵剖面  B．横剖面

■ 唐古特莨菪剖面特征图

**横切面特征** 种皮表皮细胞1列，呈不规则的波状突起，壁厚，径向壁具明显层纹，细胞呈石细胞状。中种皮细胞棕黄色，颓废。内种皮细胞颓废，不可辨，胚乳细胞类圆形或类多角形，壁稍厚，含糊粉粒及脂肪油滴。子叶细胞壁薄，内含油滴。

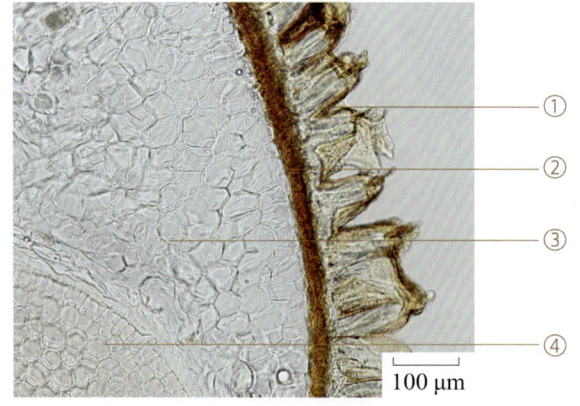

①外种皮；②中种皮；③胚乳；④子叶

■ 唐古特莨菪横切面特征图

**粉末特征**　种皮表皮细胞碎片众多，表面观不规则多角形或长多角形，垂周壁厚，波状弯曲，层纹明显，内含棕色物；侧面观呈波状突起。中种皮碎片棕黄色，多颓废状，细胞无明显界限。胚乳细胞类圆形或类多角形，含糊粉粒及脂肪油滴。胚细胞类多角形，无色，壁薄，含脂肪油滴。

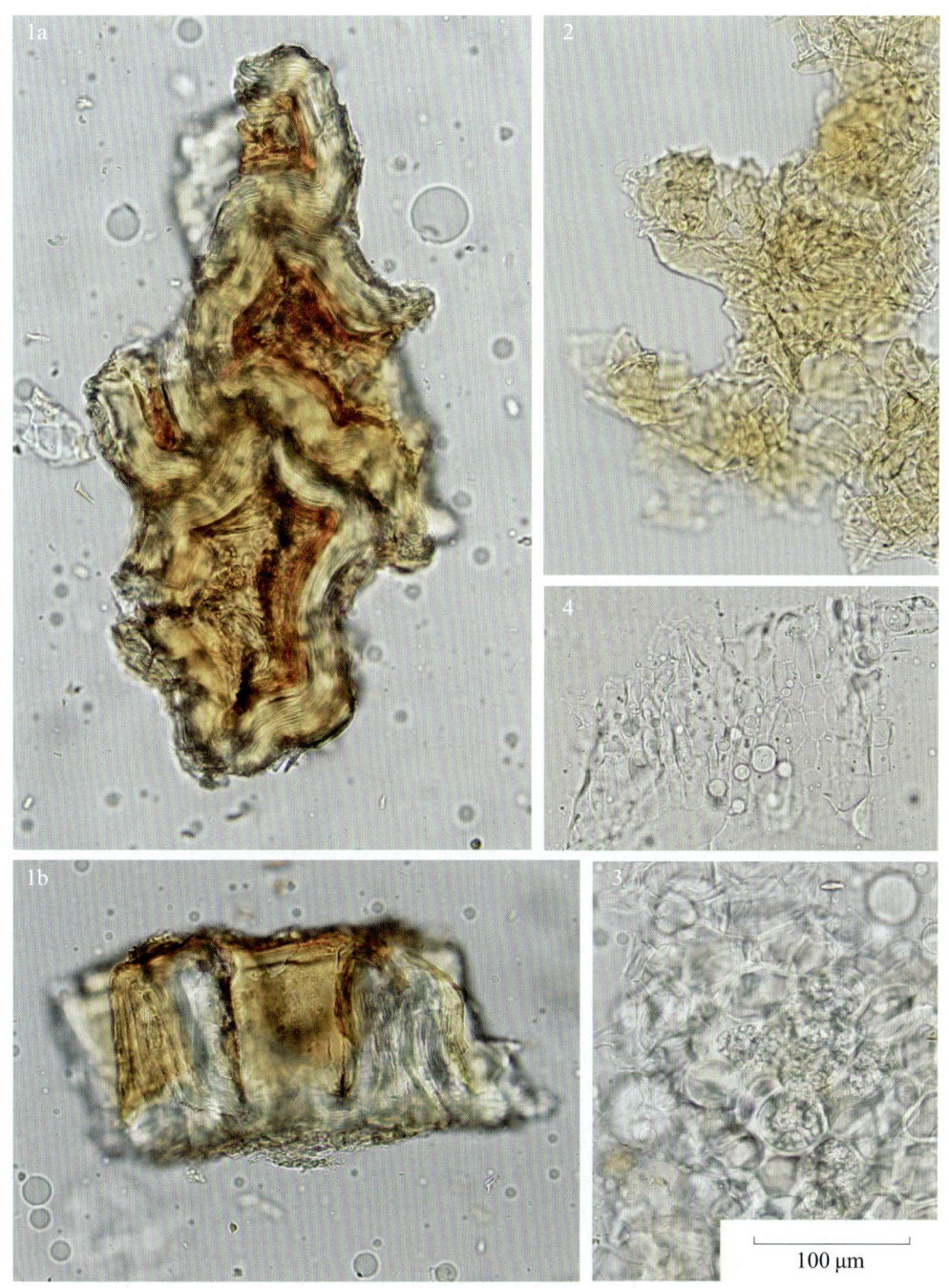

1. 种皮表皮细胞（1a.表面观，1b.侧面观）；2. 内种皮；3. 胚乳细胞；4. 胚细胞

■ **唐古特莨菪粉末特征图**

**附注** 本品性状与天仙子相似，但天仙子较小，直径约 1 mm，表面棕黄色或灰黄色。《青海省药品标准》1976 年版收载有唐古特莨菪，入药部位为根和种子。唐古特莨菪 *Anisodus tanguticus*（Maxim.）Pascher 又名山莨菪，为《藏药标准》[2] 和《四川省藏药材标准》2014 年版收载的山莨菪的基源之一[3]，入药部位为根。性状与显微特征描述参考了杜燕等[4]、张发起等[5]的文献，并结合实际的观察结果进行。

（四川省药品检验研究院：齐景梁　高必兴　周　娟　黎跃成）

**参考文献**

[1] 青海省卫生局.青海省药品标准:1976 年版[S].西宁:青海省卫生局,1977:137.

[2] 西藏、青海、四川、甘肃、云南、新疆卫生局.藏药标准　第一版　第一、二分册合编本[S].西宁:青海人民出版社,1979:9.

[3] 四川省食品药品监督管理局.四川省藏药材标准:2014 年版[S].成都:四川科学技术出版社,2014:29.

[4] 杜燕,杨湘云.青藏高原特色植物种子[M].昆明:云南科技出版社,2014:598−599.

[5] 张发起,高庆波,邢睿,等.青海省三种茄科植物种子微形态特征[J].植物分类与资源学报,2013,35(3):290−294.

# 紫葳科

## 木蝴蝶 Muhudie 105

**品种收载** 《中国药典》2020年版[1]。

**来源** 紫葳科植物木蝴蝶 *Oroxylum indicum*（L.）Vent. 的干燥成熟种子。

**性状** 呈蝶形薄片。正面呈蝶形，基部外的3面延长成宽大菲薄的翅，侧面极薄；侧面呈薄片状；腹（脐）面呈薄片状。长5～8 cm，宽3.5～4.5 cm。表面浅黄白色，翅半透明，有绢丝样光泽，上有放射状纹理，边缘多破裂；透过种皮可见2枚子叶，蝶形，黄绿色或黄色，长1～2.2 cm，宽0.5～1.2 cm。种脐线型，长0.8～1.5 cm。体轻。气微，味微苦。

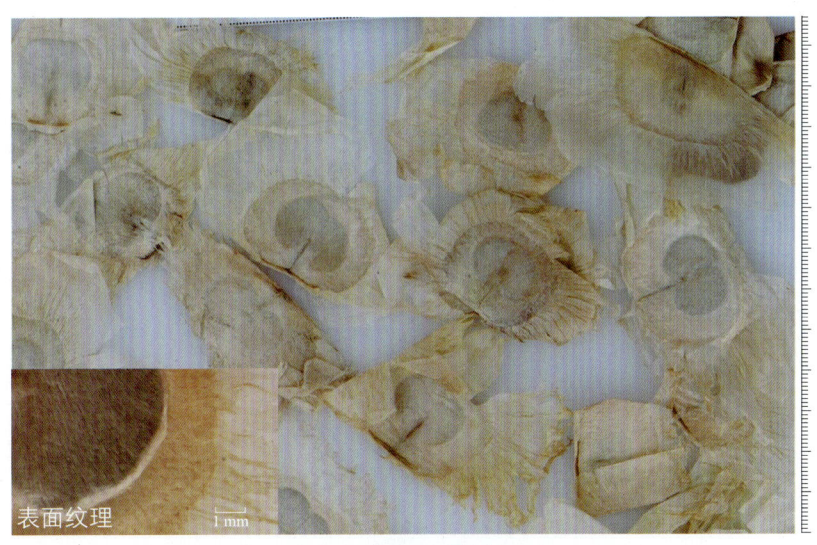

表面纹理　1 mm

■ 木蝴蝶大样图

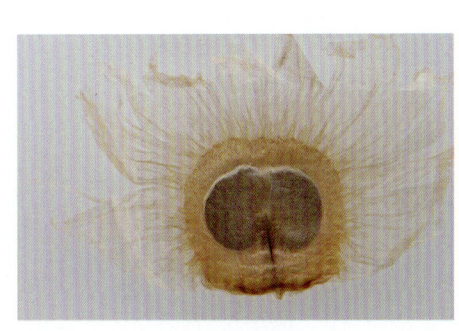

A. 正面

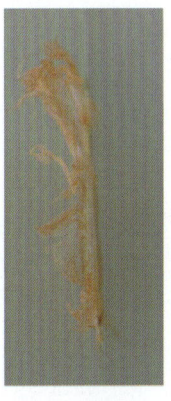

B. 侧面

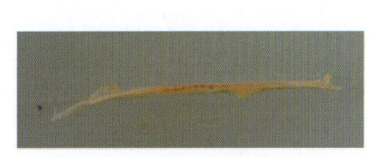

C. 腹（脐）面

■ 木蝴蝶基本面特征图

**剖面特征** 纵剖面呈蝶形，种皮极薄，呈半透明状；胚直生，子叶蝶形，黄绿色或黄色，几乎占胚的全部，长径 2 ～ 2.2 cm；胚根细小，位于种脐端，呈黑褐色；胚乳薄膜状，紧裹于子叶之外。横剖面线型，薄，子叶呈狭长椭圆形，黄绿色或黄色。

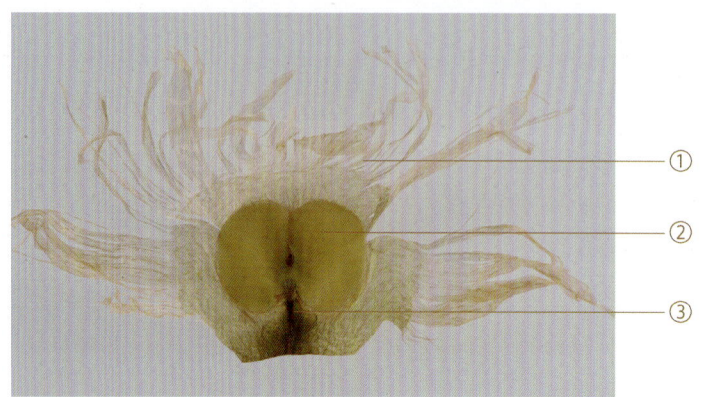

A．纵剖面

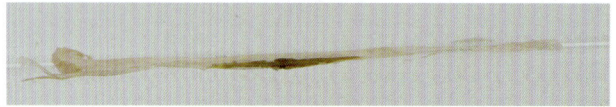

B．横剖面

①种皮；②子叶；③胚根

■ 木蝴蝶剖面特征图

**横切面特征** 种皮细胞方形或类方形，1 ～ 2 列，略径向排列，2 层细胞的结合部的细胞壁增厚。胚乳由 2 ～ 4 层细胞组成，大多颓废状。

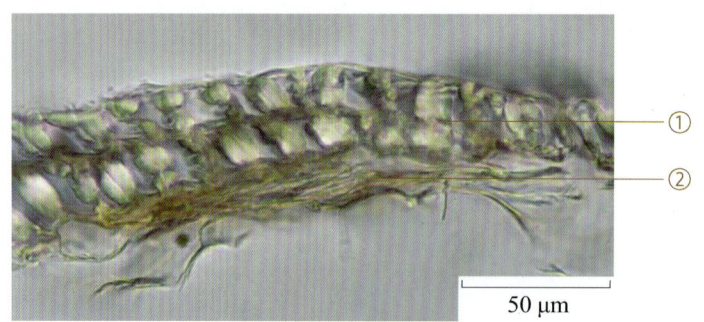

50 μm

①种皮；②胚乳

■ 木蝴蝶种皮横切面特征图

**粉末特征** 粉末黄色或黄绿色。

种翅细胞长纤维状，壁波状增厚，直径 20 ～ 40 μm，偏光显微镜下呈多彩状。胚乳细胞多角形至类方形，壁呈念珠状增厚。种皮及胚乳细胞中含众多草酸钙结晶，直径 2 ～ 19 μm，偏光显微镜下呈多彩状。

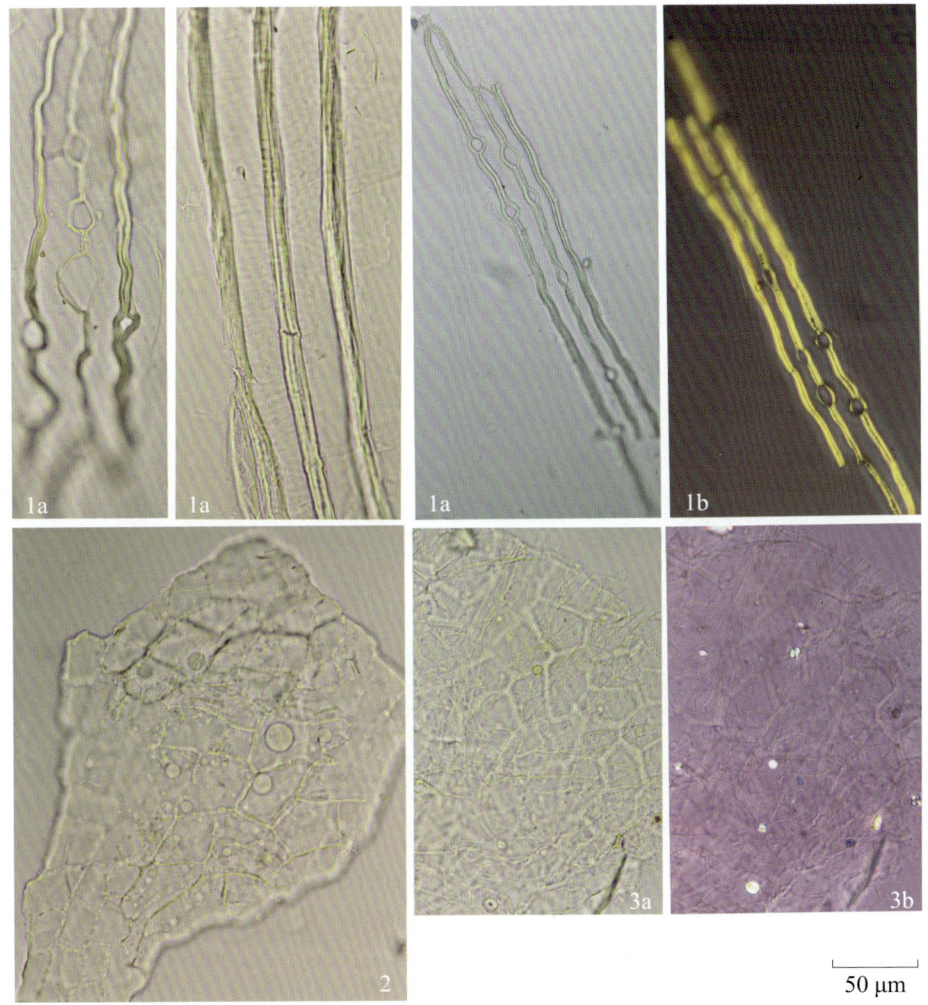

1. 种皮细胞（1a. 可见光下，1b. 偏光镜下）；
2. 胚乳细胞；3. 草酸钙结晶（3a. 可见光下，3b. 偏光镜下）

■ **木蝴蝶粉末特征图**

**附注** 《中国药典》木蝴蝶项下显微鉴别未提及草酸钙晶体；《香港中药材标准 第五册》[2] 木蝴蝶项下显微鉴别描述为"种皮及胚乳细胞中含众多草酸钙结晶，直径 2 ~ 19 μm，偏光显微镜下呈多彩状"，与实际实验结果相符，故在粉末特征中增加了对草酸钙结晶的描述。

（云南省食品药品监督检验研究院：林春燕 张雯洁 张赟华 董 媛）

**参考文献**

[1] 国家药典委员会.中华人民共和国药典:2020年版 一部[S].北京:中国医药科技出版社,2020:66.

[2] 香港特别行政区卫生署.香港中药材标准 第五册[S].香港:香港特别行政区卫生署,2012:258.

## 脂麻科

# 黑芝麻 Heizhima（附白芝麻） 106

**品种收载** 《中国药典》2020 年版[1]。

**来源** 脂麻科植物脂麻 *Sesamum indicum* L. 的干燥成熟种子。

**性状** 呈扁卵圆形。正面呈倒卵圆形；侧面呈狭椭圆形；腹（脐）面呈椭圆形。长 2.5 ～ 4 mm，宽 1.5 ～ 2 mm，厚约 1 mm。表面黑色、白色或黄白色，有网状皱纹或不明显，放大后可见细小疣状突起，边缘平滑或有两圈凸起的棱线。种脐位于尖端，呈黑色（红棕色）圆点状突起。质地柔韧。气微，味甘，有油香气。

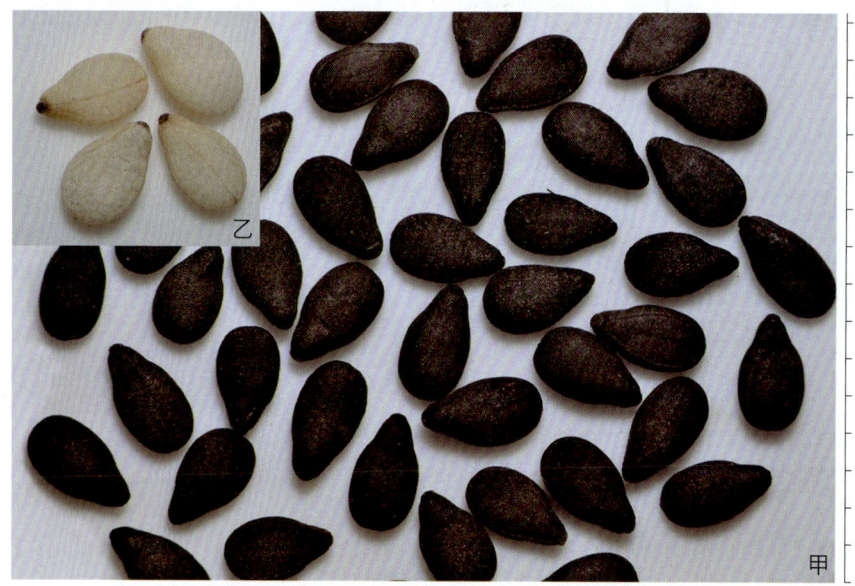

■ 黑芝麻（甲）和白芝麻（乙）大样图

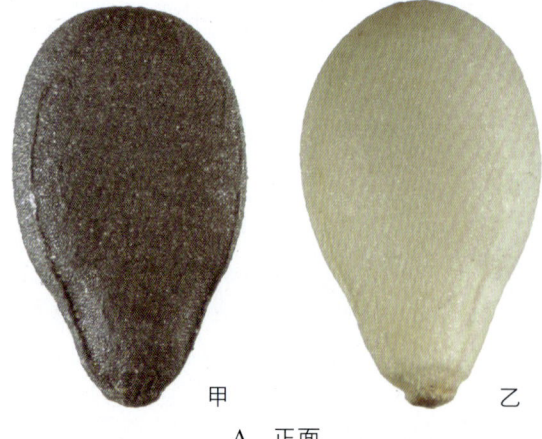

甲　　　　　乙

A. 正面

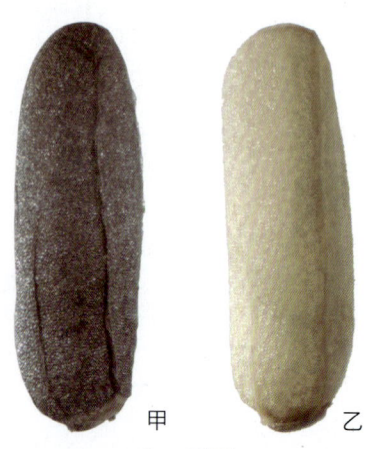

甲　　　　　乙

B. 侧面

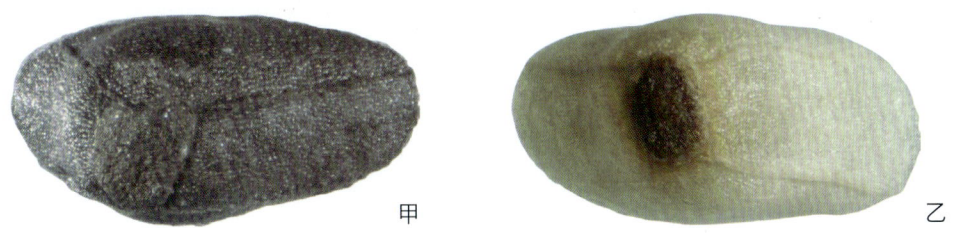

甲　　　　　　　　　　　　乙

C. 腹（脐）面

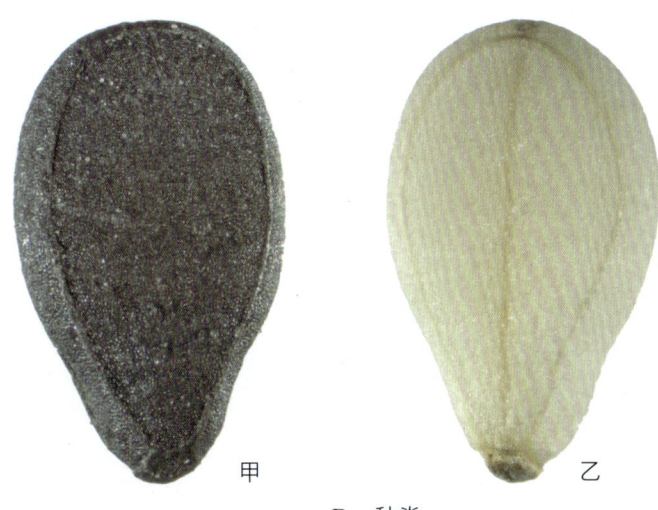

甲　　　　　　　　　　　　乙

D. 种脊

■ 黑芝麻（甲）和白芝麻（乙）的基本面特征图

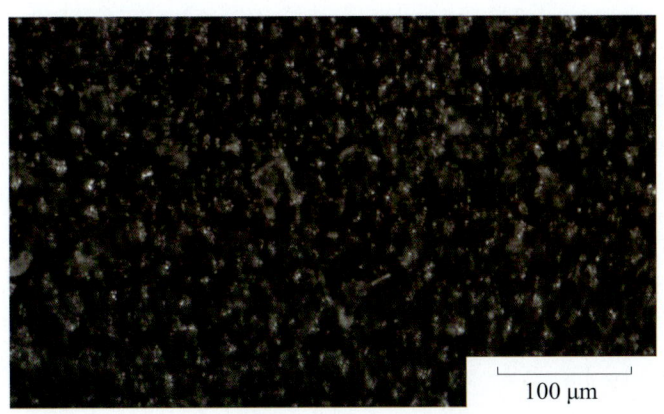

100 μm

■ 黑芝麻表面纹理图（具疣状突起）

**剖面特征** 纵剖面卵圆形，种皮薄；胚直生，抹刀型，胚几乎占胞腔的全部，子叶 2，胚根粗短；胚乳白色，肉质，包于胚外成一薄层。横剖面呈椭圆形，子叶 2，扁的半圆形子叶之间可见缝线。

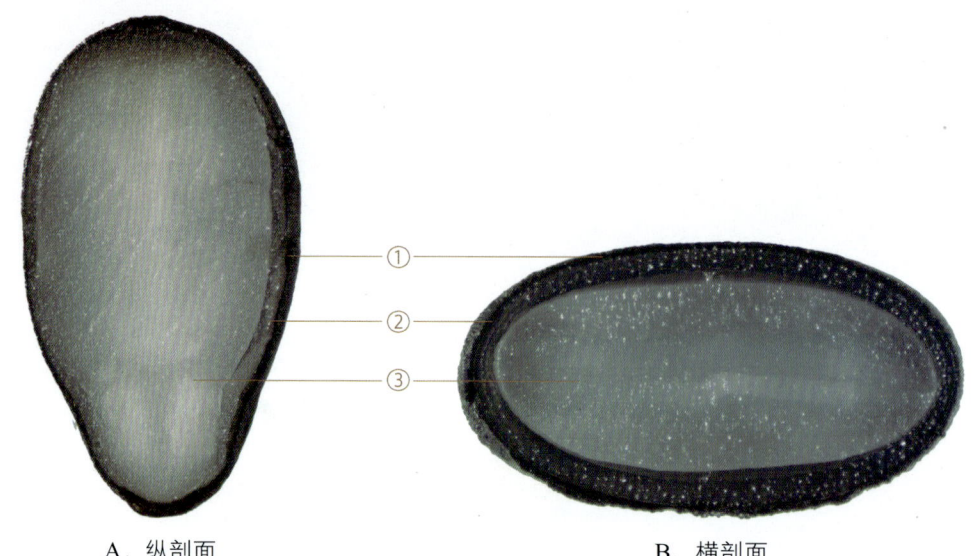

A．纵剖面                                    B．横剖面

①种皮；②胚乳；③胚

■ 黑芝麻剖面特征图

**横切面特征** 种皮表皮细胞 1 列，为栅状排列的圆柱形细胞（黑芝麻含有一些黑色素，白芝麻无色素），外壁向外凸出呈圆头状，并含一个球状草酸钙结晶体。内种皮为 1 列扁长方形的薄壁细胞，大多颓废状。胚乳为 3 ～ 4 层薄壁细胞，细胞内充满糊粉粒和脂肪油。子叶细胞类多角形，最内侧为圆柱形的栅状细胞，细胞内充满糊粉粒和脂肪油。

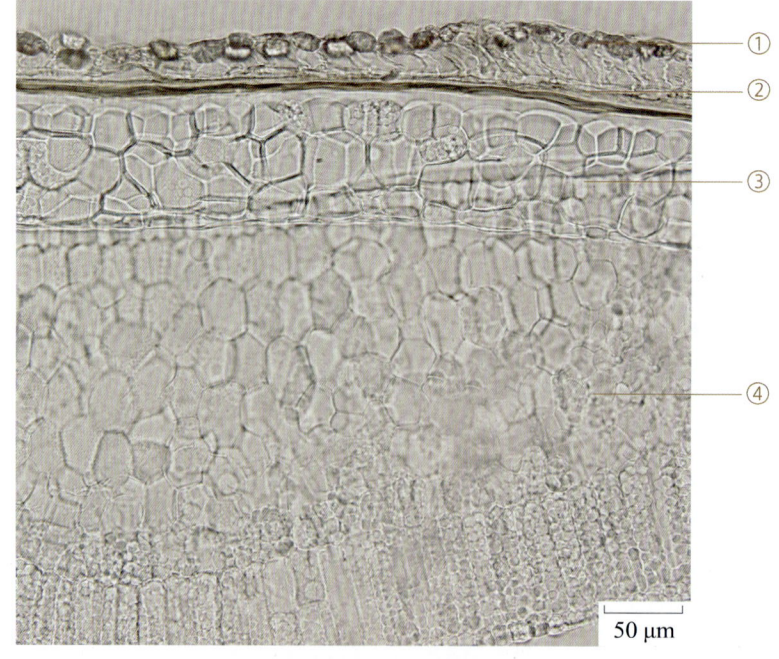

50 μm

①种皮表皮细胞（含球状结晶）；②颓废组织；③胚乳；④子叶

■ 黑芝麻横切面特征图

**粉末特征** 粉末灰褐色或棕黑色，白芝麻为乳白色。

种皮表皮细胞表面观多角形，胞腔内充满黑色素（白芝麻无黑色素），并含有球状草酸钙结晶体。种皮薄壁细胞中含草酸钙柱晶，呈棱柱状、棒状或片状。子叶及胚乳细胞含大量糊粉粒及脂肪油滴。

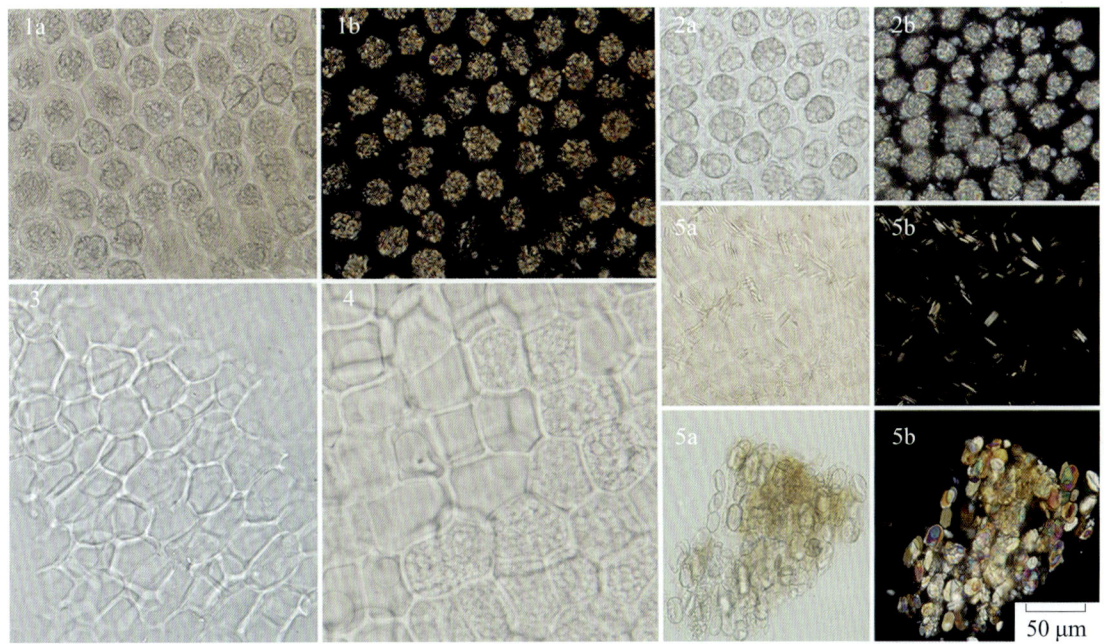

1. 黑芝麻种皮表皮细胞（1a.可见光下，1b.偏光镜下）；2. 白芝麻种皮表皮细胞（2a.可见光下，2b.偏光镜下）；3. 子叶细胞；4. 胚乳细胞；5. 草酸钙柱晶（5a.可见光下，5b.偏光镜下）

■ **黑芝麻和白芝麻的粉末特征图**

**附注** 黑芝麻横切面特征参考《新编中药志　第二卷》[2]，以及实际观察结果进行描述。芝麻 *Sesamum indicum* L.原产印度，我国汉朝时引入，古称胡麻（今日本仍称之），但现在通称脂麻，即芝麻。它的种子有黑白二种之分，黑者称黑脂麻（黑芝麻），白者称为白脂麻（白芝麻）[3]。黑芝麻药用广泛，被《中国药典》[1]所收载；白芝麻在内蒙古、西藏等民族地区习用，收载于《内蒙古蒙药材标准》1986年版[4]。两者除表面颜色不同外，其他特征基本一致。

（青海省药品检验检测院：张国英）

**参考文献**

［1］ 国家药典委员会.中华人民共和国药典：2020年版　一部［S］.北京：中国医药科技出版社，2020：359.

［2］ 肖培根.新编中药志　第二卷［M］.北京：化学工业出版社，2002：602.

［3］ 中国植物志编辑委员会.中国植物志　第六十九卷［M］.北京：科学出版社，1990：63.

［4］ 内蒙古自治区卫生厅.内蒙古蒙药材标准［S］.1986年版.赤峰：内蒙古科学技术出版社，1987：396.

## 爵床科

# 广天仙子 Guangtianxianzi

（107）

**品种收载** 《儿茶等 43 种进口药材质量标准》[1]。

**来源** 爵床科植物大花水蓑衣 *Hygrophila megalantha* Merr. 的干燥成熟种子。

**性状** 呈扁卵形或类长方形，一端，稍凹陷。正面呈卵形或类长方形，顶端略尖，基部稍凹陷；侧面呈长椭圆形；腹（脐）面呈长椭圆形。长 1 ～ 2 mm，宽 0.6 ～ 1.5 mm，厚约 0.4 mm。表面红棕色或棕褐色，较平滑，具黏液化表皮毛，遇水后表皮毛膨胀竖立，并释放黏液；边缘可见灰黄色膜状物。种脐位于基部稍凹陷，略呈长圆形。气微，味淡而粘毛。

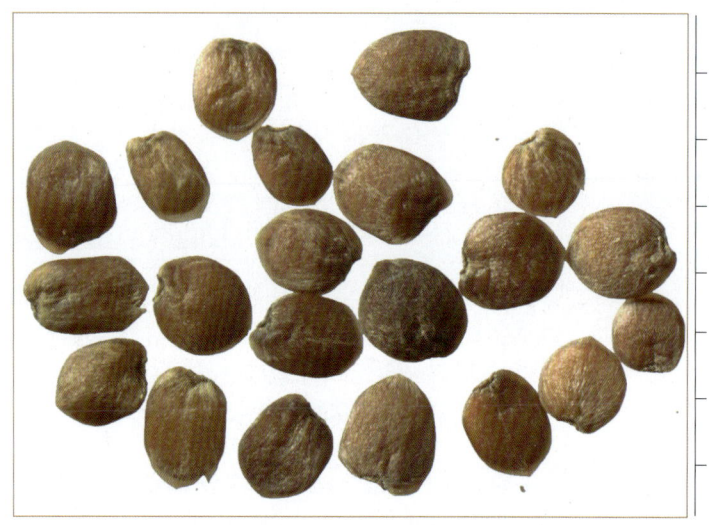

■ 广天仙子大样图

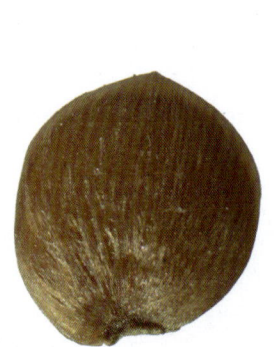
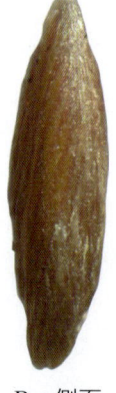
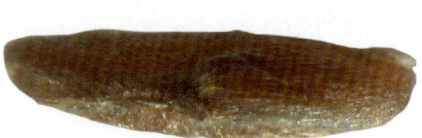

A. 正面                B. 侧面                C. 腹（脐）面

■ 广天仙子基本面特征图

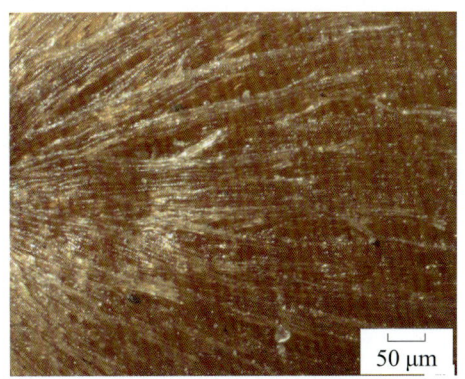

50 μm

A. 表面茸毛

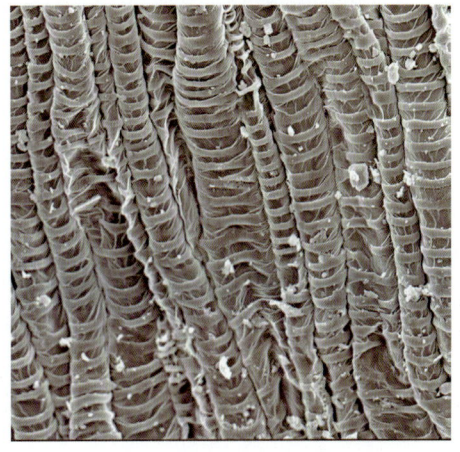

B. 表面茸毛（电镜下）

■ 广天仙子表面茸毛特征图

**剖面特征** 纵剖面呈卵形或类方形，种皮薄，红棕色，向顶端尖部颜色渐浅；胚直生，近卵形，子叶几乎占胚的全部；胚根细小，位于种脐端；无胚乳。横剖面呈长椭圆形，子叶2，呈长椭圆形，子叶中间可见线状缝线。

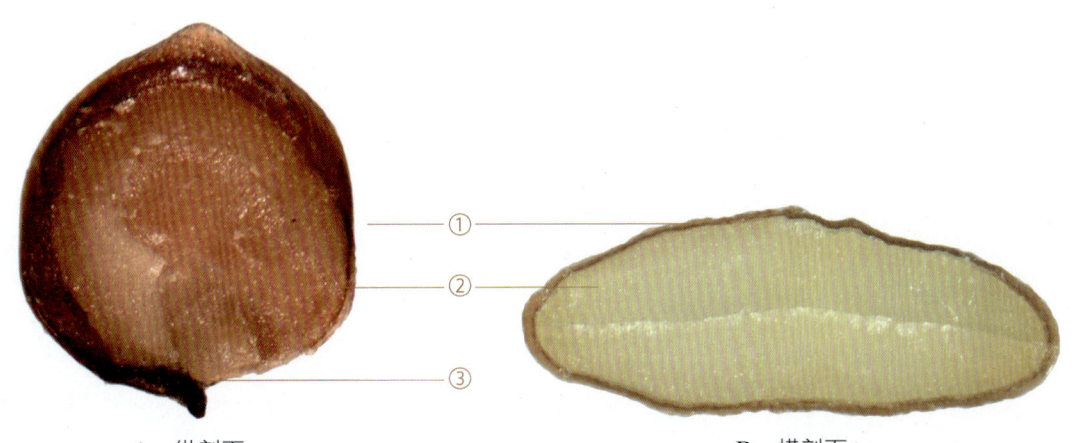

A. 纵剖面　　　　　　　　　　B. 横剖面

①种皮；②子叶；③种脐

■ 广天仙子剖面特征图

**【横切面特征】** 种皮表皮细胞 1 列，棕色，细胞壁不清晰，多已分化成单细胞毛茸，毛茸长 340 ～ 450 μm，无色，壁上具明显的环状纹理。内种皮（下皮层）为 1 列类长方形薄壁细胞，略切向延长，壁较厚。子叶最外层细胞长方形或类圆形，排列紧密，内层细胞长方形或多角形，多径向延长，细胞内含淀粉粒及油滴，外侧薄壁细胞内多含草酸钙簇晶。

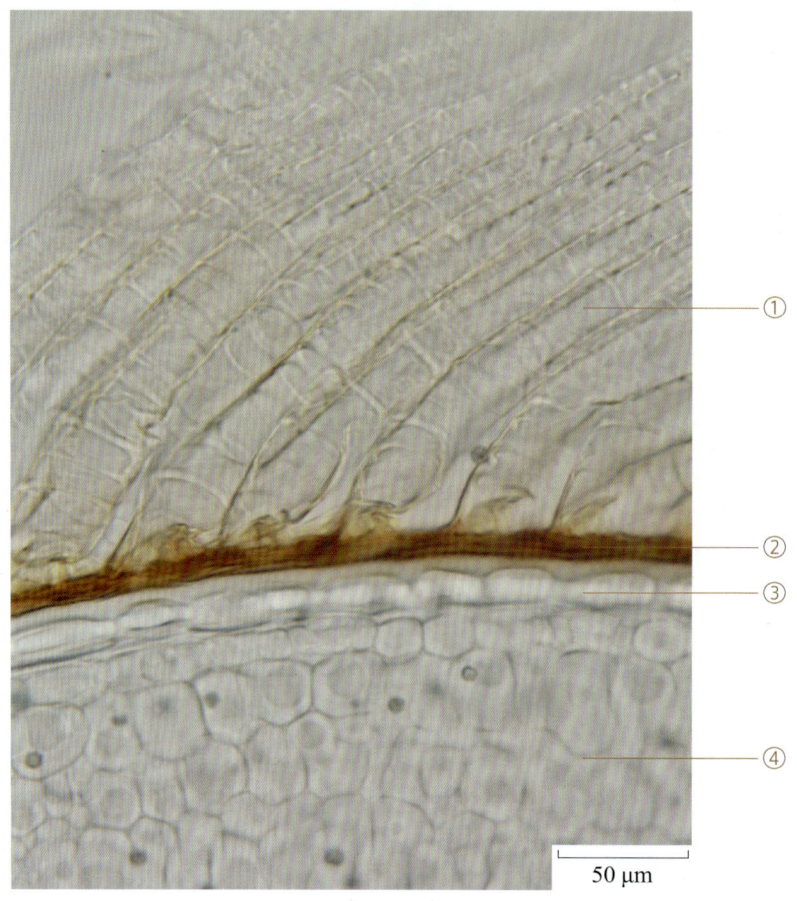

50 μm

①毛茸；②种皮表皮细胞；③下皮层细胞；④子叶细胞

■ **广天仙子横切面特征图**

**【粉末特征】** 粉末淡棕色。

种皮表皮细胞棕色，细胞壁不清晰，其上附着众多茸毛，茸毛壁上具明显的环状纹理。下表皮细胞多角形，壁略厚，内含油滴。子叶薄壁细胞多角形或不规则形，内含细小草酸钙簇晶及油滴。

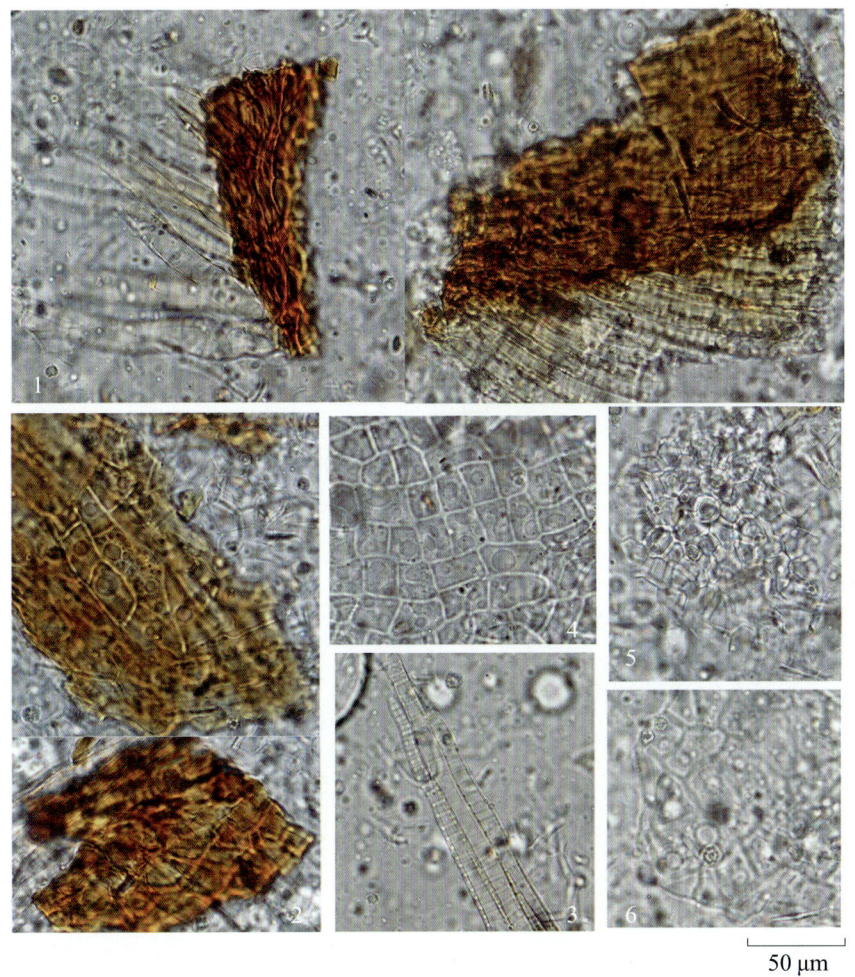

50 μm

1.种皮表皮细胞；2.下皮层细胞；3.毛茸；4.子叶细胞；5.油滴；6.草酸钙簇晶

■ **广天仙子粉末特征图**

附注 广天仙子收载于《儿茶等43种进口药材质量标准》，来源为大花水蓑衣 *Hygrophila megalantha* Merr.，别名南天仙子，但是《广西中药材标准》1990年版[2]、《江西省中药材标准》1996年版[3]以南天仙子之名收载的药材来源为水蓑衣 *Hygrophila salicifolia*（Vahl）Nees 。由于大花水蓑衣与水蓑衣的种子非常相似，难以区别，历来作为一种药材入药。近年来我国使用的大多为进口的大花水蓑衣的种子。

（湖北省药品监督检验研究院：张 飞 肖 凌）

参考文献

［1］ 国家食品药品监督管理局.儿茶等43种进口药材质量标准[S].国家食品药品监督管理局,2004:26.

［2］ 广西壮族自治区卫生厅.广西中药材标准:1990年版[S].南宁:广西科学技术出版社,1992:72.

［3］ 江西省卫生厅.江西省中药材标准[S].1996年版.南昌:江西科学技术出版社,1997:144.

## 车前科

### 车前子（车前）Cheqianzi（Cheqian） （108）

**品种收载**《中国药典》2020 年版[1]。

**来源** 车前科植物车前 *Plantago asiatica* L. 的干燥成熟种子。

**性状** 略呈不规则扁长圆形或三角状长圆形，略扁。正面呈扁长圆形；侧面呈三角状扁圆形，背面稍平直；腹（脐）面呈不规则扁长圆形或三角状长圆形。长约 0.5 mm，宽 1.0～2.2 mm；厚 0.65～1.20 mm。表面黄棕色至黑褐色，略有光泽，有大小不一的细网纹；可见略与长轴平行的微突起的纵条纹。种脐位于腹部，灰白色圆形凹点状，直径 0.2～0.3 mm，四周略呈辐射状条纹。种孔不明显。质硬。气微，味淡。

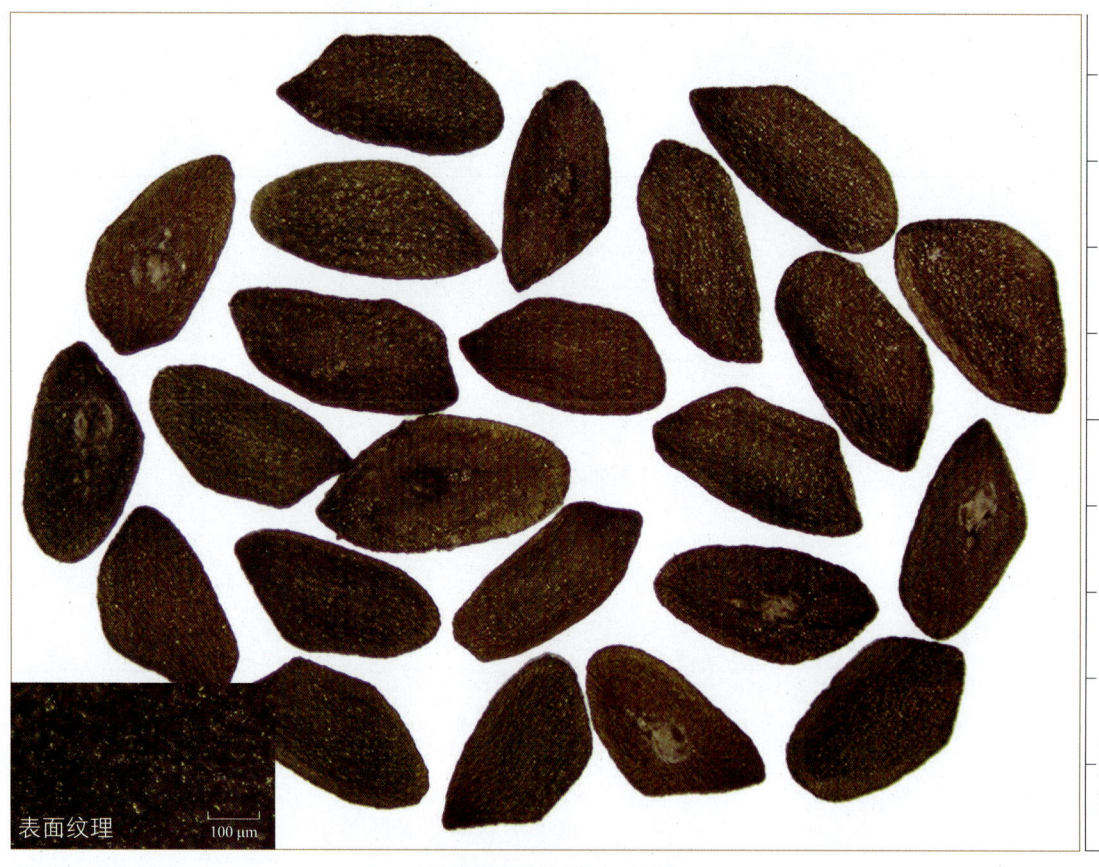

表面纹理    100 μm

■ 车前子（车前）大样图

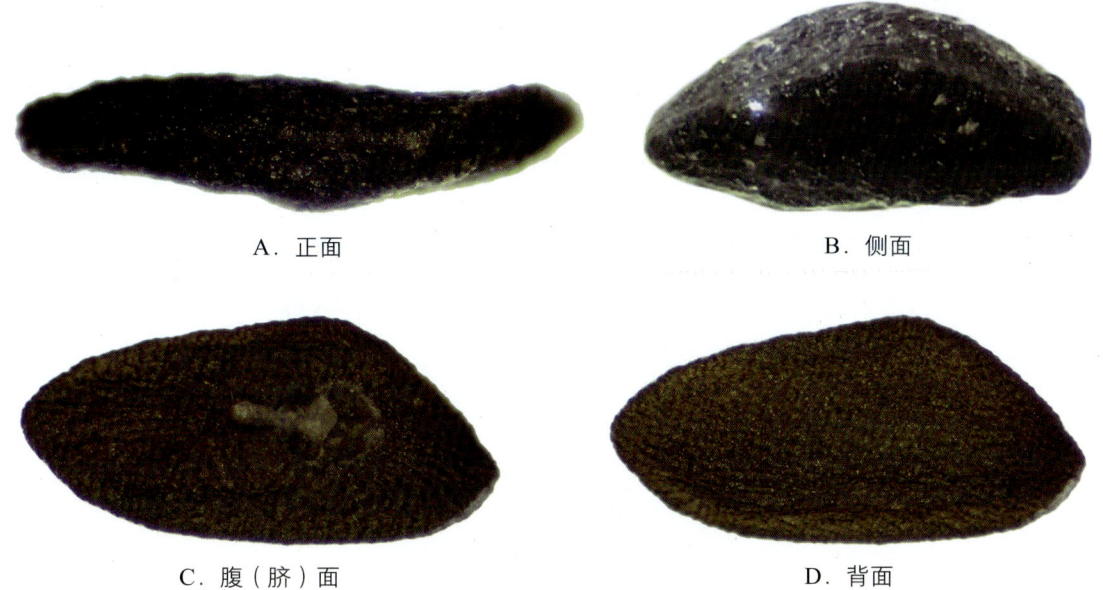

A. 正面  B. 侧面

C. 腹(脐)面  D. 背面

■ 车前子(车前)基本面特征图

**剖面特征** 纵剖面呈扁椭圆形,种皮薄,棕色;胚横生,子叶灰白色,扁长条形,位于胚乳的中间色;胚乳乳白色、淡黄色,较窄。横剖面呈椭圆形,胚乳较厚,子叶2,位于胚乳的中间。

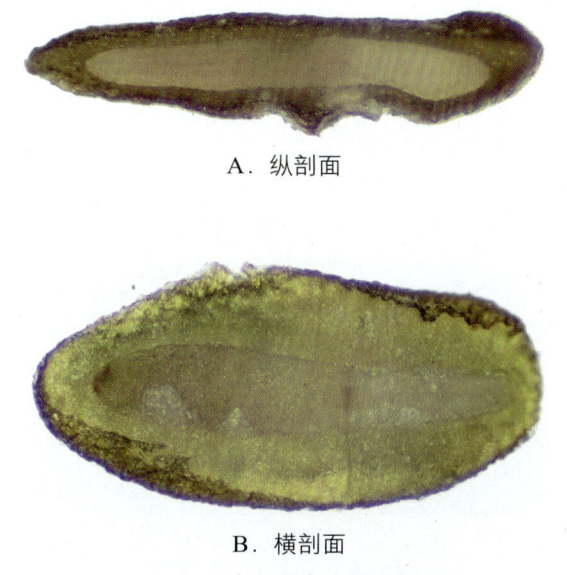

A. 纵剖面

B. 横剖面

■ 车前子(车前)剖面特征图

**横切面特征** 种皮表皮细胞为黏液层,外壁薄,遇水膨胀溶化,较难观察到完整的表皮细胞。内种皮细胞为色素层,类方形或类长方形,径向延长不太明显,含棕黄色色素,壁略弯曲。胚乳细胞多角形、类方形或类长方形,3～5列,胞腔内充满糊粉粒。

子叶细胞类圆形或类方形，排列整齐，含小糊粉粒和油滴。

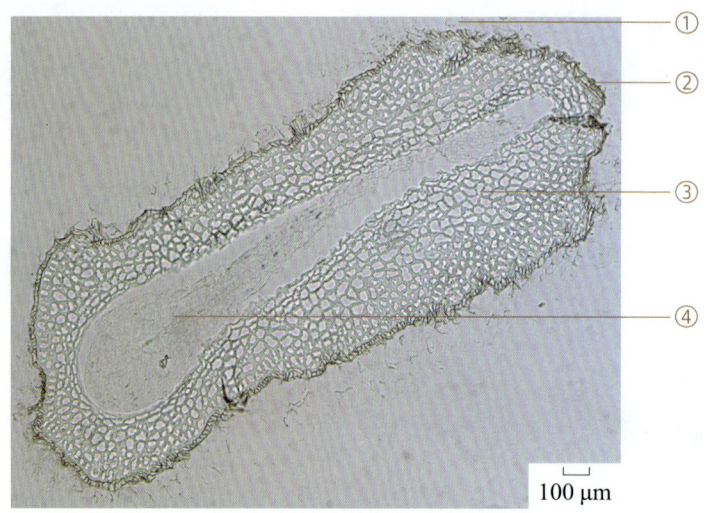

A．横切面

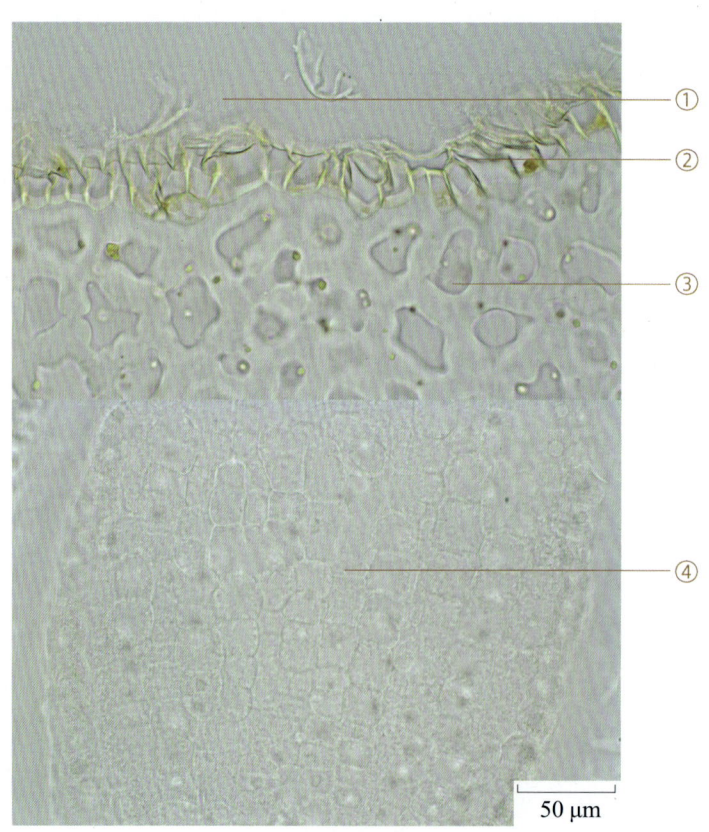

B．横切面局部

①种皮表皮细胞；②内种皮细胞；③胚乳细胞；④子叶细胞

■ **车前子（车前）横切面特征图**

**粉末特征** 粉末深黄棕色。

种皮表皮细胞断面观类方形，略切向延长，细胞壁黏液质化。内种皮细胞黄棕色，类长方形，直径 5 ～ 19 μm，长约 83 μm，壁薄，微波状，常作镶嵌状排列。胚乳细胞壁甚厚，充满细小糊粉粒。子叶细胞类圆形或类方形，排列整齐，由薄壁细胞组成，充满小糊粉粒和油滴。

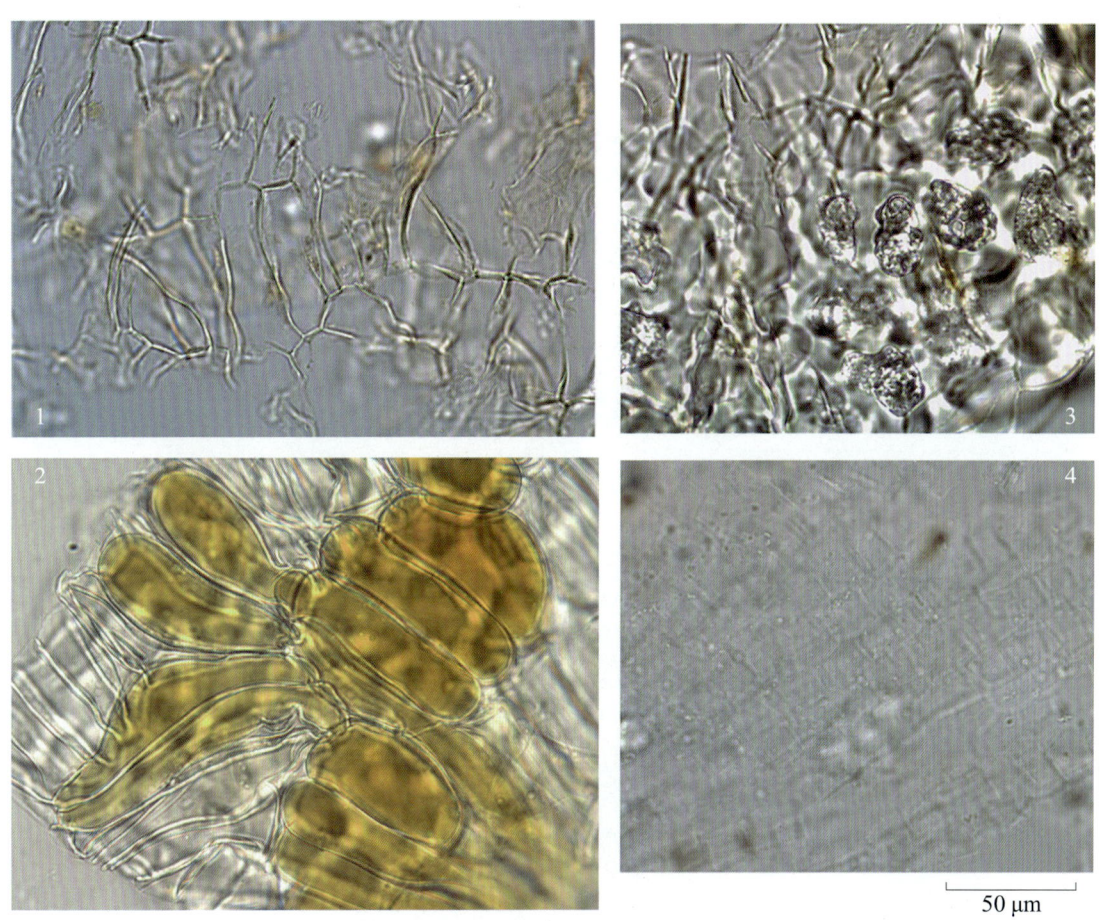

50 μm

1. 种皮表皮细胞；2. 内种皮细胞；3. 胚乳细胞；4. 子叶细胞
■ 车前子（车前）粉末特征图

**附注** 车前子在《中国药典》中无横切面的特征描述，本文参考《新编中药志 第二卷》[2]，以及实际的观察结果进行描述。

（山西省食品药品检验所：罗晋萍 宁红婷 马 敏 泰 刚）

**参考文献**

［1］ 国家药典委员会.中华人民共和国药典:2020年版 一部［S］.北京:中国医药科技出版社,2020:69.

［2］ 肖培根.新编中药志 第二卷［M］.北京:化学工业出版社,2002:136.

# 车前子（平车前）Cheqianzi（Pingcheqian）

**品种收载** 《中国药典》2020 年版[1]。

**来源** 车前科植物平车前 *Plantago depressa* Willd. 的干燥成熟种子。

**性状** 呈椭圆形、长圆形，略扁，一端钝圆，一端略平截。正面呈扁长圆形；侧面呈三角状扁卵形，背面稍平直；腹（脐）面呈扁椭圆形、扁圆形。长约 1.0 mm，宽约 0.6 mm，厚约 0.3 mm。表面黄棕色至黑褐色，放大镜下观察，可见微凹凸的网状纹理。种脐位于腹部，灰白色，椭圆形凹点状，直径 0.1 ～ 0.2 mm，四周辐射状条纹不明显。质硬。气微，味淡。

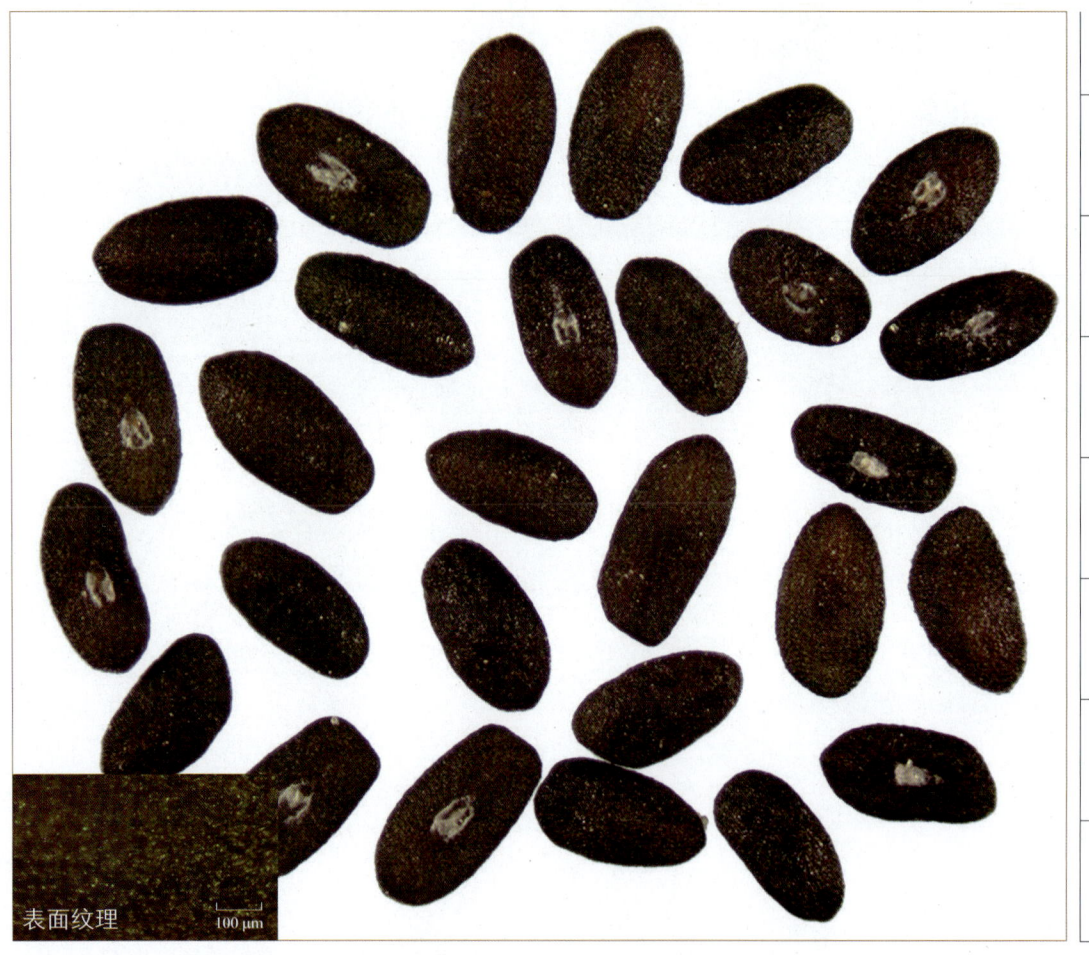

■ 车前子（平车前）大样图

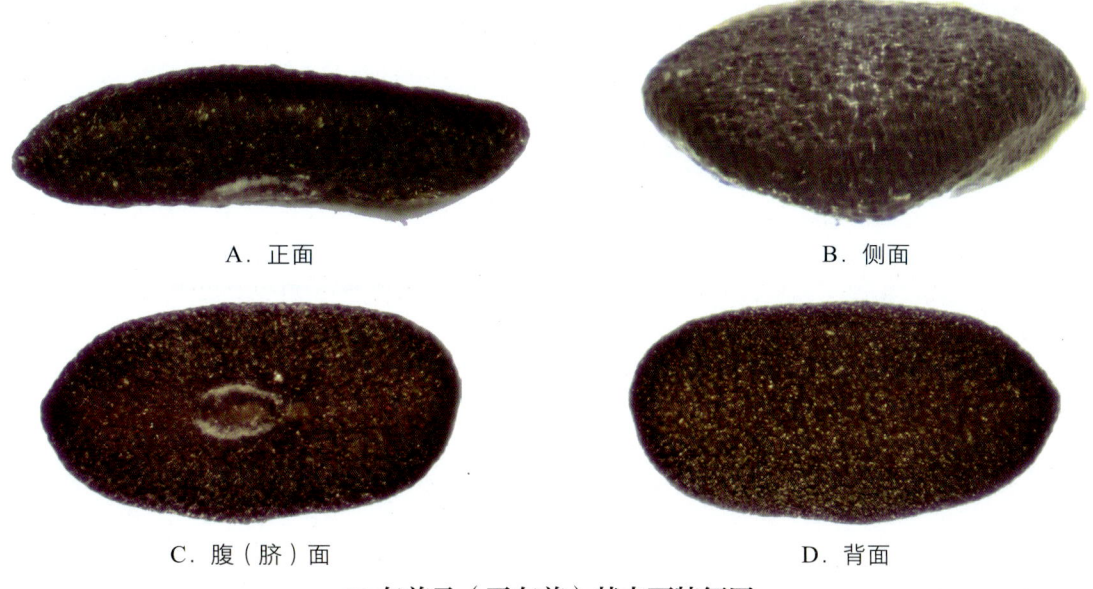

A. 正面　　　　　　　　　　　　　B. 侧面

C. 腹（脐）面　　　　　　　　　　D. 背面

■ 车前子（平车前）基本面特征图

**剖面特征** 纵剖面呈扁长圆形，种皮较薄，棕色；胚横生，子叶灰白色，位于胚乳中间；胚乳色稍深，胚乳和子叶占种室的大部分。横剖面呈椭圆形，子叶2，胚乳与子叶占大部分。

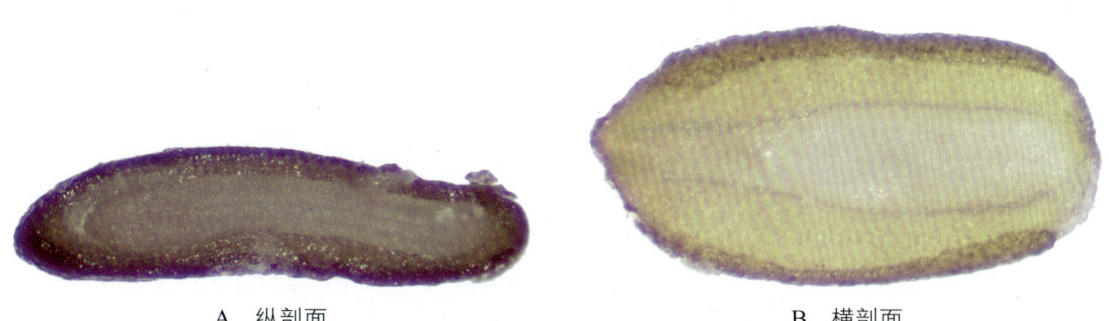

A. 纵剖面　　　　　　　　　　　　B. 横剖面

■ 车前子（平车前）剖面特征图

**横切面特征** 种皮外表皮细胞为黏液层，外壁薄，容易被破坏，切片不易被观察到。内种皮细胞为色素层，含棕黄色色素，类方形或类长方形，大多径向延长，壁略弯曲。胚乳细胞多角形、类方形或类长方形，胞腔内充满糊粉粒。子叶细胞类圆形或类方形，排列整齐，含小糊粉粒和油滴。

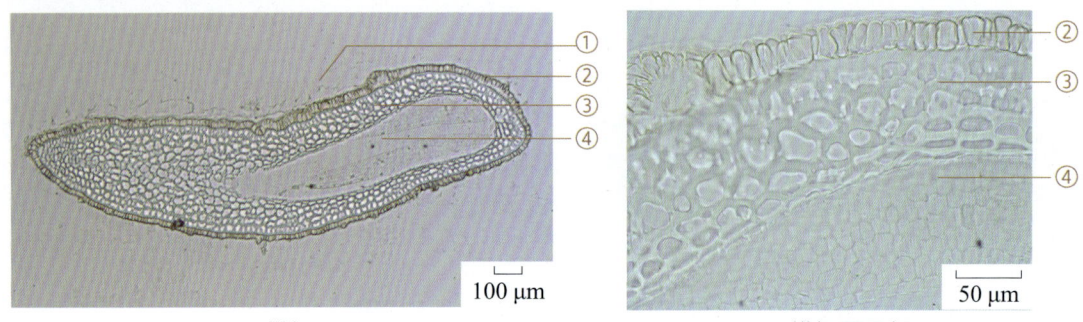

A．横切面　　　　　　　　　　B．横切面局部

①种皮表皮细胞；②内种皮细胞；③胚乳细胞；④子叶细胞

■ 车前子（平车前）横切面特征图

**粉末特征** 粉末深黄棕色。

种皮表皮细胞断面观类方形，略切向延长，细胞壁黏液质化。内种皮细胞黄棕色，类长方形，直径5～15 μm，长11～45 μm，壁薄，常作镶嵌状排列。胚乳细胞壁甚厚，充满细小糊粉粒。子叶细胞类圆形或类方形，排列整齐，由薄壁细胞组成，充满小糊粉粒和油滴。

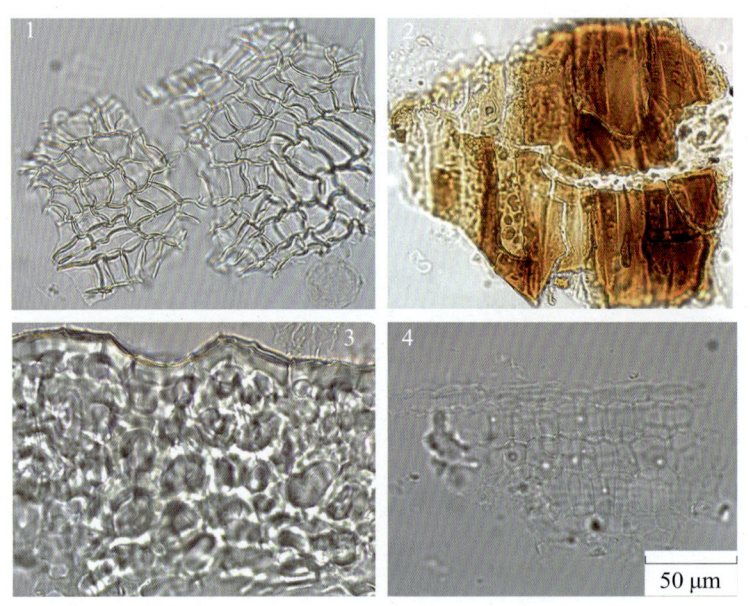

1．种皮外表皮细胞；2．种皮内表皮细胞；3．胚乳细胞；4．子叶细胞

■ 车前子（平车前）粉末特征图

（山西省食品药品检验所：罗晋萍　宁红婷　马　敏　泰　刚）

**参考文献**

［1］ 国家药典委员会.中华人民共和国药典：2020年版　一部［S］.北京：中国医药科技出版社，2020：69.

## 葫芦科

## 木鳖子 Mubiezi ⑪⑩

**品种收载** 《中国药典》2020 年版[1]。

**来源** 葫芦科植物木鳖 *Momordica cochinchinensis*（Lour.）Spreng. 的干燥成熟种子。

**性状** 呈近圆形、扁平圆板状，中间稍隆起或微凹陷。正面呈近圆形，边缘有锯齿状突起；侧面呈长方形；腹（脐）面呈长方形。长 2 ～ 4 cm，宽 2 ～ 4 cm，厚约 0.5 cm。表面灰棕色至黑褐色，有网格凸起的花纹，凹陷处色深。种脐位于边缘较大的一个齿状突起上，浅黄色，长多角形，周围略角质状凸起。外种皮质硬而脆，内种皮灰绿色，绒毛样；子叶 2，黄白色，富油性。有特殊的油腻气，味苦。

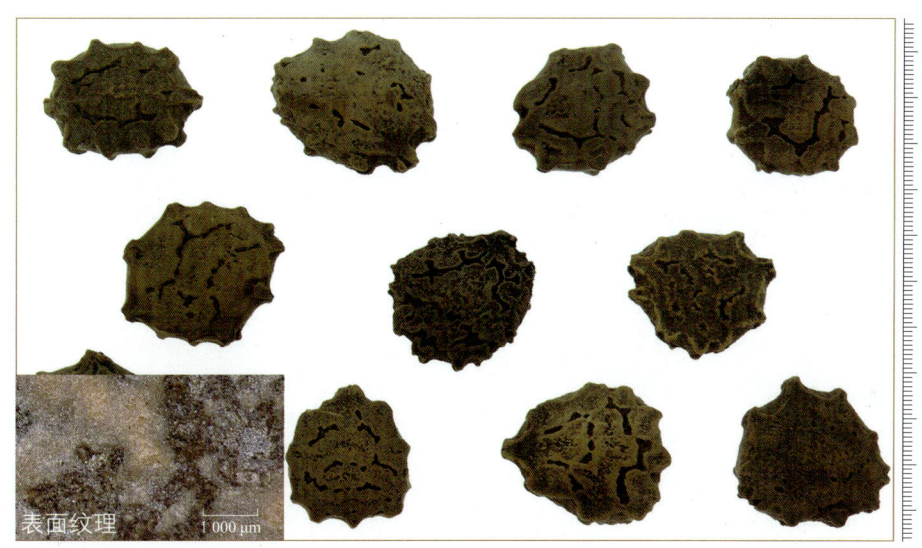

■ 木鳖子-大样图

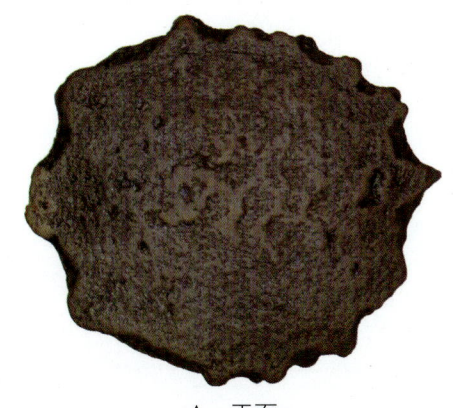
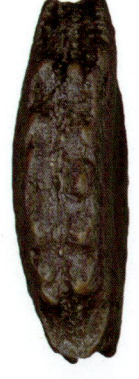
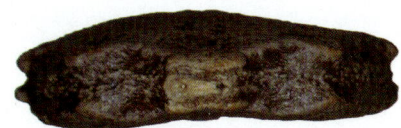

A. 正面　　　　　　B. 侧面　　　　　　C. 腹（脐）面

■ 木鳖子-基本面特征图

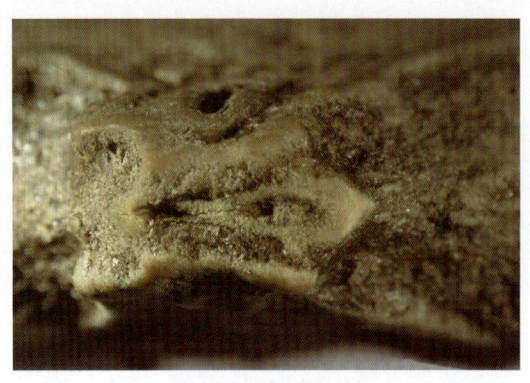

■ 木鳖子·种脐特征图

**剖面特征** 纵剖面呈类圆形，边缘具锯齿状突起，外种皮较厚，质硬而脆，内种皮较薄；胚直生，抹刀型，子叶表面黄褐色，近圆形，胚根位于较大尖端的突起处。横剖面呈类长方形，两端的中间凹陷；2枚子叶紧贴，断面黄白色至棕褐色，富油性，与外种皮分离，子叶之间有一淡黄色分界线。

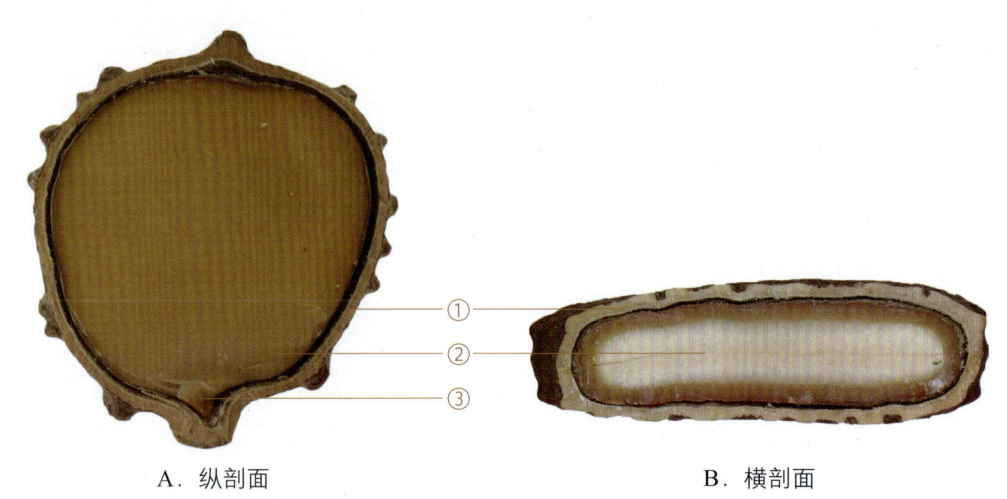

A. 纵剖面　　　　　　　　　　　B. 横剖面

①种皮；②子叶；③胚根

■ 木鳖子·横剖面特征图

**横切面特征** 种皮外表皮细胞1层，无色，淡黄色或黄色，近长方形，常径向延长，外被角质层。中种皮外层（下皮层）细胞3～4层，细胞较小，类圆形，壁厚，胞腔内含棕色物。中种皮层为3至数层厚壁细胞，外侧细胞较大，淡黄色，细胞径向延长，有的不规则分枝似星状，界限不甚分明，孔沟明显；内侧为石细胞，类圆形或不规则形，孔沟明显；中种皮内层（通气组织）为星状细胞，无色或淡绿色，不规则分枝似星状，壁薄或稍厚，微木化，孔沟不明显。内种皮细胞灰绿色，具导管。胚乳薄壁细胞仅外表皮细胞存在，呈类圆形，外壁略增厚。子叶细胞含糊粉粒和脂肪油滴。

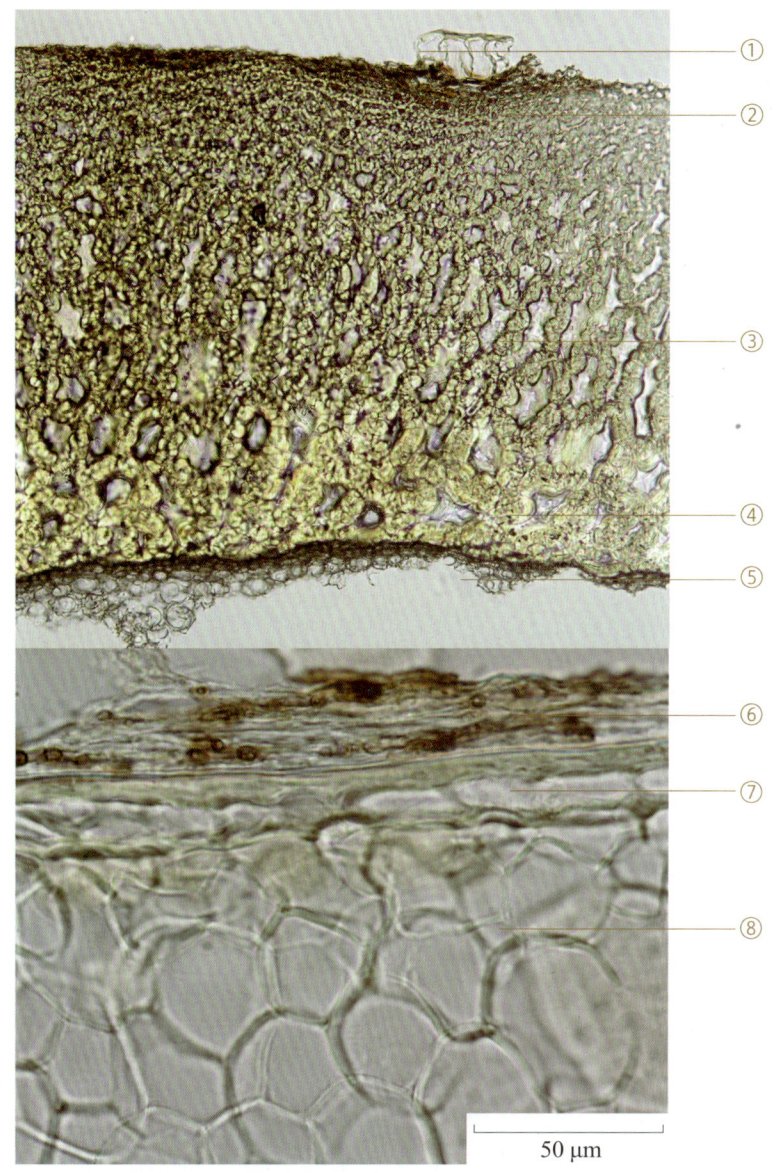

①种皮表皮细胞；②下皮细胞层；③厚壁细胞层；④石细胞层；
⑤星状细胞层；⑥内种皮细胞；⑦胚乳细胞；⑧子叶细胞

■ **木鳖子种皮横切面特征图**

**粉末特征** 粉末黄灰色。

外种皮表皮细胞无色、淡黄色或黄色，断面观类长方形，细胞长短不一，表面观呈多角形或类方形。种皮下皮厚壁细胞呈不规则形，胞腔内含棕色物。内层厚壁细胞淡黄色，呈不规则分枝状，胞腔不规则，直径 51 ～ 117 μm。石细胞呈不规则，壁波状弯曲，层纹清晰，孔沟不明显。内种皮薄壁细胞，无色或淡绿色，呈类圆形，壁薄，孔沟不明显。环纹导管、螺纹导管常见。子叶薄壁细胞呈多角形，内含脂肪油滴及糊粉粒；其中脂肪油滴呈类圆形，直径 27 ～ 73 μm，表面具有网状花纹。

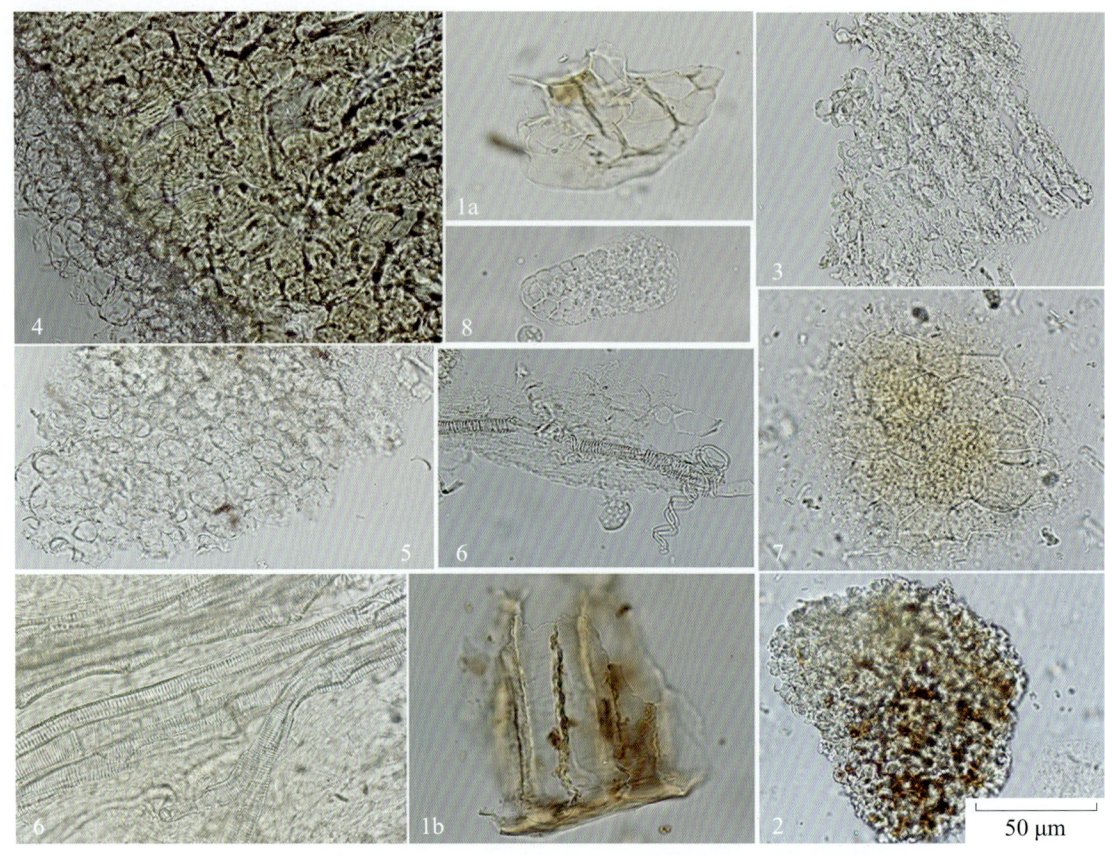

1．外种皮表皮细胞（1a.断面观，1b.表面观）；2．下皮细胞；3．厚壁细胞；4．石细胞；
5．内种皮薄壁细胞；6．导管；7．子叶细胞；8．脂肪油滴

■ **木鳖子粉末特征图**

**附注** 《新编中药志 第二卷》[2]缺乏对木鳖子种皮横切面通气组织的描述，《中药粉末显微鉴定》[3]对种皮的粉末特征进行了详细的描述，增加了星状细胞（通气组织）的特征描述。本文根据种皮横切面的实际观察结果，结合《中药粉末显微鉴定》的描述，对种皮横切面进行了描述。

（河南省食品药品检验所：茹庆国　张红伟　王晓燕
深圳市药品检验研究院：江玲玲）

**参考文献**

［1］ 国家药典委员会.中华人民共和国药典：2020年版 一部［S］.北京：中国医药科技出版社，2020：66.

［2］ 肖培根.新编中药志 第二卷［M］.北京：化学工业出版社，2002：116.

［3］ 徐国钧.中药粉末显微鉴定［M］.北京：人民卫生出版社，1986：510.

# 丝瓜子 Siguazi

## 111

**品种收载** 《上海市中药材标准》一九九四年版[1]。

**来源** 葫芦科植物丝瓜 *Luffa cylindrica*（L.）Roem. 的干燥成熟种子。

**性状** 呈扁平椭圆形，边缘有狭翅。正面呈椭圆形，顶端钝圆，基部具一小突起；侧面呈狭椭圆形，中间具突起的脊，上、下两端延长成翅状凸起，基部两面具小突起，呈"八"字形；腹（脐）面呈扁椭圆形，上、下两侧面可见新月形的凹陷窝。长 1～1.3 cm，宽 6～9 mm，厚约 2 mm。表面灰黑色至黑色，具细密的网状突起，有的网脊上可见颗粒状凸起。种脐位于突起端，线形。质坚，气微，味苦。

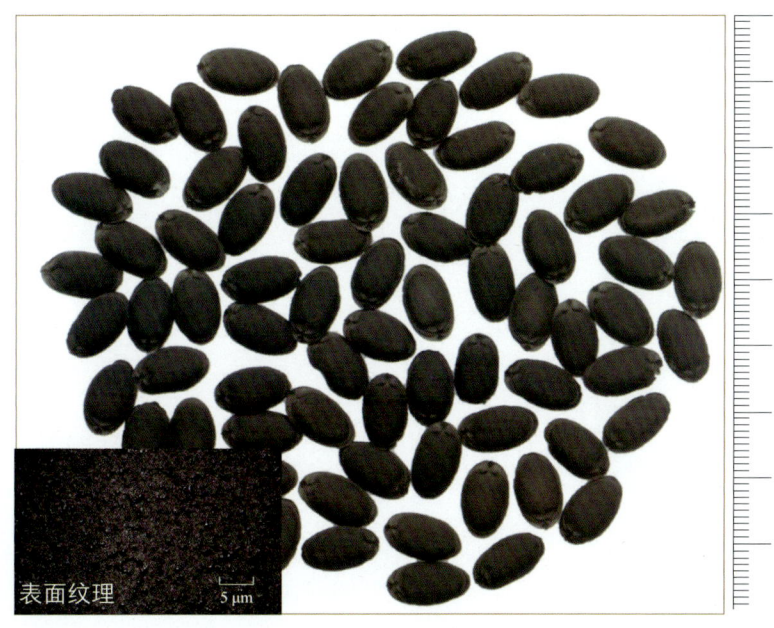

表面纹理　5 μm

■ 丝瓜子大样图

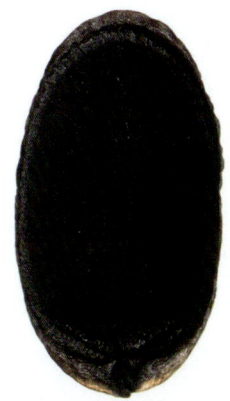 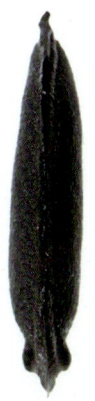 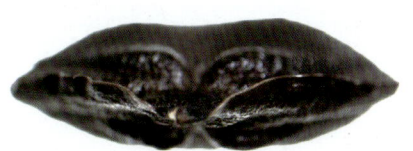

A. 正面　　　　　　　　　B. 侧面　　　　　　　　　C. 腹（脐）面

■ 丝瓜子基本面特征图

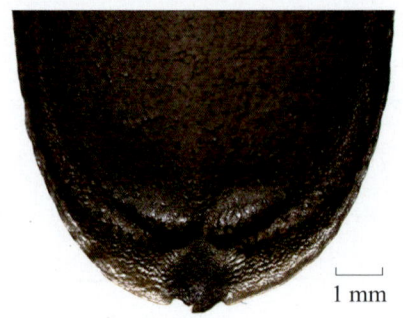

1 mm

■ 丝瓜子种脐端特征图（示"八"字形突起）

**剖面特征** 纵剖面呈椭圆形，种皮较厚，种脐位于突起端；胚直生，抹刀型，子叶 2，几乎占胚的全部，胚根细小，位于尖端；外被一层暗绿色的胚乳。横剖面呈扁椭圆形，胚乳层薄，子叶乳白色。

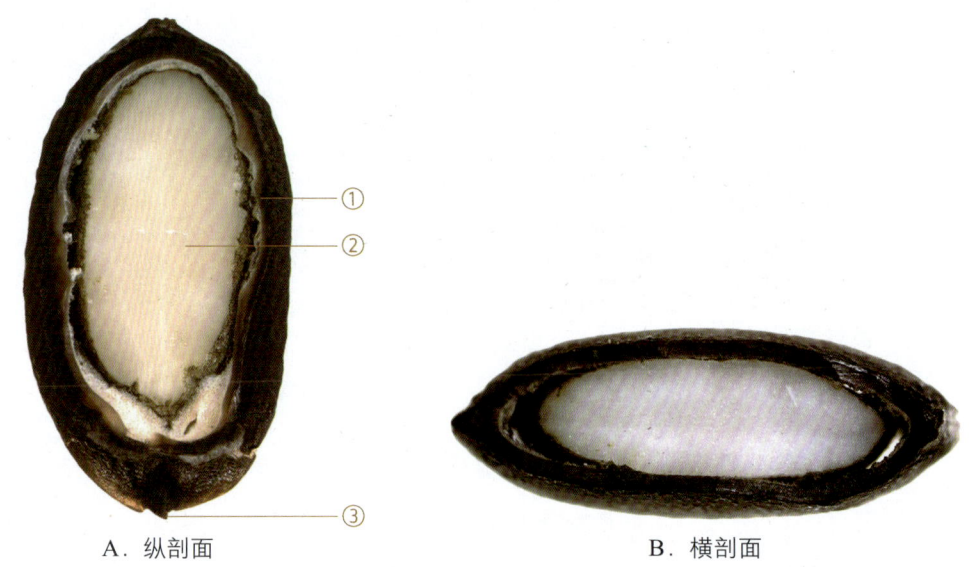

A．纵剖面　　　　　　　　　　　B．横剖面

①种皮；②子叶；③种脐
■ 丝瓜子剖面特征图

**横切面特征** 种皮外表皮细胞 1 列，类方形或长方形，黄棕色或棕褐色。中种皮外层（下皮层）细胞 2 列以上，类圆形或类方形，淡棕色。中种皮层（硬化细胞）为 2 层细胞，外侧为 1 列石细胞，类圆形或类方形，壁甚厚；其下为 1 层厚壁细胞，断面观呈栅状。中种皮内层（通气组织）为 2～3 列薄壁细胞，细胞间隙较大。内种皮细胞数列，颓废状。胚乳细胞 1 列，壁较厚。子叶表皮细胞方形，内侧细胞长椭圆形，内含脂肪油。

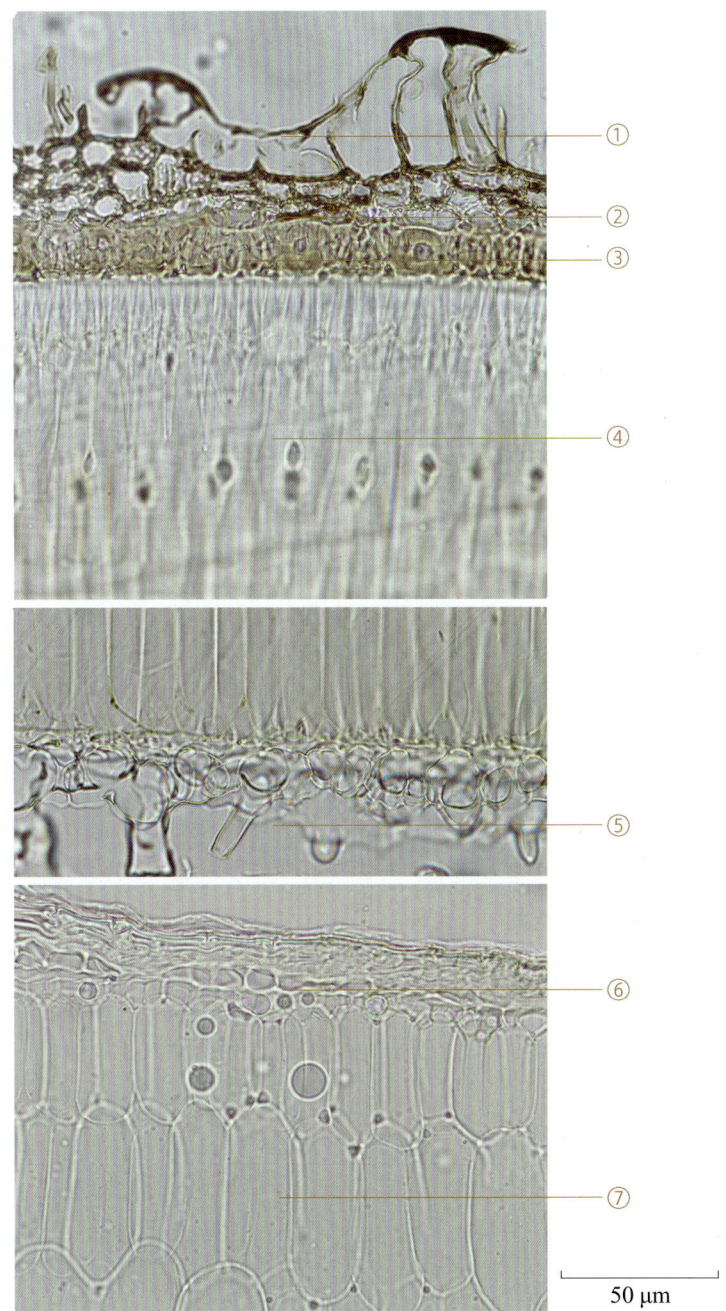

①外表皮细胞；②下皮细胞；③石细胞；④栅状细胞；
⑤通气组织；⑥胚乳细胞；⑦子叶细胞
■ **丝瓜子·横切面特征图**

[[粉末特征]] 种皮表皮细胞黄棕色或棕褐色，表面观多角形或类方形，垂周壁微弯曲，常与下皮细胞相连。种皮下皮细胞淡棕色，类圆形或不规则形。栅状细胞多成片存在，呈类长方形，细胞壁不规则增厚，黄棕色，可见纹孔。石细胞单个散在或数个成群，浅棕色，呈类圆形或不规则形，壁厚。星状细胞（通气组织）不规则形，具多个长短不

一的分枝，无色或淡棕色。子叶细胞无色或附有色素，多成片存在，含较多油滴。

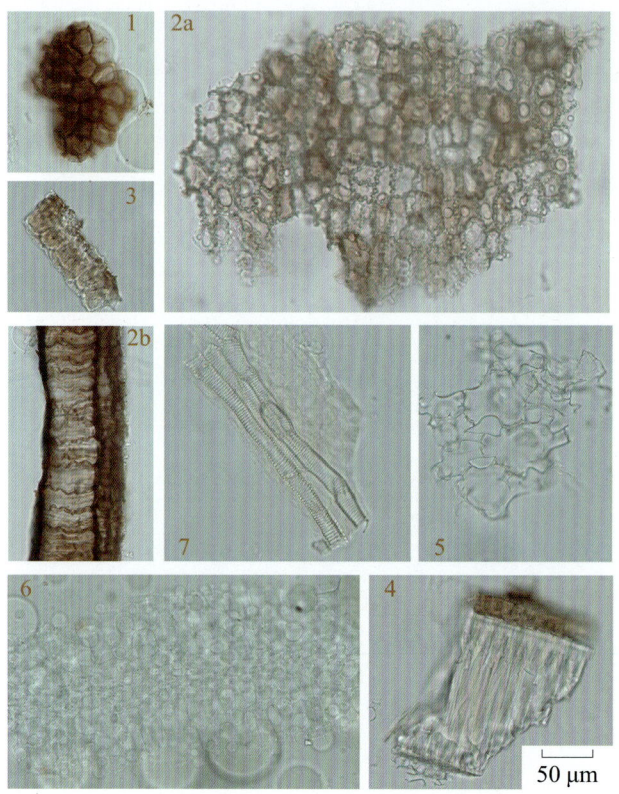

1．表皮细胞；2．下皮细胞（2a.表面观，2b.侧面观）；3．石细胞；
4．栅状细胞；5．星状细胞；6．子叶细胞；7．导管

■ 丝瓜子粉末特征图

附注　在收集的样品中，还发现一种"白丝瓜子"，除了种皮颜色为黄白色或淡黄棕色之外，其他性状、显微特征均与黑丝瓜子基本一致。

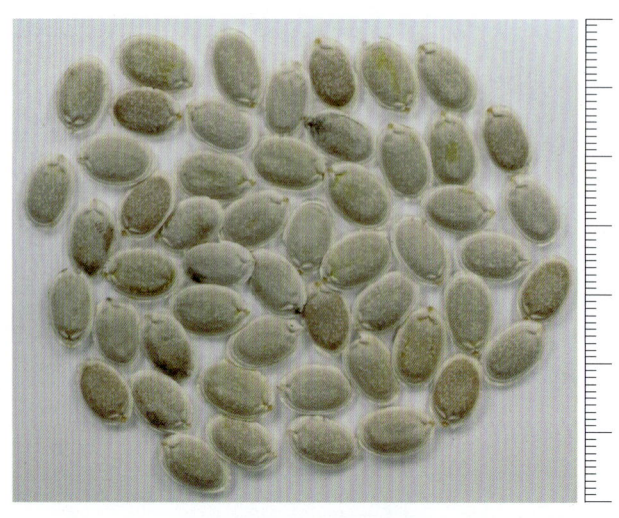

■ 白丝瓜子大样图

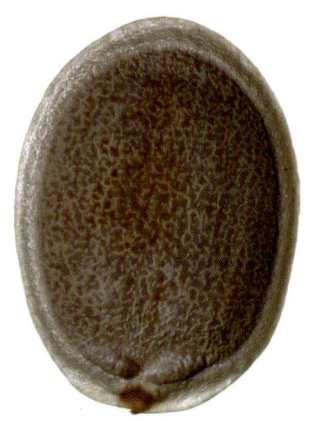 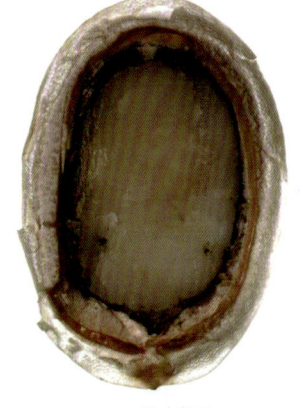

A. 正面　　　　　　　　　　　　　　B. 纵剖面

■ 白丝瓜子正面和剖面特征图

（湖北省药品监督检验研究院：张　飞　肖　凌　徐　玲

广东省药品检验所：黄国凯　黄俊忠）

**参考文献**

[1]　上海市卫生局.上海市中药材标准：一九九四年版［S］.上海：上海市卫生局，1994：103.

# 冬瓜子 Dongguazi

## 112

**品种收载** 《广东省中药材标准 第三册》[1]。

**来源** 葫芦科植物冬瓜 *Benincasa hispida*（Thunb.）Gogn. 的干燥成熟种子。

**性状** 呈扁平卵圆形或椭圆形，一端较尖，另一端钝圆。正面呈卵圆形或椭圆形，边缘光滑（单边）或外缘有一环纹（双边），一端较尖，另一端钝圆；侧面呈狭椭圆形；腹（脐）面呈扁椭圆形。长 1～1.4 cm，宽 0.5～0.8 cm，厚 0.3～0.5 cm。表面淡黄白色，略粗糙，边缘光滑（单边）或两面外缘各有一环纹（双边），双边种子外侧可见 2 条纵向凹沟。种脐位于尖端，稍突起，中间具空隙。体轻，富油性。气微，微甜。

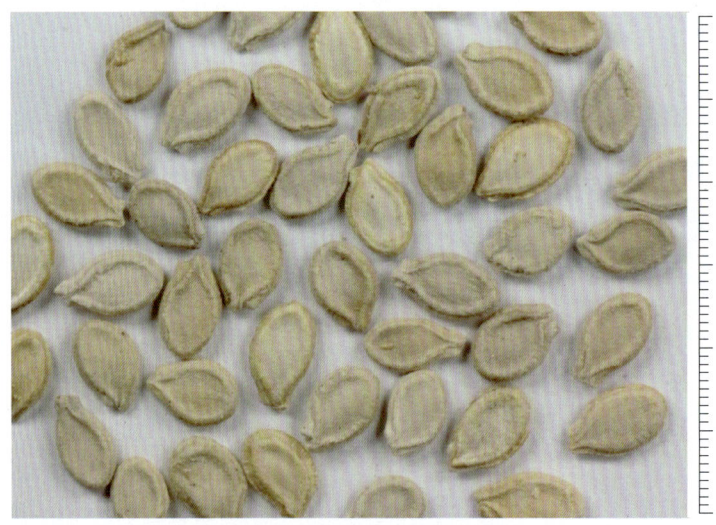

A．冬瓜子（双边）

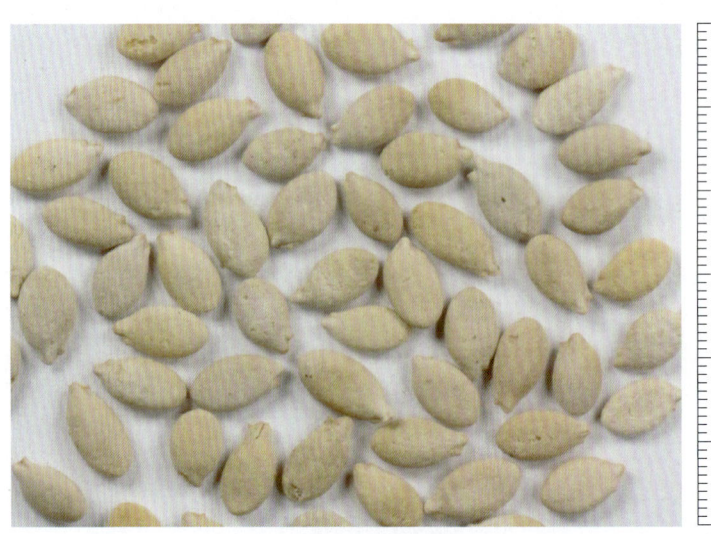

B．冬瓜子（单边）

■ 冬瓜子大样图

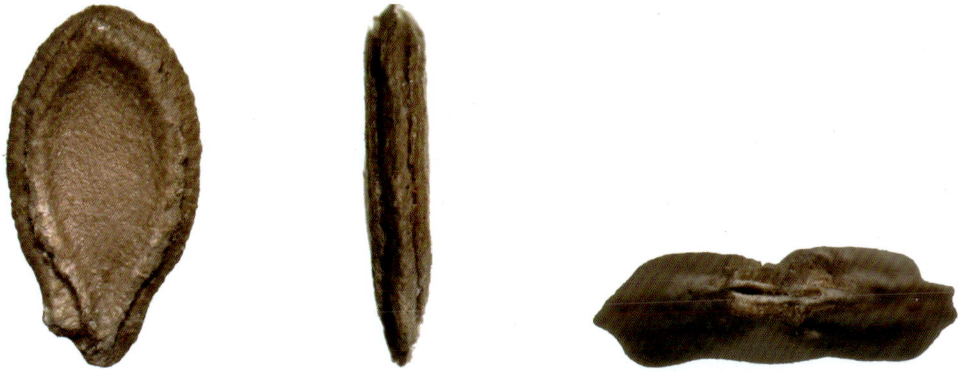

A．正面 B．侧面 C．腹面

■ 冬瓜子（双边）基本面特征图

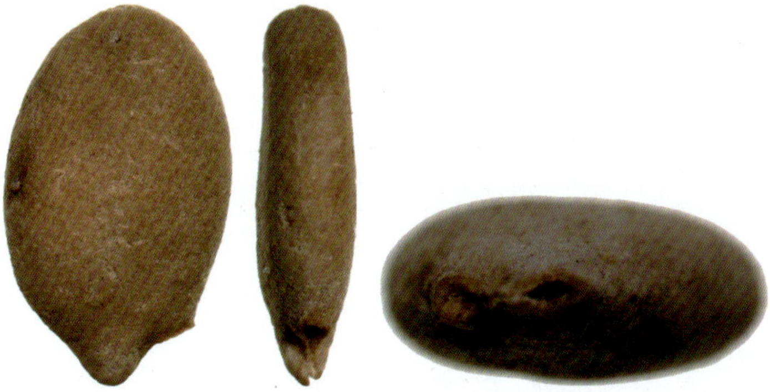

A．正面 B．侧面 C．腹面

■ 冬瓜子（单边）基本面特征图

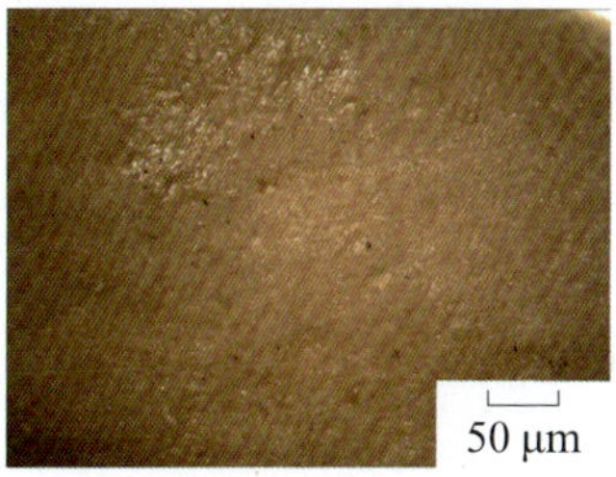

■ 冬瓜子表面纹理

50 μm

**剖面特征** 纵剖面呈卵圆形或椭圆形，种皮较厚；胚直生，抹刀型，子叶2，几乎占胚的全部；胚根细小，位于尖端；尖端有两小突起，其中较小者为种脐，较大者为种孔；无胚乳。横剖面呈横向长椭圆形或椭圆形，种皮两端呈皱褶状（双边）或圆弧状（单边）。

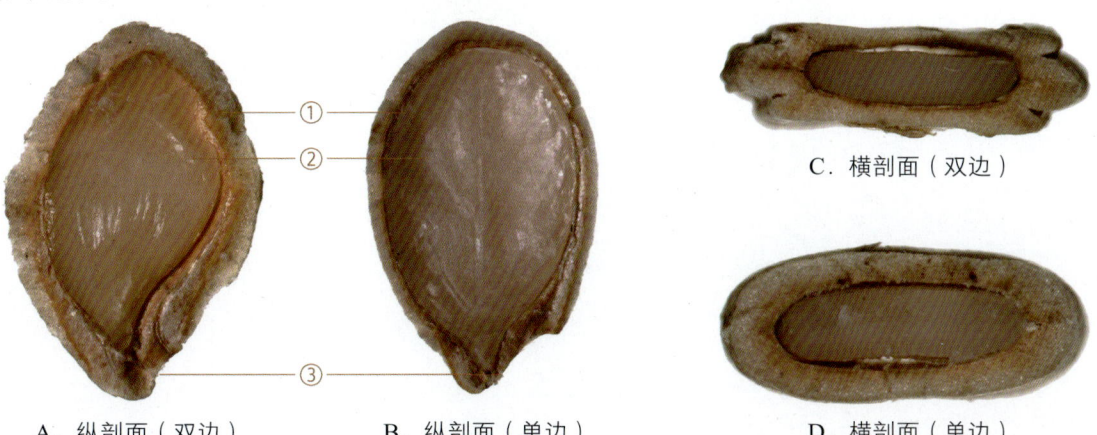

A．纵剖面（双边） B．纵剖面（单边）

①种皮；②子叶；③种脐

C．横剖面（双边）

D．横剖面（单边）

■ 冬瓜子剖面特征图

**║横切面特征║** 种皮外表皮细胞 1 列，无色，近栅状，壁稍厚。中种皮外层（下皮层）为 10 余列薄壁细胞，壁微木化，具纹孔，内层细胞的壁稍厚。中种皮层为 2～3 列石细胞，细胞类方形，壁较厚。中种皮内层（通气组织）数列，细胞间隙较大，两端有维管束。内种皮为 3～4 列细胞，有时细胞颓废。胚乳细胞 1 列，外表皮角质状增厚明显。子叶细胞类多角形，内含脂肪油。

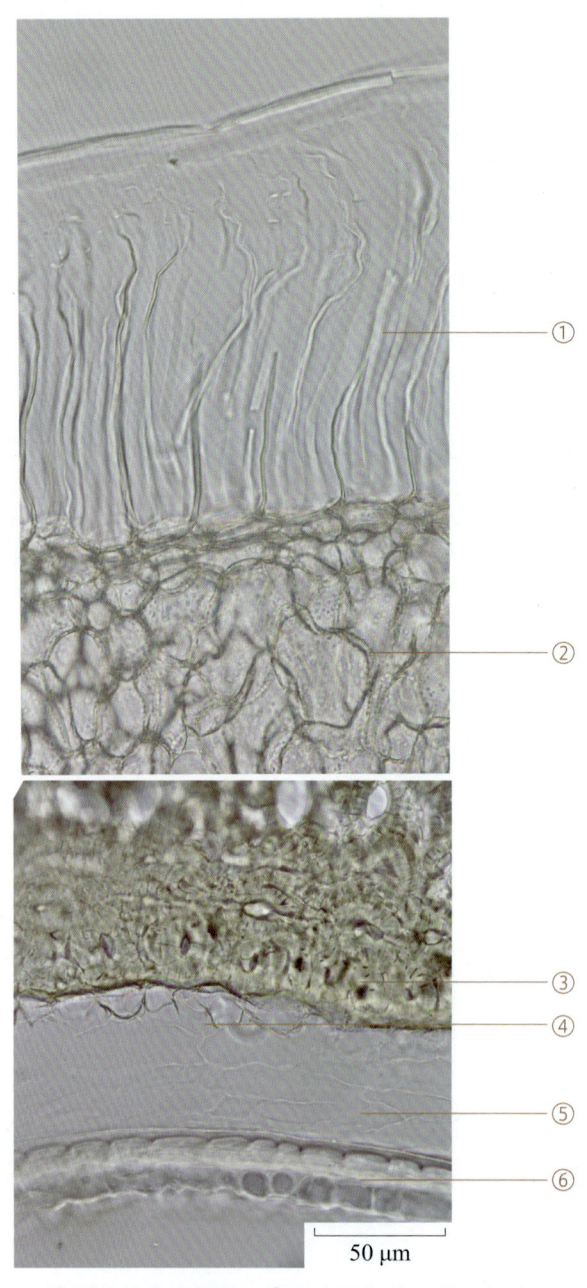

50 μm

①种皮外表皮细胞；②下皮层细胞；③石细胞；
④通气薄壁组织；⑤内种皮；⑥胚乳细胞
■ **冬瓜子种皮横切面特征图**

**粉末特征** 粉末淡黄色。

下皮层细胞类圆形或不规则长圆形，壁较厚，微木化，多数具细小圆形纹孔。石细胞单个散在或数个成群，浅棕色，呈长条形、类三角形或不规则形，壁波状弯曲，具短分枝。子叶细胞无色，多角形，多成片存在，内含脂肪油和糊粉粒。种皮表皮细胞多破碎，细胞壁破碎后呈长纤维状，稍增厚。

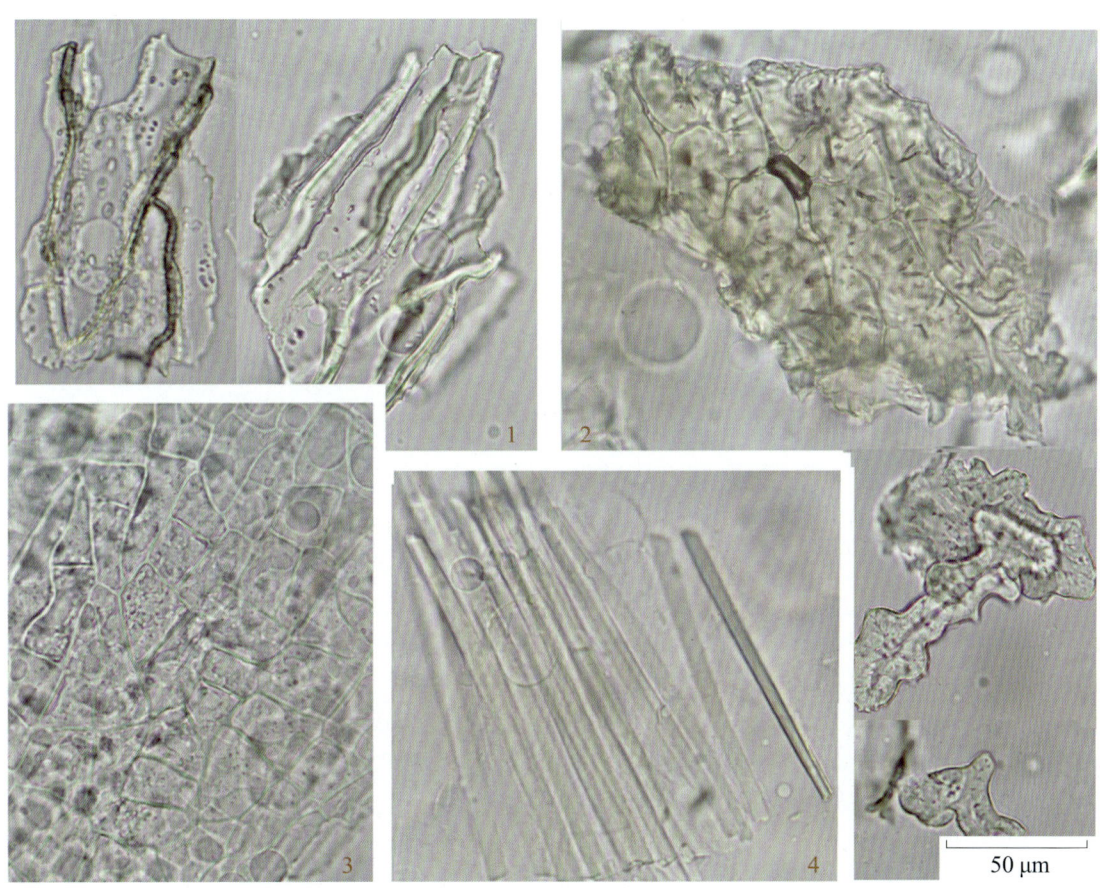

1. 下皮细胞；2. 石细胞；3. 子叶细胞；4. 破碎的种皮表皮细胞壁

■ **冬瓜子粉末特征图**

（湖北省药品监督检验研究院：肖 凌 张 飞 胡 敏）

**参考文献**

[1] 广东省药品监督管理局.广东省中药材标准 第三册［S］.广州:广东科技出版社,2018: 200.

# 黄瓜子 Huangguazi

## 113

**品种收载** 《辽宁省中药材标准 第一册》2009 年版[1]。

**来源** 葫芦科植物黄瓜 *Cucumis sativus* L. 的干燥成熟种子。

**性状** 呈扁梭形或长卵形，一端稍平截，另一端钝尖。正面呈梭形，基部较狭，平截，顶端钝尖；侧面呈狭长椭圆形；腹（脐）面呈扁长椭圆形。长 8 ～ 12 mm，宽 3 ～ 5 mm，厚 1 ～ 2 mm。表面黄白色，较光滑，放大镜下可见细密的纵向网格状纹理。种脐位于平截端，稍突起。体轻，富油性。气微，味微甘。

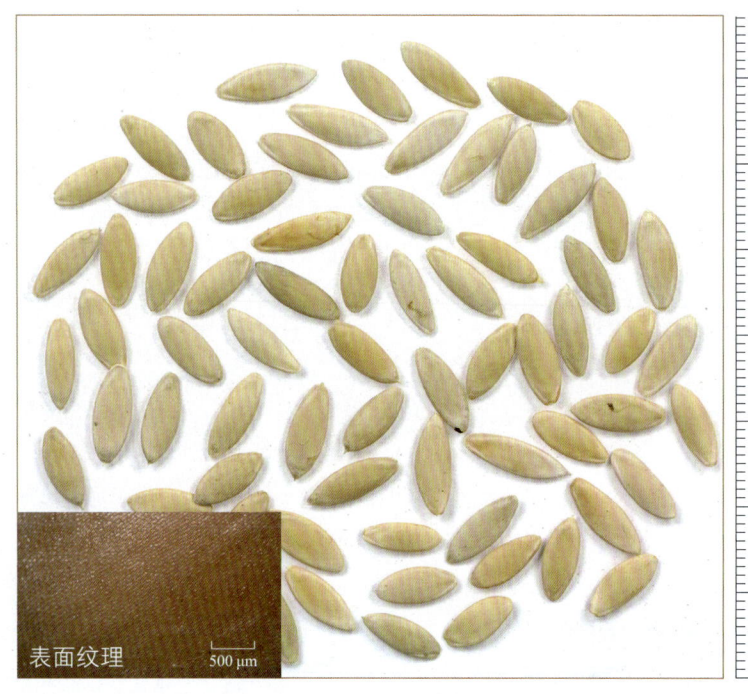

表面纹理　500 μm

■ 黄瓜子大样图

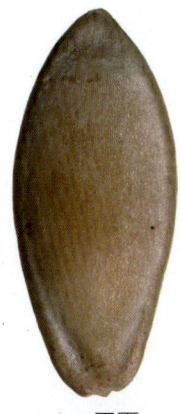

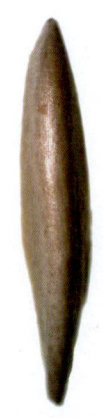

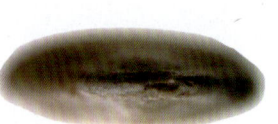

A. 正面　　　　　　　B. 侧面　　　　　　　C. 腹（脐）面

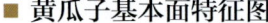

■ 黄瓜子基本面特征图

**剖面特征** 纵剖面呈梭形，种皮薄；胚直生，抹刀型，胚根位于种脐端，子叶2，几乎占胚的全部；胚乳薄，无色。横剖面呈椭圆形，2枚子叶间可见一缝线。

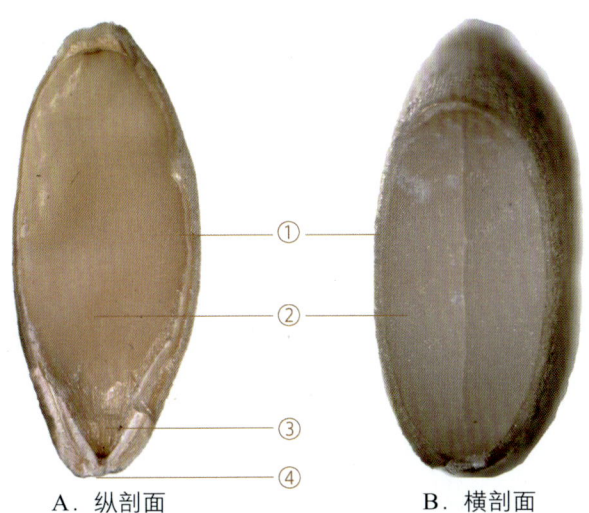

A．纵剖面          B．横剖面

①种皮；②子叶；③胚乳；④种脐

■ 黄瓜子剖面特征图

**横切面特征** 种皮表皮细胞1列，椭圆形或类圆形，切向排列，外被角质层。中种皮外层（下皮层）为1～2列厚壁细胞，细胞类圆形或长方形。中种皮层为1列石细胞层，呈类圆形至略呈长方形，壁甚厚，排列紧密。中种皮内层（通气组织）为1～2列较大的细胞，间隙明显。内种皮为1～2列薄壁细胞，细胞颓废状。胚乳细胞2～3层，与颓废的内种皮细胞紧密贴合，类长方形，最内层细胞方形或长方形，略切向延长。子叶细胞长椭圆形，内含脂肪油。

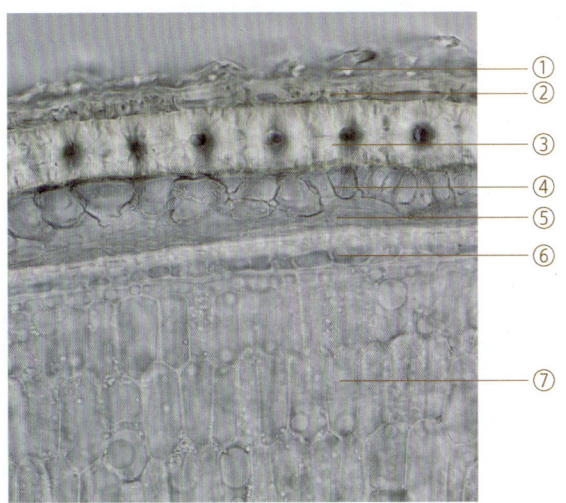

①表皮细胞；②下皮细胞；③石细胞；④通气薄壁细胞；⑤内种皮细胞；⑥胚乳细胞；⑦子叶细胞

■ 黄瓜子横切面特征图

**粉末特征** 粉末浅黄白色。

中种皮外层厚细胞数个成群或散在，多延长成长梭形，壁波状弯曲或呈多个瘤状突起，层纹不甚明显，纹孔圆点状或长缝状。中种皮层石细胞成群，表面观呈类长方形，壁甚厚，深波状弯曲，似大肠状。中种皮内层（通气组织）细胞多成群，表面观长多边形、类多角形或不规则形，垂周壁稍厚，细波状弯曲，或呈短小突起，与相邻细胞相接呈明显圆形细胞间隙。子叶细胞含糊粉粒和油滴。胚乳细胞含油滴。

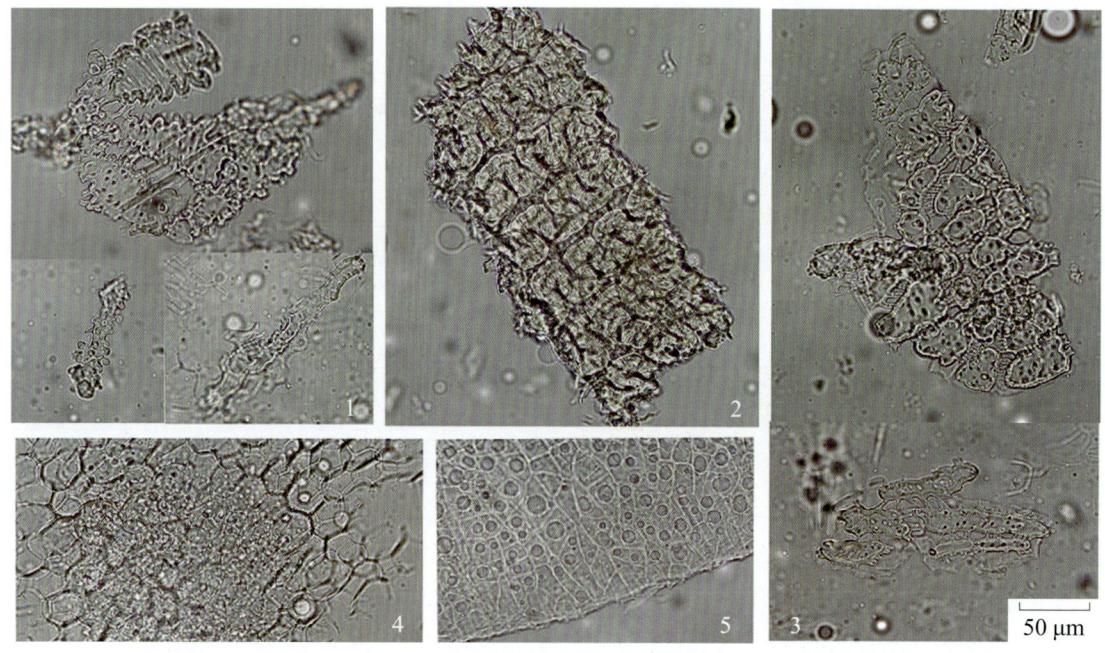

1. 中种皮外层厚壁细胞；2. 中种皮层石细胞；3. 中种皮内层（通气组织）细胞；
4. 子叶细胞；5. 胚乳细胞

■ **黄瓜子粉末特征图**

（湖北省药品监督检验研究院：张　飞　肖　凌　胡　敏）

**参考文献**

［1］　辽宁省食品药品监督管理局.辽宁省中药材标准：2009年版　第一册［S］.沈阳：辽宁科学技术出版社,2009：175.

# 甜瓜子 Tianguazi

## 114

**|品种收载|** 《中国药典》2020 年版[1]。

**|来源|** 葫芦科植物甜瓜 *Cucumis melo* L. 的干燥成熟种子。

**|性状|** 呈扁的长椭圆形。正面呈长椭圆形；侧面呈狭椭圆形；腹（脐）面略呈扁椭圆形，可见两小圆孔。长 5 ～ 9 mm，宽 2 ～ 4 mm，厚约 1 mm。表面黄白色、浅棕红色或棕黄色，放大镜下可见细密的纵纹；一端钝圆，另一端稍尖。种脐位于尖端，稍突起。种皮较硬而脆，气微，味淡。

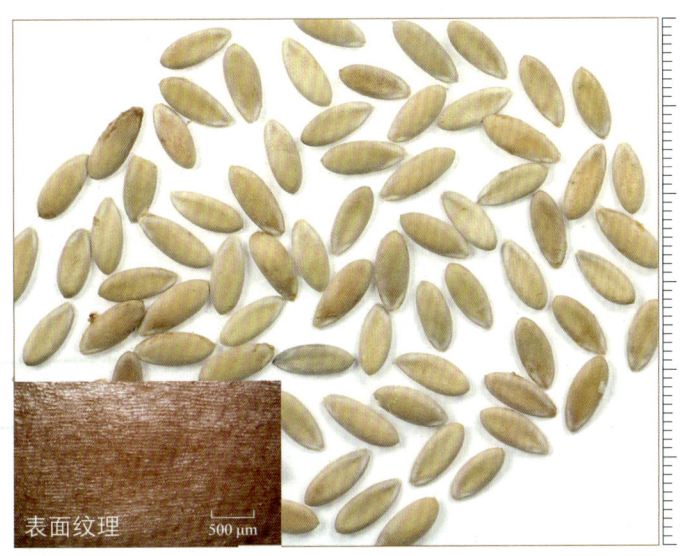

表面纹理　500 μm

A. 香瓜子

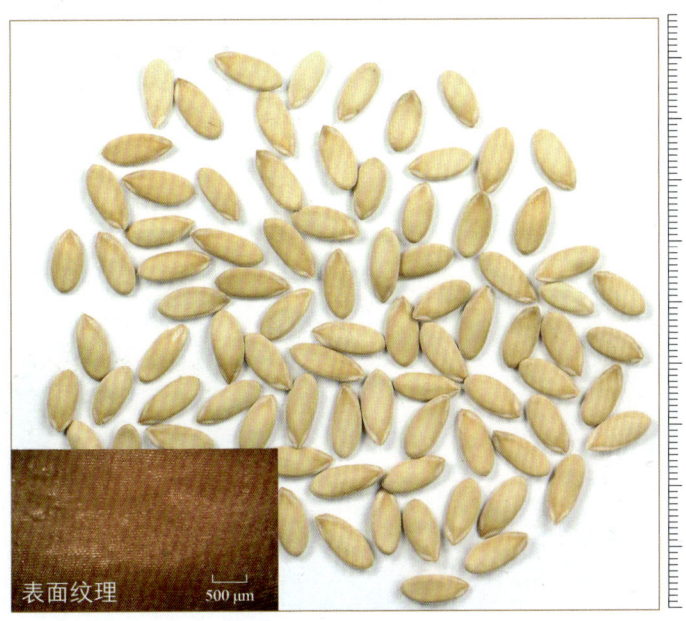

表面纹理　500 μm

B. 哈密瓜子

■ 甜瓜子大样图

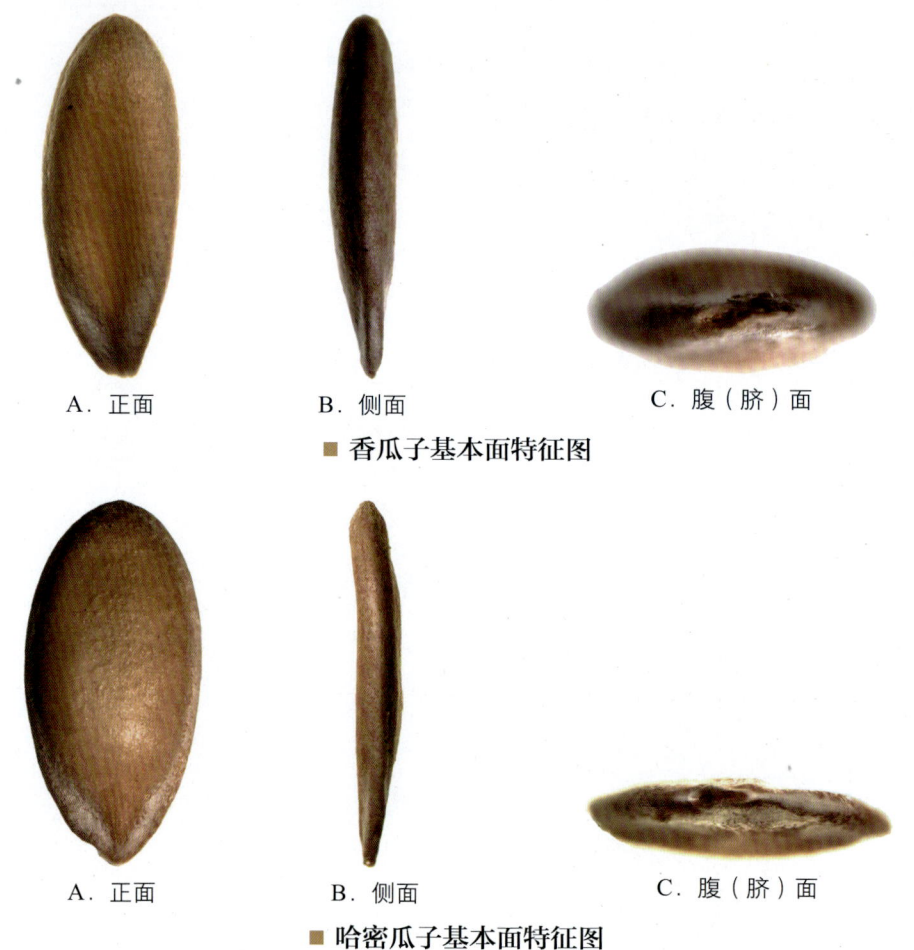

A. 正面　　　　　　B. 侧面　　　　　　　　C. 腹（脐）面

■ 香瓜子基本面特征图

A. 正面　　　　　　B. 侧面　　　　　　　　C. 腹（脐）面

■ 哈密瓜子基本面特征图

**剖面特征**　纵剖面呈长椭圆形，种皮略厚，种脐位于尖端；胚直生，抹刀状，子叶几乎占胚的全部；外被一层薄胚乳。横剖面呈扁椭圆形，2 枚子叶中间可见一缝线。

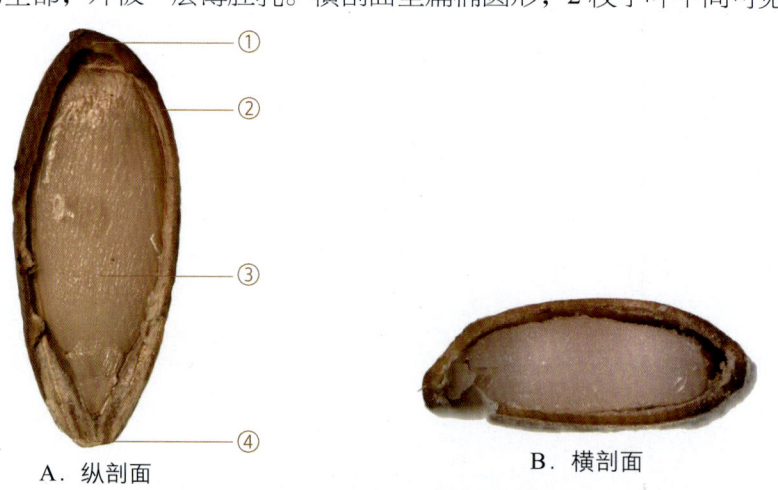

① 种皮；② 胚乳；③ 子叶；④ 种脐

A. 纵剖面　　　　　　　　　　　　　　　B. 横剖面

■ 香瓜子剖面特征图

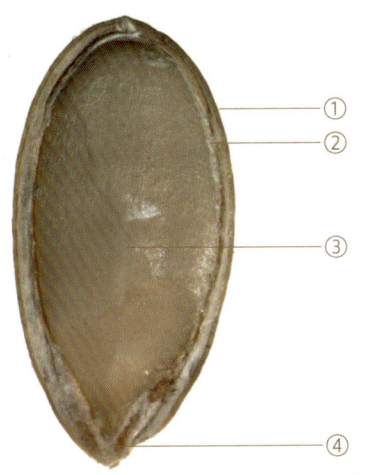
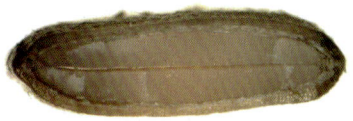

A. 纵剖面                    B. 横剖面

①种皮；②胚乳；③子叶；④种脐

■ **哈密瓜子剖面特征图**

**横切面特征** 种皮外表皮为 1 列近栅状细胞，沿种子的长径方向延长并向种脐倒伏，横切面不见完整的表皮细胞。中种皮外层（下皮）为 2～4 列厚壁细胞，细胞较小，类圆形。中种皮中层为 2～3 列大型厚壁细胞，类圆形或椭圆形，黄绿色，层纹及孔沟隐约可见。中种皮内层（通气组织）为 2～3 列薄壁细胞，细胞较大，间隙明显。内种皮为 1～2 列薄壁细胞，大多颓废，无法分辨。胚乳细胞多列，最内层细胞方形或长方形。子叶细胞长椭圆形，内含脂肪油。

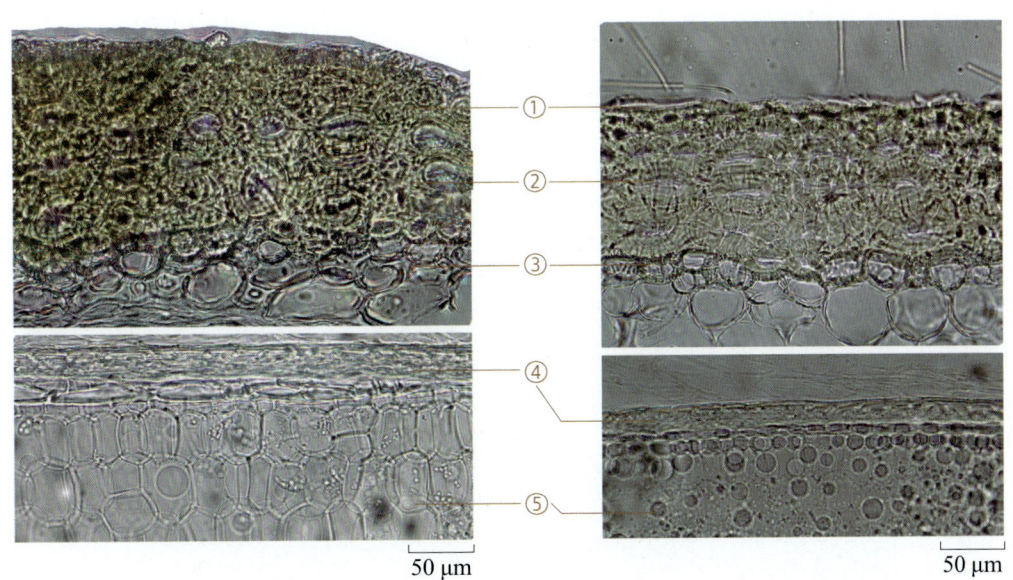

A. 香瓜子                    B. 哈密瓜子

①中种皮外层细胞；②中种皮大型厚壁细胞；③通气组织薄壁细胞；
④胚乳细胞；⑤子叶细胞

■ **甜瓜子横切面特征图**

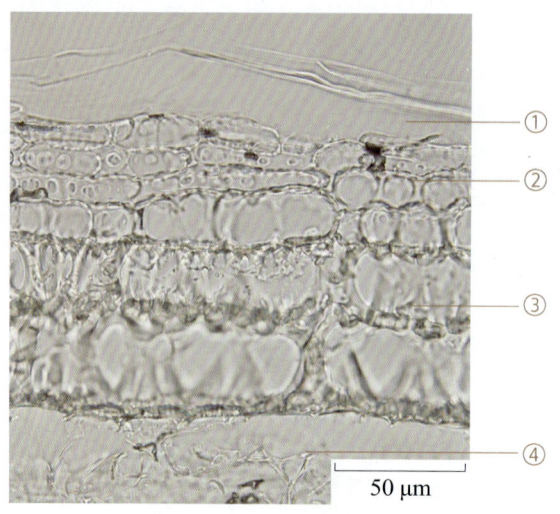

①种皮表皮细胞；②中种皮外层厚壁细胞；③中种皮层石细胞；④中种皮内层通气组织

■ **甜瓜子纵切面特征图**

**粉末特征** 粉末黄棕色。

　　中种皮外层厚壁细胞淡黄绿色或近无色，多延长呈长方形、长条形或不规则形，壁薄或厚，波状弯曲或呈瘤状突起。中种皮层石细胞金黄色，表面观呈类长方形，壁厚，深波状弯曲。中种皮内层细胞表面观类长方形或不规则形，壁波状弯曲或呈短小突起，与邻细胞相接形成明显的圆形细胞间隙，纹孔稀疏，有的具网状增厚。子叶细胞含油滴。有的可见破碎的种皮外表皮细胞，细胞壁长纤维状，稍增厚。

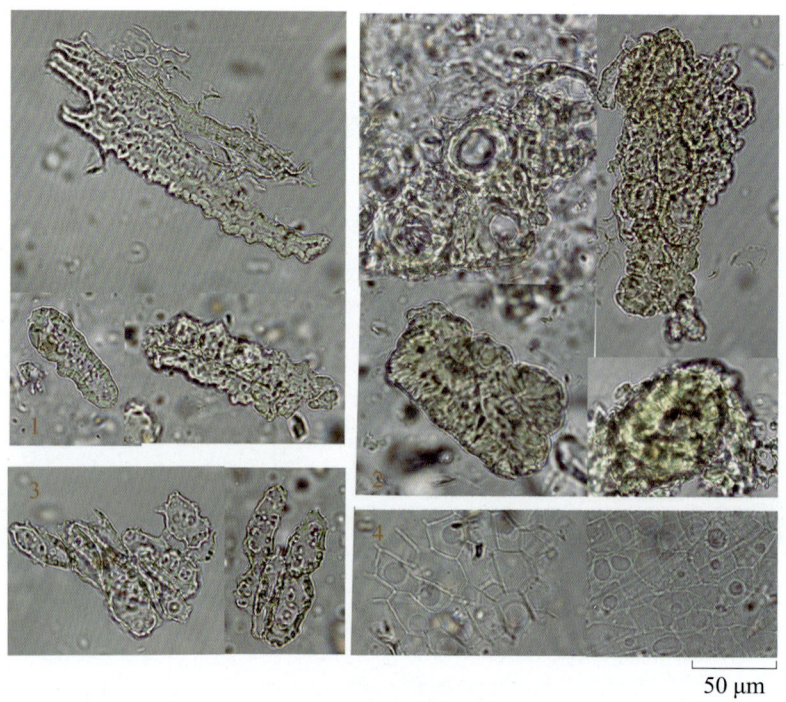

A．香瓜子

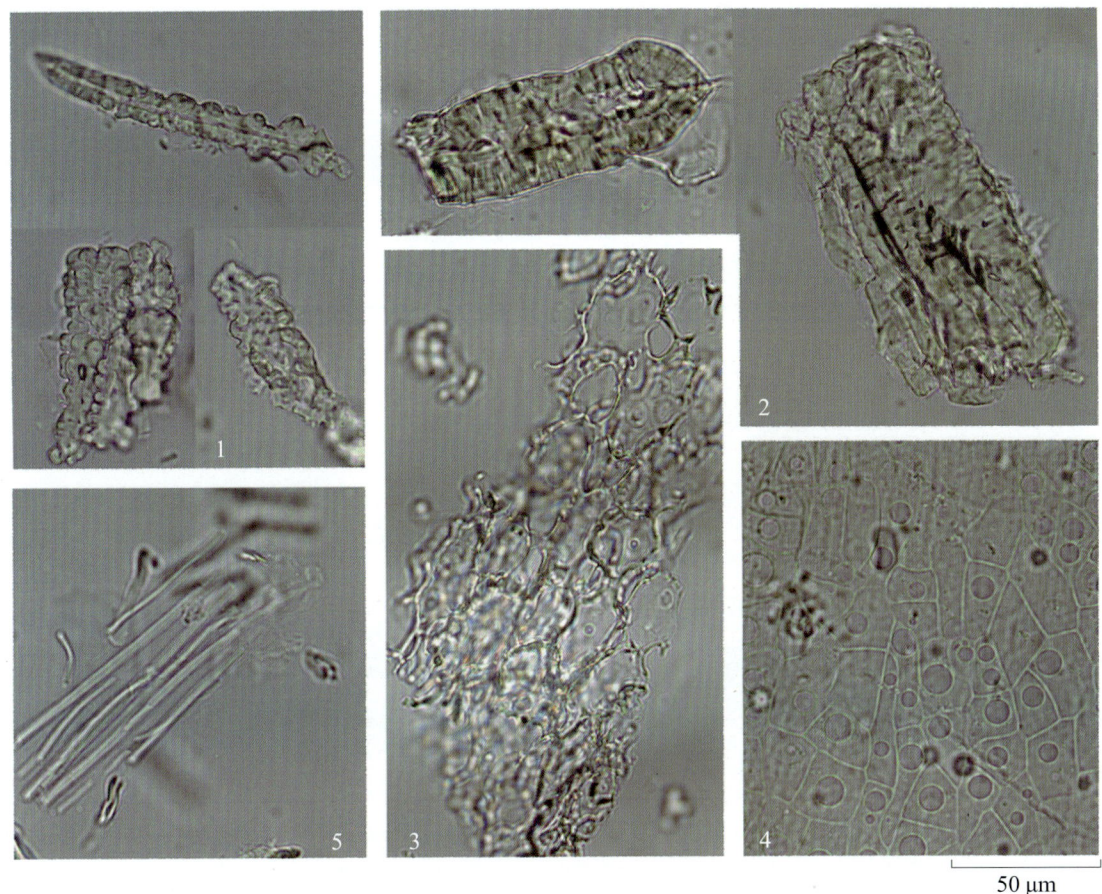

50 µm

B．哈密瓜子

1．中种皮外层厚壁细胞；2．中种皮层石细胞；3．中种皮内层细胞（通气组织）；

4．子叶细胞；5．破碎的外表皮细胞

■ **甜瓜子粉末特征图**

**附注** 甜瓜 *Cucumis melo* L. 的品种繁多，有香瓜、哈密瓜、白兰瓜等，种子形态相似，但种皮的厚薄略有差异，导致种皮的组织构造略有不同。

（湖北省药品监督检验研究院：张　飞　肖　凌　徐　玲）

参考文献

[1] 国家药典委员会.中华人民共和国药典:2020年版　一部［S］.北京:中国医药科技出版社,2020:331.

# 波棱瓜子 Bolengguazi

## 115

**品种收载** 《中国药典》一九七七年版[1]。

**来源** 葫芦科植物波棱瓜 *Herpetospermum pedunculosum* （Ser.）C.B.Clarke 的干燥成熟种子。

**性状** 略呈扁长方体形，一端平截，另一端中间有三角形突起。正面略呈长方形，下端平截，上端中间有三角形突起的尖突；侧面呈纺锤形，两侧边缘突起，中间有一稍凸起的棱线，下端（种脐端）渐狭，上端急狭；腹（脐）面略呈长方形。长 1 ～ 1.5 cm，宽 4 ～ 7 mm，厚 2 ～ 3 mm。表面棕褐色至黑褐色，具凹凸不平的雕文，略呈"人"字形、类圆形或不规则形，以及细小颗粒状突起。种脐位于平截的一端，中央微凹。种皮硬，革质，胚富油性。气微，味苦。

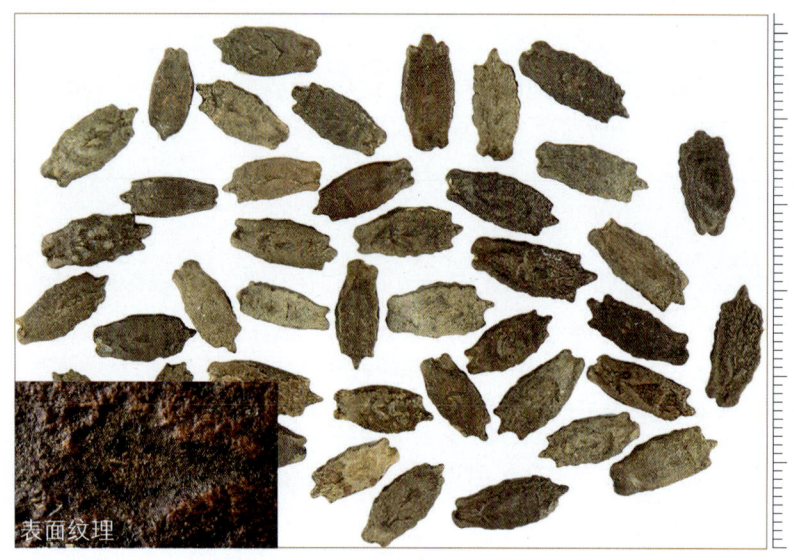

表面纹理

■ 波棱瓜子大样图

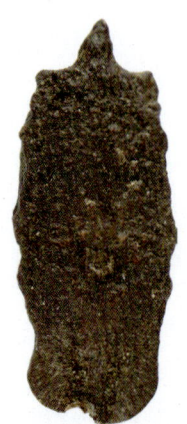 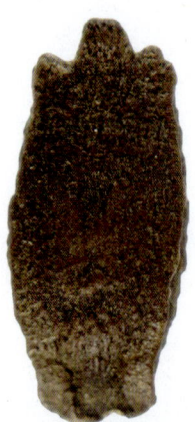 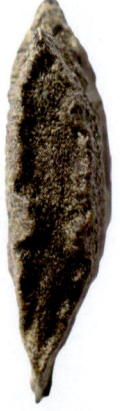 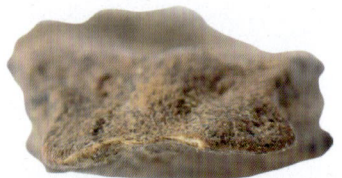

A. 正面　　　　　B. 背面　　　　　C. 侧面　　　　　D. 腹（脐）面

■ 波棱瓜子基本面特征图

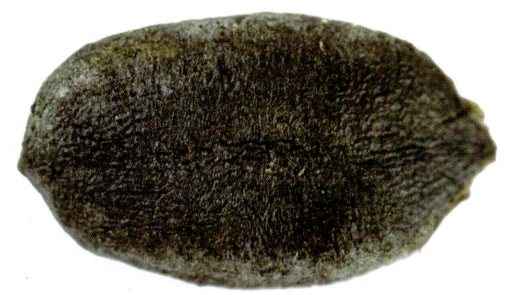

**■ 波棱瓜子种仁特征图**

剖面特征 纵剖面呈椭圆形或卵圆形，种皮厚，上端的种皮外具木化增厚的 3 齿，中间齿长于两侧的齿；种仁外被暗绿色薄膜，两端钝尖；胚直生，抹刀型，子叶 2，扁平，占剖面的大部分，乳白色，富油性；胚根位于种脐端；无胚乳。横剖面呈长方形，4 角的种皮外具增厚的木化棱角，子叶之间具缝隙。

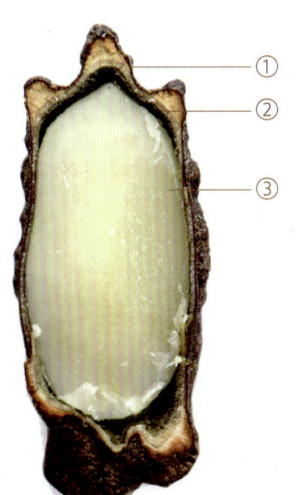 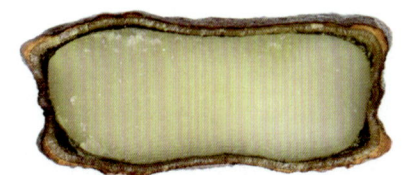 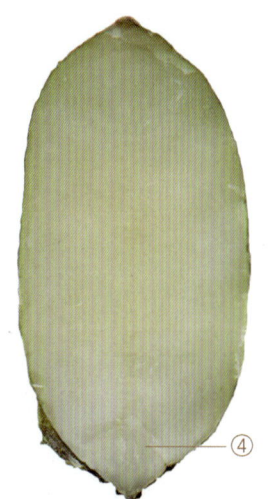

A．种子纵剖面          B．种子横剖面          C．种仁纵剖面

①外种皮；②内种皮；③子叶；④胚根

**■ 波棱瓜子和种仁剖面特征图**

横切面特征 种皮表皮层由 1 列类方形或略呈切向延长的细胞组成，细胞排列紧密，无色或淡棕色，外被透明角质层。中种皮外层（下皮层）细胞数列，类椭圆形切向延长、类圆形或略呈波状类圆形，淡棕色至棕色，壁略呈连珠状增厚，具大小不等的单纹孔，在角隅处细胞壁增厚明显。中种皮中层（栅状）为 1 列石细胞层，细胞排列紧密，径向延长，分枝或不分枝，壁极厚，层纹明显，胞腔类长方形，内外平周壁呈深波状弯曲，垂周壁孔沟通向内外两侧。中种皮内层（通气组织）为数列薄壁细胞，靠石细胞层的 1～2 列细胞小而排列紧密，中间几列细胞大型，形状不规则排列疏松，间隙大小不

等，颓废状。内种皮为颓废的绿色组织层，切向延长，与残留的胚乳细胞紧贴。子叶表皮细胞 1 列，较小，类长方形，叶肉组织细胞多径向延长，内含众多的糊粉粒和脂肪油。

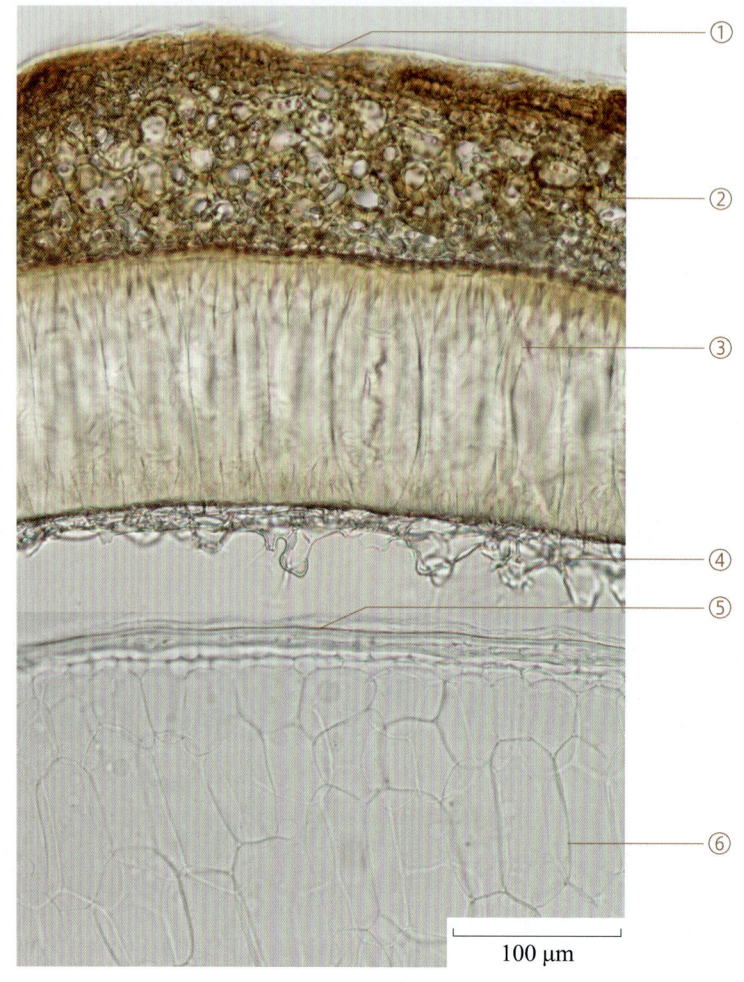

①种皮表皮细胞；②下皮层；③栅状石细胞；④通气组织；
⑤绿色组织层与残留胚乳层；⑥子叶细胞

**■ 波棱瓜子横切面特征图**

**‖粉末特征‖** 粉末灰绿色。

角质层呈片块状，较易剥离，棕色，可见略平行的纹理。种皮表皮细胞类多角形，直径 22～70 μm，排列紧密。下皮层厚壁细胞呈类球形、长圆形、近圆筒形或不规则形，长 20～65 μm，壁略呈连珠状增厚，木化，具大小不等的单纹孔。栅状石细胞顶面观多角形或类圆形，排列紧密，壁厚，孔沟明显，从胞腔向外略呈放射状；侧面观类方形或类长方形，层纹明显，两端孔沟明显。通气组织细胞类球形、囊状，排列疏松，壁薄，直径 20～96 μm，细胞间隙大。子叶薄壁细胞长圆形，含丰富的糊粉粒及脂肪油滴。

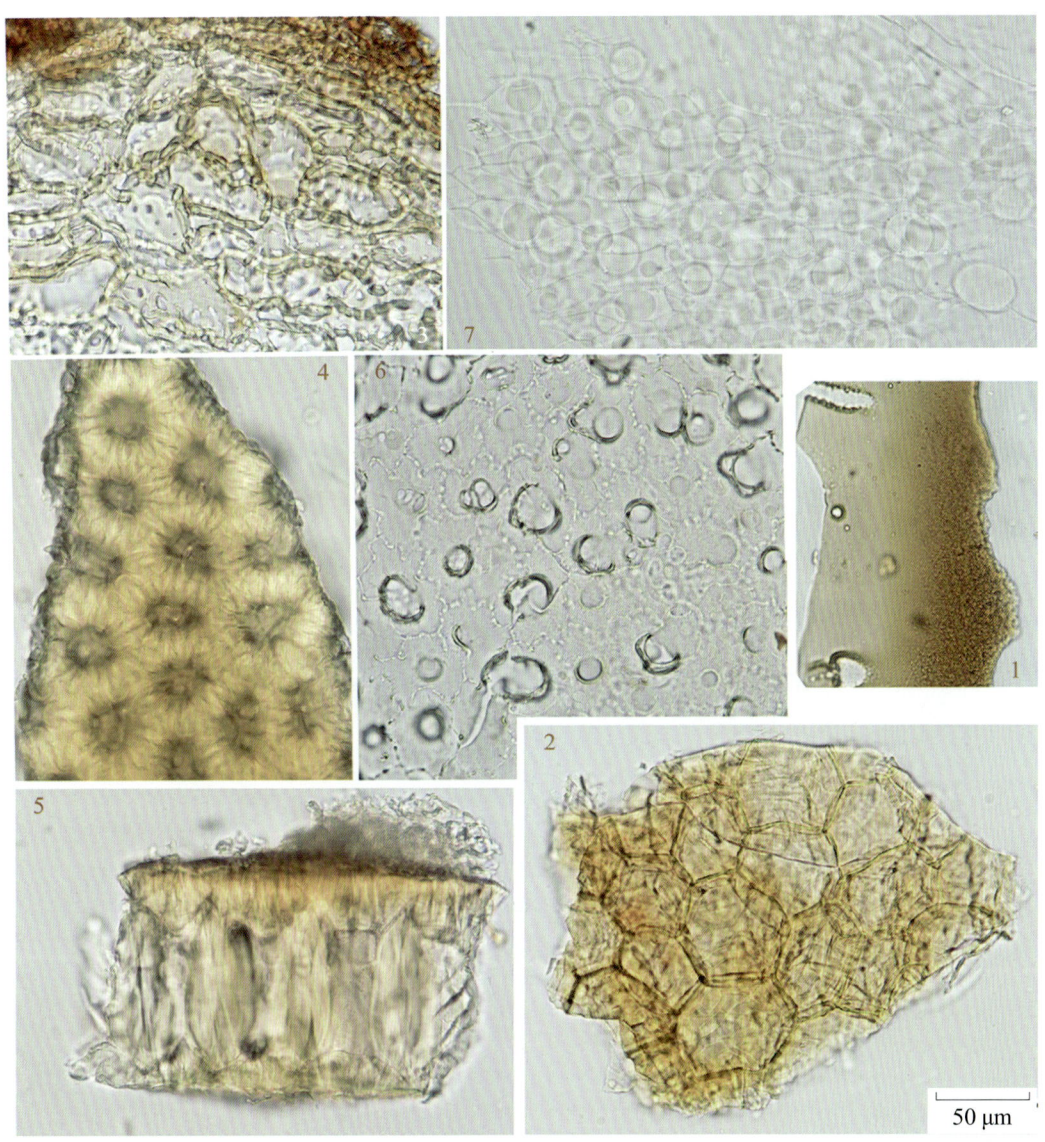

1. 角质层；2. 种皮表皮细胞；3. 下皮层细胞；4. 石细胞层顶面观；
5. 石细胞层侧面观；6. 通气组织；7. 子叶细胞

■ **波棱瓜子粉末特征图**

||附注|| 波棱瓜子的粉末特征根据实际观察的结果进行描述，并参考了《中国民族药志》[2]的相关内容。

（成都市食品药品检验研究院：雷 蕾 杨小艳 罗 霄 代 琪）

**参考文献**

[1] 中华人民共和国卫生部药典委员会.中华人民共和国药典：一九七七年版 一部[S].北京：人民卫生出版社,1978:374.

[2] 中国药品生物制品检定所.中国民族药志 第二卷[M].北京：人民卫生出版社,1990:365.

# 瓜蒌子（栝楼）Gualouzi（Gualou）

## 116

**品种收载** 《中国药典》2020 年版[1]。

**来源** 葫芦科植物栝楼 *Trichosanthes kirilowii* Maxim. 的干燥成熟种子。

**性状** 呈扁平椭圆形或卵圆形。正面呈椭圆形或卵圆形或矩状椭圆形；侧面呈狭椭圆形；腹（脐）面呈扁椭圆形。长 12 ～ 15 mm，宽 6 ～ 10 mm，厚约 3.5 mm。表面浅棕色至棕褐色，平滑，沿边缘有 1 圈沟纹。种脊生于较突出一侧。种脐位于稍窄一端，微凹。种皮坚硬；内种皮膜质，灰绿色，子叶 2，黄白色，富油性。气微，味淡。

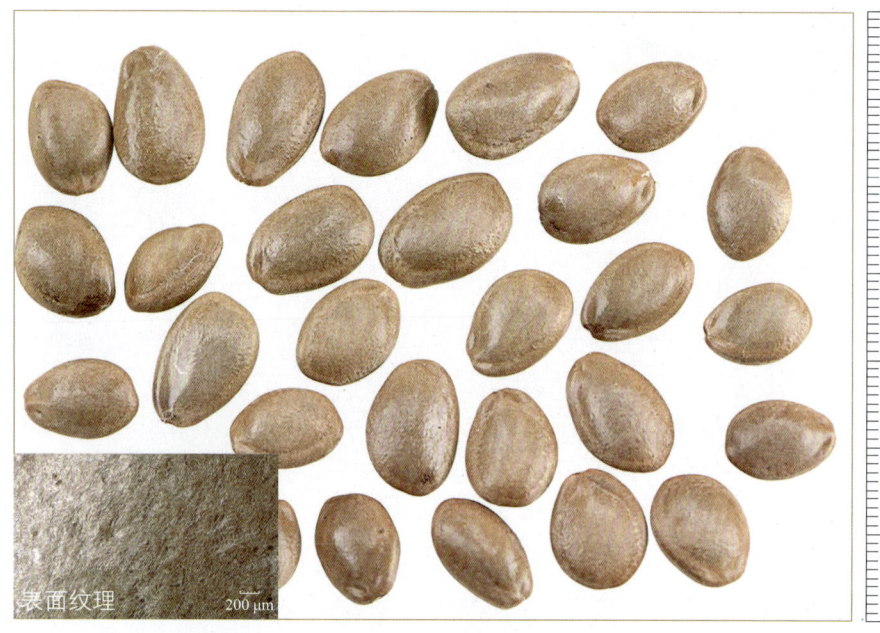

表面纹理　　200 μm

■ 瓜蒌子（栝楼）大样图

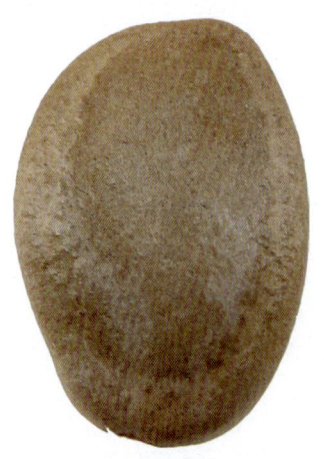

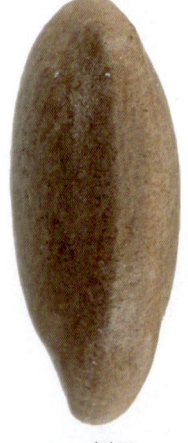

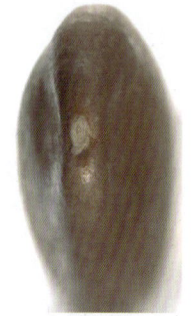

A. 正面　　　　　　　　　B. 侧面　　　　　　　　C. 腹（脐）面

■ 瓜蒌子（栝楼）基本面特征图

**剖面特征** 纵剖面呈椭圆形或卵圆形，种皮较厚，胚直生，抹刀型，子叶占大部分，类白色；胚根位于尖端；无胚乳。横剖面呈椭圆形，子叶占大部分，类白色，中间隐约可见2枚子叶间的纵纹。

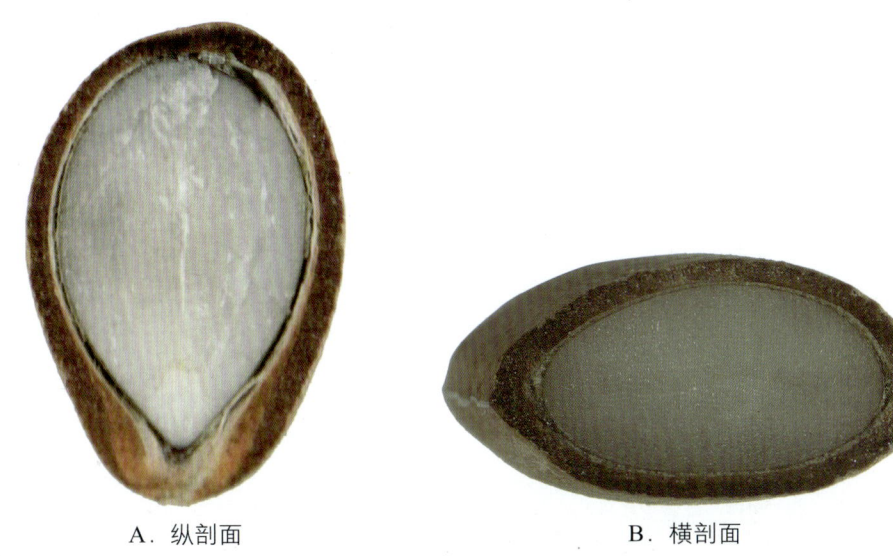

A. 纵剖面　　　　　　　　　　　B. 横剖面

■ 瓜蒌子（栝楼）剖面特征图

**横切面特征** 种皮表皮细胞1列，类方形或近长方形，非木质化，具网纹，外被角质层，种子凹陷处的表皮细胞明显径向延长。中种皮外层（下皮层）为5～11列木化厚壁细胞，靠外层的细胞较小，近圆形或切向稍延长，排列不整齐，内层细胞较大，形状不规则。中种皮层为1～2列石细胞，近方形或多角形，壁极厚，胞腔小。中种皮内层（通气组织）为2～3列长圆形细胞，壁稍加厚。内种皮细胞大多颓废，多少含有绿色色素，紧贴胚乳层。胚乳细胞数层，外表皮细胞的外侧壁角质化增厚，有时与内层细胞一起颓废不可辨，与内种皮层一起形成一覆盖子叶的膜。子叶细胞充满糊粉粒。

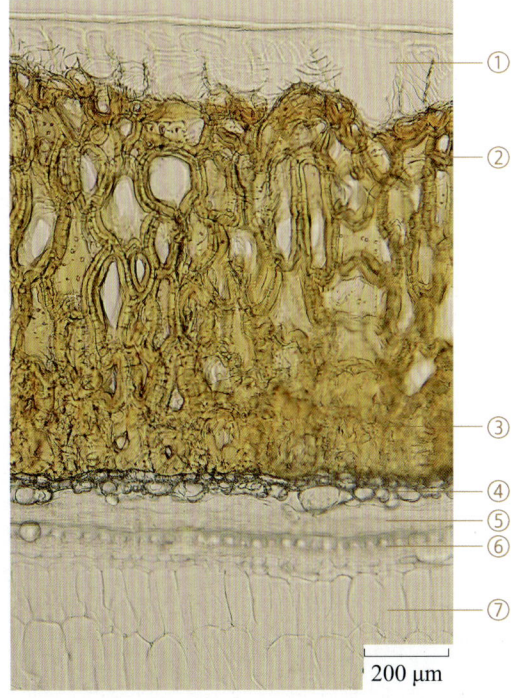

200 μm

①种皮表皮细胞；②中种皮外层厚壁细胞；
③中种皮层石细胞；④中种皮内层细胞；
⑤内种皮；⑥胚乳细胞；⑦子叶细胞

■ 瓜蒌子（栝楼）横切面特征图

**粉末特征** 粉末暗红棕色。

种皮表皮细胞表面观呈类多角形或不规则形，平周壁具稍弯曲或平直的角质条纹。中种皮外层厚壁细胞小，圆形；内层厚壁细胞较大，棕色，形状多样，呈不规则的长方形、长圆形或类三角形，壁波状弯曲，有的呈短分枝状，直径 32～78 μm，长 152 μm，壁厚 6～16 μm，有的厚薄不均，木化，具孔沟。石细胞单个散在或数个成群，棕色，呈长条形、长圆形、类三角形或不规则形，壁波状弯曲或呈短分枝状。星状细胞淡棕色、淡绿色或几无色，呈不规则长方形或长圆形，壁弯曲，具数个短分枝或突起，枝端钝圆。直径 12～29 μm，长 175 μm，壁厚 3～9 μm，木化，纹孔明显，孔沟较密，有的胞腔内含棕色物。子叶细胞充满类圆形或圆多角形糊粉粒，直径 3～15 μm，其中含多角形或类方形拟晶体；并含脂肪油滴及脂类物质。角质层碎片类长方形，其下的表皮细胞痕迹呈镶嵌状排列。色素块黄棕色或红棕色，大小不一，散在。

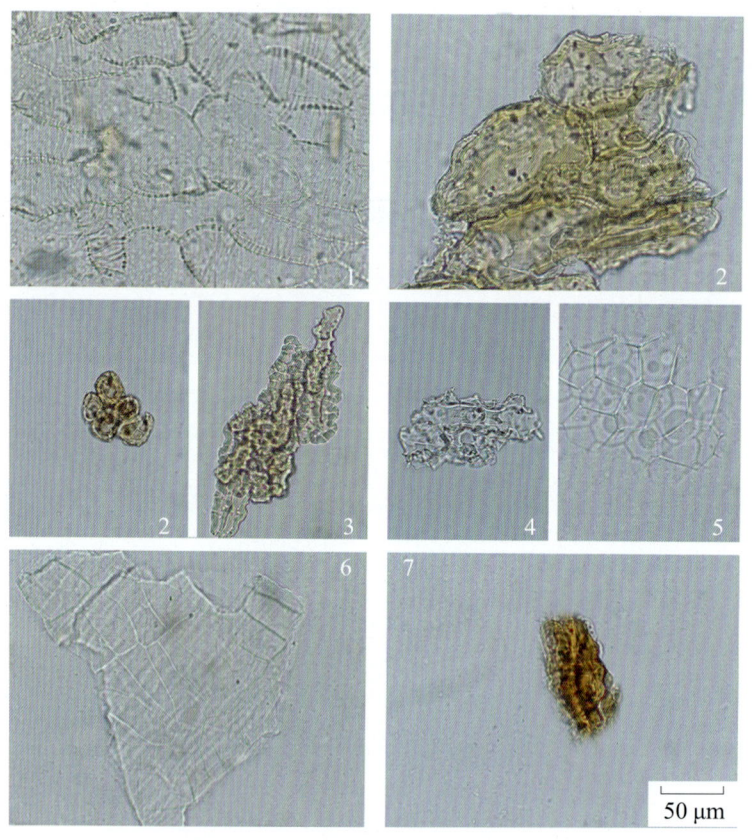

1. 种皮表皮细胞；2. 厚壁细胞；3. 石细胞；4. 星状细胞；
5. 子叶细胞；6. 角质层碎片；7. 色素块

■ **瓜蒌子（栝楼）粉末特征图**

（山东省食品药品检验研究院：穆向荣　汪　冰　于凤蕊）

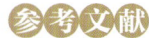参考文献

［1］ 国家药典委员会.中华人民共和国药典：2020 年版　一部［S］.北京：中国医药科技出版社，2020：117.

# 瓜蒌子（双边栝楼）Gualouzi（Shuangbiangualou） 117

**品种收载**《中国药典》2020 年版[1]。

**来源** 为葫芦科植物双边栝楼 *Trichosanlhes rosthornii* Harms 的干燥成熟种子。

**性状** 呈扁平长椭圆形或矩状椭圆形。正面呈长椭圆形或矩状椭圆形，侧面呈狭长椭圆形，腹（脐）面呈扁长椭圆形。长 15 ～ 19 mm，宽 8 ～ 10 mm，厚约 2.5 mm。表面棕褐色，较光滑，沿边缘稍远处有 1 圈明显的沟纹，环边较宽。种脐位于平截的基部，呈黄白色长点状凹陷。种皮坚硬，内种皮膜质，灰绿色或灰黄色，子叶 2，黄白色，富油性。气微，味淡。

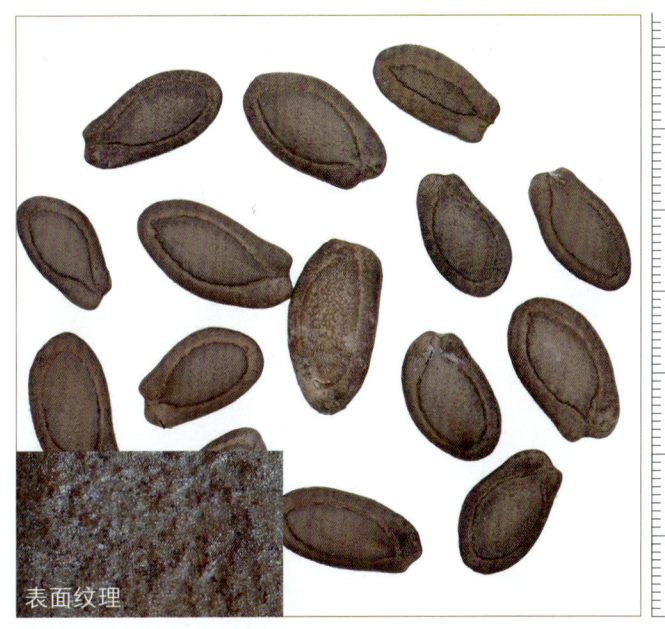

表面纹理

■ 瓜蒌子（双边栝楼）大样图

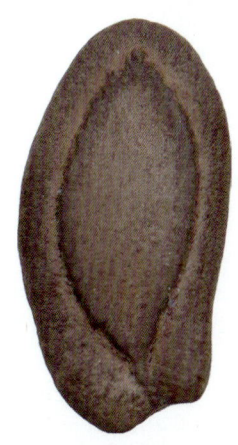
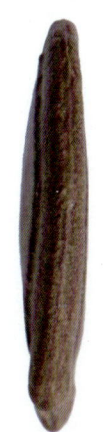
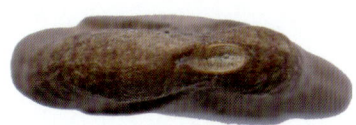

A. 正面　　　　　　　B. 侧面　　　　　　　C. 腹面

■ 瓜蒌子（双边栝楼）基本面特征图

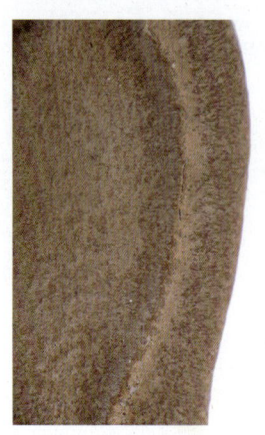 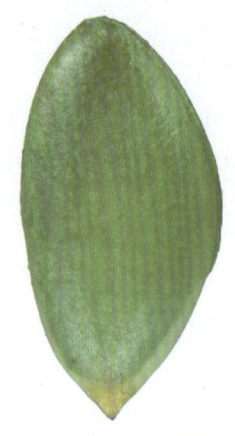

A. 边缘沟纹        B. 内种皮色泽

■ **瓜蒌子（双边栝楼）边缘沟纹和种仁图**

**剖面特征**　纵剖面呈长椭圆形或矩状椭圆形，种皮硬，较厚；胚直生，抹刀型，子叶几乎占胚的全部，胚根不明显，位于种脐端；无胚乳。横剖面呈扁长椭圆形，种皮较厚，2 枚子叶的中间可见白色线状缝隙。

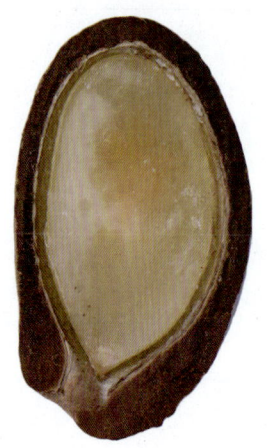 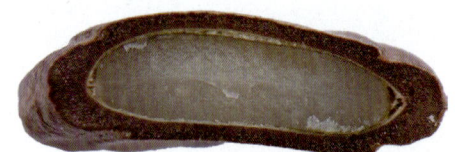

A. 纵剖面          B. 横剖面

■ **瓜蒌子（双边栝楼）剖面特征图**

**横切面特征**　种皮表皮细胞 1 列，类方形或长方形，壁具角质条纹，种皮凹陷处的表皮细胞明显径向延长。中种皮外层（下皮层）为厚壁细胞，6 ～ 14 列，外侧细胞较小，内侧细胞较大，棕色，形状多样，壁木化。中种皮层为石细胞层，1 ～ 2 列，细胞略小，壁厚色深，排列紧密。中种皮内层（通气组织）为 2 ～ 3 列长圆形壁稍厚的细胞。内种皮细胞颓废，含有绿色色素。胚乳细胞数层，外表皮细胞的外侧壁角质化而厚，有时与内层胚乳细胞一起颓废不可辨，与内种皮层一起呈一覆盖子叶的膜。子叶细胞无色，子叶表皮细胞类方形或类长方形，表皮以下子叶细胞较大，六角形或类圆形。

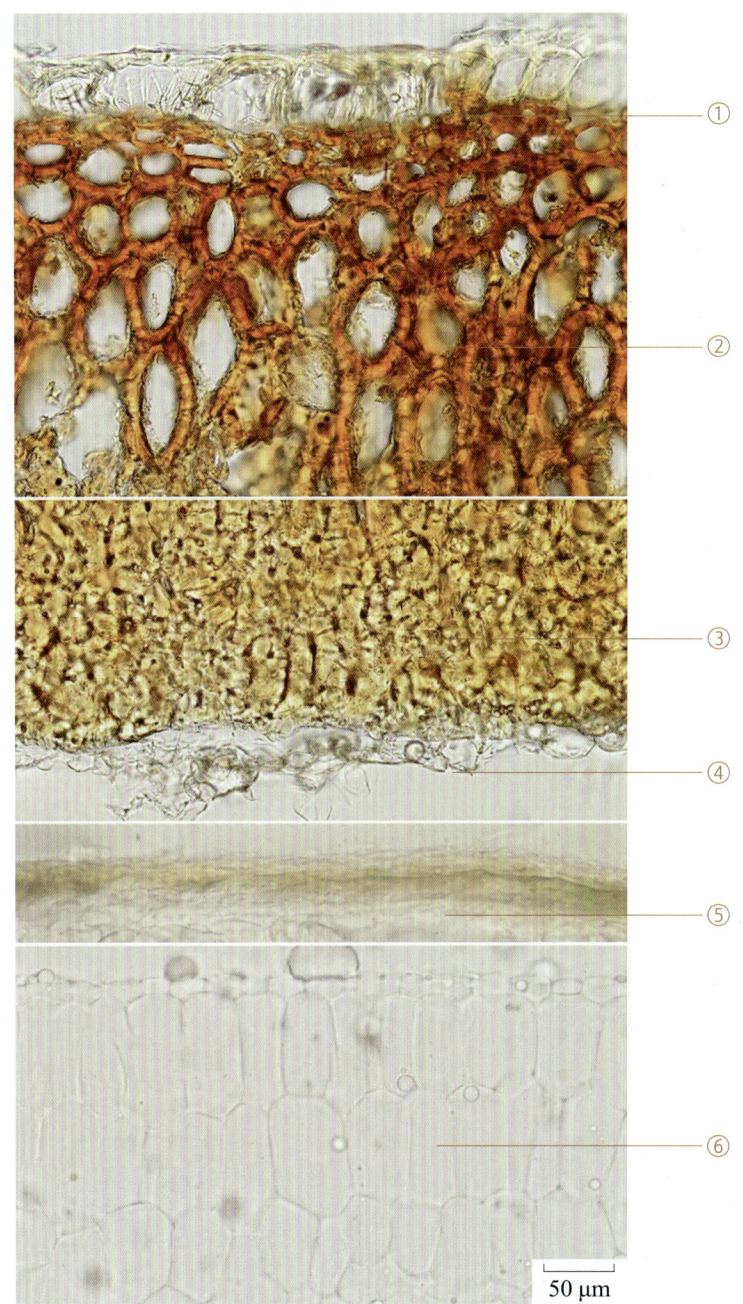

①种皮表皮细胞；②厚壁细胞；③石细胞层；
④星状细胞层；⑤内种皮层与胚乳层；⑥子叶细胞

■ **瓜蒌子（双边栝楼）横切面特征图**

**粉末特征** 粉末暗红棕色。

种皮表皮细胞表面观呈类多角形或不规则形，平周壁具稍弯曲或平直的角质条纹。厚壁细胞棕色，长方形、长圆形或类三角形，壁厚，木化。石细胞单个散在或数个成群，棕色，呈长条形、长圆形、类三角形或不规则形，壁波状弯曲或呈短分枝状。星状细胞淡棕色、淡绿色或几无色，呈不规则长方形或长圆形，壁弯曲，具数个短分枝或突起，枝端钝圆。子叶细胞充满糊粉粒和油滴。螺纹导管少见，直径20～40 μm。色素块常见，条状弯曲或不规则形。

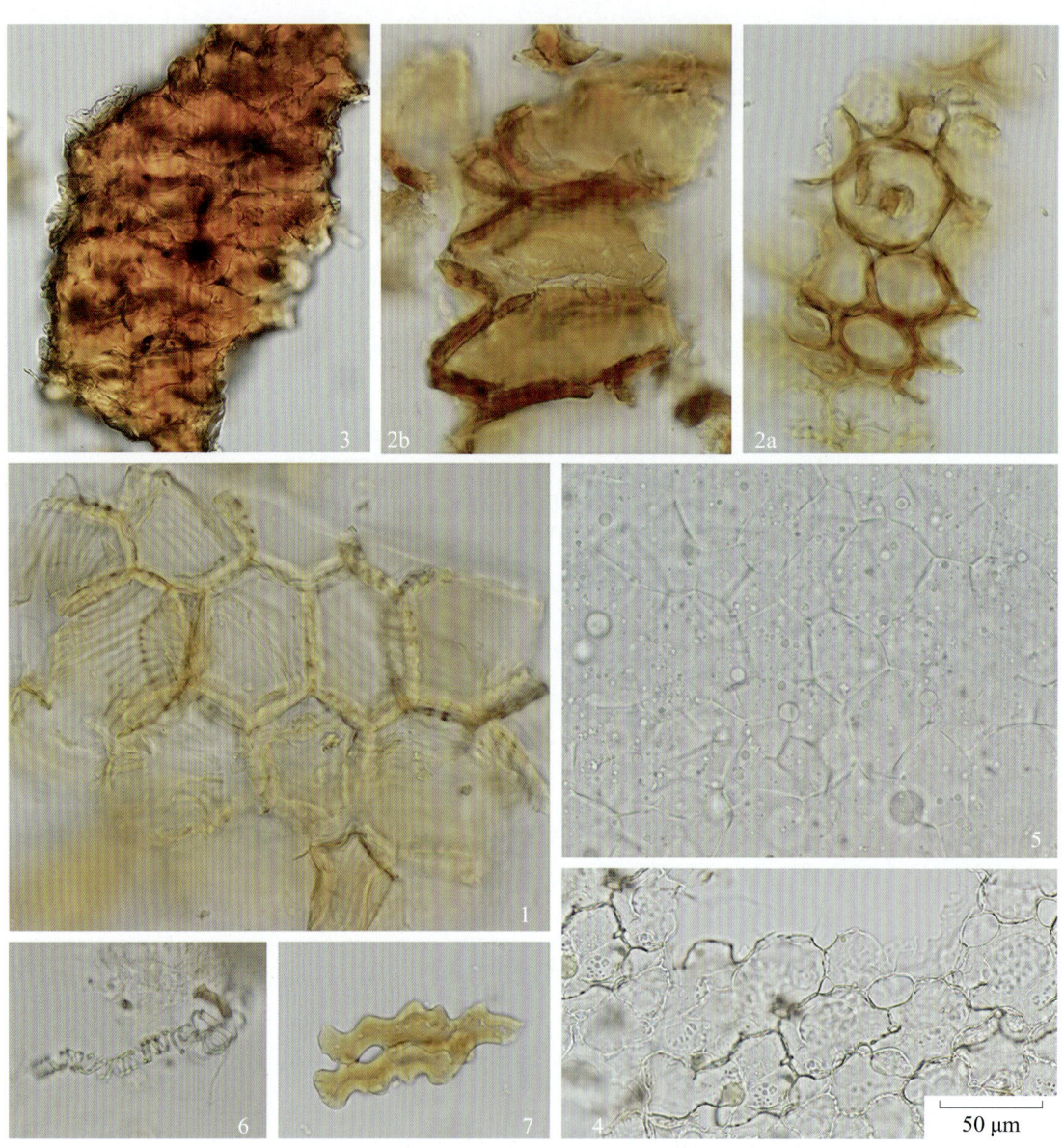

1. 种皮表皮细胞；2. 厚壁细胞（2a.外层厚壁细胞，2b.内层厚壁细胞）；
3. 石细胞；4. 星状细胞；5. 子叶细胞；6. 导管；7. 色素块

■ 瓜蒌子（双边栝楼）粉末特征图

（四川省药品检验研究院：齐景梁　高必兴　周　娟　黎跃成）

**参考文献**

[1] 国家药典委员会.中华人民共和国药典：2020年版　一部［S］.北京：中国医药科技出版社，2020：117.

# 大子瓜蒌子 Dazigualouzi (118)

**来源** 葫芦科植物截叶栝楼 *Trichosanthes truncata* Clarke 的干燥成熟种子。

**性状** 呈长卵形、卵形或长椭圆形。正面呈长卵形、卵形或长椭圆形，基部钝或斜截形，有的微凹，顶端圆形或楔形；侧面呈狭椭圆形；腹（脐）面呈扁椭圆形。长 20～30 mm，宽 12～17 mm，厚 4～6 mm。表面浅棕色或黄棕色至红棕色，稍光滑，可见细密网纹，距边缘 1～2 mm 处有 1 圈长卵形、卵形或长椭圆形的沟纹。种脐位于较尖的一端，呈斜方形、斜截形或椭圆形，微凹陷。种皮坚硬，内种皮灰绿色膜质，破开后可见 2 枚子叶，黄白色，富油性。气微，味淡。

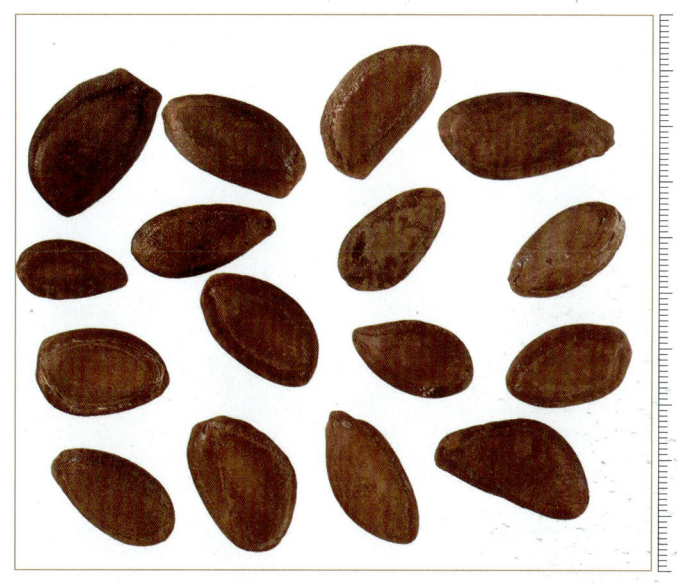

■ 大子瓜蒌子大样图

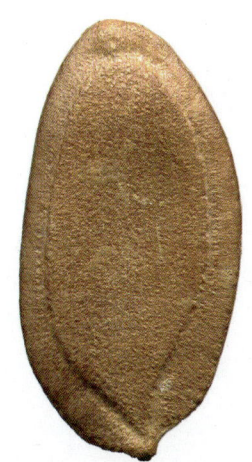 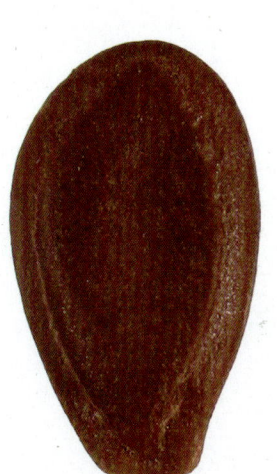 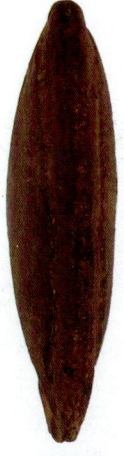 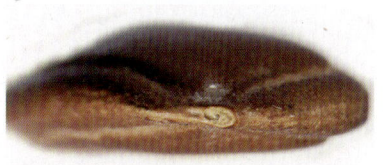

A．正面①     B．正面②     C．侧面     D．腹（脐）面

■ 大子瓜蒌子基本面特征图

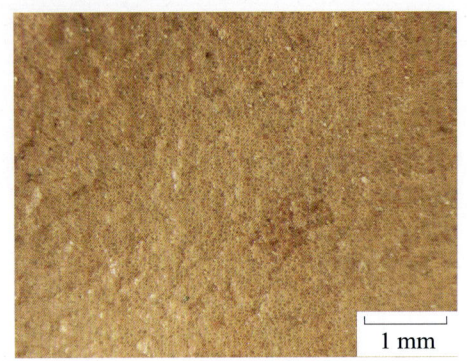

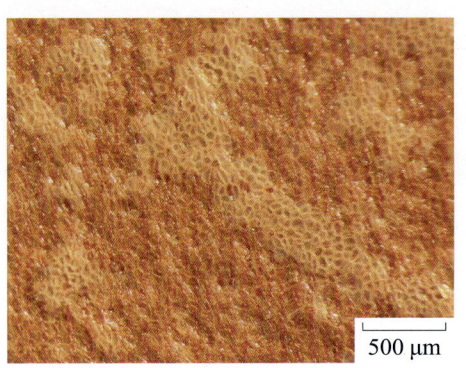

A．表面纹理①　　　　　　　　　　　　　B．表面纹理②

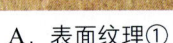

**■ 大子瓜蒌子表面纹理特征图**

**剖面特征** 纵剖面呈长卵形、卵形或长椭圆形，外种皮厚 1～2 mm，木质，质坚硬；内种皮灰绿色，菲薄，紧贴胚；胚直生，抹刀型，子叶 2，长卵形，黄白色；胚乳无。横剖面呈横向长梭形，长边较平滑，子叶紧贴内种皮，黄白色。

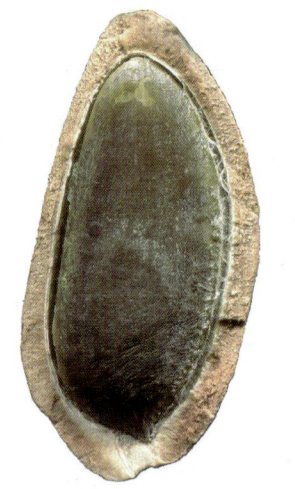

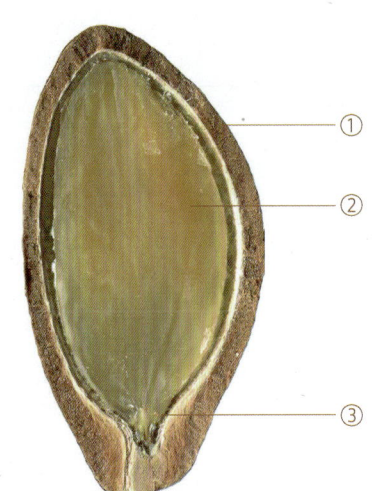

A．纵剖面①（示灰绿色内种皮）　　　　　　B．纵剖面②

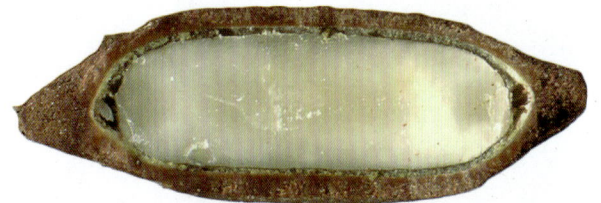

C．横剖面

①种皮；②子叶；③胚根

**■ 大子瓜蒌子剖面特征图**

**横切面特征** 种皮表皮细胞1列，壁薄，类方形或长方形，壁具角质条纹，凹陷处明显径向延长。中种皮外层（下皮层）为厚壁细胞，外侧厚壁细胞3～5列，切向延长；内侧厚壁细胞在种子两面平坦处为5～10列，细胞分枝状，种子两端弯曲处10～20列，细胞类圆形。中种皮层为1～2列石细胞，近方形，壁极厚，胞腔小。中种皮内层（通气组织）细胞3～8列，呈长圆形，壁稍厚，细胞间隙明显。内种皮细胞颓废，含有绿色色素。胚乳外表皮细胞1列，长条形，内侧胚乳细胞多角形，颓废状。子叶细胞多为六角形，富含糊粉粒及油滴。

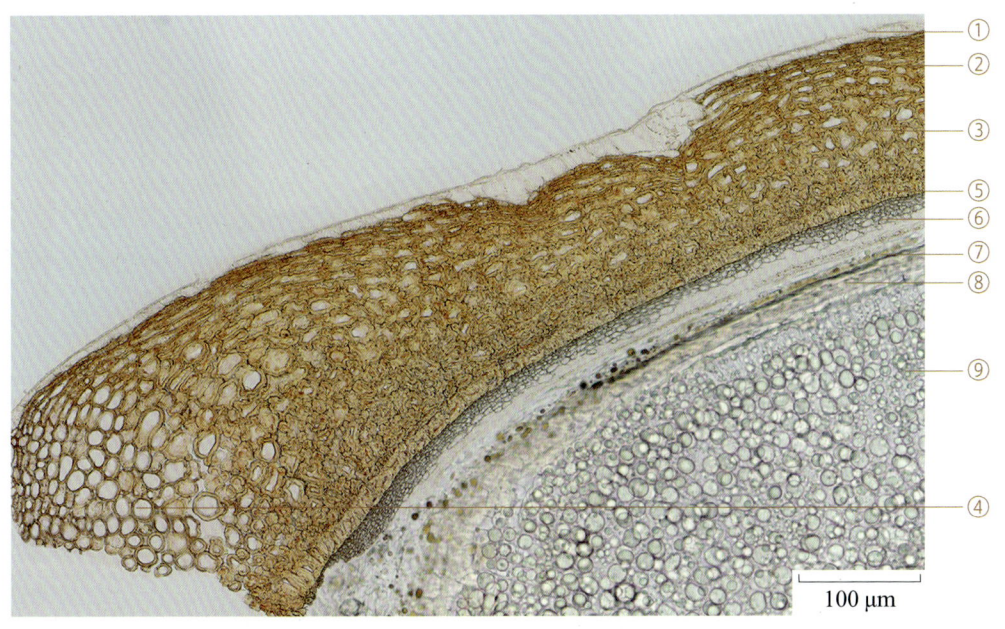

100 μm

①表皮细胞；②中种皮外侧厚壁细胞；③中种皮内侧厚壁细胞；④弯曲部的中种皮内侧厚壁细胞；
⑤内种皮石细胞；⑥中种皮内层细胞；⑦内种皮；⑧胚乳；⑨子叶细胞

■ 大子瓜蒌子横切面特征图

**粉末特征** 粉末暗红棕色。

种皮表皮细胞表面观呈类多角形或不规则形，平周壁具稍弯曲或平直的角质条纹。石细胞单个散在或数个成群，棕色，呈长条形、长圆形、类三角形或不规则形，壁波状弯曲或呈分枝状。星状细胞淡棕色、淡绿色或几乎无色，呈不规则长方形或长圆形，壁弯曲，具数个短分枝或突起，枝段钝圆。螺纹导管直径20～40 μm。

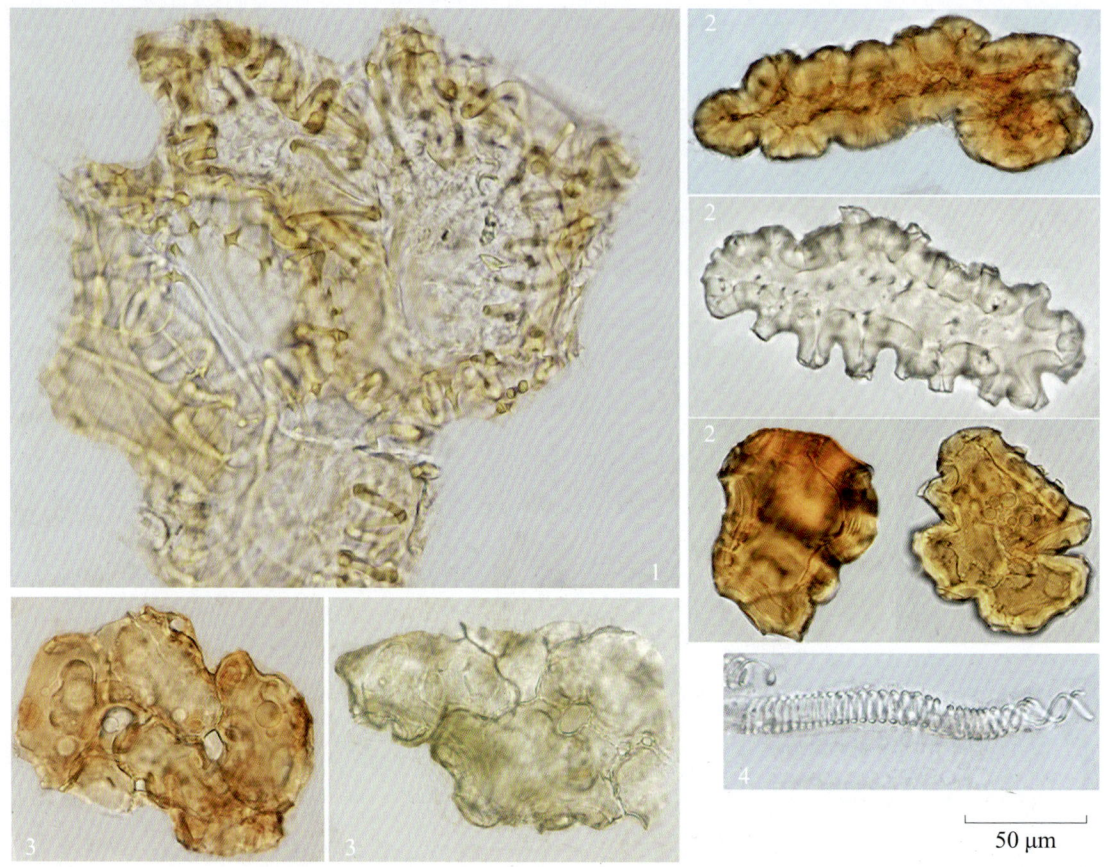

1. 种皮表皮细胞；2. 石细胞；3. 星状细胞；4. 螺纹导管

■ **大子瓜蒌子粉末特征图**

**附注** 大子瓜蒌子是华南地区瓜蒌子的地区习惯用药品种，有时也混充为瓜蒌子，未见有标准收载。

（广西壮族自治区食品药品检验所：黄清泉　唐　萍　李丽莉）

# 王瓜子 Wangguazi

## 119

**|品种收载|** 《贵州省中药材、民族药材质量标准》2003 年版[1]。

**|来源|** 葫芦科植物王瓜 *Trichosanthes cucumeroides*（Ser.）Maxim. 的干燥成熟种子。

**|性状|** 呈长方形，中间有隆起的宽环带，俗称"玉带缠腰"，边缘突起成棱脊，两端各有一圆钝部分。正面略呈菱形，中间左右两侧各具 1 条隆起的环带；侧面呈椭圆形，中心具凹孔；腹（脐）面呈长椭圆形。长 0.5 ～ 1.4 cm，宽 0.8 ～ 1.5 cm，厚 0.3 ～ 0.6 cm。表面灰棕色或灰褐色，或带有灰白色透明的薄膜，粗糙，有细密的颗粒状突起。种脐位于中间有隆起环带的较尖锐的一端。种皮坚硬。种仁油润，气香，味淡。

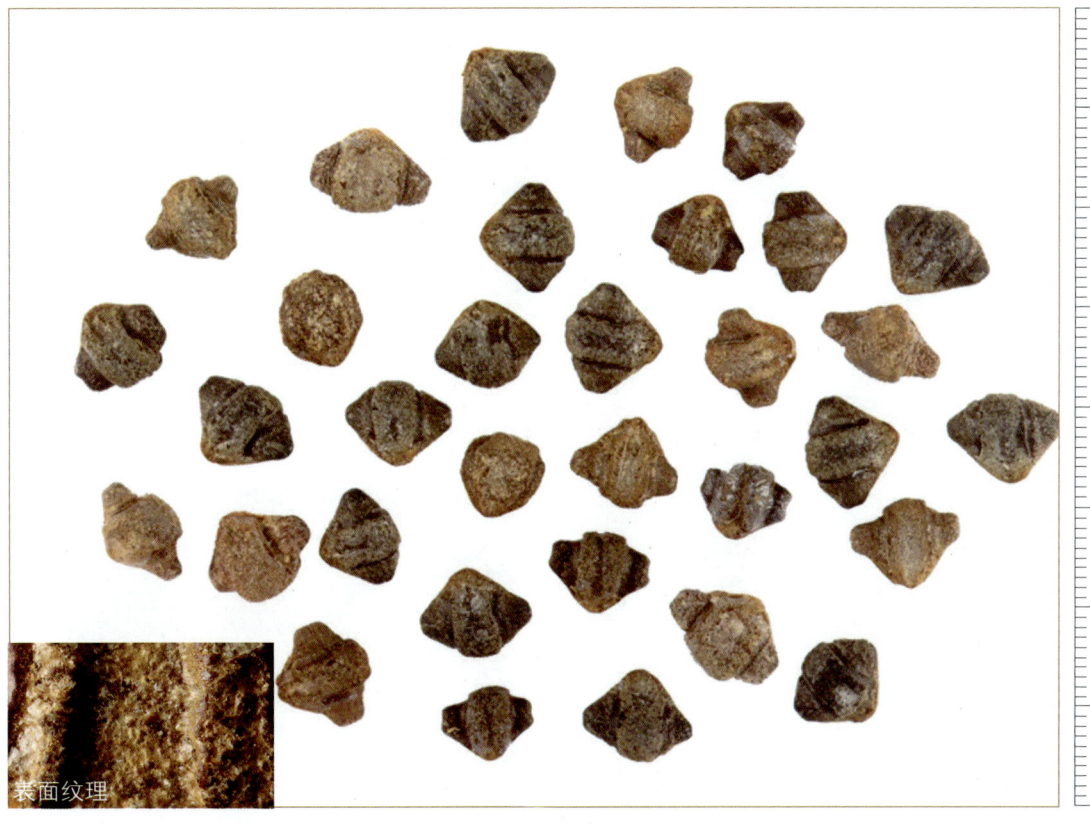

表面纹理

■ 玉瓜子大样图

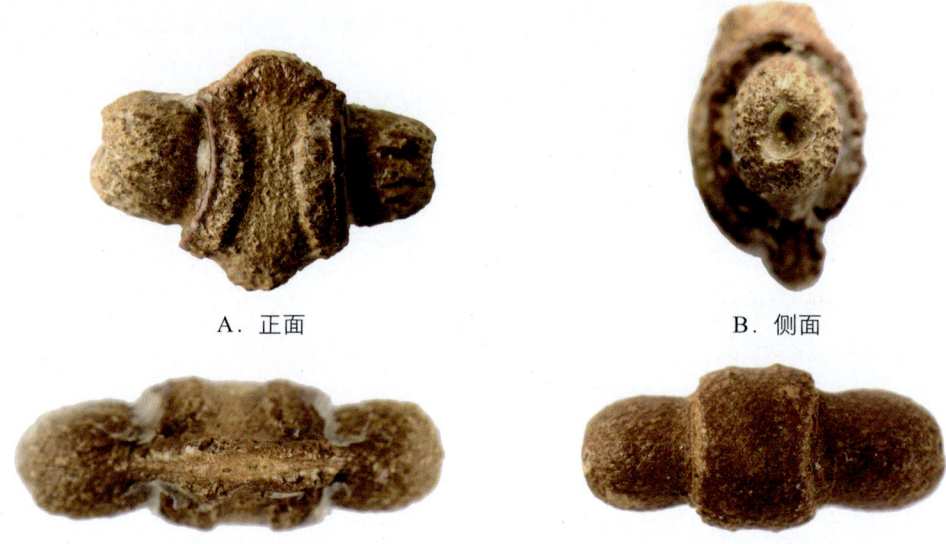

A．正面　　　　　　　　B．侧面

C．腹（脐）面　　　　　D．腹（脐）面（背面）

■ 王瓜子基本面特征图

**剖面特征**　纵剖面略呈菱形，有 3 室，两端室内无种仁，各有 1 孔，中间一室较大，内有种仁 1 粒，呈长方圆形，一端微尖，被褐色菲薄的内种皮包被；胚直生，抹刀型，黄褐色或黄白色，油润；胚根位于种脐端；无胚乳。横剖面略呈椭圆形，两端各有1 圆形小孔，子叶 2，子叶之间具缝隙。

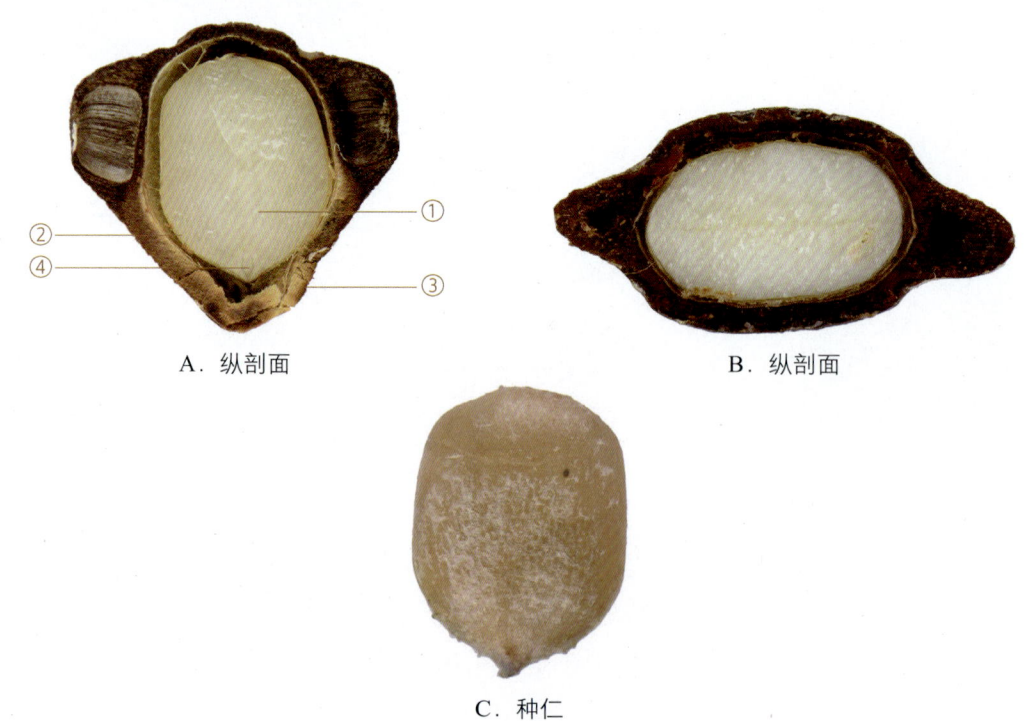

A．纵剖面　　　　　　　　B．纵剖面

C．种仁

①子叶；②内种皮；③外种皮；④胚根

■ 王瓜子剖面特征图

**横切面特征** 种皮表皮层为1列栅状细胞，细胞排列紧密，无色，外被角质层，淡黄棕色或几无色，厚薄不均。中种皮外层厚壁细胞数列，外层细胞较小，内层细胞较大，类多角形、类长方形或不规则形，淡棕色至棕色，壁厚，具大小不等的单纹孔。中种皮中层为石细胞层，细胞1～2列，排列紧密，类方形、类圆形、圆多角形或类长方形，淡棕色至棕色，有的有分枝，壁极厚，孔沟及层纹明显，胞腔内含满黄棕色物质，有的含草酸钙方晶。种皮厚壁细胞层与石细胞层没有明显的区别界限。中种皮内层（通气组织）为1～2列厚壁细胞，无色或淡棕色，木化，纹孔明显。内种皮细胞切向延长，内层细胞大多颓废状，颜色较深，紧贴胚乳层。胚乳外表皮细胞壁增厚，内层细胞颓废状。子叶发达，表皮细胞1列，较小，类长方形，内含众多的糊粉粒和脂肪油滴。

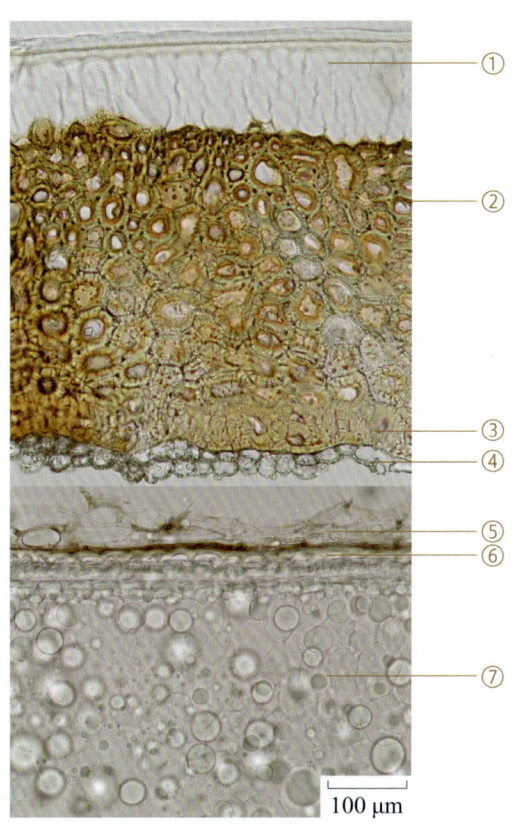

①表皮层；②厚壁细胞层；③石细胞层；④通气组织；⑤内种皮；⑥胚乳细胞；⑦子叶细胞
■ **王瓜子·横切面特征图**

**粉末特征** 粉末红棕色。

种皮表皮细胞为1列栅状细胞，断面观呈类长方形，长短不一，有的表皮细胞含细小草酸钙结晶。厚壁细胞多成片存在，细胞较大，壁较厚，黄棕色，多角形、类长方形或不规则形，有的延长，直径约81 μm，长约200 μm，纹孔圆形或长圆形，孔沟明显。石细胞数个成群，或单个散在，壁甚厚，红棕色，呈类方形、类圆形、圆多角形或类长方形；有的有少数分枝，直径25～68（87）μm，长约132 μm，孔沟明显，胞腔内充满黄棕色或红棕色物，有的含有草酸钙方晶。星状细胞（通气组织）形状不规则，具分枝状突起，细胞直径 11 ～ 27 μm，壁稍厚者无色或淡棕色，较厚者棕色，木化，纹孔明显。草酸钙方晶呈类方形、双锥形或类多角形，直径 3 ～ 26 μm。子叶细胞充满糊粉粒和脂肪油滴。

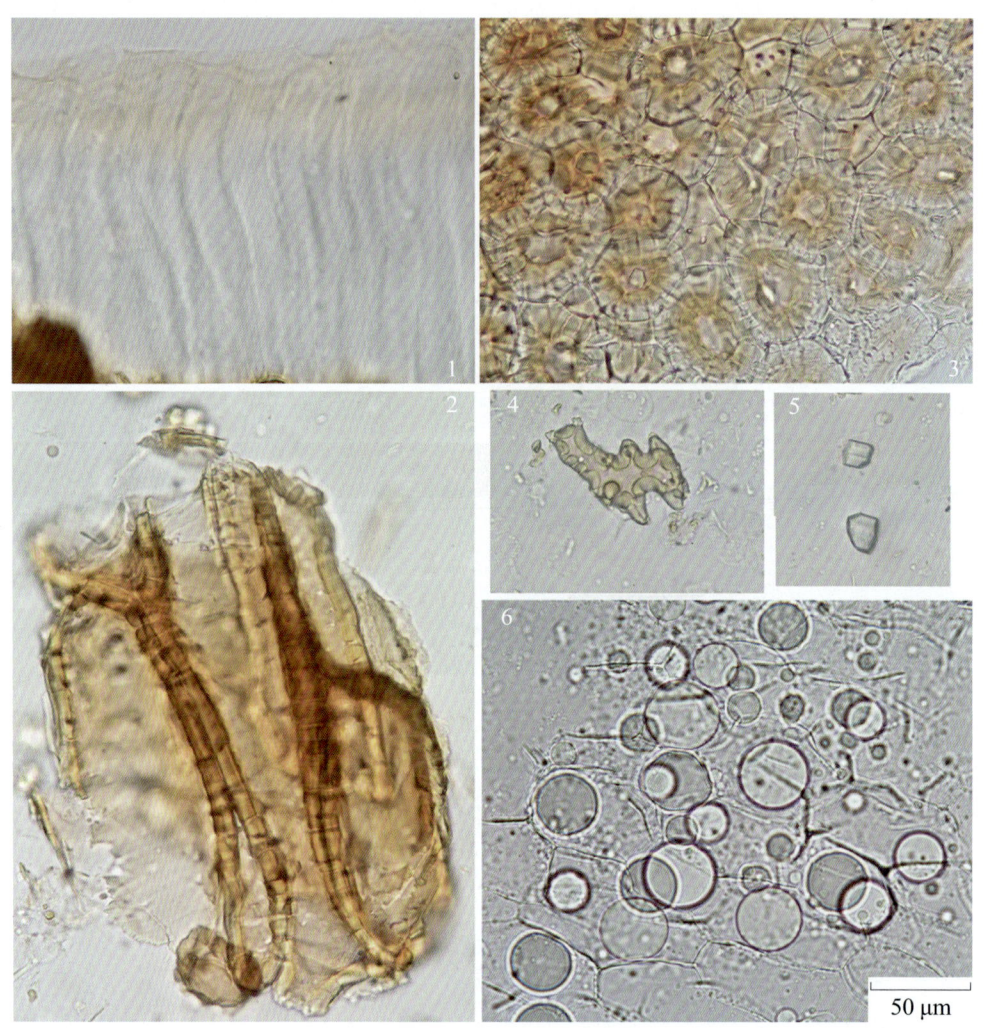

1. 种皮表皮细胞；2. 厚壁细胞；3. 石细胞；4. 星状石细胞；5. 草酸钙方晶；6. 子叶细胞

■ **王瓜子粉末特征图**

附注 王瓜子收载于《贵州省中药材、民族药材质量标准》2003 年版。

（成都市食品药品检验研究院：雷 蕾 杨小艳 罗 霄 代 琪）

参考文献

[1] 贵州省药品监督管理局.贵州省中药材、民族药材质量标准：2003 年版 [S].贵阳：贵州科技出版社，2003：68.

# 南瓜子 Nanguazi

## 120

**品种收载**　《贵州省中药材、民族药材质量标准》2003 年版[1]。

**来源**　葫芦科植物南瓜 *Cucurbita moschata*（Duch.ex Lam.）Duch.ex Poir. 的干燥成熟种子。

**性状**　呈扁长卵形或椭圆形，一端较尖，另一端较圆。正面呈长卵形或椭圆形，基部较尖，顶端钝圆；侧面呈狭椭圆形，两侧可见纵向凹沟；腹（脐）面呈扁长椭圆形。长 1.2～2 cm，宽 0.7～1.2 cm，厚约 0.2 cm。表面黄白色，放大镜下可见不规则皱纹和细颗粒状突起。种脐位于尖端，狭椭圆形。体轻，富油性。气微，味微甘。

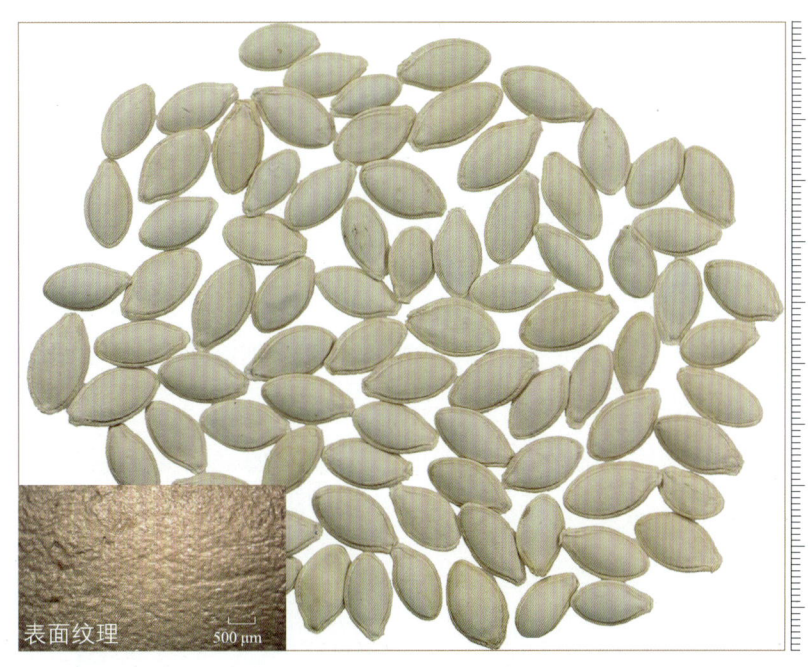

表面纹理　　500 μm

■ 南瓜子大样图

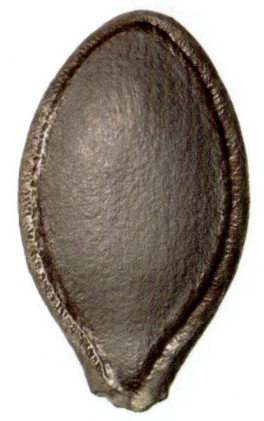

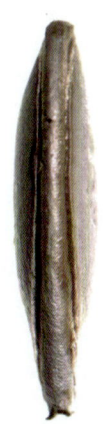

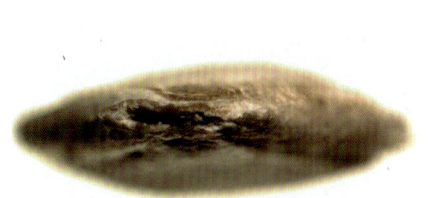

A. 正面　　　　　　　　B. 侧面　　　　　　　　C. 腹面

■ 南瓜子基本面特征图

**剖面特征** 纵剖面呈长卵形或椭圆形，种皮较厚，与胚易分离；胚直生，抹刀型，子叶几乎占胚的全部，胚根细小，位于种脐端。横剖面呈扁长椭圆形，子叶2，子叶之间具颜色稍深的线，两侧种皮较厚。

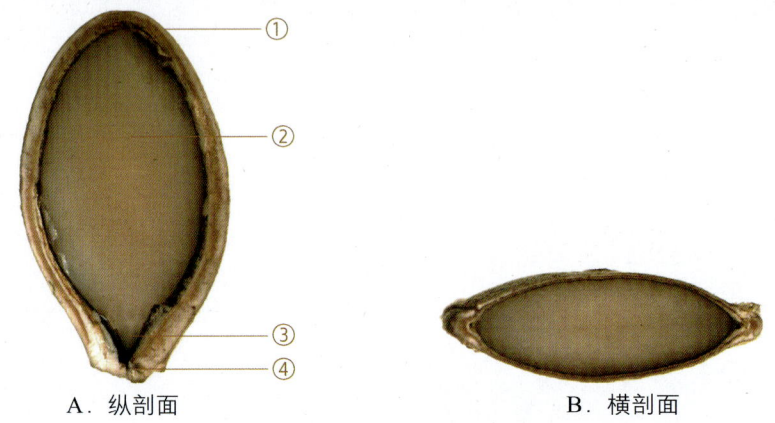

A．纵剖面　　　　　　　　　　B．横剖面

①种皮；②子叶；③胚根；④种脐

■ **南瓜子剖面特征图**

**横切面特征** 种皮表皮细胞1列，类方形或类长方形，壁稍厚，略弯曲。中种皮外层（下皮层）为数列网纹细胞。中种皮层为石细胞层，1列，少见2列，椭圆形或类圆形径向延长。中种皮内层为数列网纹细胞。内种皮为数列薄壁细胞，大多颓废。胚乳最外侧细胞稍厚，内侧细胞颓废状。子叶细胞类圆形或长方形，内含脂肪油和淀粉粒。

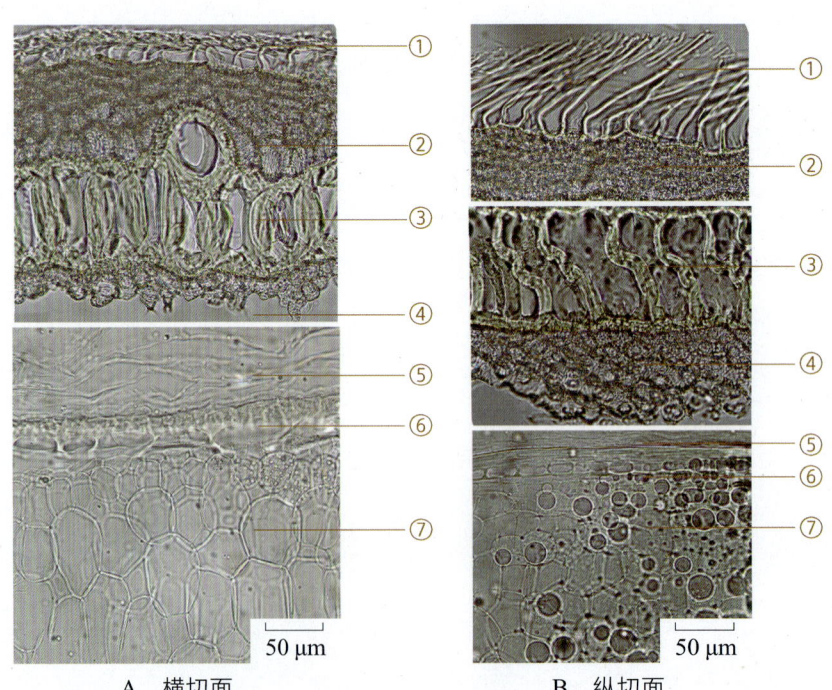

A．横切面　　　　　　　　　　B．纵切面

①种皮外表皮细胞；②下皮层；③中种皮层；④中种皮内层；
⑤内种皮；⑥胚乳细胞；⑦子叶细胞

■ **南瓜子切面特征图**

**粉末特征** 粉末淡黄白色。

石细胞多数个成群，淡黄棕色，胞腔较大，壁波状弯曲。网纹细胞成群或单个散在，不规则形或类圆形，具密集网状纹孔。子叶细胞无色，多角形，多成片存在，内含脂肪油和淀粉粒。种皮表皮细胞多破碎，难以察见完整的胞腔，仅见厚的细胞壁。

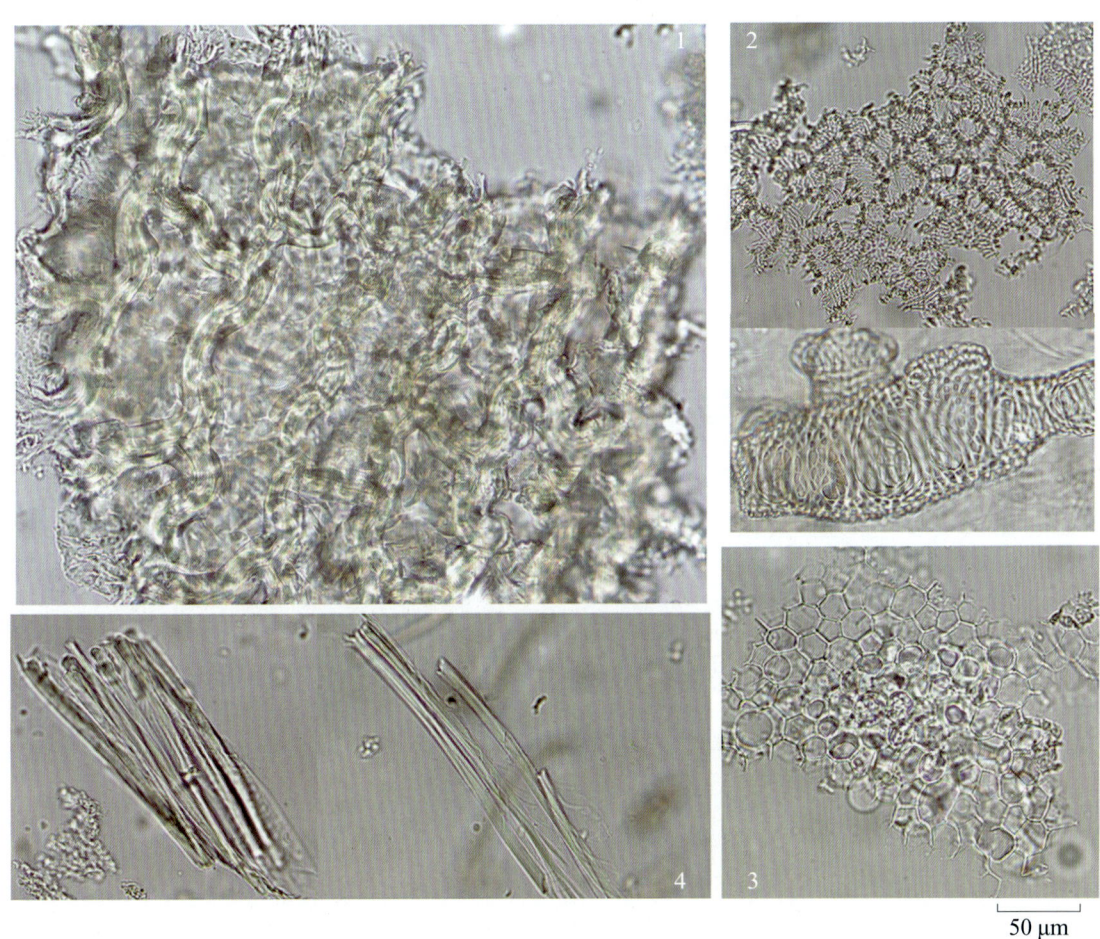

50 μm

1. 石细胞；2. 网纹细胞；3. 子叶细胞；4. 种皮外表皮细胞

■ **南瓜子粉末特征图**

**附注** 南瓜子表面有茸毛，但横切面极难观察到茸毛，主要是茸毛呈纵向倾斜排列，纵切面可以较好地观察到茸毛状的表皮细胞壁。

（湖北省药品监督检验研究院：肖 凌 张 飞 胡 敏）

**参考文献**

［1］ 贵州省药品监督管理局.贵州省中药材、民族药材质量标准：2003年版［S］.贵阳：贵州科技出版社,2003：272.

# 第 5 章
# 单子叶植物类种子中药材

　　单子叶植物为子房封闭、种子外面有果皮保护、胚具有 1 枚子叶的被子植物的总称。单子叶植物的胚珠具有 2 层珠被，有的植物 2 层珠被都参与种皮的形成，而另一些植物仅外珠被发育分化为种皮，内珠被在胚珠的发育过程中退化，不参加种皮的形成，如姜科植物的种皮。单子叶植物类种子中药材大多有胚乳，营养物质贮存在胚乳中。

# 禾本科

## 黄米 Huangmi 121

**品种收载** 《中华人民共和国卫生部药品标准 中药成方制剂 第六册》[1]。

**来源** 禾本科植物粟 *Setaria italica*（L.）Beauv. 的干燥成熟种子。

**性状** 呈类球形，黄白色至黄色，一端较尖而微凸。正面呈类圆形，基部较尖而微凸，中间从基部向上至近顶端有 1 条宽约 1 mm 的纵沟，沟内靠近种脐处呈浅棕色；侧面呈宽椭圆形，基部两侧钝尖，一侧凸起；腹（脐）面呈扁圆形，一侧较平直，另一侧可见一凹槽。长约 2 mm，宽约 2 mm，厚约 1.5 mm。表面较光滑，浅黄色，具微小的点状凹坑。胚长条形，位于凹槽内，长约占种子的 2/3，易脱落；种脐位于基部的另一侧，圆形，中心凹陷。质脆，断面淡黄色，粉性。气微，味微甘。

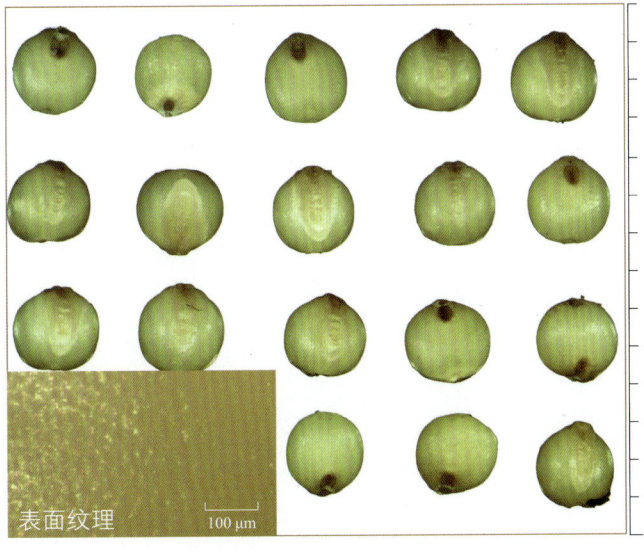

表面纹理 100 μm

■ 黄米大样图

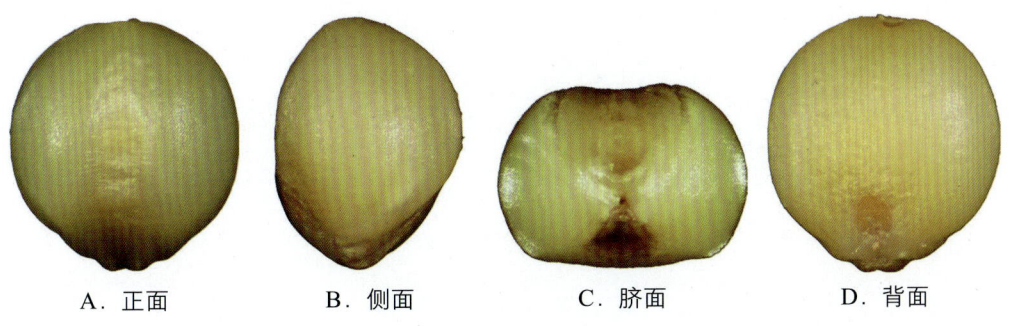

A. 正面　　　B. 侧面　　　C. 脐面　　　D. 背面

■ 黄米基本面特征图

**剖面特征** 纵剖面呈近圆形，顶端钝圆，另基部有淡棕色微凹种脐，种皮菲薄；胚侧生，长条形；胚乳黄白色，占大部分。横剖面扁圆形，基部有 1 条较宽而深的凹陷，宽约 1 mm，沟内靠近基部处呈浅棕色；顶端稍平截或圆形。

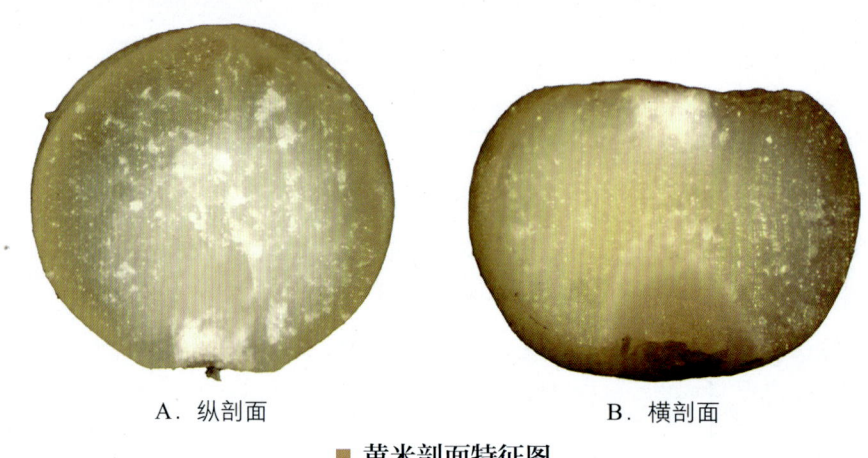

A．纵剖面　　　　　　　　　B．横剖面

■ 黄米剖面特征图

**横切面特征** 种皮细胞黄棕色，呈不规则长条形，细胞壁厚，排列不规则。胚乳占种子大部分，细胞大，排列紧密，内含大量淀粉粒；糊粉层不明显。胚细胞排列紧密，胞腔内充满糊粉粒。

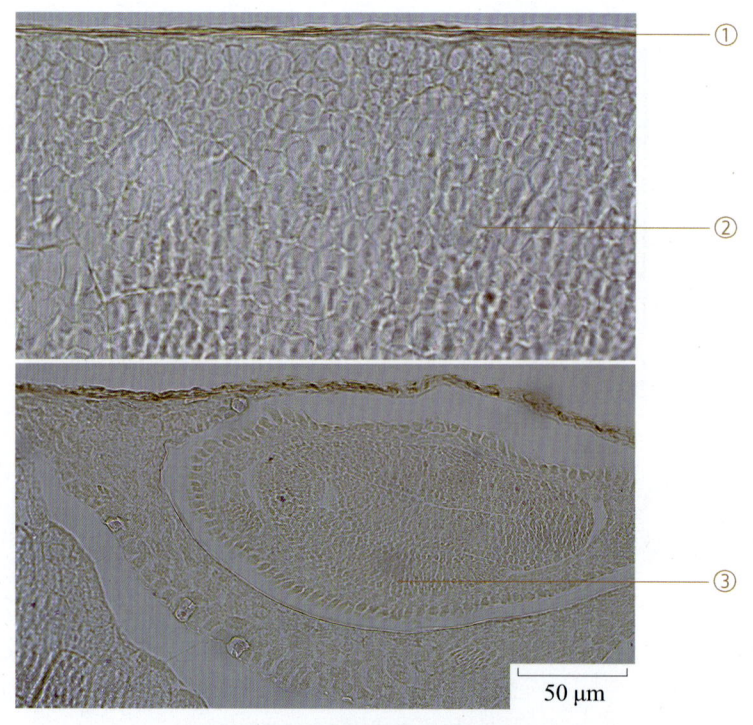

①种皮细胞；②胚乳细胞；③胚细胞

■ 黄米横切面特征图

**粉末特征** 粉末类白色。

淀粉粒极多，单粒，类圆形、卵圆形，少数不规则形，边缘不平整，直径5～14 μm，脐点呈点状、长裂缝状或人字形，多数周围有辐射状裂缝；复粒少见，由2～3分粒或更多分粒组成。胚乳细胞长椭圆形，类方形或类圆形，壁较厚，含淀粉粒及脂肪油滴。

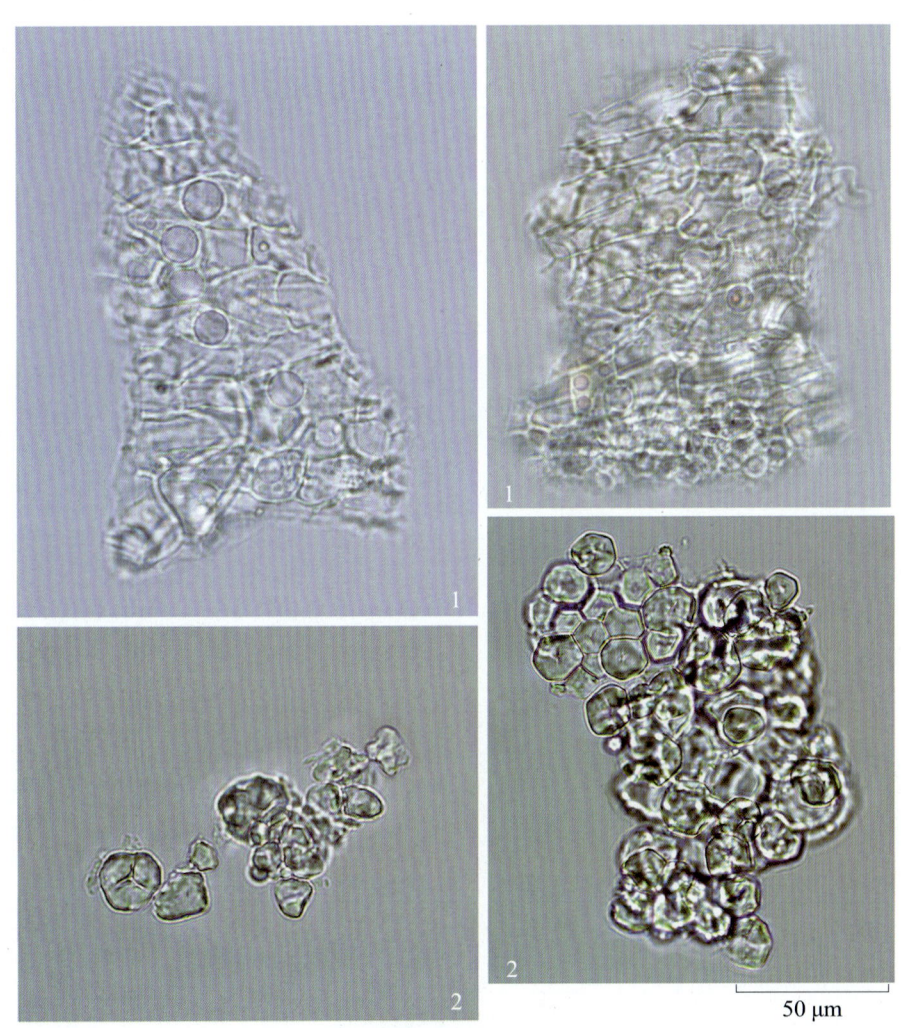

1. 胚乳细胞；2. 淀粉粒

■ **黄米粉末特征图**

（山西省食品药品检验所：罗晋萍　马　敏　宁红婷　李　洋）

**参考文献**

[1] 中华人民共和国卫生部药典委员会.中华人民共和国卫生部药品标准　中药成方制剂　第六册［S］.北京:中华人民共和国卫生部药典委员会,1992:附录2.

# 黍米 Shumi

## 122

**品种收载** 《山西省中药材标准》1987 年版[1]。

**来源** 禾本科植物稷（黍）*Panicum miliaceum* L. 的干燥成熟种子。

**性状** 呈类扁球形。正面呈类圆形；侧面呈倒卵圆形或略呈肾形；腹（脐）面呈扁椭圆形，一侧稍平直。长 2 ～ 3 mm，宽 2 ～ 3 mm，厚 1.5 ～ 2 mm。表面白色或黄白色，具细小的皱纹。胚宽卵形，位于基部一侧，长占种子的 1/3 ～ 1/2，白色，易脱落，脱落后具较浅的腹沟；胚的另一侧有 1 圆形种脐，中心凹陷；合点位于顶端，略呈圆形，颜色稍深。质坚实，断面黄白色，粉性。气微，味甘。

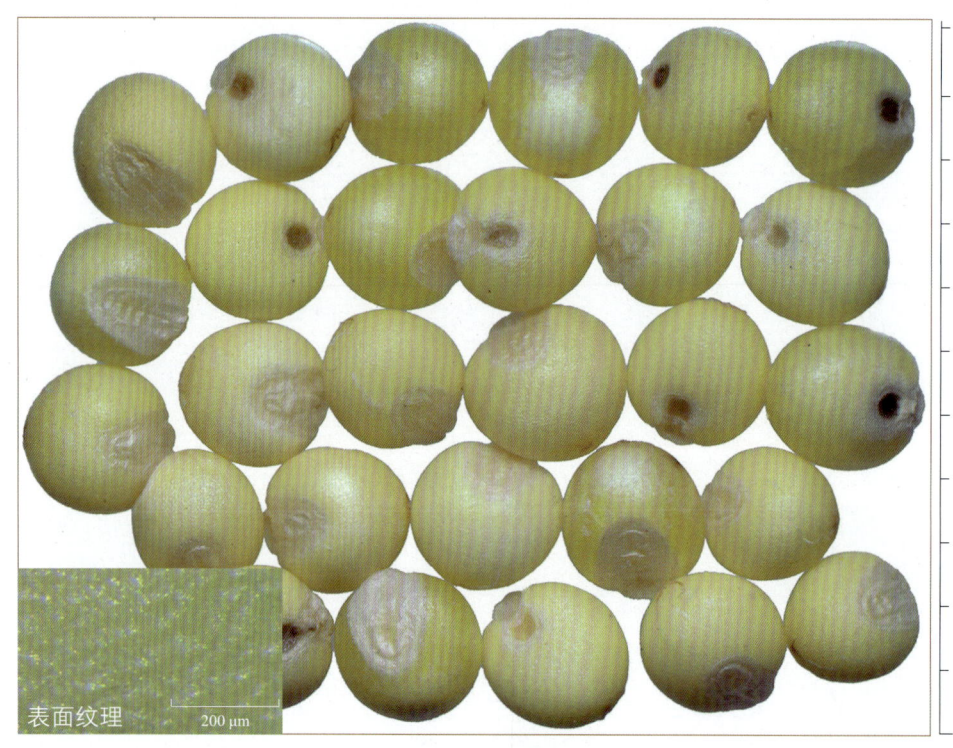

表面纹理　200 μm

■ **黍米大样图**

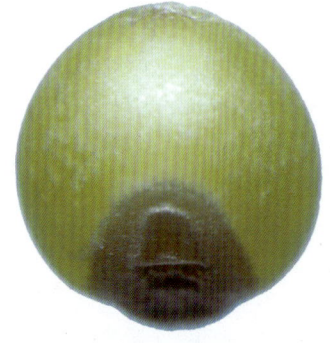

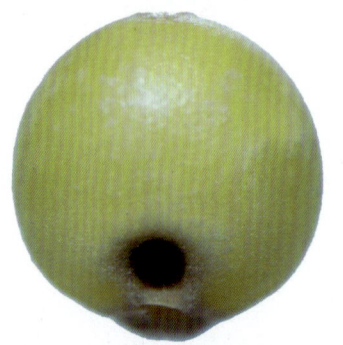

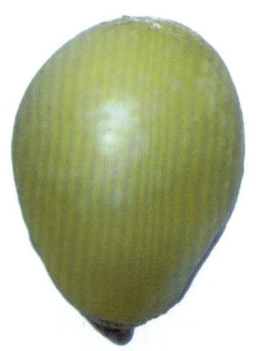

A．正面　　　　　　　B．背面　　　　　　　C．侧面

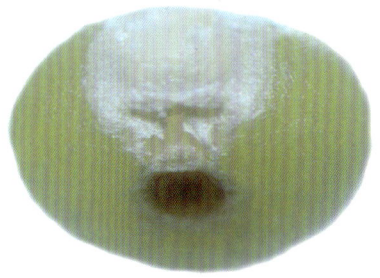
D. 腹（脐）面

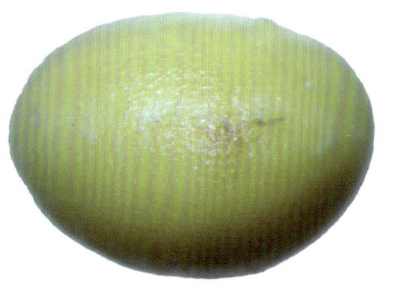
E. 顶面

■ 黍米基本面特征图

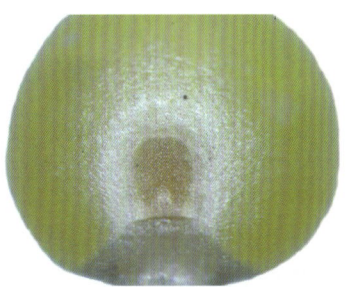

■ 黍米种脐图

剖面特征 纵剖面沿着侧面剖开为雨滴状，沿着正面剖开为椭圆形，外皮薄；胚侧生，半透明，子叶1枚；胚乳黄白色，粉性。横剖面呈椭圆形，胚一侧稍平直。

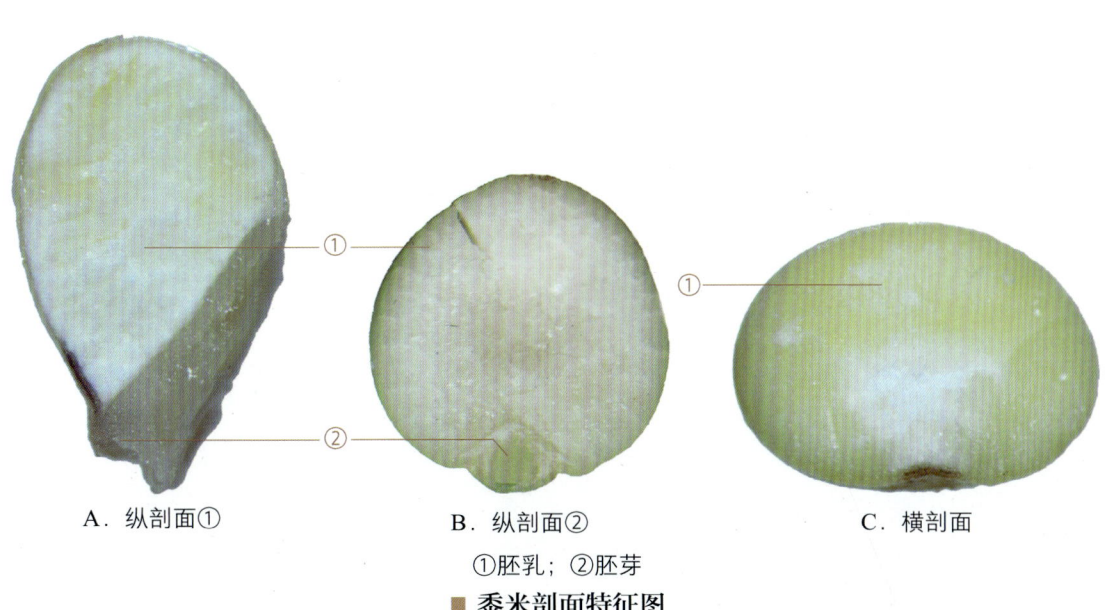

A. 纵剖面①　　　　　　　B. 纵剖面②　　　　　　　C. 横剖面
①胚乳；②胚芽
■ 黍米剖面特征图

**横切面特征** 种皮薄，大多不存在或颓废，与残留的颓废内果皮细胞不易区分。糊粉层细胞1层，细胞切向延长略呈长方形。胚乳细胞充满淀粉粒。

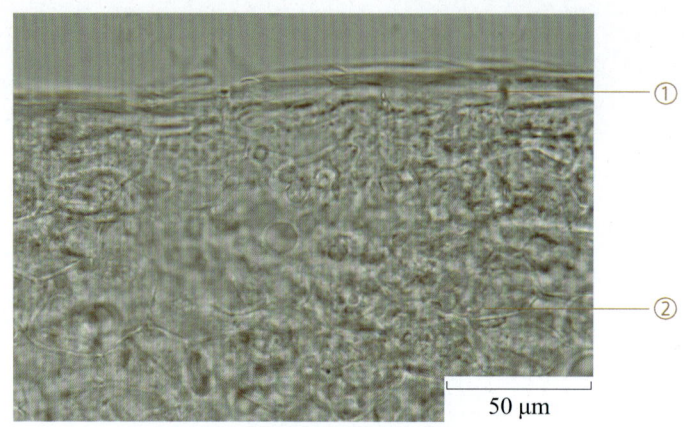

①糊粉层；②胚乳

■ **黍米横切面特征图**

**粉末特征** 粉末白色至淡黄色。

淀粉粒极多，单粒类圆形或多角形，脐点星状、裂缝状、三叉状或点状，层纹不明显，几乎不见复粒。胚乳细胞呈类多角形，壁菲薄，稍弯曲，胞腔内充满淀粉粒。果皮细胞呈多角形，壁稍厚。果皮细胞类长条形，垂周壁深波状弯曲。

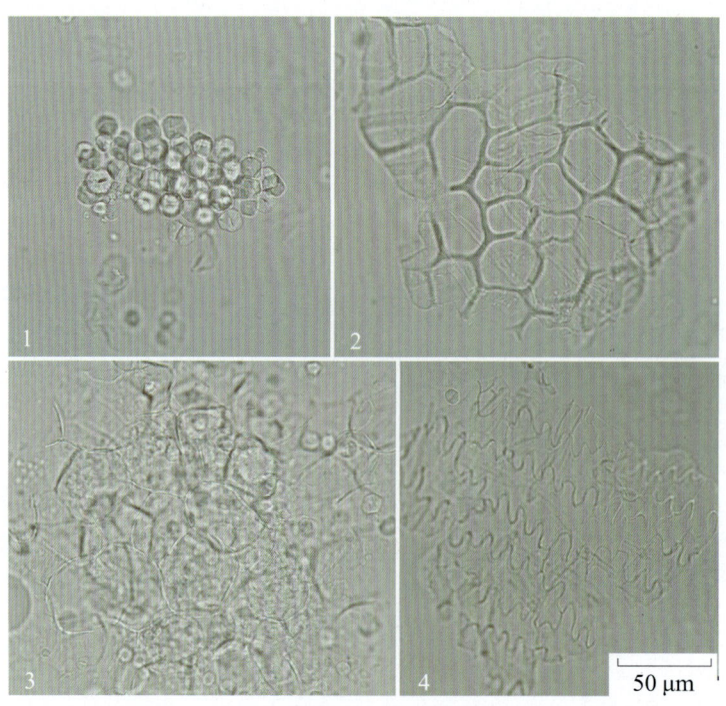

1. 淀粉粒；2. 糊粉层细胞；3. 胚乳细胞；4. 果皮细胞

■ **黍米粉末特征图**

**附注** 黍米的基源为稷，稷的籽粒脱壳后即成黍米。黍米可分为有黏性的和没有黏性的两种。《本草纲目》中，有黏性的黍米称为"黍"，没有黏性的黍米称为"稷"。有一些地区，有黏性的称为"黍"，又称为黄米、软米；没有黏性的称为"糜"[2]。

（北京市药品检验所：陈　晶　刘　颖　傅欣彤）

**参考文献** ----------------------------------------------------------------

[1] 山西省卫生厅.山西省中药材标准：1987年版[S].太原：山西省卫生厅,1987：60.
[2] 刘长江,孔昭宸.粟、黍籽粒的形态比较及其在考古鉴定中的意义[J].考古,2004（8）：77-78.

# 粳米 Jingmi

## 123

**品种收载** 《北京市中药饮片炮制规范》2008 年版[1]。

**来源** 禾本科植物稻 *Oryza sativa* L. 的干燥种子。

**性状** 呈扁椭圆形。正面呈椭圆形、长椭圆形，上端圆钝，基部一侧稍歪斜；侧面呈长椭圆形，上端有时可见尖头，一侧有时可见线型种脊；腹（脐）面呈扁椭圆形。长 3 ～ 5 mm，宽 2 ～ 3 mm，厚约 2 mm。表面青白色至黄白色，半透明有蜡样光泽，有细纵纹或凸起的棱。种脐位于基部，有时可见，呈一短条形；种脐的一侧可见长圆形略凹陷或中间具一隆起的椭圆形胚。质坚硬，断面白色，具粉性。气微，味甘。

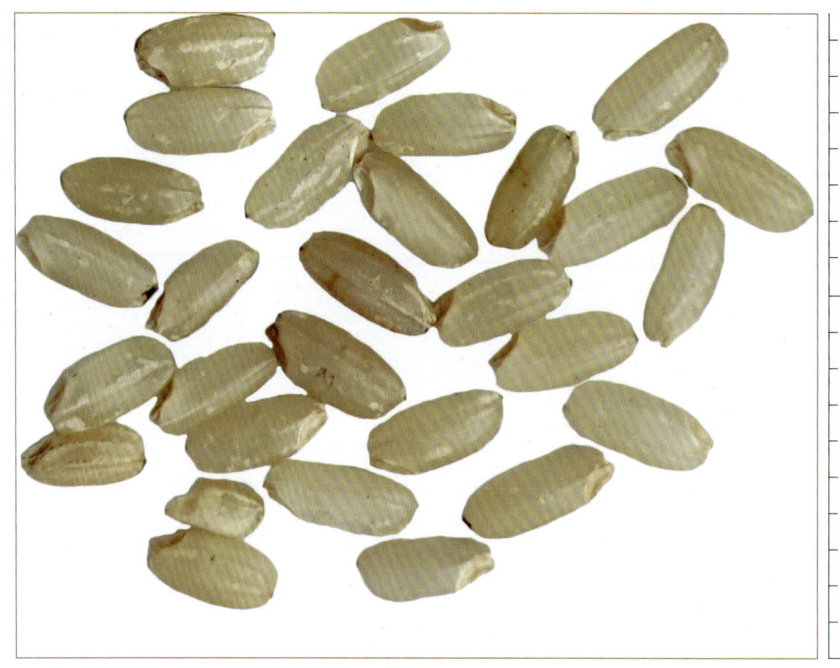

■ 粳米大样图

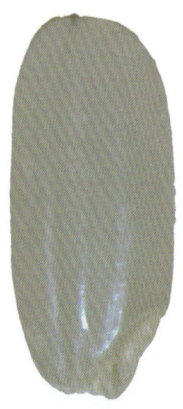

A. 正面

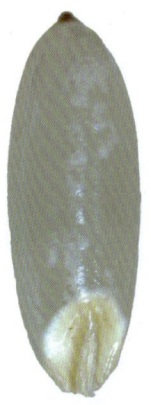

B. 侧面

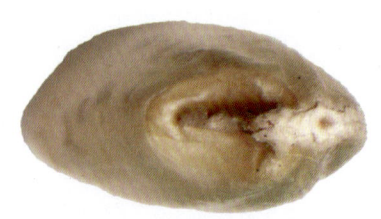

C. 腹（脐）面

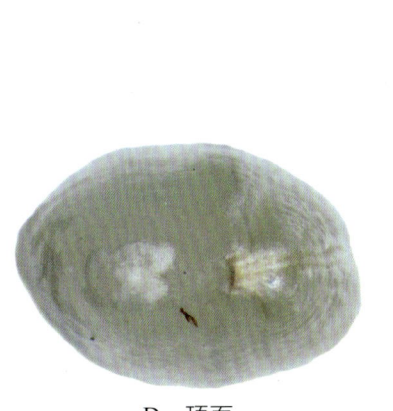

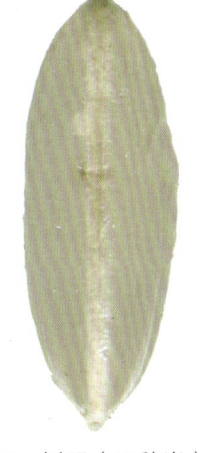

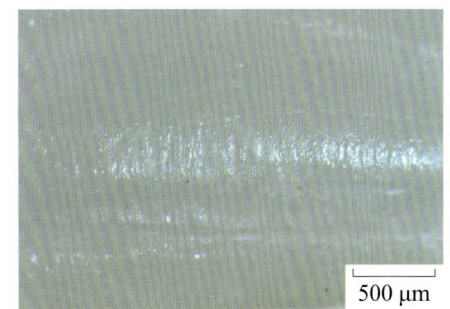

500 μm

D．顶面　　　　　　　E．侧面（示种脊）　　　　　　F．表面纹理

■ 粳米基本面和胚外观特征图

**剖面特征** 纵剖面长椭圆形，着生胚的部位突起或平整，糊粉层薄，淡黄色，呈薄膜状，与种皮很难区分；胚乳白色发达，质密而富粉性；胚底部侧生，略弯曲，子叶不易分辨。横剖面呈扁椭圆形，外层可见淡黄色的薄薄的糊粉层，或有时可见残留种皮，中心胚乳白色，有时可见放射状纹理[2]。

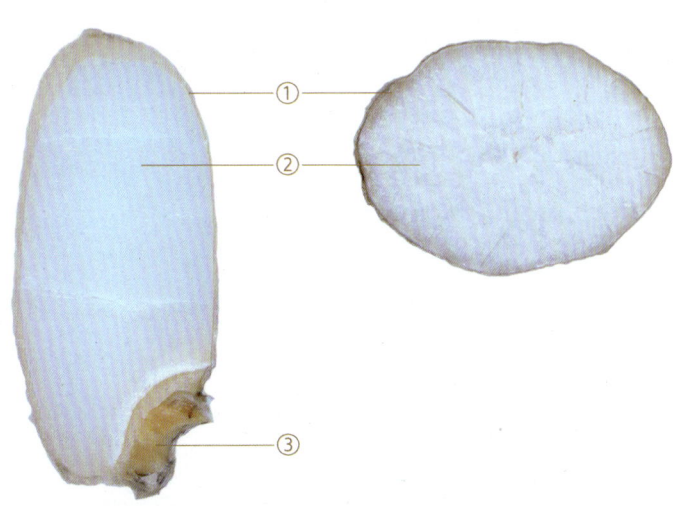

A．纵剖面　　　　　　　　　　　　B．横剖面

①糊粉层；②胚乳；③胚

■ 粳米剖面特征图

**横切面特征** 种皮细胞1层，大多颓废，常与颓废的内果皮细胞相连，不易分辨种皮与内果皮的细胞形态。糊粉层1～2层细胞，侧面种脊部位的糊粉层较厚，细胞多于3层，内含微小的糊粉粒。胚乳细胞中充满淀粉粒。

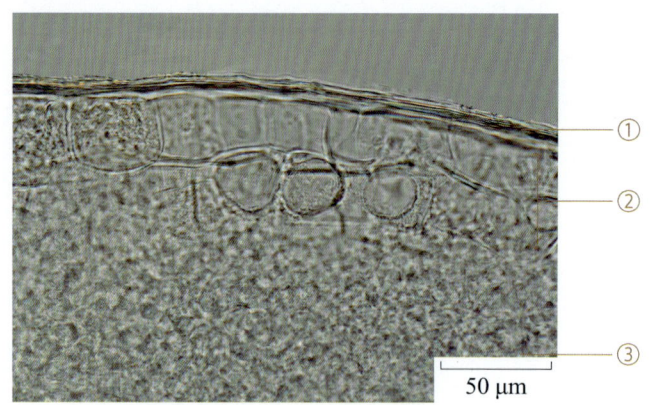

①种皮与残留内果皮；②糊粉层；③胚乳

■ **粳米横切面特征图**

**粉末特征** 粉末类白色，具粉性。

糊粉层薄壁细胞表面观呈长椭圆形、多角形或不规则形，胞腔内充满糊粉粒。淀粉粒单粒呈圆球形或4～12边形，直径3～8 μm，脐点、层纹均不明显；复粒淀粉粒由2～8个分粒组成。

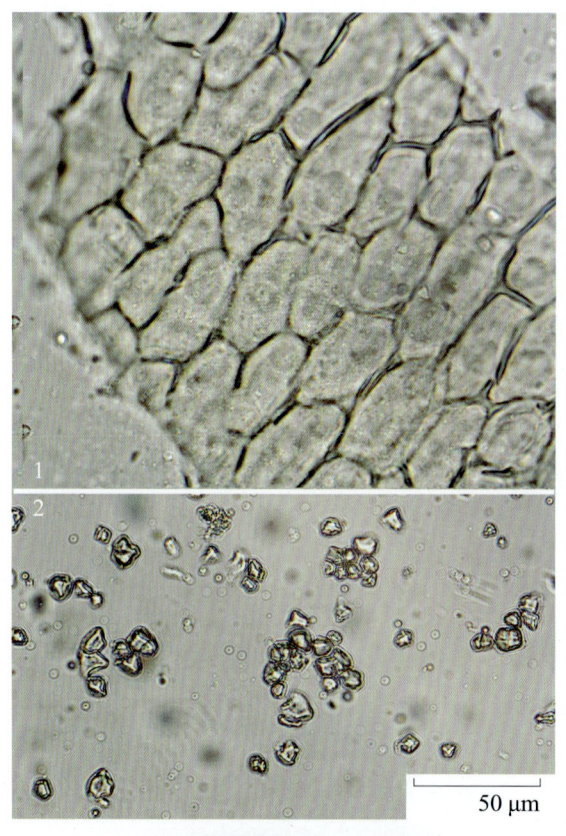

1. 糊粉层薄壁细胞；2. 淀粉粒

■ **粳米粉末特征图**

**附注** 粳米，又称大米、硬米。

（北京市药品检验所：王萌萌 刘 颖 傅欣彤）

**参考文献**

［1］ 北京市药品监督管理局.北京市中药饮片炮制规范:2008年版［S］.北京:化学工业出版社,2010:282.

［2］ 李栋梁.关于高粱、水稻、玉米颖果生长和胚乳细胞发育的研究［D］.扬州:扬州大学,2014:10.

# 薏苡仁 Yiyiren

**|品种收载|** 《中国药典》2020 年版[1]。

**|来源|** 禾本科植物薏米 *Coix lacryma-jobi* L. var. *ma-yuen*（Roman.）Stapf 的干燥成熟种仁。

**|性状|** 呈宽卵形或长椭圆形，一面具 1 条较宽而深的纵沟。正面略呈卵形，顶部钝圆，基端较宽而微凹，中间具 1 条宽而深的纵沟；侧面呈狭卵形；腹（脐）面呈圆弧形，中心有一棕色凹陷。长 4～8 mm，宽 3～6 mm，厚 2～4 mm。表面乳白色，光滑，偶有残存的黄褐色种皮；纵沟宽约 2 mm，沟内常留有浅棕色外皮。种脐位于宽而微凹的一端，近圆形，中心有一棕色凹点。质坚实，断面白色，粉性。气微，味微甜。

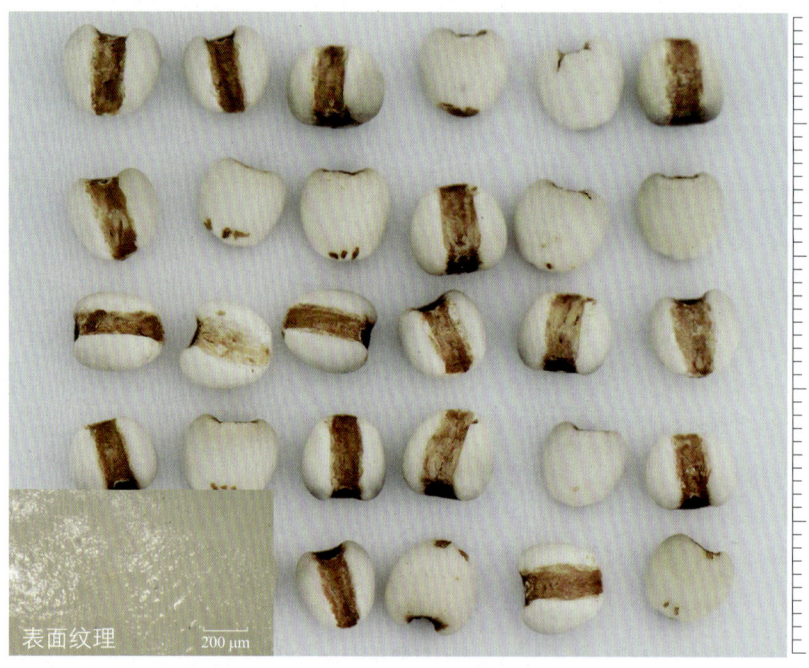

表面纹理    200 μm

■ **薏苡仁大样图**

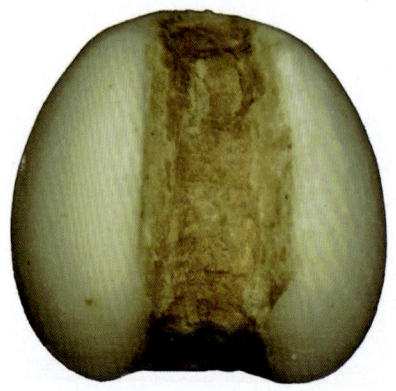

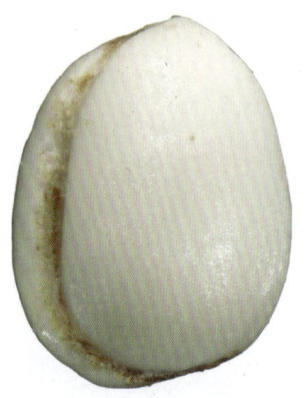

A. 正面　　　　　　　　　　　　　　B. 侧面

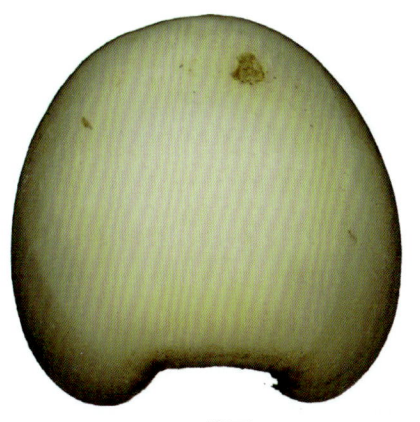

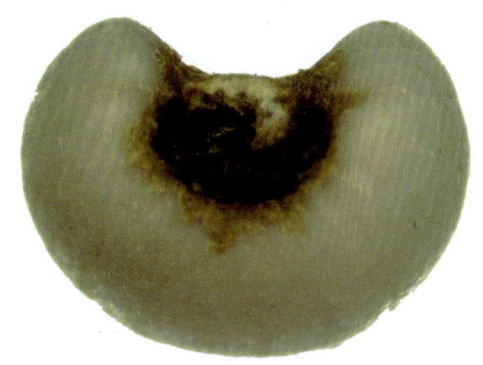

C. 背面          D. 腹（脐）面

■ 薏苡仁基本面特征图

**剖面特征** 纵剖面呈宽卵形或椭圆形，乳白色，中部有一条较宽的浅棕黄色纵沟，宽约 2 mm。横剖面呈圆弧形，一侧凹入；胚半月形，浅棕黄色，胚芽位于中间，椭圆形。

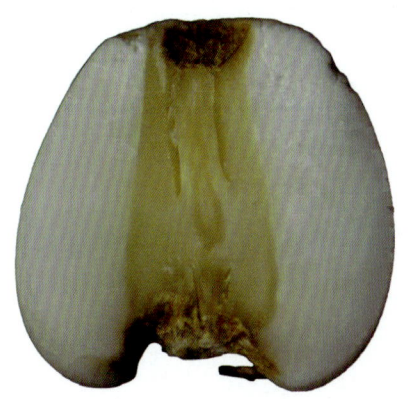

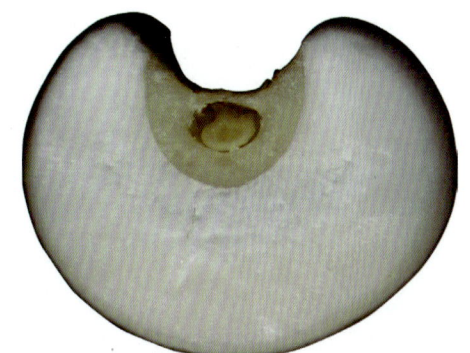

A. 纵剖面          B. 横剖面

■ 薏苡仁剖面特征图

**横切面特征** 残留果皮薄壁细胞数列，浅黄棕色，切向延长，大多颓废状，壁波状弯曲，内含淡黄棕色物；种皮细胞 1 层，颓废状，但内侧细胞壁增厚。糊粉层细胞方形或长方形，近无色，排列整齐。胚乳细胞类多角形，直径 60 ～ 110 μm，壁薄，内含大量淀粉粒。胚薄壁细胞位于内侧。

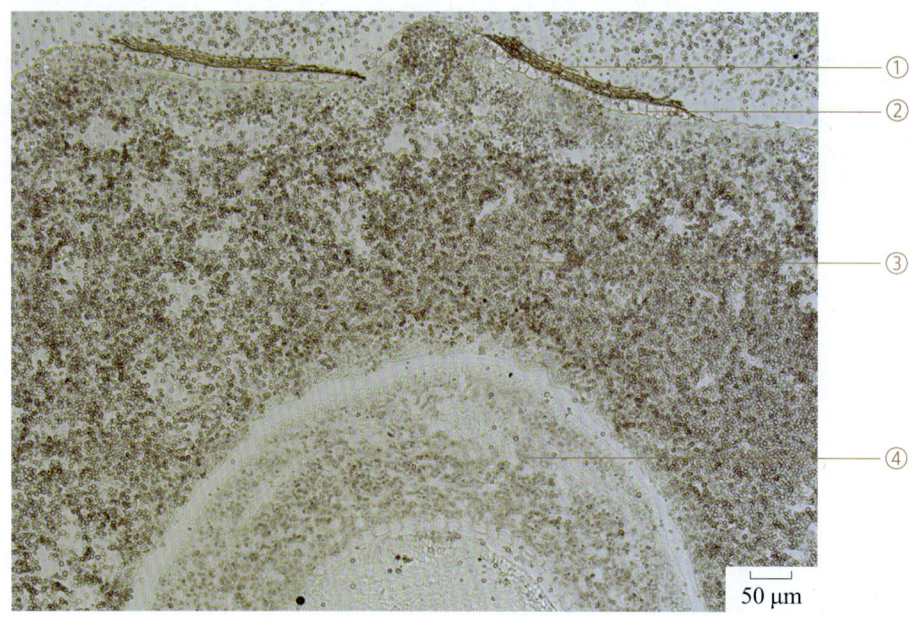

A．横切面

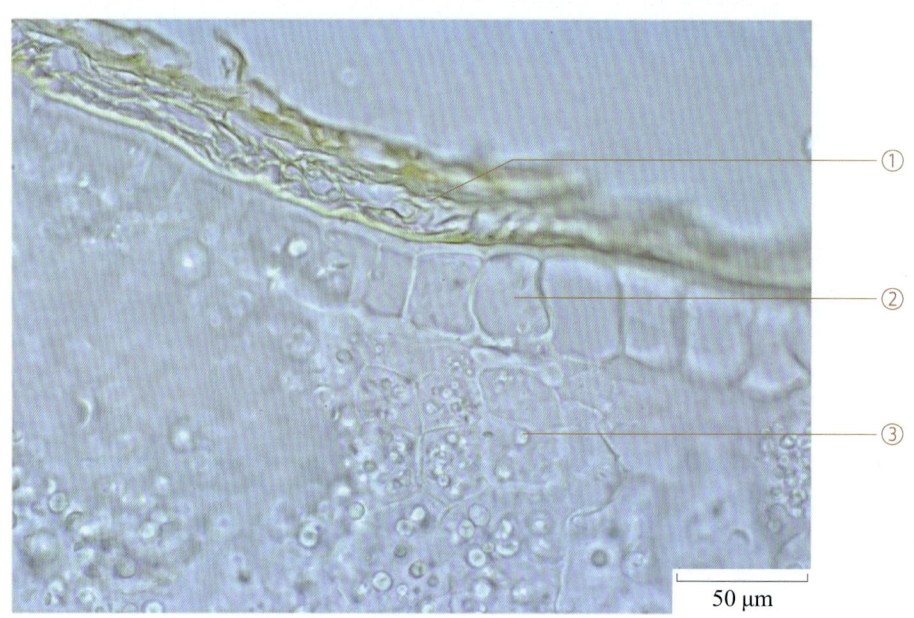

B．横切面放大特写

①果皮与种皮细胞；②糊粉层细胞；③胚乳；④胚细胞

■ 薏苡仁横切面特征图

**粉末特征** 粉末淡类白色。

主要为淀粉粒，单粒类圆形或多面形，直径 2 ~ 20 μm，脐点星状、人字形或裂缝状；复粒少见，一般由 2 ~ 3 分粒组成。

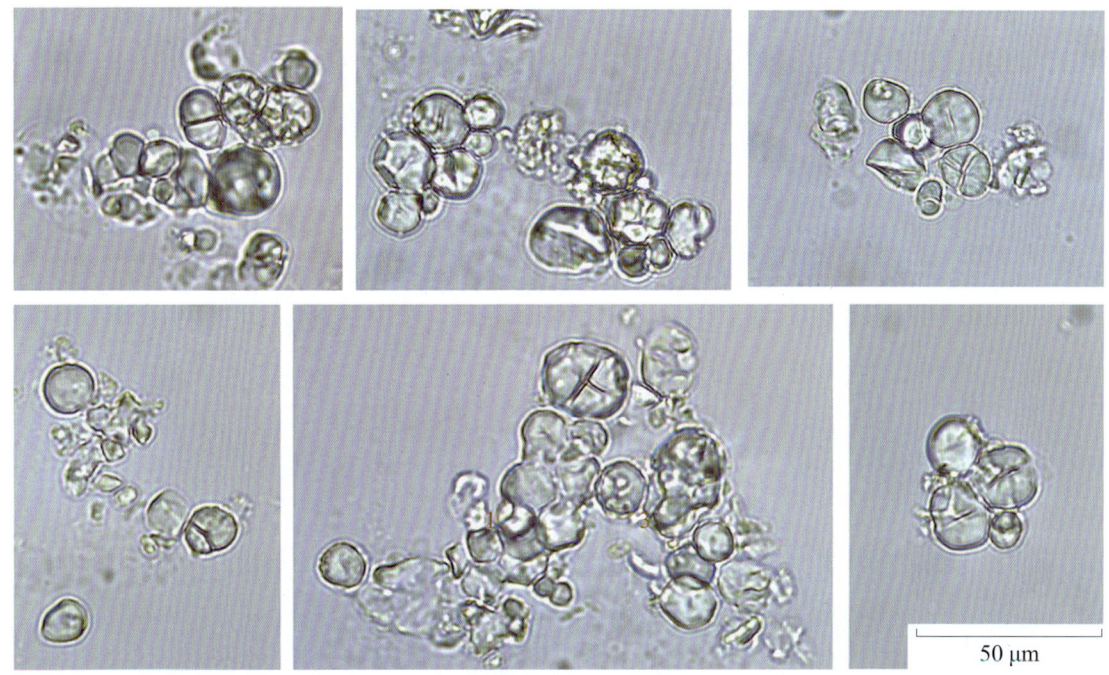

50 μm

■ 薏苡仁粉末特征图

**附注** 《中国药典》2020 年版和《新编中药志　第二卷》[2]对薏苡仁的性状描述有残存种皮；而《新编中药志》对横切面显微特征的描述有果皮表皮细胞、果皮中层细胞，而没有种皮细胞特征。由于禾本科植物的果皮与种皮黏合在一起，且种皮细胞大多为一层，在成熟的种子中很难分清，故忽略薏苡仁种子横切面的种皮细胞特征。

（山西省食品药品检验所：马　敏　罗晋萍　宁红婷　李　洋）

**参考文献**

[1]　国家药典委员会.中华人民共和国药典：2020 年版　一部［S］.北京：中国医药科技出版社,2020：393.

[2]　肖培根.新编中药志　第二卷［M］.北京：化学工业出版社,2002：668.

## 棕榈科

# 槟榔 Binglang

125

**品种收载** 《中国药典》2020 年版[1]。

**来源** 棕榈科植物槟榔 *Areca catechu* L. 的干燥成熟种子。

**性状** 呈扁球形或圆锥形。正面呈扁球形或圆锥形；侧面呈扁球形或圆锥形；脐面和顶面呈圆形。长 1.5 ～ 3.5 cm，宽 1.5 ～ 3 cm，厚 1.5 ～ 3 cm。表面淡黄棕色或淡红棕色，具稍凹下的网状沟纹，近种脐位置具放射长条纹。种脐呈浅色新月形，明显呈瘢痕状，位于种孔一侧；种孔位于底部中心，圆形，凹陷。质坚硬，不易破碎。气微，味涩、微苦。

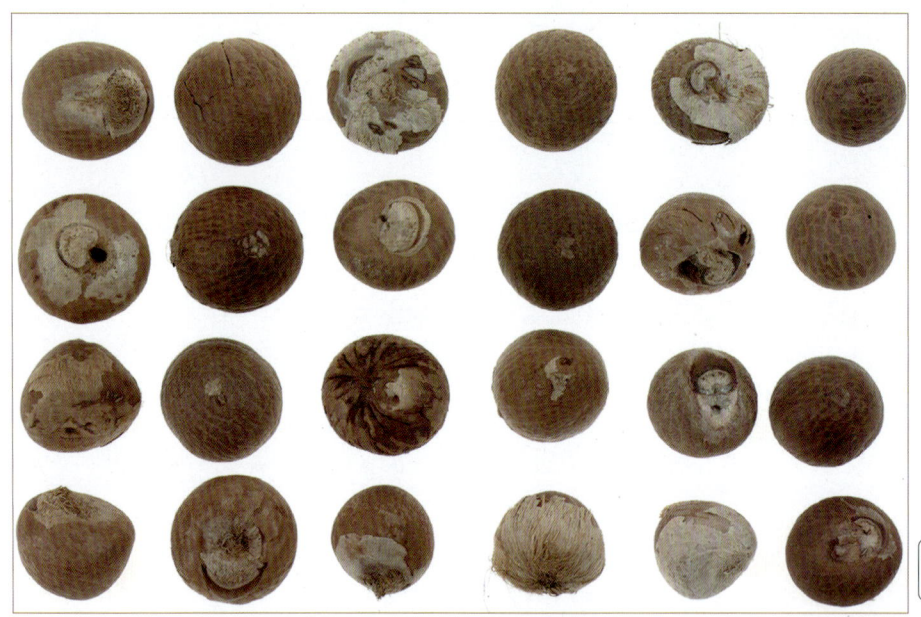

0    2 cm

■ 槟榔大样图

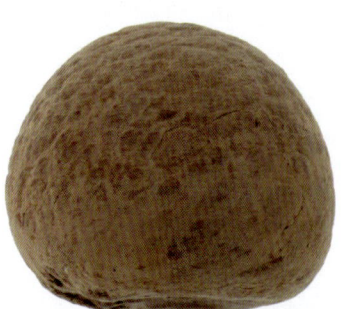

A. 正面与侧面

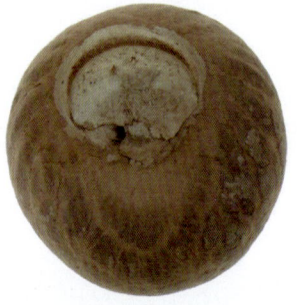
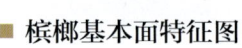

B. 腹（脐）面

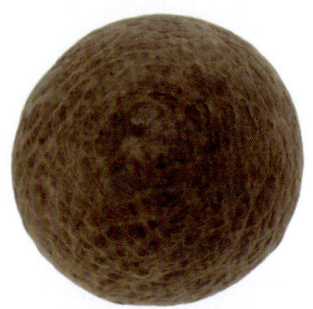

C. 顶面

■ 槟榔基本面特征图

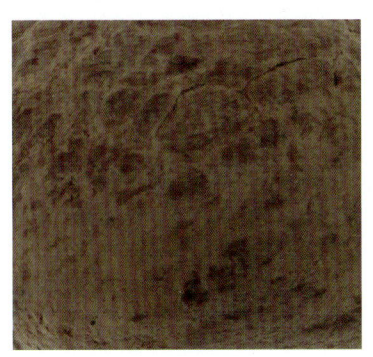

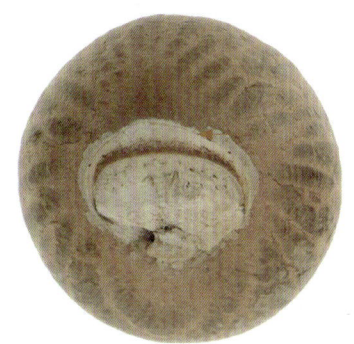

A．表面纹理 　　　　　　　　　　　　　B．种脐特征

■ 槟榔表面纹理和种脐特征图

**剖面特征**　　纵剖面呈圆锥形，可见红棕色种皮伸入白色胚乳间呈大理石样花纹，底部中间为种孔，有时中间有空隙；胚宽形，位于胚乳的中间，细小干缩状。横剖面圆形，可见红棕色种皮向内伸入乳白色的胚乳间，形成略呈放射状的大理石样花纹，中心部位色稍浅。

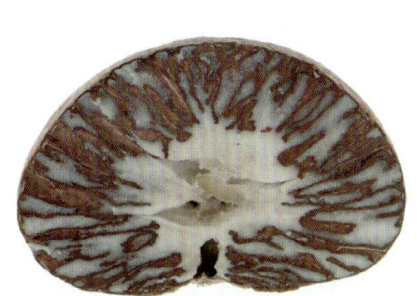

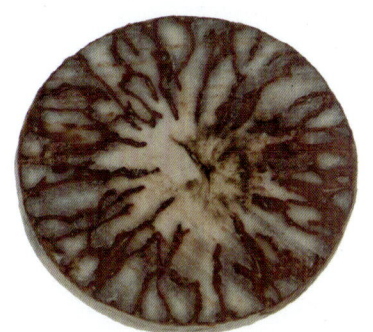

A．纵剖面 　　　　　　　　　　　　　B．横剖面

■ 槟榔剖面特征图

**横切面特征**　　外种皮为数列切向延长的扁平石细胞，形状、大小不一，内含红棕色物，常有细胞间隙。内种皮为数列薄壁细胞，含红棕色物，其间散有少数维管束，壁稍厚。外胚乳较狭窄，与内种皮内层组织一起不规则伸入内胚乳中，形成错入组织。内胚乳细胞无色，多角形，壁厚，纹孔大，含油滴和糊粉粒[2]。

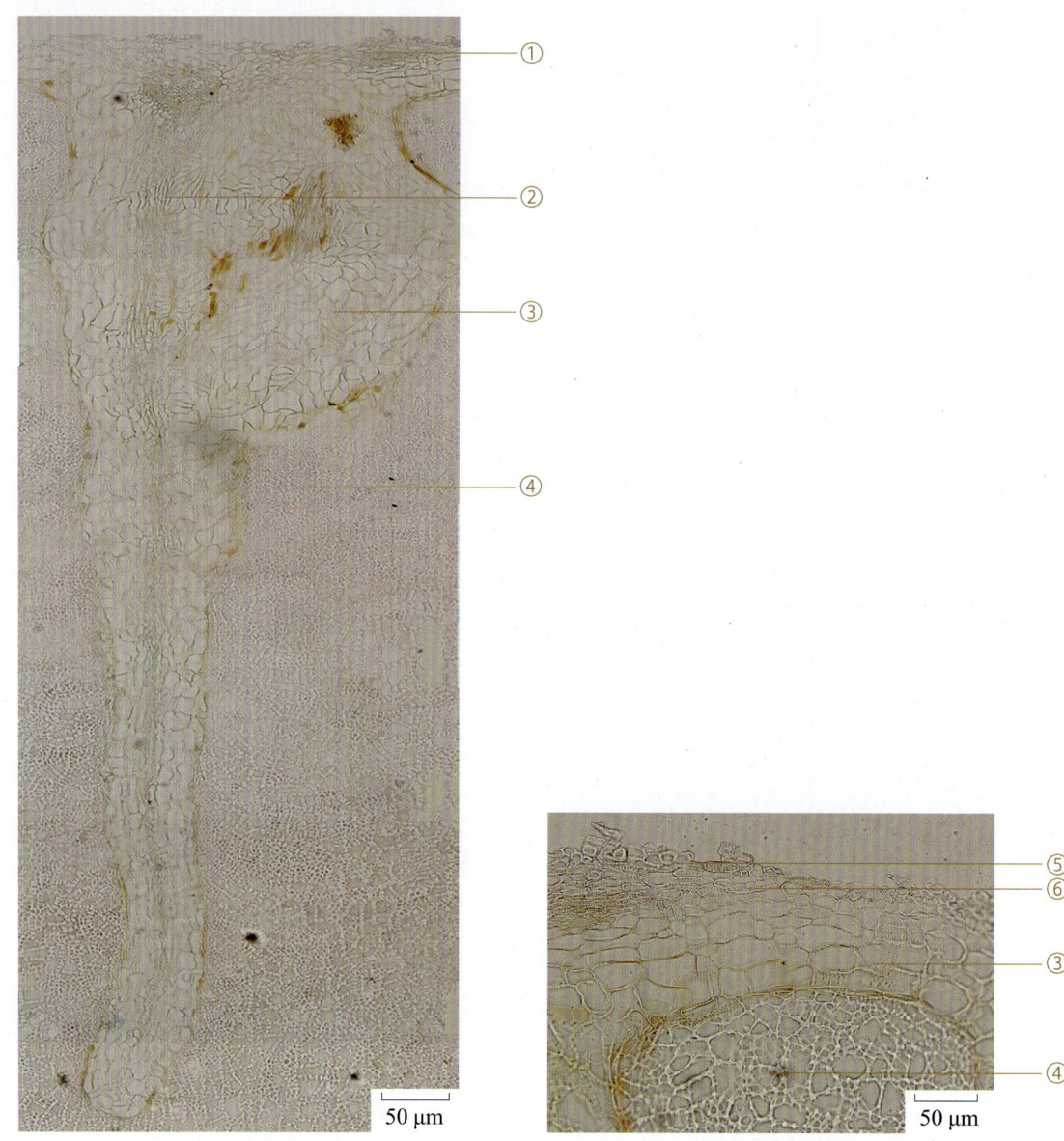

A．横切面　　　　　　　　　　B．横切面放大特写

①外种皮；②内种皮（散有维管束）；③外胚乳；④内胚乳；

⑤外种皮石细胞；⑥内种皮薄壁细胞

■ 槟榔横切面特征图

**粉末特征** 粉末红棕色至棕色。

　　种皮石细胞呈纺锤形，多角形、类圆形或不规则形，直径 11 ～ 73 μm，淡黄棕色，纹孔少数，裂缝状，有的胞腔内充满红棕色物。内胚乳细胞极多，无色，多破碎，完整者呈不规则多角形或类方形，直径 32 ～ 136 μm，纹孔较多，甚大，类圆形或矩圆形。外胚乳细胞呈类方形、类多角形或作长条状，胞腔内大多数充满红棕色至深棕色物。导管细小，主要为螺纹导管或网纹导管。

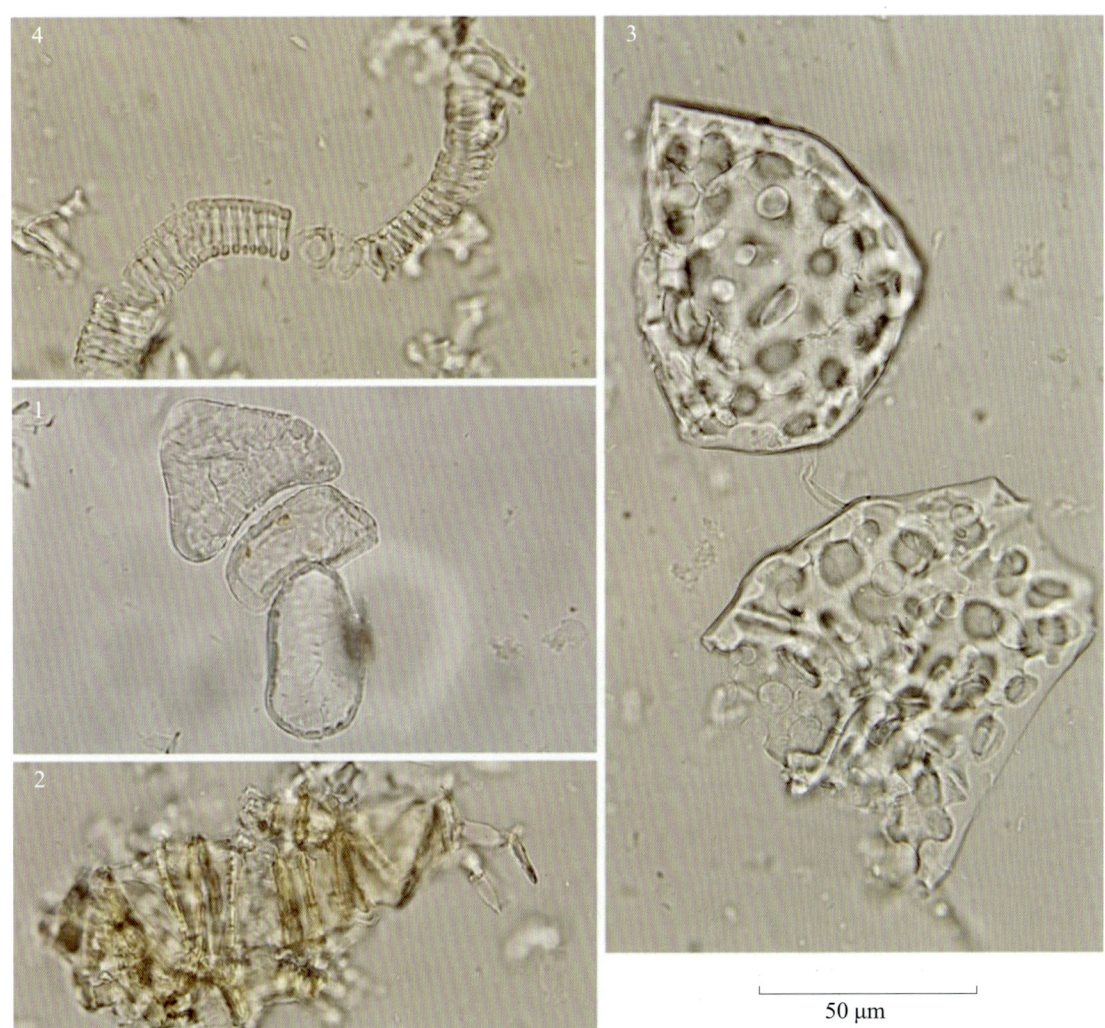

1．种皮石细胞；2．外胚乳细胞；3．内胚乳细胞；4．导管

■ 槟榔粉末特征图

（安徽省食品药品检验研究院：陶　冶　刘军玲）

参考文献

［1］　国家药典委员会.中华人民共和国药典：2020 年版　一部［S］.北京：中国医药科技出版社，2020：381.

［2］　赵中振，陈虎彪.中药显微鉴定图典［M］.福州：福建科学技术出版社，2016：392.

## 百合科

# 葱子 Congzi ⑫⑥

**品种收载** 《中华人民共和国卫生部药品标准 中药材 第一册》[1]。

**来源** 百合科植物葱 *Allium fistulosum* L. 的干燥成熟种子。

**性状** 呈类三角状卵形，略扁。正面呈类三角状卵形，顶端钝，基部稍尖，多具缺刻；侧面略呈半圆形；腹（脐）面略呈横向的半圆弧形。长 3～4 mm，宽 2～3 mm，厚约 1.5 mm。表面黑色，一面微凹，另一面隆起，隆起面有棱线 1～2 条，光滑或有疏皱缩纹，放大镜下可见表面具细密纹理；种脐位于基部 2 个小突起的较短的突起上，顶端灰棕色或白色；较长的突起顶端为珠孔。质坚硬，种皮较薄，剖面可见灰白色胚乳，富油性。体轻，质坚硬，气特异，味如葱。

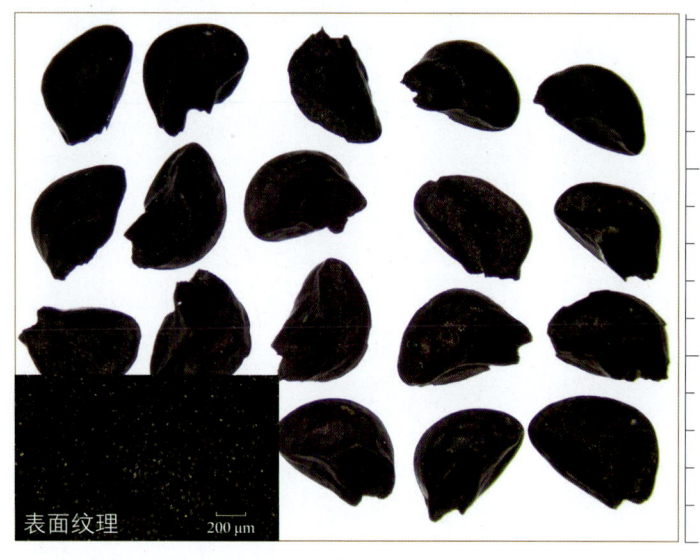

表面纹理　　　200 μm

■ 葱子大样图

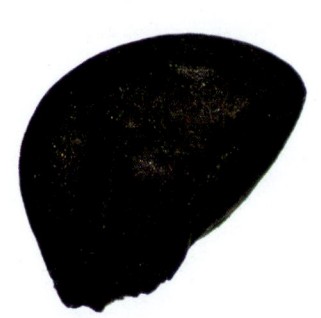 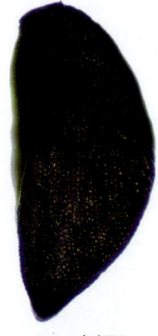 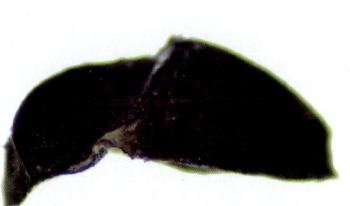

A. 正面　　　　　　B. 侧面　　　　　　C. 腹（脐）面

■ 葱子基本面特征图

**剖面特征** 纵剖面呈半卵圆形，种皮菲薄；胚乳灰白色，占大部分，富油性；胚线型，弯曲成环状，白色，埋于胚乳中，子叶1，胚根细小，位于种脐端。横剖面呈三角状长条形，一端略平截或凹陷，环形胚的2个断面埋于灰白色胚乳中，颜色比胚乳稍浅。

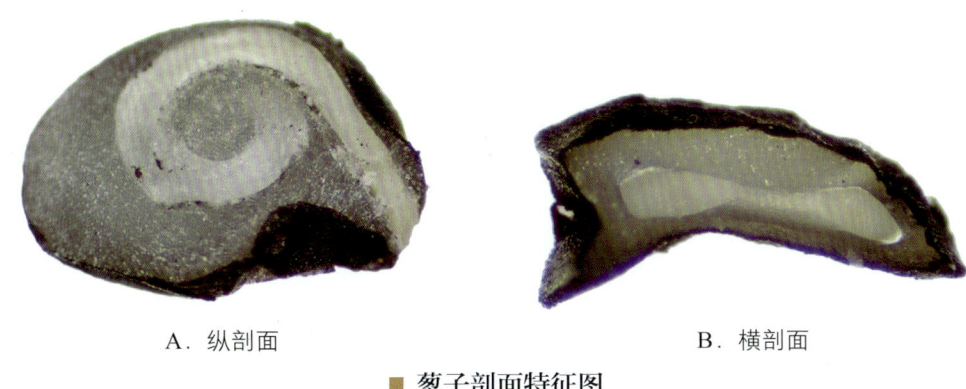

A. 纵剖面　　　　　　　　　　　　　　B. 横剖面

■ 葱子剖面特征图

**横切面特征** 种皮表皮细胞1层，外侧壁均匀地向外突起，细胞棕黑色，长方形，细胞壁厚，被有薄角质层，细胞含暗褐色物质。内种皮为数列棕色薄壁细胞，细胞壁弯曲。胚乳细胞大，排列紧密，细胞壁念珠状增厚，有大型纹孔，细胞腔内含有糊粉粒及脂肪油滴。胚细胞排列紧密，细胞类圆形，胞腔内充满糊粉粒。

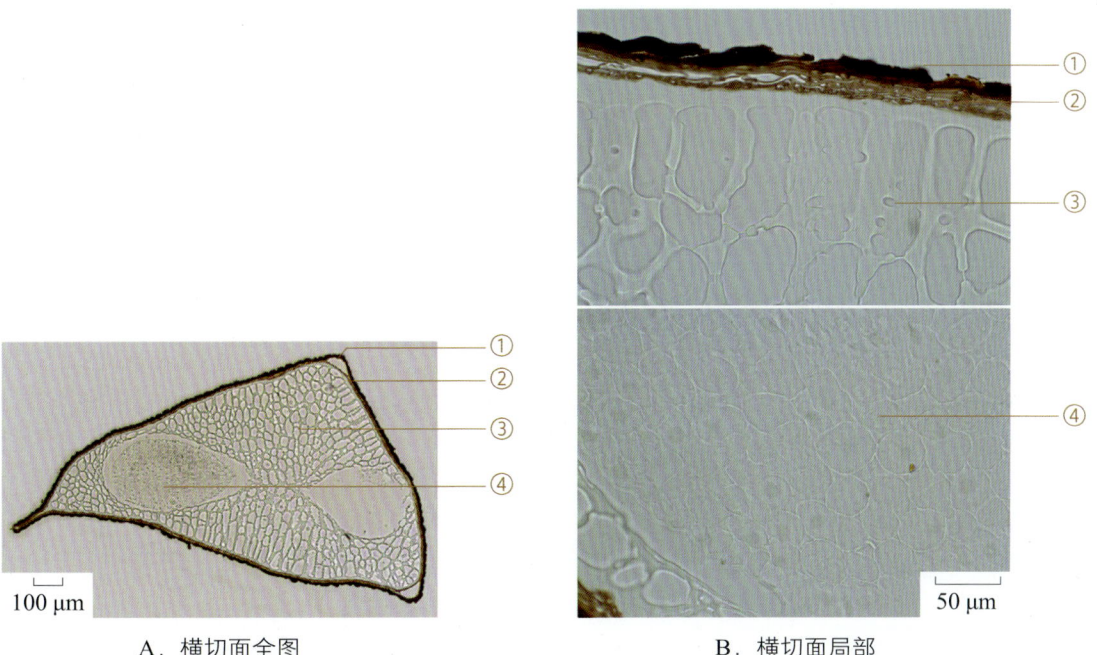

A. 横切面全图　　　　　　　　　　　　B. 横切面局部

1. 种皮表皮细胞；2. 种皮内表皮细胞；3. 胚乳细胞；4. 胚细胞

■ 葱子横切面特征图

**粉末特征** 粉末灰黑色。

种皮表皮细胞棕黑色，多角形、类圆形或不规则形，表面具网状纹理。内种皮薄壁细胞棕色，纵横交错排列，较大，多破碎。胚乳细胞众多，类圆形，壁较厚，淡黄色，多破碎，有较大的类圆形或长圆形纹孔，细胞腔内可见淡黄色晶体。胚细胞成片，长方形、正方形或类圆形，内含糊粉粒。

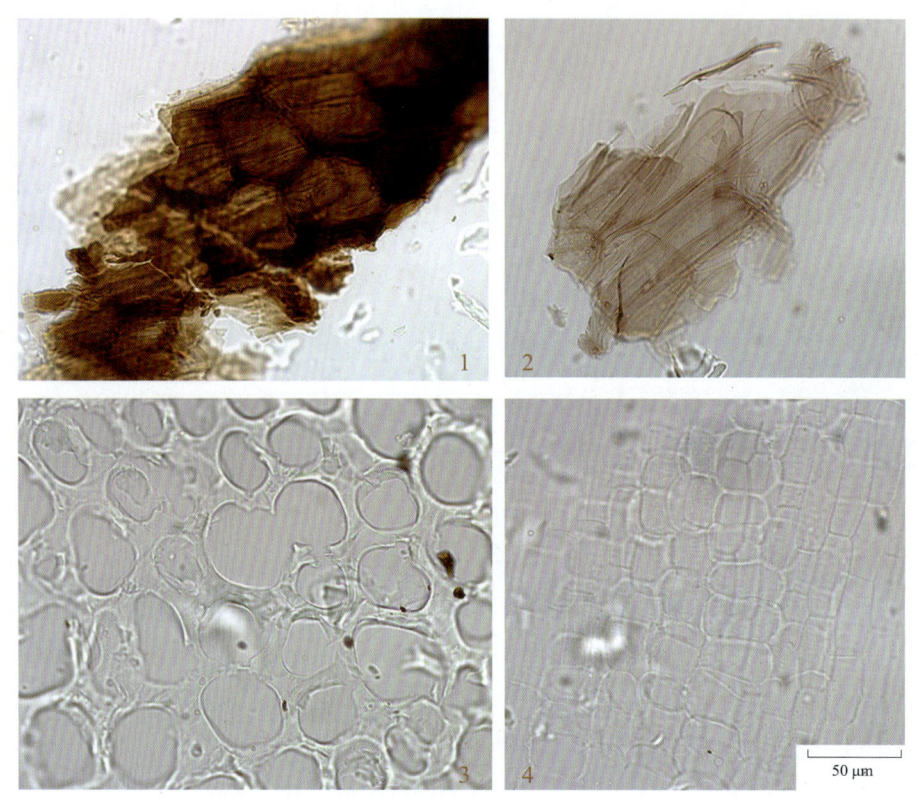

1. 种皮表皮细胞；2. 内种皮薄壁细胞；3. 胚乳细胞；4. 胚细胞

■ **葱子粉末特征图**

**附注** 葱子的性状和显微特征根据实际观察，并参考韦颖等的文献[2]相关内容。

（山西省食品药品检验所：马　敏　罗晋萍　宁红婷　李　洋）

**参考文献**

[1]　中华人民共和国卫生部药典委员会.中华人民共和国卫生部药品标准　中药材　第一册[S].北京:中华人民共和国卫生部药典委员会,1992:91.

[2]　韦颖,邵爱娟,程明,等.葱子与韭菜子的性状与显微鉴别特征研究[J].中国现代中药,2012,14(10):20-22.

# 韭菜子 *Jiucaizi*

**品种收载** 《中国药典》2020 年版[1]。

**来源** 百合科植物韭菜 *Allium tuberosum* Rottl. ex Spreng. 的干燥成熟种子。

**性状** 呈半圆形或半卵圆形，略扁。正面呈三角状卵形，顶端钝，基部稍尖；侧面略呈圆锥形或半圆形；腹（脐）面略呈半圆弧形。长 2 ～ 4 mm，宽 1.5 ～ 3 mm，厚约 1.5 mm。表面黑色，一面突起，粗糙，有细密的网状皱纹；另一面微凹，皱纹不甚明显。种脐位于基部的尖端，点状突起，灰棕色或白色。质硬。气特异，味微辛。

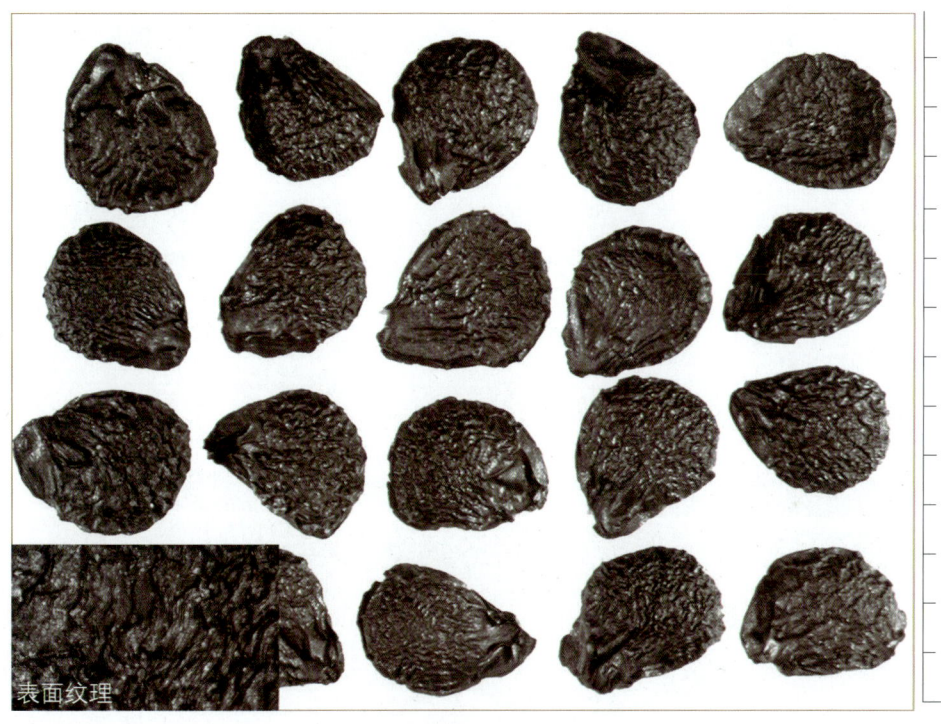

表面纹理

■ 韭菜子大样图

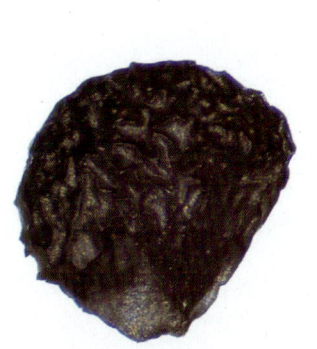

A. 正面

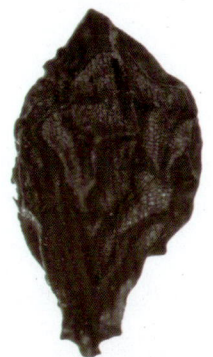

B. 侧面

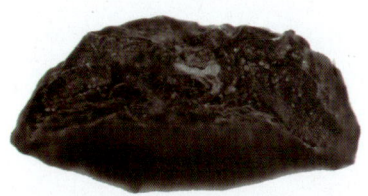

C. 腹（脐）面

■ 韭菜子基本面特征图

**剖面特征** 纵剖面呈半圆形或半卵圆形，顶端钝，基部稍尖，种皮薄；胚线型，环状弯曲，白色或淡黄色，子叶1；胚根细小，位于种脐端；胚乳灰白色，几乎占种室剖面的全部。横剖面呈横向半圆形或半圆形，胚的2个断面呈扁椭圆形，淡白色，颜色比胚乳稍浅。

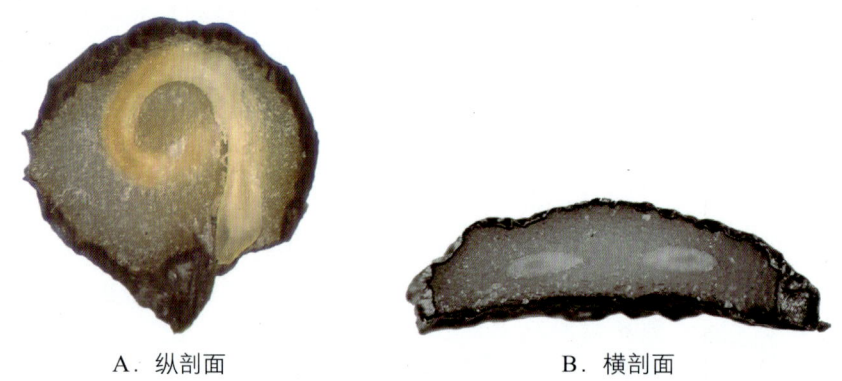

A．纵剖面  B．横剖面

■ 韭菜子剖面特征图

**横切面特征** 种皮由2层组织组成。种皮表皮细胞棕黑色，壁厚，内含深棕色物，外被角质层。内种皮为数列切向排列的棕黄色种皮薄壁细胞，细胞壁弯曲。胚乳占种室的大部分，胚乳细胞大，排列紧密，细胞壁念珠状增厚，胞腔内充满糊粉粒及油滴。胚细胞排列紧密，胞腔内充满糊粉粒。

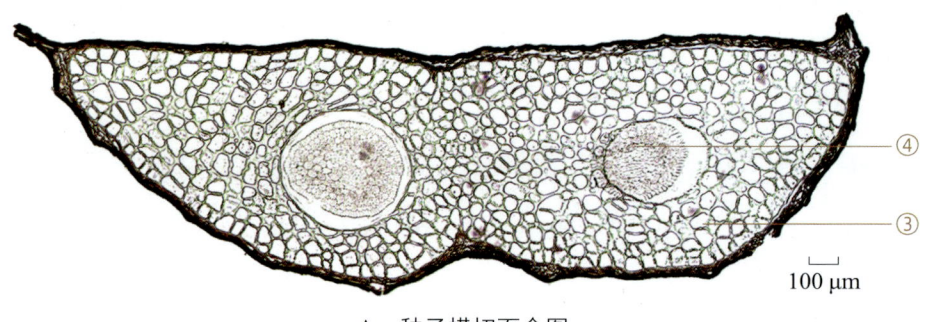

④

③

100 μm

A．种子横切面全图

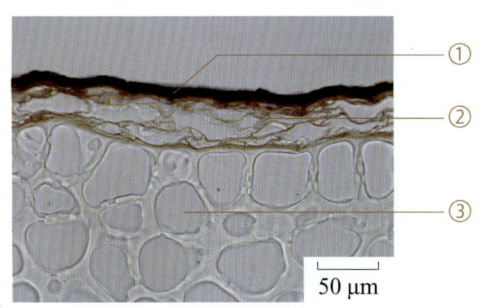

①

②

③

50 μm

B．种皮横切面

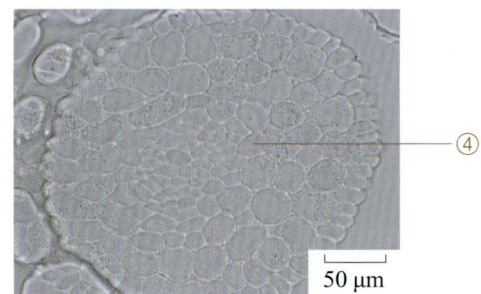

④

50 μm

C．胚轴横切面

①种皮表皮细胞；②种皮内表皮细胞；③胚乳细胞；④胚细胞

■ 韭菜子·横切面特征图

**粉末特征** 粉末灰黑色。

种皮表皮细胞棕黑色，长条形、多角形、类圆形或形状不规则，长 44 ～ 132 μm，宽 13 ～ 45 μm，具网状纹理。内种皮薄壁细胞棕黄色，纵横交错排列，较大，多破碎。胚乳细胞大，类圆形，壁较厚，内含糊粉粒及油滴。胚细胞成片，长方形或正方形，内含糊粉粒。

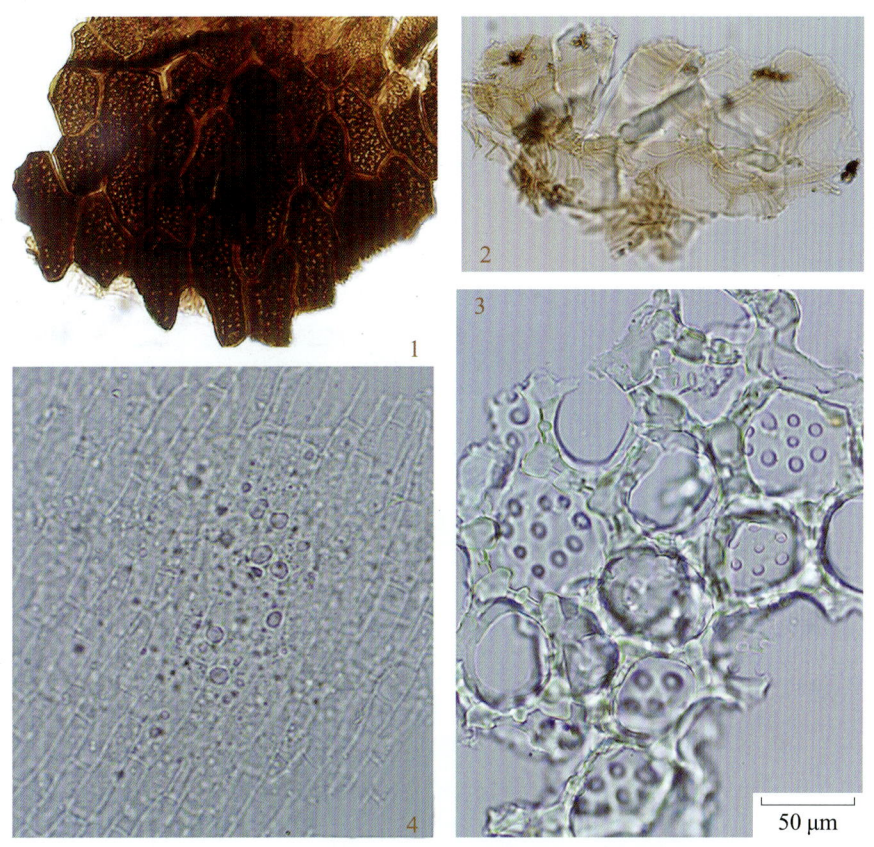

1. 种皮表皮细胞；2. 种皮内表皮薄壁细胞；3. 胚乳细胞；4. 胚细胞
■ **韭菜子粉末特征图**

**附注** 《新编中药志 第二卷》[2] 的韭菜子品种下描述了种子的纵切面种皮、胚乳、胚、子叶的特征。我国部分地区将百合科植物葱 *Allium fistulosum* L. 的干燥种子误作韭菜子药用，葱子性状详见本书葱子项下。

（山西省食品药品检验所：宁红婷 马 敏 罗晋萍 李 洋）

**参考文献**

[1] 国家药典委员会.中华人民共和国药典：2020年版 一部[S].北京：中国医药科技出版社，2020：322.

[2] 肖培根.新编中药志 第二卷[M].北京：化学工业出版社，2002：510.

**鸢尾科**

## 马蔺子（马蔺子）Malinzi（Malinzi） (128)

**品种收载** 《甘肃省中药材标准》2009 年版[1]。

**来源** 鸢尾科植物马蔺 *Iris lactea* Pall. var. *chinensis*（Fisch）Koidz. 的干燥成熟种子。

**性状** 呈不规则多面体或扁卵形。正面呈不规则形或类倒卵圆形；侧面呈类长方形或类圆形；腹（脐）面呈横向的类长方形或类圆形。长 4～6 mm，宽 3～4 mm，厚 2～4 mm。表面红棕色至棕褐色，多数边缘隆起。种脐位于基部，黄棕色或淡黄色，略突起。质坚硬，不易破碎，胚乳肥厚，灰白色，角质；胚白色，细小弯曲。气微，味淡。

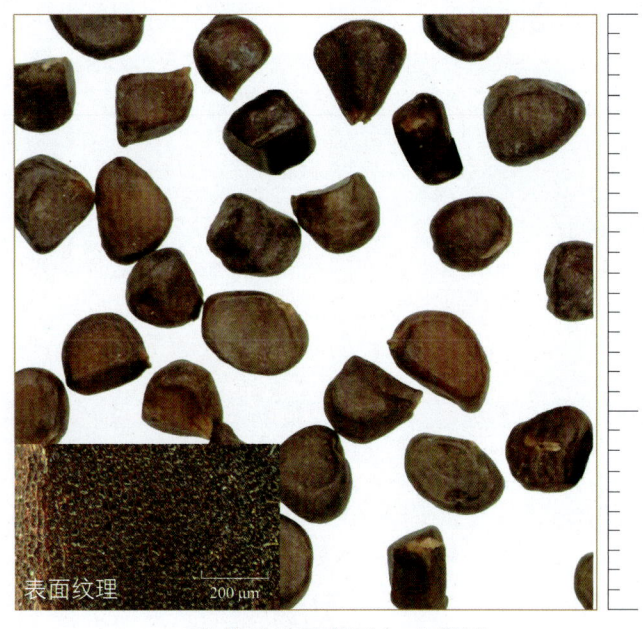

表面纹理　　200 μm

■ 马蔺子（马蔺子）大样图

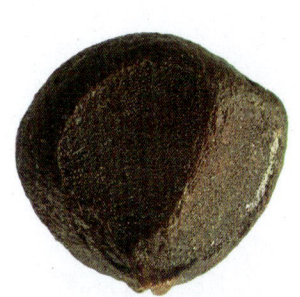 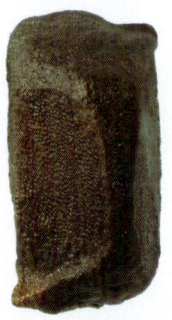 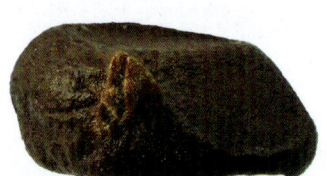

A. 正面　　　　　　　B. 侧面　　　　　　　C. 腹（脐）面

■ 马蔺子（马蔺子）基本面特征图

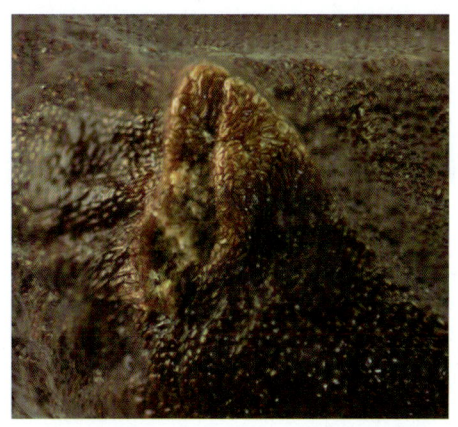

■ 马蔺子（马蔺子）种脐特征图

**剖面特征** 纵剖面呈类方形或不规则形，种皮棕红色；胚乳肥厚，灰白色，角质；胚线型，稍弯曲，白色，细小，位于胚乳中间。横剖面呈类方形或不规则形，胚乳灰白色，占有剖面的大部分；胚圆形，类白色，位于胚乳的中间。

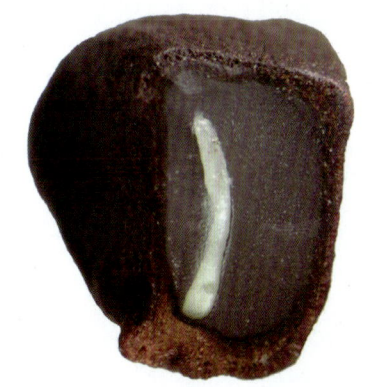
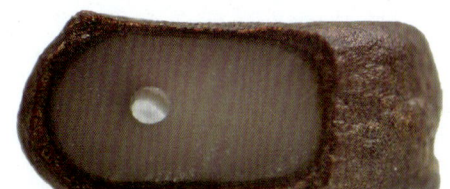

A. 纵剖面        B. 横剖面

■ 马蔺子（马蔺子）剖面特征图

**横切面特征** 种皮表皮为1层排列整齐、径向延长的细胞，壁厚，内含红棕色块状物，外壁被有角质层，种脐部位细胞增加到2～3层。内种皮细胞10数层，外侧细胞皱缩或颓废状，维管束部位的外侧细胞大多为正常细胞；内侧细胞棕色扁平，排列整齐。外胚乳为2层薄壁细胞，外侧细胞切向扁长方形，或稍颓废状，内侧细胞较大，略切向延长，长约50 μm；内胚乳细胞较大，壁厚，胞腔内含糊粉粒及脂肪油滴。胚外表皮细胞类长方形，排列整齐，胚细胞类圆形或类多角形，维管束细小。

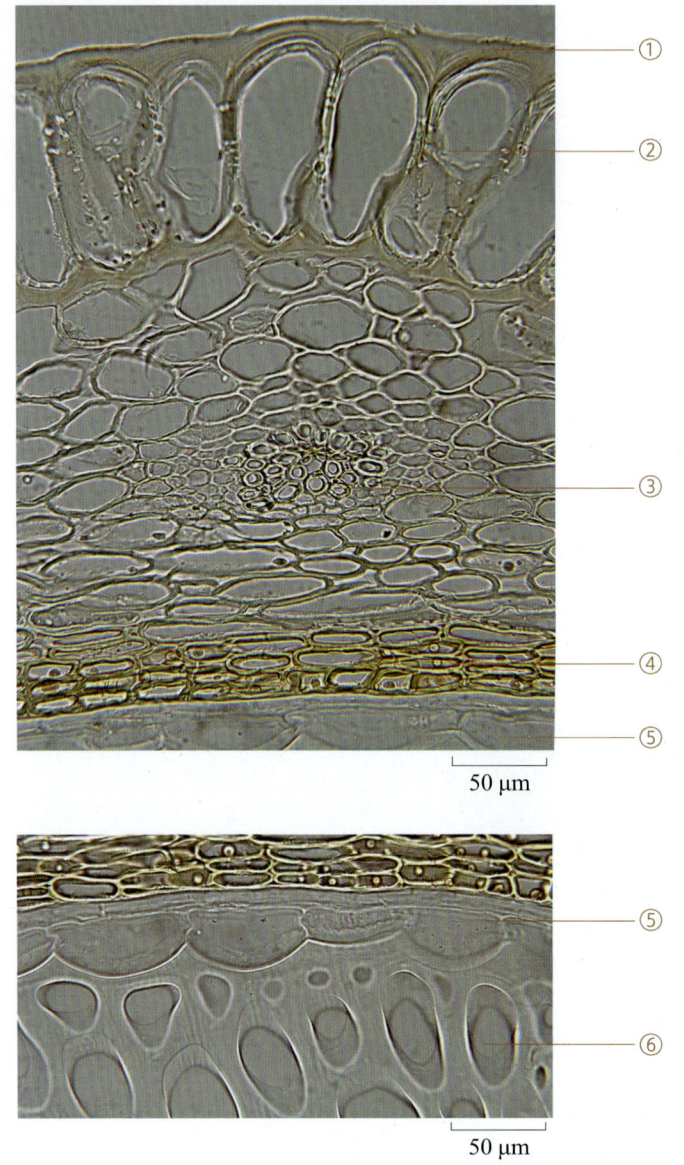

①角质层；②表皮细胞；③维管束；④颓废细胞；⑤外胚乳细胞；⑥内胚乳细胞

■ 马蔺子（马蔺子）横切面显微特征图

**粉末特征** 粉末棕色至棕褐色。

种皮表皮细胞表面观多角形，壁厚；侧面观类长方形，纹孔明显可见，外被角质层；有时可见散在或成群的石细胞状的厚壁细胞。内种皮外侧细胞不规则形或类多角形，可见纹孔，细胞大多含黄棕色物；内种皮内侧细胞多角形，纹孔不太明显。外胚乳细胞呈多角形，壁薄。内胚乳外侧细胞壁厚，呈圆形，长圆形，壁厚，纹孔大，内含糊粉粒及脂肪油滴；内胚乳内侧细胞壁薄，纹孔少。胚细胞类方形、类长方形、条形或类圆形，内含糊粉粒及脂肪油滴。

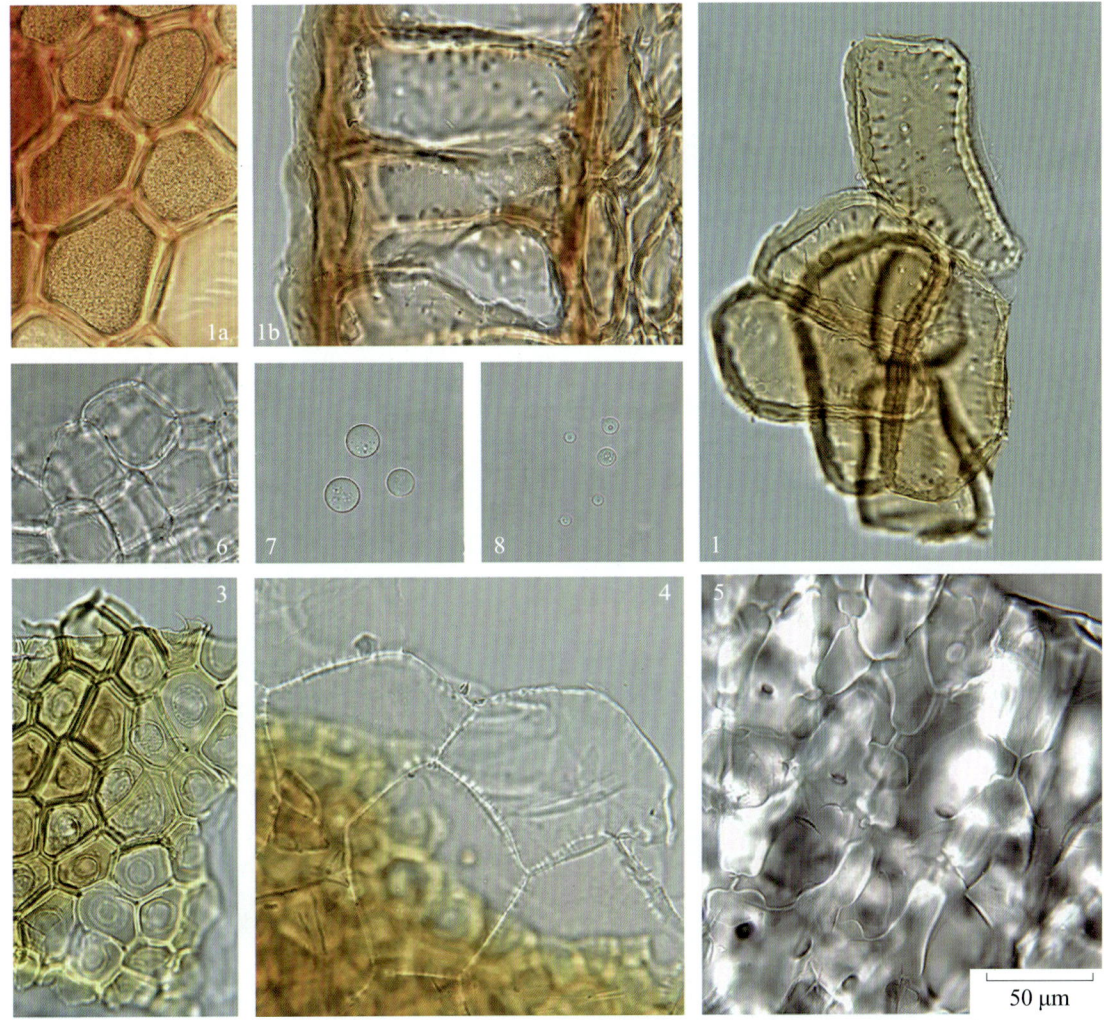

1. 种皮表皮细胞（1a.表面观，1b.侧面观）；2. 内种皮外侧细胞；

3. 内种皮内侧细胞；4. 外胚乳细胞；5. 内胚乳细胞；6. 胚细胞；

7. 脂肪油滴；8. 糊粉粒

■ **马蔺子（马蔺子）粉末特征图**

附注 马蔺子收载于《甘肃省中药材标准》2009 年版，其植物基源为马蔺 *Iris lactea* Pall. var. *chinensis* Koidz.，《江苏省中药材标准》2016 年版[2]收载的马蔺子基源为马蔺 *Iris lactea* Pall.，从起草说明看，包括白花马蔺和紫花马蔺 2 个变种。

（河北省药品医疗器械检验研究院：孔亚萍 张隶涛）

**参考文献**

[1] 甘肃省食品药品监督管理局.甘肃省中药材标准:2009 年版[S].兰州:甘肃文化出版社，2009:145.

[2] 江苏省食品药品监督管理局.江苏省中药材标准:2016 年版[S].南京:江苏凤凰科学技术出版社,2016:47.

# 马蔺子（白花马蔺）Malinzi（Baihuamalin）

**品种收载**《湖南省中药材标准》2009 年版[1]。

**来源** 鸢尾科植物白花马蔺 *Iris Lactea* var. *lactea* Pallas 的干燥成熟种子。

**性状** 呈不规则多面体形或扁卵形。表面呈类三角形或类圆形，侧面呈类四边形或不规则多边形，腹（脐）面呈横向的类椭圆形或四边形。长 4～5 mm，宽 3～4 mm；厚 1～4 mm。表面红棕色至棕褐色，具细密的网纹纹饰，网眼大小均匀，形状较规则，网眼中间有的凹陷，多数边缘隆起，网脊不明显。种脐位于基部，为淡黄色点状突起。质坚硬，不易破碎。断面胚乳肥厚，灰白色，角质，胚位于种脐一端，黄白色，细小弯曲。气微，味淡。

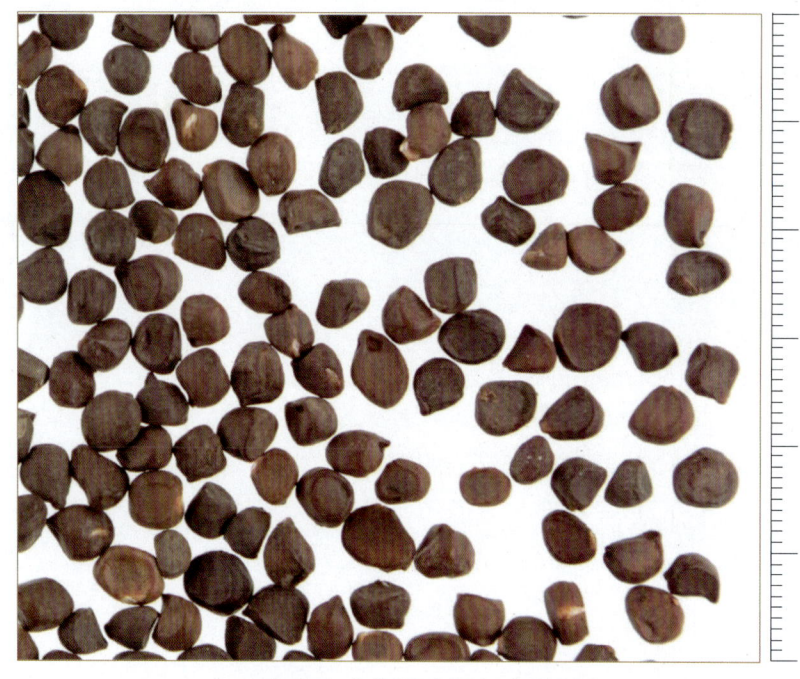

■ 马蔺子（白花马蔺）大样图

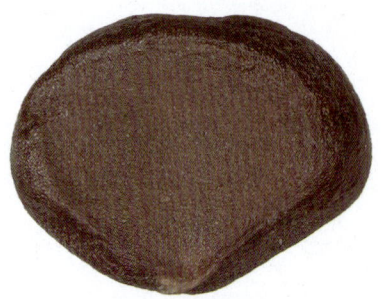

A．正面

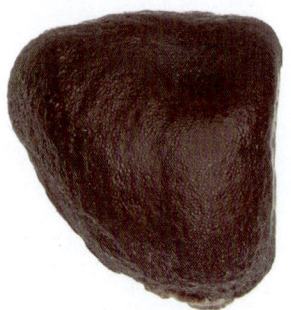

B．侧面

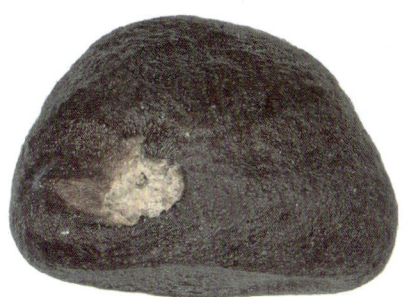

C. 腹（脐）面

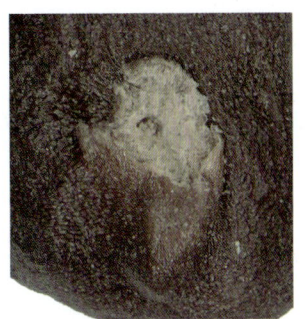

D. 种脐放大

■ 马蔺子（白花马蔺）基本面及种脐特征图

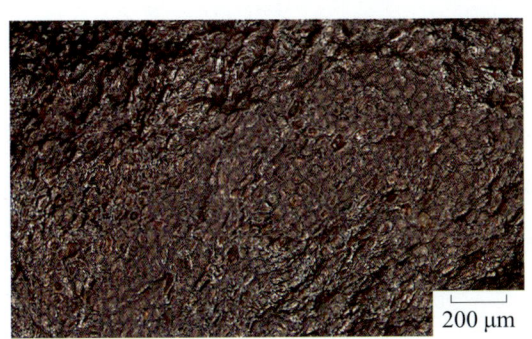

200 μm

A. 表面纹理（凸面）

200 μm

B. 表面纹理（凹面）

■ 马蔺子（白花马蔺）表面纹理特征图

**剖面特征** 纵剖面呈类方形或多角形至不规则形，种皮较厚，红棕色；胚乳肥厚，充满种子的腔室，青灰色；胚稍弯曲线型，位于胚乳的中间，白色，胚根位于种脐端。横剖面类方形或类圆形，胚乳肥厚，灰白色，角质；胚圆点形，类白色，位于胚乳的中央。

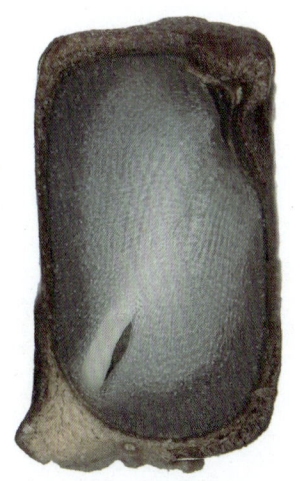

A. 纵剖面

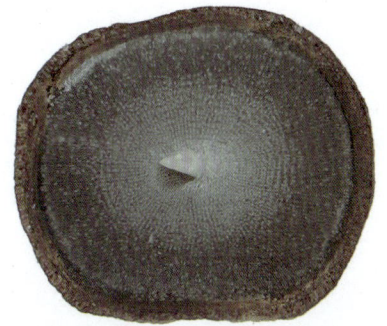

B. 横剖面

■ 马蔺子（白花马蔺）剖面特征图

**横切面特征** 种皮表皮为 1 列排列整齐的径向延长的细胞，壁厚，内含红棕色块状物，外壁被有角质层。内种皮细胞 10 数层，外侧细胞皱缩呈颓废薄壁细胞，最内为 3 ～ 4 列排列整齐的棕色扁平细胞。外胚乳为 2 层薄壁细胞，外侧细胞颓废状，内侧细胞较大，略切向延长，大型，长约 50 μm。内胚乳细胞较大，壁厚，胞腔内含糊粉粒。

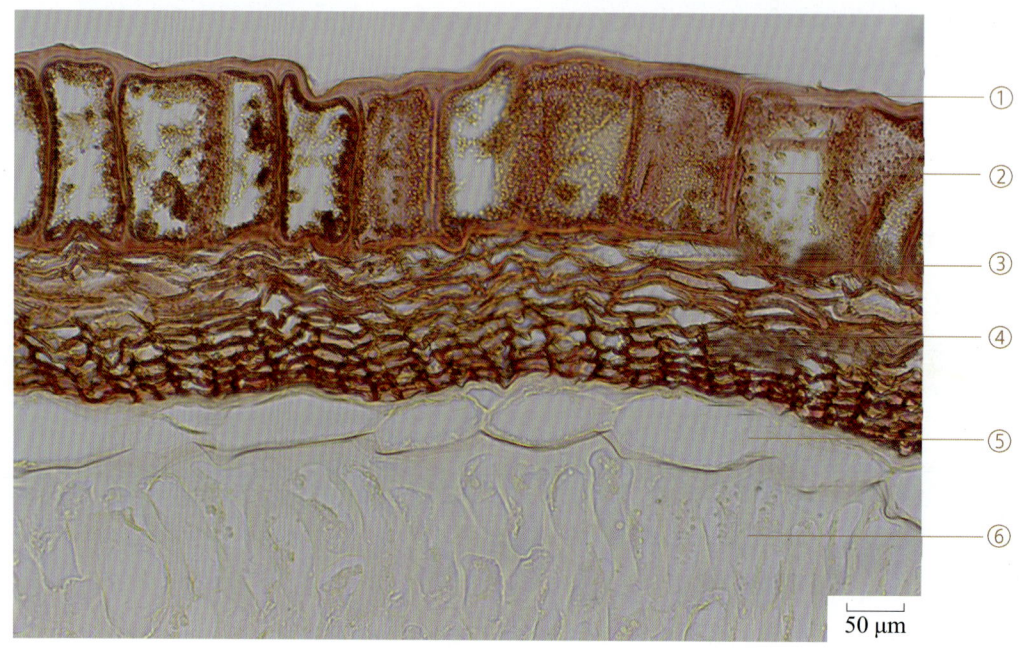

50 μm

①角质层；②种皮表皮细胞；③颓废状薄壁细胞；
④内种皮内层细胞；⑤外胚乳细胞；⑥内胚乳细胞
■ **马蔺子（白花马蔺）种子横切面特征图**

**粉末特征** 粉末棕褐色。

种皮表皮细胞表面观长方形、类圆形或多角形，壁厚，细胞壁连珠状增厚；侧面观长方形，内含棕红色块状物。内种皮细胞不规则形，黄色，细胞壁连珠状增厚。内胚乳细胞呈圆形、长圆形，壁厚，纹孔大，内含糊粉粒及脂肪油滴。子叶细胞呈类圆形。

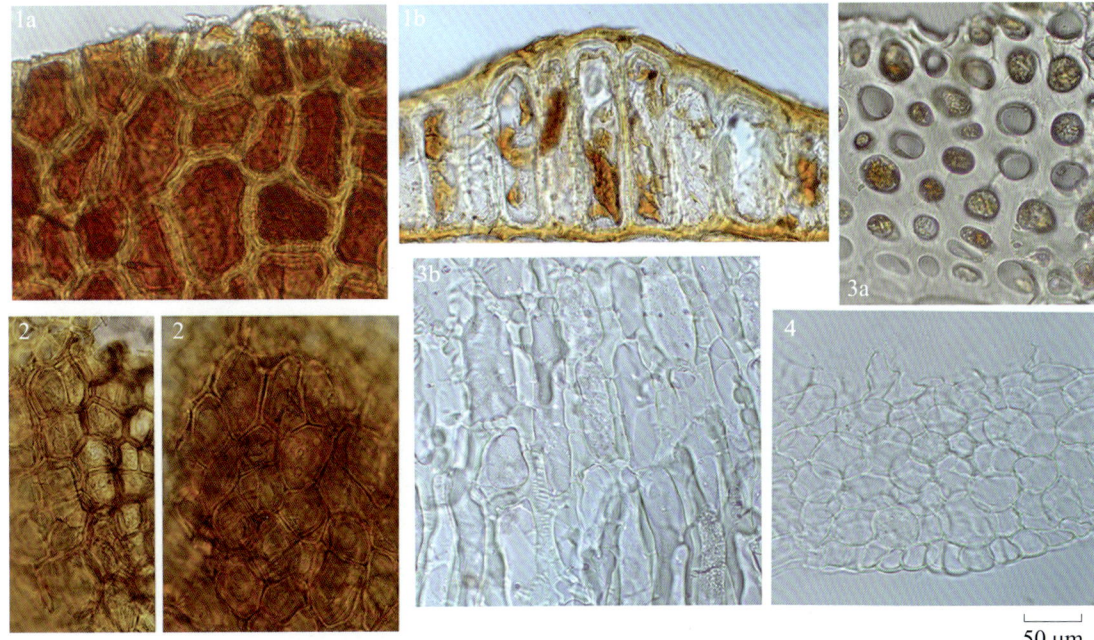

1．种皮表皮细胞（1a.表面观，1b.侧面观）；　2．内种皮细胞；
3．内胚乳细胞（3a.表面观，3b.侧面观）；　4．子叶细胞

■ **马蔺子（白花马蔺）粉末特征图**

**附注** 以马蔺子名称收载的标准较多，但明确使用白花马蔺 *Iris lactea* var. *lactea* Pallas 种子的标准有《湖南省中药材标准》2009 年版。《江苏省中药材标准》2016 年版[2] 收载的马蔺子的植物基源为马蔺 *Iris lactea* Pall.，但起草说明部分的植物描述中包括白花马蔺（原变种）和紫花马蔺 2 个变种。

白花马蔺子与紫花马蔺子的外部形态特征几乎没有区别，只是存放时间较长的种子的种皮色素较多，颜色变深，横切面的种皮细胞呈红棕色。

（山东省食品药品检验研究院：徐兴燕　穆向荣　汪　冰　于凤蕊）

**参考文献**

[1] 湖南省食品药品监督管理局.湖南省中药材标准:2009 年版[S].长沙:湖南科学技术出版社,2009:193.

[2] 江苏省食品药品监督管理局.江苏省中药材标准:2016 年版[S].南京:江苏凤凰科学技术出版社,2016:47.

## 姜 科

# 草豆蔻 Caodoukou (130)

**品种收载** 《中国药典》2020 年版[1]。

**来源** 姜科植物草豆蔻 *Alpinia katsumadai* Hayata 的干燥近成熟种子。

**性状** 种子团呈类球形或长圆形，顶端稍尖，全体呈三棱形；直径 1.5 ～ 2.7 cm；表面灰褐色或花棕色，中间具黄白色的隔膜，将种子团分成 3 瓣，每瓣有种子 20 ～ 90 粒，粘连紧密，种子团略光滑。

种子被淡棕色膜质假种皮，去掉假种皮后呈卵圆状多面体。正面呈卵状圆多角形或长圆多角形；侧面呈卵状圆多角形；腹（脐）面呈类圆形或类圆方形。长 3 ～ 5 mm，宽约 3 mm，厚约 3 mm。表面棕色，具纵向纹理。种脐稍凹陷，类圆形，色稍浅；种脊为 1 条纵沟。质硬。气香，味辛、微苦。

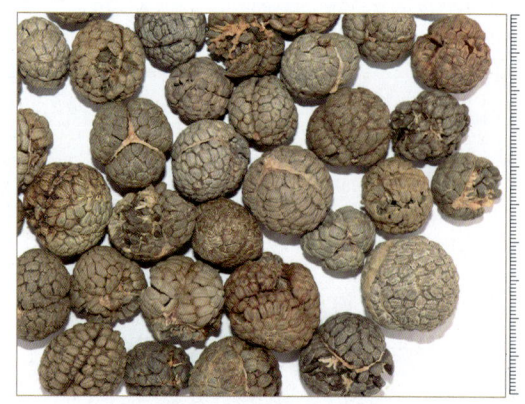

■ 草豆蔻种子团图

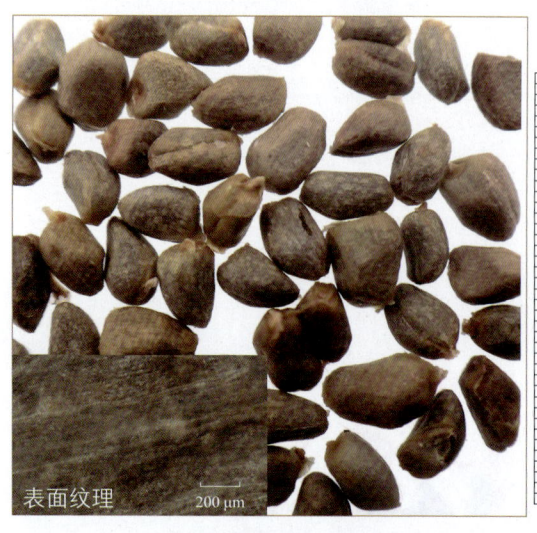

表面纹理  200 μm

■ 草豆蔻种子大样图

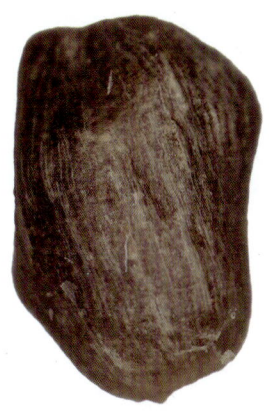
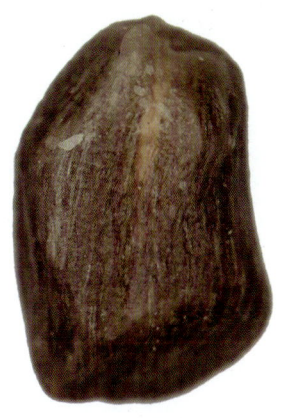
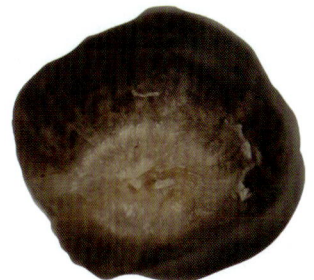

A. 正面      B. 侧面      C. 腹（脐）面

■ 草豆蔻基本面特征图

**剖面特征**　纵剖面呈斜心形或卵圆状多角形，种皮沿种脊向内伸入部分约占整个剖面的 1/2；外胚乳灰白色；胚直生，线型。横剖面呈类圆形或类方形，外胚乳灰白色，内胚乳淡黄白色；胚白色，类圆形，被胚乳包围在中央。

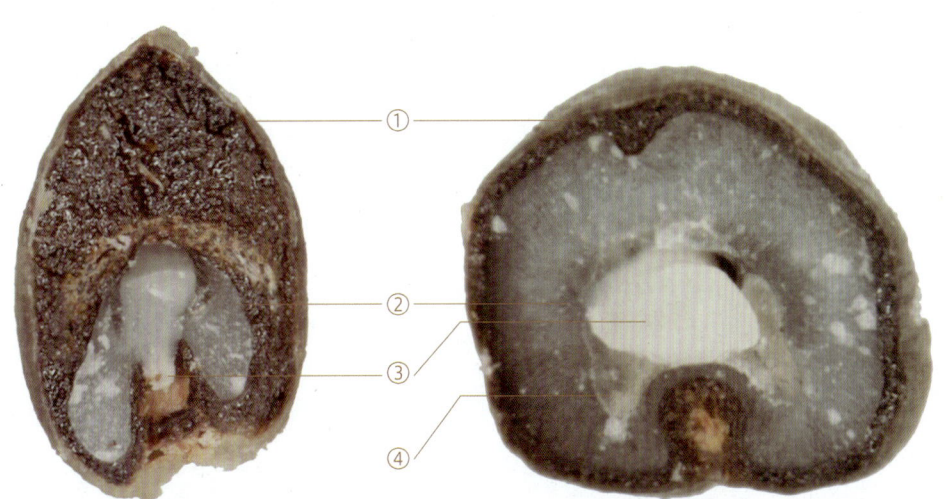

A. 纵剖面                B. 横剖面

①种皮；②外胚乳；③胚；④内胚乳

■ 草豆蔻剖面特征图

**横切面特征**　种皮表皮细胞类圆形或长方形，有的切向或径向延长，壁较厚。中种皮外层细胞（下皮层）为 1～3 列薄壁细胞，略切向延长，细胞壁棕色，颓废状。中种皮中层（油细胞层）与中种皮内层（色素层）融合成数列嵌有油细胞的棕色色素层，其间散有类圆形油细胞 1～2 列，少见 3 列，直径约 50 μm。内种皮为 1 列棕红色栅状厚壁细胞，内壁与侧壁极厚，胞腔小，内含硅质块。外胚乳细胞含淀粉粒、草酸钙方晶及少数细小簇晶。

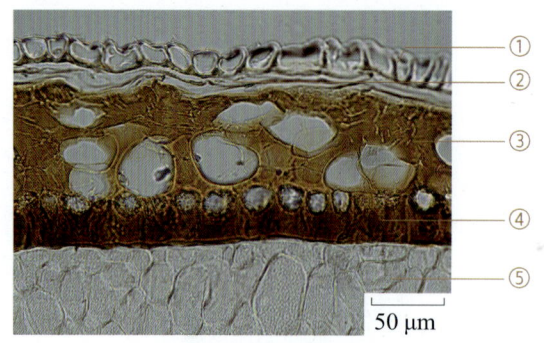

①种皮表皮细胞；②下皮层；③色素层；④内种皮；⑤外胚乳细胞

■ 草豆蔻种皮横切面特征图

**粉末特征** 粉末黄棕色。

　　表皮细胞表面观呈长条形，直径约 30 μm，壁稍厚，常与下皮细胞上下层垂直排列；下皮细胞表面观长多角形或类长方形。色素层细胞皱缩，界限不清楚，含红棕色物，易碎裂成不规则色素块。厚壁细胞黄棕色或红棕色，表面观多角形，壁厚，非木化；断面观细胞 1 列，栅状，内壁及侧壁极厚，含硅质块的胞腔偏外侧。外胚乳细胞充满淀粉粒集结成的淀粉团，有的包埋有细小草酸钙方晶。内胚乳细胞含糊粉粒和脂肪油滴。

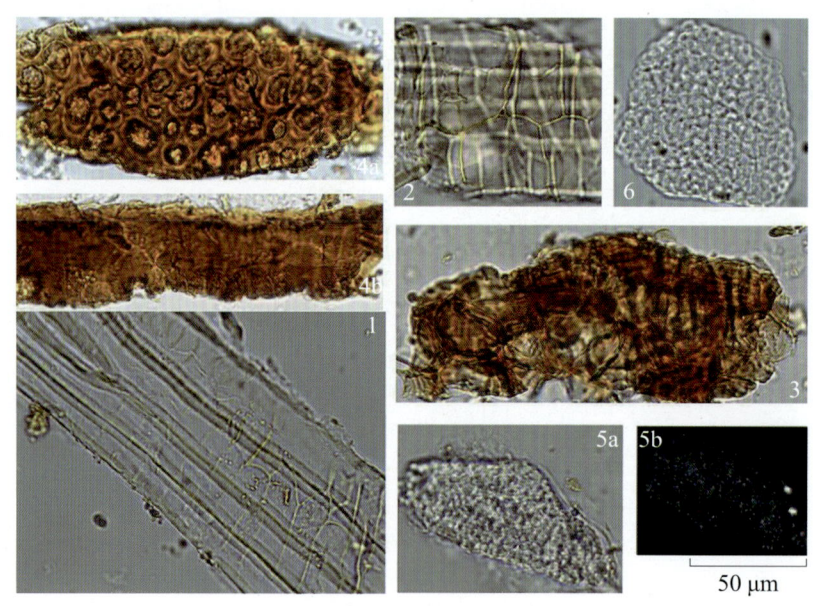

1. 种皮表皮细胞；2. 下皮细胞；3. 色素层细胞；4. 内种皮厚壁细胞（4a. 表面观，4b. 断面观）；
5. 外胚乳细胞（5a. 可见光下，5b. 偏光镜下）；6. 内胚乳细胞

■ 草豆蔻粉末特征图

（新疆维吾尔自治区食品药品检验所：于　睿　严　丽　周　洋　于新兰）

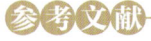 参考文献

［1］　国家药典委员会.中华人民共和国药典：2020 年版　一部［S］.北京：中国医药科技出版社，2020：322.

# 中文名索引

# 拉丁名索引

# 品种收载标准

1. 中华人民共和国药典　2020 年版

2. 中华人民共和国药典　一九七七年版

3. 中华人民共和国药典　一九六三年版

4. 中华人民共和国卫生部药品标准　中药材　第一册

5. 中华人民共和国卫生部药品标准　中药成方制剂　第六册

6. 中华人民共和国卫生部药品标准　藏药分册

7. 中华人民共和国卫生部药品标准　维吾尔药分册

8. 儿茶等 43 种进口药材质量标准

9. 藏药标准　第一、二分册合编本　第一版

10. 广东省中药材标准　第一册

11. 广东省中药材标准　第三册

12. 广西中药材标准　第二册

13. 广西壮族自治区壮药质量标准　第二卷

14. 湖南省中药材标准　2009 年版

15. 湖南省中药材标准　1993 年版

16. 湖北省中药材质量标准　2018 年版

17. 湖北省中药材质量标准　2009 年版

18. 辽宁省中药材标准　第一册　2009 年版

19. 辽宁省中药材标准　第二册　2019 年版

20. 贵州省中药材、民族药材质量标准　2003 年版

21. 云南省中药材标准　第一册　2005 年版

22. 黑龙江省中药材标准　2001 年版

23. 黑龙江省中药饮片炮制规范及标准　2012 年版

24. 四川省中药材标准　2010 年版

25. 四川省藏药材标准　2014 年版

26. 山东省中药材标准　2002 年版

27. 山东省中药材标准　2012 年版

28. 山西省中药材标准　1987 年版

29. 吉林省中药材标准　第一册

30. 吉林省中药材标准　第二册

31. 甘肃省中药材标准　2020 年版

32. 甘肃省中药材标准　2009 年版

33. 上海市中药材标准　一九九四年版

34. 内蒙古中药材标准　1988 年版

35. 浙江省中药炮制规范　2005 年版

36. 浙江省中药炮制规范　1986 年版

37. 福建省中药材标准　2006 年版

38. 福建省中药饮片炮制规范　2012 年版

39. 青海省药品标准　1976 年版

40. 北京市中药饮片炮制规范　2008 年版